TRAITÉ

CLINIQUE ET PRATIQUE

DES

MALADIES DES ENFANTS

TOME DEUXIÈME.

PARIS. — IMPRIMERIE DE L. MARTINET, RUE MIGNON, 2.

TRAITÉ
CLINIQUE ET PRATIQUE
DES
MALADIES DES ENFANTS

PAR MM.

E. BARTHEZ ET **F. RILLIET**

Médecin de S. A. le prince impérial et de l'hôpital Sainte-Eugénie.

Ancien médecin en chef de l'hôpital de Genève.

Ouvrage couronné par l'Académie des Sciences et par l'Académie de Médecine,

et autorisé par le Conseil de l'Instruction publique

POUR LES FACULTÉS ET LES ÉCOLES PRÉPARATOIRES DE MÉDECINE.

DEUXIÈME ÉDITION

ENTIÈREMENT REFONDUE ET CONSIDÉRABLEMENT AUGMENTÉE.

2e Tirage.

> Nous devons préférer la connaissance de quelque peu de vérité, à la vanité de paraître n'ignorer rien.
>
> DESCARTES.

TOME DEUXIÈME.

PARIS

GERMER BAILLIÈRE, LIBRAIRE-ÉDITEUR,

17, RUE DE L'ÉCOLE-DE-MÉDECINE.

LONDRES, H. BAILLIÈRE, 219, Regent-Street.

NEW-YORK, BAILLIÈRE BROTHERS, 440, Broadway.

MADRID, C. BAILLY-BAILLIÈRE, CALLE DEL PRINCIPE, 11.

1861

TRAITÉ CLINIQUE ET PRATIQUE

DES

MALADIES DES ENFANTS

PREMIÈRE CLASSE.

CATARRHES. — PHLEGMASIES, ETC.

ABDOMEN.

(SUITE.)

B. ANNEXES DU TUBE DIGESTIF.

CHAPITRE XIV.

PÉRITONITE [1].

La péritonite aiguë fera le sujet de ce chapitre. Nous décrirons ailleurs l'inflammation qui accompagne les tubercules péritonéaux, et celle aussi qui, chronique par sa forme et sa marche, survient chez les enfants phthisiques dont le péritoine n'est le siége d'aucun dépôt tuberculeux. Cependant nous dirons quelques mots des lésions qui sont la conséquence de l'inflammation aiguë de cet organe, lorsque celle-ci s'est terminée par la guérison ; mais nous ne possédons pas d'observations qui nous permettent de faire l'histoire de la péritonite chronique non tuberculeuse.

(1) Ce chapitre a été composé avec douze observations de péritonite aiguë toutes recueillies par nous à l'hôpital des Enfants, et avec cinq autres recueillies à Genève par M. Rilliet ; nous avons joint à nos résultats ceux de Romberg, Heyfelder, Duparcque, Thore, et un fait communiqué par le docteur Senn. Nous aurons soin de distinguer dans chaque article les détails concernant les nouveau-nés de ceux relatifs aux enfants plus âgés.

Art. I. — Anatomie pathologique.

Les caractères anatomiques de la péritonite offrent une grande analogie avec ceux de la pleurésie et de la péricardite.

A. Péritonite générale. — Lésions de la membrane séreuse. — La rougeur de l'enveloppe péritonéale est presque toujours limitée au feuillet qui tapisse les intestins, ou qui constitue par ses replis les appendices épiploïques. Elle est très vive et consiste dans une injection intense des vaisseaux capillaires. Tantôt elle est générale, et occupe presque toute la surface du feuillet intestinal ; d'autres fois elle est limitée à certaines parties du péritoine, telles que le grand épiploon, ou la portion qui revêt la fosse iliaque droite, bien que, dans ces cas, l'inflammation occupe en réalité toute l'étendue du péritoine.

Lorsque l'épiploon est vivement injecté, on voit en même temps une véritable turgescence de cette membrane. Un de nos malades nous a offert, indépendamment de l'injection générale du péritoine, une vive rougeur des appendices graisseux accolés aux gros intestins. Ces appendices étaient rétractés, du volume d'une grosse noisette, et formaient autant de saillies d'un rouge intense. La vivacité de l'injection de l'épiploon et de ses appendices dépend de la prodigieuse quantité de vaisseaux qui se rendent dans ces portions du péritoine. Une seule fois la rougeur a été la seule altération que nous ayons constatée. Dans ce cas, elle était générale, et occupait tout le feuillet viscéral ; les intestins étaient ratatinés, contractés, accolés les uns aux autres, de façon que l'intervalle des circonvolutions était effacé comme s'il eût existé des fausses membranes. Dans tous les autres cas, nous avons observé, en même temps que la rougeur, d'autres traces d'inflammation. On trouve toujours l'injection du péritoine lorsque la maladie a suivi une marche très aiguë. Si au contraire sa durée s'est prolongée, l'injection disparaît. Dans un cas de cette espèce, non-seulement la séreuse viscérale n'était pas injectée, mais les intestins étaient pâles et comme lavés, bien que le péritoine ne contînt qu'un verre de liquide trouble.

2° *Lésions du tissu cellulaire.* — La membrane péritonéale elle-même n'offre pas d'autre lésion que de l'injection. Nous n'en dirons pas autant du tissu cellulaire qui l'unit aux autres tuniques de l'intestin, ou plutôt de la membrane musculeuse elle-même. Nous l'avons vue, en effet, se déchirer très facilement, de façon qu'on pouvait séparer tout l'intestin de son enveloppe séreuse. La partie de l'intestin ainsi enlevée est recouverte de fibres musculaires très visibles ; on les retrouve aussi sur le péritoine intestinal resté en place, en sorte que la membrane musculeuse est pour ainsi dire dédoublée. Cet effet dépend-il de ce que le tissu cellulaire enflammé est ramolli et favorise ainsi la dissection des membranes et l'énucléation de l'intestin ?

3° *Produits de sécrétion liquides.* — Quelle qu'ait été la durée de la maladie, on trouve presque toujours dans la cavité péritonéale des produits liquides ou solides, résultat de l'inflammation. Le liquide offre des caractères différents, suivant la nature de la maladie dans le cours de laquelle la péritonite est développée, et aussi suivant l'espèce de péritonite elle-même. Tantôt c'est du liquide séreux, citrin, très abondant, dans lequel nagent seulement quelques flocons albumineux; d'autres fois le liquide est trouble, et les flocons albumineux sont beaucoup plus nombreux; dans d'autres cas enfin c'est un liquide jaune ou jaune verdâtre, homogène, du véritable pus. L'abondance en est très variable; nous n'en avons jamais trouvé moins d'un verre, et c'est le cas le plus rare; d'autres fois le péritoine contient de un à plusieurs litres. Observons ici que cette quantité est en raison de la nature du liquide, qui est d'autant plus abondant qu'il est plus séreux, et d'autant moins qu'il est floconneux ou surtout purulent. Nous avons trouvé quelquefois chez le même malade de la sérosité citrine, du liquide floconneux et du véritable pus.

Le liquide est d'ordinaire épanché dans la grande cavité du péritoine. Le pus, dans le cas où il est très liquide, occupe la cavité du petit bassin; lorsqu'au contraire il est plus consistant, on le voit étalé en couches d'un jaune verdâtre à la surface des intestins ou du diaphragme, tout aussi bien que dans le petit bassin. Il n'est pas nécessaire de dire que cette couche purulente n'a aucun rapport avec les fausses membranes. Le liquide occupe rarement un espace très limité; une fois cependant il était circonscrit dans des petites cavités formées par l'intervalle des circonvolutions intestinales unies au moyen des fausses membranes; une autre fois, du liquide séreux était retenu dans les cavités d'une fausse membrane mince et comme gélatineuse, de façon à simuler la sérosité sous-épidermique d'un vésicatoire. Dans un cas de péritonite générale, que l'un de nous a observé à Genève, il y avait un épanchement de deux verres de pus crémeux entre le foie et le diaphragme. Cette collection circonscrite par des adhérences ne communiquait pas avec le reste du péritoine. Elle avait pendant la vie fait croire à l'existence d'une complication pleurétique.

Nous disions tout à l'heure que la nature des liquides variait suivant l'espèce de péritonite : ainsi c'est lorsque l'inflammation est survenue à la suite de la scarlatine ou dans le cours d'une ascite, que nous avons trouvé un liquide séreux et abondant; les cas de cette nature doivent être rapprochés des hydropisies. Dans la péritonite par perforation, et aussi lorsque le péritoine était antérieurement le siége d'un épanchement séreux, nous avons rencontré du véritable pus; dans ce dernier cas, il était mêlé à la sérosité. Enfin, dans les autres, nous avons trouvé un liquide floconneux ou séro-purulent.

Outre ces produits franchement inflammatoires, on peut constater chez quelques enfants la présence d'une certaine quantité de liquide visqueux, sorte de *colle* qui unit entre elles les anses intestinales, et rend le péritoine poisseux au toucher. Ce produit de sécrétion est analogue à celui dont nous avons parlé à propos de la pleurésie.

4° *Fausses membranes.* — Chez la plupart des enfants qui succombent à une péritonite aiguë, on constate des fausses membranes d'un aspect variable; elles ne consistent, dans certains cas, que dans quelques filaments minces, mous, allongés; d'autres fois, elles sont plus étendues, mais très minces, molles, comme gélatineuses; entre leurs mailles est infiltrée une certaine quantité de sérosité qui leur donne l'apparence d'une gelée tremblotante; les fausses membranes qui ont cette forme et cet aspect coïncident avec la présence d'un liquide séreux, abondant et qui s'est rapidement épanché. Dans les autres cas, au contraire, elles sont jaunes, molles, d'une épaisseur très variable, de un à plusieurs millimètres; d'ordinaire elles unissent entre elles les circonvolutions intestinales, soit en s'étalant à leur surface, soit en s'enfonçant dans leurs intervalles; dans ce dernier cas, elles prennent une forme triangulaire dont la base répond au niveau de la surface flottante de l'intestin. Ces fausses membranes se décomposent quelquefois en plusieurs feuillets; celle de leur face, qui est en contact avec le péritoine, lui adhère assez intimement : nous avons vu dans un cas un commencement distinct de vascularisation.

5° *Adhérences.* — Toutes les lésions que nous venons de décrire appartiennent à la péritonite aiguë. Lorsque la maladie se termine par la guérison, les fausses membranes subissent les mêmes transformations que celles de la plèvre et du péricarde, et il se forme alors des adhérences, dont les caractères ne sont pas partout identiques. Ainsi, nous les avons vues, à la surface des intestins, jaunes, homogènes, assez épaisses, très élastiques et résistantes; tandis que dans d'autres cas, plus lâches et celluleuses, elles étaient tout à fait semblables aux adhérences pleurales.

B. Péritonite circonscrite. — La péritonite est quelquefois circonscrite, et dans ces cas, lorsque les sujets succombent à une époque un peu éloignée du début, on trouve, soit des adhérences, soit des lésions aiguës limitées par des adhérences.

Voici dans quel état nous avons trouvé le péritoine chez un enfant qui, vingt-sept jours après le début d'une péritonite aiguë circonscrite, avait succombé à une gangrène de la bouche.

Sur la face convexe du foie, à droite du ligament suspenseur, existe une vaste cavité fermée de tous côtés par des adhérences et circonscrite par le foie, le diaphragme, une partie de la paroi abdominale et les fausses côtes. Toute cette partie du péritoine est tapissée par une fausse membrane que l'on détache facilement du diaphragme; elle est plus épaisse sur le foie où elle est formée de plusieurs couches très denses. Cette cavité, vers sa partie externe et inférieure, présente une espèce d'infundibulum qui se continue en bas et en dedans, le long du bord du foie ; là elle se trouve circonscrite en haut par le bord tranchant de cet organe, en bas par des adhérences du gros intestin avec le duodénum ; en dehors et en avant par la paroi abdominale ; en arrière par le rein (1).

Chez une jeune fille de douze ans, nous avons aussi observé une péritonite circonscrite ; dans ce cas, l'inflammation était le résultat de la perforation de la vésicule biliaire ; la marche de la maladie et les lésions trouvées à l'autopsie indiquaient que l'affection locale était guérie.

Entre le foie, le pylore et le duodénum, on voit des adhérences celluleuses assez solides qui comprennent tout l'épiploon gastro-hépatique. Quand on les déchire, on trouve à leur centre une adhérence intime entre le pylore et la face inférieure du foie immédiatement à gauche de la vésicule biliaire. En disséquant cette adhérence, on arrive dans une cavité du volume d'une grosse noix. Elle est comprise entre le foie (face inférieure près le bord tranchant), le pylore et un peu le duodénum (face postérieure), et la vésicule biliaire (face gauche). Remplie d'un liquide vert foncé bilieux, cette cavité semble tapissée par une membrane muqueuse teinte en vert, mais non mamelonnée, que l'on dirait succédanée de celle de la vésicule biliaire. Sur la paroi de cette cavité qui forme une cloison entre elle et la vésicule se trouve une ouverture de 4 millimètres de diamètre, arrondie, taillée à pic et qui conduit dans la vésicule biliaire. La muqueuse de cette dernière se continue sans solution apparente avec la membrane interne de la cavité accidentelle, qui contient une bile identique avec celle de la vésicule.

C. Péritonite des nouveau-nés. — A cette époque de la vie on constate des lésions analogues à celles que nous venons de décrire, avec cette différence cependant, 1° que les produits purulents sont très rares ; 2° que les fausses membranes sont souvent très épaisses ; 3° qu'elles sont particulièrement concentrées au niveau du foie, de la rate et au pourtour de la veine ombilicale (Thore).

Art. II. — Symptômes.

Quelles qu'aient été les circonstances au milieu desquelles la péritonite a pris naissance, elle nous a toujours offert un certain nombre de symptômes qui nous ont permis de la reconnaître. — Elle diffère en cela de la péricardite, de la pleurésie, et de certaines formes de la pneumonie qui sont difficiles à diagnostiquer ; et nous pouvons dire que, chez les enfants dont nous avons recueilli les observations, la péritonite n'a jamais été latente. Nous verrons cependant plus tard que

(1) Nous verrons dans l'article suivant que l'anatomie pathologique a concordé avec les symptômes.

plusieurs de ces symptômes laissent quelquefois du doute sur la nature de la maladie.

1° *Douleur.* — Un des symptômes caractéristiques de la péritonite, et qui n'a manqué que chez les plus jeunes de nos malades, la douleur, a toujours marqué le début. Elle était vive ou très vive, augmentait par la plus légère pression ; le changement dans le décubitus, les moindres mouvements l'exaspéraient considérablement. Elle n'a pas toujours été générale dès le premier jour ; mais toujours, et au bout d'un temps court (un, deux, trois jours), elle a envahi la totalité de l'abdomen. Lorsqu'elle a été primitivement locale, nous l'avons constatée dans le flanc droit, ou à l'ombilic. Une seule fois, dans un cas de péritonite circonscrite à la région du foie, la douleur, primitivement générale dans l'abdomen, se fit sentir le dix-septième jour à l'épaule droite. D'ordinaire elle oblige les enfants à rester immobiles dans le décubitus dorsal. Nous avons vu cependant deux de nos jeunes malades couchés sur le côté, les cuisses fléchies et ramenées sur le bassin, se refuser opiniâtrément à changer de position (ils n'avaient ni l'un ni l'autre de complication de pleurésie). — Dans plusieurs des cas qui se sont terminés rapidement par la mort, la douleur a persisté jusqu'à la terminaison fatale; d'autres fois, elle a diminué sinon disparu dans les dernières heures. Lorsque la péritonite locale a guéri (les enfants ayant succombé plus tard à une autre maladie), la douleur a diminué et disparu plusieurs jours avant la mort. Chez les enfants dont la guérison a été définitive, ce symptôme s'est prolongé pendant un assez grand nombre de jours (23-39).

2° *Examen du ventre.* — Bien qu'une douleur aussi vive et aussi persistante que celle que nous venons de décrire doive attirer d'une manière spéciale l'attention du praticien sur l'inflammation du péritoine, elle ne suffira pas cependant à caractériser la maladie, s'il ne se développait pas d'autres symptômes abdominaux. En même temps que survient la douleur, et dès le premier jour, l'abdomen augmente de volume. Ce symptôme est tellement sensible, qu'il frappe les parents des jeunes malades, qui d'eux-mêmes nous ont signalé son existence. Si la péritonite survient dans le cours d'une ascite, l'augmentation de volume n'en est pas point manifeste. Il fut *énorme* du jour au lendemain chez une jeune fille de douze ans atteinte de péritonite dans le cours d'une ascite.

En même temps que le ventre augmente de volume, il devient tendu, sonore en certains points, quelquefois dans toute son étendue; il est rénitent, difficile à déprimer. Mais la vivacité de la douleur est telle, qu'elle s'oppose souvent à un examen suffisant de la tension abdominale. Lorsque la péritonite est générale, toute la paroi du ventre est tendue; dans le cas, au contraire, où l'inflammation est circonscrite, le palper fait percevoir une véritable tumeur qui occupe différents siéges. Ainsi chez un de nos malades, le ventre était volumineux, développé, rénitent; on sentait dans le flanc droit une élevure à large base, qui était très douloureuse, au point qu'il était impossible de la circonscrire par la pression. Les jours suivants cette tumeur diminua progressivement; mais l'on sentit toujours de la rénitence dans le flanc droit; le foie débordait légèrement les côtes. A l'autopsie nous trouvâmes les restes d'une péritonite circonscrite (Voy. ANAT. PATHOL., p. 4). Dans un autre cas, chez une jeune fille de douze ans, la tumeur mal limitée occupait l'hypochondre droit; elle était aussi le résultat d'une péritonite circonscrite, bornée au pourtour de la vésicule (p. 5). Enfin, chez un autre enfant de onze ans, qui guérit, une péritonite circonscrite, suite de cause externe, donna naissance à une tumeur assez volumineuse, siégeant dans la fosse iliaque et la région hypogastrique; elle disparut assez rapidement. Ces tumeurs ont offert comme caractères communs d'être mal limitées, douloureuses à la pression, mates à la percussion. Dans le dernier cas que nous venons de citer, nous sentîmes un seul jour une fluctuation douteuse dans les points tuméfiés.

Dans la péritonite générale, nous n'avons noté de fluctuation que dans les cas où la maladie s'était développée dans le cours d'une ascite.

D'après M. Duparcque, « tant que le malade reste couché en supination ce signe manque, parce que le liquide tombé dans les parties les plus déclives des lombes, du bassin, ou disséminé entre les circonvolutions intestinales fortement développées par les gaz, n'est pas en contact avec les parois abdominales, et qu'il se trouve ainsi hors de la portée des moyens d'exploration. Si l'on place le malade sur le côté pendant quelques instants, tout le liquide vient se ramasser vers le flanc sur lequel le malade est couché, et qui représente alors la partie la plus déclive. Replacez alors vivement le malade sur le dos, et explorez aussitôt ce côté de l'abdomen; vous y trouverez de la matité et de la fluctuation manifeste là où ces signes n'existaient pas auparavant, et qui s'effaceront bientôt par les mêmes motifs. » Nous avons, sur une jeune fille de huit ans, vérifié tout récemment l'exactitude de cette remarque.

Lorsque la péritonite n'est pas circonscrite, le ballonnement du ventre persiste jusqu'à la mort. En même temps que l'abdomen devient le siége de vives douleurs, et augmente de volume, il est quelquefois beaucoup plus chaud que dans l'état normal.

3° *Vomissements*. — Jusqu'ici la plupart des symptômes que nous venons d'énumérer sont analogues à ceux que l'on observe chez l'adulte; nous n'en dirons pas autant de l'état des fonctions du tube digestif. Personne n'ignore que les vomissements sont un symptôme fréquent dans la péritonite des adultes; ils ont été plus rares chez les enfants que nous avons observés à l'hôpital. En effet, deux fois seulement ils ont marqué le début; ils ont alors été bilieux, abondants; dans un troisième cas ils sont survenus seulement le onzième et le dix-huitième jour de la maladie. M. Duparcque a noté les vomissements dans tous les cas de péritonite primitive qu'il a observés, et nous avons fait la même remarque en ville. Cette différence entre les résultats de la ville et ceux de l'hôpital tient peut-être à ce que nous avions vu surtout des péritonites locales ou secondaires.

4° La *constipation* a manqué aussi chez la plupart de nos malades. Nous ne l'avons observée que chez un garçon de sept ans atteint de péritonite à la suite d'une scarlatine, et chez un garçon de trois ans, dont la péritonite, suite de perforation intestinale, survenue dans le cours d'une fièvre typhoïde, supprima la diarrhée et les urines. Dans tous les autres cas, soit chez les enfants dont la maladie s'est terminée par la mort, soit chez ceux qui ont guéri, nous avons observé du dévoiement en général abondant, cinq, six, sept selles par jour; il en a été de même chez plusieurs des malades observés à Genève. Ce symptôme parut le premier jour et dura sans interruption jusqu'à la terminaison fatale chez les enfants qui ont succombé, et pendant un assez grand nombre de jours chez les autres : mais il est vrai de dire que les premiers présentaient tous une lésion légère de la membrane muqueuse (un peu de ramollissement, colite très partielle). Il n'est nullement prouvé d'ailleurs que ces lésions intestinales n'aient pas été postérieures à l'apparition de la péritonite. M. Duparcque a noté la constipation chez la plupart de ses malades; elle a diminué au contraire chez un enfant qui a guéri à Genève.

5° *Langue.* — Nous n'avons observé la sécheresse de la langue que chez un seul de nos malades (garçon de onze ans). Dans ce cas le troisième jour de la maladie la langue fut sèche, grillée, noirâtre ; les lèvres et les dents étaient fuligineuses. Cet état persista jusqu'à la mort. Dans tous les autres cas la langue est restée parfaitement humide, souvent nette, d'autres fois revêtue d'un enduit blanc ou jaune peu épais.

6° *L'appétit* a toujours été perdu et *la soif* vive, ou très vive dès le début. Un seul enfant fait exception à cette règle. Bien que la fièvre fût intense et que la péritonite fût compliquée d'une pleuro-pneumonie, l'appétit ne fut jamais complétement perdu.

7° *Facies.* — Le facies exprime la souffrance, l'anxiété; quelquefois la face est grippée, presque toujours elle est très pâle ; qu'il y ait ou non des complications thoraciques, les ailes du nez se dilatent largement.

8° *Fièvre.* — La peau est chaude et le pouls est accéléré dès le premier jour. Nous n'avons pas observé de frissons, tandis qu'ils ont été très intenses chez les malades de M. Duparcque. L'accélération du pouls est d'habitude en raison directe de l'étendue et de la marche plus ou moins rapide de l'inflammation. Dans les cas de péritonite circonscrite simple, le pouls n'est pas très accéléré (116, 96); lorsqu'au contraire l'inflammation a envahi tout le péritoine, il bat 120, 140.

Presque toujours il est petit, ou très petit du début à la mort. Dans les dernières heures il est tout à fait insensible en même temps que la peau est froide. Cette suppression du pouls contraste avec la conservation de la motilité et de l'intelligence. Elle est surtout remarquable dans les cas de péritonite générale foudroyante qui ne durent pas plus de trente-six à quarante-huit heures.

9° *Respiration.* — Il n'y a d'accélération un peu marquée de la respiration que dans les cas où il existe une complication thoracique, et aussi à la fin de la maladie.

10° *Symptômes nerveux.* — Sauf l'agitation ou l'anxiété causée par la douleur, rarement on observe des accidents nerveux. Nous devons dire toutefois qu'un garçon de onze ans, atteint de péritonite dans le cours d'une ascite, fut pris de délire le troisième jour de la maladie. Un garçon de trois ans eut des convulsions générales qui nous ont paru coïncider avec l'époque à laquelle est survenue la perforation intestinale. Des symptômes cérébraux caractérisés par de l'agitation, du délire, des rêvasseries, ont été notés par M. Duparcque.

11° *Urines.* — Les urines sont rares et difficiles, quelquefois il y a rétention d'urine (Duparcque). La dysurie a été un symptôme très apparent répété et pénible chez un enfant atteint d'une péritonite circonscrite, qui s'est terminée par la guérison (1).

12° Chez *les nouveau-nés*, les symptômes offrent une grande analogie avec ceux que nous venons d'indiquer : fièvre au début, saillie générale du ventre, quelquefois partielle à l'ombilic, douleur vive à la pression, vomissements presque constants, constipation assez fréquente, accélération de la respiration, cris aigus, face grippée.

Art. III. — Tableau de la maladie. — Marche. — Terminaison. — Durée.

Les symptômes de la péritonite sont si évidents qu'il n'est pas difficile de tracer le tableau de la maladie. L'inflammation débute tantôt brusquement, tantôt à la suite d'un dérangement prodromique des voies digestives, tantôt enfin pendant le cours d'une autre maladie, par une vive douleur abdominale, le plus souvent générale, ou qui ne tarde pas à se généraliser ; en même temps l'abdomen augmente de volume, il est rénitent, tendu ; cette tension est quelquefois circonscrite, et l'on perçoit par le palper une tumeur douloureuse, mate à la percussion, sans changement de couleur à la peau. Le pouls est très petit, accéléré ; le visage exprime la souffrance ; la soif est très vive, l'appétit perdu ; le dévoiement, rarement suspendu quand il préexiste à l'inflammation, l'accompagne quelquefois ; les vomissements sont fort rares quand la maladie est secondaire ou localisée, fréquents quand elle est primitive et générale.

(1) Voy. Mémoire sur l'invagination, obs. X. (*Gaz. des hôpitaux*, fév. 1852.)

Dans les cas où la péritonite a une issue funeste et prompte, tous les symptômes que nous venons d'énoncer persistent; plusieurs même augmentent d'intensité; le pouls devient insensible plusieurs heures avant la mort, la peau est froide, la douleur est toujours très vive, puis elle diminue; le gonflement du ventre est considérable, la face grippée. L'anxiété extrême, le délire, puis l'épuisement des forces terminent la scène. On observe quelquefois des alternatives de rémission et d'augmentation caractérisées par la diminution de la fièvre et de la douleur, puis par la reprise de ces symptômes. Ces modifications dans la marche de la maladie dépendent de l'extension progressive de l'inflammation sur des parties qu'elle n'avait pas primitivement envahies.

Dans les cas, au contraire, où la maladie se termine par la guérison (et cette heureuse terminaison s'observe principalement quand la péritonite est circonscrite), on voit les symptômes généraux diminuer d'intensité, la tumeur perdre progressivement de ses dimensions; elle n'est plus douloureuse, et finit enfin par disparaître totalement; il ne reste plus qu'un peu de rénitence ou d'empâtement qui persiste encore pendant plusieurs jours; puis ces derniers symptômes disparaissent. Les deux faits que nous avons cités dans l'article d'anatomie pathologique et une troisième observation aussi recueillie par nous mettent hors de doute la possibilité de la guérison de la péritonite circonscrite.

La péritonite générale peut aussi se terminer par le retour à la santé. On doit à M. Duparcque deux observations fort intéressantes de guérison d'une péritonite générale; l'un de nous en a observé un troisième exemple à Genève.

C'est d'ordinaire par résorption que guérit la péritonite; cependant on trouve dans les auteurs des cas de guérison à la suite de l'évacuation du pus par la paroi abdominale. Nous citerons en abrégé les deux faits suivants. Le premier a été publié par le docteur Aldis (1).

Il s'agit d'une jeune fille de sept ans qui, à la suite d'une péritonite aiguë, eut un épanchement purulent considérable, qui se fit jour spontanément onze semaines environ après le début, et qui donna issue à cinq pintes de matière purulente. Voici la marche que la maladie avait suivie : Au bout de quatre semaines il s'était manifesté une petite tumeur à parois minces vers le milieu de l'espace situé entre le rebord costal et l'ombilic; les parties situées autour de la tumeur étaient molles et dépressibles. C'est par cette tumeur, qui s'ouvrit spontanément, que s'écoula le liquide. La guérison fut complète.

Un fait analogue et plus curieux encore par l'erreur de diagnostic à laquelle il a donné lieu, a été publié par M. le docteur Vetu, dans le journal de la Côte-d'Or (2). Il s'agit d'une petite fille de quatre ans chez laquelle, dans la convalescence d'une entéro-péritonite aiguë, on vit apparaître à l'ombilic une tumeur de la grosseur d'une aveline. Cette tumeur était molle, élastique, sans change-

(1) *Edinburgh med. and surg. Journ.*, oct. 1847; dans *Gaz. méd.*, 1848, p. 733.

(2) Cité dans *Journal de médecine et de chirurgie pratiques*, 1847, p. 206.

ment de couleur à la peau, indolente, dépressible au point de disparaître complétement sous la pression du doigt. L'abdomen n'offrait du reste rien d'anormal ; M. Vetu diagnostiqua une hernie ombilicale. La tumeur alla en augmentant, tout en continuant à présenter les caractères propres à une hernie ; mais au bout de neuf jours elle s'ouvrit et donna passage à deux litres de pus. Dix jours plus tard l'ombilic était cicatrisé.

Durée. — *La péritonite aiguë primitive* peut se terminer très rapidement par la mort. M. Duparcque a cité l'observation d'un cas mortel en vingt-quatre heures. Nous devons au docteur Senn la communication d'un autre cas terminé en trente-six heures. L'un de nous (M. Rilliet) a vu une petite fille de cinq ans succomber au bout de quarante heures, et un garçon de neuf ans mourir vingt-quatre heures après l'apparition des symptômes suraigus. Les péritonites si promptement mortelles méritent bien le nom de *foudroyantes*. Une marche aussi rapide est tout à fait exceptionnelle dans la seconde enfance, tandis que pour les enfants nouveau-nés elle rentre dans la règle générale. D'ordinaire, les enfants de deux à quinze ans meurent du cinquième au neuvième jour (Heyfelder, Duparcque). Cependant l'un de nous a vu à Genève un enfant atteint d'une péritonite générale primitive très intense ne succomber qu'au bout de vingt-huit jours.

Quand la péritonite primitive se termine par le retour à la santé, au bout de huit à dix jours les enfants sont hors de danger. Dans d'autres cas la durée est bien plus longue : chez une jeune fille de sept ans qui guérit, les derniers symptômes ne disparurent que le trente-septième jour. Il est vrai que longtemps avant cette époque la fièvre avait cessé.

La péritonite circonscrite, quelle que soit son issue, a souvent une plus longue durée que la péritonite générale.

La péritonite secondaire suit ordinairement une marche plus rapide que la primitive. La péritonite par perforation est de toutes, celle dont l'issue est le plus promptement funeste. Nous avons vu un garçon de trois ans succomber en vingt-quatre heures à une péritonite par perforation compliquée de convulsions. Nos autres malades atteints de péritonite secondaire ont succombé du premier au cinquième jour.

Chez les nouveau-nés la marche est rapide, tous les symptômes se développent à la fois, et au bout de dix à vingt-quatre heures la maladie se termine par la mort. Très rarement elle dure deux à trois jours (Thore).

Espèces. — La péritonite, comme nous l'avons dit, peut être primitive ou secondaire, générale ou locale, se développer chez le nouveau-né, ou à une période plus avancée de l'enfance. Les détails dans lesquels nous sommes entrés, en parlant des symptômes, suffisent pour faire voir les différences qui existent entre ces différentes espèces.

Art. IV. — Pronostic.

La marche suraiguë de la péritonite, les circonstances défavorables au milieu desquelles elle prend naissance, ses causes occasionnelles, rendent cette maladie très grave. La gravité du pronostic dépend de la nature, de la cause, de la forme et de l'étendue de la phlegmasie.

Chez l'enfant, comme chez l'adulte, la péritonite par perforation est presque nécessairement mortelle; nous avons vu cependant qu'elle n'était pas incurable : puisque si l'inflammation reste circonscrite, des adhérences peuvent s'établir, qui, en limitant l'étendue de l'inflammation, rendent la guérison possible.

La péritonite générale, quelle que soit sa cause, et quel que soit l'âge des sujets qui en sont atteints, se termine presque toujours par la mort (1). Une circonstance qui aggrave encore le pronostic, c'est que sous cette forme l'inflammation est souvent secondaire. Parmi les péritonites consécutives, celles qui surviennent dans le cours d'une ascite ou dans la convalescence d'une scarlatine, sont presque toujours mortelles; elles s'accompagnent le plus habituellement d'un épanchement séreux dans les plèvres, qui ajoute encore au danger de la maladie.

La péritonite partielle primitive ou secondaire est beaucoup moins grave.

Chez le nouveau-né, à l'hôpital des Enfants-Trouvés, la maladie est constamment mortelle. Dugès dit avoir obtenu des guérisons en deux ou trois jours.

Art. V. — Diagnostic.

On peut confondre la péritonite générale simple avec la péritonite tuberculeuse, l'entérite, la tympanite, l'invagination. La péritonite circonscrite peut être prise pour un abcès de la fosse iliaque, comme on peut le voir dans le fait suivant dont nous donnons seulement le résumé.

La maladie débuta chez un enfant de douze ans par un dévoiement très abondant, de vives douleurs dans la fosse iliaque, de la fièvre. Le second jour il y eut des vomissements; l'intensité de la douleur persista. Le sixième jour l'abdomen était volumineux, tendu, sonore partout, sauf dans la fosse iliaque droite. En ce point la pression était très douloureuse et le ventre rénitent. Toutefois on ne pouvait circonscrire aucune tumeur, et la peau avait sa couleur ordinaire. Le dix-huitième jour, on aperçut une tumeur de forme oblongue marchant de dehors en dedans, du volume d'une main de femme. Le vingt-unième elle disparut rapidement, et en même temps les évacuations alvines

(1) M. Duparcque est le seul auteur qui, à notre connaissance, ait cité des cas de guérison; tous nos malades de l'hôpital, tous ceux de Romberg et de Heyfelder sont morts. Un enfant de huit ans observé à Genève a guéri.

furent purulentes. Pendant tout le cours de la maladie la fièvre fut peu vive ; le pouls ne dépassa pas 112 ; le plus souvent il varia entre 84 et 92.

Le diagnostic, en cas pareil, pourrait être établi :

1° Par la lenteur avec laquelle se forme la tumeur ;

2° Par son siége borné à la fosse iliaque ;

2° Par sa marche ultérieure, et surtout par l'évacuation du pus dans l'intestin ou à l'extérieur ;

4° Par le peu d'intensité de la réaction fébrile.

Le diagnostic entre l'entérite et la péritonite ne présente quelques difficultés que dans les cas où l'inflammation est secondaire ; car il existe une trop grande différence entre une entérite normale ou typhoïde et une péritonite primitive pour que le diagnostic puisse être un instant douteux. Mais, comme nous l'avons dit dans le chapitre précédent, il est certains cas d'entérite secondaire qui débutent par des vomissements avec diarrhée copieuse, de la tension et du développement de l'abdomen, avec exagération de la sensibilité. Le diagnostic, dans ces cas difficiles, ne pourra plus être établi d'après l'existence des vomissements, puisqu'ils manquent le plus ordinairement. La diarrhée ne sera pas non plus un symptôme de quelque utilité, puisqu'elle existe dans l'un et l'autre cas. Mais l'intensité de la douleur, le développement rapide et considérable du ventre dans la péritonite générale, la présence d'une tumeur dans le cas de péritonite circonscrite, la petitesse du pouls, le refroidissement des extrémités et l'aspect grippé de la face sont les symptômes péritonéaux auxquels il faut accorder le plus de valeur pour le diagnostic que nous cherchons à établir ici.

Chez les nouveau-nés il nous est arrivé deux fois de croire à une péritonite dans des cas où il n'existait, comme l'autopsie l'a prouvé, qu'une simple tympanite. Les cris, la face grippée, la tension extrême du ventre, sa sensibilité, nous avaient induits en erreur. Il est vrai que dans ces deux cas les vomissements ont manqué ainsi que la constipation.

Nous avons, dans le chapitre Invagination, donné quelques indications relatives au diagnostic de cette maladie et de la péritonite ; nous y renvoyons le lecteur.

L'existence d'une péritonite étant reconnue, on aura quelquefois de la peine à déterminer la cause. Ainsi, indépendamment de ce qu'il est difficile de savoir si l'inflammation s'est développée chez un sujet tuberculeux, ou s'il existe des tubercules dans le péritoine, on aura souvent grand'peine à s'assurer de la cause de la péritonite. Est-elle spontanée ? dépend-elle, au contraire, d'une perforation de l'intestin ? L'instantanéité de l'apparition de la douleur et de tous les phénomènes aigus appartient également à l'une et à l'autre, les symptômes locaux et généraux offrent en outre le même degré d'intensité. On pourra toutefois soupçonner une péritonite par perforation dans les cas où les symptômes d'une péritonite grave et générale surviendraient chez des enfants atteints d'une affection intestinale anatomiquement caractérisée par l'ulcération de la membrane muqueuse, ou bien dans ceux où les petits malades auraient rendu des vers.

Art. VI. — Complications.

La péritonite primitive suivant une marche très rapide, les complications sont rares. M. Duparcque n'en a pas observé. Un seul des malades dont nous avons recueilli l'histoire a succombé à une gangrène de la bouche. Cette lésion, developpée à une période avancée, lorsque l'enfant était très débilité, doit être regardée comme une simple coïncidence. Les autres enfants qui ont succombé à une inflammation secondaire du péritoine étaient aussi atteints de plusieurs autres affections qui dépendaient de la maladie première : ainsi nous avons vu la péritonite suite de scarlatine coïncider avec la pleurésie, la pleuro-pneumonie et l'entérite. Mais, nous le répétons, le développement de ces différentes phlegmasies était plus en rapport avec la maladie première qu'avec la péritonite elle-même.

Chez le nouveau-nés la phlébite et l'entérite ombilicale, la pleurésie et la pneumonie coïncident souvent avec la péritonite. Mais ces lésions précédent plutôt qu'elles ne suivent celle du péritoine.

Art. VII. — Causes.

Maladies antérieures. — La péritonite, comme les autres inflammations, est, le plus souvent, à l'hôpital, un maladie secondaire, tandis que c'est le contraire en ville (1). Les observations publiées par les docteurs Heyfelder, Romberg, Duparcque et les nôtres, ne peuvent laisser de doutes à cet égard.

La péritonite secondaire, d'après nos observations, peut se développer dans le cours d'une ascite, d'une fièvre typhoïde, ou dans la convalescence d'une scarlatine ; elle est loin d'être rare chez les tuberculeux, bien que le péritoine ne contienne pas de tubercules (voy. Tubercules).

Chez le nouveau-né la péritonite est presque toujours secondaire, principalement à l'érysipèle et à la phlébite de la veine ombilicale.

L'âge est une cause prédisposante efficace ; d'après Romberg, Duparcque et nous, la maladie existe surtout de cinq à douze ans, dans la seconde enfance. Chez les nouveau-nés elle est surtout fréquente dans les quinze premiers jours (Thore).

Nous ne pouvons établir de proportion relativement au sexe, nos

(1) A l'hôpital. Primitives..... 4 Secondaires 8
En ville. — ..... 5 — 0

observations n'étant pas assez nombreuses. D'après MM. Thore et Duparcque, elle serait plus fréquente chez les filles.

Nous n'avons non plus aucune remarque à faire sur la saison, puisque la maladie est presque toujours secondaire, et que son développement dépend des affections dans le cours desquelles elle se manifeste. D'après M. Thore la péritonite des nouveau-nés serait plus fréquente au printemps.

Causes occasionnelles. — La péritonite survient, dans certains cas, sous l'influence de causes occasionnelles bien appréciables. Ainsi, dans une des observations que nous avons recueillies, l'inflammation s'est évidemment développée à la suite d'une ponction pratiquée pour évacuer le liquide qui distendait la cavité péritonéale. Dans un autre cas, une péritonite circonscrite à succédé à une chute, dans laquelle la partie inférieure de l'abdomen avait heurté un corps dur. Le docteur Curling a rapporté l'observation d'un enfant de deux ans, chez lequel une péritonite générale et mortelle avait été la conséquence d'une contusion sur le testicule retenu à l'anneau (1). D'autres fois, c'est une perforation de l'un des organes creux contenus dans la cavité de l'abdomen, qui donne naissance à la phlegmasie du péritoine. Chez un de nos malades, une péritonite circonscrite succéda à une perforation de la vésicule biliaire ; dans un autre cas, une ulcération intestinale au niveau d'une plaque de Peyer perfora les trois tuniques, les liquides intestinaux s'épanchèrent dans l'abdomen et une péritonite suraiguë prit naissance. On trouve dans les auteurs plusieurs exemples de perforations spontanées ou autres de la vésicule biliaire, de l'appendice cæcal, ou de l'intestin, qui ont été la cause d'une péritonite suraiguë.

Art. VIII. — Nature de la maladie.

Nous pourrions répéter ici la plupart des considérations que nous avons émises à propos de la pleurésie. Les inflammations des membranes séreuses ont des liens naturels communs aussi bien que les phlegmasies des membranes muqueuses. Mais n'ayant pas pu encore aborder ce sujet dans son ensemble, nous nous bornerons à quelques remarques.

La péritonite par perforation est évidemment la conséquence d'une cause locale, et doit être rapprochée des phlegmasies locales et traumatiques. Bientôt, il est vrai, elle retentit sur toute l'économie, et, suivant sa durée, suivant l'état de l'enfant, elle doit produire un état inflammatoire. Assimilable à l'entérite, suite d'invagination, aux pleurésies et aux pneumonies traumatiques, elle devrait être rangée à côté des phlegmasies franches. Cependant cet état inflammatoire se développant alors chez des enfants atteints déjà d'une maladie géné-

(1) *Médico-chirurgical Review* ; dans *Gaz. méd.*, 1844, p. 675.

rale grave, il doit résulter, de la coïncidence des deux affections, une modification notable dans les caractères de la phlegmasie.

La péritonite spontanée est-elle toujours liée à un état inflammatoire? N'est-elle pas quelquefois de nature rhumatismale? Ne participe-elle pas quelquefois de la nature des hydropisies, et quelles différences y a-t-il entre elle et les ascites primitives aiguës dont nous parlerons ailleurs? Les cas sont assez rares pour que nous devions nous borner à poser ces questions et attendre que les faits permettent de différencier ces péritonites et de déterminer quand et à quel degré s'unissent les divers états morbides qui les causent.

S'il y a, comme nous le pensons, des péritonites primitives qui se rapprochent des hydropisies, il faut, sans doute, ranger sous ce même chef celles qui compliquent la scarlatine. Les phlegmasies et les hydropisies scarlatineuses sont évidemment de même nature, et il nous paraît impossible de nier qu'elles présentent les mêmes caractères que certaines phlegmasies et hydropisies primitives.

Quant à la péritonite des nouveau-nés, faut-il la regarder comme une phlegmasie franche? A-t-elle quelques rapports de nature avec l'érysipèle ombilical et la phlébite de la veine ombilicale, ou avec les abcès multiples qui ne sont pas rares à cet âge? Toutes ces phlegmasies ne doivent-elles pas être rapprochées et être considérées comme la cause ou l'effet de cet état général grave de l'économie dans lequel il y a tendance à la production du pus. Dans ces cas, en raison de l'age et de la faiblesse des sujets, la maladie déterminerait quelquefois la mort avant que la suppuration soit formée, et ne saurait être confondue avec l'état inflammatoire pur. Nous pourrons un jour aborder la solution de ces questions, que nous laissons aujourd'hui indécises. Mais nous pouvons dire par avance que nous sommes fortement tentés de nous ranger à cette opinion. L'influence miasmatique et épidémique (fièvre puerpérale), à laquelle M. Trousseau attache une grande valeur pour la production de l'érysipèle ombilical et de la péritonite, est, ce nous semble, une preuve de plus de l'existence d'une maladie générale dont le dépôt purulent péritonéal n'est que le résultat.

Art. IX. — Traitement.

§ I. *Indications* — Il s'agit ici d'une inflammation locale grave; aussi les indications seraient fort simples, si la maladie était toujours primitive; mais les causes qui lui donnent naissance modifient un peu les règles qui doivent diriger la conduite du médecin.

1° Attaquer l'inflammation dès son début par un traitement antiphlogistique proportionné à l'intensité de la maladie, à ses causes, à l'état du malade;

2° A une période un peu plus avancée, favoriser la résorption des produits inflammatoires, au moyen du mercure et autres absorbants;

3° Ralentir le mouvement péristaltique des intestins dans les cas où l'inflammation résulte d'une perforation intestinale (opiacés) :

Telles sont les trois indications que le médecin doit se proposer de remplir.

§ II. *Examen des médications.* — 1° *Antiphlogistiques.* — Les émissions sanguines doivent être employées dans la péritonite aiguë, quelle que soit sa forme. Nous préférons l'application des sangsues *loco dolenti*, à l'emploi de la saignée, qui agit d'une manière moins efficace sur la diminution de la douleur. Dans la péritonite aiguë primitive générale, on appliquera sur l'abdomen de 4 à 15 sangsues, suivant l'âge. Dans l'inflammation secondaire, on en diminuera le nombre. Les sangsues seront disséminées sur l'abdomen lui-même ; on laissera couler les piqûres pendant une à deux heures, suivant l'intensité des symptômes et la force du jeune malade. Après la chute des sangsues, on recouvrira l'abdomen de larges cataplasmes de farine de lin. La force de l'enfant, son âge, la forme de la péritonite, l'intensité de la douleur, la plénitude du pouls, l'époque de la maladie, serviront de guide au praticien pour la répétition des émissions sanguines. M. Duparcque recommande les saignées coup sur coup ; au début de la maladie il préfère la saignée générale aux sangsues.

Nous ne conseillons pas de joindre aux antiphlogistiques directs les révulsifs sur le canal intestinal. Nous avons vu employer les purgatifs (tartre stibié, huile de croton) chez des enfants atteints de péritonite secondaire, et ces médicaments ont complétement échoué. Si nous prescrivons, en thèse générale, l'emploi des purgatifs, nous croyons cependant que dans les circonstances rares où il existe de la constipation, ils peuvent être utiles ; mais dans ces cas-là même, avant de les prescrire, il faudra s'assurer si la péritonite n'est pas le résultat d'une perforation de l'intestin, car alors il faudrait y renoncer. Lorsque les symptômes réclament l'emploi des purgatifs, nous conseillons les plus doux, la manne, la teinture de rhubarbe, l'huile de ricin, ou mieux encore les lavements laxatifs. L'intestin une fois évacué, on supprimera les purgatifs pour ne plus les renouveler. A la crainte de voir les purgatifs occasionner ou aggraver l'irritation des intestins se joignent encore les inconvénients qui résultent d'évacuations trop souvent répétées. En effet, l'obligation de renouveler fréquemment les linges de l'enfant, ou de le présenter souvent au bassin, nécessite des déplacements qui exaspèrent considérablement les douleurs abdominales.

2° *Bains.* — L'emploi des bains tièdes a été conseillé par la plupart des praticiens. Ils doivent être prescrits, quelle que soit la forme de l'inflammation ; on peut y avoir recours après les émissions sanguines. On ajoute à leur effet calmant en faisant bouillir dans l'eau de la baignoire une forte proportion de tilleul ou de plantes émollientes, auxquelles on ajoute quelques narcotiques. La longueur des bains dépendra de l'effet produit. Leur mode d'administration réclame certaines précautions. Ainsi l'extrême sensibilité de l'abdomen et l'exaspération de la douleur sous l'influence des plus légers mouvements nécessitent que l'enfant soit porté dans la baignoire enveloppé d'un drap, et qu'il y reste suspendu comme s'il était dans un hamac. Les bains peuvent être renouvelés tous les jours; à une époque plus avancée de la maladie, ils seront moins utiles. M. Duparcque dit avoir renoncé depuis longtemps à l'emploi des bains, à cause de la difficulté de leur administration. Nous ne saurions partager son avis; les bains très prolongés sont un des plus puissants antiphlogistiques.

3° *Topiques.* — Les topiques sont très utiles; leur emploi réclame aussi quelques préceptes particuliers. Il faut en général que le poids des corps en contact avec la paroi abdominale ne soit pas trop lourd; les cataplasmes doivent être d'une chaleur modérée et bien humides; on les renouvelle dès qu'ils se refroidissent. Si leur poids était incommode, on les remplacerait par des applications de flanelle trempée dans des liquides émollients et sédatifs, tels que les décoctions de lin, de mauve, de guimauve, auxquelles on ajouterait une poignée de jusquiame, de ciguë, de belladone, ou deux ou trois têtes de pavot. La quantité de ces narcotiques n'est pas indifférente, vu la rapidité avec laquelle se fait l'absorption chez les enfants. Enfin si la flanelle elle-même était mal supportée par les petits malades, on se contenterait de faire sur l'abdomen des onctions tièdes avec l'huile de camomille laudanisée, ou avec tout autre liniment opiacé.

4° Les *boissons* prescrites seront légèrement acides, telles que les limonades citrique et tartrique; ou bien on édulcorera l'eau de la boisson avec les sirops de groseilles, de framboises. Les enfants boiront à leur soif. A leur gré, on pourra modifier la nature de la boisson. Indépendamment des tisanes ci-dessus prescrites, et pour aider au traitement antiphlogistique, le jeune malade prendra dans la journée une potion contenant 50 centigrammes à 1 gramme de nitrate de potasse.

5° *Mercure.* — Ce médicament doit remplir la seconde indication; il doit être prescrit à doses altérantes et dans le but de favoriser la résorption des produits épanchés. Ce sera donc après l'emploi plus ou moins répété des émissions sanguines que le mercure sera administré. A l'intérieur on donnera le calomel à doses fractionnées et avec les précautions que réclame cet agent thérapeutique. (On suspend alors les tisanes acides.) A l'extérieur on prescrira des frictions mercurielles. M. Heyfelder a observé que souvent le calomel n'était pas supporté et occasionnait des vomissements. Il faut alors le remplacer par les frictions mercurielles. Ainsi on enduira quatre à six fois par jour la surface de l'abdomen avec 2 à 4 grammes d'onguent napolitain, en ayant soin de recouvrir le ventre avec une toile cirée. Si ces onctions, même légères, exaspéraient la douleur abdominale, on pourrait les remplacer par des frictions à la partie interne des cuisses. Le traitement mercuriel sera continué pendant trois ou quatre jours ; on ne l'interrompra que dans le cas où les accidents locaux et généraux auront évidemment diminué. M. Duparcque a obtenu d'excellents résultats de l'emploi des mercuriaux. Il prescrit les frictions du cinquième au sixième jour et à haute dose (toutes les deux heures une friction avec 2 grammes d'onguent napolitain, et à l'intérieur 5 centigrammes de calomel toutes les deux heures).

6° L'*opium* ne doit être donné comme remède principal que dans les cas où l'on pourrait soupçonner que la péritonite est le résultat d'une perforation intestinale. Le but que le médecin doit se proposer est alors, chez l'enfant comme chez l'adulte, de favoriser l'adhérence des intestins et la cicatrisation de la perforation. L'opium, en même temps qu'il calme la douleur, ralentit le mouvement péristaltique des intestins et concourt à l'effet désiré ; il sera donné dans ce cas à doses fractionnées. On prescrira, par exemple, à un enfant de un à cinq ans de 1 à 2 centigrammes d'extrait d'opium toutes les deux heures, de manière à donner de 15 à 25 centigrammes dans les vingt-quatre heures, ou bien, dans le même temps, de 2 à 5 gouttes de teinture d'opium. Pour les enfants plus âgés, la dose serait plus considérable. C'est, comme on le voit, à doses élevées que l'opium doit être administré dans la péritonite suite de perforation ; mais il faut toujours surveiller son action, et le suspendre dès que le narcotisme commence. Dans les autres formes de la maladie, et en particulier dans la péritonite secondaire, qui s'accompagne d'un dévoiement abondant, l'opium, donné à petites doses, peut encore être utile soit en calmant la douleur, source d'épuisement, soit en diminuant les inconvénients qui accompagnent la trop grande fréquence des selles.

§ III. *Résumé.* — *A.* Un enfant, âgé de plus de cinq ans, bien portant et d'une constitution robuste, est pris subitement, sans cause connue, ou à la suite d'une chute sur le ventre, de vives douleurs de l'abdomen, qui augmente rapidement de volume ; la fièvre est intense, le facies anxieux. Prescrivez :

1° Une application de 8 à 16 sangsues, suivant l'âge. On laissera couler les piqûres pendant deux heures.

2° Deux heures après qu'elles auront cessé de fournir du sang, l'enfant sera mis, avec les précautions sus-indiquées, dans un bain émollient à 28° Réaumur. La durée du bain dépendra de la manière dont il sera supporté. Si la douleur diminue, on prolongera le bain pendant plusieurs heures.

3° Une potion contenant de 50 centigrammes à 1 gramme de nitrate de potasse.

4° Une tisane tiède et édulcorée avec le sirop de framboises, de groseilles, etc.

5° La diète absolue.

Si les jours suivants les symptômes n'ont pas diminué, on pourra recourir à une seconde application de sangsues sur le ventre; on continuera les bains; on mettra en usage les topiques conseillés ci-dessus; la dose de nitrate de potasse sera augmentée. S'il y a de la constipation, un lavement avec l'huile, le miel, ou la manne, sera prescrit. A partir du troisième jour, on pourra mettre en usage le traitement mercuriel, que l'on continuera jusqu'à ce qu'il survienne un amendement manifeste. Dans le cas où, après le traitement prescrit le premier jour, la douleur diminuerait et l'inflammation tendrait à se localiser, on devrait se borner au traitement par les bains, les topiques émollients et sédatifs, et le nitrate de potasse. La tumeur étant bien circonscrite et moins douloureuse, on ferait des frictions à sa surface avec l'onguent napolitain aux doses indiquées plus haut.

B. L'enfant est âgé de moins de cinq ans; il est peu fort, ou bien la péritonite est survenue dans le cours d'une autre maladie spontanément, ou à la suite d'une cause occasionnelle (ponction); la fièvre est intense, la douleur et le gonflement de l'abdomen considérables; il y a du dévoiement. Prescrivez:

1° Une application de 3 à 8 sangsues sur le ventre.

2° Un bain émollient.

3° Des fomentations avec de la flanelle trempée dans une décoction de camomille et de têtes de pavot.

4° Toutes les deux heures une cuillerée à thé de la potion suivante:

℞ Eau de laitue	30 grammes.
Mucilage de gomme	15 grammes.
Sirop de fleurs d'oranger	15 grammes.
Teinture d'opium	20 gouttes.

5° La tisane sera édulcorée avec du sirop de guimauve et de gomme. Si la douleur ne diminue pas et si la tension du ventre reste la même, mettez tout de suite en usage le traitement mercuriel, en ayant soin de proportionner les doses à la force de l'enfant. La maladie marchant avec une grande rapidité, le traitement mercuriel doit succéder immédiatement au traitement antiphlogistique. Il faudrait en outre insister sur les bains, les topiques calmants et l'opium à l'intérieur. On augmenterait les doses de ce dernier médicament sans craindre le narcotisme.

Art. X. — Historique.

Le docteur Romberg (1), de Berlin. est le premier qui ait, à notre connaissance, publié un travail original, appuyé d'observations, sur la péritonite des enfants. Il débute en remarquant que chez l'enfant

(1) *Ueber Peritonitis im kindlichen Alter.* — *Wochenschrift für die gesammte Heilkunde*, 1833, n°s 17-18, dans *Analecten*, Heft XI, S. 29.

comme chez l'adulte, les symptômes de la péritonite se modifient suivant que la maladie est simple ou compliquée, primitive ou secondaire, générale ou locale, aiguë ou chronique. Les symptômes auxquels il attache le plus de valeur sont : l'extrême sensibilité du ventre à la moindre pression, l'état du facies et l'immobilité du décubitus. Les autres sont loin d'être aussi constants ; il dit cependant avoir souvent observé la constipation et les vomissements. Il n'a vu la péritonite que chez les enfants de trois à treize ans ; d'après lui elle est fréquemment compliquée, et ces complications changent la physionomie de la maladie. Il rapporte à l'appui de cette assertion l'observation d'un garçon de huit ans qui succomba à une entéro-péritonite suraiguë. Le traitement qu'il préfère est le même que celui mis en usage chez l'adulte. Il conseille l'emploi de la saignée, des sangsues, les applications de flanelle trempée dans une infusion de camomille. A une période un peu plus avancée, il donne le calomel à doses fractionnées et prescrit des frictions d'onguent napolitain.

Cinq observations accompagnent ce mémoire ; il s'agit dans ces faits d'enfants de quatre à douze ans dont la maladie a eu une issue funeste. Les observations sont suivies de l'autopsie. Quatre fois la péritonite était simple, une fois tuberculeuse. Ces faits sont assez complets.

Nous avons analysé avec quelques détails le mémoire précédent, parce qu'il annonce évidemment une connaissance réelle de la maladie, et parce que son auteur a basé sa description d'après les résultats fournis par l'observation. Nous n'en dirons pas autant de quelques travaux sur le même sujet. Ainsi le docteur Burns (1) de Glascow a réuni dans une même description l'entérite et la péritonite des enfants ; dans son tableau confus, il est bien difficile de reconnaître la maladie que nous venons de décrire. Meissner (2) a traité le même sujet avec beaucoup plus de développements. Après avoir reconnu que la péritonite primitive est une maladie rare et qu'elle accompagne l'entérite, il décrit à part la péritonite aiguë et la péritonite chronique ; la première étant, dit-il, beaucoup plus facile à reconnaître que la seconde, qui n'est autre que la péritonite tuberculeuse. Ce mémoire n'offre rien qu'on ne retrouve plus complet dans le travail de Romberg ; le traitement qu'il conseille est exactement le même.

Le docteur Heyfelder (3) a aussi consacré un court chapitre à la péritonite. Après avoir rapporté deux observations intéressantes, l'une d'un enfant de six ans qui succomba en cinq jours à une péritonite suraiguë primitive, l'autre d'un enfant de six mois dont la maladie eut une issue funeste, il en énumère les principaux symptômes. Il a

(1) *Traité des accouchements*, traduit en allemand sur la huitième édition, par Kilian, et reproduit dans les *Analecten*, Heft XII, S. 441.

(2) *Loc. cit.*, t. II, p. 66.

(3) *Studien im Gebiete der Heilwissenschaft*, Bd. II, S. 190.

observé de la constipation au début, mais elle est rapidement remplacée par de la diarrhée ; la tuméfaction du ventre, dans le point où l'inflammation est limitée, ne lui a pas échappé. D'après lui, l'agitation existe à un haut degré, opinion contraire à celle professée par Romberg, pui prétend que les jeunes malades sont toujours immobiles. Le refroidissement est une des causes les plus fréquentes de la péritonite, qui est toujours une maladie fort grave. Le traitement consiste dans l'emploi des sangsues, des bains, des lavements simples, et dans l'usage du calomel à l'intérieur.

M. Duparcque a publié en 1842 (1) un excellent mémoire *sur la péritonite essentielle chez les jeunes filles*. Les nombreux emprunts que nous avons faits à ce travail nous dispensent de l'analyser, et nous sommes heureux d'avoir pu profiter pour notre seconde édition de ces recherches que nous n'avions pas pu citer dans la première, puisqu'elles avaient paru à l'époque où ce chapitre était déjà livré à l'impression.

On doit à M. Thore(2) un consciencieux travail sur la péritonite des nouveau-nés ; nous l'avons mis à profit pour la rédaction de ce chapitre.

Le traité du docteur Ch. West est, parmi les ouvrages anglais que nous avons parcourus, le seul qui contienne une description de la péritonite aiguë. Le pathologiste anglais parle successivement : 1° De la péritonite pendant la vie intra-utérine et chez les nouveau-nés ; il insiste, à ce sujet, sur la cause syphilitique. La description qu'il donne de cette première espèce est d'ailleurs empruntée en grande partie au travail de M. Thore. 2° de la péritonite générale de la seconde enfance. 3° De la péritonite circonscrite, surtout de celle qui succède à la perforation de l'appendice iléo-cæcal. Il faut remarquer dans ce travail quatre observations intéressantes : 1° péritonite syphilitique chez un nouveau-né ; 2° péritonite générale secondaire ; 3° péritonite générale avec issue des liquides à travers la paroi abdominale ; 4° péritonite suite de perforation de l'appendice iléo-cæcal.

Les médecins que nous venons de citer sont les seuls qui aient parlé avec quelques détails de la péritonite des enfants ; mais on trouve dans les recueils périodiques quelques observations sur cette phlegmasie. Bon nombre de ces faits sont des exemples de péritonite par perforation chez des enfants tuberculeux ; d'autres appartiennent à la phlegmasie aiguë résultant d'une perforation spontanée de l'intestin, et en particulier de l'appendice cæcal. Le lecteur trouvera plusieurs de ces observations dans un mémoire intéressant publié par le docteur Malespine dans les *Archives générales de médecine*, année 1840. Quelques autres faits de péritonite aiguë sont aussi consignés dans la *Gazette*

(1) *Annales d'obstétrique*, etc., t. I, p. 241 et suiv.
(2) *Archives de médecine*, août et septembre 1846.

médicale, 1835 et dans les *Archives de médecine*, 3e série, t. IV, p. 98. L'un de ces derniers (extrait des *med. Ann.*. Bd. IV. Heft 11) est analogue à quelques-uns de ceux publiés par Heyfelder; en voici l'abrégé.

Il s'agit d'un enfant robuste qui fut pris subitement de violentes douleurs entre le nombril et le pubis, accompagnées de fièvre, de constipation et de vomissements. Il succomba le cinquième jour. A l'autopsie on trouva une péritonite très circonscrite au niveau de l'appendice vermiforme et du rectum.

CHAPITRE XV.

HÉPATITE OU CONGESTION HÉPATIQUE.

La maladie à laquelle nous donnons le nom d'*hépatite* est une affection fort rare chez les enfants (1). Nous n'en avons pas trouvé d'observations dans les recueils périodiques. Nous verrons que notre description diffère à plusieurs égards de celle que les auteurs anglais ou allemands ont donnée de l'hépatite aiguë ou chronique.

Il serait téméraire de prétendre tracer l'histoire d'une maladie avec des faits aussi peu nombreux que les nôtres; aussi ne considérons-nous les pages suivantes que comme un exposé provisoire. De nouveaux documents sont nécessaires pour confirmer ou infirmer les résultats de notre expérience personnelle.

Nous possédons six observations d'hépatite recueillies à l'hôpital des Enfants. Dans cinq cas, la maladie était primitive, et s'est terminée par le retour à la santé. Une seule fois elle était secondaire et s'était développée chez un enfant tuberculeux. Cet enfant a succombé après nous avoir offert des symptômes analogues à ceux des malades qui ont guéri. Contrairement à notre habitude, qui est de réunir aux affections tuberculeuses les maladies qui se développent chez les enfants phthisiques, nous avons ajouté cette cinquième observation aux quatre autres, parce que ce fait est le seul qui nous ait offert un exemple de la lésion anatomique du foie dans l'hépatite.

L'un de nous (M. Rilliet) a observé à Genève, principalement dans l'automne des années 1849 et 1851, une affection bilieuse qui a sévi sur les enfants. Cette maladie, dont l'un de nous (M. Barthez) n'a observé qu'un seul exemple à Paris, a offert une grande analogie avec celle qui fait le sujet de ce chapitre. Nous la décrirons sous le nom de *forme apyrétique*, en ayant soin d'indiquer dans l'analyse des symptômes les particularités qui la concernent.

(1) Nous ne voulons pas parler ici de l'ictère des enfants nouveau-nés que quelques personnes considèrent comme une hépatite. (Voy. Bouchut, 2e édit. du *Traité des maladies des nouveau-nés*, p. 638.)

Art. I. — Anatomie pathologique.

Voici dans quel état nous avons trouvé le foie chez le seul enfant qui a succombé.

Le foie occupe toute la zone supérieure de l'abdomen ; il touche à la rate du côté gauche, mais il ne lui adhère pas. Il a 21 centimètres et demi dans son diamètre transversal, 14 centimètres dans son diamètre vertical, et 7 centimètres dans sa plus grande épaisseur. Il est très lourd. A l'extérieur sa teinte est d'un jaune bilieux ; sa surface est unie, sans bosselures ; on ne sent pas de point fluctuant ; partout la consistance est normale ; la membrane de Glisson n'adhère pas. Le grand lobe présente à la coupe une teinte granitique ; c'est un mélange de points d'un *rouge très vif*, séparés par de la substance jaune en proportion à peu près égale. Le petit lobe a une couleur uniforme d'un jaune bilieux ; mais on n'aperçoit aucun de ces points d'un rouge très vif que le lobe droit présente en profusion. La bile est poisseusse, brunâtre, assez abondante. Les autres organes offrent des lésions nombreuses, mais sans rapport avec l'hépatite. Nous remarquerons toutefois que les tubercules pulmonaires avaient une teinte d'un jaune bilieux remarquable.

Art. II. — Symptômes.

1° *Ictère*. — Ce symptôme a existé très prononcé chez nos six malades ; chez trois il a marqué le début ; chez un quatrième dont l'hépatite était primitive, il a été précédé pendant cinq jours de symptômes fébriles ; chez le cinquième l'ictère ne s'est montré que le huitième ou le neuvième jour de la maladie, après l'apparition de la fièvre et du gonflement du foie. Enfin des symptômes de tuberculisation et de pneumonie se sont montrés avant l'ictère dans le dernier cas. La teinte ictérique a toujours été très foncée, excepté chez un malade où elle était moyenne. Elle occupait toute l'étendue de la peau, et n'était pas plus prononcée en certains points qu'en d'autres ; les conjonctives participaient à la coloration. La peau n'était le siége d'aucune démangeaison. Chez les enfants qui ont guéri, l'intensité de la coloration a été en général en augmentant jusqu'au douzième jour ; à partir du quinzième elle commençait à diminuer, et du vingtième au trentième elle avait disparu. Dans le cas où la maladie a eu une issue funeste, l'ictère, à peine marqué lors de l'entrée du malade, devint de plus en plus prononcé pendant les cinq jours qui précédèrent la mort.

Dans la forme apyrétique, l'ictère a été peu intense et d'assez courte durée, cinq à six jours ; plusieurs enfants ont eu de vives démangeaisons.

2° *Tuméfaction du foie*. — Cinq malades sur six nous ont offert une tuméfaction plus ou moins considérable du foie. Dans trois cas, nous en avons pu suivre exactement la marche. A partir du quatrième jour, l'organe commençait à se développer, on sentait de la tension dans l'hypochondre droit; le septième, il débordait les côtes de deux ou trois travers de doigt: la percussion de l'hypochondre était mate dans une assez grande hauteur. La tuméfaction continuait à faire des progrès les jours suivants, de façon que l'organe débordait les côtes de quatre travers de doigt, et s'avançait même vers l'ombilic. A partir du onzième au douzième, elle commençait à diminuer; le dix-huitième, elle avait disparu. Chez l'enfant qui succomba nous ne pûmes préciser l'époque à laquelle remontait son début. Mais le jour de l'entrée (cinquième avant la mort), nous constatâmes que l'abdomen était voluminenx, uniformément développé; il était mat dans toute sa zone supérieure, et dur à l'épigastre. La tension du ventre empêchait de circonscrire exactement la tumeur. Enfin, chez un seul enfant, la tuméfaction du foie a manqué, bien que les autres symptômes de la maladie aient existé. Dans tous les cas où le foie était volumineux, l'abdomen était en outre gros, développé; il était tendu dans le cas précédemment cité.

Dans la forme apyrétique, la saillie a manqué quelquefois; quand elle existait, elle était peu étendue, limitée au lobe gauche, et de courte durée.

3° *Douleur.*—La douleur dans l'hypochondre droit a manqué chez quatre enfants dont la maladie était primitive. Un cinquième se plaignit spontanément d'une douleur peu vive à l'épigastre. Elle a existé très manifeste à la pression et à la percussion au niveau de l'hypochondre chez celui qui a succombé; elle était également vive quand l'enfant était couché ou assis.

Elle a presque toujours manqué dans la forme apyrétique.

4° *Selles.*—Deux fois les selles étaient naturelles; une fois il y eut de la constipation; deux fois du dévoiement. Le sujet qui succomba avait aussi une diarrhée abondante, indépendante de la maladie du foie. Quand nous avons pu nous assurer de la couleur des selles, nous avons constaté qu'elles étaient décolorées.

Dans la forme apyrétique, la constipation a été constante, mais pas très opiniâtre. Les selles ont toujours été décolorées. La décoloration persistait encore à l'époque où l'appétit était redevenu bon.

5° *Vomissements.* — Chez nos malades de l'hôpital deux fois il y a eu des vomissements qui ne se répétèrent pas dans le cours de la maladie.

Le dégoût et les nausées ont été les symptômes le plus pénibles dans la forme apyrétique.

6° *Appétit.* — Dès le début l'appétit était diminué; il ne tardait pas à reparaître lorsque les symptômes fébriles étaient dissipés.

L'anorexie était complète dans la forme apyrétique.

7° La *soif* était intense les premiers jours, nulle ensuite dans la forme fébrile; elle fut toujours très vive chez l'enfant qui succomba; mais cette exagération de la soif dépendait des complications.

8° La *langue* était humide, légèrement grise ou blanchâtre, ou jaune, très chargée dans la forme apyrétique.

9° *Urines.* — Dans les deux espèces l'état des urines était analogue à celui que l'on observe dans l'ictère chez l'adulte, c'est-à-dire qu'elles étaient très foncées: elles avaient la couleur de la bière. Cette coloration persistait pendant plusieurs jours, puis les urines reprenaient leur couleur naturelle.

10° *Fièvre.* — A l'hôpital, dans tous les cas, la fièvre a marqué le début, et, comme chez cinq enfants, l'hépatite était primitive et dégagée de toute complication, il est hors de doute que le mouvement fébrile appartenait en propre à la maladie que nous décrivons. L'accélération du pouls, bien manifeste, n'a cependant jamais été très considérable ; le nombre des pulsations variait entre 112 et 120. Chez deux enfants, à partir du septième jour, le mouvement fébrile était tombé ; chez trois autres il persista davantage, et disparut dans un cas le treizième jour, un autre le dix-huitième, un dernier le vingt-troisième. La chaleur de la peau n'a jamais été très vive, il n'y a pas eu de sueurs. Chez l'enfant qui a succombé, le mouvement fébrile était très intense, mais il dépendait en grande partie des complications.

Dans la forme apyrétique non-seulement la fièvre a manqué, mais le pouls a été remarquable par sa lenteur et son irrégularité : il n'a repris son taux normal qu'au bout de sept ou huit jours.

11° Les fonctions respiratoires et cérébrales n'ont offert aucun trouble chez les cinq enfants dont l'affection était primitive. Les forces étaient incomplétement perdues. Des symptômes pectoraux et cérébraux, liés à des complications, ont existé nombreux chez l'enfant dont la maladie a eu une issue funeste.

Dans la forme apyrétique l'abattement, la tristesse, la dépression des forces ont été très marqués.

Art. III. — Tableau. — Marche.

Récapitulons brièvement les symptômes que nous venons d'analyser.

Forme fébrile. — L'hépatite débute par un mouvement fébrile de médiocre intensité, accompagné d'augmentation de la soif et de diminution de l'appétit. En même temps ou peu après, on aperçoit une teinte ictérique qui, d'abord limitée aux conjonctives et peu prononcée, devient bientôt très marquée ; puis le foie augmente de volume ; il déborde les côtes, s'étend à l'épigastre, remonte dans l'hypochondre dont il augmente la matité. La tumeur est d'ordinaire indolente, facile à circonscrire quand l'abdomen est mou et pâteux ; plus difficile à limiter quand il est tendu. En même temps que l'ictère et la tuméfaction du foie se manifestent, les urines changent de nature, elles prennent la couleur de la bière ; les selles naturelles, rares ou liquides, se décolorent. Au bout d'un temps variable, le mouvement fébrile diminue et disparaît, la soif ne se fait plus sentir, l'appétit se montre de nouveau. La tumeur du foie, qui a progressivement diminué, existe cependant encore ; bientôt même elle disparaît ; la coloration ictérique s'efface en partie, les urines reprennent leur couleur normale, et au bout de vingt à trente jours tous les symptômes morbides ont disparu. Les symptômes aigus se dissipent d'ordinaire plusieurs jours avant cette époque.

Forme apyrétique. — La maladie débute par du malaise, de l'abattement, de la morosité et de l'irascibilité, des nausées très fatigantes, quelquefois même des vomissements et de la constipation avec ou sans douleurs d'entrailles. La langue est couverte d'un enduit blanc, épais; le ventre est peu développé; le plus souvent le foie ne déborde pas les côtes. La fièvre manque. Il y a quelquefois de la chaleur et une vive coloration des joues; mais le pouls est remarquable par son extrême lenteur et souvent par son irrégularité. Ces symptômes persistent pendant les quatre ou six premiers jours, puis on voit apparaître aux conjonctives d'abord, plus tard sur le reste du visage, une légère teinte ictérique, qui va graduellement en augmentant, en même temps les urines sont très foncées et les selles décolorées. Ces trois symptômes sont cependant loin d'être aussi tranchés qu'ils le sont dans l'ictère, dit spasmodique, de l'adulte ou dans la forme fébrile. Une fois l'ictère établi, les nausées cessent et le ventre est libre ; l'abdomen est quelquefois douloureux au niveau d'un point quelconque de l'hypochondre avec ou sans saillie du foie. L'augmentation de volume, quand elle existe, est beaucoup moins prononcée que dans la forme pyrétique ; c'est surtout au niveau de l'épigastre, et pendant deux ou trois jours seulement, qu'on peut la percevoir. Peu à peu les symptômes se dissipent, et, au bout de quinze jours à trois semaines, le rétablissement est complet, l'ictère n'ayant guère duré que cinq ou six jours. La faiblesse et l'anorexie persistent plus longtemps.

Art. IV. — Diagnostic.

La forme fébrile ne peut donner lieu à aucune erreur de diagnostic. Il n'en est pas de même de la forme apyrétique. La lenteur du pouls (nous l'avons vu tomber à 48), son irrégularité (nous avons noté quelquefois une différence de 20 pulsations dans deux minutes consécutives), les nausées continuelles, les vomissements, la constipation, les changements de coloration du visage, l'abattement qui va quelquefois jusqu'à la somnolence, simulent, à s'y méprendre, la première période de la méningite. Tout dernièrement encore notre inquiétude a été surexcitée par l'apparition, l'enchaînement et la persistance de ces symptômes, et cependant nous étions doublement prévenus, car nous connaissons à fond la méningite tuberculeuse et *la congestion hépatique;* et ce n'était pas pour la première fois que nous étions appelés à porter un diagnostic différentiel. Malgré cela nous ne fûmes rassurés que par l'apparition de l'ictère.

Il est bon cependant de noter qu'en général la céphalalgie, et toujours les soupirs, les grincements de dents, l'irrégularité de la respiration manquent, et que l'assoupissement, quand il existe, est loin d'être aussi profond que celui de la méningite. Mais ce sont là des nuances, et quand on est inquiet on ne leur accorde pas une grande valeur.

Art. V. — Pronostic.

L'hépatite n'offre pas de gravité quand elle est primitive: consécutive, son influence nous paraît restreinte dans d'étroites limites; ainsi, dans le seul cas que nous avons observé, l'hépatite n'a joué qu'un rôle tout à fait secondaire dans la terminaison de la maladie. D'ailleurs la facilité avec laquelle disparaît la tuméfaction du foie, et la nature même des lésions que nous avons constatées chez le malade qui a succombé, indiquent évidemment que l'hépatite des enfants ne dépasse pas le premier degré, circonstance bien favorable pour le pronostic. Ces résultats auxquels l'examen des faits nous a conduits, ne sont pas tout à fait semblables à ceux des auteurs qui ont décrit l'hépatite des enfants (Henke, Burns), et qui admettent une forme grave de la maladie avec symptômes cérébraux. Burns, comme nous le dirons plus tard, prétend même que l'hépatite se termine quelquefois par abcès. Nous en appelons pour la solution de ces questions à de nouvelles observations.

Art. VI. — Causes.

Age. — Les enfants dont nous avons recueilli les observations à l'hôpital des Enfants avaient tous atteint l'âge de cinq ans, sauf deux; et parmi ces deux, celui dont l'hépatite était secondaire. Ceux que nous avons vus à Genève et à Paris avaient de trois à dix ans.

Sexe. — Il y avait cinq garçons et une fille parmi nos malades de l'hôpital. En ville nous avons vu autant de filles que de garçons.

Constitution. — Les quatre enfants dont l'hépatite était primitive avaient une forte constitution, le cinquième était un peu chétif; tous étaient bruns. Ceux atteints de la forme apyrétique étaient en général délicats.

Santé antérieure. — Leur santé habituelle était ordinairement bonne. La maladie les atteignait pour la première fois.

Aucune cause occasionnelle n'a pu expliquer le développement de la maladie. Nous avons recherché en particulier si des causes morales, une peur, un chagrin, etc., étaient pour quelque chose dans son développement, et nous avons pu nous assurer qu'il n'en était rien, C'est encore là une nouvelle différence entre l'ictère lié à une congestion du foie, et celui qui est le résultat d'une perversion de l'excrétion biliaire.

D'après Henke et Meissner, l'hépatite régnerait quelquefois épidémiquement. C'est en effet sous forme épidémique que l'un de nous a observé à Genève la forme apyrétique dans l'automne des années 1849 et 1851. Chez quelques enfants, en 1849 principalement, la maladie nous a paru être le résultat de l'usage immodéré des raisins. Dans d'autres cas cette cause n'a ordinairement joué aucun rôle.

Art. VII. — Traitement.

Nous ne nous étendrons pas longuement sur le traitement d'une maladie qui, en raison de sa rareté et de sa bénignité, mérite moins que d'autres l'attention des praticiens.

§ I. Les *indications* que le médecin doit se proposer de suivre sont :

1° De maintenir le mouvement fébrile dans de justes limites (antiphlogistiques) ;

2° De dissiper la tuméfaction morbide du foie (altérants, résolutifs) ;

3° De rétablir la sécrétion et l'excrétion normales de la bile au moyen des médicaments qui ont une action particulière sur le foie.

§ II. *Médications. — Résumé. — Forme fébrile.* — 1° *Émissions sanguines.* — Elles ont été mises en usage chez un seul de nos malades ; on appliqua huit sangsues sur l'hypochondre droit, le neuvième jour.

La maladie étant primitive, fébrile, et attaquant un enfant fort, nous ne voyons que de l'avantage à prescrire dès le début une application de 4 à 12 sangsues sur l'hyochondre droit, suivant l'âge. La perte du sang serait d'autant mieux indiquée que la douleur serait plus vive, la fièvre plus intense, la tuméfaction du foie plus marquée. Dans le cas où la douleur manquerait, ainsi que la tuméfaction du foie, ou lorsque le mouvement fébrile serait très peu intense, on s'en abstiendrait. S'il ne survient pas de complication, il n'y a aucune nécessité de répéter l'émission sanguine.

Après la chute des sangsues, on appliquera de larges cataplasmes sur le côté droit, et l'on donnera dans la journée un bain tiède.

2° *Résolutifs.* — Dans le cas où la tuméfaction du foie persiste, on peut activer la résolution de l'engorgement en faisant des frictions sur l'hypochondre droit avec 2 à 6 grammes d'onguent napolitain ; on continuera ces frictions pendant plusieurs jours. Cette pratique suivie chez un de nos malades nous a paru avantageuse. Le mercure pourra aussi être donné à l'intérieur. Henke conseille l'emploi du calomel à petites doses : ainsi 10 centigrammes dans les vingt-quatre heures pour les jeunes enfants. Si les signes de l'inflammation sont très intenses, il augmente la dose. Cette médication a pour but d'évacuer le canal intestinal, de favoriser la résolution de l'engorgement du foie; le calomel, au dire de bon nombre de pathologistes, exerçant une action spéciale sur cet organe.

3° *Excitants de la sécrétion biliaire.* — Nous venons de dire que le calomel agissait sur le foie; d'autres médicaments jouissent de la même propriété: tels sont la rhubarbe, le savon médicinal, l'aloès, l'extrait de saponaire, de taraxacum, l'acétate de potasse. Ces différents médicaments peuvent être employés après les émissions sanguines et le calomel, lorsque le mouvement fébrile est tombé. Ils seraient surtout indiqués dans les cas où l'ictère persisterait très longtemps ainsi que la tuméfaction du foie et la tension de l'hypochondre, et aussi lorsque les selles et les urines tarderaient à revenir à l'état normal.

Forme apyrétique. — Dans cette variété les émissions sanguines sont inutiles et même nuisibles; il faut avoir recours aux laxatifs doux dans la première période, et plus tard aux amers, ou aux eaux minérales alcalines, celles de Saint-Galmier, d'Evian, de Vichy ou de Coese.

Art. VIII. — Historique.

On trouve dans la science quelques documents sur l'hépatite des enfants; mais ils sont loin d'offrir le degré de précision désirable. Le docteur Reusch (1) a décrit sous le nom de *Diarrhée bilieuse inflammatoire*, une maladie qui régna épidémiquement à Kœnigsberg en 1812: elle atteignait les enfants âgés de six mois à deux ans. D'après Henke, cette maladie ne serait autre chose qu'une inflammation du foie. Nous avons lu avec attention la description de Reusch, elle nous paraît se rapporter bien plus à une entérite compliquée d'accidents thoraciques qu'à une hépatite. La maladie débutait en effet par de la perte de l'appétit, des selles fréquentes suivies d'épuisement; puis la respiration devenait courte et gênée, la pression de l'hypochondre droit était douloureuse, la fièvre très intense; dans une troisième période il survenait de la toux sèche, etc. Nous ne comprenons pas qu'on puisse voir dans la réunion de pareils symptômes une inflammation de foie. Disons cependant que chez deux enfants qui succombèrent, cet organe était considérablement augmenté de volume et de couleur jaune sale; sa face convexe était couverte de petites taches noires. Mais ces lésions anatomiques ne suffisent pas pour caractériser une hépatite.

La description de Henke (2) se rapproche, à quelques égards, de celle que nous avons donnée nous-mêmes. D'après lui, l'hépatite est caractérisée par la perte de l'appétit, des vomissements, des selles décolorées tantôt dures, tantot molles, et de la fièvre, puis l'hypochondre droit devient douloureux, et chez les enfants plus âgés, la

(1) *Hufelands Journal*, dans Henke, *loc. cit.*, t. II, p. 47.

(2) *Loc. cit.*, p. 43.

douleur atteint l'épaule droite. Dans les cas graves, il survient une tuméfaction de l'organe, et la chaleur de l'hypochondre augmente; les selles ont une couleur d'un gris blanchâtre. Lorsque la maladie a une issue funeste, le pouls est très petit, la respiration s'accélère, il survient des convulsions. Dans les cas heureux, des sueurs et des urines critiques annoncent le rétablissement de la santé. Henke insiste sur ce qu'il ne faut pas prendre la maladie pour un simple état gastrique ou pour une fièvre nerveuse. Il conseille dans les cas légers, l'emploi des purgatifs doux, la manne, le tamarin, la rhubarbe; puis, comme nous l'avons dit, il vante le calomel à la dose de 10 centigrammes dans les vingt-quatre heures pour les jeunes enfants; quand la fièvre est intense, il augmente la dose. Dans les intervalles il donne une émulsion contenant une certaine quantité de nitrate de potasse. Il réserve les sangsues pour les cas où les symptômes locaux sont très marqués. Si après la chute de la fièvre, le foie ne fait pas convenablement ses fonctions, il a recours à la teinture de rhubarbe et à la liqueur d'acétate de potasse. Dans le cas où la tension de l'hypochondre persiste, il conseille de recourir a l'emploi du calomel. Nous avons analysé avec quelque détail ce mémoire de Henke, parce qu'il nous paraît convenablement exposé; nous regrettons toutefois qu'il ne soit pas appuyé d'observations particulières ou tout au moins de l'indication des faits qui ont servi à sa rédaction. Nous sommes étonnés que Henke n'ait pas fait mention de l'ictère, symptôme constant de l'hépatite dans nos observations : nous eussions aussi désiré savoir si les cas où la maladie a une issue funeste sont simples ou compliqués.

Burns (1) a décrit l'hépatite à toutes les périodes de l'enfance ; les symptômes qu'il lui assigne sont en partie les mêmes que ceux signalés par Henke; il y a joint l'ictère. Lorsque la maladie n'est pas enrayée par un traitement convenable, elle peut, dit-il, se terminer par abcès : on observe alors des symptômes de fièvre hectique. L'auteur paraît avoir observé des cas où l'abcès s'est vidé dans l'estomac et les intestins. Dans un cas même, le pus finit par former une collection qui se fit jour au dehors par le nombril. D'après Burns, l'hépatite chronique peut succéder à d'autres maladies. L'affection est caracterisée par des maux de cœur, des vomissements bilieux, de la perte d'appétit; le foie augmente de volume et s'étend jusque dans l'hypochondre gauche. La douleur paraît plutôt siéger dans l'intestin que dans cet organe; l'urine est très rouge, les pieds sont enflés le soir; puis surviennent des symptômes hectiques qui entraînent la mort.

Les mémoires de Henke et de Burns ont été reproduits par Frankel dans les additions qu'il a ajoutées à la traduction d'Évanson et Maunsell. Meissner (2) a aussi consacré plusieurs pages à l'hépatite ;

(1) Reproduit dans *Analecten*, Heft IX, S. 52.

(2) *Loc. cit*, t. II, p. 79.

sa description se rapproche presque entièrement de celle de Henke; il ne distingue pas, comme Burns, la maladie en aiguë et en chronique.

Tout ce que nous avons dit jusqu'ici se rapporte à l'hépatite. Nous ne voulons pas terminer sans citer un fait fort curieux de rupture de la vésicule biliaire rapporté par le docteur Desjardins. Un autre fait de la même espèce est consigné dans le *Recueil d'observations médico-chirurgicales* de Jos. Meckren. Il s'agit, dans ce dernier cas, d'un enfant qui subitement fut pris de douleurs excessives dans le ventre, d'anxiété continuelle et de sueurs abondantes. Au bout de deux jours, la mort survint: à l'autopsie, la vésicule était percée d'une ouverture par laquelle la bile s'était écoulée. L'auteur attribue cette rupture à l'invagination du canal cholédoque (*sic*).

On n'a rien remarqué de semblable dans l'observation de M. Desjardins (1), en voici le résumé :

Un enfant âgé de six ans et demi, d'un tempérament bilieux et ardent, mais ayant joui jusqu'à cette époque d'une santé florissante, éprouve, le 8 octobre 1803, à six heures du matin, quelques nausées suivies de vomissements. A onze heures, enduit épais de la langue, respiration un peu gênée, haleine forte, pouls tendu, mais peu fréquent, ventre légèrement élevé, mais sans douleur. M. Desjardins ordonne un grain d'émétique dans trois verres d'eau tiède. Il en résulte six selles bilieuses et infectes dans l'espace de huit heures; point de vomissements; malade profondément absorbé. A neuf heures du soir même état; l'enfant prend un bouillon avec plaisir, et témoigne le désir d'en reprendre bientôt un autre. A minuit, accroissement rapide des symptômes, et mort à deux heures du matin. On inhume le corps; mais les parents, d'abord opposés à l'ouverture, regrettent ensuite qu'elle n'ait pas eu lieu. On procède à l'exhumation le 14 octobre, et l'autopsie cadavérique donne les résultats suivants: Vésicule du fiel trois fois plus volumineuse que dans l'état naturel, remplie à moitié de bile noire, et donnant issue à ce liquide par une ouverture située à sa partie inférieure; tous les viscères environnants teints de bile; plusieurs points rouges à l'extérieur de l'estomac, du duodénum. du canal cholédoque; foie d'un volume ordinaire, mais très noir à son bord antérieur; rate dure, gonflée et également noire; quelques taches rougeâtres à la surface des intestins; tous les autres viscères dans l'état naturel.

Nous rapellerons ici que nous avons observé nous-mêmes une rupture de la vésicule du fiel dans le cours d'une fièvre typhoïde. Il en résulta une péritonite locale.

(1) Observations sur une rupture de la vésicule du fiel, par M. Desjardins, docteur en médecine à Sens (*Recueil périodique de la Société de médecine de Paris*, cahier de floréal an XIII.)

C. ORGANES URINAIRES.

—

CHAPITRE XVI.

HYPÉRÉMIE, ANÉMIE ET INFLAMMATION DES REINS.

Nous insisterons peu sur ces maladies qui ne se sont révélées à nous par aucun symptôme, et que nous connaissons seulement par les résultats de l'autopsie cadavérique. D'ailleurs les divers ouvrages publiés depuis notre première édition ne nous fournissent aucune notion nouvelle à joindre à celles que nous possédions alors.

L'hypérémie des reins se présente sous deux formes : dans la première, la couleur rouge générale est le résultat d'une congestion des vaisseaux qui laissent écouler soit à la coupe, soit à une pression un peu forte une quantité de sang souvent considérable. Dans la substance tubuleuse la rougeur prend souvent une teinte violacée qui, au point de contact des cônes et de la substance corticale, forme comme un quart de cercle nettement dessiné. Cette rougeur, résultat possible de la phlegmasie des reins, n'en est pas toujours un signe certain. Plus souvent, au contraire, on la rencontre comme la congestion sanguine des autres organes, dans un grand nombre de maladies, et en l'absence de toute inflammation.

Dans une seconde forme, la rougeur, qui est parfois ecchymotique, n'est pas aussi également répandue, et, suivant la description de M. le docteur Rayer, elle est constituée par une foule de points d'un rouge vif entourés de petits vaisseaux très déliés et disposés en polygones de diverses formes et grandeurs. Cette espèce d'hypérémie paraît, plus que la précédente, liée à l'inflammation des reins. En effet elle s'accompagne le plus ordinairement d'un gonflement peu considérable, mais général, de tout l'organe et d'un changement de consistance. Alors les reins, dont la dimension ne dépasse pas 2 à 4 centimètres de longueur, sont fermes, résistants. Le doigt a de la peine à les pénétrer, il faut employer l'ongle pour diviser le tissu qui ne s'écrase pas.

Cette augmentation de consistance peu habituelle dans l'inflammation aiguë des organes, semble indiquer que la maladie avait déjà duré un certain temps. Elle n'est peut-être que la transition entre l'état tout à fait aigu et une autre forme dans laquelle le rein a son volume normal ou bien même a diminué et semble s'être condensé. La surface est alors d'un rouge foncé presque général, elle est inégale, raboteuse ou grenue. A la coupe, la rougeur est la même, et la substance tubuleuse est d'un violet foncé. Le tissu est remarquablement dur et consistant : on dirait que la même quantité de substance occupe une moindr place. Cette forme semblerait se rapporter à la néphrite simple chronique, décrite par M. Rayer, et dans laquelle il serait survenu un nouveau travail inflammatoire aigu. Cependant dans les cas observés par nous, la coloration rouge était générale, tandis que M. Rayer a vu les reins présenter des petites bandes blanches et des indurations mamelonnées.

Deux fois seulement nous avons observé ce genre de néphrite ; une fois aucun symptôme ne l'avait révélée, le malade était gravement tuberculeux. Dans l'autre cas l'enfant eut une longue maladie de soixante-neuf jours (anasarque considérable, pneumonie) ; les urines n'étaient pas albumineuses. A part l'anasarque, rien n'indiquait une néphrite. L'absence d'albuminurie laisse donc dans l'incertitude de savoir si réellement l'inflammation des reins était aiguë ou chronique. Mais en la comparant aux descriptions de M. Rayer, nous devons admettre que la néphrite était chronique et simple.

Parvenue à un degré plus avancé, la maladie se présente sous une autre forme. Alors les reins, augmentés de volume et de consistance, changent de coloration. Leur surface inégale, raboteuse, comme grenue, a une teinte jaune pâle ou grisâtre. Cette même coloration générale ou disposée en taches irrégulières, se montre dans la substance corticale, et quelquefois même envahit la substance tubuleuse.

Cette décoloration des reins que nous attribuons (d'après la description de M. Rayer) à la néphrite chronique, peut aussi exister indépendamment des autres altérations ci-dessus décrites. Les reins sont alors remarquables par la pâleur ou plutôt la coloration jaunâtre, partielle ou générale, du tissu qui a conservé son volume et sa consistance. Cette altération de couleur qui paraît aussi succéder à une phlegmasie doit être différenciée de l'anémie simple que nous n'avons pas vue, mais dont M. Rayer a cité un exemple frappant chez un enfant de vingt mois. L'anémie avait été la suite d'une déperdition sanguine trop considérable.

Ces diverses lésions des reins ayant toujours passé inaperçues, nous nous contentons d'indiquer les circonstances au milieu desquelles nous les avons constatées.

Huit fois nous avons trouvé réunies les altérations de volume, de consistance et de coloration ci-dessus décrites.

Chez un seul de ces enfants la lésion s'est développée pendant le cours de la bonne santé ; encore était-ce pendant la convalescence d'une variole. La seule cause que nous ayons pu reconnaître dans ce cas, est que l'enfant n'avait jamais eu qu'une nourriture insuffisante, et avait habité pendant longtemps un logement peu aéré.

Chez tous les autres la néphrite a été secondaire. Deux avaient une maladie du cœur. Les affections du cœur et celles des reins sont assez rares chez l'enfant, pour que cette coïncidence doive attirer l'attention ; nous devons dire cependant que l'un de ces deux malades habitait un logement humide ; et le séjour dans les lieux bas et humides peut avoir contribué avec la maladie organique au développement de la néphrite.

L'autre malade avait conjointement avec l'altération du cœur une colite très grave, et les maladies du tube digestif ne paraissent pas être sans influence sur la production de la néphrite simple; car nous les rencontrons encore chez deux autres enfants qui avaient, l'un une entérite, et l'autre un ramollissement de la muqueuse intestinale.

Chez un autre enfant rachitique, la maladie paraît s'être développée pendant le cours d'une pneumonie ; un autre avait tout à la fois une péricardite chronique, une pleurésie chronique et une cyrrhose ; un dernier était tuberculeux.

Quant aux autres cas plus nombreux d'hypérémie ou de décoloration des reins, nous les avons rencontrés surtout chez des enfants affectés de fièvre éruptive ou atteints de tuberculisation.

D'après ce qui précède, on comprend que le traitement de la néphrite ne saurait nous arrêter. S'il arrivait qu'on pût soupçonner une néphrite aiguë fébrile chez un enfant robuste et non actuellement atteint d'une maladie grave, on pourrait suivre le conseil donné par M. Rayer. D'après ce savant praticien, la saignée, qui ne doit pas être appliquée avec la même libéralité que chez l'adulte, peut cependant chez un enfant de sept ans être portée jusqu'à dix ou douze onces, et répétée le lendemain si l'intensité du mal l'exige. Suivant le besoin aussi, des sangsues ou des ventouses seraient appliquées sur la région lombaire. Ces moyens actifs seraient aidés de l'emploi de cataplasmes émollients laudanisés, de bains généraux tièdes et aussi prolongés que possible.

D'ailleurs l'incertitude du diagnostic et l'état général de l'enfant doivent s'opposer le plus ordinairement à l'emploi de ces moyens. Dans ces cas si nous nous laissons guider par la vue rétrospective des malades que nous avons observés, nous pensons que le traitement ne doit pas s'éloigner beaucoup de celui de la maladie de Bright, auquel nous renvoyons pour plus de détails.

Historique. — Observation.

Nous ne voulons pas quitter ce sujet sans dire quelques mots d'une maladie que Willan a le premier décrite, sous le nom d'*ischuria renalis*, et que M. Rayer considère comme une néphrite. D'après le médecin anglais cette maladie est caractérisée au début par une légère chaleur fébrile, de l'agitation, de la diarrhée, et quelquefois par des vomissements qui durent une semaine environ. *Pendant ce temps l'urine est rendue en petite quantité, et elle finit par cesser complétement de couler.* Bientôt après, les malades meurent d'une manière inattendue, sans se plaindre de douleur ou d'un malaise particulier.

L'un de nous, dans le cours de l'épidémie de rougeole qui a régné à Genève en 1847, a observé un fait qui se rapproche de ceux cités par Willan; il est d'autant plus intéressant que la terminaison a été différente. Nous le consignons ici *in extenso*, vu sa rareté.

Obs. — *Enfant de trois ans. — Rougeole normale. — Le dixième jour fièvre, agitation, douleurs et rétraction du ventre. — Suppression des urines. — L'anurie, presque complète, persiste pendant sept jours. — Bains, calomel, teinture d'aconit et de digitale. — Guérison.*

L'enfant M...., âgé de trois ans, est un garçon robuste quoique lymphatique; il est né bien portant; sa dentition a été pénible; à cette époque il a eu, à plusieurs reprises, du dévoiement et de la fièvre; mais, en général, il est plutôt sujet à la constipation; il urine facilement et n'a pas d'incontinence habituelle. Sauf un léger eczéma des jambes, il n'a été atteint d'aucune affection de l'enfance; il n'a jamais eu de vers.

Le 18 avril, il contracte la rougeole qui suit son cours normal. Le 28, il était en convalescence; mais on ne l'avait pas encore laissé sortir, lorsque tout à coup il prend une fièvre intense, accompagnée d'une grande anxiété, sans délire; il ne souffre pas de la tête et ne vomit pas. La respiration n'est pas accélérée; mais il se plaint de douleurs de ventre assez vives; la constipation est opiniâtre, et *les urines sont très rares, très difficiles, jumenteuses;* depuis le 29, il ne rend guère que *deux cuillerées à soupe d'urine dans les vingt-quatre heures*, *et reste quelquefois dix-huit à vingt heures sans uriner.*

Le 3 mai M. Rilliet est appelé pour voir l'enfant en consultation avec M. le docteur Lombard qui lui donnait des soins depuis le vendredi 31 avril. — Le petit malade, dans une agitation désordonnée, crie, se plaint sans cesse, et ne se laisse examiner qu'avec la plus grande peine; la peau n'est pas très chaude; le pouls est fréquent, sans qu'on puisse le compter; la respiration n'est pas accélérée, elle est pure de deux côtés en arrière; pas de matité; la langue est humide; l'abdomen est aplati, rétracté et contracté, comme dans la colique de plomb; il est douloureux spontanément et à la pression. Cette douleur est générale; on ne peut la localiser ni dans les flancs ni à l'hypogastre. Cette dernière région n'est ni saillante ni mate; la vessie ne paraît en aucune façon distendue; cependant il y a près *de vingt-quatre heures que l'enfant n'a pas uriné.*

Nous prescrivons trois poudres de calomel, de 15 centigrammes chaque, prises de deux heures en deux heures; elles produisent trois évacuations: on donne un bain et on applique des cataplasmes sur le ventre. Le soir, l'agitation est considérable; il faut à chaque instant transporter l'enfant d'un lit dans un autre; la nuit est sans sommeil.

Le 4, nous pouvons compter le pouls pendant le sommeil; il est à 96, régulier, puis l'enfant se réveille en criant, s'agitant et gémissant. Le ventre est plat, dur, rétracté, douloureux; pas plus qu'hier on ne sent la vessie; *il n'a pas uriné, sauf peut-être avec les évacuations*, mais dans tous les cas, vu leur peu d'abondance, la miction aurait été bien peu considérable. (Potion de 120 grammes, avec teinture d'aconit et de digitale, 1 gramme 1/2; deux bains, cataplasmes arrosés d'huile camphrée.) Dans la soirée, pour la première fois depuis le début, *il rend les trois quarts d'un verre d'urine sédimenteuse, mais non albumineuse.*

Le 5, les symptômes sont à peu près les mêmes. Il est toujours très irritable. Les lèvres sont sèches, couvertes de larges croûtes, la langue est humide; pas de selles. (Même potion, cataplasmes, bains.)

Le 6, pouls à 84 pendant le sommeil; la nuit dernière *les urines ont rempli environ les trois quarts d'un verre;* même état du ventre, moins d'irritabilité. (Potion *ut suprà*, cataplasmes et liniment camphré, bain alcalin, bouillon de poulet.)

Du 6 au 12, l'amélioration s'est progressivement accrue; les urines ont été en augmentant d'abondance; les évacuations sont redevenues naturelles; les douleurs et la rétraction du ventre ont disparu; l'appétit s'est prononcé; l'enfant a guéri complétement. On a continué la potion en diminuant graduellement la dose.

Nous avons vu aussi chez un autre enfant auquel M. Lombard donnait des soins, les urines être presque complétement supprimées pendant plusieurs jours. Cet enfant n'avait pas eu la rougeole; mais ses frères et sœurs en avaient été atteints. La guérison a aussi été complète.

La terminaison heureuse de la maladie du jeune M... a, très probablement, été le résultat de la médication mise en usage. Certains que l'ischurie était le résultat de la suppression de la sécrétion de l'urine, et non de son accumulation dans la vessie, nous avons été droit à la cause du mal, en cherchant à rétablir les fonctions des reins. Après avoir diminué la fièvre au moyen des bains, et débarrassé l'intestin par le calomel, nous avons eu recours à la teinture de digitale et d'aconit.

Ce remède a réussi au delà de toute espérance. Les doses ont été assez élevées, puisque cet enfant, âgé seulement de trois ans, a pris environ 6 grammes de teinture de digitale et autant de teinture d'aconit dans l'espace d'une semaine. Mais le remède a été parfaitement supporté: aucun symptôme d'intoxication ne s'est manifesté.

Le docteur Willan, qui a perdu tous ses malades, dit avoir employé sans succès les moyens rafraîchissants, tels que les diurétiques, les lavements, les fomentations; mais il n'indique pas quel était le médicament diurétique auquel il a eu recours. Appuyé sur la réussite de la digitale et de l'aconit chez notre malade, nous croyons que, si des cas analogues se présentaient dans la pratique, ce serait à ce remède qu'il faudrait avoir recours. Willan accorde aussi beaucoup de confiance au bain ou au demi-bain chaud, en ayant soin d'engager l'enfant à uriner au moment où on le sort de l'eau et où l'on pose ses pieds sur le sol froid. Ce moyen réussit à faire évacuer à un de ses malades un verre d'urine limpide, mais le succès ne fut que momentané.

CHAPITRE XVII.

PYÉLITE CALCULEUSE (GRAVELLE).

La pyélite ou inflammation du bassinet et des calices est rare chez l'enfant; nous ne l'avons jamais constatée à l'hôpital qu'après la mort, et dans les huit exemples que nous avons sous les yeux, elle paraissait être le résultat de calculs urinaires.

Art. I. — Anatomie pathologique.

1° *Membrane muqueuse.* — Dans le degré le moins avancé, une fine injection était répandue sur la muqueuse, habituellement si pâle, du bassinet et des calices; cette injection plus ou moins abondante donnait à cette membrane une teinte rouge générale quelquefois très foncée. Dans un degré plus avancé, il s'y joignait des ecchymoses petites et en nombre indéterminé.

Nous n'avons jamais trouvé de fausses membranes que nous ayons pu considérer comme un produit inflammatoire : dans les cas où nous en avons constaté, elles nous ont paru être de nature hémorrhagique, et résulter de la dégénérescence d'un caillot, comme les fausses membranes que l'on trouve dans la cavité arachnoïdienne.

2° *Urine.* — La cavité du bassinet et des calices contenait une urine blanchâtre ou jaunâtre, trouble, plus ou moins épaisse et mêlée de mucus, de muco-pus ou même de pus en quantité variable.

3° Dans l'urine baignaient des *calculs*, des débris calculeux ou des *graviers.* Tous étaient composés d'acide urique, si toutefois nous en jugeons par leur coloration et leur friabilité. Ils étaient jaunes, ou jaune rougeâtre, ou tirant un peu sur le vert; presque toujours ils s'écrasaient avec la plus grande facilité sous la moindre pression; deux fois seulement ils étaient durs et résistaient soit à la pression, soit au tranchant du scalpel; mais leur couleur et leur apparence rappelaient exactement l'acide urique.

Leur volume a toujours été peu considérable ; quelquefois celui d'un sable fin ou de petits graviers; plus souvent ils étaient amorphes et avaient le volume d'un pois environ ; le plus volumineux que nous ayons rencontré avait la forme et la grosseur d'un haricot : souvent il n'existait qu'un seul calcul, rarement deux ; plusieurs fois un calcul plus volumineux était entouré de graviers plus ou moins abondants.

Ils siégeaient soit dans les calices, soit dans le bassinet ; nous n'en avons jamais vu engagés dans l'uretère.

Sur les huit malades dont nous parlons, quatre avaient les calculs à droite seulement, et c'étaient en général les plus gros et les plus formés; deux en avaient à gauche seulement, et deux autres à gauche et à droite à la fois. Ces nombres, trop peu considérables pour permettre de conclure généralement, semblent cependant en contradiction avec les proportions admises par l'adulte.

Art. II. — Symptômes.

La pyélite calculeuse est restée latente; mais nous avons, en ville, à Paris et à Genève, observé un certain nombre d'enfants atteints de gravelle qui ont offert chaque jour des symptômes dignes d'intérêt. Ces enfants rendaient du sable fin que l'analyse chimique démontrait être de l'acide urique. Son abondance était très variable, suivant différentes circonstances. L'emploi des eaux alcalines, celles de Vichy en particulier, modifiait avec une grande rapidité la quantité de ce produit. La maladie pour plusieurs enfants serait restée tout à fait latente, si l'examen des urines n'avait pas révélé la présence du sable. D'autres ont offert quelques symptômes douloureux soit dans les régions rénales, soit dans quelque autre point de l'appareil génito-urinaire; une seule fois sur une petite fille de huit ans nous avons observé trois attaques de colique néphrétique à quelques mois d'intervalle. Dans un autre cas, que nous rapportons sous sa forme la plus succincte (1), les douleurs ont présenté des caractères tout spéciaux.

Un jeune garçon d'un tempérament lymphatique, sujet aux affections catarrhales et d'une hérédité goutteuse, est, sans cause connue, atteint d'une légère bouffissure au visage. Nous examinons les urines; elles contiennent de l'albumine, mais ne présentent aucune trace d'acide urique. Nous constatons pendant seize jours la présence de l'albumine, qui disparaît alors ainsi que la bouffissure.

Neuf mois plus tard, cet enfant, qui avait joui d'une bonne santé, sauf quelques indispositions catarrhales, est pris subitement de vives douleurs à la base du gland (et non à l'orifice de l'urètre). Il s'était plaint déjà à deux ou trois reprises de ces douleurs; mais on les avait attribuées à l'accumulation de la matière sébacée, bien qu'elles fussent assez intenses pour l'obliger à boîter.

En examinant de près l'état local nous trouvâmes une si grande disproportion entre l'extrême sensibilité du gland et le peu d'intensité de la balanite, que nous soupçonnâmes de suite que l'hyperesthésie dépendait d'une autre cause. En effet, nous constatâmes que la douleur s'étendait le long de l'urèthre; elle était surtout vive à la portion périnéale. On sentait des nodosités qui étaient évidemment le résultat de la turgescence du tissu érectile qui double le canal. Les urines étaient rendues facilement; le jet n'était ni interrompu brusquement, ni bifurqué. L'analyse de l'urine démontra la présence d'une assez grande quantité d'acide phosphorique libre (2 grammes sur 120 grammes); mais ce liquide ne contenait

(1) Observation de M. Rilliet.

point d'acide urique. Cependant, supposant l'existence de la gravelle, nous administrâmes l'eau d'Evian, et dès le lendemain nous trouvâmes dans les urines un abondant dépôt d'acide urique. Depuis cette époque, l'hyperesthésie a été en augmentant ; elle a gagné la peau des bourses, puis les régions rénales, tantôt à droite, tantôt à gauche, parfois même les douleurs ont irradié en haut, jusque dans la colonne épinière et en bas dans les cuisses. Elles ont été très irrégulières dans leur intensité, leur disparition et leur retour ; souvent assez vives pour arracher des cris à l'enfant, elles l'étaient quelquefois assez peu pour permettre les exercices les plus fatigants : le saut, la marche forcée, l'équitation. Sauf la présence de l'acide urique, les urines n'ont présenté aucune autre altération (pus, mucus, albumine), la santé générale s'est maintenue bonne. L'exploration de la vessie, faite par une main habile, a permis de reconnaître que la vessie ne contenait pas de calcul.

Ce fait est utile pour la pratique. Il démontre : 1° qu'une certaine quantité d'albumine peut passer avec l'urine en même temps que le visage est légèrement bouffi, sans que le malade ait une véritable maladie de Bright ; 2° que cette altération de la sécrétion urinaire peut être le signe précurseur de la gravelle ; 3° que la gravelle peut s'accompagner d'une hyperesthésie qui, d'abord, limitée à la base du gland, gagne bientôt tout l'appareil génital externe, et plus tard s'étend aux régions rénales et remonte même jusqu'à la moelle épinière ; 4° que cette hyperesthésie peut donner lieu à des erreurs de diagnostic. Ainsi on peut croire au début qu'elle est le résultat d'une balanite, ou bien qu'elle est due à une névralgie essentielle ou à une affection rhumatismale ; 5° que ce symptôme, quand il existe, doit engager le praticien à examiner les urines avec beaucoup de soin, et si un premier examen ne lui fait rien découvrir d'anormal, il doit y revenir à plusieurs reprises, et donner les eaux alcalines, celles d'Evian ou de Vichy, qui souvent seront la pierre de touche du diagnostic.

Art. III. — Causes.

Age. — A l'hôpital, sur les huit malades, cinq étaient compris entre un an et deux et demi ; deux entre quatre ans et demi et cinq ans ; un avait six ans. Il paraîtrait donc que les plus jeunes enfants y sont beaucoup plus sujets que les plus âgés. *En ville*, les enfants que nous avons observés avaient dépassé la première enfance ; la plupart avaient dans leur famille des parents goutteux.

Sexe. — Nous comptons deux filles et six garçons. Ce résultat, tout en faveur du sexe masculin, doit cependant être regardé comme moins absolu, parce que nous possédons, somme toute, plus d'observations de garçons que de filles. Cependant nos observations de la ville nous donnent le même résultat.

Maladies concomitantes. — Sur nos huit malades, quatre étaient tuberculeux, et par une circonstance singulière, tous les quatre avaient des tubercules cérébraux : l'un une hydrocéphalie chronique avec tubercule du cervelet, deux une méningite granuleuse, et un des tubercules méningés et cérébraux sans symptômes. Existe-il ici un rapport de cause à effet, ou seulement une coïncidence ? C'est ce qu'un plus grand nombre de faits pourra démontrer.

Un cinquième enfant avait une tuberculisation aiguë commençante, et succomba à une gangrène du poumon.

Un autre avait une scarlatine, et succomba à des accidents cérébraux.

Le septième avait une fièvre typhoïde, et le huitième une colite pseudo-membraneuse grave.

CHAPITRE XVIII.

MALADIE DE BRIGHT OU NÉPHRITE ALBUMINEUSE.

Assez fréquente, la maladie de Bright se présente chez l'enfant avec des caractères à peu près semblables à ceux qu'on lui connaît chez l'adulte. Une seule partie de son histoire mérite ici une étude spéciale. Nous voulons parler de la forme aiguë qui est fréquente dans le jeune âge, surtout si l'on regarde comme étant le résultat d'une néphrite albumineuse l'anasarque qui complique si fréquemment la convalescence de la scarlatine. Cette question, dont la solution par l'affirmative a été combattue dans ces derniers temps, sera discutée lorsque nous parlerons des complications de cette fièvre éruptive.

Aujourd'hui nous donnons la description de la maladie de Bright d'après les faits que nous avons observés (1), dans lesquels la maladie n'était pas douteuse, et en ajoutant aux résultats de nos observations les remarques faites sur le même sujet par MM. Rayer, Becquerel et West.

Art. I. — Anatomie pathologique.

Tous les auteurs qui ont décrit les lésions anatomiques de la maladie de Bright chez les enfants s'accordent à dire qu'elles sont les mêmes à peu près que chez l'adulte. La seule différence que nos observations nous permettent de constater, est la fréquence plus grande des premiers degrés de la lésion anatomique, d'où suit une sorte de

(1) Aux vingt-trois observations qui nous avaient servi dans notre première édition, nous ajoutons l'histoire détaillée de deux enfants, observés l'un à Paris, l'autre à Genève, atteints de néphrite primitive, et des notes sur un grand nombre de néphrites scarlatineuses.

rapprochement entre les néphrites simple et albumineuse. Nous insisterons donc peu sur les lésions cadavériques, notre description ne devant pas s'éloigner de celle que l'on trouve dans l'important ouvrage de M. Rayer.

Dans un premier degré les reins sont rouges, gonflés, ramollis. La rougeur générale est piquetée d'une foule de petits points d'un rouge plus foncé, non saillants. La tuméfaction, qui, à l'extérieur, occupe la totalité de l'organe, n'est pas habituellement très considérable. Enfin le tissu beaucoup moins ferme que dans l'état ordinaire, flasque et quelquefois même comme tremblotant, se laisse pénétrer par le doigt ou même écraser avec facilité. La coupe fait voir que ces trois altérations occupent exclusivement la substance corticale. La substance tubuleuse, au contraire, paraît être à l'état naturel ; ou, comme comprimée par le développement de la corticale, elle paraît petite et amoindrie.

Si la maladie passe à l'état chronique, les reins se décolorent. Lorsque ce changement est le moins évident, des taches jaunes se montrent à la surface et à la profondeur de la substance corticale ; à leur niveau, l'injection des autres parties existe à peine ou se montre sous la forme de quelques petits points violacés.

Dans un degré plus avancé, toute la substance corticale est décolorée; elle a pris une teinte jaune pâle ou grisâtre, que nous avons quelquefois comparée à celle du foie gras, ou bien à celle de quelques tumeurs squirrheuses. Sur cette coloration générale tranchent quelques petites ramifications vasculaires, quelques petits points comme ecchymotiques, ou plutôt violacés, qui ne sont autres que les points dont nous avons déjà parlé dans le premier degré. La substance corticale est encore ici la seule profondément altérée ; la tubuleuse tranche sur elle par une coloration plus foncée violette; mais elle semble encore plus petite et plus atténuée que dans le premier degré ; on dirait que ses bords sont déjà envahis par un commencement de décoloration : c'est en effet ce qui a lieu plus tard. Car il arrive un moment où les deux substances sont de la même couleur, et seraient presque confondues au premier aspect. Mais un examen un peu plus exact fait voir que la couleur seule est la même, et que la substance tubuleuse reste plus dense, plus lisse à la coupe, plus dure et plus résistante.

Enfin le caractère anatomique le plus distinctif, les granulations de Bright, se développent comme chez l'adulte au milieu des reins ainsi malades. Nous les avons constatées une seule fois ; elles siégeaient à la surface et à la profondeur de la substance corticale, étaient arrondies, avaient le volume d'une tête d'épingle et présentaient les autres caractères qu'on leur connaît chez l'adulte.

M. Rayer dit que deux enfants morts d'hydropisie avec urine albumineuse lui ont offert des granulations plus volumineuses, plus régulièrement arrondies que celles que l'on observe ordinairement.

M. Becquerel pense que les altérations des reins sont les mêmes dans la néphrite albumineuse des adultes et dans celle des enfants.

Il décrit cependant deux formes qui lui paraissent appartenir au jeune âge. Dans l'une, la substance corticale présente des bosselures d'un blanc bleuâtre, constituées par l'agglomération d'un grand nombre de granulations pressées les unes contre les autres; dans la seconde, la substance corticale a une teinte jaune chamois générale, et présente un semis extrêmement nombreux de granulations d'une couleur analogue, mais plus claire.

Art. II. — Symptômes.

1° *Douleurs lombaires.* — Ce symptôme très rare, que nous avons noté deux fois seulement, n'est pas indiqué dans le travail de M. Becquerel: son absence est mentionnée dans les observations consignées dans l'ouvrage de M. Rayer. M. West, au contraire, dit que la douleur des reins est habituelle. Chez l'un de nos malades l'affection de Bright était aiguë; les douleurs rénales se développèrent le troisième jour et disparurent le lendemain. Dans l'autre cas la maladie était chronique; les douleurs, assez persistantes, se firent sentir et disparurent à plusieurs reprises du trente-troisième au quatre-vingt-unième jour.

2° *Hydropisies.* — Les épanchements séreux sont, comme chez l'adulte, un des caractères essentiels de la maladie de Bright. De toutes les hydropisies l'anasarque est certainement la plus habituelle, et comme en même temps elle est la plus apparente, il n'est pas étonnant qu'elle soit notée le plus souvent comme le premier symptôme: c'est au moins ce qui résulte de nos observations, soit d'après le dire des parents, soit d'après ce qui s'est passé sous nos yeux. L'albuminurie peut précéder, et précède peut-être bien plus souvent qu'on ne le croit (vu l'absence d'un examen des urines fait en temps opportun), l'apparition de l'épanchement séreux.

L'anasarque est d'emblée générale, ou bien elle débute par la figure, plus rarement par les membres inférieurs, pour envahir ensuite tout le corps. Il est très rare, en effet, qu'elle reste partielle: un seul de nos malades ne nous présenta d'œdème qu'à la face pendant tout le temps de son albuminurie, qui ne dura que quatre jours et se termina par la mort. Lorsque l'anasarque est ainsi partielle au début, elle se généralise d'habitude rapidement en deux, trois ou quatre jours; rarement plus; mais elle reste sujette à une variation considérable dans son intensité: sans cause apparente, elle augmente et diminue ensuite pour augmenter encore. M. West affirme qu'habituellement il existe un rapport évident entre le degré de l'anasarque et l'intensité des symptômes généraux. Nous avons vu assez souvent la mort arriver peu de jours après une augmentation de l'anasarque; rarement, au contraire, suivre sa diminution. L'épanchement séreux persiste donc jusqu'à la terminaison fatale ; cependant nous l'avons vu plusieurs fois disparaître, malgré la persistance de l'albuminurie. La mort survint plus tard ; les reins nous présentèrent leurs lésions caractéristiques.

Ces oscillations sont importantes à noter, en ce sens que la diminution, la disparition même de l'œdème ne doivent pas inspirer trop de confiance, et faire croire à la guérison de la maladie. La cessation seule de l'albuminurie est le signe du rétablissement de la santé.

Nous avons vu chez une jeune fille de neuf ans l'hydropisie disparaître à deux reprises, une fois entre autres sous l'influence de la cholérine, et se reproduire avec la même intensité qu'auparavant, les urines restant toujours albumineuses. Aujourd'hui la guérison peut être regardée comme assurée depuis plus de deux ans, et cependant on retrouve encore dans les urines une petite proportion d'albumine qui quatre mois après la disparition de l'hydropisie avait pendant un mois cessé de se produire (1).

Lorsque la maladie se termine heureusement, l'anasarque disparaît dans un intervalle très variable, le plus ordinairement après douze et vingt jours, mais quelquefois après cinquante jours et plus d'existence. Ce symptôme peut manquer ; ainsi deux fois l'autopsie seule nous a révélé l'existence de la maladie. Alors seulement nous constatâmes la lésion des reins et la présence de l'albumine dans les urines. M. Becquerel dit aussi que les hydropisies peuvent manquer, surtout lorsque la maladie aiguë se développe à la suite de la scarlatine, et chez les scrofuleux. Nous en avons observé nous-mêmes des exemples soit à la suite de la scarlatine, soit dans la forme primitive. Ainsi une jeune fille de neuf ans fut atteinte d'une néphrite caractérisée par des urines *brunes*, des envies fréquentes d'uriner, de la pâleur, de l'amaigrissement; ces symptômes durèrent six semaines. L'enfant se rétablit. Neuf mois plus tard les mêmes symptômes se reproduisirent, et au bout de six semaines seulement apparut l'anasarque.

Tout ce que nous avons dit sur l'anasarque ne s'éloigne pas considérablement des descriptions de M. Rayer. Nous ne devons guère noter de différence que la plus grande mobilité de l'hydropisie.

En même temps qu'il se fait un épanchement séreux dans le tissu cellulaire, les autres organes sont, plus souvent et plus promptement que chez l'adulte, le siége d'un travail analogue. Ainsi avons-nous observé des hydrothorax, des ascites, des œdèmes du poumon et des hydrocéphalies.

Ces épanchements séreux naissent en général à une époque plus

(1) Voir l'observation I du mémoire du docteur Rilliet sur l'*encéphalopathie albuminurique*, dans *Recueil des travaux de la Société de médecine de Genève*, 1re année, 1er cahier.

éloignée du début que l'anasarque, quelquefois même semblent la remplacer, ou plutôt débuter lorsqu'elle diminue; fréquemment ils tiennent le milieu entre un des accidents normaux de la néphrite et une complication véritable. Souvent, en effet, ils s'accompagnent d'un certain degré de phlegmasie.

Cette marche de l'hydropisie du tissu cellulaire aux organes internes est quelquefois intervertie, et les cavités splanchniques sont les premières le siége de l'épanchement séreux. Le fait de ce genre le plus remarquable que nous ayons observé est celui d'un enfant de six ans, qui au quinzième jour d'une scarlatine légère commença à avoir des urines de la couleur du jus de pruneaux, fortement albumineuses, sans autre altération apparente de sa santé. Six jours plus tard il fut pris d'un violent mouvement fébrile et d'un hydrothorax double; nulle part il n'existait d'anasarque. L'épanchement thoracique ayant disparu, l'anasarque se montra d'abord au visage puis aux membres inférieurs, et se dissipa au bout de peu de jours. Vingt-six jours après celui où l'albumine s'était montrée pour la première fois, on ne la retrouvait plus dans les urines. La guérison a été complète. La maladie avait paru sans cause appréciable; le refroidissement en particulier n'avait joué aucun rôle.

3° *Urines.* — Nos recherches, bien qu'incomplètes (1), nous ont conduit à des résultats qui diffèrent assez peu de ceux de M. le docteur Rayer. Nous les abrégeons pour ne pas leur donner plus de valeur qu'ils n'en méritent.

Nous avons quelquefois observé une diminution dans la quantité des urines, quelquefois même une véritable suspension de la sécrétion; toujours dans les premiers temps de la maladie, mais non constamment à partir du début.

D'autres enfants au contraire nous ont offert une augmentation de sécrétion urinaire, une fois dès le sixième jour de la maladie, mais plus souvent à une époque plus avancée.

Ces deux symptômes, que nous n'avons jamais pu apprécier exactement, n'ont pas persisté longtemps.

Les urines rares nous ont paru d'habitude foncées en couleur, épaisses, troubles même parfois; les urines abondantes étaient claires, peu colorées, ou présentaient un nuage plus ou moins épais.

Plusieurs fois nous avons constaté la présence du sang, d'habitude au début de la maladie et pendant peu de temps ; une fois cependant un enfant nous en présenta jusqu'au cinquante-quatrième jour. Dans ce cas nous avons trouvé un seul jour au fond du verre un petit caillot parfaitement reconnaissable. Dans les autres cas, le sang se présentait sous la forme d'un dépôt brun foncé trouble.

(1) Il nous a toujours été très difficile et souvent impossible de nous procurer les urines des petits malades, surtout dans le service des filles.

Toutes les fois que nous avons ainsi rencontré du sang dans les urines, le malade était affecté d'une néphrite albumineuse, et non pas d'une simple hématurie ; l'ensemble des symptômes, et le plus habituellement l'autopsie, nous a prouvé la vérité de cette assertion. Nous devrons revenir sur cette question en parlant des complications de la scarlatine, parce qu'en effet c'est surtout à la suite de cette maladie que les urines sont aussi fortement sanguinolentes. Nous n'ignorons pas que c'est là une des raisons données par le docteur Legendre pour nier dans ces cas l'existence de la maladie de Bright. Nous affirmons cependant avoir observé ces urines dans des cas aigus bien caractérisés et en l'absence de la fièvre éruptive.

Bien plus, nous avons rencontré des urines fortement sanguinolentes, troubles, fournissant par le repos un dépôt brun pendant le cours de deux néphrites albumineuses chroniques et au moment d'une aggravation manifeste des symptômes généraux.

Dans tous les cas où nous avons pu faire l'examen des urines, sinon tous les jours (ce qui a été bien rare), au moins plusieurs fois pendant le cours de la maladie, nous avons pu constater qu'elles se coagulaient plus ou moins abondamment, par la chaleur et par l'acide nitrique. Quelquefois le précipité était en partie soluble dans un excès d'acide ; quelquefois au contraire l'excès d'acide ne déterminait aucun changement.

Nos observations ne sont pas assez complètes pour que nous puissions dire à quelle époque de la maladie les urines deviennent albumineuses, ni pendant combien de temps elles conservent ce caractère. M. Becquerel et M. West n'ont d'ailleurs constaté, sous ce rapport, aucune différence notable entre l'albuminurie des adultes et celle des enfants.

Les urines d'un de nos malades (garçon âgé de sept ans et demi), examinées deux fois par jour pendant quelque temps, nous ont offert cette circonstance que, très albumineuses le matin, elles se coagulaient en grande abondance sous l'influence des deux réactifs ; tandis que le soir elles ne se coagulaient que très peu, et quelquefois même ne présentaient aucune trace d'albumine.

4° *Le mouvement fébrile* est en général peu intense, ou même il manque, en sorte qu'il est curieux de voir des enfants, atteints d'une maladie grave, quelquefois très aiguë, rester froids et sans réaction, avec le pouls lent et normal, sauf une petitesse notable qu'on doit attribuer à l'épaisseur des tissus qui séparent l'artère de la peau. Toutefois cette absence de mouvement fébrile est sujette à de nombreuses exceptions sur lesquelles nous devons insister.

La fièvre est quelquefois très vive et indépendante de toute complication antérieure ou postérieure à la néphrite ; mais dans ces cas très rares, la fièvre existe habituellement au début, et l'accélération du pouls ne persiste pas.

Cependant si la néphrite albumineuse à forme aiguë ou chronique vient à se compliquer d'une lésion inflammatoire, l'appareil fébrile se développe et persiste avec cette complication. Dans ces différentes circonstances est-il précédé par un frisson, comme chez l'adulte? Nous ne saurions le dire.

Le mouvement fébrile est accompagné de quelques symptômes accessoires rares et de peu d'importance; tels sont de la fatigue, des lassitudes, des douleurs dans les jambes, symptômes qu'on ne saurait reconnaître que chez les enfants d'un âge assez avancé. Chez ceux-là encore, et plus rarement chez les plus jeunes, la maladie s'accompagne, soit à son début, soit plus rarement à des époques indéterminées de sa durée, de vomissements bilieux ou alimentaires plus ou moins fréquemment répétés. Quelques malades ont du délire, de la perte d'appétit, de la constipation ou du dévoiement. Mais ces symptômes peu fréquents sont en général de peu de durée, à moins qu'ils ne dépendent d'une complication.

Quant à l'aspect général, il est en grande partie sous la dépendance de ces mêmes complications, et ne présente quelque chose de spécial que chez peu d'enfants. Nous y reviendrons en faisant le tableau des différentes formes.

Le docteur Landouzy affirme que les symptômes caractéristiques de la néphrite albumineuse sont souvent précédés d'un trouble dans la vue. Cette remarque, vraie chez l'adulte dans un certain nombre de cas, est-elle applicable à l'enfance? Nous en doutons. C'est surtout dans la forme chronique que l'on observe la berlue albuminurique. Or cette espèce est rare chez les enfants. En outre si, laissant de côté les faits antérieurs aux recherches du docteur Landouzy, nous interrogeons seulement ceux qui leur sont postérieurs, et dans lesquels la recherche de ce symptôme n'a pas été négligée, ils répondent par la négative. Les troubles de la vue, et en particulier l'amaurose, sont cependant loin d'être rares dans la néphrite ; mais ils surviennent quand la maladie est établie depuis un certain temps, et se relient très probablement à l'épanchement séreux encéphalique (voy. HYDROCEPHALIE) (1) .

Art. III. — Tableau. — Marche. — Formes, etc.

La maladie de Bright peut être primitive ou secondaire, simple ou compliquée, pyrétique ou apyrétique, suraiguë, aiguë ou chronique. En raison de ces conditions variées, la maladie revêt des formes très différentes, dont nous voudrions présenter le tableau fidèle. Le petit nombre de nos observations et les détails insuffisants consignés dans

(1) Les accidents cérébraux sont tellement plus fréquents dans l'albuminurie scarlatineuse, que nous renvoyons pour leur description au chapitre relatif à la scarlatine, et au mémoire précité sur l'*encéphalopathie albuminurique*.

les livres nous engagent à l'abréger. Toutefois nous avons sous les yeux des exemples de chacune des formes que nous allons décrire.

1° *Forme aiguë fébrile simple.* — Prenant le cas le plus simple et de beaucoup celui le plus rare, c'est-à-dire celui d'une néphrite albumineuse fébrile, qui ne se complique d'aucune autre maladie, nous pouvons tracer le tableau suivant :

La maladie débute par une fièvre quelquefois assez violente pour s'accompagner de délire, de vomissements bilieux plusieurs fois répétés, et de constipation. La figure est rouge et anxieuse, ou abattue ; l'appétit est perdu, la soif vive. Les urines sont supprimées ou seulement rares, foncées en couleur, sanguinolentes même, fortement albumineuses. En même temps et soit dès le début, soit au bout de peu de jours, il se déclare une bouffissure générale ou bornée à la face, peu intense d'abord, prenant ensuite une extension plus grande, et pouvant rapidement devenir extrême ; dans des cas très rares l'anasarque manque.

Lorsque la maladie doit guérir, l'état que nous venons de décrire persiste pendant plusieurs jours à peu près le même. Cependant la fièvre ne conserve pas la même intensité, la chaleur de la peau est moindre ; le pouls reste fréquent, mais diminue d'amplitude à mesure que l'anasarque augmente, ce qui tient à la plus grande épaisseur des tissus ; puis entre le premier et le second septénaire, la fièvre tombe tout à fait. Les urines, qui depuis quelque temps sont devenues plus claires en même temps que plus abondantes, précipitent encore par l'acide nitrique et par la chaleur ; mais le précipité est déjà moins considérable. L'œdème diminue aussi ; mais il éprouve quelques oscillations dans sa décroissance, puis il disparaît : peu à peu l'enfant revient à son état normal, et le malade peut être guéri en quinze ou vingt jours.

2° *Forme aiguë fébrile compliquée.*—Si la même maladie se complique d'une autre affection grave et fébrile par elle-même, telle qu'une pneumonie, une pleurésie, etc., l'état général persiste le même ou s'aggrave ; la fièvre, au lieu de tomber, s'accroît ou plutôt suit la marche que lui imprime la maladie intercurrente ; il en est de même de l'état de toutes les fonctions. Quant aux urines, elles restent bien plus longtemps albumineuses que dans les cas où la maladie fébrile existe sans complication. La néphrite ainsi compliquée peut entraîner la mort dans un assez court espace de temps.

3° *Forme suraiguë fébrile compliquée.* — A ces deux formes de la néphrite albumineuse aiguë, on peut en ajouter une troisième, plus rapide, plus grave que les précédentes, qui survient plus ordinairement à la suite d'une autre maladie, surtout de la scarlatine, et qui s'accompagne dès l'origine d'une inflammation grave ou plutôt d'une congestion séreuse de tous les principaux organes. Cette congestion peut entraîner la mort avec une extrême rapidité.

Dans ce cas ce n'est pas à la néphrite qu'il faut attribuer la terminaison fatale, mais bien à des accidents suraigus, causés par une sorte d'apoplexie séreuse, et qui se déclarent non seulement au début de la néphrite, et en même temps que l'anasarque, mais aussi pendant le cours de la maladie, lorsqu'elle revêt une des formes dont nous allons parler.

4° *Forme aiguë apyrétique.* — La néphrite albumineuse aiguë peut exister sans fièvre soit dès le début de la maladie, soit pendant toute sa durée; et cependant cette forme marche quelquefois avec rapidité et entraîne la mort dans un court espace de temps, en l'absence de toute complication importante.

S'il en survient quelqu'une, elle peut causer la mort très rapidement et sans qu'il se développe aucun mouvement fébrile; d'autres fois elle s'accompagne d'une réaction proportionnée à son intensité.

5° *La forme chronique* de la maladie de Bright, si fréquente chez l'adulte, l'est bien moins chez l'enfant. Une fois sur trois seulement nous avons vu la maladie revêtir la forme chronique; et même dans plusieurs de ces cas elle se rapproche plus des maladies subaiguës que des affections franchement chroniques.

Lorsqu'elle succède à la forme aiguë, on voit les symptômes fébriles de celle-ci céder peu à peu, puis disparaître, tandis que l'albuminurie et l'anasarque n'éprouvent que peu de diminution.

Lorsqu'elle naît d'emblée, elle ne s'annonce par aucun symptôme fébrile, ou à peine par une fièvre légère de peu de jours de durée. On peut aussi observer les symptômes suivants: les enfants pâlissent, maigrissent, perdent l'appétit, ont de fréquentes envies d'uriner accompagnées de cuisson. Les urines sont albumineuses, quelquefois brunes et rares, plus souvent pâles et abondantes. Au bout d'un temps variable, l'anasarque s'établit soit partiellement et à la face, soit d'une manière générale; dans quelques cas exceptionnels elle manque.

Une fois la maladie passée à l'état chronique, l'enfant est pâle, anémique; ses chairs sont flasques, à moins que l'œdème n'existe assez abondant pour les distendre et leur donner une rénitence factice.

Cet état persiste pendant un temps plus ou moins long avec variations dans l'intensité de l'anasarque et dans l'abondance de l'albumine. Les urines, si elles ont été brunes, deviennent claires, limpides, et présentent tous les caractères que nous leur avons assignés. Puis à l'anasarque se joignent des hydrothorax, des ascites, des hydropéricardes, des hydrocéphalies, et ces complications sont d'autant plus graves qu'elles sont plus considérables et se rapprochent davantage des inflammations réelles.

Celles-ci, en effet, ne sont pas rares, et alors elles déterminent, soit pendant quelques jours, soit jusqu'à la mort, une réaction fébrile dont l'intensité varie considérablement.

La durée de la néphrite albumineuse chronique est variable; nous ne l'avons pas vue persister pendant plus de quatre mois ; et la mort, non plus que la guérison, n'est jamais survenue avant le quarantième jour. Cependant il nous paraît que l'on pourrait sans inconvénient ranger parmi les formes chroniques les formes aiguës apyrétiques dont l'apparence est presque la même; la seule différence réelle consiste dans la durée dont la limite ne saurait être établie d'une manière fixe.

Art. IV. — Complications.

Les phlegmasies sont les principales complications de la maladie de Bright. Les plus fréquentes de toutes sont certainement les inflammations des membranes séreuses, puis celles du poumon. Ces inflammations ont un cachet spécial qui les rapproche des hydropisies, c'est-à-dire qu'elles s'accompagnent d'un épanchement de liquides séreux ou troubles toujours abondants, tandis que les produits inflammatoires eux-mêmes sont rares. On ne trouve en effet que quelques fausses membranes minces et peu étendues, presque jamais de suppuration réelle. Il en est de même de l'hépatisation, qui est souvent gorgée de liquides, et revêt ainsi les caractères d'une pneumonie œdémateuse.

Les inflammations des séreuses sont des pleurésies, des péritonites, et beaucoup plus rarement des péricardites et des méningites. La pneumonie, plus rare que les premières, est plus fréquente que les secondes. Elle est ordinairement lobulaire comme toutes les pneumonies secondaires ; cependant nous l'avons aussi vue lobaire.

Après ces inflammations on trouve celles du tube digestif, et notamment les colites et les ramollissements de la membrane muqueuse : assez rares cependant, elles ne présentent rien à noter de bien remarquable. Toutefois, dans quelques circonstances, une diarrhée séreuse abondante nous a paru juger les hydropisies des autres organes, ou au moins coïncider avec leur disparition. Nous parlerons ailleurs de ces diarrhées, qui n'ont qu'un rapport éloigné avec l'albuminurie.

Toutes les inflammations dont nous venons de parler naissent à des époques très variables. Les unes, concomitantes de la néphrite, débutent, soit avec elle, soit peu après, et pourraient ainsi la masquer, si l'anasarque ne servait d'indication pour l'examen des urines. Les autres, complications véritables d'une affection parfaitement caractérisée, ne sauraient entraver le diagnostic : mais comme les premières, elles aggravent considérablement la maladie sans rien changer à sa marche. Elles en modifient cependant la forme en déterminant un mouvement fébrile plus ou moins intense qui se manifeste par des signes d'autant plus évidents que la néphrite a une allure plus chronique. La marche et la durée de la complication elle-même ne présentent rien de plus spécial que ce que nous en avons dit, soit ailleurs, soit dans le chapitre actuel.

Enfin, il peut encore se faire que les maladies secondaires arrivent lorsque la néphrite est déjà très avancée. Elles méritent alors le nom de terminales et enlèvent le malade en peu de jours.

Les affections intercurrentes aggravent toujours la maladie. En effet, tous les enfants qui sont morts nous ont présenté une ou plusieurs complications fâcheuses, et nous n'avons constaté des néphrites albumineuses simples que parmi des enfants guéris. Cependant l'absence de complications est rare, et si la guérison survient, c'est le plus ordinairement malgré une ou plusieurs affections intercurrentes.

Les autres maladies secondaires que nous avons pu observer sont, ou très rares, ou tout à fait indépendantes de la maladie principale et ne nous arrêteront pas : ce sont des purpura, des rougeoles, des varioles, etc.

Art. V. — Pronostic.

La maladie de Bright se termine fréquemment par la mort. Cependant si nous ne consultions que nos seules observations, il nous paraîtrait évident qu'elle est moins fâcheuse chez l'enfant que chez l'adulte ; car parmi les malades dont nous avons reconnu l'affection pendant la vie, une moitié a guéri (13 sur 25) (1). Deux de ces derniers étant morts plus tard d'une autre maladie, nous avons pu constater par l'autopsie que la guérison était absolue.

La néphrite albumineuse aiguë peut emporter rapidement les malades ou passer à l'état chronique ; mais plus fréquemment elle se termine par la guérison ; la diminution graduelle de l'œdème et de l'albuminurie annoncent son déclin ; mais il ne faut croire à une terminaison favorable qu'après la disparition complète du dernier symptôme. La forme chronique nous a paru céder plus facilement qu'à un autre âge aux remèdes appropriés ; car nous comptons quatre guérisons sur huit cas. Cependant nous ne voudrions pas affirmer qu'il ne restait pas quelques vestiges de la maladie, et qu'une rechute survenue plus tard n'a pas alors entraîné la mort, comme on l'observe souvent chez l'adulte. D'ailleurs, on doit, pour établir le pronostic, tenir compte de l'état antérieur et des complications. Les formes primitives et simples sont, comme toujours, les moins graves.

Art. VI. — Causes.

Froid humide. — Lorsque la maladie s'est développée dans le cours de la bonne santé, une seule cause a été évidente, savoir : l'habitation prolongée dans un endroit bas, humide, peu aéré. Ici l'enfant passe ses journées dans une loge de portier infecte et humide, ou bien les

(1) La proportion des cas de guérison serait beaucoup plus forte si nous ne tenions compte que des observations recueillies en ville, en y joignant les faits dont nous avons conservé le souvenir, ou sur lesquels nous n'avons que de simples notes.

parents nous disent d'eux-mêmes que les murs de leurs chambres ruissellent ; à cette cause se joint d'habitude l'insuffisance de l'alimentation. On ne saurait trop insister sur la réalité de ces causes communes à l'adulte et à l'enfant, mais peut-être plus fréquentes encore chez ce dernier, et qui semblent de préférence donner naissance à la néphrite chronique. Pour que l'humidité produise ces fâcheux effets, il faut qu'elle agisse sur un enfant prédisposé. Cette prédisposition organique doit être cherchée dans l'imperfection des fonctions que la peau est appelée à remplir, et cette imperfection résulte probablement d'un état organique spécial de cette membrane.

Maladies antérieures. — La néphrite secondaire se déclare surtout après les fièvres éruptives et après la fièvre intermittente.

Parmi les fièvres éruptives celle qui est la cause la plus fréquente de la maladie de Bright est certainement la scarlatine. Cette assertion, soutenue par MM. Rayer, Becquerel, West et par nous-mêmes dans notre première édition, a été fortement attaquée par MM. Guersant, Blache et Legendre. Sans admettre que tous les cas d'hydropisie scarlatineuse doivent être rattachés à la maladie de Bright, nous croyons devoir admettre la fréquence de ce rapport. Le plus souvent, dans ce cas, la néphrite reconnaît pour cause déterminante l'action de l'air froid ; car, chez plusieurs de nos malades, l'œdème est survenu immédiatement ou très peu de temps après la première sortie à l'air libre. La complication s'est développée souvent pendant la desquamation de la scarlatine entre le douzième et le dix-neuvième jour du début.

Habituellement la néphrite albumineuse, suite de scarlatine, est aiguë ou suraiguë, fébrile ou non fébrile; une seule fois elle a été chronique, encore avait-elle été fébrile à son début. Grave dans ces cas, elle est cependant susceptible de guérison.

La néphrite albumineuse est plus rare après la rougeole, et ne présente alors rien de particulier.

Bien que nous possédions un moins grand nombre d'exemples de cette phlegmasie à la suite de la fièvre intermittente qu'à la suite de la scarlatine, nous regardons la première de ces deux maladies comme une cause aussi fréquente que la seconde, sinon d'une manière absolue, au moins d'une manière relative. Nous avons observé la fièvre intermittente plus rarement que la scarlatine, et cependant nous trouvons qu'environ une sur six de nos néphrites albumineuses reconnaît la fièvre intermittente pour cause ; au moins est-ce pendant le cours de cette maladie que l'affection des reins s'est prononcée. Le plus souvent, dans ce cas, la néphrite a été chronique, et, jointe à d'autres complications, a contribué puissamment à la mort des enfants.

La maladie de Bright reconnaît peu de causes en dehors de celles que nous venons d'énumérer ; cependant elle se développe quelquefois chez des enfants tuberculeux.

Ces résultats, auxquels nous sommes arrivés d'après l'étude des malades chez lesquels la nature de la néphrite a été constatée pendant la vie, sont tout à fait pareils à ceux que donne une seconde série de faits où la maladie n'a été reconnue qu'après la mort. La seule remarque importante que nous ayons à faire et qui s'accorde avec l'une des opinions émises par M. Rayer, est que la fièvre typhoïde peut se compliquer de néphrite albumineuse. Nous en trouvons quelques exemples peu nombreux dans cette seconde catégorie de malades.

Telles sont les causes de la néphrite albumineuse ; elles sont importantes à établir, parce qu'elles mettent sur la voie de la prophylaxie en indiquant la nécessité d'éviter le froid humide et de placer les enfants dans les meilleures circonstances hygiéniques possibles.

Age. — Remarquons en terminant que les enfants âgés de moins de cinq ans y sont bien moins sujets que les autres. Cependant, d'après M. Charcelay, la néphrite albumineuse serait très fréquente chez les nouveau-nés (puisqu'il lui attribue la production de l'œdème dur), mais il est, nous le croyons, le seul à soutenir cette opinion.

Sexe. — Si nous nous en rapportions à nos seules notes, les filles y seraient moins exposées que les garçons. La différence même est si grande, que nous ne pouvons nous empêcher de croire qu'il y a quelque chose de vrai dans ce résultat.

Art. VII. — Nature de la maladie.

Il y a peu d'années que la maladie de Bright est découverte, et déjà son histoire anatomique est complète. Les altérations des solides et des liquides ont été étudiées et classées ; leurs rapports ont été discutés et établis. Mais, comme cela est arrivé pour le plus grand nombre des travaux modernes, les pathologistes, préoccupés des lésions organiques, ont voulu leur rapporter toute la maladie. On a constaté, il est vrai, une discordance réelle entre les diverses lésions des solides et des liquides, mais on s'est efforcé de l'expliquer ou de la dissimuler. Les reins étaient malades, c'était aux reins qu'il fallait rapporter toute la maladie. Personne ne s'est occupé de rechercher la cause générale qui, en réalité, coordonne tous les phénomènes. Nous en exceptons toutefois le docteur Landouzy, qui attribue la maladie de Bright à une affection du système nerveux ganglionnaire, et le docteur L. Barre (1), au travail duquel nous ferons plus d'un emprunt dans les pages qui vont suivre.

Les lésions qui appartiennent à la maladie de Bright et qui la spécialisent sont : l'altération des reins, la modification dans la composition chimique de l'urine et du sang, la suffusion de la sérosité dans les divers organes.

La lésion rénale est-elle, comme le veut M. Rayer, une phlegmasie

(1) *Recherches cliniques et philosophiques pour servir à l'histoire de la maladie de Bright*, par L. Barre. Montpellier, 1842.

tantôt aiguë, tantôt chronique? Est-elle, suivant l'opinion de M. Becquerel, une hypertrophie des glandes de Malpighi avec infiltration de matière albumineuse? Est-elle une altération spéciale dont l'espèce est encore inconnue? Nous sommes peu compétents pour résoudre ces questions. Mais nous n'avons aucune répugnance à admettre l'existence de l'hypertrophie et de l'infiltration albumineuse des glandes de Malphigi précédée et accompagnée d'un certain degré d'inflammation, surtout dans la forme aiguë de la maladie. La phlegmasie des organes est l'effet d'un si grand nombre d'affections très différentes, que son existence n'implique pas celle d'une affection primitivement inflammatoire. D'ailleurs l'hypérémie, le gonflement, le ramollissement de l'organe, justifient l'opinion de M. Rayer pour le premier degré de la lésion rénale.

Mais faut-il rapporter à cette altération, quelle que soit son espèce, l'albuminurie, l'hydropisie et l'altération du sang?

« Par suite d'un mécanisme incompréhensible (1) *qui est la suite » de son altération*, dit M. Becquerel, la substance corticale laisse passer » une certaine quantité d'albumine... »

S'il en était ainsi, il faudrait admettre que toutes les fois que l'urine est albumineuse, cette même lésion des reins préexiste, c'est-à-dire que tous les cas d'albuminurie sont autant d'exemples de maladie de Bright. Or c'est là une opinion qui n'est admise par personne.

La congestion, la phlegmasie, l'infiltration albumineuse des glandules, nous semblent bien mieux expliquées par le passage inaccoutumé du corps étranger, l'albumine, qui serait ainsi la cause de la maladie locale et non sa conséquence. Les faits justifient cette idée, car: 1° l'albumine peut passer dans l'urine sans que les reins soient malades; 2° l'albuminurie est le premier phénomène de la maladie de Bright dans les cas surtout où on la voit paraître peu d'heures après la suppression de la transpiration; 3° les lésions sont presque nulles au début de la maladie.

Continuons: « Par suite de cette déperdition continuelle de l'albu- » mine, le sang s'appauvrit, la quantité de l'albumine et celle du sé- » rum diminuent; il en résulte un état général qui participe de l'état » anémique ou qui est un état anémique particulier. C'est sous l'in- » fluence de cet état général que se produisent les hydropisies. »

Cette opinion n'est admissible que dans une certaine mesure; car il est certain que les hydropisies paraissent quelquefois dès les premiers jours de la maladie, avant que la perte de l'albumine ait été considérable, et lorsque le malade conserve encore toutes ses forces. Dans ce cas il n'est pas permis de croire que l'hydropisie se lie à la déperdition de l'albumine et à un état général anémique qui n'existe pas.

L'hydropisie doit-elle être rattachée uniquement à la lésion des

(1) Becquerel, *Séméiotique des urines*, 1841, 1 vol. in-8, p. 511.

reins? Nous ne le croyons pas davantage; car d'une part la suffusion séreuse manque dans des cas nombreux où la maladie dure depuis longtemps et est arrivée à ses dernières périodes ; et d'autre part la sérosité peut se déposer rapidement et avec abondance dans des cas où la lésion est presque nulle. Les remarques de M. Barre à cet égard nous paraissent irréfutables et nous concluons avec lui :

« Ces trois faits, l'albuminurie, l'hydropisie et la lésion rénale, ne » sont donc pas toute la maladie de Bright. Ils sont régis par un fait » supérieur qui en est le lien et la raison suffisante. »

L'altération du sang est-elle ce fait supérieur? Les recherches modernes tendent à prouver que c'est dans une diminution ou une transformation de l'albumine du sérum qu'il faut chercher la cause des hydropisies (voy. HYDROPISIES). Mais il n'est pas prouvé que cette modification de l'albumine précède toujours l'hydropisie de la maladie de Bright, surtout lorsque celle-ci est aiguë. Et d'ailleurs si nous nous en rapportons à la plupart des résultats fournis jusqu'à ce jour par la chimie au sujet de toutes les affections dans lesquelles le sang a été analysé, nous voyons que l'existence de l'altération du liquide nourricier a été constatée seulement à l'époque où la maladie est confirmée et qu'elle s'accroît avec la marche envahissante du mal : en un mot, la lésion du sang, appréciable par nos analyses, paraît souvent consécutive aux autres phénomènes, loin d'en être la cause. « Je ne prétends pas, dit le docteur Barre, soutenir que ce double phénomène (albuminurie, collections séreuses) qui, entre les mains de la nature, paraît être l'instrument de la viciation du sang, ne puisse à son tour subir le contre-coup de cette viciation. Il en est tout autrement : une fois l'anasarque établie, on conçoit qu'à mesure que l'appauvrissement du sang augmente par le progrès de la maladie, la pléthore séreuse qui en résulte favorise singulièrement le développement des hydropisies. C'est ce qui nous paraît prouvé aujourd'hui par les expériences de MM. Mialhe, Becquerel et Rodier.

En effet, nous aurions de la peine à croire que le liquide nourricier ne soit pas le premier organe atteint par la cause morbifique. Outre les expériences que nous citions tout à l'heure, l'étiologie de la maladie fait voir l'intime corrélation qui existe entre la perturbation des fonctions de la peau et le passage de l'albumine dans l'urine. Cette influence est frappante quand il s'agit de la forme aiguë ; elle ne l'est pas moins quand il s'agit de la forme chronique. Nous avons déjà parlé des effets de la scarlatine, nous citerons plus bas une observation où un eczéma chronique répercuté a produit un résultat analogue ; nous en possédons une autre où la maladie s'est développée sur un enfant dont la peau fonctionnait habituellement mal et chez lequel l'exercice corporel ne parvenait pas à développer une sueur salutaire. L'humidité, cause fréquente de la forme chronique, n'agit-elle pas dans le même sens?

Partant de ce principe que les fonctions de la peau sont perverties, et que ce grand émonctoire ne fonctionne plus comme à l'état sain, ne doit-on pas en tirer la conséquence que le sang n'est pas à l'état normal parce qu'il conserve les matériaux que la peau est chargée d'éliminer.

Nous retrouvons donc, pour la maladie de Bright, une nouvelle application de la théorie humorale que nous avons émise en parlant du catarrhe. Ici ce n'est plus sur les membranes muqueuses que se fait l'élimination des matériaux morbides, c'est sur le rein. La différence des organes ne change rien à la justesse de la théorie.

Quoi qu'il en soit de ces idées théoriques, dont la chimie organique pourra démontrer la vérité, nous pouvons difficilement saisir une corrélation purement chimique ou physique entre la suppression de la transpiration ou toute autre cause morbifique et l'altération du sang; nous voyons là un phénomène dynamique et vital, et en conséquence nous devons dès à présent ranger la maladie de Bright parmi les maladies générales, c'est-à-dire, comme nous l'avons établi dans notre introduction, parmi celles qui résultent d'une modification inconnue dans son essence de tout l'organisme, et « comme nous ne pouvons » juger de cette essence que par les phénomènes qui concourent à la » manifestation de la maladie, il s'ensuit que, si leur ensemble offre » une physionomie particulière, force nous est de reconnaître que la » lésion dynamique d'où procèdent ces phénomènes a aussi quelque » chose de particulier, bien que dans le fond il nous soit impossible » de déterminer en quoi consiste cette chose. » (L. Barre.)

Il nous reste maintenant à rechercher s'il existe une différence de nature entre la forme aiguë et la forme chronique de la maladie. Cette question devra être reprise lorsque nous parlerons des hydropisies scarlatineuses; cependant nous devons dès à présent poser quelques prémisses.

Et d'abord nous établissons que la forme aiguë ne reconnaît pas la scarlatine pour cause unique. On en a cité des exemples, nous en rapporterons un à la fin de ce chapitre.

Nous ajoutons que la forme aiguë est identique et constitue bien une même maladie, quelle que soit la cause qui lui a donné naissance. L'observation prouve, en effet, que dans ces cas divers on peut constater les mêmes urines sanglantes, la même albuminurie pendant ou après l'hématurie, la même anasarque, la même soudaineté des accidents, les mêmes terminaisons.

Donc, si avec MM. Blache, Guersant et Legendre, on veut rayer du nombre des maladies de Bright celles qui succèdent à la scarlatine, il faut faire de même pour l'observation que nous citerons plus bas, et pour toutes celles qui sont analogues. Il faut admettre que dans tous ces cas l'hématurie et l'albuminurie qui la suit sont indépendantes de l'anasarque, et que la réunion de ces symptômes est une pure coïncidence. Or, on le voit, la question est par là élargie; ce n'est plus seulement l'anasarque scarlatineuse qu'il faut séparer de la maladie de Bright, mais bien tous les cas décrits sous le nom de néphrite albumineuse aiguë; il faut affirmer, en un mot, que la maladie de Bright n'existe pas à l'état aigu.

Ceux qui soutiennent cette opinion se fondent : 1° sur l'existence de l'hématurie, de l'albuminurie, de l'anasarque, indépendantes dans certains cas; 2° sur la différence des symptômes urinaires dans la maladie aiguë et dans la maladie chronique; 3° sur les caractères de la lésion anatomique qui est purement congestive et jamais granuleuse dans la forme aiguë.

Ces motifs, dont plusieurs sont très plausibles, nous semblent cependant victorieusement réfutés par les considérations suivantes.

La maladie qui débute avec des symptômes aigus peut passer à l'état chronique; nous en avons observé un exemple. M. West admet ce passage; M. Rayer l'a longuement décrit.

L'absence d'hydropisie a été constatée dans la forme chronique aussi bien que dans la forme aiguë, et ce défaut de rapport entre les divers symptômes communs aux deux formes de la maladie doit engager à les rapprocher plutôt qu'à les séparer.

L'absence des granulations dans la forme aiguë n'a pas plus de valeur. En effet, tous les médecins qui ont écrit sur la maladie de Bright sont d'accord pour reconnaître que cette lésion spéciale se manifeste seulement lorsque le mal a duré longtemps, et qu'elle n'existe pas dans les premières périodes, même dans la forme chronique. Nous concluons donc qu'il existe une forme aiguë et une forme chronique de la maladie de Bright, et nous continuons à les rapprocher comme ayant la même nature pathologique.

Art. VIII. — Traitement.

Prophylaxie. — S'il est vrai que la néphrite albumineuse reconnaisse presque uniquement pour cause l'habitation dans un lieu humide et froid, ou l'impression de l'air froid après une fièvre éruptive ou pendant une fièvre intermittente, on trouvera dans cette remarque l'indication première à remplir.

Ainsi on ne permettra jamais qu'un enfant couche dans une chambre humide et privée d'air; on évitera autant que possible qu'il se refroidisse subitement ayant le corps couvert de sueur; on redoublera de précautions si l'enfant a été atteint d'une fièvre éruptive ou d'une fièvre intermittente. Il suffit d'énoncer ces préceptes.

Malheureusement les parents dont les enfants vivent au milieu de circonstances hygiéniques défavorables ne peuvent pas, en général, modifier leur genre de vie; et dans ce cas, comme dans beaucoup d'autres, les règles les plus sensées sont inapplicables.

§ I. *Indications.* — Il faut puiser les indications dans la forme de la néphrite, dans sa marche, dans son état de simplicité ou de complication.

Les formes aiguës fébriles simples ou compliquées, primitives ou secondaires, réclament l'emploi des antiphlogistiques directs, des purgatifs, des diurétiques. Les formes chroniques ou apyrétiques aiguës doivent être traitées par les sudorifiques, les diurétiques et quelquefois les toniques. La nature des complications, l'extension et la persistance de l'anasarque, l'inutilité des remèdes internes, indiquent dans quelques cas la nécessité des mouchetures.

§ II. *Examen des médications.* — 1° *Antiphlogistiques.* — Si la maladie suit une marche aiguë, qu'elle soit fébrile ou non, primitive ou secondaire, les émissions sanguines locales et générales peuvent être employées avec avantage ; et bien qu'elles aient échoué dans bon nombre de cas, elles nous ont cependant paru avoir eu une action efficace dans plusieurs.

Nous n'avons jamais vu pratiquer plus d'une saignée générale de 250 à 350 grammes chez des enfants de sept à quinze ans. Le nombre des sangsues, appliquées de préférence chez les enfants plus jeunes ou dans certains cas chez les plus âgés, a été proportionné à l'âge du malade et à l'intensité de la lésion. M. Rayer conseille de soustraire, chez les enfants moins vigoureux et dont la maladie est peu fébrile, 120 à 160 grammes de sang par une première application de ventouses.

On ajoute à ces moyens l'emploi de larges cataplasmes sur la région lombaire, l'usage de boissons tièdes mucilagineuses et légèrement nitrées.

En outre, les bains sont un des calmants les plus convenables. Nous ne pouvons, du reste, trop insister sur la recommandation faite par M. Rayer de donner le bain auprès du lit du malade, et d'éviter les refroidissements dans le passage du bain au lit. Ne pas agir ainsi serait aggraver la néphrite qui reconnaît pour cause l'impression du froid.

2° *Purgatifs.* — Un second genre de médication qui peut être employé de prime abord, mais qui plutôt doit succéder à la médication antiphlogistique, est la méthode purgative. On la met en usage :

Lorsque l'enfant, fort et assez vigoureux, a déjà été traité par la méthode antiphlogistique qui a amendé la maladie sans la détruire, et que l'on craint de revenir aux émissions sanguines ; et aussi lorsque la néphrite se développe chez un enfant déjà détérioré ou naturellement peu fort, et qui ne pourrait sans inconvénient être soumis à un traitement débilitant.

Il n'est pas inutile de dire que cette médication doit être réservée pour les enfants dont le tube digestif est parfaitement sain, et qu'on doit l'abandonner dès que cet organe présente des signes évidents d'une irritation trop violente.

Si l'on se décide de mettre en usage les *purgatifs*, nous croyons qu'il faut donner la préférence aux préparations salines et en particulier à la crème de tartre, et qu'on ne doit employer que rarement les drastiques, tels que le jalap, la gomme-gutte et la scammonée.

Telles sont les deux méthodes préconisées par les auteurs dans la néphrite albumineuse aiguë. Celles dont nous allons parler sont appliquées de préférence à la forme chronique; cependant nous les avons vu employer indifféremment dans l'une et l'autre espèce. Ce que nous en dirons leur sera commun. Aucune de ces médications n'a été spécialement dirigée contre l'inflammation des reins, et presque toujours on a eu pour but de déterminer la disparition de l'anasarque.

Les deux médicaments qui répondent à cette indication sont les sudorifiques et les diurétiques.

3° *Sudorifiques.* — Les bains de vapeur donnés dans le lit même de l'enfant sont en réalité le sudorifique le meilleur et le plus usité. Cependant dans quelques cas nous avons administré les poudres de James et de Dower, et la teinture d'aconit.

Les bains de vapeur employés, soit seuls, soit conjointement avec d'autres médications, ont fait la base du traitement de plusieurs de nos malades; ils ont été donnés à toutes les époques de la néphrite soit aiguë, soit chronique, assez souvent avec persévérance pendant un long espace de temps; d'autres fois au nombre de un, deux ou trois pendant tout le cours de la maladie.

Les sueurs abondantes qu'ils provoquent nous ont paru en général utiles, et la diminution de l'anasarque a souvent coïncidé avec leur administration; mais nos études sur les urines n'ont pas été assez complètes pour que nous puissions dire si l'emploi des bains de vapeur a été suivi d'une diminution immédiate dans la coagulabilité de l'urine.

Cependant nous devons reconnaître que ceux de nos malades qui ont guéri sont aussi pour la plupart ceux chez lesquels les bains de vapeur ont été employés avec le plus de suite et de régularité. Nous nous expliquons cette influence favorable par l'habitude que prend ainsi la peau de subvenir à l'action des reins et par le rétablissement d'une fonction dont la perversion a été le plus souvent le point de départ de la maladie.

On conçoit, en effet, que plus les reins agiront comme organe de sécrétion, plus ils auront de tendance à s'enflammer; et de même qu'un estomac qui ne peut plus supporter les aliments souffre d'autant plus qu'on sollicite davantage son action, de même l'altération des reins s'accroît à mesure que leur action est plus considérable et plus continue.

D'autre part, il faut que la peau supplée aux fonctions des reins, non pas pendant peu de jours, mais constamment; afin que l'organe puisse, s'il est permis de parler ainsi, se reposer d'une manière continue.

Cette explication rend, jusqu'à un certain point, compte de l'action favorable exercée par les bains de vapeur prolongés pendant longtemps; mais elle paraît contre-indiquer l'emploi d'une médication que nous avons vu mettre en usage conjointement avec les bains de vapeur, et à laquelle nous ne pouvons refuser, au moins dans certains cas, une valeur thérapeutique réelle : la médication diurétique.

4° *Diurétiques.* — Nous n'entendons pas par méthode diurétique l'habitude d'ajouter dans la tisane émolliente des malades quelques centigrammes de nitrate de potasse, dont l'action est toujours faible ou nulle.

Nous voulons parler ici des diurétiques portés à une dose élevée et constituant la base du traitement. Les deux médicaments de ce genre que nous avons employés assez souvent, sont le nitrate de potasse et la digitale.

Le premier a été administré depuis 75 centigrammes jusqu'à 1, 2 et 3 grammes; on y joignait de l'oxymel scillitique et des frictions avec la teinture de scille. Cette médication employée avec persévérance sur un malade détermina un ralentissement du pouls, qui en même temps devint petit et irrégulier; au bout de peu de jours les urines, qui étaient très colorées et sanglantes, prirent une couleur claire, tout en conservant une quantité d'albumine assez considérable; mais celle-ci diminua, et au dix-septième jour de la maladie les urines ne contenaient plus d'albumine, en même temps que l'anasarque avait disparu.

Le docteur Lombard nous a communiqué un beau cas de guérison obtenue sur un enfant de six ans atteint d'une néphrite chronique. Le traitement consista dans l'emploi persévérant du nitrate de chaux à la dose de 1 à 2 grammes dans les vingt-quatre heures. Nous avons employé aussi ce remède, mais avec des succès variables.

Nous avons eu plusieurs fois l'occasion de constater l'heureuse influence de la digitale seule ou combinée avec les bains de vapeur. A l'hôpital deux enfants furent soumis à cette médication : c'étaient deux garçons âgés de huit à neuf ans; leur maladie avait la forme chronique. Tous deux prirent la digitale pendant plusieurs jours de suite, et chez tous deux l'action sur le pouls et les urines fut évidente. Le premier diminua considérablement de fréquence; l'abondance des urines fut au contraire augmentée; l'anasarque disparut, et la guérison fut complète, c'est-à-dire que les urines perdirent toute trace d'albumine.

Ces deux exemples, joints à celui déjà cité sur l'emploi du nitrate de potasse et à plusieurs autres recueillis en ville, nous portent à croire que les remèdes qui agissent directement sur le rein peuvent avoir chez l'enfant une influence plus marquée que chez l'adulte, et méritent en conséquence une attention sérieuse. Nous n'hésitons donc pas à conseiller l'emploi de la médication diurétique combinée ou alternée avec l'usage des bains de vapeur, jusqu'à ce que des exemples plus nombreux viennent infirmer les résultats de notre expérience. Nous croyons qu'il est utile de persévérer pendant longtemps dans l'emploi de cette médication ; mais nous recommandons de la suspendre de temps à autre, pendant un jour ou deux, afin d'éviter les accidents qui peuvent résulter de l'emploi trop prolongé de la digitale.

Mouchetures. — Lorsque l'hydropisie fait chaque jour des progrès malgré le traitement le mieux combiné, ou bien lorsqu'à l'anasarque se joignent des épanchements suraigus qui, par le siége qu'ils occupent et par leur abondance, compromettent gravement la vie, il ne faut pas hésiter à pratiquer des mouchetures. Cette petite opération n'a aucun inconvénient, et nous connaissons des malades auxquels elle a sauvé la vie. Il est remarquable de voir combien la diurèse se prononce à mesure que la sérosité s'écoule.

§ III. *Résumé.* — *A.* Un enfant fort est pris, pendant le cours de la bonne santé, ou dans la convalescence d'une maladie fébrile, d'albuminurie avec douleurs de reins, anasarque et fièvre; on prescrira :

1° A un enfant de sept à quinze ans, une saignée de 250 à 300 grammes; à un enfant plus jeune, l'application de quatre à huit sangsues à la région lombaire.

2° De larges cataplasmes émollients dans le même point.

3° Des tisanes émollientes et mucilagineuses, légèrement nitrées, 40 à 50 centigrammes par litre.

4° Un bain tiède auprès du lit du malade, en évitant tout refroidissement. Ce bain sera donné quelques heures après l'émission sanguine.

5° La médication précédente sera continuée pendant plusieurs jours de suite; cependant la perte de sang ne sera renouvelée que dans les cas où la fièvre persisterait, et où les forces de l'enfant le permettraient.

6° La diète sera absolue dans l'origine; puis, après deux ou trois jours, on permettra l'usage du lait. La diète lactée sera continuée tant qu'il existera des symptômes aigus; et lorsqu'une alimentation plus solide sera nécessaire, on donnera des potages au lait. On permettra une alimentation plus substantielle lorsque la quantité d'albumine aura diminué d'une manière notable.

B. Après l'emploi pendant une ou deux semaines du traitement précédent, la maladie ne tend pas franchement vers la guérison : les émissions sanguines ne sont plus praticables; ou bien encore on est appelé tout d'abord auprès d'un enfant peu robuste, et qui ne pourrait supporter une perte de sang : on la remplacera avec avantage en faisant prendre chaque matin un ou deux verres d'eau de Sedlitz, ou bien 4 à 8 grammes de crème de tartre soluble, 15 à 40 centigrammes de calomel, ou bien la potion purgative au café. — On surveillera avec soin l'état des voies digestives.

C. Les traitements précédents n'ont aucune influence favorable; la maladie progresse, la fièvre tombe, mais l'anasarque augmente, la quantité d'albumine devient plus abondante; ou bien encore la maladie a d'emblée un aspect chronique. Prescrivez le traitement suivant:

1° Tous les deux jours un bain de vapeur donné dans le lit du malade, avec toutes les précautions voulues pour éviter le refroidissement.

2° Une potion avec une infusion de digitale (de 50 centigrammes à 1 gramme, pour 120 grammes de liquide), ou bien 3 ou au plus 4 granules de digitaline.

3° L'oxymel scillitique pour tisane, 8 à 16 grammes par litre.

4° Quelques frictions sur les membres et la région lombaire, avec une flanelle imbibée de teinture de scille et de digitale.

5° La diète lactée.

Cette médication sera soutenue avec persistance pendant une, deux, trois semaines ou même plus, suivant le besoin; toutefois on la suspendra de temps à autre pour donner un purgatif léger.

D. Si la maladie résiste et que la vie de l'enfant soit menacée par la nature et l'abondance des hydropisies, il faut pratiquer plusieurs mouchetures à la face interne des extrémités inférieures.

E. Les complications, et en particulier l'encéphalopathie, seront traitées par les moyens appropriés. (Voy. le chapitre relatif à la *Scarlatine.*)

Historique.

La maladie de Bright n'a été décrite que par un petit nombre des auteurs qui se sont occupés de la pathologie du jeune âge. La plupart ont surtout parlé de la forme aiguë en raison de sa fréquence à la suite de la scarlatine. Ces remarques s'appliquent aux travaux publiés en Angleterre aussi bien qu'à ceux des observateurs français. On trouvera dans le riche historique qui termine le second volume de M. Rayer, et dans les histoires de malades disséminées dans son ouvrage, plusieurs faits relatif à la néphrite albumineuse des enfants.

Constant a inséré quatre observations dans la *Lancette médicale* (1834, p. 105 et 553). Deux ont trait à la forme idiopathique; dans les deux autres la maladie a succédé à la scarlatine, et l'autopsie révéla dans l'une d'elles la présence des granulations.

M. Becquerel a publié un résumé statistique portant sur vingt-cinq observations de maladie de Bright. D'après ce médecin, la maladie n'offre pas de différences importantes chez l'enfant et chez l'adulte.

M. Legendre, dans un mémoire intéressant sur les complications de la scarlatine, s'est efforcé d'apporter des preuves à l'appui de l'opinion déjà émise par MM. Guersant et Blache, à savoir : « Qu'il » n'existe pas de corrélation entre les caractères morbides qu'offrent » les urines et la production de l'anasarque, et qu'on ne doit voir » dans ces phénomènes morbides que deux résultats de la même » cause. »

Cette opinion n'a pas été admise par le docteur West, qui a donné une description très bien faite de la néphrite albumineuse. Cet habile praticien n'élève pas même un doute sur la corrélation qu'il admet entre la lésion rénale et l'anasarque ; et la description qu'il donne est presque exclusivement celle de la maladie de Bright suite de scarlatine.

Nous n'avons pas abordé ici la discussion approfondie de cette question, sur laquelle nous aurons occasion de revenir, et nous nous bornons aujourd'hui à donner l'abrégé d'une observation qui, tout en confirmant les détails descriptifs que nous avons présentés, rapprochera la néphrite idiopathique aiguë de celle qui succède à la scarlatine.

OBSERVATION. — *Séjour dans un endroit humide. — Éruption chronique dès le bas âge. — Disparition rapide de l'éruption. — Maladie de Bright aiguë avec urines bourbeuses et sanglantes, albuminurie. — Guérison rapide* (1).

H..., garçon né bien portant, quoique chétif, est élevé avec tous les soins que permet la fortune.

Il était âgé de six semaines lorsque après la vaccination sa peau se couvrit d'une éruption mêlée d'eczéma, d'impétigo et de lichen, qui s'étendit sur la tête et les membres supérieurs, et qui, traitée de diverses manières, persista cependant tout en présentant des variations fréquentes dans son intensité ; elle fut surtout abondante un an après la naissance de l'enfant, à une époque où il fut transporté dans un appartement humide, dans une maison neuve qu'il habite encore.

L'enfant avait deux ans au mois de mars 1849 lorsqu'on commença un traitement par l'eau d'Enghien administrée à la dose d'une cuillerée par jour, et par des lotions avec une solution de deutochlorure de mercure à 10 centigrammes pour 250 grammes.

Sous l'influence de ce traitement, il s'établit une diarrhée muqueuse peu abondante, mais continue. L'éruption sécha assez rapidement, car en quatre jours il ne restait que des croûtes assez peu nombreuses sur la figure, le tronc et les membres ; la tête présentait encore un léger suintement.

Le 4 mai, l'enfant sort comme de coutume, porté par sa bonne, qui, dit on, lui donne à boire, contre l'ordinaire, de l'eau fraîche : il rentre bien portant. Le lendemain soir il refuse de manger ; il a une soif ardente, une chaleur vive, de l'insomnie ; en un mot, il est pris d'un violent accès de fièvre, qui dure jusqu'à deux heures du matin ; alors il s'endort et s'éveille à dix heures. A ce moment la fièvre est calmée ; l'enfant demande à manger ; mais les parents constatent une enflure générale assez considérable. Le soir et pendant la nuit la fièvre est encore vive avec insomnie, et le matin l'enflure est augmentée.

(1) Recueillie par M. Barthez.

Dans la matinée il y a deux ou trois évacuations liquides muqueuses, et de la toux peu fréquente.

Nous voyons l'enfant le 7 au milieu du jour, le troisième des accidents. C'est un enfant blond, aux yeux bleus, à la peau fine et blanche, très vif et turbulent.

La peau est très chaude, sèche, injectée; le pouls est très rapide, incomptable; la respiration est fréquente et courte; il y a de la somnolence. La peau du visage, du cou et des bras est couverte d'une éruption au milieu de laquelle on découvre par petites places les croûtes jaunes, flavescentes, irrégulières, un peu épaisses de l'impétigo; ailleurs, à peine un léger suintement séreux, indice d'eczéma, dont nous ne pouvons pas d'ailleurs trouver les vésicules, et enfin les surfaces rugueuses, papuleuses et sèches du lichen : mais ces caractères sont difficiles à constater, parce que presque partout on ne trouve que des surfaces saignantes, arrachées par les ongles de l'enfant, qui se déchire avec une vivacité et une obstination contre lesquelles les parents sont sans force. Il existe en outre une anasarque considérable étendue à toutes les parties du corps. L'auscultation ne donne que des résultats négatifs; le ventre est un peu douloureux à la pression, mais ne paraît pas contenir de liquide séreux. (Bains de vapeur. — Chiendent nitré, — 5 centigrammes de poudre de digitale.)

La nuit suivante est marquée par de l'agitation et de l'augmentation de la diarrhée.

Le 8 au matin la fièvre est bien moindre; l'éruption fournit plus que la veille un suintement séreux ; elle est le siége de vives démangeaisons. La diarrhée est toujours fréquente ; les selles sont formées de matières muqueuses verdâtres. La toux est augmentée, mais l'auscultation ne donne aucun résultat. L'œdème a évidemment diminué. Les urines, vues alors pour la première fois, sont très rouges; elles contiennent du sang en grande quantité, fournissent par l'acide nitrique et la chaleur un précipité abondant. (Riz gommé. — Lavement d'eau de riz et d'amidon, un peu de lait coupé. — Bain de vapeur.

9. — La nuit a été calme et le sommeil paisible. Le matin l'enfant est tranquille, sans fièvre, mais un peu abattu; la tête est moins enflée, mais les membres inférieurs le sont beaucoup. L'éruption est de nouveau sèche. Les urines sont toujours épaisses, bourbeuses, d'un rouge-brun et fournissent un abondant précipité par l'acide nitrique. (Vésicatoire derrière les deux oreilles.)

Dans la journée l'enfant a un accès de fièvre, vomit sa boisson; la diarrhée persiste. Le soir, cet accès est passé; les pouls est à 80, et les urines pour la première fois sont claires et transparentes, mais fournissent un abondant précipité par l'acide nitrique et la chaleur. La nuit est calme, et le 10 au matin l'enfant demande à manger. L'anasarque a considérablement diminué; le visage est pâle et tiré, mais les yeux sont vifs. L'éruption, presque sèche, est le siége de vives démangeaisons.

10.— La diarrhée persiste, mais peu abondante. Les urines troubles, épaisses, jumenteuses, donnent par le repos un abondant précipité, qu'une douce chaleur fait dissoudre. En continuant à chauffer, il se produit, un peu avant l'ébullition, un léger précipité blanchâtre. Les mêmes effets sont produits par l'acide nitrique. (Les deux vésicatoires suppurent abondamment. — Eau de riz. — Lavement amidon, pavot. — Potage.)

11-12. — Même état des urines. L'anasarque, qui avait à peu près disparu, a légèrement augmenté. Même diarrhée.

Bain de vapeur suivi de sueurs abondantes, et le soir, plusieurs heures après, il se développe un accès de fièvre assez violent qui dure une partie de la nuit.

13-14. — Pas de fièvre. Diminution de l'anasarque et de la coagulabilité des urines qui est presque inappréciable. Appétit. Diminution de la diarrhée. (Deux soupes.)

15. — L'anasarque a un peu reparu à la figure. Elle est nulle aux membres ; cependant la chaleur ne précipite nullement les urines, qui sont à peine un peu troublées par l'acide nitrique, et qui sont d'ailleurs claires, limpides, non bulleuses.

L'éruption de la tête fournit un peu plus de suintement.

16-17. — L'anasarque a augmenté partout ; les parois abdominales sont un peu tuméfiées. La matité de la percussion dans les parties déclives du ventre indique la présence d'un léger épanchement. Les urines, toujours claires, transparentes, fournissent par l'acide nitrique et la chaleur un coagulum à peine plus abondant que les jours précédents. Pas de fièvre, mais agitation et colère excessive rappelant l'état normal. Diminution de la diarrhée.

(Nouveau vésicatoire derrière les oreilles. — Sirop de tannin. Huile de foie de morue.)

Cette recrudescence n'a pas de suites graves. Les jours suivants l'anasarque diminue, puis disparaît. Le 30 il ne reste pas de traces : dès le 21 les urines n'étaient plus coagulables.

Depuis lors l'enfant revient à son état naturel. L'éruption a reparu comme avant l'accident, causant de vives démangeaisons, écorchée à chaque instant par les ongles de l'enfant et saignant alors avec facilité. L'appétit, le caractère, le sommeil sont naturels. Pendant plus de deux ans, depuis cette époque, l'enfant conserva cette bonne santé ; l'éruption disparut graduellement pendant ce temps ; et lorsque l'enfant partit pour l'Amérique, à la fin de 1851, il était en parfaite santé.

Remarques. — Nous avons cru utile de donner cette observation parce qu'elle peut servir à la solution de deux points importants de l'histoire des maladies éruptives et de la maladie de Bright. L'affection aiguë décrite dans cette observation, et développée pendant le cours d'une maladie chronique de la peau, est-elle une néphrite albumineuse aiguë, et quelle est sa cause ?

Lors du développement de la maladie aiguë l'on a pu croire que la suppression trop rapide de l'exanthème était la cause de ces accidents. Une éruption constitutionnelle, ancienne, traitée par des moyens abortifs, disparaît avec rapidité, et presque immédiatement des phénomènes aigus (hématurie, albuminurie, anasarque) se manifestent. Il n'y a là rien que de très compréhensible, et il ne répugne pas d'admettre entre ces actes morbides une relation de cause à effet. Les idées médicales qui ont, et surtout qui avaient cours autrefois viennent tout à fait à l'appui de cette manière de voir. La suppression de l'eczéma ayant d'ailleurs précédé l'apparition de la maladie aiguë, la filiation est naturellement établie, et il est impossible de considérer la fièvre et la fluxion séreuse comme les causes de la disparition de l'exanthème. C'est de cette manière que le fait fut jugé et apprécié par nous dans les premiers jours, et plus tard dans une consultation avec les docteurs Rayer et Vigla. C'est dans cette idée que nous conseillâmes d'une part les bains de vapeur qui, poussant à la peau, devaient favoriser la réapparition de l'exanthème ; et d'autre part les vésicatoires derrière les oreilles, dont la suppuration devait suppléer, puis rappeler l'écoulement cutané.

Cependant, ayant appris depuis que l'enfant avait fait un séjour prolongé dans un appartement humide, nous nous sommes demandé s'il n'avait pas été prédisposé à la maladie de Bright par cette cause antihygiénique. On sait en effet que c'est principalement dans de telles circonstances que la maladie se développe. Mais, en admettant l'existence de cette prédisposition, il est difficile de croire qu'elle ait suffi seule à produire la maladie. Une cause lente détermine rarement des accidents suraigus ; il faut pour ainsi dire un prétexte.

Or, dans le cas actuel un refroidissement et un traitement abortif sont des causes occasionnelles qui expliquent très bien le développement subit des accidents aigus chez un enfant prédisposé.

Nous trouvons une grande analogie entre cette hydropisie et celle qui succède à la scarlatine. En effet, cette fièvre prédispose à des accidents de même nature, et il faut le plus souvent une *cause aiguë* (un refroidissement par exemple) pour que la complication se développe. L'analogie est donc complète. Nul doute que la maladie du jeune H... ne soit identique avec celle de même genre qui se développe à la suite de la scarlatine : même cause déterminante, mêmes urines sanglantes, même albuminurie pendant ou après l'hématurie, même anasarque, même soudaineté des accidents, même terminaison ; tout est semblable.

Ainsi cette maladie aiguë, dans laquelle il y a trois symptômes concomitants : anasarque, hématurie, albuminurie, cette maladie, que nous avons décrite comme une des formes de la néphrite albumineuse aiguë, et qui est si fréquente après la scarlatine, ne se développe pas seulement après cette fièvre éruptive.

Dans l'exemple qui précède elle est survenue pendant le cours d'une affection de la peau ; on la voit naître aussi pendant la bonne santé. Nous rapprochons des faits de cette nature celui sur lequel M. Vigla a bien voulu nous donner quelques détails, et que l'un de nous a vu avec ce médecin distingué. Il s'agit d'un enfant chétif, quoique non malade, qui, âgé de quelques semaines, présenta une anasarque assez considérable. M. Vigla constata immédiatement que les urines étaient sanguinolentes et albumineuses. L'enfant fut traité par les vésicatoires et les bains de vapeur ; au bout de trois semaines à un mois il était guéri. Aujourd'hui il a cinq ans, et n'a plus offert aucun des symptômes de cette première affection, véritable néphrite albumineuse aiguë développée en dehors de toute maladie aiguë ou chronique de la peau.

ORGANES EXTERNES.

CHAPITRE PREMIER.

MALADIES DE LA PEAU EN GÉNÉRAL.

Art. I. — Considérations générales.

Les maladies de la peau offrent dans l'enfance plus de caractères communs qu'à une période plus avancée de la vie. Leur consanguinité, si nous pouvons nous servir de ce terme, est d'autant mieux établie qu'il s'agit d'enfants plus jeunes, et le mot de gourme par lequel on les désigne dans le langage familier indique que les rapports qui les unissent ont été saisis non-seulement par les médecins, mais aussi par les gens du monde.

Cette parenté morbide se retrouve dans la nature de ces maladies, dans la facilité avec laquelle elles se compliquent, dans l'influence qu'elles ont sur la santé générale, dans l'action qu'elles exercent sur les maladies préexistantes et dans la réaction qu'elles en éprouvent à leur tour, dans le traitement qu'elles réclament, et enfin dans les causes qui leur donnent naissance.

Nous insisterons ici sur deux points qui prêtent à des considérations générales. L'un est relatif aux causes, l'autre à la thérapeutique.

Il y a des causes qui sont spéciales à l'enfance et d'autres qui exercent dans les premières années de la vie une bien plus grande influence qu'à un âge plus avancé.

Parmi les premières, nous citerons les conditions organiques et physiologiques du premier âge, et en particulier la dentition; parmi les secondes, l'irritabilité de la peau et la nature de l'alimentation.

Il est d'observation que la dentition est le point de départ de plusieurs maladies cutanées; on peut chaque jour en avoir la preuve et la contre-épreuve La preuve, en voyant la peau s'irriter pendant la germination dentaire; la contre-épreuve, en voyant l'irritation disparaître après que ce travail est terminé. L'action de la dentition se fait surtout sentir au voisinage des parties qui sont le siége de la fluxion, et c'est alors que l'on voit apparaître l'intertrigo des oreilles et les différentes formes d'eczéma et d'impétigo de la face ou du cuir chevelu. Mais cette influence peut aussi être plus générale, et provoquer des éruptions papuleuses, vésiculeuses et pustuleuses disséminées. Quelques-unes d'entre elles, le strophulus par exemple, et une éruption ressemblant à la varicelle, et à laquelle on pourrait donner le nom d'*herpès disséminé*, en sont évidemment la conséquence.

L'irritabilité spéciale de la peau dans l'enfance n'a pas échappé à la plupart des pathologistes ; mais on doit au professeur Trousseau et à M. Duclos d'avoir attiré de nouveau l'attention sur ce point important d'étiologie. M. Trousseau a rappelé avec quelle facilité la peau s'enflamme par l'application des emplâtres et des vésicatoires, ou par des frictions avec des pommades irritantes, ou même par la négligence des soins de propreté. Il a fait voir que ces lésions, primitivement locales, peuvent à leur tour être le point de départ d'une maladie générale, d'une véritable diathèse. C'est aussi à l'irritabilité cutanée, si vive dans l'enfance, que l'on peut rattacher la fréquence des éruptions que M. Duclos a décrites sous le nom d'*éruptions sudorales* (1). Ce médecin a fait observer que dans les fortes chaleurs de l'été les jeunes enfants peuvent être atteints d'éruptions qui se développent dans les points le plus habituellement baignés par la sueur. D'après lui, les éruptions sudorales se montrent sous forme exanthématique vésiculeuse, pustuleuse et papuleuse, et peuvent simuler plusieurs maladies, et en particulier la rougeole et la scarlatine. Ces éruptions offrent comme caractères communs : 1° leur peu de ténacité ; 2° la rapidité avec laquelles elles se généralisent ; 3° la facilité avec laquelle elles se transforment. Ce n'est pas seulement à la surabondance de la sueur, c'est aussi aux altérations de cette sécrétion liées à un état général morbide, ou à l'administration de certains remèdes, que M. Duclos attribue les éruptions sudorales, sans méconnaître l'influence vitale toute-puissante exercée par la suractivité fonctionnelle.

C'est peut-être par des considérations de cette nature que l'on peut expliquer la part très réelle que prend l'alimentation dans la production et l'entretien des maladies de la peau. Pour certaines affections de l'adulte, cette action n'est pas douteuse et est connue depuis longtemps, témoin l'urticaire qui se montre constamment chez quelques personnes après l'ingestion de certaines substances alimentaires. Chez l'enfant, pour être moins immédiate, elle n'en est pas moins réelle. Chaque jour on peut s'en assurer en voyant des eczémas et des impétigos disparaître à la suite d'un changement de nourrice ou de sevrage. C'est un fait qu'il faut avoir toujours présent à l'esprit ; il est très important pour la thérapeutique.

L'influence des maladies de la peau sur la santé générale est évidente dans bien des cas, obscure dans d'autres. On ne peut nier que les enfants sujets aux gourmes ne le soient aussi aux catarrhes bronchiques et intestinaux, et qu'il n'y ait souvent une sorte de bascule entre ces différentes maladies. Ce fait nous paraît prouver qu'elles dépendent du même principe général, et que le catarrhe peut quelquefois se localiser sur le tégument externe. En effet, suivant certaines

(1) *Journal de médecine*, septembre à novembre 1846.

conditions hygiéniques, physiologiques ou climatériques, l'élimination des matières morbides a lieu tantôt par l'intestin, tantôt par les bronches, tantôt par la peau. C'est sur ce fait incontestable qu'a été établie la théorie de la répercussion.

Mais lorsqu'on interroge avec soin les faits cités comme preuve des dangers de la répercussion, on en trouve un bon nombre qui ne peuvent pas supporter l'analyse. Le plus souvent on n'a pas tenu un compte exact de l'état de la santé générale avant la disparition de la phlegmasie cutanée, en sorte qu'il est difficile de déterminer si le développement de l'affection interne est l'effet ou la cause de la disparition de la maladie externe. Nous avons pu, d'un autre côté, nous assurer, d'après un grand nombre de faits qui ont passé sous nos yeux, qu'en réalité la phlegmasie interne est presque toujours antérieure à l'autre. Nous sommes donc portés à restreindre l'influence que l'on accorde généralement à la rétrocession *des dartres et des exanthèmes* qui, d'âge en âge et d'école en école, a constitué la pierre angulaire de l'édifice des causes pathogéniques. Nous ne voulons pas nier cependant l'existence des accidents graves qui coïncident avec la brusque disparition d'une affection cutanée, mais nous prétendons qu'ils sont moins fréquents qu'on ne le croit généralement, et qu'en outre ils peuvent quelquefois être expliqués par une autre théorie que celle de la répercussion.

La nature de ces phénomènes morbides et l'explication qu'on peut en donner varient suivant que l'affection est aiguë ou chronique, générale ou partielle; elles diffèrent aussi suivant la région du corps qui est envahie et la médication qui a été mise en usage.

Dans l'impossibilité de traiter en quelques pages un sujet qui réclamerait à lui seul un volume tout entier, nous nous bornerons à étudier un point très circonscrit, mais très pratique de la question, à savoir : les inconvénients qui peuvent résulter du traitement topique des inflammations chroniques de la peau et de celles du cuir chevelu en particulier. Nous terminerons en disant quelques mots des cas où il est plus sage d'abandonner la maladie à elle-même.

Voici ce que l'expérience nous a appris. Lorsque l'inflammation n'occupe qu'une surface limitée, on peut sans inconvénients, quelle que soit sa nature, favoriser sa disparition par les moyens appropriés. Lorsqu'au contraire elle est très étendue, la chute rapide de la totalité des croûtes qui couvrent le cuir chevelu, et le contact à l'air libre d'une vaste surface suppurante, peuvent avoir pour résultat la production d'une affection cérébrale.

Quelle est dans ce cas la cause du développement de la phlegmasie interne? Comme nous le disions tout à l'heure, on peut invoquer d'autres explications que la théorie de la rétrocession. Ainsi, le pus sécrété par les parties enflammées, et qui d'habitude se concrétait pour former la face profonde des croûtes, a pu être porté en nature dans les méninges; ou bien les veinules qui font communiquer l'extérieur et l'intérieur du crâne ont propagé l'inflammation à la pie-mère; ou bien enfin ces accidents sont le résultat de la congestion céphalique que déterminent les topiques chauds appliqués sur la tête.

Que ce soit l'une de ces causes qui ait agi, ou bien que l'on admette la rétrocession, le résultat lui-même n'en est pas moins grave et réclame toute l'attention du praticien. Le raisonnement indique que pour éviter de pareils accidents, il faut procéder avec prudence dans le traitement des maladies du cuir chevelu; et, comme la gravité des phénomènes morbides est en raison directe de l'étendue de la surface malade exposée à l'air libre, il est nécessaire de n'attaquer la maladie que partiellement, d'éviter l'emploi de topiques trop chauds, et en outre d'exercer une dérivation sur le canal intestinal qui détourne la fluxion inflammatoire du cuir chevelu.

L'explication pathologique des accidents qui succèdent à la brusque disparition d'une dermatose, déjà difficile quand la rétrocession a coïncidé avec une maladie aiguë, devient bien plus obscure encore quand il s'agit d'une affection chronique. Le temps qui s'écoule entre la disparition de la maladie externe et le développement de la maladie interne, la possibilité de la naissance de cette dernière sous l'influence d'une prédisposition spéciale ou d'une foule de causes différentes, rendent le plus ordinairement impossible la solution du problème. Nous pensons toutefois que la prudence conseille d'agir comme si la possibilité du fait était admise, et qu'il est convenable d'établir une révulsion sur un point de l'économie, lorsqu'on sollicite la disparition d'une maladie qui, pendant plusieurs années, a été fixée sur l'enveloppe tégumentaire. Nous croyons aussi qu'il peut être nécessaire de favoriser le retour d'une affection cutanée qui coïncidait avec un bon état de la santé générale, lorsqu'il est bien démontré que l'harmonie des fonctions a été dérangée à la suite de sa disparition.

Ceci nous conduit à dire quelques mots des cas où une éruption doit être considérée comme salutaire, et par conséquent abandonnée à elle-même. Il est fort difficile de résoudre d'une manière positive ce point de pathologie. Il nous semble toutefois qu'il vaut mieux ne pas traiter activement la maladie dans les cas suivants : 1° lorsqu'elle succède à une ophthalmie opiniâtre, et que celle-ci s'amende évidemment à la suite de l'éruption; 2° lorsque après quelques jours de traitement on voit les paupières s'injecter, les conjonctives rougir, en un mot, une ophthalmie s'établir; 3° lorsque le développement de l'éruption chez un enfant délicat et très jeune coïncide avec une amélioration sensible de la santé générale; 4° lorsque la diminution de la sécrétion inflammatoire est suivie de symptômes généraux, quelque légers qu'ils soient. En cas pareil, de la perte d'appétit, de l'inquiétude, de la morosité chez un enfant habituellement gai, un mouvement fébrile en apparence insignifiant, sont des symptômes suffisants pour ajourner le traitement à une autre époque, ou le suspendre s'il était commencé.

Ces différentes règles sont surtout applicables aux éruptions cutanées qui s'accompagnent d'une abondante sécrétion séro-purulente.

Le professeur Trousseau a étudié après nous l'importante question (1) de l'opportunité de la curation des maladies de la peau. Nous souscrivons entièrement aux conclusions qui terminent son mémoire :

« *A*. Lorsqu'un enfant est bien portant, les gourmes ne sont jamais nécessaires; comme elles peuvent être nuisibles, il faut à tout prix les arrêter dès leur début.

» *B*. Lorsque par malheur les gourmes se sont établies chez un enfant bien portant, et que la santé reste bonne, ces gourmes doivent être guéries, mais lentement et avec de grandes précautions.

» *C*. Lorsqu'un enfant était habituellement mal portant et qu'une florissante santé est survenue depuis l'explosion des gourmes, celles-ci doivent être respectées, entretenues; et l'on ne doit songer à les guérir que lorsque la santé est depuis longtemps raffermie, et que la diminution ou la disparition spontanée des gourmes n'a pas semblé troubler la bonne santé de l'enfant.

» *D*. Quand les gourmes s'accompagnent d'inflammation ou de suppuration excessives, il faut modérer leur violence.

» *E*. Si elles envahissent quelques parties importantes, telles que les yeux, les fosses nasales, le conduit auditif, il faut s'opposer par tous les moyens à leur extension. »

Art. II. — Description des différentes espèces.

Bon nombre de pathologistes, en étudiant les affections cutanées chez l'enfant et chez l'adulte, en indiquant la fréquence des formes suivant les âges, en précisant celles qui sont spéciales aux premières années de la vie, nous ont peu laissé à faire. Nous nous contenterons en conséquence de consacrer quelques pages aux maladies de la peau que nous avons eu le plus souvent occasion d'observer et qui, plus que d'autres, sont particulières à l'enfance. Nous suivrons la classification de Willan, modifiée par M. Rayer.

Obligés de faire un choix parmi le grand nombre d'affections qui sont classées dans le chapitre des phlegmasies, nous passerons rapidement en revue leurs différents ordres ; nous indiquerons approximativement quelle est la fréquence de celles qui rentrent dans chacune de ces catégories, et nous signalerons en quelques mots les particularités qu'elles présentent. Cette énumération terminée, nous décrirons avec plus de détails, dans l'ordre des pustules, l'*impétigo* et le *favus;* dans celui des vésicules, l'*eczéma;* dans celui des exanthèmes, la *roséole* et l'*érysipèle*.

I. *Exanthèmes.* — Les pathologistes ont l'habitude de classer dans

(1) *Journal de médecine*, 1844, p. 288.

cet ordre la rougeole et la scarlatine; on connaît les motifs qui nous ont engagés à décrire ces affections dans une autre partie de cet ouvrage. Les autres genres de cette classe sont l'érysipèle et la roséole, dont nous parlerons plus tard, et enfin l'érythème et l'urticaire.

Érythème. — On observe chez les enfants, et surtout chez les plus jeunes, plusieurs variétés de l'érythème. Tantôt on voit de simples taches rouges sur les fesses ou les cuisses; d'autres fois la rougeur occupe une surface plus étendue, à la partie interne des cuisses, et s'accompagne d'un suintement abondant et fétide. Résultat du défaut de soins et de propreté, cette affection disparaît aisément quand on éloigne les causes qui lui ont donné naissance. C'est surtout sous forme érythémateuse générale, pseudo-morbilleuse ou pseudo-scarlatineuse que, d'après M. Duclos, se montrent les éruptions sudorales chez les très jeunes enfants. Le fait est utile à enregistrer pour le diagnostic.

Enfin, et d'ordinaire chez des enfants âgés de plus de cinq ans, on observe cette curieuse variété d'érythème à laquelle on a donné le nom d'*erythema nodosum* et qui peut en imposer pour une affection plus grave à un observateur inattentif.

Nous avons vu à Genève et à Paris un assez grand nombre d'érythèmes noueux, et d'ordinaire la maladie a été précédée pendant huit à quinze jours d'un dérangement de la santé générale, qui plus d'une fois nous a donné des inquiétudes. Les enfants maigrissaient, pâlissaient, perdaient leur appétit et leurs forces ; ils devenaient irritables; en un mot ils présentaient quelques-uns des symptômes qui appartiennent aux prodromes de la méningite. L'éruption effectuée, d'ordinaire ces symptômes s'effacent graduellement. Il nous est arrivé quelquefois de les voir persister après la disparition de l'exanthème: mais de nouveaux phénomènes s'étaient développés qui donnaient à la maladie un cachet particulier. La pâleur augmentait, il s'y joignait de l'essoufflement et des palpitations, quelquefois même des accès fébriles rémittents, et le stéthoscope faisait entendre un bruit de souffle des mieux caractérisés dans les carotideset dans le tronc branchio-céphalique. La chlorose avait succédé à l'érythème. On a signalé, et nous avons pu vérifier la justesse de cette remarque, les rapports qui existent entre l'érythème noueux et le rhumatisme; mais nous ne sachons pas qu'on ait fait ressortir l'analogie de cette maladie et de la chlorose, et nous en sommes étonnés, car en voyant la nature de l'éruption, qui est évidemment hémorrhagique, et les troubles profonds de la santé générale, l'idée de ce rapprochement vient facilement à l'esprit.

Dans les cas soumis à notre observation le fer a admirablement réussi à combattre la maladie, et l'aphorisme: *Curationes morborum naturam ostendunt* a trouvé une nouvelle application.

L'*urticaire* est un exanthème que nous avons eu occasion d'observer assez fréquemment chez les enfants, surtout à partir de l'âge de six ou sept ans.

Le plus souvent il est la conséquence d'une alimentation vicieuse. Le cas de ce genre qui nous a le plus frappé est celui d'un enfant qui fut tourmenté pendant quatre ans par l'éruption la plus rebelle que nous ayons jamais eu à combattre, et dont la maladie était évidemment le résultat d'un mauvais système alimentaire. Cet enfant était d'un habile chasseur, et son père lui faisait manger du gibier en profusion. Un meilleur régime n'a pas peu contribué à sa guérison.

II. *Bulles.* — Deux maladies appartiennent à cet ordre : ce sont le pemphygus et le rupia.

Pemphygus. — Nous avons rencontré plusieurs exemples de pemphygus aigu ; les bulles au nombre de cinq ou six, occupaient les extrémités inférieures ; leur marche était identique avec celle décrite chez l'adulte. On sait que cette affection se développe quelquefois chez les enfants nouveau-nés, et depuis les recherches du docteur Depaul, il semble prouvé aujourd'hui que dans ce cas le pemphigus est toujours de nature syphilitique. Nous n'avons pas vu un seul exemple de *pompholix diutinus*, maladie dont nous avons recueilli quelques rares observations à l'hôpital Saint-Louis.

Le *rupia* est chez les enfants débiles et cachectiques plus fréquent que le pemphygus ; il laisse à sa suite des ulcérations difficiles à guérir. Cette affection est presque toujours secondaire.

III. *Vésicules.*—L'herpès, la gale, l'eczéma, font partie de ce groupe.

Herpès.—Les différentes variétés d'herpès ne sont pas toutes également fréquentes dans l'enfance ; celles que nous avons eu occasion de rencontrer le plus souvent sont l'*herpès labiabis* et l'*herpès zoster*. La première de ses maladies s'accompagne de fièvre éphémère ; la seconde, de douleurs très vives et de symptômes aigus fébriles. Nous avons déjà dit quelques mots de cette maladie, qu'on pourrait nommer herpès *disséminé*, qui apparaît à l'époque de la première dentition ; elle est très sujette à récidive, ressemble beaucoup à la varicelle et se termine rapidement sous l'influence de simples soins hygiéniques. Cette légère indisposition, qui nous paraît tout à fait spéciale à l'enfance, est assez fréquente.

La *gale* n'est pas rare chez des enfants ; nous avons pu nous assurer que cette éruption différait à quelques égards de la même maladie chez l'adulte. Ainsi elle se présente d'ordinaire à l'état de simplicité. Très rarement, en effet, nous l'avons vue, comme chez l'adulte, compliquée de pustules d'ecthyma. Remarquons aussi qu'elle guérit promptement et facilement par une médication très simple, l'emploi des bains sulfureux. Nous ne l'avons guère vue durer plus d'une quinzaine de jours, et souvent beaucoup moins.

L'*eczéma* sera décrit plus tard.

IV. *Pustules.*—Dans ce groupe on classe l'*acné*, le *sycosis*, l'*ecthyma*, l'*impétigo*, le *favus* et la *variole*. La première de ces maladies est très rare chez les enfants, sauf à une époque voisine de la puberté ; alors on observe assez souvent des pustules d'acné sur le visage ou les épaules. Nous n'avons jamais rencontré la variété la plus importante de ce genre, l'*acne rosacea*. Nous en dirons autant du sycosis ; le fait n'a, du reste, rien d'étonnant, puisque cette affection a pour siége les follicules pilifères de la barbe qui, à cette époque de la vie, ne sont nullement développées. L'ecthyma, beaucoup moins fréquent que chez l'adulte, se présente d'ordinaire sous une forme moins grave. Les trois autres espèces seront décrites plus tard.

V. L'ordre des *papules* ne renferme que deux maladies, le *lichen* et le *prurigo* : la dernière est assez fréquente chez les enfants; la première est plus rare. Toutefois on a décrit sous le nom de *strophulus* une variété de lichen qui est spéciale aux enfants à la mamelle. Nous n'avons guère constaté que le *lichen simplex* à l'état aigu. Le *lichen agrius* est une maladie assez rare ; cependant nous en avons vu quelques exemples en ville. L'inflammation était, dans ces cas, compliquée d'*eczéma impetiginodes* du cuir chevelu ou de la face; elle a toujours été très rebelle, et datait quelquefois d'une époque voisine de la naissance.

VI. A l'ordre des *squames* appartiennent quatre maladies: le *psoriasis*, la *lèpre*, le *pityriasis* et l'*ichthyose*. Les deux premières sont rares ; cependant nous en avons observé quelques exemples qui ne diffèrent pas sensiblement de la même maladie à un âge plus avancé. Nous remarquerons toutefois que le psoriasis est plus fréquent que la lèpre, et en outre que la première maladie se montre presque toujours sous la forme la plus bénigne, *psoriasis guttata* ou *diffusa* limité. Nous n'avons pas observé un seul exemple de *psoriasis inveterata*.

Le *pityriasis*, borné au front, aux tempes, aux joues ou au pourtour des lèvres, est plus fréquent.

L'*ichthyose* étant le plus souvent congénitale, est une affection qui se montre plus fréquemment dans l'enfance qu'à toute autre époque de la vie; nous en avons recueilli plusieurs observations. Sous le point de vue pratique, cette maladie offre, du reste, peu d'intérêt. Les bains, les onctions adoucissantes sont les seuls moyens qu'on doive lui opposer. Les remèdes plus violents, et en particulier les vésicatoires, non-seulement ne guérissent pas la maladie quand elle est générale, mais peuvent en outre avoir les conséquences les plus fâcheuses, comme nous en avons observé des exemples.

VII. *Tubercules.*—Le *lupus* et l'*elephantiasis* des Grecs rentrent dans cette catégorie. Nous possédons de nombreux exemples de la première; nous n'avons jamais rencontré un seul cas de la seconde. On sait, du reste, qu'à tout âge cette affection est en Europe d'une extrême rareté. A l'époque de notre internat à l'hôpital Saint-Louis, deux sujets seulement atteints d'éléphantiasis se trouvaient dans les salles de Biett.

Le *lupus*, chez l'enfant, est beaucoup plus fréquemment *non exedens* que *exedens*. La première variété s'accompagne d'habitude d'hypertrophie considérable de la peau et du tissu cellulaire ; on l'observe principalement chez les enfants scrofuleux. Nous avons vu, dans les cas où la maladie était limitée et récente, les cautérisations énergiques modifier d'une manière heureuse la lésion locale.

L'*eczéma* et l'*impétigo* sont sans contredit les maladies de la peau les plus fréquentes de la première enfance. Souvent nettement séparées, elles sont quelquefois réunies et constituent cette variété à laquelle les dermatologistes ont donné le nom d'*eczema impetiginodes*. Plus on s'éloigne de la première enfance, plus ces deux espèces tendent à s'individualiser. C'est particulièrement à l'impétigo et à l'eczéma, isolés ou réunis, qu'a été appliquée la qualification de gourmes.

CHAPITRE II.

IMPÉTIGO.

L'impétigo est, chez l'enfant comme chez l'adulte, caractérisé par des pustules légèrement aplaties, d'un beau jaune, du volume d'une très petite tête d'épingle ; elles sont d'ordinaire confluentes. Lorsqu'on assiste au début de la maladie, on peut s'assurer que la sécrétion purulente est précédée de rougeur et de tension de la peau ; mais d'ordinaire le médecin est appelé à une époque plus avancée, et l'inflammation se présente sous une tout autre forme. Les pustules se sont vidées, et des croûtes volumineuses, épaisses, humides, d'un beau jaune, les ont remplacées. Plus tard, la couleur et l'épaisseur des croûtes se modifient, elles perdent leur aspect humide, et leur teinte jaune se change en une couleur verdâtre, brune, ou même noire.

L'impétigo peut se développer sur toutes les régions du corps ; mais il est beaucoup plus fréquent de le voir borné à la face ou au cuir chevelu que de le rencontrer sur d'autres régions. Nous nous attacherons, en conséquence, à décrire ici ces deux variétés de l'inflammation.

Art. I. — Description de la maladie. — Symptômes. — Marche.

L'impétigo de la face et du cuir chevelu débute par de la rougeur à laquelle succèdent des pustules qui se rompent rapidement, et laissent exsuder le liquide purulent, qui se concrète et forme des croûtes d'un beau jaune. La maladie offre un aspect et une marche différentes à la face et au cuir chevelu.

1° *A la face*, l'inflammation, d'abord limitée, s'étend ensuite progressivement, et finit par occuper toute la surface du front, ou bien l'une et l'autre joue, quelquefois le visage tout entier. On voit alors des croûtes d'un jaune flavescent, épaisses, humides, irrégulières à leur surface, hérissées de saillies et de dépressions, d'abord assez molles et faciles à détacher, puis devenant de plus en plus adhérentes et sèches. La face est quelquefois tuméfiée, et les parties qui environnent celles où les croûtes se sont déposées sont rouges, tendues, chaudes. Lorsque la maladie suit une marche aiguë, la couleur des croûtes se modifie peu; toutefois leur surface prend une légère teinte brune. Au bout de huit à dix jours elles se détachent partiellement; quelquefois une croûte plus mince se reforme; mais elle ne tarde pas à tomber; on voit alors la peau rouge paraissant amincie et recouverte d'un épiderme légèrement ridé; ou bien la surface malade reste encore humide et suinte pendant peu de temps, puis la rougeur disparaît insensiblement. Néanmoins, pendant plusieurs jours, et quelquefois pendant plusieurs semaines, la peau se congestionne encore avec facilité sous l'influence des cris, de la colère, etc.

Lorsque la maladie suit une marche chronique, les premières croûtes formées ne se détachent pas, mais elles s'épaississent à leur face profonde par la sécrétion d'une nouvelle quantité de liquide. Alors leur couleur a changé, elles sont devenues brunâtres ou noirâtres. Cette dernière teinte résulte d'une exsudation sanguine qui se produit, soit lorsque les croûtes tombent naturellement, soit surtout lorsqu'elles sont arrachées violemment, et que la peau qu'elles recouvrent est excoriée. Cet aspect particulier des croûtes donne au visage quelque chose de repoussant et d'assez analogue au facies de certains varioleux. Alors même que l'impétigo envahit toute la face, le nez est presque toujours respecté par l'inflammation; il en est de même des paupières; d'autres fois elles sont elles-mêmes malades; l'œil est alors fermé, et une croûte noirâtre et sordide semble remplacer l'opercule palpébral. Lorsque l'impétigo chronique occupe une des joues, par exemple, il forme quelquefois une surface bosselée, plus saillante à son centre que sur ses bords, et qui ressemble, sauf la teinte et les inégalités de sa surface, à une coquille d'huître.

La maladie se perpétue ainsi pendant plusieurs mois; cependant nous avons remarqué (surtout lorsque des soins convenables étaient administrés) que l'impétigo chronique du visage résultait d'une succession de phlegmasies aiguës occupant le même siége plutôt que d'une inflammation chronique proprement dite. Lorsque le visage est débarrassé des croûtes qui le recouvrent, on trouve quelquefois au-dessous d'elles des excoriations superficielles, mais jamais de véritables ulcérations. La surface malade est d'un rouge vif, luisante, humide, facilement saignante. Alors il est impossible de retrouver la lésion élémentaire; on n'a plus sous les yeux qu'une large surface, assez analogue à celle d'un vésicatoire, et sécrétant un liquide clair et visqueux. Plus tard, la sécrétion se tarit; mais la rougeur persiste pendant assez longtemps encore, puis elle disparaît à son tour, et le teint recouvre toute sa fraîcheur. Nous avons souvent observé qu'à la suite de l'impétigo les veinules de la peau conservaient une dilatation manifeste, et que c'était à cette cause que l'on devait attribuer la persistance de la rougeur morbide.

2° *Au cuir chevelu*, l'impétigo se présente sous un aspect différent. Il est tantôt partiel, tantôt général ; mais au début il n'occupe d'ordinaire qu'une petite surface, et lorsqu'il finit par envahir la tête, ce n'est que successivement. La maladie est presque toujours chronique. D'après la manière dont l'inflammation est répartie, et aussi d'après la forme des croûtes, les auteurs ont décrit deux variétés : l'*impetigo larvalis* et l'*impetigo granulata*. Dans cette dernière, les pustules, presque toutes traversées par un cheveu, forment de petites groupes, qui, en se rompant, donnent naissance à des croûtes brunâtres, très adhérentes, irrégulières, disséminées, et emprisonnant un certain nombre de cheveux. Les croûtes deviennent dures, bosselées, inégales, prennent une couleur brune ou d'un gris foncé. De petites granulations, sèches, friables, irrégulières, se détachent et restent éparses dans les cheveux qui en sont çà et là comme hérissés. (Cazenave, p. 226.)

Dans l'autre forme, *impetigo larvalis*, un espace plus ou moins considérable du cuir chevelu et quelquefois toute la tête sont couverts de croûtes chagrinées, épaisses, volumineuses, adhérentes ; en outre les surfaces malades laissent suinter une abondante quantité de liquide visqueux, d'une odeur fétide toute spéciale, qui colle intimement les cheveux les uns aux autres, si l'on n'a pas eu la précaution de les couper auparavant. On voit quelquefois ce liquide couler sur les côtés du front ou derrière les oreilles, les irriter par son contact, et propager ainsi la maladie. Il imprègne aussi les linges qui entourent la tête de l'enfant. Les croûtes exhalent tous les jours plus de fétidité, et si la maladie est abandonnée à elle-même, des myriades de poux se developpent, et, par l'irritation et les démangeaisons qu'ils occasionnent, augmentent les souffrances du jeune malade. A mesure que les croûtes s'epaississent, elles changent de nature : d'abord un peu humide, leur surface externe devient bientôt entièrement sèche; elles sont brunâtres, quelquefois très friables ; dans d'autres cas, lorsque leur partie la plus superficielle a été enlevée, on découvre au-dessous de la couche brune une surface d'un jaune clair, très sèche, ressemblant par sa couleur au favus, mais en différant par des caractères que nous exposerons plus tard. A cette époque la lésion élémentaire a disparu, et l'espèce d'altération de la peau est souvent difficile à déterminer. L'impétigo du cuir chevelu peut se prolonger pendant des mois et des années, s'il n'est pas convenablement traité.

Lorsqu'au moyen d'applications topiques, on a provoqué la chute des croûtes, on voit une surface d'un rouge vif, luisante, humide, qui fournit un suintement abondant de matière purulente ; la peau semble épaissie et tendue; quelquefois elle est excoriée. Nous n'avons jamais vu de profondes ulcérations succéder à la phlegmasie. Lorsque la maladie est mal soignée et persiste pendant plusieurs mois, l'inflammation a gagné les bulbes pilifères, et a produit une alopécie partielle ou générale qui, différente de celle qui succède au favus, n'est pas incurable.

Autres symptômes et complications. — Que l'impétigo occupe la face ou le cuir chevelu, il donne naissance à d'autres symptômes dont nous devons dire ici quelques mots.

1° *Démangeaison.* — Un symptôme constant dans l'impétigo est la démangeaison poussée quelquefois à un degré extrême; elle ne laisse pas au malheureux enfant un seul instant de repos. Il porte sans cesse ses mains à son visage, et si l'on ne s'y oppose, il arrache les croûtes qui le recouvrent, excorie avec ses ongles les surfaces enflammées, et lacère quelquefois profondément sa peau si délicate. Il en résulte alors un suintement séro-sanguinolent qui donne aux croûtes cette teinte noire dont nous avons déjà parlé.

2° *Odeur.* — L'odeur exhalée par les surfaces malades varie suivant l'ancienneté de la maladie; lorsque l'inflammation est récente, elle est seulement fade; elle a les mêmes caractères quand les croûtes sont tombées. Lorsqu'au contraire d'anciennes et nombreuses incrustations impétigineuses couvrent tout le cuir chevelu, et s'accompagnent d'un suintement abondant, l'odeur est extrêmement fétide, nauséabonde et repoussante.

3° *État des ganglions.* — Lorsque l'inflammation de la peau est intense, et qu'elle siége au voisinage des ganglions cervicaux, elle détermine quelquefois leur inflammation. Il est peu d'enfants atteints d'impétigo du cuir chevelu qui ne présentent pas une tuméfaction plus ou moins considérable de ces organes. La phlegmasie ganglionnaire passe à l'état chronique quand l'impétigo a une longue durée. D'après M. Cazenave, les ganglions peuvent suppurer; nous n'en avons pas observé d'exemple.

4° *État des yeux.* — La phlegmasie des ganglions ne réclame aucune attention. Il n'en est pas de même des ophthalmies, qui sont très fréquentes. Quelquefois elles sont le résultat du contact du liquide irritant; d'autres fois elles alternent avec l'impétigo et il se forme ainsi une espèce de bascule, en sorte que lorsque l'impétigo va mieux, l'ophthalmie empire, et *vice versa.* Nous avons vu des cas où, par une incurie inconcevable, on avait négligé d'arrêter les progrès d'un impétigo du visage qui s'était fixé sur les paupières. L'inflammation avait gagné lentement le globe de l'œil, et la perte de cet organe en avait été la conséquence.

La maladie nous a toujours semblé apyrétique: les enfants conservent l'appétit; les fonctions digestives s'exécutent comme à l'état normal (1). Cependant, lorsque les démangeaisons sont excessives, le

(1) Cependant l'un de nous (M. Barthez) a vu la maladie se développer chez un enfant de quatre ans avec tous les symptômes d'une fièvre éruptive : il constata du

pouls s'accélère, les nuits sont mauvaises, l'appétit diminue, et l'enfant maigrit manifestement.

Art. II. — Pronostic.

L'impétigo de la face et du cuir chevelu n'est pas une maladie fâcheuse, en ce sens, que par elle-même elle ne compromet pas les jours de l'enfant ; mais soignée d'une manière intempestive, elle peut être l'origine d'accidents graves, dont nous avons déjà dit quelques mots. En outre, cette affection est repoussante, pénible pour le jeune malade, souvent douloureuse par les démangeaisons qu'elle occasionne ; toujours rebelle et tenace, ayant une grande tendance à récidiver. La maladie est en général plus grave chez les jeunes enfants, à cause du suintement très abondant dont elle s'accompagne et de la facilité plus grande avec laquelle se produisent les ophthalmies.

Art. III. — Causes.

Les causes de l'impétigo de la face et du cuir chevelu sont aussi obscures que celles des autres maladies cutanées. Nous l'avons observé plus fréquemment chez les enfants de deux à cinq ans que chez les plus âgés; cependant on peut le rencontrer à toutes les périodes de l'enfance. L'impétigo de la face est beaucoup moins fréquent que celui du cuir chevelu ; ce dernier paraît plus spécial à l'âge de cinq à dix ans, tandis que le premier existe d'ordinaire chez les enfants à la mamelle. Nous l'avons observé chez les garçons aussi bien que chez les filles. Il nous a paru se développer aussi souvent chez les enfants robustes que chez ceux qui étaient débilités par des maladies antérieures. D'après M. Cazenave le défaut de propreté pourrait avoir quelque influence sur son apparition. Suivant M. Rayer, les enfants d'un tempérament lymphatique ou scrofuleux, et surtout ceux qui sont mal logés, mal nourris, et appartiennent aux classes pauvres de la société, y seraient plus exposés que les autres. L'extrême rareté de cette maladie chez les enfants de la classe riche en est encore la preuve. L'impétigo coïnciderait aussi, suivant le même auteur, avec des dérangements des organes digestifs pendant la première et la seconde dentition.

L'impétigo, quelle que soit sa forme, n'est pas contagieux d'individu à individu ; mais il est hors de doute que la sécrétion séro-purulente inocule la maladie aux parties de la peau sur lesquelles elle découle et augmente ainsi son étendue.

malaise, de l'anorexie, de la chaleur vive, de l'accélération du pouls, comme prodromes. Les pustules se formèrent avec une grande rapidité sur la joue et sur la paupière droites, à l'intérieur et à l'extérieur de l'oreille et sur le côté correspondant du cou. Au-dessous de l'éruption très abondante, la peau était rouge, tendue, chaude et luisante. La conjonctive elle-même était injectée. Au bout de peu de jours, le mouvement fébrile disparut, les pustules devinrent des croûtes jaunes, flavescentes, qui tombèrent bientôt. La maladie dura en tout une douzaine de jours.

Art. IV. — Traitement.

§ I. *Indications.* — Nous avons fait pressentir dans les paragraphes précédents que le traitement de l'impétigo soulevait chez l'enfant plus d'une difficulté. Les indications que fournissent la nature, la marche, le mode de propagation et les accidents secondaires de l'affection impétigineuse, nécessitent des considérations spéciales suivant que la maladie est aiguë ou chronique.

A. *Impétigo aigu.*—Lorsque la phlegmasie est récente, le praticien doit s'attacher 1° à modérer son intensité quand elle dépasse certaines limites (émissions sanguines, bains, cataplasmes, laxatifs) ;

2° A limiter son étendue, et surtout à empêcher qu'elle n'envahisse les parties délicates.

3° A diminuer les symptômes pénibles résultant de l'inflammation.

4° Quand la maladie est légère ou partielle ou qu'elle survient dans l'une des circonstances ci-dessus indiquées (p. 69), il faut l'abandonner à elle-même, et se borner à un traitement purement hygiénique.

B. *Impétigo chronique.* — Les indications que nous venons d'exposer se retrouvent ici avec quelques différences qui seront indiquées plus tard. En outre il faut, lorsque la maladie est étendue, l'attaquer partiellement, de peur des accidents dont nous avons parlé dans un des paragraphes précédents : il est nécessaire de changer par des topiques le mode de l'inflammation. Il faut enfin modifier la constitution au moyen d'une médication générale qui s'attaque au principe de la maladie elle-même ou aux causes qui l'entretiennent.

§ II. *Examen des médications* — 1° *Émissions sanguines.* — La phlegmasie cutanée qui constitue l'impétigo semble réclamer l'usage des émissions sanguines. Cependant ce moyen doit être réservé pour un nombre de cas restreint. Il faut s'en abstenir :

1° Quand la maladie est aiguë et limitée ;

2° Quand elle est très ancienne ;

3° Quand l'enfant est jeune, d'une constitution chétive ou affaiblie par des maladies antérieures.

On pourra y avoir recours chez les enfants forts, pléthoriques, lorsque la maladie aiguë occupe une grande partie de la face, par exemple, et s'accompagne de douleur, de vives démangeaisons, de gonflement, de tension et d'une rougeur intense au pourtour des points enflammés. Quand l'affection est chronique, on n'emploiera cette méthode que dans le cas où l'enfant, étant dans les mêmes conditions de santé générale, la maladie n'est pas très ancienne, occupe une grande surface, s'accompagne d'une abondante sécrétion, ou bien est le résultat de la répétition de plusieurs inflammations aiguës.

Chez les jeunes enfants, la saignée locale sera peu abondante (deux à quatre sangsues au plus); chez les plus âgés on pourra prescrire une saignée du bras d'une palette et demie à deux palettes. Il n'est pas indifférent de préciser les points d'élection pour l'application des sangsues. Nous prescrivons comme règle générale de ne jamais les poser au voisinage des parties malades; en effet, l'irritation produite par la piqûre des annélides congestionne les tissus, et en outre ces petites plaies peuvent s'enflammer par le contact du liquide irritant, et donner naissance à des furoncles difficiles à guérir; elles peuvent aussi être le point de départ d'une nouvelle inflammation impétigineuse qui propage la maladie. On devra donc employer l'émission sanguine comme dérivatif, et appliquer les sangsues à l'anus ou à la partie interne des cuisses. On laissera couler les piqûres une heure au plus. Nous ne pensons pas qu'il soit nécessaire de renouveler l'émission sanguine. Il ne faut pas oublier que toute cause d'affaiblissement tend à augmenter la prédisposition de l'organe à contracter des affections inflammatoires, et qu'en outre on a souvent à traiter une maladie qui dure plusieurs mois et même plusieurs années.

2° *Bains.* — Les bains tièdes à 27 ou 28° Réaum. sont très utiles; ils le sont d'autant plus qu'il est souvent très difficile d'appliquer des topiques soit sur la face, soit sur le cuir chevelu. On commencera par donner des bains simples; s'ils sont peu efficaces, on pourra augmenter leur qualité émolliente et sédative en ajoutant à l'eau de la baignoire une forte décoction d'eau de guimauve ou de mauve, ou bien 100 à 250 grammes de gélatine; on pourra aussi donner des bains de petit-lait; on aura soin que l'enfant plonge le bas de la face dans le liquide, et l'on aspergera de temps à autre le visage avec l'eau de la baignoire; on favorisera ainsi la chute des croûtes. Il faudra éponger avec soin les parties humectées au moyen d'un linge ou d'une éponge fine. Si la maladie est étendue, on ne fera les lotions émollientes que sur une partie du visage ou du cuir chevelu, pour éviter l'inconvénient de mettre à nu une trop grande surface.

Les bains émollients conviennent principalement dans la forme aiguë avec tension et rougeur; ils ont alors une action générale antiphlogistique. Dans la forme chronique, ils sont surtout prescrits dans le but de favoriser la chute des croûtes et de permettre l'application des moyens topiques. Dans les cas où la maladie est aiguë et intense, les bains peuvent être donnés tous les jours; tous les deux jours seulement, quand elle est chronique. On pourra progressivement augmenter la durée de l'immersion d'une demi-heure à deux et même trois heures. Lorsque la maladie sera chronique, et le suintement presque nul, il sera avantageux de substituer aux bains simples ou émollients les bains alcalins ou sulfureux.

M. Trousseau recommande spécialement les bains alcalins (30 à 50 grammes de sous-carbonate de soude pour 75 à 100 litres d'eau) dans la forme chronique, quand il existe de vives démangeaisons.

Il préfère les bains de sublimé (2 grammes de bichlorure de mercure dans 30 litres d'eau) dans les cas d'eczéma impétiginodes fluent, quand la peau est d'un rouge vif. La durée du bain est d'un quart d'heure pour les enfants en très bas âge, d'une demi-heure pour les enfants âgés de plus d'un an. M. Trousseau affirme que *les bains de sublimé n'ont jamais donné lieu aux accidents toxiques les plus légers*. Nous les avons essayés à plusieurs reprises de la manière et dans les conditions indiquées par M. Trousseau ; mais nous ne pouvons leur accorder le degré d'efficacité dont ils jouissent d'après l'habile professeur.

3° *Applications émollientes.* — Nous venons de voir qu'un des avantages des bains était d'agir localement ; d'autres topiques émollients peuvent être appliqués sur le siége du mal. Quand la maladie est aiguë, que les croûtes sont molles et se détachent avec facilité, les bains suffisent ; lorsqu'au contraire la phlegmasie est plus ancienne, et que les croûtes sont très adhérentes, dures, sèches et épaisses, il faut provoquer leur chute par d'autres moyens. Ainsi, sur la face, on appliquera des compresses trempées dans des décoctions de mauve, de guimauve ou dans du lait Si les démangeaisons sont vives, on pourrait faire bouillir avec la guimauve une tête de pavot, ou ajouter au lait 12 à 20 grammes d'eau de laurier-cerise. Si l'enfant est très jeune et indocile, on est souvent obligé de renoncer à ces applications par l'impossibilité de les maintenir en contact avec les surfaces malades. On peut alors se borner à prescrire des bains ; ou, après avoir entouré le cou de l'enfant dans une toile cirée dont les godets permettent au liquide de s'écouler, on arrosera la face avec les décoctions émollientes ci-dessus indiquées.

Il est très difficile d'appliquer des cataplasmes sur les joues, tandis qu'au contraire on les maintient avec facilité sur le front et le cuir chevelu. Il faut les composer avec de la farine de graine de lin, avec du pain cuit dans du lait, ou mieux encore avec de la fécule de pomme de terre ou de riz ; ils doivent être très humides, pas trop chauds. Ces topiques seront toujours enveloppés d'une gaze ou d'un linge fin. Il faut éviter que les ingrédients qui les composent ne soient en contact immédiat avec la peau, car ils forment alors avec les croûtes une sorte de magma très difficile à détacher.

Lorsque la maladie occupe le front en tout ou partie, on peut, sans inconvénient, appliquer un cataplasme qui recouvre toute cette surface. Lorsqu'au contraire l'inflammation a envahi tout le cuir chevelu, il ne faut *jamais* en appliquer un qui couvre toute la tête et mette ensuite à nu une grande surface enflammée. Nous avons dit plus haut ce qui rendait ce précepte indispensable. Voici, en cas pareil, comment on agira. On divisera la surface du cuir chevelu en deux ou trois zones ; sur la première on appliquera un cataplasme de fécule ; on renouvellera cette application à plusieurs reprises, et ce ne sera que lorsqu'on aura obtenu la chute de toutes les croûtes et agi par des moyens topiqués sur la surface enflammée que l'on attaquera la seconde zone, puis la troisième, par les mêmes moyens.

4° *Topiques spécifiques.* — Les médicaments dont nous venons de parler sont utiles pour diminuer la fluxion inflammatoire, et favoriser la chute des croûtes. Lorsque, dans l'impétigo chronique, la surface malade a été mise à nu, il faut modifier l'inflammation par des moyens topiques. Si la phlegmasie existe encore vive, si la peau est rouge, tendue, si elle suinte, il faudra continuer l'application des topiques émollients; si la surface malade est excoriée, on les remplacera par des onctions avec une pommade contenant 2 grammes d'oxyde de zinc ou de calomel pour 16 grammes de cérat blanc. Henke conseille en pareil cas la pommade suivante :

℞	Beurre frais........................	30 grammes.
	Fleurs de zinc........................	2 grammes.
	Opium finement pulvérisé............	30 centigrammes.

Lorsque le suintement aura diminué, et que la peau sera seulement rouge et tendue, on changera la médication et l'on fera des lotions avec l'une ou l'autre des solutions suivantes :

1° 2 grammes de sulfure de potasse dans 500 grammes d'eau.

2° 4 grammes de sous-carbonate de soude ou de potasse dans 500 grammes d'eau.

3° Un mélange à parties égales d'eau de chaux et d'huile d'amandes douces.

Ces différentes lotions doivent être renouvelées deux ou trois fois par jour sur les points au niveau desquels il n'existe pas de croûtes; toutefois il ne faut y avoir recours que dans les cas où le suintement a évidemment diminué. Si la guérison ne succède pas à leur emploi, on pourra alors substituer des frictions avec la pommade suivante, que dans bon nombre de cas nous avons vu employer avec succès :

℞	Axonge............................	30 grammes.
	Goudron............................	8 grammes.
	Laudanum de Sydenham.............	2 grammes.

Si la surface impétigineuse était très limitée, et que la maladie fût très chronique, on pourrait toucher les points enflammés avec le nitrate d'argent. On conçoit que la cautérisation ne doit jamais être pratiquée lorsqu'une grande partie de la face ou du cuir chevelu a été envahie par l'éruption. L'emploi des bains généraux alcalins ou sulfureux devra être réservé pour l'époque où l'on croira devoir prescrire les topiques sus-indiqués.

Le traitement que nous venons de conseiller resterait sans succès si les parents des jeunes malades ne mettaient en usage les soins de propreté les plus minutieux. Les bains rempliront en partie ce but; mais il faudra en outre absterger fréquemment avec une éponge fine le liquide qui s'écoule en abondance. Si c'est le cuir chevelu ou le front qui sont envahis, on oindra les sourcils avec un corps gras (huile d'amandes douces, cérat), pour empêcher que le liquide ne découle sur la paupière supérieure et ne l'enflamme. La tête sera enveloppée de linges fins et propres que l'on renouvellera une ou deux fois par jour si le suintement est abondant. On aura la précaution de les enduire légèrement à leur pourtour avec un corps gras pour qu'ils n'adhèrent pas aux parties enflammées, et pour que leur avulsion ne soit pas douloureuse. Il va sans dire que la première précaution à prendre, quand la maladie siége sur le cuir chevelu, est de couper les cheveux aussi près que possible de la surface de la peau avec des ciseaux courbes. Quelques médecins conseillent l'épilation, nous ne croyons pas cette pratique nécessaire ; nous verrons qu'il n'en est pas de même dans le favus.

Médication générale. — Dans l'impétigo aigu, il est tout à fait inutile de recourir à une médication générale ; il n'en est pas de même quand la maladie est chronique. Mais ici il est nécessaire d'établir des distinctions. 1° L'impétigo chronique existe chez un individu cachectique, soumis à l'influence de causes débilitantes. La médication générale dans ce cas n'est pas douteuse, on doit chercher à modifier la constitution au moyen d'un traitement tonique convenablement dirigé. Ainsi les préparations ferrugineuses de toute espèce, le quinquina, seront particulièrement indiqués. 2° L'impétigo atteint un enfant robuste. On a proposé, dans ce cas, l'emploi d'un grand nombre de médications dites spécifiques, que nous allons indiquer ici sans nous porter garants de leur efficacité. Parmi ces médicaments la pensée sauvage (*viola tricolor*) tient le premier rang. La plupart des auteurs qui ont écrit sur les maladies des enfants ont vanté cette plante comme spécifique de *la croûte de lait.* Les auteurs allemands la donnent en infusion ou en poudre jointe à d'autres médicaments, et en particulier à la poudre de soufre et à la salsepareille. « Un médicament dont une expérience de bien des années a démontré l'utilité dans le traitement de la croûte de lait, dit Wendt, est un mélange de salsepareille et de pensée que l'on fait bouillir et que l'on donne édulcoré avec du sucre comme boisson ordinaire. On fait bouillir, à cet effet, 15 grammes de salsepareille dans 500 grammes d'eau, et l'on ajoute à la fin de l'ébullition 4 grammes de pensée sauvage. On laisse refroidir et l'on filtre. Cette quantité suffit pour vingt-quatre heures. » D'après Henke, le médicament doit être continué pendant trois à quatre semaines, si l'on veut en obtenir de bons effets ; on reconnaît qu'il commence à agir lorsque l'on voit l'éruption se dessécher sans que l'on ait employé aucun moyen local, et l'urine acquérir une odeur désagréable. Nous avons aussi employé la douce-amère unie à la salsepareille, à la dose, la première de 4 grammes, la seconde de 8 grammes pour une pinte d'eau. Les deux médicaments étant réduits en poudre, on les faisait digérer dans l'eau froide pendant vingt-quatre heures, ensuite on filtrait, puis on édulcorait avec du sirop simple. Cette boisson n'est pas désagréable. Les enfants prennent chaque jour un ou deux verres de ce mélange.

Parmi les préparations minérales, Wendt a vanté les poudres de Plummer, dont voici la formule :

℞ Calomel.............	aa 20 centigrammes.
Soufre doré d'antimoine	
Sucre blanc..........	8 grammes.

Faites 12 poudres égales.

Il donne trois fois par jour une de ces poudres; ainsi fractionnées, elles ne produisent pas d'évacuations alvines. Il réserve cette médication pour les enfants vigoureux et bien nourris.

Les tisanes nitrique et sulfurique et les purgatifs longtemps continués, prescrits dans l'impétigo des adultes, ne doivent, sous aucun prétexte, être employés chez les enfants. Cependant à l'époque où l'on provoque la chute des croûtes, et où l'on cherche à tarir l'abondance de la sécrétion cutanée, nous croyons qu'il est prudent de donner (si du reste la santé générale est bonne) un purgatif doux, avec la manne, la potion de café, l'huile de ricin, ou 10 à 15 centigrammes de calomel. On pourra la renouveler au bout de quatre jours; mais on ne devra pas en quinze jours prescrire au maximum plus de trois purgatifs.

Le *soufre* a aussi été vanté dans le traitement de l'impétigo. On le prescrit en poudre à la dose de 50 à 80 centigrammes, avec une double quantité de sucre de lait; on divise la poudre en trois paquets égaux, et on les donne tous les trois dans les vingt-quatre heures. Cette médication doit être continuée pendant longtemps; on ne la suspendrait que dans les cas où elle provoquerait des évacuations alvines trop fréquentes; effet qui n'est, du reste, produit que par exception, quand le soufre est donné à la dose que nous prescrivons ici.

Soins hygiéniques. — Indépendamment des soins de propreté dont nous avons parlé plus haut, le médecin doit accorder une grande attention à l'hygiène des enfants atteints d'impétigo: 1° si la maladie est récente et peu étendue chez un enfant très jeune, on ne changera rien à son alimentation; il en sera de même si la maladie est chronique et l'enfant robuste; 2° si l'inflammation est aiguë, intense, et l'enfant plus âgé, on diminuera la quantité des aliments azotés: le laitage, les viandes blanches, les légumes, les fruits bien mûrs si la saison le permet, feront la base de sa nourriture; 3° si la maladie est survenue chez un enfant cachectique, la nourriture sera plutôt tonique. Les bouillons, la viande noire, un peu de vin coupé d'eau, seront utiles.

Lorsque la saison le permettra, il sera toujours très avantageux que les enfants jouent en plein air, et qu'ils fassent de fréquentes promenades. Dans les cas où l'on est obligé de les garder dans la chambre, il faut avoir soin de les éloigner des cheminées; la chaleur vive qui s'en dégage a le grave inconvénient de congestionner la face et d'augmenter considérablement les démangeaisons.

Résumé. — *A.* Un enfant âgé de moins d'un an ou récemment sevré, et peu fort, est atteint depuis peu de jours d'un impétigo de la face; la maladie est bornée au front ou à la joue; le visage n'est pas tuméfié, les parties voisines du siége du mal ne sont ni rouges ni tendues.

Le médecin peut se contenter de prescrire le traitement suivant: 1° asperger à plusieurs reprises, trois ou quatre fois par jour, les surfaces malades avec une forte décoction de guimauve; 2° faire prendre à l'enfant, dans un intervalle de quinze jours, cinq bains de demi-heure chacun; 3° dans le même intervalle de temps, donner deux légers purgatifs avec deux à quatre cuillerées de sirop de manne; ne rien changer à l'alimentation.

B. Un enfant de quatre ans, robuste et bien portant, est atteint d'un impétigo aigu. Des croûtes jaunes flavescentes occupent le front, des pustules commencent à se montrer sur les joues. La peau du visage est rouge, tendue, et l'on doit craindre l'extension prochaine de la maladie au reste de la face. On agira de la manière suivante:

1° On appliquera trois sangsues à l'anus. On laissera couler les piqûres pendant une heure.

2° Dans la journée, on donnera un bain simple d'une demi-heure, et, pendant que l'enfant sera dans l'eau, on appliquera sur le front des compresses trempées dans une décoction émolliente.

3° Pour empêcher l'extension de la maladie aux paupières, on en oindra tout le pourtour avec une très légère couche d'onguent napolitain.

4° L'alimentation sera composée de laitage, de légumes, de fruits, d'une petite quantité de viande blanche.

Les jours suivants on continuera les bains et les lotions émollientes. Si, malgré l'emploi des onctions mercurielles, la maladie s'est étendue aux paupières, on favorisera la chute rapide des croûtes au moyen d'aspersions émollientes fréquemment répétées, ou d'applications de petits cataplasmes de fécule. On aura surtout grand soin d'essuyer fréquemment le liquide qui découle du front. Si la congestion de la face n'a pas diminué cinq jours après l'émission sanguine, on donnera un léger purgatif avec 10 centigrammes de calomel, ou 15 grammes de manne dans une tasse de lait. Cinq jours plus tard, on pourra renouveler le purgatif.

C. Un enfant est atteint depuis deux à trois mois d'un impétigo qui occupe toute la surface du cuir chevelu; les croûtes sont épaisses, abondantes; au-dessous d'elles la surface malade laisse couler du liquide en abondance. La maladie n'a pas encore été traitée. Le médecin instituera le traitement suivant :

1° On coupera les cheveux aussi ras que possible.

2° On donnera un bain émollient d'une heure.

3° On appliquera un cataplasme de fécule bien humide, arrosé avec une décoction de guimauve, sur la moitié ou le tiers antérieur de la tête. On renouvellera cette application avant que le cataplasme ait perdu son humidité, et on la répétera jusqu'à ce que les croûtes soient détachées. Si la surface mise à nu est très rouge et excoriée, on y fera des onctions avec de la pommade d'oxyde de zinc ou de calomel indiquée ci-dessus, ou bien on continuera avec persévérance les applications de cataplasmes de fécule, qui doivent être toujours bien humides et peu chauds. En même temps, et dans un intervalle de quinze jours, on donnera un ou deux purgatifs Des bains émollients seront prescrits trois fois par semaine. Cette médication sera quelquefois suffisante pour amener la guérison.

Si le suintement est peu abondant, on fera des lotions deux ou trois fois par jour avec une des solutions alcalines ci-dessus indiquées. Lorsque la surface malade commencera à se dessécher, que les pustules ne se reformeront pas, on emploiera pour la seconde partie du cuir chevelu le même traitement que pour la première. En même temps que ce traitement sera mis en usage, on continuera les bains simples deux ou trois fois par semaine. Quand les surfaces seront sèches, on remplacera le bain simple par un bain sulfureux donné tous les jours. La tisane habituelle sera le mélange de salsepareille et de pensée sauvage indiqué ci-dessus. On la continuera pendant quinze jours, trois semaines et plus. Si elle ne paraît exercer aucune influence bienfaisante, on la remplacera par les poudres de Plummer, qui devront être continuées pendant quinze jours et plus. Si cette médication suivie avec persévérance pendant un mois ou six semaines n'a pas de succès, il faudra, si la saison le permet, avoir recours aux eaux minérales sulfureuses, telles que, en France, celles de Bagnères et de Cauterets, et en Suisse celles de Schinznach.

CHAPITRE III.

ECZÉMA.

Art. I. — Symptômes.

L'eczéma est une maladie caractérisée par des vésicules très petites, aplaties, souvent confluentes. Ces vésicules se vident bientôt du fluide qu'elles contiennent, et donnent lieu à une légère desquamation épidermique; ou bien, laissant à nu une surface rouge et enflammée, elles sont suivies d'un suintement séreux abondant, et plus tard de la formation de croûtes lamelleuses plus ou moins épaisses. Enfin la suppuration étant tarie, les croûtes cessent de se former : elles se détachent, et il ne reste plus de la maladie qu'une coloration d'un rouge plus ou moins vif. Les circonstances qui accompagnent l'éruption, sa cause, son siége, sa marche, ses complications, ont nécessité la division de la maladie en un certain nombre de variétés. L'eczéma peut, chez l'enfant, se développer sur toutes les parties du corps; nous nous proposons d'étudier dans cet article les espèces qui sont plus spéciales à l'enfant, savoir : l'eczéma de la face et du cuir chevelu et l'eczéma généralisé.

Eczéma de la face. — A la face, cette éruption est caractérisée, comme toutes les variétés du genre, par de petites vésicules qui débutent souvent sur les joues ou sur le front, et qui ne tardent pas à envahir d'autres parties de la face; celle-ci est bientôt couverte tout entière par l'éruption. En même temps, la peau rougit, le visage se tuméfie. Bientôt les vésicules crèvent, et laissent suinter un fluide séreux, abondant, qui se concrète rapidement et forme des lamelles peu épaisses qui se détachent bientôt; l'écoulement séreux augmente alors d'abondance. La face est d'un rouge vif, tuméfiée, chaude; la peau, brillante, paraît amincie, ou tout au moins recouverte d'un épiderme très mince; on voit bientôt sourdre au travers de cet épiderme de petites gouttelettes de liquide; puis il se rompt de nouveau, et toute la face conservant sa rougeur, offre différents aspects. Là, c'est une surface rouge, humide, suintante; plus loin, on voit des croûtes lamelleuses grisâtres; ailleurs, l'épiderme est simplement aminci et tendu. Lorsque l'inflammation, après avoir duré un temps plus ou moins long, marche à la guérison, on voit successivement le suintement se tarir, les croûtes se détacher, la rougeur diminuer. Toutefois, pour peu que la maladie ait eu une durée un peu plus longue, pendant longtemps encore la peau conserve de la rougeur, un peu de tension et de la desquamation.

Eczéma du cuir chevelu. — L'inflammation eczémateuse présente dans cette région des caractères un peu différents qui dépendent du siége de la maladie. Ici on constate plus difficilement les vésicules à leur début, la rougeur et la tension du cuir chevelu qui leur succèdent. Mais le phénomène le plus appréciable est la sécrétion d'une abondante quantité de sérosité, et la formation de croûtes plus ou moins épaisses. Lorsque la maladie fait des progrès, les croûtes augmentent de plus en plus d'épaisseur ; elles présentent néanmoins des caractères qui, même en l'absence de la lésion élémentaire, permettent de reconnaître la nature de la maladie. Ainsi elles ne sont jamais très épaisses; leur surface n'est pas inégale, irrégulière et brisée, comme celle des croûtes d'impétigo; les cheveux qu'elles enveloppent ne sont pas çà et là hérissés des concrétions grisâtres que l'on observe dans certaines formes d'inflammations pustuleuses. La sécrétion de sérosité est en outre plus abondante ; on la voit découler sur le front, les joues et la nuque, et occasionner par sa présence une irritation qui contribue encore à augmenter l'étendue de la maladie. L'inflammation s'accompagne d'ordinaire de vives démangeaisons. « Les enfants, dit M. Rayer, sont en proie à une démangeaison dont rien ne peut exprimer la violence. Elle redouble lorsqu'on leur découvre la tête ou qu'on l'expose à l'air ; ils la frottent violemment entre leurs épaules. Pour peu que leurs mains soient libres, ils se grattent avec une vivacité inouïe, et le sang coule sous leurs ongles. »

L'irritation permanente du cuir chevelu ou de la face peut en outre déterminer la formation de petits abcès ; les ganglions cervicaux ou sous-maxillaires s'enflamment aussi quelquefois. Une odeur fétide et le développement d'un grand nombre de poux accompagnent d'ordinaire la phlegmasie.

Enfin des accidents secondaires graves, et en particulier des ophthalmies aiguës ou chroniques, des otites, sont quelquefois la conséquence de l'extension de l'inflammation aux organes des sens.

Eczéma généralisé. — Nous avons observé, principalement chez les enfants à la mamelle, un eczéma qui, débutant par la face, finissait au bout de quelques semaines par envahir une grande partie du corps. Cette maladie s'accompagne de démangeaisons intolérables ; les fonctions de la peau ne se font plus que d'une manière incomplète ; les enfants maigrissent, perdent l'appétit et le sommeil, et, sans être précisément en danger, sont cependant bien plus gravement incommodés que ceux dont l'éruption est bornée au visage ou au cuir chevelu. L'eczéma général est très rebelle. Nous avons observé plusieurs cas où il était compliqué de *lichen agrius*. Chez un enfant cette maladie complexe débuta à l'âge de cinq mois, et résista pendant plusieurs années aux traitements les plus variés et les plus énergiques ; puis elle a été graduellement en diminuant. L'enfant a aujourd'hui quatorze ans et n'en est pas encore délivré.

C'est surtout dans les cas d'eczéma très étendu que l'on voit alterner avec la diminution où l'aggravation de l'éruption les affections catarrhales, trachéo-bronchiques ou gastro-intestinales.

Art. II. — Traitement.

Le traitement de l'eczéma ne diffère pas de celui que nous avons indiqué en parlant de l'impétigo. C'est surtout contre cette maladie que M. Trousseau a conseillé les bains de sublimé.

M. Trousseau, d'accord avec nous sur ce point, s'élève fortement contre l'usage des purgatifs employés comme dérivatifs et d'une manière continue, surtout chez les très jeunes enfants. Il proscrit aussi une médication encore très en vogue, et contre laquelle nous nous sommes élevés à plusieurs reprises : nous voulons parler des vésicatoires. Mais nous ne sommes pas de son avis relativement à l'huile de foie de morue et l'iodure de potassium, lorsqu'il les accuse de produire des éruptions papuleuses ou vésiculeuses. Nous avons donné ces remèdes à un nombre considérable d'enfants sans avoir jamais observé un pareil résultat, et nous avons eu souvent à nous louer de leur emploi, surtout chez les sujets lymphatiques. Parmi les dépuratifs, M. Trousseau donne la préférence au sirop antiscorbutique, nous préférons celui de salsepareille.

Quand l'eczéma s'est développé chez un enfant à la mamelle, il est très important de s'assurer de la qualité du lait. Il nous est souvent arrivé d'obtenir une guérison solide en nous bornant à conseiller le changement de nourrice. Il ne faut pas croire que l'eczéma soit toujours la conséquence d'une alimentation par un lait pauvre ou insuffisant; en consultant nos souvenirs, nous serions plutôt portés à admettre le contraire. Nous faisons cette remarque pour indiquer que le changement d'alimentation peut être opportun tout aussi bien quand le lait pèche par trop de richesse que dans le cas où les globules sont rares et petits. Si l'enfant a atteint ou dépassé le neuvième mois, nous n'hésitons pas à le sevrer, et le sevrage nous réussit à l'égal du changement de nourrice pour les enfants plus jeunes.

CHAPITRE IV.

FAVUS.

Le *favus*, désigné aussi par quelques auteurs sous le nom de *porrigo*, est cette affection qui est connue sous le nom vulgaire de *teigne*. Bon nombre d'auteurs et de praticiens confondent encore cette maladie avec celle que nous avons décrite dans le chapitre précédent, et avec d'autres éruptions qui occupent le cuir chevelu. Cependant les différences sont grandes, comme on pourra s'en assurer par la description suivante.

Art. I. — Description de la maladie.

Il y a quelques années on considérait le favus comme une éruption pustuleuse ; on croyait que la matière purulente rapidement concrétée occupait soit la cavité dilatée des conduits épidermiques des poils, soit celle des follicules. Aujourd'hui il n'est plus permis de conserver cette opinion, et il faut admettre que la teigne est un parasite végétal, un véritable champignon qui se développe et germe à la surface de la peau, et détermine autour de lui une inflammation pustuleuse. Suivant que cette phlegmasie est restreinte ou étendue, et suivant que le parasite est plus ou moins parfait, il en résulte deux formes du favus auxquelles on a donné le nom de *porrigo favosa* ou de *porrigo scutulata*.

La découverte de la nature réelle de la teigne est due à Schönlein et date de 1839. Depuis lors les travaux des docteurs Remak, Fuchs, Langenbeck, Gruby, Robin (1), et surtout ceux de M. Lebert (2), ont confirmé les idées du pathologiste allemand et ont perfectionné sa description.

Pour avoir une idée complète de la maladie et la distinguer de l'impétigo, il faut avec M. Lebert l'étudier : 1° lorsque la tête a été soigneusement débarrassée des croûtes au moyen des cataplasmes et des lotions émollientes; 2° lorsqu'elle est couverte de croûtes bien formées.

Nous empruntons à M. Lebert la description du *porrigo favosa* (3).

« Dans la teigne faveuse on voit, immédiatement après la chute des croûtes d'origine inflammatoire et des vrais champignons faviques, un grand nombre de fossettes, de creux parfaitement lisses, qu'on dirait tapissés par une membrane fine et homogène, et qui, quelle que soit du reste leur étendue, se comblent et disparaissent avec une étonnante rapidité. Lorsqu'on enlève avec une spatule des favus, même volumineux, on peut se convaincre qu'aucune adhérence directe ne les lie aux creux du derme, dans lesquels ils sont comme enclavés; seulement, dans l'endroit où le bord renversé du favus touche la peau qui entoure le creux, quelques feuillets épidermiques, et parfois des croûtes minces et écailleuses, s'accolent au rebord du petit champignon.

» Peu de temps après que la tête des individus atteints de teigne faveuse a été nettoyée, la peau du crâne reprend un aspect lisse et uni, et un observateur inexpérimenté pourrait alors croire à une guérison complète; mais il ne reste pas longtemps dans cette illusion, car au bout de très peu de jours on voit reparaître de très petits corps ayant à peine le volume d'une tête d'épingle, légèrement saillants, arrondis, d'un jaune terne couleur de soufre. On peut facilement les énucléer avec la pointe d'une épingle, un petit poinçon, un instrument pointu quelconque, et l'on voit alors en petit les mêmes creux lisses et rougeâtres que nous venons de décrire. Déjà à cette époque de son développement peu avancé, le petit champignon favique n'a aucune adhérence organique avec la peau qui le cache et l'entoure, et sous la surface de laquelle il a germé avant de se montrer au dehors. Jamais, au contraire, on n'enlèverait intacte une véritable pustule; on peut vider son contenu, mais sa base fait partie intégrante de la peau.

» Nous arrivons maintenant à un point important et difficile de l'observation dans ces circonstances : c'est l'apparition d'une éruption secondaire, d'une in-

(1) Robin, *Des végétaux qui croissent sur les animaux vivants*, 1847, p. 21.

(2) Lebert, *Physiologie pathologique*, t. II, p. 477.

(3) Lebert, *Traité pratique des maladies scrofuleuses*, p. 207.

flammation exsudative consécutive au développement des champignons dans la peau du crâne, et il faut regarder de près, et se servir surtout de la méthode d'énucléation, pour pouvoir toujours distinguer les petits champignons des pustules naissantes, qui à leur tour suivent la marche des inflammations, et se terminent par la formation de croûtes et de petits ulcères.

» Il faut donc avoir égard aux trois points suivants, qui sont les plus essentiels pour le diagonstic : 1° la présence de corps d'un jaune-soufre et énucléables caractérise le favus ; 2° la présence de pustules, de croûtes et d'ulcères est propre à l'inflammation exsudative ; 3° la présence simultanée des éléments des deux catégories précédentes indique que le favus primitif a excité une inflammation pustuleuse secondaire.

» Dans le favus bien développé, toute la tête est couverte d'une espèce de croûtes qui ne sont autre chose que des champignons confluents et très développés, recouverts par place, de feuillets minces d'épiderme ; leur surface, lisse et sèche, d'un jaune très pâle, montre souvent une disposition d'anneaux irrégulièrement concentriques ; leur forme est toujours assez arrondie, et lorsqu'il y a dans leur voisinage de véritables croûtes produites par l'inflammation secondaire, celles-ci offrent une teinte plus foncée, un aspect plus irrégulier, des éléments non méconnaissables de pus et de sang coagulé, qui se trouvent plutôt sur les bords de leurs productions faviques que sur leur milieu. Ici encore le moyen le plus sûr pour arriver au diagnostic est de détacher un certain nombre de ces croûtes. Lorsqu'elles sont d'origine pustuleuse, leur surface intérieure est irrégulière et répond à une ulcération superficielle. Lorsque la croûte au contraire est un champignon favique, sa surface inférieure est parfaitement lisse, convexe, solide ; sa couleur est d'une jaune pâle, ressemblant beaucoup à celle du soufre précipité ; le creux de la peau qu'on met ainsi à nu est le moule exact de la face inférieure convexe du champignon. Il est à remarquer en outre que tant que les favi, dont le diamètre peut varier entre 1 et 15 millimètres, sont petits, de 3 à 6 millimètres de diamètre en moyenne, ils montrent une dépression en forme de godet dans leur milieu, et ce n'est que plus tard, en grandissant, que leur surface prend un aspect irrégulièrement annulaire : on y voit toujours distinctement le point de passage des cheveux ; mais en les enlevant on se convaincra aisément que le bulbe du cheveu se trouve bien plus profondément inplanté dans la peau que l'extrémité lisse et arrondie du favus ; l'intérieur de celui-ci est encore caractéristique par son aspect sec et grumeleux d'un jaune très pâle. »

« Les végétaux agglomerés, dit le docteur Robin (1), forment une masse dure se réduisant facilement en poussière, composée : 1° de tubes flexueux, ramifiés, non cloisonnés, vides ou contenant quelques rares granules moléculaires (c'est le *mycelium*) ; 2° de tubes droits ou courbes sans être flexueux, quelquefois, mais rarement, ramifiés, contenant des granules ou de petites cellules rondes, ou des cellules allongées, placées bout à bout, de manière à représenter des tubes cloisonnés avec ou sans traces d'articulations étranglées (*réceptacles* ou *sporanges* à divers degrés de développement) ; 3° enfin de *spores* de formes diverses, la plupart sphériques, libres ou réunies en chapelet. Ces divers éléments sont mélangés ensemble ; cependant c'est presque uniquement le mycélium qu'on trouve contre la face interne de la couche extérieure. »

(1) Robin, *loc. cit.*, p. 18.

Résumons rapidement les caractères visibles à l'œil nu et la marche du *porrigo favosa*. Les croûtes, s'unissant par leurs bords et augmentant progressivement d'épaisseur, finissent par former des masses volumineuses, inégales à leur surface, couvrant en tout ou en partie le cuir chevelu. Elles conservent leur teinte jaune, mais elles deviennent un peu plus pâles, et sont toujours très sèches. A mesure qu'elles augmentent d'épaisseur, leur forme se modifie, le godet s'efface, et quand la maladie est très ancienne, la surface externe, brisée, interrompue, hérissée d'inégalités, de dépressions irrégulières et de saillies, se réduit souvent en poussière par le plus léger contact. Il est impossible alors de reconnaître la forme primitive de la maladie; cependant on retrouve quelquefois au voisinage de ces volumineuses croûtes des incrustations faveuses, plus petites et plus récentes, qui offrent les caractères sur lesquels nous avons insisté tout à l'heure.

Le *porrigo scutulata* se présente sous une forme différente, mais en réalité la maladie est la même, et souvent, chez le même individu, on trouve les deux variétés réunies. Cette espèce de favus est caractérisée par des cercles ou anneaux qui se développent sur le front ou le cuir chevelu. Chacun de ces anneaux est composé de croûtes faveuses réunies par leurs bords.

La maladie débute par des cercles rouges érythémateux à la surface desquels ne tardent pas à apparaître de petites pustules jaunes, non saillantes, paraissant profondément enchâssées dans la peau. Ces pustules sont beaucoup plus nombreuses à la circonférnce de la plaque qu'à son centre. Le cercle croûteux, une fois formé, varie d'étendue de 2 à 4 centimètres. Si la maladie fait des progrès, de nouveaux cercles se forment, s'unissent par leurs bords, envahissent quelquefois tout le cuir chevelu, qui est revêtu d'une sorte de calotte jaunâtre. La maladie ressemble souvent entièrement alors au *porrigo favosa*. Cependant, d'après M. Cazenave, elle en diffère : 1° parce que les croûtes, quelque volumineuses qu'elles soient, sont circonscrites par des bords réguliers; 2° parce qu'elles n'offrent pas de godets ; 3° parce qu'on peut retrouver au pourtour des parties malades des cercles bien formés, rouges, pustuleux ou croûteux.

« Le *porrigo scutulata*, dit M. Lebert (1), est une espèce de forme bâtarde dans laquelle les croûtes inflammatoires prédominent beaucoup; un certain nombre d'entre elles ont à leur face inférieure des champignons faviques qui, bien moins développés que dans le *porrigo favosa*, présentent quelques particularités qui me les ont fait regarder dans le temps comme une espèce particulière par leur position sous-épidermique et par l'absence du godet. Aujourd'hui je ne regarde ce champignon que comme une variété du favus ordinaire n'ayant éprouvé un arrêt de développement que par suite de la grande prédominance de l'inflammation exsudative et des croûtes. »

(1) *Loc. cit.*, p. 211.

Autres symptômes. — Indépendamment de l'aspect et de la forme des croûtes qui constituent la maladie, le favus présente quelques autres symptômes que nous ne devons pas passer sous silence.

1° *Odeur.*—L'odeur qu'exhalent les croûtes du favus est tout à fait caractéristique. Elle diffère suivant qu'elles sont sèches ou ramollies par des applications topiques. Dans le premier cas M. Rayer la compare à celle de l'urine du chat ; dans le second elle est fade, nauséabonde, analogue à celle des os qu'on a fait bouillir avec leurs ligaments (1).

2° *Démangeaisons.* — Les démangeaisons existent chez les teigneux dans les cas surtout où des poux pullulent sur le cuir chevelu. Elles ne nous ont pas paru aussi vives que celles de l'eczéma et de l'impétigo.

3° *État des ganglions* — Les ganglions cervicaux sont le plus ordinairement engorgés, dans les cas surtout où la maladie occupe les tempes et la partie postérieure de la tête. Il ne faut pas confondre cet engorgement, qui se résout d'ordinaire facilement lorsque la maladie est guérie, avec celui qui atteint les scrofuleux, et qui, résultat de l'affection tuberculeuse, préexiste souvent à la teigne et ne disparaît pas avec elle.

4° *État des cheveux.* — Un des symptômes les plus caractéristiques du favus, et qui n'appartient pas aux autres variétés d'inflammations chroniques du cuir chevelu, est l'*alopécie.* Les cheveux tombent sur toutes les places envahies par la maladie ; lorsqu'ils reprennent, ils changent de nature et sont peu abondants, décolorés, amincis, courts et lanugineux ; ils se détachent avec une grande facilité ; et s'ils repoussent encore, ils deviennent de plus en plus rares, pour finir par disparaître complétement. Lorsque la maladie a duré très longtemps, alors même qu'elle arrive à guérison, l'alopécie n'en est pas moins incurable.

État de la peau. — Lorsque l'on a provoqué la chute des croûtes, on trouve la peau rouge, inégale çà et là, déprimée en alvéole. M. Rayer a parfaitement décrit cet état ; nous lui empruntons les lignes suivantes : « La peau offre de petites dépressions lenticulaires, rougeâtres, superficielles, séparées par des lignes et des inégalités correspondant aux enfoncements observés sur la surface profonde des croûtes. Sur les points déprimés, l'épaisseur de la peau est quelquefois réduite à une demi-ligne ; les papilles sont rouges et dénudées, mais non ulcérées, même là où les croûtes paraissent comme enfoncées. » Cependant nous avons vu plusieurs fois (et M. Rayer lui-même en a observé des exemples) de véritables ulcérations envahir ainsi le cuir chevelu. Tantôt superficielles, elles ont à peine quelques millimètres de largeur ; tantôt plus profondes, elles peuvent occuper toute

(1) Rayer, *loc. cit.*, t. I, p. 700.

l'épaisseur du cuir chevelu et même dénuder l'os; mais ce dernier cas est fort rare, et ne survient guère que chez les enfants d'une constitution détériorée, ou affaiblis par des maladies antérieures et dont le favus est très ancien.

Lorsque la maladie est récente, les saillies et les inégalités de la peau s'effacent rapidement; la surface malade, parfaitement lisse, ne présente plus alors qu'une teinte violacée ; mais la peau a perdu sa souplesse.

État des ongles. — Nous n'avons pas observé un état particulier des ongles que l'on remarque, d'après M. Rayer (1), chez les sujets dont la maladie est ancienne. Les ongles des pieds et des mains augmentent quelquefois alors d'épaisseur, s'allongent d'une manière insolite, deviennent rugueux, et prennent une teinte jaune, analogue jusqu'à un certain point à celle du favus.

Tous les symptômes que nous venons d'énumérer sont le résultat ou l'accompagnement nécessaires de la sécrétion faveuse. Cette sécrétion, quelquefois énorme, n'entraîne jamais à sa suite d'accidents généraux. D'après quelques auteurs, l'intelligence serait peu développée chez les teigneux, leur aspect débile, leur peau flasque ou pâle, leur facies cachectique. Ici on n'a pas fait une distinction nécessaire entre la cause et l'effet. Nous ne croyons pas que ce soit l'éruption qui occasionne cet état d'affaissement moral et physique ; mais, d'après les faits qui ont passé sous nos yeux, nous sommes plutôt portés à croire que la maladie se manifeste de préférence chez les enfants qui présentent déjà de semblables conditions.

La durée du favus n'a rien de limité; elle peut se prolonger pendant plusieurs mois et même pendant plusieurs années. Sa disparition, plus ou moins rapide, est presque entièrement subordonnée au traitement mis en usage.

Art. II. — Pronostic. — Complications.

La gravité de la maladie locale, c'est-à-dire la résistance qu'elle oppose au traitement le mieux combiné, est beaucoup plus grande que celle de l'impétigo. En outre elle s'accompagne quelquefois, comme nous l'avons dit, d'ulcérations du cuir chevelu, et, lorsque ces ulcères sont profonds, ils pourraient peut-être atteindre le périoste, lui communiquer son inflammation, gagner les veines des sutures, les sinus, et produire une phlébite de ces organes. M. Tonnelé a rapporté une observation dans laquelle un ulcère du cuir chevelu aurait été le point de départ de l'inflammation des conduits veineux de la dure-mère. Il s'est demandé si cette ulcération n'était pas la suite d'un favus.

(1) *Loc. cit.*, p. 704.

D'un autre côté, les jeunes malades ne sont pas exposés, comme dans l'impétigo, à ces ophthalmies graves qui sont le résultat de l'extension de l'inflammation au globe oculaire. Si les ophthalmies sont fréquentes chez les teigneux, elles sont liées à la constitution strumeuse, et ne dépendent pas de la maladie locale.

Les enfants atteints de favus sont-ils plus que d'autres prédisposés à certaines affections, et cette prédisposition influe-t-elle sur le traitement applicable à cette maladie ? Les faits qui ont passé sous nos yeux ne sont pas assez présents à notre mémoire pour que nous puissions aujourd'hui donner une solution positive à ces questions. Il nous semble cependant, en consultant nos souvenirs, que nous avons vu les teigneux être plus que d'autres exposés à la stomatite, et qu'en outre les affections cérébrales ont fait chez eux plus d'une victime. Mais, nous le répétons, ce sont là de simples présomptions dont la valeur est bien différente des assertions positives basées sur des faits scrupuleusement analysés et comptés que l'on retrouve dans presque tous les chapitres de cet ouvrage. La fréquence de la stomatite s'explique du reste par les conditions hygiéniques spéciales dans lesquelles sont placés, à l'hôpital des Enfants, les jeunes sujets atteints de favus. Nous avons vu la plupart des affections de l'enfance se développer dans les salles des teigneux. Ainsi la variole, la rougeole, la scarlatine, la pneumonie, l'entérite, etc., ont sévi là comme ailleurs ; mais nous manquons de données statistiques pour établir la fréquence plus ou moins grande de ces maladies chez ces enfants plutôt que chez les autres.

La teigne est-elle une affection qu'on doive respecter, et ne s'expose-t-on pas, en la faisant disparaître, à voir surgir des accidents généraux graves ? Nous répéterons les remarques faites précédemment ; elles sont ici entièrement applicables. Le favus comme l'impétigo, étant attaqué en masse, peut être suivi d'accidents cérébraux graves ; nous en avons nous-mêmes observé, et les auteurs nous en ont offert plusieurs exemples. D'après M. Rayer (1), lorsque le favus se développe spontanément vers le déclin d'une affection grave, aiguë ou chronique, ou bien encore lorsqu'il atteint des enfants faibles et valétudinaires dont la santé s'est améliorée depuis son apparition, il faut ajourner indéfiniment le traitement de cette maladie. Ce médecin distingué ajoute, du reste, que, dans les autres cas, il faut se garder de respecter une éruption qui arrête le développement des forces physiques et morales de l'enfant.

Art. III. — Causes.

Les causes prédisposantes du favus sont, d'après les auteurs les plus estimés :

(1) *Loc. cit.*, p. 711.

1° *L'âge* de six à neuf ans, bien qu'on puisse rencontrer la maladie à toutes les périodes de l'enfance.

2° Les deux *sexes* paraissent y être également exposés.

3° *Constitution.* — L'impression que nous a laissée l'examen de plusieurs centaines d'enfants teigneux qui ont passé sous nos yeux est qu'en général ils étaient plus petits que les autres enfants de leur âge, et d'une complexion délicate; qu'ils avaient les joues molles, la peau sèche et flasque, un peu desquamante, le système musculaire peu développé. Cependant nous nous rappelons parfaitement aussi des enfants très vigoureux atteints de cette éruption; mais il nous ont semblé en minorité.

4° *Santé antérieure.* — Nous n'avons que rarement vu la teigne se développer à la suite ou dans la convalescence des maladies graves. Nous nous rappelons cependant plusieurs cas dans lesquels une maladie fébrile a momentanément enrayé les progrès du favus, ou même l'a fait disparaître; mais la phlegmasie interne guérie, celle du cuir chevelu s'est reproduite avec la même intensité qu'auparavant. On a généralement répété que les scrofuleux étaient, plus que d'autres, sujets au favus. Nous ne pouvons confirmer la justesse de cette remarque; car la plupart des enfants qui occupaient la salle des scrofuleux n'étaient pas teigneux, et la plupart de ceux qui occupaient celle des teigneux n'étaient pas scrofuleux.

D'après les auteurs, la malpropreté, l'existence d'une autre inflammation du cuir chevelu, une mauvaise nourriture, un air vicié, toutes les causes, en un mot, susceptibles de produire les scrofules influent sur le développement du favus.

Causes occasionnelles.— Contagion. — De toutes les causes occasionnelles, la contagion est sans contredit celle dont l'influence est la plus positive; les auteurs sont unanimes à cet égard, et l'autorité des noms se joint à celle des faits. La contagion peut se produire d'une manière directe, de la peau malade à la peau saine; elle peut aussi être transmise par les linges, les peignes, les brosses et tous les instruments au moyen desquels on nettoie la tête de l'enfant. M. Rayer a rapporté une observation de Gallot dans laquelle on inocula la teigne à un enfant au moyen des cataplasmes qui avaient servi à la faire disparaître, et qui contenaient encore eux-mêmes des croûtes de favus. Il est plus que douteux qu'une irritation du cuir chevelu, un brusque refroidissement et toutes les causes occasionnelles de l'inflammation soient susceptibles de produire cette maladie du cuir chevelu.

Art. IV. — Traitement.

§ I. *Indications.* — L'expérience a prouvé que le traitement du favus ne doit pas être dirigé par les mêmes règles que celles exposées dans l'article précédent. Ainsi le traitement antiphlogistique n'est jamais applicable à cette phlegmasie essentiellement chronique ; et c'est à un autre ordre de médication qu'il faut avoir recours. Quatre indications principales doivent attirer l'attention du praticien.

1° Mettre à nu les surfaces malades en provoquant la chute des croûtes.

2° Couper les cheveux et favoriser leur chute ou leur avulsion par une médication spéciale.

3° Agir sur les points qui sont le siége du favus au moyen de topiques qui changent le mode de phlegmasie des follicules pileux, provoquent l'inflammation adhésive de leurs parois, par suite la destruction de la cavité folliculaire, et empêchent ainsi la reproduction du parasite.

4° Enfin modifier l'état général de l'enfant.

§ II. *Examen des médications.* — 1° Pour remplir la première indication, on appliquera sur la tête (avec les précautions indiquées dans l'article *Impétigo*) des cataplasmes de farine de lin, de fécule, etc. ; on fera aussi des onctions avec de l'huile, de l'axonge, ou toute autre substance grasse qui favorisera le décollement et l'ablation des croûtes.

Jadis on employait un moyen bien plus violent, la calotte, véritable torture digne du moyen âge, et heureusement reléguée, de nos jours, à côté des instruments de supplice usités dans ces temps de barbarie (1).

2° La croûte une fois détachée, on remplira la seconde indication en favorisant la chute des cheveux au moyen de poudres, de lotions ou de pommades épilatoires ; on emploiera dans ce but une pommade contenant 4 grammes de sous-carbonate de potasse dans 30 grammes d'axonge, ou bien des lotions avec une solution de 8 grammes de sous-carbonate de potasse dans 500 grammes d'eau. Cette pratique est celle suivie par les frères Mahon, auxquels l'administration des hôpitaux a confié le service des enfants atteints de favus ; seulement la composition des poudres et des pommades épilatoires dont ils se servent n'est pas connue. Voici le procédé qu'ils emploient, et que souvent nous leur avons vu mettre en usage, soit aux consultations de l'hôpital Saint-Louis, soit aux Enfants malades, soit au bureau central des hôpitaux. Nous en empruntons la description à l'ouvrage de M. Rayer (2). « Ils commencent pour couper les cheveux à deux pouces du cuir chevelu, afin de pouvoir les faire tomber

(1) La calotte était encore en usage à l'époque où l'un de nous a pris le service de l'hôpital de Genève ; et les résultats de l'expérience qui nous était transmise ayant démontré que cette pratique était quelquefois suivie d'une guérison radicale, nous y avons alors eu recours. Mais nous avons dû y renoncer à cause de l'atroce douleur qu'elle occasionnait, douleur qui, n'étant pas compensée par le bénéfice d'une guérison que nous avons bien rarement obtenue, devenait par cela même une supplice inutile.

(2) Rayer, *loc. cit.*, p. 714.

plus facilement avec le peigne; ils détachent ensuite les croûtes avec du saindoux ou à l'aide de cataplasmes de farine de lin, puis ils lavent la tête avec de l'eau de savon. Ces lotions et ces onctions sont répétées pendant quatre à cinq jours, jusqu'à ce que le cuir chevelu soit nettoyé. C'est alors que commence le second temps du traitement qui a pour but d'obtenir lentement et sans douleur l'avulsion des cheveux sur tous les points où le favus s'est développé. On fait tous les deux jours des onctions avec une pommade épilatoire; ces onctions doivent être continuées plus ou moins longtemps, selon que la maladie est plus ou moins invétérée. Les jours où l'on ne met pas de pommade; on passe à plusieurs reprises un peigne fin dans les cheveux, qui se détachent sans douleur. Après quinze jours de ces pansements, on sème sur la tête, une fois par semaine, quelques pincées d'une poudre épilatoire; le lendemain on passe le peigne dans les cheveux sur les points malades, et on y pratique une nouvelle onction avec la pommade épilatoire. Ces onctions doivent être continuées plus ou moins longtemps, selon la gravité de la maladie. On continue ainsi pendant un mois ou un mois et demi. On remplace alors la première pommade épilatoire par une seconde faite avec du saindoux et une pommade épilatoire plus active, avec laquelle on pratique également des onctions sur les points affectés, pendant quinze jours ou un mois, suivant la gravité de la maladie. Après ce terme on ne fait plus ces onctions que deux fois par semaine, jusqu'à ce que les rougeurs de la peau aient entièrement disparu. Les jours où l'on ne fait pas usage de la pommade, on peigne le malade une ou deux fois, en ayant soin de ne pas trop appuyer le peigne, qu'on imprègne de saindoux ou d'huile. »

MM. Mahon ont obtenu par cette méthode d'incontestables succès. Mais à ce sujet nous ferons, avec M. Cazenave, une remarque dont nous avons pu nous-même vérifier l'exactitude : c'est que bon nombre des enfants traités par MM. Mahon sont atteints d'impétigo ou d'eczéma du cuir chevelu, et non de véritable favus. Cette remarque toutefois, ne détruit pas ce fait, que le favus cède au traitement de MM. Mahon; seulement, sa guérison est plus lente et plus difficile que celle de la fausse teigne.

Ce traitement du favus est très long; dans le but de l'abréger, le docteur J. Henriette (1) (de Bruxelles) a préconisé la dépilation graduelle. Après avoir fait tomber les croûtes et couper les cheveux, il emploie des lotions alcalines pendant quelques jours; puis il applique des bandelettes agglutinatives qu'il enlève au bout de douze à vingt-quatre heures et qu'il renouvelle s'il y a lieu.

Par ce procédé, qui ne cause pas de douleur, huit à dix jours suffisent pour épiler le cuir chevelu, sur lequel on fait ensuite des fric-

(1) *Revue médico-chirurgicale*, janvier 1852, p. 11.

tions avec l'huile de cade, et des lotions avec la solution alcaline. Ce procédé a encore besoin de la sanction du temps et de l'expérience.

On aidera à l'action des préparations ci-dessus énoncées en prescrivant des bains alcalins deux ou trois fois par semaine.

3° Les moyens dont nous venons de parler ont l'avantage incontestable de favoriser la chute des cheveux, et de modifier en même temps la vitalité de la peau ; ils réussissent en général facilement quand la maladie n'est pas très ancienne ; il n'en est plus de même quand elle est chronique. Il faut alors recourir à l'emploi de médications plus actives. Ainsi, M. Cazenave conseille des lotions avec le sulfure de potasse à la dose de 4 à 8 grammes pour 500 grammes d'eau, ou bien le liniment de Barlow, ainsi composé :

℞ Sulfure de potasse................	8 grammes.
Savon blanc......................	10 grammes.
Eau de chaux	210 grammes.
Alcool rectifié	4 grammes.

Ces différentes lotions sur les surfaces malades sont répétées pendant plusieurs jours une ou deux fois par jour. Si elles causent trop d'irritation à la peau, il faut les alterner avec des lotions simplement émollientes. Lorsque, malgré la persévérance avec laquelle ces médications auront été mises en usage, on n'aura obtenu qu'une amélioration momentanée, on pourra, tout en usant de précautions, prescrire des moyens plus énergiques. Ainsi Biett a employé avec succès l'iodure de soufre incorporé à l'axonge dans la proportion suivante :

℞ Iodure de soufre..................	1 à 2 grammes.
Axonge.........	30 grammes.

Nous avons vu, dit M. Cazenave (1), dans l'espace de quelques semaines seulement, ce médicament imprimer à la peau une modification nouvelle ; sous son influence les pustules cessaient de se former, et c'est même chez un malade traité de cette manière que nous avons vu les cheveux, en repoussant, présenter tous les caractères de ceux qui recouvraient les parties saines. Les frictions légères étaient pratiquées matin et soir sur les surfaces malades.

On a aussi employé une foule d'autres préparations, telles que des lotions avec de l'acide nitrique ou hydrochlorique étendu, des solutions de sulfate de zinc, de sulfate de cuivre, de nitrate d'argent, à la dose de 15 à 30 centigrammes dans 30 grammes d'eau distillée.

Lorsque tous ces moyens échouent, et que la maladie se perpétue, on peut cautériser la surface malade avec le nitrate d'argent. On a même proposé l'emploi de caustiques encore plus énergiques, tels que

(1) *Loc. cit.*, p. 267.

l'acide hydrochlorique et nitrique purs, le nitrate acide de mercure, et même la poudre de Vienne (Guersant). On comprend avec quelles précautions ces caustiques doivent être mis en usage. Nous avouons, pour notre part, en être peu partisans, parce qu'il est impossible de les employer quand la maladie est générale. Peut-être seraient-ils plus utiles dans le cas où le favus serait très limité.

4° Presque tous les auteurs que nous avons consultés se bornent à conseiller une médication purement locale. Ils reconnaissent cependant que lorsque la constitution est détériorée, il faut chercher à remonter les forces au moyen d'un traitement tonique convenable. D'autres, tenant compte surtout du tempérament lymphatique ou scrofuleux, conseillent le traitement prescrit contre les scrofules. Voici, ce nous semble, la conduite à tenir. 1° Si l'enfant est vigoureux, toute médication générale est inutile; 2° s'il est délicat ou cachectique, il faut mettre en usage le traitement tonique, en insistant surtout sur l'alimentation. On pourrait aussi, dans le cas où le tempérament serait lymphatique en même temps que l'enfant débile, prescrire l'huile de foie de morue, ou tout autre remède antistrumeux.

Résumé. — *A*. Un enfant est atteint de favus; la maladie est récente et peu étendue.

Mettez en usage le traitement des frères Mahon, en remplaçant leurs pommades par celle de sous-carbonate de potasse dont la formule a été donnée ci-dessus.

B. Un enfant est atteint d'un favus invétéré qui couvre toute la tête.

Il faut : 1° faire tomber les croûtes au moyen de la pommade indiquée dans le paragraphe précédent;

2° Mettre en usage le traitement topique des frères Mahon;

3° Donner trois bains alcalins par semaine.

Si cette médication n'est pas suivie de succès, on remplacera les onctions avec les pommades alcalines par des lotions avec le sulfure de potasse ou de liniment de Barlow. On continuera au moins quinze jours de suite. Si les pustules se renouvellent encore, mettez en usage l'iodure de soufre en friction. Si la surface malade qui résiste au traitement est peu étendue, cautérisez-la à plusieurs reprises avec le nitrate d'argent. Si la santé générale est débilitée, administrez les toniques.

CHAPITRE V.

ROSÉOLE.

Nous partageons entièrement l'opinion de M. Rayer sur la difficulté que l'on éprouve à distinguer la roséole de la rougeole. A ne considérer que l'éruption en elle-même, nous ne voyons aucune différence entre une rougeole anomale qui n'est pas accompagnée de bronchite et la maladie décrite sous le nom de roséole. Au dire des auteurs, elle est caractérisée par de petites plaques distinctes, plus larges, plus pâles et plus irrégulières que celles de la rougeole, séparées par des intervalles nombreux où la peau a sa couleur naturelle. D'abord rouges, elles prennent bientôt la couleur rose foncée qui leur est particulière (1). Mais une pareille distinction est-elle suffisante? Les taches de la rougeole ne sont-elles pas irrégulières? ne voit-on pas des rougeoles bien caractérisées dont la coloration est peu vive? Lorsque la roséole occupe toute la surface du corps, elle est en tout semblable à la rougeole; lorsqu'elle est partielle, il est plus facile de l'en distinguer. Ce n'est donc pas par l'éruption elle-même que la distinction devra être établie, mais par l'absence des symptômes généraux. Ainsi nous avons vu en ville un jeune garçon de onze ans qui, atteint d'une éruption générale tout à fait analogue à la rougeole (qu'il avait déjà eue), ne nous a offert aucun désordre fonctionnel; la fièvre était nulle, l'appétit excellent; c'était par hasard que sa mère s'était aperçue de cette éruption, qui n'occasionnait aucune démangeaison. Mais comme il arrive quelquefois que les symptômes généraux accompagnent une éruption présentant de pareils caractères, on conçoit toute la difficulté du diagnostic.

Nous avons observé bon nombre d'éruptions partielles caractérisées par des taches rouges inégales, saillantes, couvrant les extrémités inférieures, quelquefois aussi l'abdomen, d'autres fois l'épaule seulement. Cette éruption, très irrégulière dans son développement, disparaissait avec une grande facilité pour reparaître quelquefois, soit dans la même journée, soit le lendemain, soit quelques jours plus tard. Elle survenait chez des enfants déjà malades, chez des convalescents ou des enfants bien portants, mais en travail de dentition.

Ce léger exanthème était accompagné quelquefois de chaleur et d'accélération du pouls, mais ces symptômes étaient aussi fugitifs que l'éruption elle-même et duraient à peine vingt-quatre heures.

L'un de nous a observé à Genève une roséole qui a régné épidémiquement en même temps que les oreillons. Cette maladie a paru s'éloigner de la roséole vulgaire que l'on observe dans les grandes chaleurs de l'été, dans le cours d'un rhumatisme ou à la suite de la vaccine, tandis que, sous certains rapports, elle offrait assez d'analogie avec la rougeole.

L'éruption débutait par le visage, puis s'étendait rapidement au reste du corps. Les taches étaient larges, irrégulières, morcelées, souvent saillantes. Cette saillie, il est vrai, n'était pas générale sur toute la plaque, mais elle avait surtout lieu sur un point limité qui était comme acuminé. L'exanthème durait deux à trois jours, et laissait

(1) Rayer, t. I, p. 231.

souvent la peau couverte de maculatures jaunâtres, et plus tard d'une légère desquamation.

Cette roséole apparaissait quelquefois d'emblée, sans symptômes précurseurs ; dans d'autres cas, elle était précédée d'une toux sèche, mais non suivie d'éternument, de picotement dans les yeux et de fièvre. Ses prodromes se distinguaient de ceux de la rougeole par leur peu d'intensité, par leur brièveté et par l'absence de tout symptôme laryngé.

Dans plusieurs cas, la contagion nous a paru évidente. La période d'incubation était, comme pour la rougeole, d'une quinzaine de jours environ.

Nous avons vu cet exanthème atteindre des enfants qui avaient déjà eu la rougeole.

CHAPITRE VI.

ÉRYSIPÈLE.

L'érysipèle est une maladie rare chez les enfants; nous n'en avons recueilli que neuf observations à l'hôpital et un très petit nombre en ville. Il faut en distinguer deux espèces, celle qui atteint les enfants dans les premiers mois de leur vie, et celle des enfants plus âgés.

L'érysipèle des nouveau-nés a été décrit par un grand nombre d'auteurs; la monographie de Berndt (1) et celle du professeur Trousseau (2) sont les plus complètes.

Comme le muguet et le sclérème, l'érysipèle des nouveau-nés est en général une maladie d'hôpital. Nous n'en avons observé qu'un seul exemple en ville sur un enfant de six mois. D'après M. Trousseau, il serait surtout fréquent à l'époque où la fièvre puerpérale règne épidémiquement. Le docteur O'Donovan a vu l'érysipèle épidémique dans la maison d'accouchement de Dublin atteindre à la fois les femmes et les enfants. Chez les filles il occupait spécialement les parties génitales. C'est presque toujours au voisinage d'une partie de la peau déjà malade, dans les plis de cette membrane excoriée ou enflammée, que l'érysipèle se déclare. Il n'est pas rare aussi de le voir débuter dans la région sous-ombilicale de l'abdomen ; et M. Trousseau explique ce lieu d'élection par la phlegmasie latente du tissu cellulaire qui avoisine l'ombilic. Les docteurs Berndt et Yvaren ont vu la maladie se développer indépendamment de toute affection locale et sous l'influence de la constitution médicale.

(1) *Analecten über Kinderkrankheiten*, II. Band, S. 27, 1834.

(2) *Journal de médecine*, 1844, p. 1.

Au début la fièvre est nulle, mais il ne faut pas se laisser abuser par cette apparence bénigne; en effet le mouvement fébrile ne tarde pas à s'allumer : il s'accompagne de soif et de chaleur.

L'érysipèle s'étend avec rapidité et finit souvent par envahir toute la surface du corps; il est le plus ordinairement simple, cependant il peut aussi être phlegmoneux (1). La décoloration de la face, l'agitation, les cris, l'insomnie, et quelquefois une attaque d'éclampsie terminent la scène.

Les auteurs sont unanimes sur la gravité de la maladie; M. Trousseau n'a pas vu guérir d'enfants âgés de moins d'un mois. Il en a guéri plusieurs âgés de trois mois à un an. M. Yvaren (2) a publié une observation fort intéressante d'un érysipèle très intense chez un enfant de neuf jours suivi de guérison. La maladie dura quarante-cinq jours et fut générale.

Sa durée, d'après M. Trousseau, varie de quatre jours à cinq semaines. Il a essayé sans succès les lotions, les fomentations, la pommade avec le sulfate de fer, les frictions mercurielles, les bains de sublimé, les vésicatoires et même la cautérisation transcurrente. M. Yvaren a administré la teinture de belladone à la dose d'une goutte par jour à l'enfant qu'il a guéri. C'est à l'emploi d'une pommade contenant 4 grammes d'oxyde de zinc pour 30 grammes d'axonge que nous avons dû la guérison rapide d'un enfant de six mois.

Seconde enfance. — Nous avons recueilli à l'hôpital neuf observations d'érysipèles de la face.

Nous allons, dans le court article qui va suivre, nous contenter de les analyser, nos faits n'étant pas assez nombreux pour que nous puissions les généraliser. Cinq fois la maladie est survenue dans le cours d'une parfaite santé; quatre fois elle compliquait une autre affection. Presque tous nos malades étaient forts, bien développés, bruns ou blonds, à tempérament sanguin, et jouissaient en général d'une bonne santé. Ils avaient, sauf trois, dépassé l'âge de cinq ans. Il y avait huit

(1) Nous avons observé tout dernièrement, à Genève, un cas que l'on peut rapprocher de l'érysipèle phlegmoneux. Un enfant naît asphyxié à la suite d'un travail très prolongé; l'habile accoucheur qui le met au monde emploie tous les moyens imaginables pour le rappeler à la vie, et entre autres de larges aspersions sur tout le corps avec de l'eau de Cologne pure. La peau rougit vivement, s'enflamme, et de l'épaule au coude et du bas des lombes au jarret les membres deviennent durs comme dans le sclérème, mais avec cette différence, que l'induration est le résultat d'une véritable inflammation. En effet, il ne tarde pas à se former des collections purulentes multipliées et disséminées dans cette *gangue* d'induration. Plusieurs sont ouvertes avec la lancette. La maladie ne reste pas localisée aux parties indurées; d'autres abcès se forment au niveau de la poitrine, et plus tard probablement dans le foie. L'enfant devient ictérique, et succombe à l'âge de trois semaines au progrès de cette diathèse purulente.

(2) *Revue médico-chirurgicale*, mars 1848.

filles et un garçon. En ville nous n'avons observé l'érysipèle que sur des jeunes filles, la plupart au voisinage de la puberté. Chez l'une d'elle la menstruation s'est établie tardivement et difficilement, et pendant plusieurs années avant l'apparition des époques et cinq ou six fois par an elle a eu un érysipèle de la face, tantôt léger, tantôt assez intense. Cette enfant était chlorotique et lymphatique.

La maladie a débuté par un mouvement fébrile intense dans les cas où l'exanthème avait une certaine gravité, léger dans les cas légers; lorsque l'érysipèle était secondaire, le mouvement fébrile, qui existait déjà, s'est accru sous son influence. La fièvre était accompagnée de lassitude, de soif, de céphalalgie; l'appétit était perdu; quelquefois il y a eu des vomissements. L'érysipèle s'est développé deux fois le jour même où ces prodromes s'étaient manifestés; dans les autres cas au bout de quatre à cinq jours seulement. L'inflammation a d'ordinaire débuté par le nez pour s'étendre ensuite à la lèvre supérieure ou aux paupières. Cependant chez un de nos malades, un érysipèle intense a débuté simultanément par le front et les oreilles, pour s'étendre ensuite à toute la face. Dans un autre cas, il a paru d'abord sur le cou. La maladie, une fois établie, nous a présenté les caractères bien connus de l'érysipèle; la peau était rouge, luisante, tendue, douloureuse, rarement couverte de vésicules, les parties malades étaient saillantes, tuméfiées, etc.

Nous avons observé l'érysipèle à tous ses degrés; tantôt, en effet, la phlegmasie est restée limitée aux parties centrales de la face, tantôt elle a envahi à la fois le masque, le front et les joues; tantôt enfin elle s'est étendue jusqu'à la partie postérieure du cou. L'extension de l'inflammation aux parties qui n'étaient pas primitivement envahies s'opérait en général assez rapidement; l'exanthème restait ensuite stationnaire, puis disparaissait progressivement; il ne restait plus alors que quelques croûtes lamelleuses, ou des débris furfuracés et un peu de tension de la peau et de bouffissure de la face; ces derniers symptômes ne tardaient pas à disparaître.

Nous avons pu voir l'érysipèle de la face se développer chez une malade dont tout le visage était couturé de cicatrices difformes, résultat d'une variole traitée par la cautérisation au moyen du nitrate d'argent. Les joues, le nez, la lèvre supérieure et les paupières étaient très tuméfiés, rouges, tendus; la rougeur disparaissait par la pression; en un mot, l'inflammation ne différait pas d'une manière sensible de ce qu'elle est dans d'autres circonstances.

Dans les cas légers, les symptômes généraux étaient peu prononcés et ont disparu assez rapidement. Dans les cas plus intenses, le pouls était très accéléré, plein et vibrant, les conjonctives humides, les narines sèches, les lèvres grosses et sèches, l'appétit nul et la soif vive. L'abdomen, tantôt indolent, tantôt douloureux à l'épigastre, les selles rares. Deux ou trois fois les malades ont vomi leur tisane à l'époque où l'érysipèle existait déjà. Ces différents symptômes disparaissaient en même temps que l'inflammation se dissipait. Cependant nous avons vu les vomissements et la céphalalgie persister pendant trois ou quatre jours. Quelques malades ont eu, à une époque rapprochée du début, de l'agitation la nuit et même du délire. Un enfant de huit ans, dont M. Deslandes a rapporté l'observation, eut un délire intense accompagné de tremblement dans les membres. La maladie se termina par le retour à la santé.

L'éruption a duré de sept à douze jours; une fille et un garçon de quatre ans, atteints d'érysipèle de la face dans le cours d'une rougeole compliquée de pneumonie, moururent le cinquième jour après le début de l'exanthème. Dans tous les cas spontanés, et chez une jeune fille atteinte de rougeole, la maladie s'est terminée par la guérison.

Le traitement a consisté dans l'emploi des boissons émollientes, des légers purgatifs, des révulsifs sur les extrémités inférieures, et des frictions avec l'onguent napolitain.

Sans avoir la prétention de tirer aucune conclusion générale d'un nombre de faits si restreint, remarquons cependant d'une part la rapidité avec laquelle l'inflammation a succédé aux prodromes chez plusieurs de nos malades, d'autre part la longueur de ces mêmes prodromes dans d'autres circonstances. Remarquons aussi que l'érysipèle de la face, chez l'enfant comme chez l'adulte, se termine d'ordinaire par le retour à la santé. Enfin n'est-il pas singulier que précisément à l'âge où les inflammations chroniques de la face et celles du cuir chevelu sont si communes, l'érysipèle soit une maladie peu fréquente, et qu'en outre cette affection se complique rarement de symptômes cérébraux?

CHAPITRE VII.

SCLÉRÈME.

Depuis quelque temps l'attention des médecins a été attirée sur une maladie fort singulière, qui comptera bientôt autant de noms que la science possède d'observations au service de ceux qui veulent écrire son histoire. C'est l'*endurcissement du tissu cellulaire chez les adultes* du docteur Strambio; — le *sclérème* de M. Thirial; — le *chorionitis* ou la *sclérosténose* de M. Forget; — la *sclérodermie* de M. Gintrac, etc. (1).

(1) Voyez *Annales cliniques de Montpellier*, t. I, 2e série, p. 313; — *Journal de médecine*, 1844, p. 127; — et *Revue médico-chirurgicale*, septembre et novembre 1847.

Cette maladie, très différente de l'œdème des nouveau-nés, n'avait été décrite que chez l'adulte jusqu'à l'époque où l'un de nous, M. Rilliet, publia dans la *Revue médico-chirurgicale* une observation relative à une jeune fille de neuf ans. Nous la reproduisons ici, et nous la faisons suivre d'une seconde recueillie postérieurement à la précédente. Ces deux faits peuvent remplacer un exposé détaillé de la maladie que le trop petit nombre de nos observations ne nous permet pas de faire. Ils représentent les deux principales formes du sclérème, l'une dont le début est aigu et grave; l'autre dont le début est lent et peu alarmant.

Obs. I. — Un de nos confrères, le docteur Pelissier, nous pria d'examiner avec lui un enfant dont la maladie offrait des caractères tout à fait bizarres. Il avait été appelé le 7 juillet 1846 auprès d'une jeune fille de neuf ans, qui s'était plainte subitement d'une violente douleur à l'épigastre, accompagnée de palpitations très intenses. Le pouls passa 180. Elle n'avait pas vomi. En palpant le ventre, M. Pelissier fut fort étonné de constater que toute la région épigastrique était dure, rénitente, mate, formant comme une plaque solide enchâssée dans les parois molles de l'abdomen. Le lendemain cette induration avait envahi toutes les parois du corps. Son siége était évidemment la peau et le tissu cellulaire, et non les muscles ou les articulations, car l'enfant exécutait librement tous ses mouvements. En même temps la peau avait pâli, sa température s'était manifestement abaissée, en sorte que, si la sensibilité n'eût pas été conservée, le corps de cette enfant aurait ressemblé à celui d'un cadavre congelé. La langue participait aussi à cet état d'induration. Elle était notablement épaissie. Sauf l'accélération du pouls, qui était considérable et qui s'est maintenue au même degré pendant huit jours, il n'y avait pas de dérangement fonctionnel. Les urines en particulier ne contenaient pas d'albumine.

M. Pelissier nous assura que l'induration avait persisté générale pendant huit à dix jours, puis avait diminué partiellement, et qu'en même temps il avait constaté une légère ascite. La diminution du sclérème avait commencé par les jambes, qui étaient les moins prises. Il n'y avait pas eu de transpiration, sauf un peu de moiteur visqueuse à la face.

Le 23 juillet, lorsque nous examinâmes la malade, nous la trouvâmes dans l'état suivant : La figure est un peu bouffie, sans enflure des paupières; les lèvres sont peu mobiles; les membres ont perdu leur rondeur; l'abdomen est bombé dans la région épigastrique, cette saillie est très appréciable à l'œil: l'induration est encore manifeste en différents points du corps, en particulier au menton, à la nuque, au niveau des grands pectoraux, aux avant-bras; à l'abdomen elle correspond à la saillie extérieure, et s'étend d'un hypochondre à l'autre avec un bord festonné qui passe au-dessus de l'ombilic.

Partout cette induration offre les mêmes caractères, c'est-à-dire que la peau est tendue sans qu'il soit possible de faire un pli à sa surface. Le doigt ne laisse aucune impression comme dans l'œdème; la consistance des téguments et de leur doublure nous rappelle tout à fait celle que nous avons si souvent perçue en palpant les membres du cadavre d'un enfant, oublié en hiver sur la table de l'amphithéâtre; seulement la peau avait repris sa température, tandis que, pendant les huit premiers jours, elle était complétement froide. La différence entre les parties indurées, et celles qui ne le sont pas, est surtout très sensible à l'abdomen, où l'on constate à côté du tissu dur des parois souples. La langue continue à être volumineuse, elle est très dure, couverte d'un enduit assez épais, et un peu rouge à la pointe. L'enfant ne peut lui faire dépasser les arcades dentaires.

On sent dans la moitié inférieure du ventre une fluctuation obscure. Dans la poitrine en arrière à droite, nous constatons les signes d'un épanchement pleurétique qui remonte jusqu'à l'angle inférieur de l'omoplate. En ces points la respiration est faible, il y a de l'égophonie et de la matité. Le péricarde est aussi le siége d'un épanchement. Les battements du cœur sont tumultueux, mais sans bruit anormal; et bien qu'ils ne soient pas très éloignés de l'oreille, on n'entend pas la respiration à la région précordiale, dont la matité est augmentée. Le pouls est petit, un peu inégal, 108 à 112. La respiration n'est point accélérée. Il n'y a pas de toux ni de douleur thoracique. L'appétit est peu prononcé, mais la déglutition est facile. Les évacuations sont régulières. Les forces sont médiocres, cependant la petite malade commence à se lever. Elle peut même faire quelques pas, ses mouvements sont et ont toujours été entièrement libres.

Le 1er août l'amélioration continue, cependant l'induration est encore notable à la nuque et aux pectoraux; la plaque épigastrique persiste, la peau des avant-bras est toujours tendue, mais on peut y faire un pli. L'épanchement a presque entièrement disparu; nous ne retrouvons plus d'ascite. La langue est encore dure. L'enfant se lève et marche, mais elle n'est pas encore sortie.

Le 5 septembre l'amélioration a été progressivement en augmentant. La plaque épigastrique a disparu, mais aux bras, aux pectoraux, aux pommettes, et surtout à la nuque, l'induration est encore assez marquée, quoique moindre que précédemment. L'ascite a reparu.

L'épanchement existe aussi, mais peu prononcé dans le tiers inférieur du côté droit. La jeune malade ne dort pas très bien, elle a surtout beaucoup de palpitations; il y a une forte impulsion à la région du cœur. Les deux bruits sont assez intenses, sans souffle. La matité est assez étendue.

Depuis le 5 septembre la convalescence a continué à faire des progrès. Au milieu d'octobre l'enfant est partie pour la campagne, d'où elle n'est revenue qu'au mois de mai 1847. Ses parents nous ont appris que l'induration n'avait complétement disparu qu'au mois de décembre. Lorsque nous l'avons revue, le 15 juin 1847, elle était parfaitement bien portante, toute trace d'épanchement et d'induration avait disparu.

Cette observation offre une grande analogie avec les faits recueillis par Curzio et M. Thirial sur des adultes ; nous nous sommes presque servis des mêmes termes et des mêmes comparaisons ; cependant elle en diffère à plusieurs égards :

1° *Par les symptômes qui ont marqué le début.* La violente douleur à l'épigastre coïncidant avec l'induration de cette région, et accompagnée de palpitations intenses, n'a été notée par aucun auteur. L'abaissement de la température du corps à une époque aussi rapprochée du début et la persistance du froid pendant plusieurs jours sont aussi des faits exceptionnels ; cependant le refroidissement de la peau a été mentionnée dans l'observation de M. Curzio. Chez la jeune fiille de dix-sept ans qui en est le sujet, il est dit : « La peau était moins chaude que dans l'état naturel; mais il n'est pas fait mention de l'époque d'apparition de ce symptôme et de sa durée.

2° *Par la rapidité de la marche.* Dans tous les faits connus jusqu'ici, la maladie a cheminé avec une certaine et souvent avec une grande lenteur, tandis que, chez cette jeune fille, elle a suivi dans sa première phase une marche aiguë. En quarante-huit heures, l'induration avait envahi la presque totalité du corps, et au bout de huit jours, elle avait déjà diminué en plusieurs points. Plus tard la marche de la maladie a été beaucoup plus lente, sa durée totale peut être estimée à cinq mois environ.

3° *Par la nature des complications.* Dans aucune observation il n'a été fait mention d'épanchement dans les membranes séreuses; les auteurs ont fait remarquer, au contraire, que cette affection ne gênait en rien le jeu des principales fonctions. Chez notre malade il s'est fait une effusion de sérosité dans l'abdomen, la poitrine et le péricarde; le premier de ces épanchements a coïncidé avec la diminution de l'induration cutanée.

Désireux de remonter aux causes du sclérème, nous avons étudié avec soin les antécédents de notre jeune malade. Ses parents nous ont appris que, depuis le mois d'avril 1846, elle avait perdu l'appétit et maigri; ses digestions s'étaient dérangées, son caractère avait changé. elle était devenue triste et capricieuse, de gaie et docile qu'elle était auparavant. — Un mois environ avant le début de sa maladie, elle avait eu pendant deux ou trois jours un violent mal de gorge accompagné de fièvre. A cette époque elle ne fut pas examinée par un médecin, mais les personnes qui l'entouraient ne s'aperçurent d'aucune éruption, et elle n'eut pas de desquamation. Cinq jours avant le début on avait frotté son visage avec du suc d'euphorbe pour faire disparaître des taches de rousseur; il en était résulté une rougeur assez vive, mais passagère. A peu près à la même époque elle s'était plainte d'un peu de roideur dans le col, mais ce symptôme avait à peine attiré l'attention, tant il était léger, lorsque la maladie éclata telle que nous l'avons décrite.

Il ne ressort de cet examen autre chose que le fait d'un état maladif mal caractérisé antérieur au début. Nous avions d'abord pensé que le mal de gorge était peut-être le symptôme d'une scarlatine sans éruption, mais son peu de durée et l'absence de desquamation consécutive nous ont fait repousser cette idée. Nous n'avons pas trouvé non plus dans la saison, la santé, les habitudes hygiéniques antérieures, et l'hérédité, de cause qui pût rendre compte de la maladie. Cette jeune fille appartient à une famille de marchands aisés, elle a toujours été bien nourrie et bien vêtue; son habitation, soit à la ville soit à la campagne, est convenablement sèche. Elle est née forte et s'est régulièrement développée. Sa mère l'a nourrie jusqu'à onze mois. La seule maladie de l'enfance dont elle ait été atteinte est la rougeole, qu'elle a contractée à l'âge de deux ans, et qui fut suivie d'une inflammation des parties génitales. Elle ne présente aucun des attributs de la constitution scrofuleuse, et n'a jamais eu ni éruption cutanée chronique, ni abcès, ni glandes engorgées. Les deux frères sont bien portants, sa mère est robuste; son père qui tousse depuis plus de quatre ans, est assez fortement enroué.

L'influence du traitement ne nous a pas paru plus claire que l'étiologie.

La médication a consisté : au début, le 7 juillet, dans une application de sangsues, et dans l'administration de 60 centigrammes de calomel. Du 8 au 23, dans l'emploi des préparations diurétiques (nitrate de potasse 1 gramme, et digitale 10 centigrammes) et sudorifiques, (poudre de James et de Dower, de chacune 30 centigrammes, esprit de Mindererus 16 grammes).

Le 9 juillet, on a appliqué un vésicatoire à la nuque. — Du 23 au 27 juillet, on a fait des frictions mercurielles et digitalines. — Du 29 au 1er août, on est revenu aux diurétiques (chlorate de potasse, 1 gramme et demi par jour, qui a provoqué des urines abondantes et claires). — Du 1er août au 5 septembre, on a continué le chlorate de potasse et commencé des bains alcalins, composés avec 90 grammes de carbonate de potasse. — Depuis lors, la jeune malade a pris la teinture d'aconit et de digitale à la dose de douze gouttes par jour. Enfin, quand elle est partie pour la campagne, on l'a mise à l'usage de l'huile de foie de morue.

Il est bien difficile de conclure quel a été celui des agents thérapeutiques qui a le plus contribué à la guérison, et même de dire si aucun d'eux a eu une grande part dans l'heureuse terminaison de la maladie. L'émission sanguine et le calomel ont assez rapidement enlevé la douleur ; quant aux sudorifiques, ils n'ont pas produit le résultat pour lequel ils étaient administrés ; car les sueurs ont été presque nulles. Les diurétiques, et en particulier le chlorate de potasse, ont rendu les urines plus claires, sans empêcher cependant l'ascite de reparaître.

Ce qui nous fait douter de l'influence de la médication, c'est que la durée de la maladie a été à peu près la même que celle mentionnée par Curzio et le docteur Thirial, bien que les méthodes de traitement aient été fort différentes.

L'issue du sclérème a été favorable chez notre malade ; il en a été de même dans tous les faits rapportés par les auteurs : aussi ses caractères anatomiques dans l'âge adulte ne nous ont-ils été indiqués par aucun d'eux, ce qui n'a pas empêché de faire beaucoup d'hypothèses sur son siége et sa nature. Si nous nous en rapportons à nos seules sensations, nous serons disposés à admettre que, chez notre malade, l'induration siégeait à la fois dans le pannicule graisseux et dans l'enveloppe cutanée. En effet, en palpant les parties indurées, le toucher démontrait, plus clairement que les mots ne peuvent l'exprimer, que la dureté était autant sous-jacente à la peau, qu'elle était inhérente à ce tissu.

Nous serions donc portés à croire que la lésion consiste dans une induration du derme et du pannicule graisseux, cette dernière résultant, soit de la coagulation de la graisse, qui se serait rapidement figée, comme cela arrive dans la maladie des nouveau-nés décrite sous le nom d'endurcissement du tissu adipeux, soit peut-être d'un état de congestion de ce tissu avec épaississement des cloisons qui séparent les lobules. Cette dernière hypothèse trouve un appui dans l'observation que nous avons publiée dans notre première édition, d'un enfant de deux ans qui offrait les symptômes d'un endurcissement du tissu cellulaire. Nous notâmes dans ce cas les caractères anatomiques suivants: « Le tissu cellulaire de l'avant-bras, épais dans plusieurs endroits de 8 millimètres, est dur et résistant au scalpel ; il est formé de lobules graisseux parfaitement distincts et séparés les uns des autres par des cloisons fibreuses et épaisses dans quelques points, plus minces dans d'autres. Le tissu graisseux lui-même est rouge et résistant, et laisse couler à la coupe quelques gouttelettes de sérosité. Aux jambes la dureté est un peu moindre et le tissu plus pâle ; il a du reste le même aspect ; aux cuisses, où l'on avait observé une légère diminution sur la fin de la vie, on retrouve le même tissu, mais encore plus pâle et moins épais. »

La maladie des nouveau-nés, décrite par Billard et par M. Valleix sous le nom d'endurcissement adipeux, paraît aussi, sous le rapport des signes physiques, offrir une assez grande analogie avec celle de notre jeune fille. « Dans les cas de cette espèce, dit M. Valleix (1), la peau est blanche ou jaunâtre, elle n'est pas mobile sur la couche sous-jacente ; on ne peut pas la pincer facilement ; à l'incision le derme est consistant, le pannicule graisseux très dense, sa couleur est d'un blanc mat, il n'en sort aucun suc. » — D'après Billard : « Le tissu adipeux, dans les cas de cette espèce, est ferme, dur comme du suif nouvellement figé. Il offre, en un mot, la consistence de la graisse des animaux immolés dans nos boucheries (2). » Cette comparaison est de toutes celle qui peut le mieux rendre la sensation que nous avons éprouvée en appuyant fortement la pulpe du doigt sur la région pectorale de notre jeune malade.

Billard et M. Valleix regardent cette endurcissement adipeux comme un phénomène de l'agonie, quelquefois même comme postérieur à la mort ; ils en font une maladie complétement distincte de celle décrite sous le nom de sclérème des nouveau-nés, qui, d'après eux, est un véritable œdème. Cette dernière opinion nous paraît la plus probable,

(1) *Clinique des maladies des enfants*, p. 644.

(2) Billard, *Traité des maladies des enfants*, p. 181.

et les détails anatomiques et symptomatiques dans lesquels est entré l'auteur de la Clinique des maladies des enfants nouveau-nés, dont chacun connaît le talent d'observation et la rigoureuse exactitude, ont plus de valeur à nos yeux que l'argumentation de M. Thirial, qui assimile le sclérème des adultes à l'œdème dur des nouveau-nés. Mais ce point une fois accordé, Billard et M. Valleix nous paraissent trop exclusifs en affirmant que, dans aucun cas, l'endurcissement adipeux ne peut être la lésion anatomique d'une maladie régulière et bien déterminée.

Une dernière remarque avant de terminer. Chez les sujets des observations de Curzio et Thirial, et chez notre jeune fille, la peau n'a été le siége d'aucune éruption, et, sauf la pâleur, sa coloration était normale. Il en est de même dans l'endurcissement adipeux des nouveau-nés. Les docteurs Strambio, Fantonnetti, Forget et Putégnat ont noté, au contraire, chez tous leurs malades, une coloration variable de l'enveloppe tégumentaire qui était rouge, brune, ou rouge-brun, ce qui la faisait ressembler à ce que serait la peau dans une scarlatine ou dans un érythème chronique (Strambio, Grisolle), ou bien à de la vieille basane (Putégnat), ou bien encore à la peau tannée et comme momifiée des têtes desséchées que les voyageurs rapportent des pays méridionaux (Forget). Cette différence dans la teinte des téguments établit-elle une différence fondamentale dans la maladie des sujets des deux groupes? Nous ne le pensons pas; car, sauf la coloration, la plupart des autres caractères pathologiques sont les mêmes.

L'ancienneté de la maladie et l'âge des sujets peuvent peut-être rendre un compte satisfaisant de cette variété symptomatique. En effet, en comparant les deux séries sous le rapport de l'âge, on peut s'assurer que les chiffres sont très différents; ainsi les malades de la première série sont âgés de 9, 15, 17, 21 ans, et ceux de la seconde de 30, 33, 48, 50, 65 ans

L'observation suivante diffère à plusieurs égards de la précédente, et servira à compléter le tableau de la maladie.

Obs. II. La jeune G..., âgée de onze ans, a toujours été délicate; elle a la peau fine et blanche, les yeux bleus, les cils longs. La coqueluche, la rougeole et une légère otite sont les seules maladies de l'enfance dont elle ait été atteinte. Son père, quoique robuste, est très sujet à la toux, et sa mère, depuis l'âge de dix-huit ans, a chaque printemps un érysipèle assez intense. La santé de ses frères et sœurs n'offre rien de particulier. Les conditions hygiéniques, à l'exception de son habitation, qui depuis quatre ans est humide, sont assez favorables.

Cette jeune fille a depuis plusieurs années une hypertrophie considérable des amygdales. Au mois de mars 1848, en examinant sa gorge, ses parents s'aperçurent pour la première fois que la partie postérieure du cou *était roide.* Ils n'accordèrent que peu d'importance à ce symptôme, la santé générale continuant à être excellente. L'hypertrophie des amygdales ayant augmenté, ils conduisirent au bout de quinze jours leur enfant chez M. le docteur Pelissier et lui firent observer que la roideur de la peau du cou était encore plus prononcée que le jour où ils l'avaient remarquée pour la première fois, et qu'en outre l'induration s'était étendue en d'autres points du corps, et en particulier à la partie interne des avant-bras, aux régions pectorales et aux extrémités inférieures.

Nous vîmes l'enfant quinze jours plus tard, à la fin d'avril 1848.

Nous constatâmes que l'induration occupait la nuque, les omoplates, la partie postérieure des bras et des avant-bras, les masses dorsales et lombaires, surtout à droite. La peau avait une teinte variable, ici légèrement rose, là un peu jaune. Les plis de flexion sur les côtés du cou étaient dessinés en rouge. La consistance des parties indurées était tout à fait semblable à celle notée dans l'observation précédente : nous l'avons comparée à celle de la graisse figée. C'est au cou qu'elle est le plus prononcée. Cependant les mouvements sont parfaitement libres : l'enfant peut mouvoir sa tête et ses articulations dans tous les sens ; les doigts ne sont pas atteints. La sensibilité n'est ni diminuée ni augmentée ; la langue n'est pas dure ; les amygdales sont énormes et obturent l'arrière-gorge ; les cheveux et les ongles sont à l'état normal ; le pouls est naturel. L'examen complet de tous les organes et de toutes les fonctions ne permet pas de saisir le plus léger dérangement de la santé générale. A la fin de l'été l'induration commença à diminuer. Nous revîmes l'enfant, mais plus tard, au mois de juillet 1849, et nous constatâmes que son état s'était beaucoup amélioré ; cependant elle n'était pas encore complétement guérie. Pour reconnaître les dernières traces de la maladie il fallait placer la jeune malade dans certaines attitudes. Ainsi quand la tête était droite ou légèrement renversée en arrière, la peau n'était pas difficile à plisser, bien que l'on sentît qu'elle n'avait pas sa souplesse accoutumée. Mais en faisant fléchir la tête sur la poitrine, même à un degré modéré, les téguments de la nuque reprenaient les caractères du sclérème. La peau était dure, tendue, comme parcheminée, et la percussion à sa surface produisait une espèce de retentissement comme si l'on avait frappé sur du bois. Ce même caractère de roideur, de tension, de perte de souplesse existait aussi aux membres supérieurs lorsqu'on les plaçait dans l'extension.

Pendant l'année qui venait de s'écouler la santé générale n'avait point été dérangée. La maladie avait diminué peu à peu et sans l'intervention de l'art, car les parents n'avaient suivi d'une manière régulière aucun des traitements que nous leur avions conseillés.

Nous n'avons pas eu occasion de revoir cette enfant, mais le docteur Pelissier nous a dit qu'elle avait guéri au bout de deux ans de maladie environ.

En réfléchissant sur la nature de cette rare et curieuse maladie, nous sommes fortement tentés de la considérer comme rhumatismale. L'observation première viendrait à l'appui de cette opinion, car les complications qui se sont successivement développées avaient leur siége anatomique dans les membranes séreuses, et l'on sait que la diathèse rhumatique atteint spécialement ces membranes. L'enfant qui fait le sujet de la seconde observation avait été soumise à l'influence des conditions atmosphériques qui engendrent cette maladie : elle habitait un logement humide.

Si l'opinion que nous émettons était confirmée par d'autres observateurs, le sclérème serait une maladie de plus à distraire du groupe des affections locales pour la rattacher à une diathèse.

CHAPITRE VIII.

RHUMATISME ARTICULAIRE.

Le rhumatisme dans l'âge adulte se présente sous différentes formes. Il peut être interne ou externe, musculaire ou articulaire, aigu ou chronique, simple ou goutteux.

Dans ces dernières années plusieurs auteurs ont cherché à agrandir le champ du rhumatisme infantile, en y faisant rentrer la chorée, la contracture des extrémités, certains cas de paralysie essentielle, et même d'éclampsie. Nous traiterons cette question étiologique aux articles consacrés à ces différentes maladies. A l'exception de la chorée, qui a été considérée comme un rhumatisme de la moelle, et de l'éclampsie, que l'on a regardée comme un rhumatisme de l'encéphale, les rhumatismes viscéraux n'ont pas trouvé place dans le cadre nosologique de l'enfance. Nous ne voulons pas pour cela nier leur existence, mais nous croyons qu'il est fort difficile d'en faire la preuve.

Il ne sera question dans ce chapitre que du rhumatisme articulaire aigu; les rhumatismes goutteux et chroniques étant tellement exceptionnels dans l'enfance que l'on peut sans inconvénient les passer sous silence, et le rhumatisme musculaire n'offrant aucune particularité intéressante, à l'exception de son influence sur les maladies précitées (contracture, chorée, etc.), qui sera étudiée ailleurs (1).

Art. I. — Symptômes.

Les *symptômes* du rhumatisme chez l'enfant sont tout à fait analogues à ceux que l'on observe chez l'adulte; cependant ils offrent en général une intensité beaucoup moindre, et la maladie totale a une durée beaucoup plus courte.

La *fièvre* existe au début; elle précède d'un jour l'apparition des douleurs, ou bien elle coïncide avec elles. Dans les cas où il n'y a pas de complication, elle est de courte durée, et peu intense. La chaleur

(1) Nous avons recueilli dix observations de rhumatisme à l'hôpital des Enfants, neuf à Genève, une à Paris. Nous avons en outre consulté plusieurs faits qui nous ont été communiqués par nos confrères, et en particulier par MM. Piet et Legendre, et d'autres dont nous avons trouvé la relation dans les auteurs.

de la peau et l'accélération du pouls indiquent d'une manière exacte l'intensité du rhumatisme. Dans les cas très légers, nous avons vu le mouvement fébrile presque nul à partir du sixième au huitième jour ; lorsque l'affection était un peu plus intense, la fièvre durait plus longtemps ; mais elle cessait avant la disparition des douleurs rhumatismales. Dans les cas au contraire où il existait une complication, la fièvre persistait après la disparition du rhumatisme.

On nous a reproché (1) de n'avoir pas attaché assez d'importance à la fièvre rhumatismale. Il existe, dit-on, bon nombre de cas où la fièvre domine à tel point l'état local que celui-ci passe presque inaperçu. Dans les cas de cette espèce, la fièvre peut précéder de quinze jours et plus l'apparition des douleurs articulaires, qui sont elles-mêmes peu caractérisées et fugitives. Nous enregistrons la remarque, sans nous porter garants de son exactitude, car nous n'avons, soit à l'hôpital, soit en ville, observé aucun fait analogue.

Habitude extérieure. — Dans les cas légers, la face n'est pas colorée ; le facies exprime l'abattement ou un léger degré de souffrance ; lorsque la maladie est plus intense, la face est colorée, les lèvres et les narines sont sèches. Le décubitus est presque toujours dorsal, immobile.

Les *douleurs articulaires* offrent d'assez grandes différences dans leur intensité, le plus souvent elles marquent le début avec la fièvre ; deux fois cependant la fièvre, la soif, l'anorexie, quelques nausées, une fatigue générale, les ont précédées pendant vingt quatre heures. Au début, les douleurs siégent dans les articulations des membres inférieurs, et principalement dans les genoux, plus rarement à la fois dans les genoux et les poignets ; elles sont exaspérées par le plus léger contact. Comme chez l'adulte, les articulations malades sont rouges et tuméfiées : ces symptômes sont plus prononcés aux genoux que partout ailleurs; plusieurs fois nous avons noté que la rotule était éloignée des condyles par l'épanchement. Les douleurs, la rougeur et la tuméfaction restent rarement bornées aux parties où elles se sont primitivement développées.

Dans les cas où la maladie est intense, l'affection rhumatismale s'étend avec rapidité, et finit par envahir successivement toutes les articulations. Lorsqu'au contraire elle est très légère, non seulement les douleurs sont beaucoup moins vives, et tous les symptômes inflammatoires locaux moins prononcés, mais aussi le nombre des articulations envahies primitivement ou successivement est beaucoup moins considérable. Bien rarement nous avons pu nous assurer de la nature des douleurs. Un enfant de quatorze ans, intelligent, les comparait à des coups légers donnés dans les épaules, les genoux, les bras et les cuisses. Leur durée a été très variable, nous les avons vues

(1) *Bibliothèque du médecin praticien*, t. VI, p. 529.

disparaître en six jours, huit jours, neuf jours, onze jours; il va sans dire que dans tous ces cas la maladie était très bénigne; dans ceux où elle était plus intense, la durée des douleurs dépassait rarement quinze jours; une seule fois elles ont persisté jusqu'au vingt et unième.

Les troubles des fonctions respiratoire, digestive et cérébrale ne nous ont rien offert qui fût spécial au rhumatisme; la toux, les douleurs thoraciques appartenaient aux complications: la soif était modérée dans les cas légers, vive lorsque la phlegmasie était plus intense; la langue toujours humide, légèrement blanchâtre ou jaunâtre; les selles rares, presque jamais liquides.

Art. II. — Marche. — Durée. — Récidives.

Le rhumatisme suit une marche beaucoup plus rapide chez l'enfant que chez l'adulte, puisque nous l'avons vu céder au bout de six jours, et presque toujours disparaître avant le quinzième. Sa durée a été d'autant plus courte qu'il était plus simple : ainsi dans les cas où l'affection rhumatismale a été très légère et de très courte durée, il n'y a pas eu de complication, tandis que l'inflammation articulaire était à la fois plus prononcée et plus persistante, lorsqu'il existait une complication accompagnée d'un mouvement fébrile intense. Les récidives de rhumatisme, si fréquentes chez l'adulte, ne sont pas rares dans l'enfance: trois de nos malades de l'hôpital en étaient atteints pour la seconde fois; il en était de même chez une fille de douze ans, dont nous devons l'observation à M. Piet.

En ville, sur dix malades, deux ont eu deux attaques, l'une à treize ans et quatorze ans, l'autre à quatorze ans et quinze ans; un autre enfant a eu trois attaques à six, onze et treize ans.

Art. III. — Diagnostic.

Le rhumatisme articulaire se présente avec des caractères assez tranchés pour qu'il soit facile de le reconnaître. Il est toutefois trois maladies qui pourraient en imposer pour lui, ne sont: 1° l'inflammation articulaire qui se développe dans le cours de la variole; 2° celle qui est liée à une phlébite; 3° enfin, une affection fort singulière caractérisée par un épanchement de sang dans les articulations. Nous avons trouvé dans les journaux de médecine des observations de ces trois formes de maladies articulaires; nous nous bornerons à en présenter le résumé; il nous servira à établir le diagnostic différentiel.

1° *L'inflammation articulaire variolique*, dont nous aurons encore occasion de parler, présente d'assez grandes ressemblances avec le rhumatisme, en sorte qu'on pourrait peut-être la considérer comme un rhumatisme secondaire; toutefois elle en diffère par sa marche, par sa gravité et sa terminaison. Nous avons observé quelquefois à la suite de la variole une douleur avec tuméfaction des articulations; nous avons été assez heureux pour voir cette affection se terminer par la guérison ; mais il n'en est pas toujours ainsi, et lorsque la phlegmasie articulaire coïncide avec une variole grave, elle se termine par suppuration. On en trouve un exemple des plus caractérisés dans un fait publié dans la *Gazette médicale* (1) ; en voici l'abrégé.

Il s'agit d'un garçon de quatorze ans qui entra à l'hôpital des Enfants pour y être traité d'une pleurésie. Étant convalescent, il fut atteint de variole ; au quatrième jour de l'éruption le poignet droit devint douloureux, puis il se tuméfia, puis les douleurs gagnèrent d'autres articulations, et le malade succomba dans le dernier degré de marasme ; la fièvre et le dévoiement terminèrent la scène. A l'autopsie, pratiquée quarante-huit heures après la mort, « on ouvre successivement toutes les articulations : celle du poignet droit, qui avait la première donné des signes de souffrance, est ouverte la première. A peine le bistouri a-t-il pénétré dans l'intérieur de l'articulation, qu'il s'en écoule un pus blanchâtre très liquide. Il existe un foyer purulent entre les muscles de la partie antérieure de l'avant-bras du même côté. La jambe gauche offre plus de volume que l'extrémité inférieure du côté opposé ; elle paraît être le siége d'une espèce d'empâtement. L'articulation fémoro-tibiale contient plusieurs cuillerées de pus. La synoviale offre une rougeur très manifeste ; elle est érodée en quelques points, boursouflée en d'autres. L'articulation coxo-fémorale du même côté contient un pus blanc crémeux ; les cartilages sont détruits en plusieurs points. On examine l'intérieur des principales veines, et on ne trouve pas un atome de pus. Dans l'articulation scapulo-humérale droite existe un pus rougeâtre, sanguinolent ; enfin toutes les articulations qui avaient donné des signes de souffrance, si on en excepte celles des doigts, nous ont offert de la suppuration. » Les autres organes ne présentent pas d'altération, sauf quelques tubercules dans le poumon.

La scarlatine est quelquefois compliquée par une maladie articulaire qui ressemble beaucoup à celle-ci ; nous en parlerons ailleurs. (Voy. *Scarlatine.*)

2° L'inflammation articulaire liée à la phlébite offre des caractères anatomiques et une marche qui la rapprochent de l'arthropathie scarlatineuse et variolique. Elle offre aussi d'assez grands rapports avec le rhumatisme articulaire ; les différences doivent être cherchées plus dans les symptômes généraux que dans l'état local lui-même. Le fait suivant que nous empruntons à M. Papavoine est un exemple remarquable d'inflammation suppurative des articulations liée à une diathèse purulente.

Il s'agit d'un garçon de quatorze ans. La maladie débute comme un rhumatisme, par des douleurs dans l'épaule droite, qui se propagent ensuite à d'autres articulations. Le mouvement fébrile est prononcé, et le sang de la saignée recouvert d'une couenne inflammatoire très évidente. Le neuvième jour de la maladie, le mouvement fébrile augmente ; la langue s'ulcère ; il survient de l'agitation, puis du délire en même temps ; deux petites tumeurs se dévelop-

(1) 1831, p. 331.

pent sur le trajet de la huitième côte; elles ont la couleur de la peau et sont très douloureuses. Les jours suivants, les tumeurs disparaissent; la fièvre et le délire persistent; d'autres articulations se prennent. Plus tard, un érysipèle se développe à la face; le délire continue; mais le malade s'affaiblit; des ecchymoses se développent sur tout le corps, et le vingt-sixième jour de la maladie, il meurt.

A l'*autopsie*, l'articulation huméro-cubitale droite est remplie d'un pus rougeâtre; s'échappant ensuite de son sein, il a fusé entre les différents muscles de l'épaule qu'il a disséqués. L'apophyse coracoïde, dénudée de son périoste, est séparée du reste de l'omoplate; sa surface est inégale, rosée: elle est ainsi isolée au milieu du pus épanché. L'angle antérieur de l'omoplate, le tiers supérieur de la crête de cet os, sont également dénudés; mais leur surface est blanche et lisse. La cavité glénoïde est effacée; cette surface articulaire est plane, dépourvue de fibro-cartilage, rugueuse, comme frappée de carie commençante; la tête de l'humérus est également privée de fibro-cartilage en plusieurs points. La capsule synoviale est rose, injectée seulement autour du col de l'humérus. Le périoste, un peu ramolli, n'est que faiblement injecté çà et là. A gauche, une vaste collection purulente s'est formée autour de la clavicule, qui est presque entièrement dépouillée de son périoste; le pus fuse sous les pectoraux et dans l'aisselle, et ne pénètre point dans l'articulation de l'épaule, où l'on n'observe qu'une injection assez vive et générale de la synoviale. A l'articulation coxo-fémorale gauche, mêmes lésions qu'à l'épaule droite; destruction des fibro-cartilages, du ligament inter-articulaire, de la glande synoviale; injection de la capsule; vaste abcès pénétrant dans le bassin par le trou ovale, fusant entre les adducteurs de la cuisse et entre les fessiers. L'articulation tibio-tarsienne du même côté offre une séparation de l'épiphyse du péroné du reste de l'os; le périoste de cet os s'en détachait avec la plus grande facilité; d'ailleurs mêmes lésions des surfaces articulaires que celles de la hanche; le pus a disséqué les muscles de la jambe jusque près du genou.

Système circulatoire. — Les veines ascendantes, à partir de l'extrémité supérieure des cuisses, les descendantes, et surtout la jugulaire droite, la veine cave supérieure, sont très vivement colorées d'un rouge foncé.

L'iliaque gauche, à son confluent avec l'hypogastrique, est obstruée par un caillot sanguin autour duquel est accumulée de la matière purulente plus ou moins épaissie. Cette matière, mais plus molle, se trouve encore dans l'une des veines qui s'unissent à l'hypogastrique. L'oreillette et le ventricule droit sont d'un rouge foncé, remplis de caillots noirs, fibrineux; le cœur gauche a sa coloration accoutumée. L'aorte descendante offre aussi quelques plaques rouges, mais peu étendues, et moins vivement colorées que les veines.

Peut-être faudrait-il considérer ce fait comme un exemple de rhumatisme articulaire terminé par suppuration et compliqué de phlébite.

3° *Épanchement sanguin articulaire.* — Cette rare et curieuse maladie offre aussi la plupart des symptômes du rhumatisme. Dans une observation dont nous allons donner l'extrait, le diagnostic était d'autant plus difficile que l'enfant avait eu une première attaque rhumatismale. Ce fait a été publié par M. Maréchal (1).

(1) *Journal hebdomadaire*, t. II, p. 260.

Une fille de quatorze ans fut traitée une première fois à l'hôpital pour une affection rhumatismale qui avait suivi une marche chronique. Guérie de cette maladie, elle fut de nouveau reprise de douleurs dans les hanches, les genoux et les articulations sterno-claviculaires. A l'hôpital, on constata des signes de cachexie : les gencives étaient violettes, livides, saignantes, la figure infiltrée ; les articulations sterno-claviculaires, coxo-fémorales et fémoro-tibiales et les parties voisines étaient excessivement douloureuses, soit au moindre mouvement, soit à la plus légère pression. Les jours suivants, les symptômes augmentent de gravité ; l'infiltration de la face gagne le reste du corps : le pouls s'accélère ; il survient de la diarrhée ; la piqûre d'une saignée se transforme en un ulcère grisâtre. La veille de la mort, au niveau des deux articulations sterno-claviculaires, deux tumeurs excessivement douloureuses se développent ; la peau qui les recouvre n'est ni rouge ni tendue. Le lendemain la malade meurt ; les derniers jours l'affaiblissement était extrême.

A l'*autopsie*, indépendamment des altérations propres à la bronchite et à l'entérite, on trouve les articulations dans l'état suivant :

Au niveau des articulations sterno-claviculaires, on retrouve, avec leur différence de volume, les deux tumeurs observées la veille de la mort de la malade. En les palpant avec soin, on reconnaît qu'elles sont constituées par un liquide et par un corps dur, rugueux, qui soulève la peau ; c'est à gauche surtout qu'on sent bien distinctement la résistance inégale des deux corps concourant à la composition de ces tumeurs. Celle de ce dernier côté étant ouverte largement, on reconnaît qu'elle est formée par une masse de sang noir, en partie liquide, en partie coagulé, épaisse de trois lignes, et embrassant la clavicule immédiatement dans tout son pourtour et dans une longueur représentée par ses trois quarts internes. Dans la même étendue, le périoste, qui est blanchâtre, mais épaissi, se trouve ainsi écarté du corps de l'os qu'il doit envelopper, et sert de limite au sang épanché. Du milieu de cette masse sanguine s'élève une surface légèrement convexe, presque plane, hérissée d'aspérités très fines ; c'est l'extrémité de la clavicule dégarnie de son cartilage articulaire ; c'est elle qui, soulevant immédiatement la peau, causait les douleurs si atroces notées la veille de la mort de la malade. En dedans et plus en arrière, on trouve le cartilage articulaire, sur la face interne duquel on voit une cavité peu prononcée et un peu rugueuse, destinée sans aucun doute à recevoir l'extrémité de la clavicule. Par son coté interne, elle concourt à former l'articulation sterno-claviculaire, qui est parfaitement saine, et dont on retrouve toutes les parties constituantes.

La portion de clavicule ainsi entourée de sang a une teinte rouge provenant de son immersion dans le sang, et qui a disparu par une macération de quelques jours. Sa texture n'est en aucun point altérée.

A l'extrémité externe de cette même clavicule, on ne trouve pas d'épanchement de sang aux environs de son articulation avec l'acromion, articulation qui est saine ; mais on détache très facilement le cartilage articulaire de la portion osseuse qu'il revêt. Des lésions offrant la plus grande analogie avec celles dont on vient de lire la description existaient au niveau de la clavicule droite. On retrouve aussi un épanchement sanguin considérable entre le fémur et son périoste.

D'autres faits analogues à celui-ci ont été recueillis par les auteurs qui ont étudié les hémorrhagies constitutionnelles ; nous en parlerons plus tard. (Voyez *Hémorrhagies*.)

Dans la première enfance le diagnostic offre quelquefois d'assez grandes difficultés; le rhumatisme peut être compliqué d'accidents cérébraux qui attirent toute l'attention du médecin et font alors méconnaître la véritable nature de la maladie. Aussi est-il toujours prudent quand on a affaire, chez un très jeune enfant, à une affection fébrile qui offre des symptômes et une marche insolite, d'examiner avec beaucoup de soin toutes les articulations, surtout si l'hérédité, la constitution épidémique et la saison sont des causes prédisposantes de rhumatisme.

Dans le fait cité par le docteur Stäger, il s'agit d'un garçon de sept mois qui, à une époque où régnaient des affections rhumatismales, fut pris à la suite d'une légère roséole d'une douleur avec tuméfaction d'un des pieds; puis survint une attaque d'éclampsie et consécutivement une contracture des muscles du cou accompagnée d'une fièvre intense. Au bout de quelques jours, on constata des symptômes de pleurésie, puis de nouveau de la contracture musculaire, qui se dissipa en même temps qu'il survint une tuméfaction douloureuse du poignet gauche.

L'épidémie régnante, la tuméfaction articulaire, la mobilité de la maladie, la nature des complications (pleurésie, contracture musculaire), ne pouvaient pas laisser de doute sur la nature de la maladie. Mais il n'en a pas été de même dans un autre fait cité par le même auteur et dont voici l'abrégé:

Un enfant de neuf semaines est pris de diarrhée et de fièvre. L'auteur constate une vive douleur à la pression au niveau des dernières vertèbres lombaires et du sacrum, puis de la contracture des muscles de la nuque; la tête est renversée en arrière. Ces symptômes se dissipent rapidement, et au bout de huit jours la contracture reparaît accompagnée de mouvements convulsifs dans les yeux, et plus tard de convulsions générales; les digestions continuent à être dérangées. La maladie dure quatre semaines en tout. Les articulations n'ont jamais été prises.

Nous sommes portés à voir dans cette affection une entérite catarrhale compliquée de symptômes cérébraux et de contracture musculaire; mais il ne nous paraît nullement démontré qu'on puisse regarder cette maladie comme un rhumatisme.

Le rhumatisme articulaire est si rare chez les enfants au-dessous de l'âge de six ans, que les parents, plutôt que de croire à l'existence de cette maladie, attribuent les douleurs et le gonflement articulaire à des causes extérieures occasionnelles (coup, chute, etc.). L'un de nous a vu à Genève un enfant de quatre ans que l'on avait conduit chez le renoueur, pour lui faire remettre son bras disloqué. Le petit malheureux était atteint de rhumatisme et n'en fut pas moins inhumainement et inutilement tourmenté par cet empirique.

Art IV. — Complications.

Nous avons observé sur nos malades de l'hôpital et de la ville des complications analogues à celles signalées chez l'adulte. Nous citerons en première ligne la péricardite, l'endocardite (Voy. MALADIES DU CŒUR) et la pleurésie. Nous avons vu aussi chez un enfant de cinq ans un érythème noueux se développer au huitième jour d'un rhumatisme aigu peu intense. Nous traiterons dans le chapitre relatif à la chorée les questions relatives à l'influence du rhumatisme sur cette maladie.

Art. V. — Pronostic.

Le rhumatisme simple, chez l'enfant, est une maladie légère. Lorsqu'il est compliqué de péricardite, cette phlegmasie, souvent peu intense, n'empêche pas le retour à la santé. Dans les cas, au contraire, où elle est plus étendue, elle offre une assez grande gravité. Les dix enfants que nous avons observés à l'hôpital ont tous recouvré la santé; mais il est vrai de dire que chez six d'entre eux l'affection était extrêmement bénigne. En ville, nous n'avons pas perdu d'enfants dans le cours d'un rhumatisme aigu; mais cette maladie a été pour quelques-uns d'entre eux la cause d'une maladie organique du cœur. Tous nos malades ayant guéri, nous n'avons pu constater la nature des altérations que le rhumatisme laisse après lui; mais celui dont M. Piet nous a communiqué l'observation ayant succombé, voici quelles sont les lésions que ce médecin a constatées à l'autopsie. « Les tissus fibreux des articulations affectées pendant la maladie ne sont ni épaissis, ni rouges, ni suppurés. Les deux articulations radio-carpiennes contiennent une synovie concrète, épaisse, jaune, en grumeaux albumineux; la synoviale paraît elle-même un peu sèche; il y a un peu d'injection dans celle du poignet gauche; les articulations du tarse et des coudes sont à l'état sain. » Dans le rhumatisme secondaire à la scarlatine, il existe une véritable suppuration articulaire.

Art. VI. — Causes.

Age. — A l'hôpital nous n'avons pas observé d'enfants rhumatisants âgés de moins de sept ans; la plupart avaient de douze à quatorze ans. Le plus jeune des enfants que nous avons vus avait quatre ans, et sur dix nous en comptons quatre âgés de quatre à cinq ans. Le docteur Stäger de Windau a publié un fait incontestable de rhumatisme relatif à un enfant de sept mois.

Sexe. — A l'hôpital et en ville les garçons ont été beaucoup plus nombreux que les filles.

Constitution. — Les enfants que nous avons observés en ville avaient la peau fine, les cheveux blonds, les chairs molles, en un mot la prédisposition lymphatique. Nous croyons en effet que, pour l'enfant comme pour l'adulte, il existe une constitution qui prédispose au rhumatisme.

Maladies extérieures. — La scarlatine est de toutes les maladies celle qui se complique le plus fréquemment de rhumatisme. Le docteur Betz de Heilbronn (1) a particulièrement insisté sur l'analogie de nature de ces deux affections.

Hérédité. — Le rhumatisme est quelquefois héréditaire; nous en avons eu des exemples, soit à l'hôpital, soit en ville.

Refroidissement. — Le passage du chaud au froid a été chez l'un de nos malades la cause évidente du rhumatisme. Occupé pendant trois jours à labourer la terre, il se refroidit après avoir abondamment transpiré, et ce fut peu après que débuta la maladie. Un autre enfant, sujet aux douleurs rhumatismales, en fut atteint de nouveau après avoir couché dans un rez-de-chaussée humide et sur un matelas qui reposait sur le sol.

Art. VII. — Traitement.

§ I. *Indications.* — Les indications que le praticien doit se proposer de remplir dans le traitement du rhumatisme sont, chez l'enfant, analogues à celles que réclame la même maladie chez l'adulte.

1° Il faut attaquer l'élément inflammatoire par un traitement antiphlogistique convenable;

2° Calmer les douleurs au moyen d'applications locales sédatives;

3° Prévenir les complications et les combattre dès qu'elles se manifestent.

§ II. *Médications.* — *Résumé.* — Le rhumatisme léger qui ne consiste que dans un peu de tuméfaction et de rougeur d'une ou de deux articulations et dans une fièvre médiocre, ne réclame pas de traitement bien actif: une seule application de sangsues ou de ventouses, des embrocations huileuses calmantes ont suffi pour le dissiper dans les cas que nous avons observés. Lorsque la maladie est plus intense et s'accompagne d'un mouvement fébrile très marqué, lorsque les symptômes généraux et locaux indiquent l'existence d'une complication grave du côté de la poitrine, il ne faut pas hésiter à mettre en usage le traitement antiphlogistique; nous n'avons pas, en cas pareil, épargné les émissions sanguines, quand les enfants étaient vigoureux. Ainsi nous avons pratiqué trois saignées, à deux jours d'intervalle chacune, chez un garçon de quatorze ans atteint de rhumatisme compliqué de péricardite; en outre nous appliquâmes huit sangsues à la région précordiale. Chez un autre enfant de onze ans nous pratiquâmes deux saignées et nous appliquâmes des sangsues à plusieurs reprises; au bout de quatorze jours le malade était guéri.

En même temps que l'on mettra en usage le traitement antiphlo-

(1) *Journal für Kinderkrankheiten*, mai et juin 1851, p. 386.

gistique, on prescrira à l'intérieur des boissons rafraîchissantes nitrées, quelques loochs ou potions gommeuses avec une faible proportion de sirop diacode pour calmer les douleurs et provoquer le sommeil.

Nous avons souvent employé avec avantage la teinture d'aconit à la dose de 1 à 2 grammes dans une potion de 120 grammes, et les poudres de Dower et de James, à la dose de 20 à 30 centigrammes. Le sulfate de quinine, administré à la dose de 0gr,50 à 0gr,60, nous a aussi paru utile dans le petit nombre de cas où nous en avons fait usage.

Il faut en outre aussi chercher à calmer les douleurs locales. Nous employons, pour atteindre ce but, les onctions avec des liniments calmants plutôt que les cataplasmes, dont le poids est souvent difficilement supporté par les jeunes malades. Nous nous sommes très bien trouvés de saupoudrer les articulations trois ou quatre fois par jour avec de la farine de seigle. Un soulagement rapide succède à cette application. Nous sommes aussi arrivés au même résultat en entourant les articulations douloureuses d'une ouate de coton imbibée du mélange suivant :

Huile d'amandes	30 grammes.
Chloroforme	8 grammes.
Laudanum de Sydenham	2 grammes.

Les complications de pleurésie, de péricardite et d'endocardite seront traitées par les moyens appropriés. Nous rappellerons ici que de tous les remèdes celui que nous regardons comme le plus efficace dans les complications inflammatoires des plèvres et du cœur est l'hydriodate de potasse à haute dose. S'il existe quelque autre désordre fonctionnel comme de la constipation, par exemple, nous ne conseillons pas de prescrire des purgatifs violents, qui auraient l'inconvénient d'irriter le tube digestif et de provoquer des selles abondantes; mais on mettra en usage de doux laxatifs tels que la manne, la pulpe de tamarin, la potion de café ou bien des lavements avec l'huile, le miel de mercuriale, etc. On ne doit pas oublier que les mouvements sont extrêmement douloureux, et qu'il faut, autant que possible, les éviter au jeune malade; c'est pour cela que nous conseillons de ne pas provoquer trop souvent les évacuations alvines.

CHAPITRE IX.

OTITE.

L'otite est une maladie qui se présente assez fréquemment chez les enfants. Elle peut être primitive, secondaire ou symptomatique d'une affection grave des os (carie ou tubercules). Nous ne traiterons ici que de l'otite externe primitive ou secondaire, aiguë ou chronique, indépendante de l'altération du rocher. Nous renvoyons à l'article *Tubercules* les détails qui concernent l'otite symptomatique d'une affection des os, vu que dans tous les cas que nous avons observés elle coïncidait avec les tubercules ou avec la scrofule.

Art. I. — — Symptômes. — Marche. — Durée. — Pronostic.

Les symptômes de l'otite simple sont faciles à reconnaître; cependant lorsque la phlegmasie se développe chez de jeunes enfants qui ne peuvent pas s'expliquer sur le siége de leur douleur, la maladie est quelquefois méconnue.

Quoi qu'il en soit, l'affection débute par une douleur dans l'oreille, qui, d'une grande vivacité dans certains cas, est beaucoup moindre dans d'autres. Difficile à reconnaître chez les plus jeunes sujets, elle s'accompagne quelquefois de cris très aigus continus. En examinant avec soin le jeune malade, on s'aperçoit alors d'une rougeur assez vive de la membrane qui tapisse le conduit externe de l'oreille; cette rougeur est accompagnée d'une tuméfaction médiocre. Cependant chez plusieurs de nos malades il nous a été impossible de reconnaître ces deux caractères de l'inflammation, quoique la phlegmasie existât bien réellement, puisque les enfants assez âgés pour exprimer leurs sensations accusaient une douleur très vive. Ces symptômes s'accompagnent en outre de bourdonnements d'oreille désagréables, et souvent de surdité, appréciables seulement chez les enfants d'un certain âge. Après qu'ils ont duré quelquefois pendant peu d'heures, mais le plus souvent pendant deux à quatre jours, il survient un écoulement d'oreille, rarement séreux, le plus souvent jaunâtre ou verdâtre, épais, exhalant une odeur fétide toute spéciale. Nous n'avons pas observé que cet écoulement fût strié de sang; les caractères de cette suppuration dépendent de l'intensité de l'inflammation. L'otorrhée persiste pendant un temps variable; dans l'otite primitive, nous l'avons vue durer de dix à quinze ou vingt jours, souvent plus. Dans l'otite secondaire, la durée varie suivant la nature de la maladie dans le cours de laquelle survient l'inflammation auriculaire; mais en général elle ne dépasse guère quinze jours à trois semaines. Nous n'avons pas vu l'otite primitive accompagnée de fièvre. Quant à l'otite secondaire qui survient presque toujours dans le cours d'une maladie fébrile, nous n'avons pas observé qu'elle accélérât le pouls d'une manière notable. Krukenberg, cité par Meissner, a vu, dans les cas où l'inflammation était très intense, l'otite s'accompagner de céphalalgie, d'insomnie et de fièvre. Les auteurs disent que lorsque l'inflammation a disparu il se forme plusieurs abcès entre la peau et le cartilage. Des faits semblables ne se sont pas offerts à notre observation.

Nous n'avons jamais vu les deux oreilles envahies à la fois; presque toujours la phlegmasie se développe primitivement dans l'un ou l'autre des conduits auriculaires; le plus souvent elle se manifeste à gauche, et dans les cas rares où elle est double, elle s'étend successivement d'une oreille à l'autre. Nous n'avons pas observé de tuméfaction de la peau du pavillon de l'oreille, non plus que des ganglions sous-maxillaires.

L'otite externe primitive ou secondaire que nous venons de décrire brièvement, est la seule que nous ayons observée; cependant les auteurs décrivent chez les enfants (1) une inflammation de l'oreille interne ou moyenne qui s'accompagne de symptômes plus graves. La douleur est beaucoup plus vive, les cris sont plus violents; les enfants n'ont pas un instant de tranquillité. Tous les mouvements paraissent exaspérer les douleurs. L'enfant semble soulagé lorsqu'il est couché du côté malade, la tête appuyée sur son coussin; et toutes les fois qu'on veut lui faire changer de position, il pousse des cris aigus. La mastication, la toux, l'éternument, exaspèrent les douleurs. Quant aux différences qui existent entre l'otite externe et l'otite interne, d'après le siége profond de la douleur de cette dernière, il est bien difficile de faire cette distinction chez l'enfant. Lorsque l'inflammation se termine par suppuration, la douleur persiste aiguë jusqu'à ce que la membrane du tympan ait été rompue par le pus qui sort en jaillissant, et soulage beaucoup les jeunes malades. Cette variété d'otite est accompagnée de fièvre à son début; elle suit la marche ordinaire des inflammations, et se complique souvent d'une phlegmasie des méninges et du cerveau. Quelquefois la maladie passe à l'état chronique, et la guérison survient; mais il reste en général de la surdité, et la membrane du tympan est presque toujours rompue.

Nous avons recueilli une observation fort intéressante d'otite aiguë accompagnée de symptômes cérébraux sur un enfant de treize mois atteint de pneumonie. L'état cérébral était caractérisé par des mouvements saccadés des extrémités supérieures, une légère convulsion des globes oculaires, des cris aigus. L'enfant paraissait éprouver une vive souffrance. Ces crises douloureuses se répétaient plusieurs fois par jour; elles duraient quatre à cinq minutes. Elles disparurent au moment où l'écoulement purulent se manifesta.

L'otite externe est en général aiguë. Cependant on a cité plusieurs observations d'otite passée à l'état chronique; mais il faut en général se défier de cette affection, qui suit souvent une marche intermittente. On doit soupçonner, en cas pareil, une otite profonde, résultant d'une affection des os, ou tout au moins une rupture de la membrane du tympan. Nous avons observé dans notre pratique particulière un assez grand nombre de cas de cette espèce. L'écoulement était extrêmement fétide; il durait pendant plusieurs semaines, puis il disparais-

(1) Meissner, t. II, p. 203.

sait pour se reproduire bientôt, soit spontanément, soit sous l'influence d'une cause occasionnelle (refroidissement). La maladie se perpétuait ainsi pendant plusieurs mois et même pendant plusieurs années. Cette otite, ou otorrhée chronique ou à répétition, est une maladie très rebelle, et qui a presque toujours pour conséquence une surdité plus ou moins complète. Dans un cas de cette espèce nous avons constaté l'existence d'ulcérations simples de la muqueuse du conduit auriculaire.

L'otite externe aiguë n'offre aucune espèce de gravité. D'après les auteurs, il n'en serait pas de même de l'inflammation qui se développe dans l'oreille moyenne, et qui peut s'étendre à l'oreille interne, altérer les os et gagner les membranes de l'encéphale.

Le pronostic *local* de l'otite aiguë est-il grave? A juger d'après les faits nombreux que nous avons recueillis, nous sommes disposés à résoudre cette question par la négative pour l'otite externe. Ainsi nous n'avons pas vu la surdité qui l'accompagne momentanément devenir permanente. Il n'en est pas de même dans les cas où il se développe une inflammation de l'oreille moyenne qui a pour résultat la rupture de la membrane du tympan, ou bien dans l'otite chronique ou dans l'otorrhée à répétition, comme nous l'avons dit plus haut.

Art. II. — Causes.

Les auteurs ont énuméré un grand nombre de causes susceptibles de produire l'otite. Il est important de les étudier, car de leur connaissance dépend souvent le diagnostic et la guérison de la maladie. Parmi les causes occasionnelles, une des plus fréquentes est l'accumulation dans l'oreille de cette matière cérumineuse qui, en se concrétant, agit comme un corps irritant et cause l'inflammation du conduit externe. Nous devons ranger dans le même ordre de causes l'introduction dans l'oreille de corps étrangers; de noyaux de cerises, comme Fraenzel en a observé un exemple; de graviers, comme l'ont observé Hunsinger et Hocker (1). Quelquefois des larves d'insectes, déposées dans le conduit auriculaire, donnent naissance à de petits vers qui occasionnent le développement d'une otite. Meissner rapporte avoir observé un jeune enfant de l'oreille duquel il fut extrait quinze vers. Le docteur Ménard (2) en a retiré jusqu'à vingt-deux de quatre à cinq lignes de long. Dans ce dernier cas les douleurs étaient intolérables, accompagnées d'un délire violent. Sept de ces vers furent extraits avec une petite pince, les autres furent chassés à l'extérieur au moyen d'une injection. On a aussi cité parmi les causes occasionnelles un brusque refroidissement résultant de l'exposition à un courant d'air froid, l'impression du froid lorsque les enfants étaient exposés à l'air

(1) Meissner, *loc. cit.*, p. 208.
(2) *Journal de la Société de médecine de Toulouse*, etc., 2e année, avril 1827.

peu de temps après être sortis du bain, etc. Les différentes causes que nous venons d'énumérer produisent en général l'otite primitive. L'otite secondaire se développe dans le cours des fièvres éruptives et surtout de l'affection typhoïde (voyez ces maladies). Les auteurs affirment qu'elle est surtout fréquente à l'époque de la seconde dentition. Nous l'avons observée le plus ordinairement chez des enfants âgés de plus de cinq ans; les filles y sont plus sujettes que les garçons. Les enfants scrofuleux et atteints d'affections chroniques de la peau y sont plus exposés que les autres, au dire des auteurs; nous avons pu, dans notre pratique particulière, vérifier la justesse de cette remarque.

Art. III. — Traitement.

§ I. *Indications.* — Les règles qui doivent guider la conduite du médecin sont très simples; il doit s'attacher : 1° à éloigner les causes qui ont produit la maladie; 2° à diminuer l'orgasme inflammatoire; 3° à calmer la douleur; 4° à tarir l'écoulement lorsqu'il se prolonge au delà de certaines limites.

§ II. *Médications.* — *Résumé.* — L'otite externe cède, en général, avec facilité à un traitement très simple. Nous n'avons jamais jugé convenable d'employer des émissions sanguines dans les cas que nous avons observés. Cependant lorsque la douleur est extrêmement vive, et détermine de la réaction fébrile, il est convenable de suivre le conseil que donne Meissner d'appliquer quelques sangsues aux apophyses mastoïdes. Si la douleur ne cède pas, Meissner conseille de placer un petit vésicatoire derrière l'oreille ou de faire des frictions avec la pommade stibiée.

Il faut avoir soin de s'enquérir de la cause de l'otite. Ainsi, la maladie dépend-elle d'une concrétion cérumineuse, il faut chercher à la ramollir au moyen de douches ou d'injections émollientes : ces injections doivent être employées tièdes; on les fait avec de l'eau, du lait, une décoction de racines de guimauve ou de fleurs de sureau. Si ce sont des insectes ou des vers dont l'introduction dans l'oreille ait donné lieu à l'otite, on les tuera en introduisant une goutte d'huile dans l'oreille. D'après les recherches du docteur Ménard, l'huile de pétrole serait à cet égard très préférable à l'huile d'olive; elle aurait l'avantage d'occasionner rapidement la mort des vers.

Ce sont aussi des injections tièdes qu'il faut employer dans les cas où l'otite dépend de l'introduction d'un corps étranger dans l'oreille; elles doivent être pratiquées avec une certaine force; si elles ne réussissaient pas, il faudrait en venir à l'extraction du corps étranger. Lorsque l'on a ainsi fait la thérapeutique des causes, et cherché par les moyens que nous avons indiqués à diminuer la douleur qu'occasionne l'inflammation, il faut continuer, lorsque l'écoulement est établi, à pratiquer des injections émollientes; si cependant l'écoulement ne tarissait pas, il serait convenable de modifier un peu la nature des injections. Ainsi, au lieu d'employer des liquides purement émollients, il faudrait mettre en usage des injections légèrement astringentes; une décoction de quinquina, de feuilles de noyer, de coing, ou bien un mélange de lait et d'eau de chaux avec une vingtaine de gouttes de teinture de myrrhe, comme l'a conseillé le docteur Dewees. Si cette médication ne suffisait pas, il faudrait employer des astringents plus actifs, le sulfate de cuivre ou de zinc, l'acétate de plomb. Il faut mettre de la prudence dans l'emploi de ces médicaments actifs, qui peuvent avoir quelquefois d'assez graves inconvénients.

L'otorrhée chronique étant en général liée à la constitution strumeuse, on ne peut espérer une guérison solide qu'en employant un traitement général dirigé contre la cause qui entretient l'inflammation. Après un grand nombre d'essais, nous avons donné la préférence à l'huile de foie de morue, aux préparations de noyer et surtout à l'eau de Willdegg. Cet eau minérale, fortement iodée, s'administre à la dose d'un à deux et même trois verres à pied par jour. Il faut en continuer l'usage pendant au moins trois semaines, puis le reprendre après une interruption de quelques jours; c'est surtout dans cette forme que les injections détersives sont avantageuses. Nous avons employé avec des résultats variés les insufflations d'alun, et la cautérisation avec le nitrate d'agent.

CHAPITRE X.

INFLAMMATION DES ORGANES GÉNITAUX ET URINAIRES.

Les inflammations des organes génitaux et urinaires, qui occupent une place si importante dans la pathologie de l'adulte, sont très rares dans l'enfance.—La métrite et la vaginite chez la jeune fille, l'uréthrite chez les enfants mâles, ne se présentent presque jamais à l'observation. Cependant Hunter et Swiedaur ont cité des exemples d'écoulement puriforme de l'urèthre, survenu chez des garçons pendant la dentition. Hunter même a noté, dans un fait qu'il a cité, que cet accident ne se reproduisait que lors de l'éruption d'une nouvelle dent (1).

La vaginite est moins rare : mais d'après les faits que l'un de nous a constatés à l'hopital de Lourcine, à Paris, cette maladie, très difficile à guérir, est habituellement virulente et résulte d'un contact contagieux.

On observe souvent chez les jeunes garçons la balanite et l'*herpes*

(1) Extrait du mémoire du docteur Rayer sur les inflammations non virulentes de la membrane muqueuse des organes de la génération chez les enfants, p. 12-13.

præputialis, qui s'accompagnent de vive rougeur, de cuisson, de gonflement du prépuce et d'un écoulement fétide qui se concrète en croûtes plus ou moins épaisses. Cette légère maladie est de courte durée et disparaît sous l'influence des bains et des soins de propreté. Autenrieth et le docteur Jahn ont décrit sous le nom d'inflammation du scrotum chez les petits enfants une maladie que nous n'avons pas eu occasion d'observer. Suivant eux, elle est caractérisée par la rougeur et la tuméfaction du scrotum, par de la dysurie et une vive sensibilité de cet organe ainsi que de la partie correspondante du bas du ventre. La maladie peut se terminer par la mort; elle est alors précédée de météorisme, de dyspnée, de coma et de convulsions. Dans ces cas elle est compliquée de péritonite, comme le prouvent les lésions trouvées à l'autopsie.

Le catarrhe vésical et la cystite, dans les deux sexes, sont peut-être un peu moins exceptionnels; mais ils le sont encore assez pour que, n'ayant aucune considération spéciale à présenter sur ce sujet, nous devions renvoyer le lecteur aux traités sur les maladies des voies urinaires, et en particulier à celui du docteur Civiale (1). Nous ne décrirons ici qu'une seule affection que nous avons eu occasion d'observer assez fréquemment et qui, dans ces dernières années, a été l'objet de recherches intéressantes. Nous voulons parler de la maladie décrite sous le nom de catarrhe vulvaire, vulvite, vulvo-vaginite, leucorrhée.

Art. I. — Historique.

Le docteur Schoenfeld, cité par M. Barrier (2), et le docteur Behrend (3), rédacteur du journal *für Kinderkrankheiten*, ont publié deux mémoires sur ce sujet. Le docteur Behrend, qui a décrit la maladie sous le nom de *vulvo-vaginite*, en distingue cinq espèces, sous les noms de : *phlegmonosa*, *catarrhalis*, *eruptiva*, *diphtheritica* et *syphilitica*. La première espèce est l'inflammation franche des grandes lèvres, qui se termine souvent par abcès; la dernière, comme son nom l'indique, doit être rattachée à la syphilis; les espèces dites catarrhale et éruptive ne sont au fond que la même maladie, suivant qu'elle est primitive ou secondaire. Ce sont les seules dont nous nous occuperons ici.

Plusieurs années avant les auteurs que nous venons de citer, en 1821, le docteur Rayer a publié sur ce sujet un mémoire important dans lequel il a rapporté vingt-neuf observations tirées de sa pratique ou des ouvrages dans lesquels il est parlé de cette maladie. Il

(1) On trouvera dans ces ouvrages l'histoire des calculs urinaires et de la gravelle, maladies chirurgicales assez fréquentes dans l'enfance, et qui présentent à cet âge des particularités dignes d'intérêt pour le chirurgien.

(2) *Annales d'oculistique et de gynécologie*, à Bruxelles, n° 1, 15 juillet 1839, cité dans Barrier, t. II, p. 193.

(3) *Loc. cit.*, t. X, p. 25.

en reconnaît cinq espèces: 1° idiopathique, qui est le résultat de causes locales directes; 2° sympathique, développée à la suite d'une irritation de la muqueuse digestive pendant la première ou la seconde dentition ; 3° constitutionnelle, liée au tempérament lymphatique ou scrofuleux, à marche chronique, et paraissant avoir pour siége l'utérus et le vagin, aussi bien que la vulve ; 4° métastatique, survenue après la disparition subite d'une autre inflammation ; M. Rayer n'en cite qu'un seul exemple emprunté à Trnka ; 5° enfin, il compare avec ces quatre formes l'espèce virulente, résultat d'une infection héréditaire ou contractée.

Ce mémoire est intéressant par le nombre des observations, par les réflexions judicieuses qui les accompagnent, et par les efforts qu'a faits l'auteur pour distinguer les espèces, d'après la nature de l'inflammation.

Déjà en 1810, Bertin avait distingué les écoulements vénériens des nouveau-nés de ceux qui sont purement muqueux, et avait cité des exemples (1).

Art. II. — Symptômes. — Marche.

La vulvo-vaginite catarrhale est caractérisée par un écoulement de matière jaune ou verdâtre, épaisse, fétide, purulente, qui est le résultat de l'inflammation des follicules, qui garnissent les organes génitaux externes. Les lèvres sont ordinairement tuméfiées et d'un rouge plus ou moins vif, quelquefois la membrane muqueuse est partiellement excoriée. Les ulcérations ont été, dans quelques cas, prises pour des chancres ou pour le résultat d'une violence extérieure.

On ne s'aperçoit souvent de cette maladie que par les taches verdâtres que l'on observe sur le linge des enfants, et qui sont tout à fait semblables à celles de la blennorrhagie. Les symptômes locaux qui accompagnent cette légère affection sont, dans quelques cas, de la chaleur, de la cuisson, des démangeaisons et une certaine gêne dans la démarche ; mais nous en avons vu plusieurs où ils manquaient presque entièrement, et où il aurait été impossible de reconnaître la maladie sans l'examen des linges. M. Rayer remarque que cette circonstance arrive surtout lorsque la maladie a une marche chronique et principalement dans l'espèce qu'il appelle *constitutionnelle*.

Les symptômes généraux sont encore plus rares ; pour notre part nous ne les avons pas observés. Cependant on a signalé la fièvre et le dérangement des voies digestives comme un accompagnement possible de l'inflammation locale, surtout dans les cas où elle est très aiguë ; si elle est chronique, on peut observer de la dyspepsie, de l'anémie, de l'amaigrissement, de la faiblesse, de la gastralgie et tout cet appareil de symptômes qui existent chez les femmes qui ont des flueurs blanches.

Sous le rapport de la marche, la leucorrhée offre une assez grande

(1) *Traité de la maladie vénérienne chez les enfants nouveau-nés.*

analogie avec l'otorrhée. En général elle est aiguë et dure de quinze jours à trois semaines. Cependant elle peut être chronique ; on a cité des cas où elle avait duré deux et trois mois, et même plus. Comme l'otorrhée et les affections catarrhales en général, elle est très sujette à récidives.

Art. III. — Diagnostic. — Pronostic.

Le diagnostic de la leucorrhée n'offre aucune difficulté ; il suffit de constater l'écoulement pour reconnaître la maladie ; mais il est souvent plus difficile de déterminer sa cause ; nous renvoyons aux traités de médecine légale pour tous les détails relatifs à la question du viol. Nous nous bornerons à faire observer, avec M. Barrier, que les circonstances dont il est le plus important de tenir compte pour le diagnostic sont le tempérament de l'enfant, sa santé antérieure, sa prédisposition aux affections catarrhales, la récidive, les habitudes, et par-dessus tout l'état des parties génitales externes. Cet examen ne lève cependant pas tous les doutes, les excoriations et même les ulcérations folliculaires n'étant pas rares sous l'influence d'une inflammation simple ou herpétique. C'est alors dans le traitement qu'est la pierre de touche du diagnostic. Ce n'est pas seulement dans les cas de viol, ou de soupçon de viol, qu'il est important d'examiner avec un soin minutieux les parties génitales externes ; mais aussi lorsqu'il s'agit de déterminer la nature de la cause locale qui entretient l'inflammation (eczéma, prurigo, attouchement, oxyures, etc.). Il arrive bien souvent que les mauvaises habitudes chez les jeunes filles ont pour point de départ le prurigo pudendi ; M. Behrend a rapporté plusieurs faits de cette espèce.

La vulvite catarrhale nous a toujours paru une maladie bénigne ; ses principaux inconvénients résultent de son siége et des causes qui l'entretiennent ; mais elle n'offre par elle-même aucune gravité.

M. Schœnfeld, d'après M. Barrier, « a vu la maladie s'exalter au degré de phlogose grave, envahir tout l'appareil génital externe, gagner en profondeur, amener des symptômes généraux et la mort. » Nous doutons fort que ce médecin ait eu affaire à la maladie que nous venons de décrire. Peut-être s'agissait-il de cette variété signalée par le docteur Behrend sous le nom de *vulvo-vaginitis diphtheritica*, *akphtosa*, et qui n'est autre que la diphthérite des parties génitales externes.

Art. IV. — Causes.

La vulvite catarrhale peut atteindre des enfants de tous les âges ; mais elle nous a paru beaucoup plus fréquente chez ceux qui ont dépassé l'âge de cinq ans. M. Rayer établit que l'époque de la plus grande fréquence est celle de la seconde dentition, entre six et dix ans. D'après Capuron, Siebold, Rayer, Boivise, Dugès et Barrier, le travail de la dentition exerce une influence assez active ; cette remarque est vraie si elle s'applique à la seconde dentition. Les jeunes filles lymphatiques et grosses y sont plus particulièrement sujettes; la maladie paraît quelquefois être héréditaire. Cependant M. Rayer, qui rapporte et commente deux observations citées comme preuve de cette assertion, remarque avec raison qu'il est besoin de donner de nouveaux faits à l'appui. Elle peut être primitive ou secondaire; dans ce dernier cas, elle apparaît surtout pendant la convalescence des fièvres éruptive ou typhoïde.

Dans d'autres cas, la maladie est entretenue par une disposition dartreuse, et en particulier par l'eczéma, l'herpès et le prurigo; le docteur Behrend, qui a fait autant de vulvites qu'il y a d'espèces d'éruptions qui peuvent lui donner naissance, a cité plusieurs observations où l'influence de cette cause était évidente.

On a aussi signalé au nombre des causes, les conditions hygiéniques défavorables, l'habitation humide, et surtout la négligence des soins de propreté. En effet, cette affection est beaucoup plus fréquente chez le peuple que dans les classes aisées; cependant on a cité, et nous-mêmes avons observé plusieurs cas, dans notre clientèle riche, chez des enfants parfaitement soignés; mais alors nous avons soupçonné qu'elle était le résultat de la masturbation, cause indiquée par tous les auteurs qui se sont occupés de cette maladie.

Art. V. — Traitement.

Le traitement de la leucorrhée est fort simple. La première indication est de soustraire l'enfant aux causes qui ont produit ou qui entretiennent la maladie. La seconde est d'agir directement sur les parties malades, afin de modifier ou de suspendre l'inflammation. La troisième est d'en prévenir le retour en agissant sur la santé générale.

Une bonne nourriture, une meilleure habitation, les soins minutieux de propreté, une surveillance attentive, sont indispensables.

Si l'écoulement est entretenu par une maladie de la peau, il faut traiter cette affection par les moyens appropriés : ainsi les bains soufrés, ceux de sublimé ou faits avec la décoction de feuilles de noyer, sont particulièrement indiqués; si les surfaces malades sont excoriées, ulcérées ou tapissées de fausses membranes, la cautérisation avec le nitrate d'argent est très utile.

Les médicaments internes qui nous réussissent le mieux sont les remèdes antilymphatiques : l'huile de foie de morue, les préparations de noyer. Le docteur Behrend recommande les préparations ferrugineuses, celles de quinquina et les bains de malt. Dans les cas où la maladie est chronique et rebelle, le même médecin conseille les lotions avec une solution de nitrate d'argent, d'alun ou de sulfate de zinc, et, si les enfants ont ce qu'on appelle le tempérament *scrofuleux floride*, de légers purgatifs, les bains alcalins, et, dans la belle saison, les bains de mer ou de rivière.

SECONDE CLASSE.

HYDROPISIES.

PRÉLIMINAIRES.

Lorsque la sérosité s'épanche et s'accumule dans les cavités des organes ou s'infiltre dans leurs tissus, il en résulte une maladie qui, toujours la même comme espèce anatomique, se présente cependant sous des aspects variés : ces différences dépendent de la cause qui lui a donné naissance, de l'organe dans lequel elle s'est développée, de la marche qu'elle a suivie, etc. Cette maladie, qui a pour nom générique *hydropisie* (de ὕδωρ, eau, et ὤψ, aspect), est fréquente chez les enfants.

La sérosité infiltrée ou épanchée est limpide et transparente, ordinairement albumineuse et de couleur citrine; quelquefois elle est parfaitement incolore et à peu près complétement privée d'albumine. Toutes les fois qu'elle présente des caractères différents, on doit penser qu'il existe conjointement une autre maladie, quelquefois une hémorrhagie, le plus souvent une inflammation. Dans le premier cas, la sérosité sera rouge, sanguinolente ou bourbeuse, brune, couleur chocolat; dans le second, elle sera mêlée de flocons blancs ou jaunes ; elle sera trouble, lactescente, purulente. Nous renvoyons aux inflammations et aux hémorrhagies pour de plus amples détails.

Les organes dans lesquels la sérosité s'accumule de préférence sont les cavités séreuses (plèvre, péritoine, péricarde, arachnoïde), le tissu cellulaire, le poumon, le cerveau.

Nul doute que l'hydropisie ne puisse siéger dans d'autres organes ; mais nous croyons pouvoir nous abstenir d'en parler, vu l'importance très secondaire du sujet et la rareté de la maladie.

Nul doute aussi que les membranes muqueuses ne puissent être le siége d'une infiltration et surtout d'une exhalation séreuse; mais leur communication avec les ouvertures extérieures empêche toute accumulation de liquide; d'où il résulte que l'on constate presque exclusivement des flux séreux. Ils ont sans doute de grands rapports avec les hydropisies ; mais, dans l'état actuel de la science, on ne peut leur assigner la même place dans le cadre nosologique, et d'ordinaire on les confond avec les catarrhes ou avec les inflammations des membranes muqueuses.

Nous exclurons donc de ce travail l'hydropisie des membranes muqueuses, en nous bornant à dire quelques mots de l'œdème du tissu cellulaire sous-muqueux du larynx.

Lorsque la sérosité a été en contact avec les tissus pendant un temps un peu long, elle les lave pour ainsi dire et les décolore.

La sérosité épanchée au sein des organes tend à leur faire perdre leur forme naturelle; en même temps elle augmente leur poids; quelquefois elle les ramollit. D'autre part, les cavités séreuses, notablement dilatées, gênent plus ou moins les fonctions des organes voisins.

De là résultent d'importantes différences entre les hydropisies. Mais il faut bien se convaincre que ces différences dépendent seulement du siége et nullement de l'espèce même de la maladie. Ici, comme dans toutes les maladies qui peuvent atteindre plusieurs organes, les symptômes ne varient qu'en raison des différences de fonctions et de structure de ces organes eux-mêmes.

Cependant ce n'est pas seulement dans ces considérations de siége que consiste la symptomatologie des hydropisies. Dans chaque organe l'épanchement séreux peut se faire, soit avec rapidité, soit avec lenteur, s'accompagner de quelques symptômes fébriles, ou bien être complétement apyrétique. De là les deux formes, active et passive, établies depuis longtemps pour l'adulte, et qui doivent être conservées pour l'enfant. Cependant à cette division fondamentale il faut joindre celle qui résulte des conditions au milieu desquelles l'hydropisie prend naissance et qui fait que la maladie est tantôt primitive et tantôt secondaire. Nous verrons dans les pages suivantes qu'il existe des hydropisies primitives toujours aiguës, et d'autres secondaires, qui sont aiguës, chroniques ou cachectiques.

Les hydropisies primitives sont en général très rares, et même quelques praticiens pensent qu'on démontrera un jour qu'elles sont constamment la suite d'une autre maladie. Cependant on ne saurait les nier, et nous en avons constaté un certain nombre.

Les hydropisies secondaires sont de beaucoup les plus fréquentes, et portent en général le même cachet que la maladie première.

Les hydropisies consécutives aiguës se rapprochent considérablement des primitives par leur aspect et par leur appareil symptomatique, mais elles sont beaucoup plus graves en raison de la maladie première, qui a déjà détérioré la constitution. Presque toutes les hydropisies consécutives aiguës se présentent sous deux formes: l'une suraiguë, qui peut déterminer la mort en peu de jours ou même en peu d'heures; l'autre aiguë, qui, se rapprochant davantage de la primitive, guérit assez facilement, ou bien se prolonge de manière à passer à l'état chronique, et se termine quelquefois alors d'une manière funeste.

La forme cachectique est fréquente; sa durée est quelquefois courte et sa production presque instantanée. Il peut, en effet, se faire du jour au lendemain, chez des enfants débilités, des infiltrations séreuses qui durent peu de jours, et en conséquence ne sauraient être appelées chroniques; leur apparence est cependant la même que celle des hydropisies de long cours. Les hydropisies cachectiques et chroniques sont remarquables par leur aspect complétement apyrétique, quelquefois même par le refroidissement dont elles s'accompagnent; par le peu de symptômes généraux qu'elles produisent; par l'ampliation extrême à laquelle elles peuvent faire arriver les cavités dans lesquelles la sérosité s'épanche ou les tissus dans lesquels elle s'infiltre.

Ainsi les principales divisions qu'on peut établir parmi les hydropisies doivent se tirer de leur siége et de leur forme; mais il ne faut pas oublier que ces divisions n'établissent aucune différence dans l'espèce anatomique: c'est toujours une infiltration ou un épanchement séreux dont le point de départ est le plus ordinairement dans une modification générale de l'individu. Cette modification elle-même constitue la nature des hydropisies. Ce fait est important à établir, car il justifie en partie le plan que nous avons suivi dans cet ouvrage.

De même que nous avons vu les inflammations envahir à la fois ou successivement plusieurs tissus; de même que nous verrons les tubercules se disséminer de manière à occuper tous ou presque tous les organes, de même la sérosité se dépose fréquemment dans un grand nombre de points à la fois. C'est souvent alors que l'hydropisie est en réalité la manifestation d'un état morbide général et qu'on a pu croire à l'existence d'une diathèse séreuse et hydropique. D'autres fois l'œdème est partiel et ne peut pas s'étendre au delà de certaines limites.

Rarement les hydropisies déterminent une désorganisation profonde. En outre, l'épanchement séreux, souvent mobile, cède aisément à la moindre cause qui sollicite son déplacement; mais cette facilité à disparaître est accompagnée d'une grande facilité à se reproduire qui peut entraîner à sa suite des accidents aussi graves qu'instantanés; ainsi nous verrons des infiltrations séreuses très rapidement produites dans un grand nombre d'organes, déterminer une mort presque subite. Mais ces faits sont rares, et il est plus commun de voir la mort survenir par les progrès lents de l'hydropisie et par l'obstacle que l'abondance du liquide oppose à la libre action des organes. Le plus souvent enfin la gravité de l'hydropisie résulte de la cause qui lui donne naissance, plutôt que de la quantité des liquides infiltrés.

Aussi croyons-nous devoir insister sur ce sujet.

Les causes des épanchements séreux sont:

1° L'habitation dans des endroits humides, un refroidissement subit; c'est-à-dire toute cause qui, rapidement ou par une action lente et continue, supprime ou modifie la transpiration cutanée. L'hydropisie est souvent alors active, générale ou locale, mais toujours susceptible de se généraliser.

2° L'inflammation franche des organes. L'hydropisie est alors active, le plus ordinairement fébrile ; elle n'est pas suraiguë ; généralement elle est locale et bornée à l'organe où existe l'inflammation ; quelquefois cependant elle se développe dans un autre point.

3° Les maladies générales aiguës, spécifiques, et notamment les fièvres éruptives. Ici l'hydropisie peut être suraiguë, aiguë ou cachectique, suivant l'époque de la maladie à laquelle elle se développe. Elle est fréquemment générale, ou au moins attaque un grand nombre d'organes à la fois : elle est souvent grave.

4° L'affection des reins connue sous le nom de *néphrite albumineuse, albuminurie* ou *maladie de Bright*. Sous l'influence de cette cause, l'hydropisie est quelquefois suraiguë, plus souvent aiguë ou chronique ; bornée au tissu cellulaire, elle peut occuper aussi un grand nombre d'organes ; elle est grave.

5° La détérioration de la constitution par une maladie de longue durée ; le plus ordinairement par les tubercules, ou bien par les maladies chroniques des voies digestives, la fièvre intermittente, et en général toutes les affections et toutes les causes qui ont pour effet de déterminer une cachexie avec anémie. Sous cette influence, l'hydropisie est chronique ou cachectique ; quelquefois générale, souvent partielle, occupant seulement un organe ou une partie d'organe, et assez rarement plusieurs organes à la fois. Elle n'est pas funeste par elle-même, mais par la gravité de la maladie première.

6° Un obstacle à la circulation veineuse : cette cause fréquente d'hydropisie existe rarement seule chez l'enfant, et le plus souvent il s'y joint une maladie grave qui y prédispose. Les caillots veineux adhérents sont le type de ces causes d'hydropisie, parce qu'en général leur action est isolée de toute autre influence. Viennent ensuite les maladies du cœur, la compression des veines par les tumeurs tuberculeuses ou d'autre nature, quelquefois par le gonflement inflammatoire de certains organes. On comprend que ces conditions déterminent de nombreuses différences dans le siége, l'étendue et la forme de l'hydropisie.

7° Notons enfin que plusieurs causes peuvent se réunir sur le même individu pour donner naissance aux hydropisies : ainsi celle qui suit les fièvres éruptives peut reconnaître pour cause simultanée une néphrite albumineuse ; ainsi celle produite par cette dernière affection peut dépendre en même temps d'une hypertrophie du cœur, qui peut elle-même s'unir à l'anémie ; ainsi celle que détermine la cachexie tuberculeuse peut tenir aussi à une compression veineuse, etc.

8° Il ne faut pas oublier, dans l'étude des causes, l'influence de l'âge et de la constitution ; nous verrons se renouveler ici cette remarque, déjà faite pour les phlegmasies, savoir : que les garçons robustes, âgés de plus de six ans, sont plus sujets aux formes aiguës et actives, tandis que chez les filles, les enfants faibles et âgés de moins de six ans, on observe plus fréquemment les formes chronique et cachectique.

Il n'est pas sans intérêt de rechercher le mode d'action de ces diverses causes d'hydropisie. Dans ces derniers temps, MM. Requin (1), Becquerel et Rodier (2) se sont efforcés de réduire à deux espèces toutes les infiltrations séreuses : 1° les hydropisies par obstacle à la circulation veineuse générale ou locale ; 2° les hydropisies par diminution de proportion de l'albumine du sérum. Il faudrait peut-être ajouter à cette seconde espèce une troisième qui résulterait de cette transformation de l'albumine normale en albumine caséiforme et en albuminose, transformation en vertu de laquelle l'albumine normale et insoluble acquiert toutes les propriétés d'un corps dissous et passe facilement au travers des membranes (3). Dans la première espèce d'hydropisie la réplétion exagérée et sans cesse croissante des vaisseaux au-dessous de l'obstacle, dans la seconde l'appauvrissement et la plus grande liquidité du sérum rendent assez bien compte de la transsudation de la sérosité à travers les parois vasculaires.

Est-il possible de comprendre de cette manière l'action de toutes les causes d'hydropisie ?

I. Lorsque l'hydropisie est primitive et résulte d'une suppression de la transpiration, il est assez rare qu'on puisse s'assurer directement de la diminution antérieure de la quantité de l'albumine du sérum. L'hydropisie est en effet le premier symptôme qui attire l'attention ; aussi plutôt que de nier ou d'admettre positivement le fait, nous préférons attendre les résultats de recherches plus nombreuses.

Théoriquement, nous comprenons que la suppression habituelle de la transpiration et l'absorption de l'humidité de l'air, pendant un séjour prolongé dans des lieux humides, maintiennent ou introduisent dans le torrent de la circulation une abondance exagérée de liquides, et qu'ainsi l'albumine ne soit plus en proportion normale dans la crase du sang. Alors l'augmentation seule de la sérosité ou l'action d'une cause légère peuvent déterminer l'infiltration séreuse. Nous comprenons moins facilement qu'il en soit ainsi lorsque la suppression de la transpiration est rapide ; la quantité de liquide ainsi conservée est si minime qu'elle ne nous suffit plus pour expliquer d'une manière toute physique la diminution de l'albumine ; mais peut-être alors elle a pour effet de désagréger l'albumine insoluble et de la convertir en albuminose.

Quoi qu'il en soit de ces théories, les hydropisies qui suivent la sup-

(1) Requin, *Éléments de pathologie médicale*, t. II, p. 450-745.

(2) Becquerel et Rodier, *Actes de la Société médicale des hôpitaux*, t. I, p. 79.

(3) Mialhe, dans *Cours de physiologie*, par P. Bérard, t. III, p. 87, et *Union médicale*, juillet 1852.

pression subite de la transpiration sont aiguës, actives, s'accompagnent d'un appareil fébrile, et le sang tiré de la veine est quelquefois couenneux. Tout indique la coexistence d'un élément fluxionnaire peu compréhensible avec l'idée d'une simple transsudation par excès de liquide aqueux. Aussi, lors même que l'on démontrerait, dans ces cas, la préexistence de la diminution de l'albumine, nous ne croirions pas nous éloigner de la vérité en admettant la coexistence d'une cause spéciale, sorte d'irritation sécrétoire qui pousse les liquides à s'épancher.

Or, lorsque l'on voit les suppressions brusques de la transpiration être suivies ici d'une phlegmasie des plus franches, là d'un rhumatisme aigu et inflammatoire, ailleurs d'une hydropisie active et fébrile, il paraît impossible de ne pas admettre l'existence d'un véritable état inflammatoire, qui tantôt est isolé, tantôt accompagne la diathèse hydropique ou l'affection rhumatismale. Cet état inflammatoire peut être le résultat de l'accumulation dans la masse sanguine des matériaux qui devront être éliminés par la peau. En effet, la perspiration cutanée se compose non seulement de parties aqueuses, mais aussi de parties animalisées et minéralisées, et l'on comprend que ces éléments, maintenus dans le sang au lieu d'être rejetés à l'extérieur, puissent irriter le tissu cellulaire ou les membranes séreuses, et favoriser ainsi, chez des sujets prédisposés, l'apparition d'une hydropisie.

Quelle que soit d'ailleurs la nature du rapport qui existe alors entre l'inflammation et l'hydropisie (rapport de simple coïncidence ou de cause à effet, ou d'identité d'origine), il faut y voir le passage de l'une à l'autre de ces affections et la cause d'une difficulté réelle pour établir la limite entre elles.

II. Ce que nous venons de dire de l'hydropisie générale est en partie applicable aux hydropisies locales qui accompagnent les phlegmasies des organes. Ainsi il est difficile de ne pas rapporter à une irritatiou sécrétoire locale certains œdèmes du poumon et du tissu cellulaire concomitant de la pneumonie et de l'érysipèle, aussi bien que le gonflement si actif qui accompagne l'éruption varioleuse. Nous ignorons pourquoi il y a là coïncidence de phlegmasie et d'infiltration séreuse ; nous nous bornons à constater que toutes deux portent le cachet d'un molimen fluxionnaire.

Il n'en est cependant pas toujours ainsi, et les phlegmasies locales peuvent jouer le rôle d'un obstacle mécanique à la circulation. Les empâtements du tissu cellulaire, qui révèlent l'existence d'une suppuration profonde et qui naissent après la période fluxionnaire, doivent sans doute être attribués à cette cause. De même l'œdème de la face, qui n'est pas très rare dans les phlegmasies du sommet du poumon droit, peut, non sans quelque raison, être attribué au gonflement du tissu pulmonaire qui gêne le cours du sang dans la veine cave supérieure.

III. Si nous regardons comme local le gonflement sous-cutané qui accompagne la fluxion ou la phlegmasie de la peau dans les fièvres éruptives, nous envisageons tout autrement l'hydropisie qui survient dans la convalescence de ces maladies et notamment à la suite de la scarlatine. Dans ce dernier cas surtout, l'éruption qui paraît occuper spécialement le réseau lymphatique de la peau a donné à l'enveloppe cutanée une susceptibilité extrême aux causes de suppression de la transpiration. Aussi les hydropisies qui se développent dans cette circonstance ont-elles le même aspect que les hydropisies primitives, et doivent-elles leur être assimilées. Toutes les remarques que nous avons présentées, au sujet de ces dernières, nous paraissent applicables ici.

IV. Nous avons déjà discuté la théorie des hydropisies qui succèdent à la maladie de Bright (voy. t. II, p. 53). Nous admettons très volontiers que dans la forme chronique, l'appauvrissement du sang et la perte de l'albumine sont une cause efficace d'hydropisie. La marche lente, la forme passive de l'infiltration s'accordent bien avec l'idée de la transsudation non fluxionnaire d'un sérum trop fluide. Mais si ce fait ne saurait être mis en doute lorsque la maladie, établie depuis quelque temps, a déterminé un commencement de cachexie, il ne nous paraît pas encore suffisamment prouvé que l'albuminurie soit, au début du mal, la seule et unique cause de l'hydropisie. Les analyses du sang faites à cette époque de la maladie sont loin d'être assez nombreuses et assez complètes pour détruire tous les doutes.

La suppression subite ou habituelle de la transpiration, qui joue un grand rôle dans le développement des hydropisies primitives ou scarlatineuses, est aussi l'origine fréquente de la maladie de Bright. L'identité des causes indique l'analogie de nature ; aussi ces trois espèces d'hydropisie nous paraissent être trois faits du même ordre. Cela est évident lorsqu'elles sont aiguës, actives et précèdent évidemment l'albuminurie. Au contraire, dans la maladie de Bright chronique, il reste à rechercher si l'altération du sang ne précède pas l'albuminurie, et c'est là certainement ce que tendent à prouver les recherches du docteur Mialhe.

V. Les faits suivants donnent à cette opinion un certain degré de probabilité. Il paraît démontré que l'altération du sérum peut résulter directement de l'action des causes débilitantes, bien que l'albumine ne s'échappe par aucun des émonctoires naturels.

C'est ainsi, du moins d'après les recherches de MM. Becquerel et Rodier, qu'il faudrait comprendre les hydropisies passives qui se développent après une alimentation insuffisamment réparatrice, après des hémorrhagies répétées, dans la cachexie qui suit les fièvres intermittentes, et les maladies du cœur. N'est-il pas remarquable de voir ces causes si différentes de cachexie ou d'anémie aboutir au même résultat, la disparition ou la désagrégation d'une partie de l'albumine du sang ?

VI. Il ne peut rester de doute dans l'esprit de personne sur l'existence de l'hydropisie due à un obstacle au cours du sang dans le système veineux. Nous n'aurions pas à y insister si l'on n'avait pas démontré dans ces derniers temps que les hydropisies symptomatiques d'une affection du cœur sont dues, tantôt à la gêne mécanique de la circulation, tantôt à cette même cause unie à la diminution de proportion de l'albumine du sérum (1). Il y a tout lieu de croire qu'il en est de même dans la cachexie tuberculeuse.

VII. En résumé, il faut admettre des hydropisies par cause locale et des hydropisies par cause générale.

Les premières, tantôt actives et fluxionnaires, accompagnent les phlegmasies locales; tantôt lentes et passives, dépendent d'un obstacle à la circulation veineuse.

Les secondes paraissent presque constamment liées à une diminution ou à une transformation de l'albumine du sérum. La modification du sang précède le plus souvent l'hydropisie et la favorise. Mais il n'est pas démontré que ces deux altérations organiques ne soient pas quelquefois simultanées. Toutes deux sont l'expression anatomique d'un état morbide auquel on peut donner le nom d'affection ou de diathèse séreuse d'après son phénomène le plus apparent. C'est ainsi que l'état inflammatoire a pour caractères anatomiques la phlegmasie des organes et l'augmentation de la fibrine du sang.

Sans nous préoccuper davantage de ces idées théoriques, reconnaissons que l'ancienne division des hydropisies en actives et en passives est une des plus importantes et des plus pratiques. Les premières, primitives ou secondaires, simples ou liées à un état inflammatoire, exigent un traitement antiphlogistique et guérissent avec assez de facilité. Les secondes, graves en raison de la maladie qui leur a donné naissance, ou persistantes, parce que la perte incessante de l'albumine augmente la tendance aux suffusions séreuses, résistent aux médication les mieux indiquées. Souvent alors le traitement doit être dirigé contre l'état général et la perte des forces; souvent aussi le médecin est réduit à l'emploi de palliatifs locaux, tels que la compression ou l'évacuation des liquides au moyen d'une opération chirurgicale.

(1) Becquerel et Rodier, *loc. cit.*, p. 87.

ENCÉPHALE.

CHAPITRE PREMIER.

HYDROCÉPHALIE EN GÉNÉRAL (1).

Le mot *hydrocéphalie*, ou mieux *hydrencéphalie*, signifie, à proprement parler, eau dans la tête, et doit conséquemment s'appliquer à tous les cas dans lesquels on trouve à l'intérieur de la boîte crânienne une quantité de sérosité plus considérable que d'ordinaire, quel que soit son siége (2).

Siége.—On a l'habitude de confondre toutes les espèces d'hydrocéphalie, et de leur appliquer la même dénomination. Cette confusion a plusieurs inconvénients, parce que, bien que la mort soit la suite presque nécessaire de toutes ces maladies, leur diagnostic différentiel est important à établir, et que le même mode de traitement ne leur est pas applicable.

L'hydrencéphalie peut siéger dans l'arachnoïde, dans les ventricules ou dans la pie-mère ; en outre le cerveau peut s'infiltrer de sérosité. Cet œdème est appelé encéphalomalaxie par plusieurs auteurs.

Quantité. — Nous devons préciser la quantité de liquide épanché ou infiltré nécessaire pour constituer une hydrocéphalie. Or ici, comme dans tous les cas où il s'agit de choses pondérables, la limite est difficile à tracer. Existe-t-il du liquide dans l'état normal, et, dans ce cas, quelle est la quantité nécessaire pour constituer un état morbide? On a cherché, il est vrai, à la déterminer ; mais sur quoi s'est-on basé pour établir ce calcul, et l'a-t-on fait suivant les âges, suivant le siége?

Bon nombre de difficultés empêchent d'élucider complétement ce point d'anatomie pathologique. En effet, si pour déterminer la quantité normale de liquide, on veut prendre pour point de départ l'absence de symptômes encéphaliques et de lésions cérébrales, on rencontre tout d'abord des cas dans lesquels, avec des symptômes

(1) Nous avons recueilli vingt-six observations d'hydrocéphalie aiguë ou chronique à l'hôpital et plusieurs en ville; nous avons en outre consulté un nombre considérable de faits publiés par différents auteurs, et lu les monographies les plus importantes.

(2) On voit que nous éliminons de ce cadre ce que les anciens auteurs appelaient hydrocéphale externe ou épanchement séreux en dehors de la boîte cranienne osseuse. (Voy. ANASARQUE.)

cérébraux graves, on ne trouve pour toute lésion qu'une quantité minime de liquide dans toutes les parties du cerveau. D'autre part, on peut mettre en regard de ces faits bon nombre d'autres où une quantité notable de sérosité dans l'arachnoïde, la pie-mère ou les ventricules, ne s'est révélée par aucun symptôme.

Ne pouvant donc nous guider d'après l'existence des symptômes cérébraux, nous sommes obligés de nous confier à notre habitude de voir et de juger, quitte à reconnaître que nous avons pu commettre quelques erreurs de peu d'importance.

1° *Grande cavité arachnoïdienne.* — Dans l'état normal, il n'existe pas de liquide dans cette cavité; ou il y est en si petite quantité qu'on à peine à le recueillir, quelle que soit la précaution avec laquelle on incise la dure-mère. Pour nous donc il existe une hydro-arachnoïdie lorsqu'on trouve une quantité notable de liquide dans l'arachnoïde; nous évaluons la moindre environ à 15 ou 30 grammes : alors il y a un état anatomique qui peut être assez peu prononcé pour ne se révéler par aucun phénomène appréciable, mais qui n'en est pas moins morbide.

2° Dans la *pie-mère*, la distinction est encore plus difficile à établir. La quantité de sérosité qui peut s'infiltrer dans ses mailles varie en effet considérablement suivant les âges. L'infiltration est en général abondante lorsque les fontanelles ne sont pas ossifiées, moindre à un âge plus avancé; elle présente cependant de si grandes différences dans sa quantité, qu'il est bien difficile de préciser quel est l'état normal.

Lorsque la pie-mère est infiltrée d'une manière anormale, elle est large et épaisse, embrasse un volume plus considérable que le cerveau en éloignant de cet organe l'arachnoïde viscérale; les mailles ou plutôt les vaisseaux qui la composent sont écartés les uns des autres par une sérosité limpide et transparente; la moindre ouverture faite à l'arachnoïde, dans une partie déclive, donne issue peu à peu, et par un écoulement continu, à toute la sérosité contenue dans les parties supérieures, et bientôt l'arachnoïde vient s'appliquer sur le cerveau.

A la surface convexe, les circonvolutions sont distinctes et assez écartées; à la base elles sont plus pressées, et l'infiltration est en même temps moindre, aussi bien qu'aux parties latérales : elle se concentre, en effet, tout entière sur les parties moyennes; et, partout où l'arachnoïde forme des ponts d'une partie à l'autre du cerveau, une quantité considérable de sérosité s'épanche au-dessous d'elle, et s'échappe par la section ou la déchirure de la membrane.

L'épanchement est quelquefois tellement considérable que l'arachnoïde soulevée forme comme une grosse ampoule (Cheyne) ou une poche mobile, et assez ample pour tomber jusque sur la face par sa partie antérieure (Matthey).

La sérosité infiltrée est en général limpide, transparente et incolore, rarement citrine, quelquefois rosée; encore le plus souvent cette coloration n'a lieu qu'en raison de la déchirure de quelques vaisseaux.

Ces derniers sont quelquefois vivement injectés; mais souvent aussi, et le plus souvent peut-être, on voit les gros vaisseaux seulement contenir quelques petits caillots ou quelques gouttes de sang, et ramper éloignés les uns des autres à la surface externe de l'arachnoïde viscérale qu'ils soulèvent. Le plus souvent aussi, dans ces larges infiltrations sous-arachnoïdiennes, le cerveau est généralement flasque et mollasse; il se déchire avec facilité, macéré par le liquide, avec lequel il est immédiatement en contact. Peut-être cet effet n'est-il que cadavérique.

3° Nous avons admis l'*hydropisie des ventricules* lorsque la sérosité qu'ils renfermaient était assez abondante pour que leur cavité nous ait paru dilatée. Nous avons considéré comme normale, ou au moins comme non morbide, la sérosité assez peu abondante pour ne pas produire cet effet. Il peut se faire, dans ce genre d'hydropisie, que la quantité de sérosité qui s'écoule ne soit pas très considérable, bien que la cavité ventriculaire soit agrandie. Alors la sérosité s'est infiltrée dans le tissu cérébral pour y produire un œdème. Nous partageons en effet l'opinion des pathologistes qui admettent que bien souvent l'œdème du cerveau résulte du passage direct de la sérosité ventriculaire dans la pulpe cérébrale.

4° Ceci nous mène à dire quelques mots sur cet *œdème du cerveau*. Ici le liquide n'est plus épanché de manière à former une collection : il est infiltré dans le tissu qu'il a ramolli et rendu diffluent sans le priver de sa couleur blanche opaque. Cet œdème est peut-être souvent cadavérique; mais nous croyons aussi que dans bon nombre de cas il est morbide, parce que nous l'avons constaté chez des enfants dont l'ouverture fut faite peu de temps après la mort et par un temps froid, tandis que nous avons vu toutes les parties du cerveau conserver leur consistance normale dans des circonstances opposées. L'œdème est beaucoup plus fréquent chez les jeunes enfants que chez les plus âgés.

Le cerveau, ayant toujours une certaine consistance à l'état sain, nous admettrons son œdème toutes les fois qu'il existera un ramollissement blanc des parties centrales. Nous avons dit ailleurs que nous ne possédions pas d'exemple de ramollissement blanc des hémisphères.

Nature. — Le liquide infiltré ou épanché est ordinairement limpide, transparent et clair comme de l'eau distillée; non coagulable par la chaleur, il ne paraît pas renfermer d'albumine, ou s'il en contient, ce n'est qu'en très petite proportion : aucun produit inflammatoire n'est mélangé avec lui. C'est là le liquide de l'hydrocéphalie pure. Mais il peut se faire que l'hydrocéphalie soit le résultat 1° d'une phlegmasie de la membrane ventriculaire; 2° d'un ancien épanchement sanguin. Dans le premier cas le liquide est fortement albumineux, mais parfaitement transparent; dans le second il conserve quelque chose de son origine; il est séreux, citrin, fortement albumineux, souvent trouble, quelquefois mêlé de particules sanguines altérées et maintenues en suspension, ou bien encore il baigne des caillots dégénérés; de là résulte une sorte d'hydrocéphalie particulière qui se rapproche parfois de celle qui nous occupe ici. Aussi parlerons-nous dans ce chapitre de ce qui est commun aux deux espèces, et donnerons-nous ailleurs (voy. *Hémorrhagies cérébrales*) la description spéciale et complète de celle qui résulte d'un épanchement sanguin.

Enfin, il arrive très souvent que le liquide est troublé, soit par des débris pseudo-membraneux, soit par des particules purulentes; ou bien qu'il est produit par une phlegmasie évidente des membranes ou du cerveau : la lésion qui est le résultat de cette inflammation caractérise anatomiquement l'hydrocéphalie aiguë, maladie toute spéciale qui est à la méningite ce qu'est à la pleurésie vraie et presque sèche, la pleurésie avec épanchement séreux considérable. Or, dans les cas de ce genre, le liquide, trouble ou limpide, étant le résultat d'une phlegmasie de l'encéphale ou de ses membranes, cette forme d'hydrocéphalie ne saurait être isolée de l'inflammation elle-même : c'est pourquoi nous l'éliminons du chapitre présent pour la laisser dans celui de la méningite simple ou de la méningite tuberculeuse. Mais nous réunissons à ces observations d'hydrocéphalie celle où l'élément inflammatoire anatomique est tellement minime, qu'il peut être relégué sur le second plan. (Voy. obs. de Cheyne.)

En résumé donc, l'hydrocéphalie qui va nous occuper résulte de l'épanchement ou de l'infiltration non inflammatoire d'un liquide dans les cavités crâniennes ou dans la substance cérébrale.

Cette affection est presque toujours consécutive; nous discuterons bientôt l'existence des hydrocéphalies primitives; mais la distinction la plus tranchée, la plus ntaurelle et qui est admise par tous les auteurs, est celle qui sépare la maladie en aiguë et en chronique; nous suivrons cette division.

CHAPITRE II.

HYDROCÉPHALIE AIGUE.

Bien que cette maladie ait beaucoup perdu de son importance depuis que les recherches modernes ont démontré que l'épanchement ventriculaire, dans l'affection qui depuis Robert Whytt a été décrite sous le nom d'hydrocéphalie aiguë, était la conséquence d'une affection tuberculeuse des méninges, elle ne doit cependant pas être entièrement passée sous silence.

Art. I. — Anatomie pathologique.

Nous disons qu'il y a hydrocéphalie aiguë toutes les fois qu'il se fait une accumulation de sérosité rapide, mais non inflammatoire, dans les cavités crâniennes ou dans la substance cérébrale ; et nous pensons qu'il faut ranger ici les apoplexies séreuses, décrites comme distinctes par quelques auteurs. Ce sont deux formes d'une seule et même maladie, qui ne diffèrent pas plus entre elles que nous ne verrons différer l'anasarque aiguë qui se développe en quelques jours, de celle qui s'effectue en quelques heures.

Les exemples de cette affection sont rares, surtout à un degré un peu considérable. On ne trouve guère plus de 60 à 120 grammes de sérosité dans les ventricules plus ou moins dilatés ; nous avons constaté à peu près la même quantité de liquide dans la cavité arachnoïdienne. Les membranes cérébrales intérieure et extérieure, pâles ou de coloration normale, sont quelquefois assez vivement injectées ; et ce fait établit une transition entre l'hydropisie simple et celle qui est le résultat d'une phlegmasie.

La substance cérébrale est saine et de consistance normale, ou bien elle présente un piqueté et une congestion plus ou moins considérables. Dans plusieurs circonstances elle participe à l'hydropisie, et elle est molle, crémeuse dans les parties qui l'avoisinent. Ainsi dans l'hydrocéphalie ventriculaire, les parois de ces cavités, la voûte à trois piliers peuvent être ramollies et œdématiées soit spontanément, soit à la suite de l'imbibition du liquide ventriculaire (1).

Dans quelques cas l'hydrocéphalie siége spécialement dans les membranes cérébrales : c'est à cette variété que MM. Guersant et Blache ont donné le nom d'hydrocéphalie par infiltration. L'épanchement séreux de la pie-mère peut être assez considérable pour que

(1) Nous ne saurions en effet partager l'opinion de MM. Guersant et Blache qui, dans l'article HYDROCÉPHALE du *Dictionnaire de médecine*, rejettent du nombre des hydrocéphalies aiguës essentielles celles qui s'accompagnent de ramollissement des parois ventriculaires (on doit appeler hydrocéphalies *essentielles* celles qui ne sont dans la dépendance d'aucune lésion cérébrale). Ils se fondent sur ce qu'il leur a paru évident « que le ramollissement n'était plus un résultat mécanique de l'épan» chement même dans les ventricules, mais qu'il était dû plutôt à une encéphalo» malaxie ou à un œdème de ces parties qui avait précédé l'hydrocéphale ou marché » concurremment avec lui, de même qu'on voit quelquefois l'œdème du poumon » coïncider avec un hydrothorax peu abondant. » Nous ne comprenons pas cette objection, car la coïncidence de l'œdème du poumon et de l'hydrothorax n'empêche pas ces deux hydropisies de pouvoir être *essentielles* et de s'être produites sous l'influence de la même cause sans être pour cela sous la dépendance l'une de l'autre ou reconnaître pour cause une lésion organique de la plèvre ou du poumon. Il y a du reste ici une double question sur laquelle nous reviendrons bientôt, et que ces pa-

l'arachnoïde forme une poche qui, après l'ablation des os du crâne, tombe jusque sur la face. Cette affection a été désignée par Gœlis sous le nom d'apoplexie séreuse (*Wasserschlag*).

Art. II. — Symptômes. — Formes.

Pour l'hydrocéphalie, comme pour les autres hydropisies internes, on peut distinguer deux formes : l'une latente, l'autre apparente.

Hydrocéphalie latente. — Dans quelques cas aucun symptôme ne révèle l'épanchement séreux, l'autopsie seule le fait découvrir ; cette forme n'est pas rare surtout chez les très jeunes enfants. D'autres fois l'hydrocéphalie est terminale et survient chez des sujets profondément débilités par des maladies de long cours.

Les seuls symptômes qui la révèlent, et encore il est rare qu'ils existent tous réunis chez le même malade, sont : une grande agitation, des cris ou bien des grognements continuels, remplacés peu de temps avant la mort par une prostration extrême avec assoupissement, perte de connaissance, coma, ou même insensibilité générale, dilatation des pupilles et fixité du regard.

Hydrocéphalie apparente. — L'hydrocéphalie aiguë acquiert dans d'autres cas une véritable importance pathologique ; ce n'est plus au dernier acte d'une maladie grave qu'on a affaire, mais bien à une maladie aiguë qui, primitive ou secondaire, ressemble à la méningite franche (1) par ses symptômes et par sa gravité.

La maladie débute par de la fièvre et une violente attaque de convulsions, ou bien par de la fièvre, de l'agitation ou de l'assoupissement auxquels succèdent au bout de peu de temps des mouvements convulsifs qui se répètent à plusieurs reprises en laissant dans leur intervalle l'enfant dans l'assoupissement, ou qui sont suivis d'un retour à la connaissance. Cette amélioration n'est que momentanée, car l'agitation, le coma, ou une nouvelle attaque de convulsions, entraînent bientôt la mort.

thologistes ne nous ont pas paru trancher d'une manière assez nette : ainsi un enfant bien portant est pris d'hydrocéphalie aiguë sans lésion organique cérébrale, l'hydropisie sera *essentielle* et *primitive*, quand même il y aurait conjointement hydropisie cérébrale et anasarque : nous regarderons aussi comme *essentielles*, mais *consécutives*, les mêmes hydropsies réunies ou isolées, mais survenues à la suite de la scarlatine.

(1) Il existe encore une maladie décrite aussi sous le nom d'*hydrocéphalie aiguë* qui se rapproche de la précédente, mais qui est encore plus intéressante à étudier, parce qu'elle se présente plus souvent à l'observation : c'est celle qui se développe dans le cours de l'anasarque qui succède à la scarlatine ou accompagne la néphrite albumineuse. Cette maladie est tellement spéciale à la scarlatine que nous reportons à l'histoire de cette pyrexie tout ce qui concerne cette affection cérébrale, dont la cause anatomique est d'ailleurs sujette à contestation.

Chez les très jeunes enfants, dans les premiers mois de la vie, l'hydrocéphalie aiguë peut être l'origine de l'hydrocéphalie chronique. Dans ces cas le début est moins violent et caractérisé par des mouvements convulsifs partiels des bras et des yeux, de la fixité du regard, des cris aigus, de la roideur des extrémités, du mâchonnement, des alternatives de coloration et de pâleur, des bâillements, des soupirs et des vomissements sans constipation. Ces symptômes persistent pendant quelques jours, puis la plupart se dissipent, mais la convalescence est incomplète, et l'on ne tarde pas à s'apercevoir que la tête a augmenté de volume. L'hydrocéphalie chronique est alors déclarée. (Voy. Observation d'HYDROCÉPHALIE CHRONIQUE dans l'article relatif à cette maladie.)

On peut voir, par la description que nous avons donnée de la forme la plus aiguë de l'hydrocéphalie, combien il y a de rapports entre cette maladie et la méningite. Cette opinion avait déjà été émise par MM. Guersant et Blache, dans leur article sur l'hydrocéphalie ; ils s'expriment dans ces termes :

« En général les hydrocéphalies par infiltration se rapprochent plutôt, par leurs symptômes, des caractères des méningites de la convexité ou des encéphalites superficielles. »

On trouve dans l'observation suivante un exemple bien caractérisé de cette variété d'affection cérébrale ; nous l'empruntons à Matthey ; elle servira à compléter le tableau de la maladie.

L'enfant S...., âgé de onze mois, allaité par sa mère, s'était bien porté jusqu'au 12 mars 1815. Il fut pris, dans la nuit du 11 au 12, d'agitation, de chaleur sèche et brûlante de la peau ; dans la matinée il s'assoupit : le visage était rouge, les yeux entr'ouverts et brillants, le pouls fréquent, tendu, les bras agités par de légers soubresauts. Cependant l'enfant n'avait pas cessé de prendre le sein ; les selles étaient naturelles ainsi que la respiration ; il n'y avait eu ni vomissements ni apparence de mal de cœur. (Sangsues aux tempes, sinapisme, tartre stibié.)

Le soir, à huit heures, le pouls est très fréquent ; l'enfant a vomi après les premières doses de tartre stibié ; il y a eu quelques selles verdâtres ; il n'est point sorti de son assoupissement pendant l'application de deux sangsues. (On en fait réappliquer quatre ; on continue le tartre stibié.)

Il importe d'observer que le malade a pris le sein à plusieurs reprises dans le cours de la journée, et a autant d'appétit que dans l'état de pleine santé.

Le 13, la nuit a été très mauvaise : vomissements réitérés (provoqués par le sel d'antimoine) ; soubresauts, mouvements convulsifs.

A 11 heures du matin, le malade paraît plus calme ; les yeux sont naturels ; le pouls à 112, régulier (la veille on avait peine à compter les pulsations) ; la langue nette et humide ; ventre souple ; respiration gênée seulement par intervalle.

Consultation avec le professeur Odier.

L'amélioration apparente des symptômes fit présumer que l'affection cérébrale était dissipée et que les derniers mouvements convulsifs n'étaient que le résultat de l'irritation sympathique des intestins. On prescrivit, en conséquence une mixture antispasmodique composée de poudre de guttète, de fleurs de zinc, d'yeux d'écrevisses, dans de l'eau de fleurs de tilleul et de muguet.

Un quart d'heure après, les consultants encore présents, on observa que l'enfant soupirait comme un adulte oppressé par quelque sentiment pénible; le pouls inégal, à 140.

Après midi, nouvelles attaques de convulsions. Mort à quatre heures.

Ouverture cadavérique. — Entre l'arachnoïde et la pie-mère, épanchement gélatineux tellement considérable, surtout sur l'hémisphère gauche, que l'arachnoïde tombait sur la face en forme de poche pleine de cette matière gélatineuse; l'arachnoïde était épaisse, opaque; les vaisseaux sanguins de la surface du cerveau étaient pleins de sang. Épanchement gélatineux dans les ventricules latéraux plus considérable dans le ventricule droit; la surface du cervelet était également recouverte de cette humeur. Les autres cavités ne présentent rien de remarquable.

Remarques. — Le mot gélatineux, appliqué à l'épanchement, indique évidemment qu'il s'agit d'une suffusion séreuse sans produits phlegmasiques. L'opacité de l'arachnoïde n'est point en effet un caractère inflammatoire; dans les vastes infiltrations de la pie-mère cette membrane, et souvent aussi les grosses veines cérébrales, ont une teinte blanchâtre qui n'est probablement qu'un résultat de l'imbibition.

L'état parfait de la santé lors de l'invasion des premiers symptômes, le début par la fièvre et l'agitation, l'assoupissement qui lui succède et les convulsions qui se manifestent plus tard, semblaient bien indiquer le développement d'une méningite franche. Remarquons cependant que l'intermission des symptômes, le peu de violence des convulsions et leur absence au début, sont anormales dans l'arachnitis des très jeunes enfants; mais ces différences sont trop légères pour servir de base à un diagnostic positif, car en comparant ce fait à des observations de méningite franche, on peut en trouver qui ressemblent entièrement à celle-ci.

Cette hydro-méningite a été de très courte durée, quarante-deux heures au plus.

Dans le fait suivant, que nous empruntons à Cheyne (1), la maladie a été plus longue; elle s'accompagnait d'un léger degré de phlegmasie, autant du moins qu'on peut en juger d'après la description des lésions anatomiques, mais la maladie principale était évidemment l'épanchement séreux.

L'enfant de J. P..., âgé de huit mois, a les yeux bleus : c'est un bel enfant qui prospère bien.

Le 10 avril, dans la matinée, il était tout à fait bien, gai et content; dans l'après-midi il fut agité, il le fut extrêmement dans la nuit.

Le 11, il était abattu, pesant, agité et fiévreux; dans l'après-midi, il eut des

(1) *Essay III, on hydroceph. anat.*, p. 215.

tressaillements; il poussait des cris (c'étaient plutôt des cris de rage que des cris de souffrance); le entrailles se dérangèrent, et une médecine cathartique procura des selles verdâtres, fétides et mal digérées.

Dans la matinée du 12, il était bien en vie et frais; dans l'après-midi, la fièvre, l'inquiétude et les tressaillements revinrent. Il passa une nuit sans repos.

Je le vis pour la première fois le 13. Il avait le teint pâle, le front contracté, une très grande chaleur; le pouls à 180, la langue assez chargée; il ressaute et soupire souvent; les jambes sont dans un mouvement continuel, mais pas violent; il ferme et ouvre fréquemment les mains; ses doigts ont des mouvements spasmodiques; de temps en temps ses yeux sont fixes et sa pupille est dilatée. Il avait eu, peu de temps avant mon arrivée, une attaque de convulsions dont les effets paraissaient avoir disparu; lorsque je me retirai, il était revenu à lui et observait ce qui se passait.

Le 14, la nuit a été très mauvaise; sa main gauche est perpétuellement en mouvement; il est difficile de dire si ce mouvement est spasmodique ou volontaire, c'est le mouvement régulier qu'on observe dans l'hydrocéphale; il a de légers spasmes autour de la bouche et des yeux; son front est contracté; la pupille est assez dilatée et ne se contracte pas volontiers; la respiration est plus rapide, à 70; le pouls à 160 environ; il a une grande chaleur fébrile; la langue est moins chargée; les entrailles sont dégagées; les selles ont une belle couleur jaune, striée de vert, comme si elles contenaient beaucoup de bile; leur odeur est très fétide.

Le 15. Dans le courant de la dernière nuit l'enfant a eu trois attaques graves d'éclampsie; il a poussé de fréquents soupirs; il est beaucoup plus mal le matin; le pouls est à 200; les yeux ont des mouvements spasmodiques; la pupille est très contractée; il a des soubresauts, pousse des gémissements; il est pâle; le ventre est mou.

Le 16. En avançant dans la journée d'hier, les convulsions sont devenues moins violentes; les mouvements nerveux ont continué. La mort est arrivée aujourd'hui à trois heures du matin.

L'autopsie de la tête fut pratiquée le lendemain de la mort. En enlevant la dure-mère, nous fûmes frappés de l'aspect que présentaient les parties : à la première vue on apercevait sur le cerveau une couche épaisse d'une matière coagulée, de la consistance d'une gelée, dans laquelle les veines de la pie-mère étaient ensevelies et paraissaient revêtues d'une matière d'un blanc opaque.

Ce qui nous avait paru comme une gelée se trouva, après examen, être une transsudation séreuse entre la membrane arachnoïde et la pie-mère; il y en avait une beaucoup plus grande quantité dans la partie supérieure du cerveau qu'ailleurs, et elle paraissait également répartie entre les deux hémisphères. On pouvait la comparer à une grosse ampoule aplatie dont le bord partait de la ligne horizontale qui sépare le tiers supérieur et le tiers moyen de la circonférence du cerveau. (Les sinus de la dure-mère et les veines de la pie-mère étaient remplis de sang.) Quoique l'apparence de l'ampoule ne s'étendît pas au delà de cette partie, cependant les veines de la pie-mère, tout autour de la partie extérieure du cerveau, étaient à peu près enduites d'une substance ayant l'apparence de lymphe coagulable (à certains endroits il y en avait des flocons distincts), ce qui donnait à la pie-mère l'apparence d'une membrane épaisse; et, en réalité, elle s'était épaissie, ce que nous reconnûmes en examinant la partie où il n'y avait pas de transsudation à la surface : nous découvrîmes là de petits vaisseaux rouges et des traînées de sang comme on en remarque sur une membrane enflammée.

La substance du cerveau était très molle; en la coupant, il en sortait un fluide qui mouillait la nouvelle surface. La quantité de liquide dans les ventricules était petite et ne dépassait pas une demi-once. Les plexus choroïdes étaient presque incolores comme s'ils avaient été blanchis. La substance de la convexité et des autres parties du cerveau était très molle. Il y avait peu ou point de liquide dans le troisième et le quatrième ventricule.

La quantité de l'épanchement dépassa trois onces et demie, dont trois onces furent recueillies à la surface du cerveau.

Remarques. — Chez ce malade, comme chez le précédent, il y a eu une rémission notable des symptômes au bout de vingt-quatre heures. Les convulsions ont aussi marqué le début, mais elles ont été plus violentes et plus répétées que chez le malade de Matthey. L'analogie avec la méningite a été encore plus grande, comme le prouvent l'intensité de la fièvre, l'accélération considérable de la respiration, la gravité des attaques d'éclampsie. Le fait n'a rien d'étonnant, car si dans l'observation du médecin de Genève l'hydropisie était simple, il est probable que dans celle de Cheyne elle était compliquée de quelques traces inflammatoires autour des veines. Il est à regretter que dans les observations précédentes on n'ait pas constaté si le liquide épanché était ou non albumineux.

A ces deux faits d'hydrocéphalie aiguë primitive, nous pourrions en joindre un troisième qui nous a été communiqué par le docteur Fauvel ; l'épanchement dans ce cas fut consécutif à la rougeole (1).

Art. III. — Causes.

Santé antérieure. — Presque tous les exemples connus d'hydrocéphalie aiguë sont des cas d'hydrocéphalie secondaire ; cependant les observations de Matthey et de Cheyne semblent indiquer que la maladie peut aussi être primitive. Nous nous servons à dessein de la forme dubitative, parce que nous ne trouvons pas remplies dans ces observations toutes les conditions que nous indiquerons ailleurs, et qui sont indispensables pour résoudre ce problème (voy. *Hydrothorax*). L'examen des urines en particulier est indispensable, et nous appelons spécialement l'attention des médecins sur l'importance de cet examen toutes les fois qu'il existe des symptômes cérébraux chez les enfants. L'hydrocéphalie aiguë, secondaire, apparente, survient principalement à la suite des fièvres éruptives, et l'hydrocéphalie latente ou cachectique, chez les enfants débilités par des maladies chroniques.

Age. — L'hydrocéphalie aiguë est d'autant plus fréquente que les enfants sont plus jeunes.

(1) Nous avons publié ce fait dans notre première édition. (Voy. 1re édit., t. I, p. 786.)

Art. IV. — Pronostic. — Traitement.

L'hydrocéphalie aiguë apparente est une maladie grave; les faits que nous avons cités le prouvent ; mais la nature de la lésion peut faire espérer qu'elle n'est pas, comme la méningite générale, presque nécessairement mortelle. C'est peut-être à cette maladie qu'il faut attribuer un certain nombre de cas de guérison de prétendues méningites. Ce qui tendrait à rendre le pronostic plutôt favorable, c'est la guérison de la plupart des enfants atteints de ces accidents cérébraux très aigus qui compliquent l'anasarque scarlatineuse. Comme très probablement cette maladie est une hydrocéphalie, la facilité de sa guérison fait présupposer celle de la maladie primitive.

Le traitement nous paraissant identique avec celui de la méningite franche et de l'hydrocéphalie scarlatineuse, le lecteur trouvera dans ces deux chapitres tous les éléments nécessaires pour sa médication.

CHAPITRE III.

HYDROCÉPHALIE CHRONIQUE.

Il existe plusieurs espèces d'hydrocéphalie chronique :

1° L'hydrocéphalie congénitale qui, dans l'immense majorité des cas, est liée à un vice de conformation du cerveau et occasionne la mort avant, pendant, ou peu après la naissance.

2° L'hydrocéphalie acquise qui reconnaît pour cause par ordre de fréquence :

A. Les altérations organiques du cerveau et en particulier les tubercules ;

B. L'hémorrhagie de la grande cavité arachnoïdienne ;

C. L'inflammation de la membrane ventriculaire ;

D. L'hydrocéphalie aiguë essentielle.

Il ne sera question dans ce chapitre que de l'hydrocéphalie acquise, l'hydrocéphalie congénitale n'offrant qu'un médiocre intérêt pour le praticien. Du reste, à l'exception de quelques détails d'anatomie pathologique, la description que nous allons donner de la maladie et le traitement qui lui est applicable peuvent se rapporter à toutes les espèces.

Art. I. — Anatomie pathologique.

L'épanchement séreux se fait insensiblement, et peut, en conséquence, atteindre un volume assez considérable sans déterminer d'accidents graves ou même d'accidents appréciables. Aussi ne sommes-nous pas étonnés de trouver dans nos relevés nécropsiques un assez grand nombre d'enfants cachectiques affectés de maladies chroniques, et notamment de tubercules dont les ventricules contenaient 80, 100 ou même 150 grammes environ de sérosité, sans qu'aucun symptôme ait appelé notre attention sur cet épanchement, qui paraissait n'avoir influé en rien sur la terminaison fatale.

Nous passerons sous silence ces hydrocéphalies inutiles à connaître au praticien (1), et nous parlerons seulement de celle qui, plus considérable, s'accompagne de symptômes graves ou est constituée par des lésions importantes (2).

Nous avons vu l'hydropisie siéger dans la grande cavité arachnoïdienne ou dans les ventricules. Dans le premier cas, elle était le résultat d'un épanchement sanguin ; dans le second, elle était la conséquence du développement de tubercules ou de tumeurs encéphaliques. En est-il toujours ainsi, et les hydropisies arachnoïdiennes décrites par les auteurs étaient-elles toutes le résultat d'anciennes hémorrhagies ? Nous ne saurions l'affirmer. Cette partie du sujet sera, du reste, plus spécialement traitée dans le chapitre des *Hémorrhagies céphaliques*, et nous ne nous occuperons ici que de ce qui a rapport à l'hydrocéphalie elle-même.

1° *Hydrocéphalie ventriculaire.* — Lorsque l'épanchemement se fait dans les ventricules, il peut être très considérable, et nous avons quelquefois évalué la quantité de liquide à plus d'un litre ; le plus ordinairement cependant nous avons trouvé de 250 à 500 grammes environ de sérosité.

Ces quantités considérables ne peuvent s'épancher dans la cavité crânienne sans y déterminer de notables changements et sans avoir une influence très marquée sur l'encéphale. La cavité normale des ventricules est considérablement augmentée ; l'agrandissement porte surtout sur les ventricules latéraux, moins sur le troisième, assez souvent sur le cinquième. Les communications normales entre les cavités sont agrandies.

La consistance des parois ainsi dilatées reste quelquefois normale ou même paraît augmentée. Nous avons vu, en effet, des cas où la substance cérébrale ainsi condensée pouvait évidemment se décomposer en plusieurs couches. L'augmentation de consistance porte quelquefois sur les parties sous-jacentes à l'épanchement (la protubérance,

(1) Nous possédons 11 cas de cette espèce qui ne rentrent pas dans le résumé général.

(2) 13 malades ont été observés par nous à l'hôpital : 11 sont succombé ; 2 sont sortis dans l'état où ils étaient pendant leur séjour dans les salles. Nous avons eu outre consulté bon nombre d'observations publiées dans les recueils de médecine ; et l'un de nous a recueilli à Genève deux observations dont l'une a été publiée dans les *Archives*, et dont l'autre sera reproduite ici *in extenso*.

la moelle allongée) ; une fois sous l'influence de la compression exercée par le liquide, ces organes avaient acquis la consistance de la pâte de guimauve ferme ; d'autres fois cependant la pulpe est ramollie, soit à la surface, soit dans une grande profondeur ; ce ramollissement peut aller jusqu'à plus d'un centimètre au delà des parois ventriculaires. Dans ces cas, la membrane interne des ventricules se détache avec la plus grande facilité ; la pulpe cérébrale blanche et crémeuse est œdématiée à un degré plus ou moins considérable ; le reste de la substance est en général pâle et anémique.

A mesure que les ventricules se dilatent, la substance cérébrale s'amincit et paraît se déplisser ; les hémisphères semblent avoir disparu en partie, et sont réduits à une lame mince que nous avons vue n'avoir plus que 2 à 3 centimètres, et même 6 millimètres d'épaisseur. Quand l'hydropisie est le résultat de l'inflammation, la membrane ventriculaire a subi une altération que nous avons décrite ailleurs (voy. *Méningite franche*).

L'extérieur de la surface cérébrale présente aussi un aspect tout spécial ; l'arachnoïde contient rarement quelques gouttes de sérosité ; la pie-mère, très mince, pâle, à peine sillonnée de quelques vaisseaux rouges, est fortement appliquée sur les circonvolutions et cependant s'en détache en général avec facilité. En même temps les circonvolutions cérébrales sont aplaties, entassées les unes contre les autres ; les anfractuosités ont presque disparu ou plutôt sont réduites à une ligne mince et sinueuse ; en même temps on perçoit avec facilité une fluctuation très sensible à travers l'épaisseur des hémisphères.

Cet aspect général se modifie cependant dans un certain nombre de cas ; ainsi l'on trouve des vaisseaux fins et assez vivement injectés dans la profondeur des circonvolutions, ou même un peu d'infiltration de la pie-mère aux parties antérieures et postérieures du cerveau. Il est rare que l'injection et l'infiltration soient générales et abondantes. Dans quelques circonstances nous avons trouvé des traces d'inflammation aiguë des méninges ou même des granulations tuberculeuses. Ces complications aiguës ou chroniques seront étudiées ailleurs, aussi bien que la réunion de l'hydrocéphalie qui nous occupe et de l'hémorrhagie de l'arachnoïde.

La dure-mère est le plus ordinairement à l'état normal, quelquefois injectée assez vivement, et toujours fortement appliquée sur la surface cérébrale.

Les sinus sont quelquefois complétement vides ; nous les avons vus aussi contenir peu de sang liquide ou quelques caillots décolorés, ou bien encore être gorgés d'une grande quantité de sang ; les différences à cet égard sont nombreuses. Une fois nous avons trouvé les sinus de la partie inférieure presque vides et ceux de la partie supérieure remplis de sang ; assez ordinairement le contraire existe comme dans l'état normal. Nous avons toujours constaté l'intégrité du calibre de ceux qui avoisinent les os, et la circulation nous a toujours paru libre et facile à leur intérieur. Nous concevons, du reste, difficilement un obstacle à cette circulation situé en dehors des sinus ; la tension de toutes les parties de la dure-mère, et notamment de ceux de ses dédoublements qui servent à faire l'enveloppe de ces canaux veineux, empêche leur affaissement. Nous verrons cependant plus tard que cette compression a lieu dans un certain nombre de cas, et surtout lorsque le sinus ne repose pas sur une paroi osseuse.

2° *Hydrocéphalie arachnoïdienne.* — Tel est l'aspect que présente l'intérieur du crâne lorsque l'hydrocéphalie est ventriculaire ; il n'en est plus de même lorsqu'elle est arachnoïdienne.

Nous ne parlerons pas de la nature du liquide, il en sera question au chapitre de l'hémorrhagie cérébrale : il suffit ici de savoir que ce liquide peut être du sang séreux ou de la sérosité citrine ; que la quantité est aussi considérable, et plus même quelquefois que dans la forme précédente (1). Il en résulte que le cerveau se trouve séparé des parois crâniennes par un espace considérable que nous avons vu aller jusqu'à 2 et 4 centimètres dans les diverses parties de la voûte crânienne. Petit en apparence et refoulé vers les parties moyennes de la base du crâne, il rappelle assez exactement le poumon refoulé par un épanchement contre la colonne vertébrale. La ressemblance devient encore plus parfaite par l'existence des veines cérébrales qui s'échappent de la partie supérieure de la pie-mère pour se rendre dans la portion correspondante du sinus longitudinal. Ces veines adhérentes à la dure-mère et au cerveau ne sauraient cependant s'allonger suffisamment pour suivre complétement l'écartement de leurs deux extrémités; aussi tiraillent-elles le cerveau, qu'elles font saillir en pointe vers la partie supérieure, absolument comme on voit une adhérence celluleuse ancienne et solitaire tirer vers la plèvre costale le poumon comprimé d'ailleurs et refoulé par un épanchement vers la colonne vertébrale.

Nous disons que le cerveau est petit en apparence : cet organe, en effet, n'est pas, comme le poumon, susceptible d'une diminution notable de volume; et dans les exemples que nous avons eus sous les yeux, il était facile de se convaincre que l'apparente diminution tenait à l'ampliation exagérée des parois crâniennes. Cette illusion cessait dès que le cerveau, enlevé de sa boîte osseuse, pouvait être examiné à part. Nous ne nions pas cependant la possibilité, dans les cas de ce

(1) Nous avons cru devoir consigner ici tout ce qui a rapport au développement de la tête par l'épanchement sanguin dans la grande cavité, 1° parce que le sang est, dans certains cas, transformé en sérosité presque pure, et que l'on ne peut établir la nature hémorrhagique du liquide que par induction; 2° parce qu'il est plus convenable et plus utile de mettre en même temps sous les yeux du lecteur tout ce qui a rapport à tous les développements de la tête, qu'on a l'habitude de confondre sous les noms d'*hydrocéphale chronique*.

genre, d'une véritable atrophie; nous disons seulement que nous ne l'avons pas vue.

L'épanchement n'empêche pas l'arachnoïde de tapisser la surface cérébrale; au-dessous, la pie-mère se présente à son état normal plus ou moins injectée, non infiltrée; les circonvolutions cérébrales ne sont ni aplaties ni effacées. En outre, comme le liquide occupe constamment la partie supérieure des hémisphères, il en résulte qu'à la base le cerveau et ses membranes se présentent à peu près à l'état normal.

D'une autre part, la dure-mère forme à toutes ces parties une poche qui, en général, n'est pas exactement sous-tendue, mais qui, soulevée par le liquide immédiatement sous-jacent, donne la sensation d'une fluctuation très superficielle. Les sinus sont vides ou remplis de sang et de caillots comme dans l'hydrocéphalie ventriculaire.

Quelques détails plus circonstanciés seront donnés ailleurs sur cette forme d'hydrocéphalie; ceux que nous venons d'insérer ici étaient indispensables pour faire comprendre les points de ressemblance que vont dorénavant nous offrir les deux hydrocéphalies arachnoïdienne et ventriculaire. En effet, ces deux lésions différentes reçoivent de la boîte crânienne une enveloppe semblable qui dissimule complétement leur nature, et qui nécessite, pour les distinguer, l'emploi d'autres moyens diagnostiques que l'inspection directe.

Examen de la tête dans les deux espèces d'hydrocéphalie. — Cet examen est important à faire, parce qu'il indique l'existence d'une hydrocéphalie; il est important à *bien* faire, parce qu'une inspection superficielle peut en imposer et faire croire à l'existence de la terrible maladie que nous étudions, lorsqu'il s'agit d'autres plus légères dont la guérison est possible.

Il résulte de cette inspection que la boîte crânienne éprouve souvent une ampliation remarquable, tandis que d'autres fois elle conserve son volume et son apparence normale. Cette dernière circonstance a lieu lorsque l'hydrocéphalie se développe chez des enfants âgés et dont les fontanelles sont déjà ossifiées; la première se présente dans les circonstances contraires. Cependant nous avons vu un enfant âgé de neuf ans qui fut pris à l'âge de huit ans des premiers symptômes de l'hydrocéphalie, et dont la tête acquit, malgré l'ossification des fontanelles, un énorme accroissement. Cet exemple que nous avons déjà publié, n'est pas le seul que possède la science (1).

Si l'hydrocéphalie commence lorsque les fontanelles ne sont pas encore ossifiées, les parois du crâne se prêtent assez facilement à une ampliation considérable; la tête se développe dans tous les sens, sauf du côté de la base, mais principalement du côté du front et des bosses pariétales. Les fontanelles restent ouvertes; les sutures et surtout la sagittale sont longtemps à se joindre, et l'on voit même des enfants

(1) *Archives de médecine*, janvier 1842.

arriver à l'âge de deux ans ayant encore les fontanelles antérieures et postérieures largement écartées et réunies par la suture sagittale non encore ossifiée.

Le développement de la tête arrête-t-il donc le travail d'ossification? On serait tenté de le croire en voyant cet énorme écartement et la structure des os qui, secs, cassants et minces, paraissent n'être pas arrivés à leur terme de développement. Cependant, si l'on considère la quantité absolue de substance osseuse, et qu'on la compare à celle qui existe normalement chez les enfants de même âge, on arrive à conclure que le travail d'ossification a été à peu près ce qu'il est toujours, bien qu'il soit resté insuffisant pour le développement exagéré de la tête. Nous ne nions pas qu'il ne puisse exister quelquefois un véritable arrêt d'ossification, et nous concevons parfaitement sa possibilité d'après ce que nous dirons bientôt : seulement nous n'avons pas eu occasion de le constater. Il n'en est cependant pas toujours ainsi ; nous avons vu des enfants hydrocéphales dont la tête volumineuse outre mesure était ossifiée dans toutes ses parties ; en même temps, les os du crâne avaient leur épaisseur normale ; ici l'ossification n'était pas, comme l'apparence l'indiquait, dans un état naturel ; elle avait été exagérée ; le travail morbide qui s'opérait à l'intérieur du cerveau avait réagi sur le crâne en provoquant un travail anormal d'ossification.

Lorsque l'hydrocéphalie se développe à un âge où l'ossification est achevée, la boîte crânienne peut subir des modifications qui, sans être aussi apparentes que dans le cas précédent, offrent cependant un certain intérêt.

Les os du crâne, repoussés de dedans en dehors par une force opposée à leurs conditions normales de résistance, doivent céder d'autant plus facilement que cette action a lieu à une époque de la vie où les sutures, bien que réunies, n'ont pas encore toute la solidité qu'elles doivent acquérir plus tard : aussi n'est-il pas étonnant que nous ayons vu les articulations du crâne se disjoindre sous l'effort de l'hydrocéphalie, et n'être plus réunies que par une substance fibreuse, sorte de ligament qui peut se prêter plus facilement à une extension forcée. Ce fait s'était produit chez l'hydrocéphalie dont nous avons publié l'histoire. Nous avons rencontré la même disposition chez un autre enfant dont la tête n'avait cependant pas encore acquis un volume assez considérable pour frapper à première vue. Nous trouvons aussi dans le *London medical Journal* (1790, 1er *cahier*, *page* 56), l'observation d'un enfant de neuf ans qui, onze mois avant la mort, fut pris d'accidents cérébraux chroniques ; neuf mois et demi après le début, les sutures, et principalement la coronale, commencèrent à s'ouvrir, en sorte qu'on apercevait un écartement considérable des os du crâne. A l'autopsie, cet écartement était d'un demi-pouce à la suture coronale ; et à l'endroit où la suture lambdoïde rencontre la suture sagittale, il y avait un espace notable à découvert, en sorte que l'occipital était complètement libre. Les ventricules contenaient douze onces de sérosité qui ne se coagulait pas par l'action du feu.

Cependant la compression de dedans en dehors a quelquefois un autre effet ; elle semble agir sur la substance osseuse elle-même qu'elle distend. Alors les os sont tellement amincis qu'ils sont presque partout réduits à une ou deux feuilles très minces de tissu compacte qui se brise sous le moindre coup de marteau. Dans ces cas, il se peut que l'hyrocéphâlie soit assez peu apparente à l'extérieur pour échapper à l'examen.

Enfin nous avons vu les os du crâne acquérir une épaisseur inaccoutumée destinée à résister à la pression qui s'exerçait sur eux. Il ne faut pas confondre cet épaississement avec celui qui résulte du rachitisme. Cette maladie, en effet, coïncide quelquefois avec l'hydrocéphalie ; mais alors les os, au lieu d'être durs, compactes, secs et cassants ou résistants sont mous, rouges, gorgés de liquide et se laissent couper facilement par le scalpel.

Art. II. — Symptômes physiques.

1° *Aspect de la tête.* — La tête paraissant monstrueuse en raison du développement des autres parties du corps, présente, lorsqu'on la mesure, des diamètres considérables : nous avons vu un enfant de quatorze mois dont le crâne avait 58 centimètres de circonférence ; 38 depuis la protubérance occipitale externe jusqu'à la racine du nez, et 33 entre la racine des deux oreilles. On a cité des hydrocéphales dont la tête était plus volumineuse encore (voy. Obs. I, p. 162). Ces énormes collections séreuses sont alors congénitales plutôt qu'acquises.

« A mesure que la quantité de la sérosité devient plus considérable, » dit Boyer (1), les parois du crâne s'écartent de son centre, et la tête » augmente de volume. Les os de la face ne participent point, et ne » contribuent en rien à cet accroissement ; ils conservent leur forme » et leur volume naturels. Les os du crâne qui concourent à son » agrandissement sont le coronal, les pariétaux, la partie supérieure » de l'occipital et un peu la portion écailleuse des temporaux. Ces os » prennent plus d'étendue, s'amincissent et deviennent comme mem- » braneux ; le front s'étend, s'élève, s'avance sur les yeux et le vi- » sage, qui en paraît plus étroit et plus court. L'angle que la partie » supérieure du coronal, devenue plus large, forme avec la portion » orbitaire, diminue et s'efface presque entièrement, en sorte que » l'œil est porté et caché en bas par la paupière inférieure, qui monte » jusqu'au niveau du centre de la pupille. Cette disposition, comme » le remarque Camper, suffirait seule pour faire connaître l'hydrocé- » phale, quand tout le reste de la tête serait couvert. Les os qui

(1) *Traité des maladies chirurgicales*, p. 212.

» forment la voûte du crâne sont écartés, et les intervalles plus ou » moins grands qui les séparent sont occupés par une membrane » mince à travers laquelle on sent distinctement la fluctuation de » l'eau. L'écartement est très grand entre les pariétaux, et surtout » aux fontanelles. La membrane qui remplit ces espaces est quelque- » fois distendue à un point tel, qu'elle forme une tumeur longitudinale » très visible : en appuyant fortement les doigts sur toutes les parties » de la tête, on n'y laisse aucune dépression, et les intervalles des os » cèdent à cette compression, comme le ferait une vessie pleine d'eau. » En percutant légèrement l'un de ces intervalles, on sent le flot du » liquide à la partie opposée. Partout ailleurs, c'est-à-dire dans les » parties qui doivent être naturellement osseuses, on sent de la » résistance. »

Cette excellente description, dans laquelle on reconnaît l'exactitude et la clarté des descriptions que traçait Boyer, s'applique aux cas extrêmes de la maladie. Si la tête est moins volumineuse, l'apparence est moins tranchée. Ajoutons en outre les remarques suivantes :

Les fontanelles non ossifiées sont saillantes ou restent au niveau des os voisins ; il n'en est plus de même à l'autopsie : on les trouve alors déprimées, indice certain de la disparition après la mort d'une partie du liquide.

La tête n'est pas toujours régulièrement augmentée de volume ; on a cité de nombreux exemples dans lesquels les bosses frontales sont inégalement développées ; nous avons vu saillir la bosse frontale d'un côté, la pariétale de l'autre, en sorte que la déformation aurait semblé être le résultat d'une traction en sens inverse.

L'énorme développement du crâne semble s'être fait aux dépens du visage. La figure, abritée par les parties supérieures, paraît quelquefois ne s'être pas normalement développée ; petite, maigre, pointue par en bas, elle forme de face un triangle dont la base très large est à la partie supérieure ; cette conformation, fréquente chez les plus petits enfants, et surtout dans les hydrocéphalies congénitales, est beaucoup plus rare dans la maladie acquise. En effet, le plus grand nombre des enfants dont nous avons les observations sous les yeux nous présentent la face avec son développement normal, large et grasse, quelquefois même forte et marchant de pair avec le développement du crâne ; en sorte que ces petits enfants présentaient en réalité ce que plusieurs auteurs ont nommé à tort une tête de géant.

On a parlé de la transparence qu'offre la tête des hydrocéphales ; mais ce curieux phénomène n'a lieu que chez les plus petits enfants, lorsque l'hydropisie est congénitale et très considérable.

2° *Bruit de souffle encéphalique.* — Le docteur Fischer, de Boston, a dit que l'oreille appliquée sur la tête et notamment sur la fontanelle antérieure, percevait un bruit de souffle évident. Jamais nous n'avons pu reconnaître ce bruit dans l'hydrocéphalie aiguë ou chronique :

MM. Barth et Roger n'ont pas eu non plus l'occasion de le constater. Nous l'avons perçu, au contraire, sur un seul enfant, que, d'après le volume de sa tête, nous jugions hydrocéphale; et cependant l'autopsie pratiquée plus tard nous montra le cerveau dans un état parfait d'intégrité.

D'après des recherches faites par l'un de nous, M. Rilliet, et qui seront publiées ultérieurement, le bruit de souffle, loin d'exister chez les hydrocéphales, manque au contraire. En sorte que l'absence de ce symptôme serait un caractère différentiel précieux pour distinguer l'hydrocéphalie du rachitisme où on le retrouve à un haut degré.

Art. III. — Symptômes rationnels.

L'étude de ces symptômes est complexe, parce que la maladie n'étant, le plus souvent, que la conséquence d'une lésion de l'encéphale, celle-ci entremêle ses symptômes à ceux de l'hydropisie, et il est difficile, pour ne pas dire impossible, de les isoler parfaitement les uns des autres. Ce n'est pas ici le lieu de discuter cette question, qui sera spécialement traitée dans le chapitre consacré aux tubercules cérébraux. Nous allons seulement exposer l'ensemble des symptômes communs à toute hydrocéphalie, tandis que nous renverrons aux chapitres spéciaux le tableau et la marche de la maladie suivant sa nature.

Les symptômes de l'hydrocéphalie sont loin d'être constants; chacun en particulier, et la plupart même dans leur ensemble peuvent manquer, en sorte qu'il n'existe en réalité aucun signe pathognomonique, et que le plus positif de tous est l'ampliation de la tête.

1° *Caractère et aspect.* — En général, les enfants hydrocéphales sont tranquilles, tristes même : toutefois on en voit quelques-uns être grognons, maussades, ou même jeter par moments des cris aigus. Souvent leur figure est grave, tranquille, impassible; d'autres fois leur œil est saillant et fixe, leur aspect stupide, hébété ou étonné; rarement leur figure est changeante et facilement impressionable.

S'ils sont assis, ils se tiennent droits avec une certaine roideur : le poids de leur tête, qui les entraînerait malgré eux s'ils la penchaient, leur en fait une obligation; couchés, ils restent de même immobiles sur le dos : leur sommeil est tranquille, quelquefois comateux. D'après Gœlis, les hydrocéphales ont une grande tendance à cacher leur tête dans leur oreiller.

2° Leur *intelligence* reste assez souvent intacte, même jusque dans les derniers temps de leur existence : ils reconnaissent ceux qui les entourent, parlent avec facilité; chez d'autres, au contraire, l'intelligence est devenue ou plus lente ou réellement plus obtuse; et la parole un peu difficile; ou bien ils restent longtemps avant de répondre à la question qu'on leur adresse, comme s'ils oubliaient de le faire, ou plutôt il semblerait qu'il se passe un intervalle entre le moment où la demande arrive à leur intelligence et celui où ils peuvent répondre.

3° Les *organes des sens* sont souvent affectés, et parmi eux la *vue* est un de ceux qui se perd le plus tôt et le plus fréquemment. Elle s'affaiblit d'abord, puis la cécité augmente de plus en plus jusqu'à ce qu'elle soit complète. Ce phénomène cependant est loin d'être constant, et certains hydrocéphales conservent la vue jusqu'au moment de leur mort. Quelques-uns ont la pupille constamment dilatée ; nous en avons vu chez lesquels elle était contractée et contractile ; d'autres ont le regard fixe ; d'autres ont un strabisme convergent ou divergent très marqué ; il en est plusieurs dont les yeux sont en permanence convulsés en bas, de façon que l'iris étant caché sous la paupière on n'aperçoit plus que le blanc de l'œil, ce qui donne au facies l'aspect le plus bizarre (voy. Obs. I, p. 162). Il n'est pas très rare que les yeux soient à l'état normal.

L'*ouïe* est en général conservée : du moins n'avons-nous jamais eu l'occasion de constater la coïncidence de la surdité et de l'hydrocéphalie.

L'*odorat* et le *goût* sont-ils abolis ou pervertis ? Nous ne saurions l'affirmer : plusieurs fois nous avons fait respirer de l'ammoniaque à des hydrocéphales qui en étaient désagréablement impressionnés. Mais ici la sensibilité tactile pouvait être mise en jeu aussi bien que l'olfaction. D'une autre part plusieurs de ces enfants mangeaient beaucoup ; mais rien n'indiquait s'ils percevaient la saveur de leurs aliments.

La *sensibilité* de la peau est souvent diminuée, ou même abolie. Nous n'avons pas vu d'anesthésie générale ; mais, toujours partielle, elle occupait les membres inférieurs ou les supérieurs, le côté droit ou le côté gauche : nous l'avons une fois vue limitée aux extrémités des doigts et des orteils.

4° La *paralysie* est plus fréquente que l'anesthésie. Le plus ordinairement partielle, elle est rarement complète ; et les enfants qui ne sauraient soutenir leurs membres peuvent cependant leur faire exécuter quelques mouvements.

La contracture ou la roideur des extrémités et du tronc est un symptôme qui n'est pas rare, surtout chez les jeunes enfants (1). Il se montre à une époque très rapprochée du début. La contracture commence par les doigts, puis elle gagne rapidement les avant-bras et les extrémités inférieures. Elle porte tantôt sur les fléchisseurs, tantôt sur les extenseurs. Ainsi les doigts sont fortement fléchis, tandis que les extrémités inférieures sont dans l'extension continue.

5° Les *convulsions* ne sont pas rares ; cependant on ne les observe pas également au début de chaque espèce : nous aurons à discuter

(1) Voy. Obs. I et les faits publiés par le docteur Battersby.

cette question plus tard ; un grand nombre d'enfants en présentent dans les derniers temps de la maladie.

6° *Douleurs.*—Les hydrocéphales se plaignent souvent de douleurs, soit dans la tête, soit dans les membres : la céphalalgie est quelquefois violente, et revient par accès. Il nous a semblé qu'elle dépendait quelquefois de la résistance qu'opposaient les parois crâniennes au développement de la tête. Ainsi elles ont été très vives et par accès chez une jeune fille dont le crâne était ossifié et très épais, et l'on verra dans l'une des observations que nous allons bientôt transcrire que le développement de vives douleurs coïncida chez un autre enfant avec l'ossification des fontanelles.

7° Les *fonctions nutritives* s'exécutent en général très bien chez les hydrocéphales, à moins qu'ils ne soient sous l'influence d'une cachexie tuberculeuse avancée, ou d'un catarrhe intestinal chronique. A part ces circonstances, les enfants sont gras, bien nourris, quelquefois même ils ont une surabondance de graisse qui est certainement morbide. Plusieurs mangent avec voracité; leurs digestions sont faciles, et leurs selles normales. L'appétit se perd souvent à la fin de la maladie, et les selles deviennent alors quelquefois involontaires.

Tels sont, en abrégé, les symptômes qui appartiennent à l'hydrocéphalie chronique, ou plutôt aux maladies qui déterminent cette complication. Nous aurions voulu pouvoir faire le départ des symptômes qui sont le résultat de l'épanchement lui-même ; mais pour chaque fait il faudrait posséder des observations d'hydrocéphalie acquise, chronique et primitive, sans lésion cérébrale: les faits de ce genre sont rares ; mais d'après ceux que nous avons consultés, nous croyons que l'on peut dans les cas de cette espèce constater presque tous les symptômes déjà notés, tels que la cécité, l'anesthésie, la paralysie, les convulsions, les douleurs dans la tête et dans les membres, la tendance à prendre beaucoup d'embonpoint.

8° Indépendamment des symptômes que nous venons de passer en revue, les auteurs qui ont étudié collectivement toutes les espèces d'hydrocéphalie, ont signalé plusieurs autres phénomènes que nous n'avons pas eu occasion de rencontrer, tels que le larmoiement, le nasonnement, une salivation abondante. Ce dernier symptôme est regardé comme pathognomonique par Gœlis.

Marche.—L'hydrocéphalie une fois déclarée suit le plus ordinairement une marche régulièrement croissante, et l'épanchement se fait peu à peu ; cependant dans certaines circonstances, il semblerait se faire par saccade, ou par flux intermittents dans l'intervalle desquels il reste stationnaire; le mode du développement de la tête, et le retour de certains accidents sous forme d'accès, tels que la céphalalgie, les convulsions, etc., semblent le démontrer.

Les faits que nous avons sous les yeux présentant des dissemblances notables, il nous serait impossible de tracer un tableau général exact de l'affection qui nous occupe. Nous nous contenterons de rapporter deux observations : 1° l'une que nous publions *in extenso*, est un fait, unique à notre connaissance, d'hydrocéphalie chronique essentielle succédant à une hydrocéphalie aiguë ; 2° l'autre, dont nous donnons seulement un extrait, est un exemple d'hydrocéphalie chronique acquise résultant d'une tumeur du cervelet, non tuberculeuse.

Ces deux faits représentent très exactement les deux formes principales de l'hydrocéphalie.

OBSERVATION PREMIÈRE (1). *Enfant de cinq mois.—Affection cérébrale aiguë. — Hydrocéphalie consécutive. — Dimension énorme de la tête. — Traitement par l'hydriodate de potasse, la compression et la ponction. — Mort après cinq mois de maladie. — Aucune lésion du cerveau et de ses enveloppes.*

La jeune X... est née bien portante et ne différant sous aucun rapport d'un enfant nouveau-né. La grossesse et l'accouchement n'ont rien offert de particulier, et aucune cause ne peut rendre compte de la maladie. La nutrition dans les deux premiers mois ayant été peu satisfaisante, on a changé la nourrice de l'enfant qui, dès lors, n'a pas cessé de grossir de 30 grammes environ par jour, et s'est régulièrement développée sous le rapport physique et intellectuel comme aurait pu le faire tout enfant de son âge.

Environ quinze jours avant le début (l'enfant avait alors quatre mois et demi), les parents fort attentifs ont observé un dérangement de santé caractérisé par de l'abattement, un peu de tendance à la somnolence, de la pâleur, de l'agitation la nuit, de la toux, de l'enrouement, des évacuations irrégulières, claires, fétides, verdâtres.

Le 26 septembre, ses parents furent alarmés par des plaintes inaccoutumées et des mouvements semi-convulsifs des bras et des yeux.

C'est alors que je fus appelé : j'avais déjà à plusieurs reprises donné des soins à cet enfant pour son dérangement des voies digestives sans avoir jamais observé de symptômes cérébraux.

Je fus frappé du changement survenu dans son état.

Le regard était fixe, les extrémités inférieures étaient étendues, roides, on ne pouvait les fléchir ; l'enfant était anxieuse et poussait des cris aigus, elle agitait ses bras d'une manière convulsive. Elle avait de fréquentes alternatives de rougeur et de pâleur, du mâchonnement, des bâillements et des soupirs ; le pouls était petit, nerveux, fréquent, mais non fébrile. La bouche était sèche, la salive épaisse, glutineuse, les gencives supérieures luisantes, tendues, sèches ; on n'apercevait cependant aucune dent prête à sortir. En ma présence l'enfant eut deux ou trois vomissements. Le ventre n'offrait rien de particulier.

Ces symptômes ne me laissent pas de doutes sur l'invasion d'une affection cérébrale, et, en effet, pendant les cinq jours qui suivent, la maladie paraît se confirmer. Le regard est souvent fixe, l'enfant est très impressionnable au bruit, elle a de fréquents tressaillements. Je note qu'elle *mâchonne comme un enfant atteint de méningite et non comme un enfant qui souffre des dents.* Elle est tantôt assoupie, tantôt surexcitée, et pousse des cris aigus automatiques. Elle n'a plus vomi et n'a pas eu de constipation.

(1) Observation recueillie par M. Rilliet.

A partir du sixième jour les symptômes cérébraux disparaissent, et la petite malade entre dans une convalescence incomplète : elle reste faible et pâle, agitée ou abattue, irascible, les nuits sont mauvaises; je ne suis pas content de son regard, et, malgré la disparition des symptômes cérébraux, je redoute une affection chronique de l'encéphale.

Mes craintes ne tardent pas à se réaliser. A partir du 10 octobre au 12 novembre, la tête, dont le volume n'offrait rien d'extraordinaire, grossit de jour en jour; il faut changer les bonnets, et dans l'espace de dix jours sa circonférence augmente de 2 centimètres. Les fontanelles s'agrandissent, le front devient saillant, et l'on perçoit au niveau de la fontanelle antérieure une rénitence et une sorte de fluctuation. L'oreille appliquée à plusieurs reprises en ce point ne perçoit aucun bruit. Les sens sont tous conservés, je m'en suis assuré par l'expérience directe, mais le regard est toujours singulier, le globe de l'œil étant dirigé le plus souvent en bas, ce qui donne au visage une expression bizarre; les pupilles sont un peu dilatées mais contractiles; les bras ne sont pas paralysés, mais l'enfant prend mal et incomplétement les objets; les doigts sont le plus souvent fléchis, et le pouce est porté en dedans; les extrémités inférieures sont habituellement roides, cependant elle peut les plier par moments. Il n'y a pas de mouvements convulsifs; les fonctions végétatives s'exécutent bien; elle prend le sein, quoique avec un peu de lenteur; les digestions sont assez régulières, les matières bien digérées. Elle n'a pas maigri, mais elle n'engraisse pas non plus outre mesure. Pas de signes de rachitisme.

Depuis que l'hydrocéphalie est confirmée, c'est-à-dire depuis trois semaines, je lui donne chaque jour 2 centigrammes d'hydriodate de potasse.

Le 24 décembre je vois l'enfant avec le docteur Bizot. — La circonférence de la tête est de 58 centimètres. — De la pointe du nez à la base occipitale 41 centimètres. — D'une oreille à l'autre 37 centimètres. Nous convenons d'appliquer des bandelettes de sparadrap Vigo sur toute la tête préalablement rasée. On commence par placer des bandelettes circulaires, puis une série d'autres qui s'entre-croisent sur le vertex; l'appareil peu adhérent est maintenu par des lisières de caoutchouc.

Le jour où les bandelettes ont été appliquées l'enfant a été assoupie. Dès lors il ne s'est rien passé de particulier. La compression n'a jamais dû être très forte, vu la nature de l'emplâtre peu agglutinatif.

Le 17 janvier, nous enlevons l'appareil; il n'a produit aucun effet général ou local. La tête a encore augmenté de volume. L'irritabilité s'accroît, l'enfant pousse des cris aigus. Dès le 19 il survient du mâchonnement, la bouche est sèche, les membres inférieurs sont dans une roideur presque continuelle. Les doigts sont assez fortement fléchis pour qu'on soit obligé d'introduire dans la main un petit cylindre de linge, afin d'empêcher les ongles d'entamer la paume de la main. On ne peut les étendre sans faire crier l'enfant. Les deux avant-bras sont fortement contracturés. Les yeux sont convulsés en bas, et tellement qu'on n'aperçoit plus que la sclérotique, ce qui donne au regard l'apparence la plus bizarre. Les pupilles oscillent à la lumière. Le regard ne suit pas les objets. Depuis le 17, le pouls a été très accéléré (160); il n'y a pas de soupirs, mais par moments de profondes inspirations. Le 20, ralentissement du pouls qui tombe au-dessous de 100, puis de nouveau accélération les 21 et 22. Sueurs abondantes, surtout dans les moments d'anxiété nerveuse et de tension des membres. Les urines depuis le 18 ont été très rares, les selles irrégulières obtenues par des lavements; le ventre est un peu ballonné.

Le 22 janvier, face pâle, cireuse; pouls fréquent, mains froides, la contracture des doigts a encore augmenté, roideur des extrémités inférieures, yeux chassieux, pupilles oscillantes. Mâchonnement; un peu moins de sécheresse de la bouche, amaigrissement, *rien d'humain dans l'expression du visage.*

Du 22 janvier au 15 février. L'état nerveux a graduellement diminué, depuis la sortie des incisives inférieures, mais il est survenu de la contracture des extrémités inférieures, surtout à la jambe, et une augmentation de la contracture des doigts. L'enfant était dans cet état, lorsque la ponction a été opérée le 15 février. M. Bizot a introduit au côté droit de la suture lambdoïde, à une profondeur de 4 millimètres, un petit couteau à cataracte; il est sorti un jet de sang assez abondant, mais pas de sérosité. Par cette ouverture l'habile chirurgien a introduit une sonde cannelée sur laquelle il a fait glisser un stylet boutonné; il a senti une paroi résistante, comme celle d'un kyste, qu'il a traversée avec la sonde; alors a jailli un liquide séreux, parfaitement transparent, non albumineux. L'enfant a beaucoup crié, mais il n'est survenu aucun symptôme appréciable, si ce n'est quelques tressauts dans la journée. J'ai recueilli 120 grammes du liquide dans un verre; il s'en est écoulé une quantité pareille à deux reprises dans la journée, quoique la petite plaie ait été bouchée avec du diachylon. J'ai revu l'enfant dans la journée, et le lendemain 16 il n'est survenu aucun nouveau symptôme.

Après la ponction, la tête est *flétrie*, qu'on me passe la comparaison, comme une poire blette; les arêtes osseuses font saillie; les espaces membraneux sont mous, déprimés, plissés, malgré une légère compression au moyen d'une bandelette de caoutchouc.

La forme ronde de la tête a rapidement reparu, cependant la tension était évidemment moindre. La mensuration indiquait une diminution d'un centimètre dans le sens antéro-postérieur, et d'un demi-centimètre d'une oreille à l'autre.

Le mercredi, 19, on a fait une seconde ponction. M. Bizot a insinué une sonde cannelée dans l'ouverture cutanée, puis, après l'avoir élargie, il a fait pénétrer un petit trocart. Le liquide a jailli immédiatement en jet continu, la tête s'est rapidement flétrie; 5 onces ont été extraites immédiatement. Le jour de l'opération et le lendemain rien de nouveau. Le 21 l'enfant reprend l'état fébrile et nerveux qu'elle avait eu avant la première ponction. Le pouls reste à 160; il y a une chaleur intense, quelques mouvements saccadés des extrémités supérieures et inférieures, des cris continuels. Le 22 au soir il s'est écoulé une assez grande quantité de liquide séreux par l'ouverture ordinaire. Le 23, l'écoulement est devenu beaucoup plus considérable; la tête, qui était redevenue ronde, a été de nouveau flétrie comme après l'opération, mais l'affaissement de la partie membraneuse centrale a été moins considérable qu'il ne l'avait été lors de la ponction.

Le 22 et de 23, l'enfant a de fréquents vomissements et de la constipation. Elle prend une potion contenant 60 centigrammes d'oxyde de zinc; la potion ayant été suspendue, les vomissements ont continué.

Le 24, elle a eu de véritables vomissements sanguins, et dans la nuit du 25 des évacuations assez abondantes de sang noir qui remplissent plusieurs couches. Pendant ces deux jours la petite fille était dans l'état le plus misérable. Dès le 24, altération profonde des traits, petitesse du pouls qui, par moments, était insensible; ventre aplati, insensibilité générale, contraction considérable des pupilles, qui jusqu'à ce moment avaient été plutôt dilatées. Persistance de la contracture des doigts et des cuisses. Pas de cris; elle a avalé jusqu'au dernier moment, mais seulement quelques cuillerées dans les vingt-quatre heures. La respiration s'est accélérée le dernier jour seulement. Dans les quarante-huit dernières heures pas d'écoulement par la plaie; énorme affaissement de la fontanelle antérieure.

Mort le 26 à deux heures du matin.

Autopsie le 27 à dix heures.

La tête est ouverte avec beaucoup de précaution. Après que la peau a été enlevée, je fais une ponction sur la fontanelle antérieure, et il s'échappe du gaz en assez grande quantité : il est inodore.

Les os enlevés, on aperçoit le cerveau affaissé sur lui-même, fluctuant, renfermant évidemment du liquide. La grande cavité de l'arachnoïde ne contient ni épanchement, ni fausse membrane, ni kyste. Les circonvolutions sont tassées, effacées, de rares vaisseaux parcourent la pie-mère. Une incision pénètre facilement dans les ventricules qui sont énormément dilatés et contiennent encore 1 kilogramme de sérosité limpide. Ils communiquent largement au travers du septum lucidum, qui est aminci comme une mousseline éraillée. La dilatation est telle que la substance des hémisphères n'a guère que 6 millimètres d'épaisseur. Les corps striés et les couches optiques sont refoulés en avant. La substance des hémisphères est plus dense qu'à l'état normal, surtout la substance blanche interne. La membrane ventriculaire est parfaitement saine, lisse, polie, transparente. La protubérance et la moelle ont une consistance très ferme, comparable à celle de la pâte de guimauve compacte : on peut les couper en tranches minces qui résistent fortement à la traction. Cette densité est-elle le résultat de la compression? Cela paraît probable, car elle ne diffère que par degrés de la consistance de la partie interne des ventricules. La base du cerveau est à l'état normal. Nulle part il n'existe de tubercules ni de granulations. La vascularité de l'encéphale est peu prononcée. Le sinus longitudinal est vide, les sinus de la base contiennent du sang liquide. L'arachnoïde et la pie-mère ne sont adhérentes nulle part. Avant d'inciser les os, j'ai introduit une sonde cannelée dans l'ouverture située au côté droit de la suture lambdoïde. Je suis aisément arrivé dans la partie postérieure du ventricule; en examinant avec soin les tissus traversés par le trocart, je n'ai trouvé nulle part de traces d'inflammation, à peine une légère ecchymose de la substance cérébrale. Les os étaient amincis, mais les sutures fronto-pariétales, à l'exception de la fontanelle antérieure, n'étaient pas disjointes. La quantité de liquide que contenait encore la tête a pu être évaluée à 1 kilogramme et demi.

Les organes de la poitrine étaient à l'état normal. L'estomac et les six derniers pieds de l'intestin grêle contenaient une bouillie liquide, mélange de sang et de matières fécales. Les parois de l'intestin étaient minces mais saines. Le foie, les reins et la rate n'offraient aucune lésion.

M. Morin, habile chimiste de Genève, a constaté que le liquide extrait par la ponction ne contenait que des traces d'albumine, mais il renfermait une quantité notable de matière gélatiniforme; une autre matière qui rendait la liqueur un peu visqueuse, très peu de phosphate alcalin, et beaucoup de chlorure de potassium et de sodium. Il n'y avait point de chaux. La liqueur était neutre et ne se putréfiait pas facilement.

Remarques.—Il nous semble évident que cet enfant a succombé à une hydrocéphalie chronique consécutive à une hydrocéphalie aiguë essentielle. L'étude des lésions et celle des symptômes concourent à le démontrer, puisque l'autopsie et l'analyse chimique ont prouvé que l'inflammation, l'hémorrhagie, un vice de conformation, une altération organique du cerveau, un obstacle à la circulation encéphalique, étaient étrangers à l'hypersécrétion séreuse.

En effet, le liquide était parfaitement transparent, non albumineux; il occupait les ventricules et non la grande cavité arachnoïdienne. La membrane ventriculaire aussi bien que les membranes d'enveloppe étaient saines. Les sinus n'étaient pas obstrués. La pulpe cérébrale n'offrait d'autres lésions que celles qui étaient le résultat de la compression et de la distension de certaines parties de l'encéphale.

D'autre part, les symptômes n'étaient pas ceux de la méningite simple ou tuberculeuse, de l'hémorrhagie arachnoïdienne ni des tubercules cérébraux. Ainsi, la maladie a débuté par des prodromes qui n'ont pas duré plus de quinze jours, puis sont survenus des symptômes plus aigus qui n'ont pas pu laisser de doute sur l'existence d'une maladie aiguë du cerveau ; mais si on lit attentivement l'exposé que nous en avons fait, on verra que ces symptômes par leur nature, et surtout par leur enchaînement et leur association, s'éloignent d'une manière assez notable des deux maladies qui dominent la pathologie cérébrale de l'enfance, la méningite franche et la méningite tuberculeuse. La méningite franche à cet âge revêt le plus souvent la forme convulsive, et dans le cas où elle est phrénétique ou comateuse, elle a une allure plus violente, plus inflammatoire. Il suffit pour s'en assurer de comparer le tableau que nous en avons tracé (t, I. p. 109) avec les premières pages de notre observation.

La méningite tuberculeuse est fort rare dans la première année et diffère de la maladie que nous venons de raconter par la fréquence des vomissements, l'opiniâtreté de la constipation et aussi par sa marche et surtout par sa terminaison nécessairement mortelle.

Les symptômes de l'hémorrhagie arachnoïdienne, telle que l'a décrite M. Legendre, se rapprocheraient davantage de ceux offerts par notre malade ; aussi lorsque nous vîmes la tête se dilater et une hydrocéphalie chronique succéder à la maladie aiguë, nous fûmes assez tentés de croire que l'épanchement existait dans la grande cavité de l'arachnoïde. Les résultats de la ponction semblaient confirmer cette opinion ; ainsi il s'échappa une assez grande quantité de sang, et quand le docteur Bizot voulut faire pénétrer la sonde cannelée, il sentit distinctement la résistance d'un kyste. Nous pensâmes que ce kyste était celui qui enveloppait le liquide contenu dans la grande cavité. Cependant il n'en était rien ; la résistance à la pénétration de l'instrument provenait seulement de l'induration de la substance cérébrale. Du reste, avant l'autopsie nous fûmes désabusés sur le siége et sur la nature de l'épanchement par l'analyse chimique qui démontra que le liquide n'était pas albumineux.

Au point de vue symptomatique, la maladie de la jeune X. a offert un cachet particulier. Elle a sous ce rapport une grande valeur. Les faits de cette espèce doivent être fort rares ; pour notre part nous n'en connaissons pas d'analogue.

Il est possible que l'enfant ait apporté en naissant la prédisposition à l'hydrocéphalie; mais ce qui nous semble évident, c'est qu'aucun symptôme ne la décelait jusqu'à l'époque où est survenue la maladie cérébrale aiguë. On ne peut ici invoquer l'éclampsie, comme l'a fait M. Ozanam pour certains cas d'hydrocéphalie aiguë et d'hémorrhagie. L'état convulsif a été peu caractérisé, et il est impossible d'admettre que l'épanchement en ait été la conséquence. Il est bien plus rationnel au contraire de rapporter tous les symptômes à l'effusion séreuse. Quant à la filiation entre l'état aigu et la période chronique, elle a été de toute évidence, et sous ce rapport encore ce fait est tout à fait exceptionnel. Plusieurs auteurs, et en particulier M. Breschet, assurent n'en avoir jamais observé d'exemple.

Nous ne reviendrons pas sur les différents symptômes envisagés isolément. Ce sont ceux de l'hydrocéphalie chronique confirmée, dégagée de toute complication cérébrale. Nous nous contenterons d'appeler l'attention sur un signe qui peut avoir une grande valeur, nous voulons parler de l'absence du bruit de souffle au niveau de la fontanelle antérieure. Nous disons que ce signe est précieux, parce qu'il permet de distinguer l'hydrocéphalie de certains cas d'hypertrophie de la tête et en particulier de ceux qui sont le résultat du rachitisme. D'après des recherches qui nous appartiennent et que nous nous proposons de publier bientôt, le bruit de souffle au niveau de la fontanelle est un signe certain de rachitisme, tandis qu'il manque dans l'hydrocéphalie, fait qui n'a rien d'étonnant, la vascularisation de l'encéphale étant très peu prononcée dans cette maladie et les vaisseaux de la base étant fortement comprimés par l'épanchement.

La compression a été essayée sans succès ; il en a été de même de la ponction pratiquée à une époque où l'enfant était dans un état désespéré. La rapidité avec laquelle le liquide se reforme, la quantité considérable qui continue à remplir les ventricules, même après la ponction et l'énorme distension de la pulpe, nous semblent en cas pareil s'opposer d'une manière absolue à une guérison radicale.

OBS. II. Delamare, âgé de neuf ans, entra le 14 août 1840 à l'hôpital des Enfants et fut couché au n° 33 de la salle Saint-Jean.

Né d'un père qui fait de fréquents excès de boissons alcooliques il a été jusqu'à l'âge de sept ans sujet aux convulsions, il a un frère qui depuis sa naissance jusqu'à l'âge de six ans a été atteint de la même maladie. Delamare naquit fort et bien portant, et fut nourri par sa mère jusqu'à dix-neuf mois ; à l'époque du sevrage, il était en un état de santé parfaite. La dentition s'est effectuée facilement, les premiers dents ont paru à neuf mois. A vingt mois, il a commencé à marcher, et depuis lors il s'est régulièrement développé. Il a été vacciné et a eu une rougeole légère à l'âge de quatre ans ; jusqu'au début de la maladie actuelle, sa santé s'est toujours soutenue bonne. De sa quatrième à sa sixième année, il a eu d'abondantes éruptions humides sur le cuir chevelu. D'un caractère gai, aimant le jeu et le travail, son intelligence était très développée ; à sept ans et demi, il écrivait et lisait couramment, et possédait ses quatre règles d'arithmétique. Les circonstances hygiéniques au milieu desquelles il a été élevé ont toujours été favorables. Appartenant à une famille aisée, il a été bien logé, bien vêtu, bien nourri. Ses parents rapportent la cause de la maladie à une chute qu'il aurait faite au mois d'avril 1839. Depuis lors, disent-ils, il s'est plaint de douleurs à la nuque et à la tête ; mais les premiers signes d'hydrocéphalie ne se sont guère montrés qu'à la fin de septembre 1839. A cette époque, son maître d'école s'aperçut qu'il lisait avec difficulté, et que, lorsqu'il écrivait, il traçait souvent une ligne par-dessus l'autre. Du 10 au 12 octobre, il cessa d'aller à l'école ; la marche étant devenue difficile, il chancelait souvent en marchant. C'est seulement au milieu de novembre qu'on s'est aperçu que la tête commençait à augmenter de volume. A cette époque, il faisait encore quelques pas, mais avec difficulté : il allait d'une chaise à l'autre, comme un enfant qui apprend à marcher. Au mois de janvier, la cécité était presque complète. Au mois de mars 1840, la vue était entièrement abolie, et la marche devenue impossible : depuis lors il a toujours gardé le lit. Au mois d'avril, les selles et les urines devinrent involontaires, et pendant trois semaines, il fut sujets à d'abondants vomissements après avoir bu ou mangé. Le volume de la tête, depuis le mois de novembre 1839, a toujours été en augmentant ; mais cet accroissement a été progressif. Depuis deux mois, il est survenu du tremblotement des extrémités supérieures. La connaissance a toujours été conservée ; il demandait ce dont il avait besoin, et reconnaissait à leur voix les différentes personnes qui étaient appelées à lui donner des soins.

Depuis le début de la maladie, les fonctions digestives et respiratoires se sont exécutées comme à l'état normal ; le malade a continué à grandir, et, chose remarquable, il a pris un embonpoint considérable. A partir du mois d'octobre, on a employé divers traitements, tels que séton à la nuque, sangsues derrière les oreilles, pilules purgatives, liniments, etc., sans aucun succès.

Le 7 août 1840, le malade fut soumis à notre observation ; il était dans l'état suivant : enfant très fort, bien développé, gras, cheveux noirs abondants, yeux bruns, peau brune peu fine, taille élevée, poitrine large et bien conformée. Le volume de la tête est considérable : sa circonférence a 60 centimètres, 41 centimètres de la racine du nez à la bosse occipitale, 39 centimètres d'une oreille à l'autre. Le développement de la tête a principalement lieu dans les régions latérales et postérieures, car le front lui-même est peu large. Pas de dilatation des veines du cuir chevelu ; la face est large. Les joues sont légèrement colorées ; aucun trait ne se dessine sur le visage, dont l'expression est sérieuse et calme. Le pouls est régulier, à 108 ; la chaleur est nulle ; il y a de 16 à 20 inspirations inégales. L'enfant est couché sur le dos, immobile dans son décubitus. Le bruit respiratoire est partout d'une parfaite pureté ; la percussion est sonore. La langue est humide, légèrement grisâtre, l'abdomen contracté ; l'appétit est bon. Il a eu hier plusieurs selles en dévoiement. Quand on l'interroge, il répond aux questions ; mais ses réponses sont lentes, brèves, et quoique bien articulées, elles ont un caractère saccadé remarquable. Par moments, il chante des chants d'église, et sa voix grave, sonore, retentit au loin. Quand on s'approche de lui et qu'on lui adresse tout à coup la parole, il est pris d'un tremblement bien caractérisé dans les extrémités supérieures; ce tremblement se reproduit aussi lorsqu'il *cherche* à répondre; car il se passe toujours un certain intervalle entre le moment où la demande arrive à son intelligence et celui où il répond à la question qu'on lui adresse. Quand on ne le soumet à aucune excitation, le tremblement ne se produit pas. Par moments, il y a un peu de roideur dans les avant-bras; quelquefois aussi les doigts sont tournés contre la paume de la main, et le pouce est placé en dedans. Il y a du strabisme; les pupilles ne sont pas dilatées; elles se contractent sous l'influence de la lumière. La vue est abolie. La sensibilité spéciale des autres sens et la sensibilité tactile sont partout conservées. Il ne peut se tenir sur ses jambes; mais il les remue quand on le pince, ou même quand on lui demande de le faire. Les mouvements des extrémités supérieures sont conservés; il serre fortement les mains. Quand on le fait asseoir, il se tient mal sur son séant; la tête s'incline du côté gauche; mais on la redresse facilement et sans douleur. La colonne épinière, qui est bien conformée, n'est le siége d'aucune douleur, soit au niveau des parties latérales, soit au niveau des apophyses épineuses.

Jusqu'au 20 août à deux heures de l'après-midi, l'état de l'enfant resta le même : seulement le 18 nous notâmes du refroidissement des extrémités, une très grande petitesse du pouls, et par moments quelques mouvements convulsifs dans les extrémités supérieures. Par moments aussi, le regard était fixe. Le 19, il était de nouveau dans son état ordinaire. Le 20 août, à deux heures de l'après-midi, il fut pris subitement de convulsions générales qui durèrent jusqu'à trois heures; alors il reprit connaissance, puis à quatre heures les mouvements convulsifs se produisirent avec une nouvelle intensité. Nous le vîmes à neuf heures du soir; il était dans l'état suivant : la face était grimaçante, les traits tirés à gauche, les avant-bras roides et contracturés, les doigts fléchis, les pouces tournés en dedans des doigts. Le tronc avait le roideur d'une barre de fer. La connaissance était complétement abolie; il ne répondait à aucune question; la sensibilité persistait encore, mais obtuse; il sentait l'ammoniaque dont l'odeur l'impressionnait désagréablement, et excitait des contractions saccadées des extrémités. La peau était brûlante et couverte de sueur, le pouls petit, inégal, tremblotant, de 116 à 120, la respiration stertoreuse. Jusqu'à onze heures du soir, il resta dans le même état, sauf que par moments les mouvements convulsifs reparurent. A onze heures il mourut.

L'autopsie démontra qu'il existait un épanchement d'environ trois quarts de litre dans les ventricules. Dans le cervelet se trouvaient plusieurs tumeurs qui ont été décrites ailleurs (voy. t. I, p. 160).

Art. IV. — Diagnostic.

Il semblerait, au premier abord, que le diagnostic de l'hydrocéphalie ne doit offrir aucune difficulté : l'ampliation de la tête, et la forme extraordinaire qu'elle prend, doivent suffire pour établir sûrement la nature de la maladie. Cependant les erreurs sont faciles, sinon fréquentes, et peuvent être commises dans trois circonstances :

1° lorsque la face très amaigrie et petite fait une opposition considérable avec un crâne très développé ; 2° lorsqu'il existe un rachitisme de la tête ; 3° lorsqu'une hypertrophie du cerveau a déterminé l'ampliation du crâne.

La première espèce d'erreur est rare; cependant nous l'avons commise nous-mêmes, et nous nous rappellerons toujours un enfant de près de deux ans, dont la face était triangulaire, petite, pâle et maigre, le front et les bosses pariétales saillantes : le crâne paraissait très volumineux et donnait à l'auscultation des fontanelles un bruit de souffle bien distinct ; l'enfant ne pouvait se tenir sur ses jambes ; il était tranquille et triste, remuait à peine et mangeait considérablement. Nous crûmes à une hydrocéphalie, et à l'autopsie nous fûmes étonnés de rencontrer le cerveau à l'état normal. Nous avions été abusés par l'apparence du malade, par la disproportion trompeuse de son crâne et de sa face.

La seconde cause d'erreur est plus commune. En effet, le rachitisme attaque assez fréquemment les parois crâniennes, et épaissit les os de manière à simuler parfaitement l'hydrocéphalie. La déformation porte alors surtout sur les bosses frontales et pariétales, tandis que les fontanelles restent ouvertes et ne s'ossifient pas : ce développement anormal, tantôt régulier, tantôt irrégulier, simule quelquefois à s'y méprendre l'hydrocéphalie. Nous avons ainsi conservé pendant longtemps la calotte crânienne d'une fille de deux ans qui avait été jugée hydrocéphale par plusieurs médecins aussi bien que par nous. La petite malade étant morte plus tard de variole, nous trouvâmes les os rachitiques, mous, spongieux, et épais de plus d'un centimètre dans plusieurs points : l'encéphale était du reste à l'état normal.

Dans les cas de cette nature l'inspection directe, bien que trompeuse, indique cependant que souvent dans le rachitisme le développement de la tête n'est pas uniforme comme lorsqu'il existe une ampliation générale; on dirait que des bosses aplaties ont été surajoutées à la partie moyenne des os ; et le doigt promené à la surface du crâne sent assez facilement l'endroit où l'os commence à s'épaissir. Le rachitisme des autres parties du corps sera aussi un indice important, mais quelquefois trompeur, car un rachitique peut être hydrocéphale : nous en avons plusieurs exemples.

L'inspection de la tête ne suffisant donc pas toujours pour établir l'existence de l'hydrocéphalie, le bruit de souffle perçu au niveau de la fontanelle antérieure sera un signe précieux à constater. Il faudra aussi avoir recours à l'étude des symptômes rationnels, qui démontrera dans le rachitisme des os du crâne des troubles fonctionnels de l'encéphale.

Le diagnostic entre l'hydrocéphalie et l'hypertrophie cérébrale peut être établi d'après les considérations suivantes.

Dans la première maladie, il y a presque toujours quelque altération dans les facultés intellectuelles ou quelque trouble dans les fonctions des organes des sens, ou bien encore il existe une paralysie plus ou moins complète. Ces symptômes se développent peu à peu et durent un long espace de temps; le plus souvent même ils précèdent le développement de la tête. Dans l'hypertrophie cérébrale, au contraire, la tête se développe sans symptômes; puis à la fin surviennent des accidents aigus qui entraînent la mort après un temps plus ou moins long.

Cependant ces caractères sont loin d'être constants, car nous possédons un exemple d'hydrocéphalie avec disjonction des sutures, dans laquelle les symptômes céphaliques débutèrent seulement dix jours avant la mort. Le diagnostic reste donc incertain entre l'hypertrophie cérébrale et l'hydrocéphalie avec ampliation de la cavité crânienne; mais la rareté de la première maladie doit engager à présumer le plus ordinairement l'existence de la seconde.

Lorsqu'on a reconnu que l'ampliation de la tête dépend bien réellement d'un épanchement dans le crâne, il faut encore en déterminer l'espèce et la cause. Mais ce n'est pas ici le lieu de faire cette recherche; il nous suffira de la signaler, et on trouvera le peu de résultats auxquels il est possible d'arriver aux chapitres de l'*Hémorrhagie arachnoïdienne* et des *Tubercules cérébraux*.

Enfin il est un certain nombre d'enfants chez lesquels la tête ne subit aucune ampliation. Dans les cas de ce genre, nous ne connaissons aucun moyen certain de reconnaître l'épanchement ventriculaire; ce n'est même que par analogie qu'on peut juger de sa chronicité après que l'autopsie a révélé son existence. Mais si quelques phénomènes viennent à indiquer la présence de tubercules cérébraux ou d'autres tumeurs encéphaliques, ou bien si le début a été marqué par les symptômes de la méningite ventriculaire, on pourra *soupçonner* en même temps l'hydrocéphalie s'il existe des symptômes permanents, tels que la paralysie, l'amaurose et les autres phénomènes ci-dessus énumérés.

Les maladies que nous venons de passer en revue sont les seules qui puissent être confondues avec l'hydrocéphalie chronique acquise. Les auteurs, et en particulier Gœlis, en ont énuméré d'autres, telles que l'hydrocéphalie aiguë, les maladies vermineuses, le crétinisme. Ce n'est guère qu'avant la période d'ampliation de la tête ou dans les cas où elle conserve son volume normal, et surtout chez les très jeunes sujets, qu'une pareille erreur peut être commise; et encore dans ces cas nous n'en concevons pas bien la possibilité.

Art. V. — Complications.

Les maladies qui compliquent l'hydrencéphalie se développent dans la boîte crânienne elle-même, ou envahissent des organes étrangers au système nerveux. Ces dernières sont seulement intercurrentes et n'ont rien de spécial. Les plus habituelles sont des inflammations de divers genres : pneumonies, colites, fièvres éruptives, qui présentent tous les caractères des affections secondaires. On comprend du reste que ces inflammations changeront plus ou moins l'aspect de l'hydrencéphalie sans déterminer une différence notable dans les symptômes nerveux.

La complication crânienne la plus ordinaire est la méningite, qui, contrairement aux précédentes, modifie d'habitude les symptômes cérébraux de la maladie. Nous avons aussi constaté des épanchements sanguins dans la cavité arachnoïdienne.

Art. VI. — Pronostic.

La maladie qui nous occupe est toujours grave, nous dirions volontiers toujours mortelle, si l'on ne trouvait dans la science un certain nombre d'observations et de mémoires dans lesquels les auteurs se vantent d'avoir obtenu de nombreuses guérisons. Certes, nous ne voulons pas en nier la possibilité et décourager les praticiens en face d'une maladie qui offre si peu de prise à la thérapeutique. Cependant nous désirerions plus de précision dans le diagnostic des auteurs qui ont annoncé de nombreux succès. On sait en effet combien l'erreur est facile : aussi, pour que la guérison soit bien démontrée, il faut, dans les cas où l'on n'a pas évacué le liquide, donner des preuves positives de la réalité de l'hydrocéphalie. Plusieurs des observations publiées nous semblent en effet avoir rapport au rachitisme de la tête. N'en a-t-il pas été ainsi dans le fait suivant, que nous avons extrait du *Journal d'Hufeland*, 1821 ? Il s'agit d'un enfant rachitique dont la tête devint très volumineuse. L'enfant était triste et morne, sujet à de légers mouvements convulsifs et à un état fébrile irrégulier. Il fut traité par le calomel et la digitale, de chaque un grain par jour, de la décoction de glands, des frictions mercurielles sur la tête et des bains généraux. En même temps, on soutint les forces par un régime nourrissant. Au bout de deux mois et demi, la tête avait recouvré sa grosseur ordinaire. On traita ensuite le rachitisme par l'éthiops martial.

On ne peut élever de doute sur la guérison de l'hydrocéphalie dans les cas où l'on a évacué la sérosité par la ponction du crâne.

Quoi qu'il en soit, l'hydrocéphalie chronique est mortelle dans le plus grand nombre des cas. Il serait plus vrai de dire qu'elle n'est pas curable, car tous les auteurs citent un certain nombre d'hydrocéphales qui ont conservé leur maladie jusqu'à un âge avancé, quinze, vingt, trente ans, et plus. Il est probable que l'affection était congénitale, ou résultait d'un épanchement sanguin dans la grande cavité arachnoïdienne ; car dans l'état actuel de nos connaissances, il n'est pas croyable que la cause habituelle de l'hydrocéphalie acquise, c'est-à-dire une tumeur dans le cerveau, soit restée stationnaire pendant de si longues années, ou bien ait été résorbée. D'une autre part, on trouve dans la science des observations d'hydrocéphales guéris à la suite de la ponction, la tête ayant néanmoins conservé un volume considérable (1). Nous connaissons aussi un fait de guérison d'une hydrocéphalie énorme avec retour de la tête à l'état normal. Il est cité dans le *Journal de Siebold* (2); ce cas est d'autant plus curieux que la guérison a été obtenue sans l'intervention de l'art. Quels sont les changements survenus alors dans la boîte crânienne, et l'explication d'Andral neveu est-elle applicable aux cas de cette espèce ? Ce médecin supposait que l'ossification des fontanelles étant achevée, si l'épanchement était résorbé, il devait se faire dans la boîte crânienne une tendance au vide. Il ajoutait que la substance osseuse n'étant plus capable de revenir sur elle-même pour s'appliquer sur le cerveau à mesure que le liquide diminuait d'abondance, les os s'épaississaient par leur face interne de manière à se mettre en contact avec la surface cérébrale. Ainsi se trouvait comblé le vide qui ne peut pas persister entre la boîte osseuse et le cerveau. Il citait à l'appui de son opinion ces crânes si épais que l'on trouve sur des individus d'un certain âge, et crus en effet hydrocéphales.

Cette hypothèse est ingénieuse, mais ne nous paraît pas suffisamment prouvée, et rien ne répugne à croire que ces épaississements du crâne sont le résultat d'un travail morbide borné aux os, comme on le voit dans le rachitisme.

Art. VII. — Causes.

Les causes qui président au développement de l'hydrocéphalie chronique sont assez peu nombreuses, celles au moins dont l'influence est bien démontrée.

Existe-t-il une hydrocéphalie chronique idiopathique et acquise? Malgré les assertions des auteurs, et notamment de celui de l'article HYDROCÉPHALIE du *Dictionnaire des sciences médicales*, nous serions portés à croire que cette forme n'existe pas ; au moins n'en connaissons-nous pas d'exemple bien authentique. Le fait n'a du reste rien d'étonnant, car nous avons déjà vu, et nous verrons encore dans l'article suivant, qu'il n'est pas bien prouvé que l'hydropisie chronique primitive existe chez l'enfant; l'hydrencéphalie rentre donc dans la règle générale. Toutefois nous avons donné, dans notre première édition (3), l'extrait de deux observations tirées des journaux anglais, et dans lesquelles la maladie semble être primitive.

A cette époque nous ne connaissions aucun exemple incontestable

(1) Résultats de la ponction dans dix-neuf cas d'hydrocéphalie, par Connest, *Lancette anglaise*, 17 mars 1838.

(2) Voy. *Analecten*, Bd. VIII, S. 150.

(3) Voy. t. I, p. 813.

d'hydrocéphalie chronique succédant à une phlegmasie ou à une hydropisie aiguë des ventricules. Depuis lors l'un de nous, M. Rilliet, a recueilli deux observations qui prouvent d'une manière évidente l'influence de ces deux maladies (1).

Une des causes les plus fréquentes de l'hydrocéphalie chronique est sans contredit le développement d'une tumeur dans la cavité crânienne, tumeur qui est le plus ordinairement tuberculeuse, mais qui quelquefois aussi peut être cancéreuse, ou de toute autre nature. Nous avons rapporté plus haut l'exemple d'un enfant de neuf ans dont l'hydrocéphalie était due à une induration partielle de la substance cérébelleuse. M. le docteur Legendre nous a communiqué une observation de tumeur cancéreuse qui avait déterminé un épanchement de liquide sans ampliation de la boîte crânienne.

L'opinion qui attribue dans les cas de cette espèce l'épanchement de sérosité à un obstacle à la circulation dans les veines cérébrales, n'est pas nouvelle. Ce mécanisme a été clairement indiqué par Robert Whytt lorsqu'il disait : « Un engorgement squirrheux développé dans la glande pituitaire ou dans d'autres parties contiguës » aux ventricules du cerveau peut *en comprimant les troncs voisins des* » *veines absorbantes*, s'opposer au mécanisme de l'absorption des liquides que les petites artères exhalent constamment, et *occasionner l'hydropisie du cerveau*. C'est absolument de la même manière que » l'état squirrheux du foie, de la rate, du pancréas, produit souvent » l'ascite. »

Il est impossible d'indiquer plus exactement et plus complétement le mécanisme de l'hydropisie cérébrale dans le cas de tubercules cérébraux, d'autant plus que Robert Whytt a soin d'ajouter qu'il a vu un cas dans lequel il a trouvé « une tumeur considérable dans la couche » des nerfs optiques du côté droit ; elle était de la grosseur d'un œuf » de poule, d'une consistance ferme et jaune en dedans. » Depuis lors, M. Barrier a rappelé cette explication trop oubliée, et qui rattache si parfaitement l'hydrocéphalie chronique aux autres hydropisies.

Les tubercules cérébraux n'occasionnent l'hydrocéphalie chronique que dans l'état où étant un peu volumineux ils s'approchent de la base du crâne, et surtout quand ils occupent les lobes cérébelleux. C'est là en effet leur siége leur plus habituel ; viennent ensuite les tubercules de la couche optique, de la jambe antérieure du cerveau et de la protubérance. Il ne faudrait pas croire cependant que les tumeurs agissent toujours en comprimant les *sinus* de la dure-mère ; nous avons déjà dit que la tension et la résistance des parois empêchaient souvent toute compression : nous avons en effet toujours trouvé leurs calibres perméables et nullement obstrués ; souvent même nous avons constaté que la tumeur tuberculeuse n'était en contact avec les parois d'aucun

(1) Voy. *Archives de médecine*, 1847, et Obs. I, p. 162.

sinus. Toutefois cette compression peut s'exercer sur le sinus droit, et les faits cités par le docteur Barrier ne sauraient donner lieu à aucune contestation. Il n'en est pas moins vrai cependant que dans un grand nombre de cas la compression s'exerce tout entière sur les veines cérébrales, et souvent au moment où elles vont pénétrer les sinus : canaux flexibles et éminemment compressibles, resserrés entre la tumeur dure et les parois résistantes de la dure mère, les veines sont bientôt assez comprimées pour qu'il existe un obstacle réel à la circulation. Il est inutile de dire que le tronc veineux comprimé doit être un peu considérable; il faut donc que les tumeurs soient situées de manière à s'appuyer sur la dure-mère aux points où rampent les plus grosses veines cérébrales : les veines de Galien, qui sont les *seules* veines *ventriculaires*, doivent être les *seules* dont la compression détermine l'hydropisie *ventriculaire*.

Nous croyons donc que le plus souvent l'hydrocéphalie reconnaît pour cause la compression des veines de Galien ou du sinus droit : nous ne concevons pas même un autre mode de production. Cependant il est incontestable que dans certains cas les tubercules ne sont pas situés sur le trajet de ces canaux. Il faut admettre alors ou bien que la compression s'exerce à travers la substance cérébelleuse, ou bien que les tubercules, agissant comme un corps étranger, provoquent une irritation sécrétoire.

Un obstacle à la circulation, situé dans la cavité d'un sinus, peut déterminer l'hydrocéphalie, et peut-être un examen attentif démontrerait-il que plusieurs des hydropisies dites essentielles et primitives tenaient à cette cause. Cette opinion n'a rien d'improbable, puisque nous avons dit ailleurs, t. I, p. 164, que M. Tonnelé a cité des exemples d'épanchements séreux dans le crâne à la suite de l'oblitération de ces conduits veineux. En outre, nous verrons au chapitre des hémorrhagies cérébrales que les épanchements sanguins de la grande cavité sont souvent le résultat d'un obstacle apporté au cours du sang céphalique par des caillots des sinus. Nous avons vu dans ce chapitre que quelquefois les hydrocéphalies ne sont qu'un épanchement sanguin dans la grande cavité arachnoïdienne. L'interruption du cours du sang par des caillots peut-elle durer assez longtemps pour que l'épanchement d'abord sanguin, soit devenu séreux ? Nous en concevons la possibilité, sans en avoir sous les yeux des exemples bien authentiques.

Art. VIII. — Traitement.

Ce n'est qu'avec un sorte de répugnance que nous abordons le traitement de l'hydrocéphalie chronique acquise, car d'une part les médications que nous pouvons proposer n'ont qu'une influence médiocre ou nulle, et, d'autre part, l'évacuation directe du liquide, ressource suprême dans plusieurs cas, ne trouve guère ici son application.

Le peu de succès de la médication dépend en effet de la cause de la maladie : lors même que nous posséderions un moyen de diminuer ou de faire disparaître l'hydropisie, la lésion cérébrale n'en persisterait pas moins, et serait une cause incessante d'un nouvel épanchement.

La première indication consiste donc à diriger une médication contre la tumeur cérébrale, si l'on est parvenu à diagnostiquer son existence (voyez *Tuberc. cérébraux*) ; et la seconde indication à provoquer l'absorption ou l'évacuation du liquide épanché. Nous dirons donc aux praticiens qui seront obligés de traiter cette affection, d'employer tour à tour les diurétiques, les sudorifiques, les toniques, quelques purgatifs ou les altérants, et notamment le calomel, si vanté par quelques auteurs qu'on le croirait un remède infaillible ; la digitale et tous les moyens que nous préconisons dans les autres hydropisies ; mais il faudra choisir les médicaments suivant les contre-indications fournies par les maladies concomitantes.

Existe-t-il une tendance à la congestion cérébrale avec constipation, on administrera de légers purgatifs. Y a-t-il atonie et débilitation, on préférera les toniques, etc. Puis, comme après l'emploi de ces moyens il n'est pas probable qu'on ait gagné quelque chose sur la maladie, on y joindra toutes les médications topiques qu'on pourra imaginer sans nuire au malade, telles que de tenir la tête chaude au moyen de bonnets de flanelle, de la frotter avec de l'huile de camomille ou de l'essence de térébenthine, etc. ; mais nous regardons comme très nuisible tout moyen trop actif, les vésicatoires, et à plus forte raison le moxa sur la tête : ces moyens ne peuvent qu'augmenter la maladie et la mener plus promptement à la terminaison fatale.

Cette proscription contre les révulsifs s'adresse plus spécialement à ceux appliqués au voisinage du mal. Nous verrions moins d'inconvénient à établir une dérivation sur un point plus éloigné. Il y a des cas cependant où il est rationnel d'employer des révulsifs énergiques sur le cuir chevelu ; ce sont ceux où la maladie paraît avoir été le résultat de la suppression d'une éruption cutanée chronique. Ainsi, le docteur Salgues, de Dijon, a rapporté l'observation d'un enfant de cinq ans chez lequel l'hydrocéphalie avait très évidemment succédé à la disparition de la teigne : les vésicatoires guérirent la maladie en trois mois.

Enfin, si l'on a quelque raison de croire que l'hydrocéphalie n'est pas tuberculeuse, on pourra essayer la compression du crâne ou sa ponction.

On trouve dans les *Archives de médecine* l'extrait d'un mémoire tiré d'un journal allemand (1), dans lequel l'auteur rapporte dix observations relatives à des enfants hydrocéphales traités par la compression au moyen de bandelettes agglutinatives entre-croisées. Il cite trois

(1) *Medic. Ann.*, 1838, Bd. IV, Heft 1.

cas dans lesquels il aurait obtenu une diminution d'un demi-pouce dans la circonférence après une compression continuée pendant trois mois. Le docteur Engelmann, de Creusenach, a publié, en 1843 (1), de nouveaux faits constatant les heureux effets de la compression continuée pendant quelques semaines, quelques mois, et même pendant une année entière. Il ne voit d'autres inconvénients dans ce moyen que de provoquer des excorations du cuir chevelu. Au contraire, l'amélioration est notable; le sommeil est plus calme; il n'y a plus de réveils subits. Nous avons essayé une fois la compression sans aucun succès (voy. Obs. I). Ce moyen, dont l'efficacité nous paraît douteuse, ne peut d'ailleurs être mis en usage qu'à l'époque où les fontanelles ne sont pas encore ossifiées, et nous n'avons pas vu dans le mémoire que nous avons cité un exemple assez évident de guérison pour encourager à l'adopter; d'ailleurs nous ne savons pas si la compression générale du crâne ne déterminerait pas, en s'opposant à l'épanchement, les mêmes accidents qu'a déterminés l'ossification des fontanelles dans l'une des observations que nous avons citées dans notre première édition (p. 815). D'une autre part, n'y a-t-il pas à craindre quelque résultat fâcheux de la suppression de la transpiration cutanée de la tête, exactement renfermée pendant un si long espace de temps sous les bandelettes agglutinatives? En outre, ce moyen ne serait d'aucune utilité après l'ossification des fontanelles.

Les chirurgiens étrangers, et surtout les Anglais, ont préconisé la ponction du crâne. Employée en France, cette pratique a eu peu de succès; elle a échoué entre les mains de Dupuytren, de Breschet et du professeur Malgaigne. On trouve cependant dans la science plusieurs exemples de guérison à la suite de l'opération chirurgicale; on en a même cité après une fracture des os du crâne (2); mais dans aucun cas on n'a indiqué clairement la nature de l'hydrocéphalie.

Sur dix-neuf opérations pratiquées par le docteur Conquest, neuf ont eu une issue funeste. Les autres enfants n'ont pas succombé, trois ont été évidemment guéris. L'auteur affirme que constamment il y a eu une grande diminution dans les souffrances, que jamais l'issue fatale n'a été accélérée, que toujours, au contraire, la vie a été prolongée.

La ponction ne serait applicable qu'à la variété d'hydrocéphalie ventriculaire qui succède à l'hydropisie aiguë ou à la phlegmasie; mais non à celle qui reconnaît pour cause une tumeur organique. En effet le liquide une fois évacué, la maladie ne serait pas guérie par l'opération, la cause qui lui a donné naissance persistant encore au sein de l'encéphale (3).

(1) *Journal des connaissances médico-chirurgicales*, 1843, p. 121.

(2) *Wochenscrhift für die gesammte Heilkunde.*

(3) M. West a publié dans le *London medical Gazette*, avril 1842, un mémoire

Nous ne voulons pas terminer ces courtes considérations sur le traitement applicable à l'hydrocéphalie acquise, sans exposer succinctement celui qui est conseillé par Gœlis contre l'hydrocéphalie en général. Les importants travaux de ce célèbre praticien sont connus de tout le monde médical, et sa thérapeutique fait loi dans le traitement de l'hydrocéphalie.

Les indications de Gœlis (1) sont entièrement basées sur les considérations tirées de l'état antérieur du malade, des causes de l'hydrocéphalie et des maladies concomitantes. Lorsque l'enfant est né de parents bien portants, lorsque sa constitution et ses forces sont bonnes, et que la maladie est au début, il conseille les frictions mercurielles sur la tête, préalablement rasée, et à l'intérieur le calomel en poudre à doses très fractionnées.

Voici les formules qu'il indique :

1° Onguet de genièvre .... 24 grammes.
Onguet napolitain........... de 12 à 16 grammes.

2° Calomel...................... 7 centigrammes.
Sucre blanc..................... 4 grammes.

Divisé en six paquets dont on donne deux par jour.

On supprime le calomel s'il détermine des évacuations alvines abondantes ; on diminue aussi l'activité du traitement dès qu'il survient de l'amélioration ; Gœlis recommande fortement aussi les bains légèrement irritants.

La tête doit être soigneusement couverte d'un bonnet de laine pendant tout le temps qu'on met en usage le traitement par les frictions. Quant à la diète, l'enfant à la mamelle prendra seulement le lait d'une bonne nourrice ; les enfants plus âgés auront une alimentation composée de viandes, d'œufs, de café de glands ; on ne permettra presque jamais de boissons spiritueuses. Gœlis blâme les aliments composés de substances grasses. Si la saison le permet, le séjour au grand air, pendant la plus grande partie de la journée, est très utile. En hiver, la température de la chambre devra être maintenue à 16 ou

dont le docteur Durand-Fardel a donné une analyse fort intéressante dans le *Bulletin de thérapeutique*. L'auteur a réuni cinquante-six cas de ponction du crâne. Dans tous il s'agit d'hydrocéphalies congénitales ou développées peu après la naissance. L'analyse de ces faits a démontré à M. Durand que la ponction du crâne n'était pas une opération très grave en elle-même, et qu'il existait un certain nombre de cas très réels de guérison définitive. Bien que nous admettions les conclusions de M. Durand, qui sont favorables à la ponction, nous croyons que cette opération n'est pas applicable à la forme d'hydrocéphalie décrite dans ce chapitre.

(1) *Praktische Abhandlungen über die vorzüglicheren Krankheiten des kindlichen Alters*, Bd. II, S. 128.

17 degrés Réaumur; les matelas seront de crin, et le lit également éloigné de la cheminée et des courants d'air.

Gœlis affirme que sous l'influence de ce traitement continué pendant quelques semaines, le plus souvent pendant quelques mois, il a vu le volume de la tête diminuer de deux pouces à un pouce, et une guérison radicale et définitive en être la conséquence. Il cite à l'appui de son assertion les noms de plusieurs enfants traités soit en ville, soit à l'Institut des enfants malades de Vienne.

Si, après un à deux mois de ce traitement poursuivi avec persévérance, il ne survient aucun changement, si en même temps les urines sont rares, il faut, dit-il, recourir à de légers diurétiques, appliquer, derrière la tête ou aux bras, des cautères que l'on entretient pendant plusieurs semaines ou plusieurs mois.

Dans le cas où, chez un enfant fort, atteint d'hydrocéphalie chronique, il survient des symptômes d'inflammation méningée, il faut avoir recours au traitement antiphlogistique.

Du reste, Gœlis a grand soin de conseiller un traitement général dans les cas où la maladie est liée à une diathèse scrofuleuse, arthritique, rachitique ou scorbutique.

Lorsque, malgré un traitement bien dirigé, la maladie fait d'incessants progrès, il faut mettre de côté toute médecine active, et se contenter de parer aux accidents. Gœlis l'a dit avec raison : « Employer à cette période les sétons, les cautères, les frictions irritantes, c'est tourmenter inutilement le jeune malade. Une pareille conduite fait peu d'honneur au savoir et à la moralité du médecin ; car, lorsque la maladie est nécessairement mortelle, les traitements pénibles ne sont que le résultat de l'ignorance médicale ou d'une brutale inhumanité. »

Après avoir traité de la cure radicale et du traitement palliatif, Gœlis termine en donnant de sages conseils sur la prophylaxie de la maladie. En première ligne il faut éloigner les causes susceptibles de la produire ; ensuite donner à l'enfant une éducation physique et intellectuelle convenable. Il faut en particulier éviter de développer l'intelligence outre mesure.

Art. IX. — Historique.

Tous les travaux qu nous avons consultés, sauf quelques observations particulières disséminées dans les journaux, et dont nous parlerons plus tard (Voy. TUBERC. CÉRÉB.), ont pour objet l'hydrocéphalie chronique envisagée d'une manière générale : aussi nous ne pouvons pas présenter ici un historique qui s'appliquerait non pas à la maladie que nous avons décrite dans ce chapitre, mais à celle qui, plus fréquente, atteint les enfants dans le sein de leur mère ou peu après la naissance. Nous conseillons à ceux de nos lecteurs qui voudraient approfondir le sujet de lire la seconde édition de l'excellent traité de Gœlis; ils y trouveront un exposé complet de l'état de la science, et l'indication de presque tous les auteurs qui ont écrit sur l'hydrocéphalie chronique depuis l'origine de la médecine jusqu'à nos jours.

COL.

CHAPITRE IV.

OEDÈME DU LARYNX.

Art. I. — Historique.

L'œdème du larynx a été peu étudié par les auteurs qui ont écrit sur les maladies de l'enfance. Billard (1) en rapporte un exemple observé chez un nouveau-né atteint de sclérème. Il ajoute qu'il n'est pas rare de constater cet œdème à l'autopsie d'enfants qui, pendant la vie, ont présenté quelques symptômes d'angine. La maladie reste le plus souvent latente, parce qu'elle se développe chez des sujets très faibles et presque mourants. Cependant il indique comme un symptôme qu'il a pu constater trois fois, une modification du cri qui devient irrégulier, incomplet, saccadé comme le bêlement d'une chèvre.

Guersant et M. Blache ont également vu « à l'hôpital des Enfants malades, quelques sujets offrir à l'autopsie cadavérique une infiltration générale des tissus à laquelle participait également le tissu cellulaire sous-muqueux du larynx. Mais cette hydropisie avait paru comme un phénomène ultime, phénomène étendu pour ainsi dire à l'économie entière, et qui n'avait rien de spécial (2). »

M. Barrier (3) a présenté quelques considérations sur l'œdème de la glotte, à propos d'une observation intéressante que nous analyserons bientôt. En outre, plusieurs faits sont insérés dans les divers mémoires où cette maladie est traitée d'une manière générale. Mais c'est dans

(1) *Traité des maladies des enfants*, p. 510, 2e édit.
(2) *Dictionnaire de médecine*, t. XVII, p. 569.
(3) *Traité pratique des maladies de l'enfance*, t. I, p. 450.

l'ouvrage publié récemment par le docteur Sestier (1) que nous trouvons rassemblées et analysées toutes les observations jusqu'à présent connues d'angine laryngée œdémateuse. Nous y puiserons la plupart des détails qui vont suivre.

Art. II. — Causes. — Lésions anatomiques.

Sur 215 observations d'angine laryngée œdémateuse, 17 seulement appartiennent à l'enfance (2).

M. Sestier explique la rareté de la maladie en partie par la rareté des laryngites chroniques et crico-nécrosiques. « Nous disons en partie, car en voyant l'inflammation aiguë de la gorge ou du larynx, très fréquente chez les enfants, ne point être alors suivie d'œdème laryngé, et en devenir souvent, au contraire, le point de départ dans un âge plus avancé, nous sommes forcément conduits à admettre, dans l'organisme des enfants, une circonstance toute spéciale qui les met presque entièrement à l'abri de l'angine œdémateuse. — Le peu de développement proportionnel du larynx à cette époque de la vie ne jouerait-il pas ici le principal rôle? » (P. 128.)

Quoi qu'il en soit de cette opinion, la maladie s'est développée dans les circonstances suivantes :

« Sur 12 enfants de quelques jours à dix ans, il en est 10 qui étaient déjà malades lorsque l'angine œdémateuse est survenue...... L'œdème du larynx a été subordonné ou plus ou moins intimement lié : à une angine gutturale simple (2 fois); — à une angine gangréneuse, à une laryngite aiguë (2 fois); — à une infiltration purulente de la région sous-maxillaire, suite de rougeole et avec tubercules pulmonaires; — à un érysipèle de la face, avec pneumonie lobulaire, suite de rougeole; — à un érysipèle ambulant dans le cours d'une pneumonie; — à l'anasarque scarlatineuse (3 fois) ; — à l'anasarque suite de miliaire; — à l'endurcissement du tissu cellulaire, avec ecchymose voisine du larynx, chez un nouveau-né. »

Il ne faut pas croire que toutes ces observations soient des exemples d'œdème pur du larynx ; on a généralement confondu dans une même description cette maladie et la laryngite sous-muqueuse. Cela est évident d'après les résultats des autopsies, puisque le gonflement du tissu muqueux est causé, tantôt par de la sérosité limpide et incolore, tantôt par de la lymphe plastique, gélatiniforme, ailleurs par

(1) *Traité de l'angine laryngée œdémateuse*, 1852.

(2) Voici la répartition suivant l'âge (page 127) :

Nouveau-né............	1 cas.	5 à 6 ans.................	1
Quelques années	1	6 à 10 ans................	6
Trois ans..............	1	11 à 15 ans...............	5
4 ans et 4 ans et demi....	2		
C'est-à-dire avant 5 ans ..	5	de 5 à 15 ans.............	12

de la sérosité purulente ou par du véritable pus. Cette confusion est expliquée par la difficulté de poser une limite distincte entre l'inflammation et certaines hydropisies actives; par la réunion de ces maladies constatées quelquefois sur le même enfant; par la similitude des symptômes locaux. Enfin si l'on remarque que c'est presque toujours à la suite d'une phlegmasie qu'on voit se développer l'œdème du larynx, on comprend l'opinion des pathologistes qui ont voulu le rattacher exclusivement à l'inflammation.

Nous ne pouvons pas nous ranger à cette manière de voir qui a été combattue par quelques médecins, et entre autres par MM. Hardy et Béhier (1). Ces auteurs ont nettement formulé la division de la maladie en trois groupes: 1° phlegmasie du tissu cellulaire sous-muqueux; 2° infiltration due à l'afflux des liquides, qui accompagnent une inflammation voisine; 3° hydropisie proprement dite.

Le premier groupe constitue la laryngite sous-muqueuse, qui ne doit pas nous occuper ici (voy. t. Ier, p. 384). Le second fait partie des hydropisies locales, tantôt actives, tantôt passives, dont nous avons parlé dans les préliminaires (voy. t. II, p. 138), et qui peuvent être étudiées en même temps que les maladies locales qui leur donnent naissance. Le troisième groupe, le seul dont nous parlerons ici, présente deux variétés: 1° œdème passif du larynx dû à un obstacle à la circulation veineuse; aucune observation connue de cette variété n'appartient à l'enfance; 2° œdème du larynx lié à la diathèse séreuse. Presque tous les exemples de ce genre font partie, dans le jeune âge, des hydropisies scarlatineuses. Il faut y joindre les faits d'hydropisie laryngée accompagnant l'œdème dur des nouveau-nés. Cette infiltration diathésique est proportionnellement plus fréquente dans l'enfance qu'aux autres époques de la vie, puisque sur les 17 exemples connus d'angine infiltro-laryngée de toutes sortes, appartenant au jeune âge, il en est huit que M. Sestier range dans ce groupe. Il remarque d'ailleurs que très rarement la diathèse séreuse est par elle-même suffisante pour déterminer cette maladie. Le plus souvent celle-ci est provoquée par une phlegmasie locale, survenue après l'établissement de la diathèse. Il en conclut avec beaucoup de raison que tout malade atteint d'anasarque ou d'épanchement séreux devra éviter avec le plus grand soin les diverses causes de l'inflammation de la gorge et du larynx.

Art. III. — Symptômes. — Diagnostic. — Traitement.

La plupart des observations qui ont trait à l'œdème diathésique du larynx étant assez incomplètes, il nous est difficile de tracer le tableau exact de cette maladie; aussi préférons-nous donner l'extrait de deux observations qui font voir la maladie sous deux formes assez frappantes:

(1) *Traité élémentaire de pathologie interne*, t. II, p. 467.

Louis Conteau était atteint d'une anasarque scarlatineuse qui occupa d'abord les membres ; les parois abdominales furent bientôt envahies, et le péritoine devint le siége d'un épanchement considérable (saignée, diurétiques, extrait de Caînça). Le malade tousse par intervalles ; l'accumulation de sérosité dans l'abdomen paraît apporter quelque gêne à la respiration. Du reste, le bruit respiratoire est pur. L'œdème gagne la face et les paupières (extrait de Caînça). Les jours suivants l'infiltration du tissu cellulaire paraît diminuer. — Le 12 février, à la visite du matin, le malade offre l'état suivant : orthopnée, altération des traits, parole haletante, inspiration sonore, difficile ; expiration facile ; sentiment de strangulation. Le malade porte la main à la partie antérieure du cou et demande d'une voix entrecoupée qu'on lui arrache l'obstacle qui s'oppose au passage de l'air. Il met en jeu toutes les puissances inspiratrices pour introduire de l'air dans la poitrine. Le cou est énormément tuméfié. En portant le doigt à l'intérieur de la gorge, on sent sur le côté gauche de la *glotte* une tumeur molle un peu résistante. Un chirurgien est appelé et pratique une ponction sur cette tumeur ; du sang mêlé de sérosité s'écoule par la bouche et les narines. Le malade dit éprouver du soulagement. On lui administre, peu de temps après, un vomitif, et l'on applique quelques sangsues sur la partie latérale gauche du cou. Une amélioration peu durable suit l'emploi de ces divers moyens ; mais vers trois heures après midi, l'orthopnée revient, et le malade succombe à l'entrée de la nuit, dans un état d'asphyxie, sans présenter aucun mouvement convulsif, et conservant, jusqu'au dernier moment, l'intégrité de ses facultés intellectuelles.

Nécropsie quinze heures après la mort. — Tête..... Deux onces de sérosité dans la grande cavité de l'arachnoïde : infiltration de la pie-mère.... *Cou et poitrine....* La luette est œdématiée et présente le volume d'une petite aveline ; l'épiglotte est très volumineuse. Les bords de la glotte, surtout à gauche, sont œdématiés, ainsi que la partie du larynx située au-dessus des ventricules. Tout le tissu cellulaire du cou est infiltré.... Lorsqu'on incise le tissu du poumon, une sérosité rosée ruisselle de toutes parts. Les bronches sont remplies de sérosité sanguinolente..... (Baudelocque, extrait de l'ouvrage de M. Sestier, p. 110.)

Brichet, garçon âgé de sept ans et demi, éprouve un refroidissement pendant la desquamation d'une scarlatine. Le septième jour du début, apparition d'un œdème léger qui, le neuvième jour, a fait des progrès considérables. Il existe un peu d'ascite et d'hydrothorax. La dyspnée et la toux sont peu intenses, quoiqu'il y ait son mat dans la partie inférieure des deux côtés du thorax. Un peu de râle sous-crépitant semble aussi annoncer un certain degré d'œdème pulmonaire. La peau est chaude et remarquablement sèche. La voix n'est nullement altérée. (Bain de vapeur.)

A la suite de l'administration du bain, il se manifeste une exaspération considérable et sans cesse croissante de la dyspnée. Deux heures plus tard, la suffocation est imminente, les plus violents efforts d'inspiration font à grand'peine entrer dans la poitrine une très petite quantité d'air. L'inspiration est infiniment plus gênée que l'expiration qui paraît être presque entièrement libre, et aussi passive qu'à l'état normal. Aucun bruit particulier n'accompagne l'inspiration, surtout quand celle-ci est très courte, ce qui arrive dans les plus grands efforts, comme si leur énergie avait pour effet de produire une occlusion complète du tube aérien. Lorsqu'au contraire, l'effort d'inspiration est moins brusque et moins violent, l'air semble pénétrer un peu mieux dans la poitrine, et son entrée s'accompagne alors d'un certain sifflement très sourd. Les efforts d'inspiration se renouvellent avec une grande vitesse, au moins 70 à 80 fois par minute. La voix est faible, entrecoupée par les efforts de l'inspiration; mais elle n'est nullement altérée dans son timbre. L'asphyxie fait de rapides progrès. Le malade est dans un état d'anxiété et d'agitation impossible à décrire. Il ne peut rester couché, il se lève tout à coup sur son séant en s'écriant qu'il étouffe; la face est violacée; toutes les veines du cou sont gonflées.

Une saignée faite au pli de chaque bras ne donne que quelques gouttes de sang; le malade expire quelques minutes plus tard, deux heures et demie après le début des accidents.

Autopsie. — Anasarque générale; épanchement dans la grande cavité de l'arachnoïde, les ventricules cérébraux, le péricarde, les plèvres et le péritoine. Infiltration séreuse de la plupart des organes et de la membrane muqueuse du tube digestif. — Œdème considérable des replis arythéno-épiglottiques, du tissu cellulaire qui double toute la muqueuse laryngée et de la membrane elle-même. Le tube aérien est aussi très rétréci au niveau de l'orifice supérieur du larynx et au niveau de la glotte. La sérosité infiltrée est liquide et transparente; nulle part il n'y a trace d'inflammation. (Extrait de l'ouvrage de M. Barrier, t. Ier, p. 456.)

Nous avons donné les observations précédentes avec tous les détails symptomatiques, parce qu'elles peuvent servir de tableau de l'œdème rapide et foudroyant du larynx. Il faut noter que dans le premier cas, les accès de suffocation ont été séparés par des rémissions, tandis que dans le second, la dyspnée a été croissante jusqu'à l'asphyxie, ou plutôt la mort est survenue dans le premier accès contre lequel aucun traitement n'avait été dirigé à temps.

Nous ne croyons pas pouvoir mieux faire pour terminer l'histoire de cette maladie que de donner un extrait du résumé du docteur Sestier (1).

« On aurait pu prévoir ici l'invasion prochaine de l'œdème du larynx, en remarquant de l'œdème à la luette, au voile du palais, à la base de la langue; ajoutons que chez un autre enfant atteint d'angine œdémateuse, dans les mêmes circonstances, l'œdème avait envahi les parois mêmes de la bouche. — Ainsi l'œdème de l'arrière-bouche doit être considéré, dans cette forme de la maladie, comme un phénomène prodromique d'une haute importance.

» Dans le traitement de l'œdème laryngé survenu chez un enfant atteint d'anasarque scarlatineuse, les émissions sanguines sont quelquefois indiquées, par la forme aiguë et active de l'anasarque; ce n'est cependant qu'avec circonspection qu'on doit recourir à ce moyen.

» L'huile de croton sera, croyons-nous, fort utile. — Après l'huile de croton, on appliquera un vésicatoire au cou; toutefois, ce moyen ayant des inconvénients chez un enfant dont le cou est œdématié, on

(1) *Loc. cit.*, 8e variété, p. 442.

ne l'emploiera guère que dans le cas où l'huile de croton n'aurait pas amené une notable amélioration.

» Les sialagogues, les diurétiques, certains sudorifiques seront sans doute utiles, surtout si l'huile de croton n'a pu être administrée. Mais on évitera les bains de vapeur.

» Les insufflations d'alun et peut-être la cautérisation avec l'azotate d'argent, mais surtout les scarifications des bourrelets devront être mises en usage.

» La sonde laryngienne est d'un emploi très difficile, mais non pas toujours impossible chez les enfants ; elle devrait être introduite si la bronchotomie était décidément impossible. »

POITRINE.

CHAPITRE V.

OEDÈME DU POUMON.

Art. I. — Historique.

Fréquent autant et plus que les autres espèces d'hydropisies, l'œdème du poumon a peu occupé les médecins qui ont écrit sur les maladies des enfants. En effet, presque toujours terminal ou latent, naissant dans le cours de maladies mortelles ou chez des enfants cachectiques, il ne réclame guère de médication spéciale. Cependant il est des cas où cette maladie, survenue subitement chez des enfants encore robustes, fait partie de ces congestions séreuses, rapides, qui succèdent à certaines maladies, et notamment à la scarlatine. Elle est alors la principale, sinon la seule cause de mort. C'est à ce titre que nous lui avions consacré, dans notre première édition, un chapitre dans lequel nous avions insisté sur son siége, sa forme symptomatique et ses causes.

Depuis nous, M. le docteur Legendre a publié, dans son mémoire sur quelques complications de la scarlatine, un chapitre intéressant sur l'œdème du poumon (1). Bien que nous regrettions de ne pas partager toutes ses opinions, nous nous empressons de reconnaître toute l'exactitude de ses recherches au double point de vue de la forme symptomatique et du traitement. Aussi, tout en réfutant quelques-

(1) *Recherches anatomo-pathologiques*, etc., 324.

unes de ses conclusions, au moyen de faits et d'expériences nouvelles, nous lui avons fait plus d'un emprunt utile.

M. West (1), qui adopte les opinions de M. Legendre, a brièvement décrit la forme aiguë et grave de l'œdème pulmonaire.

Art. II. — Anatomie patholoigque.

Œdème pulmonaire simple. — Le poumon œdématié est volumineux, lourd, et ne s'affaisse pas à l'ouverture de la poitrine; pressé entre les doigts, il crépite et conserve une empreinte digitale profonde. Sa couleur est gris clair ou gris rosé, moins foncée à la partie antérieure qu'à la postérieure, où elle est quelquefois violacée. A la section, il s'écoule en abondance un liquide séreux, souvent légèrement teint de sang, et presque toujours mêlé d'une infinité de petites bulles d'air. Mis dans l'eau, le tissu pulmonaire surnage toujours en totalité ou par parties; sa consistance est normale; quelquefois il résiste un peu moins au doigt qui le presse et se laisse pénétrer avec plus de facilité.

Ces caractères généraux subissent cependant quelques modifications suivant l'abondance, le siége de l'œdème et les lésions pulmonaires qui l'accompagnent.

Laënnec a dit que, chez l'adulte, l'œdème occupe d'habitude la partie inférieure et postérieure des poumons ; il n'en serait pas de même pour l'enfant, et nos recherches, assez nombreuses puisqu'elles portent sur soixante-dix-sept autopsies, nous offrent l'œdème plus fréquemment et en plus grande abondance au lobe supérieur qu'à l'inférieur.

La quantité du liquide est très variable : tantôt il s'écoule, à la coupe, de véritables ruisseaux de sérosité; nous l'avons même vue être assez abondante et distendre assez le poumon pour qu'à la moindre pression, et avant toute section, on la vît sourdre en une multitude de petites gouttelettes à travers la plèvre à la surface pulmonaire; d'autres fois le liquide s'écoule à peine à la section du poumon. Mais alors y a-t-il œdème, et où est la limite entre l'état sain et la maladie?

Le liquide est aéré ; mais les bulles d'air qu'il contient sont très variables en volume et en quantité ; dans quelques cas rares, nous avons trouvé la sérosité presque complétement privée d'air. Laënnec regardait cette circonstance comme la suite de l'ancienneté de la maladie.

Quelquefois les lobules sont séparés et comme disséqués par la sérosité ; il en résulte des traînées plus ou moins larges qui rappellent l'emphysème interlobulaire. Une piqûre faite sur ces points laisse échapper une sérosité non aérée. Mais la section du poumon lui-même

(1) *On the diseases of infancy*, p. 206.

donne issue à un liquide spumeux, et l'organe reste plus léger que l'eau.

Cette description permet d'établir que la sérosité se dépose toujours dans les vésicules et quelquefois dans le tissu cellulaire. Il nous paraît probable que les cellules aériennes sont envahies les premières ; mais il est possible que dans quelques circonstances le liquide s'infiltre primitivement dans le tissu cellulaire pour transsuder ensuite dans l'intérieur des extrémités bronchiques. Cette opinion s'appuie sur ce fait que les liquides passent en tous sens et avec la plus grande facilité à travers la membrane qui termine les vésicules pulmonaires (voy. les expériences ci-après relatées). Ce fait, qui justifie jusqu'à un certain point l'opinion de Laënnec, nous permet de n'attacher qu'une importance secondaire au siége précis de l'œdème simple du poumon. Enfin il est possible que la sérosité soit accumulée dans les vésicules en assez grande quantité pour les remplir après avoir chassé l'air et traversé la membrane muqueuse. Dans ce cas le poumon deviendrait plus solide et plus lourd que l'eau, comme dans la forme suivante. La seule différence qu'on pourrait établir entre ces deux espèces d'œdème serait que dans la première les vésicules, comme le tissu cellulaire, seraient complétement remplies de liquide, tandis que dans la suivante les vésicules étant affaissées n'en contiendraient pas. Ces distinctions nous paraissent assez peu utiles.

Œdème pulmonaire avec affaissement des vésicules. — Nous avions déjà indiqué dans notre première édition l'union de l'œdème et de la carnification. Depuis nous, M. le docteur Legendre a décrit cette lésion sous le nom d'*œdème du tissu cellulaire du poumon*. Voici les caractères auxquels il le reconnaît : le parenchyme, d'une couleur lilas, est complétement privé d'air ; il est plus lourd que l'eau, compacte, d'une consistance mollasse et tremble légèrement quand on l'agite. Les lobules sont disséqués par des lignes blanchâtres qui laissent écouler, lorsqu'on les pique, une sérosité abondante et non spumeuse. Il en est de même quelle que soit la partie du poumon malade que l'on incise. L'insufflation rend au tissu son volume et son aspect ordinaire ; l'air pénètre dans les vésicules pendant que la sérosité s'échappe par la racine du poumon.

Nul doute que dans cette lésion le liquide occupe le tissu cellulaire et que les vésicules ne soient affaissées. A cet égard nous partageons l'avis de M. Legendre ; mais il nous est plus difficile d'admettre avec lui que l'affaissement pulmonaire résulte de la présence des liquides qui, comprimant les vésicules, en expriment l'air et condensent le poumon. L'œdème, pas plus que la congestion, ne peut produire à lui seul cet effet ; il faut la présence de mucosités bronchiques mettant obstacle au renouvellement de l'air. Cette dernière cause suffit à elle seule pour produire l'affaissement pulmonaire ; l'œdème ou la congestion lui viennent tout au plus en aide (voy. *Broncho-pneumonie*). D'autre part la facilité avec laquelle la sérosité pénètre dans les bronches de dehors en dedans nous paraît être un obstacle absolu à cette compression.

Lorsque la sérosité, au lieu d'être jaune ou roussâtre, est fortement teinte de sang, lorsqu'en même temps le tissu pulmonaire se déchire avec facilité, il est convenable d'admettre la coexistence de trois lésions, c'est-à-dire l'œdème, la congestion et l'affaissement pulmonaire.

Œdème pulmonaire avec hépatisation — Enfin il est des cas rares où le poumon hépatisé, granuleux, friable, donne issue, lorsqu'on l'incise, à une grande quantité de liquide séreux et sanieux, non aéré; toutes circonstances qui caractérisent l'union de la pneumonie et de l'œdème.

En résumé.—Dans l'œdème simple du poumon, la sérosité occupe les vésicules ou le tissu cellulaire et transsude avec facilité de l'une à l'autre partie à travers la membrane qui termine les vésicules. Dans ces cas, les vésicules contiennent de l'air ; et la sérosité qui s'écoule de la section est aérée.

L'œdème peut s'unir à l'affaissement, à la congestion, et à l'hépatisation pulmonaire; ces dernières lésions, à peu près indépendantes de l'œdème, reconnaissent des causes spéciales (1).

(1) Voici un résumé des expériences faites par l'un de nous (M. Barthez); jointes à nos observations, elles nous ont conduits aux résultats que nous venons d'indiquer :

1° L'eau pure ou épaissie par la gélatine injectée, même avec très peu de force, dans la trachée remplit le poumon, le distend, transsude à travers la plèvre, dissèque les lobules en produisant des traînées identiques avec celles de l'œdème cellulaire. Une piqûre faite sur ces traînées donne issue à un liquide non aéré. La section des lobules eux-mêmes laisse écouler un liquide spumeux. Le poumon surnage même dans les points les plus remplis en apparence de liquide.

L'aspect du poumon est à peu près le même que dans le cas d'œdème simple.

2° Une certaine quantité d'eau étant mise dans les bronches, et ayant paru pénétrer et remplir une portion du poumon, si l'on pratique l'insufflation, l'air chasse l'eau, qui traverse la plèvre et dissèque les lobules comme dans l'expérience précédente. La plupart des vésicules sont insufflées; mais l'air ne pénètre pas dans les espaces interlobulaires disséqués.

3° Si dans ce cas on fait, comme dans l'expérience n° 1, une ponction sur un de ces espaces cellulaires, et si l'on pratique l'insufflation après la ponction faite, il s'en échappe un liquide non spumeux, et l'air ne passe pas par cette ouverture même lorsque l'insufflation a été poussée assez fortement pour soulever et crever la plèvre dans les points voisins.

4° L'eau gélatineuse colorée en bleu et en rouge étant injectée simultanément dans les veines et les artères d'un poumon dont la bronche reste libre, sort immédiatement en grande abondance par la bronche elle-même. Le liquide qui s'échappe ainsi ne contient pas la matière colorante rouge ou bleue, mais bien des bulles d'air et le sang contenu dans les vaisseaux. Ce dernier fait a été surtout évident dans un cas où, agissant sur un poumon congestionné, nous l'avons vu, par le fait de l'injection, perdre sa couleur livide et violacée.

Dans cette expérience, comme dans celles des n°s 1 et 2, le liquide transsude à travers la plèvre, dissèque les lobules : les traînées interlobulaires fournissent à la piqûre un liquide non spumeux; mais le poumon reste plus léger que l'eau.

Art. III. — Symptômes.

Les symptômes stéthoscopiques doivent différer suivant l'espèce anatomique de l'œdème. S'il est simple, et si la sérosité n'est pas assez abondante pour avoir traversé la muqueuse, on doit percevoir des râles humides, plus ou moins fins. Si l'œdème accompagne l'affaissement du poumon, l'absence du bruit respiratoire pourra être le phénomène principal. Les râles et l'obscurité de la respiration pourront coexister à divers degrés suivant l'abondance de l'infitration intra ou extra-vésiculaire.

En effet Laënnec signale ces deux symptômes comme étant les caractères stéthoscopiques de l'œdème du poumon, et ce sont eux que nous avons observés, bien qu'ils n'aient pas été constants. En effet, plusieurs malades auscultés peu d'heures avant la mort, et qui nous

5° L'air insufflé dans les bronches dilate le poumon, distend les vésicules, ne traverse pas la plèvre, ne passe pas dans le tissu cellulaire, ne dissèque pas les lobules.

6° L'air insufflé dans l'artère pulmonaire distend légèrement le poumon, et paraît arriver dans les vésicules et ressortir par la bronche laissée ouverte. Mais si l'on pratique la ligature de la bronche et de la veine pulmonaire de manière à s'opposer à la sortie de l'air, une insufflation un peu forte distend le poumon presque autant que si elle est faite par la bronche; les vésicules sont manifestement dilatées; les lobules ne sont pas disséqués; l'air ne pénètre pas dans le tissu interlobulaire.

En somme, l'eau pure ou épaissie par la gélatine traverse avec facilité la membrane qui termine les bronches, s'épanche dans le tissu cellulaire, transsude à travers la plèvre, mais ne parvient pas à chasser tout l'air contenu dans les vésicules pulmonaires.

Ces effets se produisent quelle que soit la face de la membrane muqueuse qui soit mise en contact avec l'air, c'est-à-dire l'intérieur ou l'extérieur des vésicules.

Il est curieux de voir cette membrane, qui laisse transsuder les liquides avec tant de facilité, opposer un obstacle invincible au passage de l'air de dedans en dehors, et le laisser traverser sans résistance lorsqu'il arrive par les vaisseaux.

Ces expériences, que bien d'autres médecins ont faites avant nous, justifient toutes les idées que nous avons émises sur l'anatomie de l'œdème du poumon, et expliquent pourquoi nous ne partageons pas celles que nous trouvons dans l'intéressant travail de M. Legendre. On pourrait nous reprocher de n'avoir pas préféré, pour faire les injections, l'eau albumineuse à l'eau gélatineuse; car il paraît démontré aujourd'hui par les expériences de M. Mialhe que les liquides albumineux ne peuvent pas traverser les membranes. Nous répondrions que cette transsudation a lieu pendant la vie justement dans les circonstances où l'albumine a perdu les propriétés qui empêchent de s'échapper des vaisseaux le sérum, devenu à peu près semblable à un liquide aqueux. Une seule objection peut nous être opposée : c'est que nos expériences ont été faites sur le cadavre, et que peut-être les membranes, si faciles à traverser après la mort, opposent pendant la vie un obstacle plus réel au passage des liquides.

Mais nous répondrons à cette objection par nos observations, et même par celles de M. Legendre, qui montrent que l'œdème cellulaire est presque toujours, sinon toujours, accompagné d'un certain degré d'œdème vésiculaire.

avaient offert une respiration parfaitement pure ou même exagérée, nous présentèrent à l'autopsie un œdème considérable des poumons. Nous nous sommes demandé si dans ces cas l'infiltration séreuse n'était pas postérieure à la mort.

Le plus habituellement nous avons perçu pendant les derniers jours de la vie du râle sous-crépitant, rarement très fin, assez souvent à grosses bulles, quelquefois continu, d'autres fois intermittent. Il était, dans quelques cas, remplacé par des râles sonores, ronflants, rarement sibilants. Un grand nombre de malades nous ont offert de la respiration obscure; presque jamais nous n'avons constaté de différence dans la sonorité.

M. Legendre croit que l'œdème vésiculaire se révèle par un râle sous-crépitant fin et très étendu, tandis que l'œdème cellulaire donne lieu quelquefois à l'absence du bruit respiratoire et à la matité. Il a perçu aussi en général un peu de râle sous-crépitant qu'il attribue à la coexistence d'un léger œdème vésiculaire. Cette circonstance aurait dû sans doute l'engager à ne pas séparer aussi complétement qu'il l'a fait les deux espèces d'œdème.

Quoi qu'il en soit, il ressort de ces résultats si disparates que nous n'avons en réalité aucun signe bien positif pour diagnostiquer par l'auscultation seule l'œdème du poumon; toutes les autres lésions qui l'accompagnent, mélangeant leurs symptômes aux siens, empêchent de le reconnaître. Toutefois, en éliminant les cas nombreux où l'infiltration séreuse n'est pas la seule lésion pulmonaire, il en reste un très petit nombre dans lesquels nous avons constaté les symptômes ci-dessus indiqués.

Les autres phénomènes que détermine cette infiltration séreuse ne sont pas plus significatifs. Cependant il faut noter l'oppression causée par l'obstacle qu'apporte le liquide à l'introduction de l'air; cette oppression et d'autant plus grande que l'œdème est plus rapide et plus considérable; quelquefois alors il cause des accès de suffocation qui simulent ceux de la bronchite suffocante; il n'occasionne du reste aucune réaction fébrile et n'apporte presque aucun changement dans l'aspect de la maladie qu'il complique.

Il présente dans sa marche quelques différences qui dépendent en grande partie de sa cause.

Art. IV. — Forme. — Durée, etc.

L'œdème du poumon peut-il être primitif et isolé? Nous ne saurions l'affirmer, car nous n'en avons pas d'exemples sous les yeux; mais nous croyons qu'il peut se joindre aux autres espèces d'hydropisies primitives pour former avec elles une maladie indépendante d'autres lésions. Ainsi nous avons sous les yeux l'histoire d'un enfant atteint d'une anasarque primitive, et qui, pendant quinze jours environ, nous présenta du côté droit de la poitrine du râle très variable en abondance et en volume ; ce râle existait dans toute la hauteur, mais surtout au sommet, tandis qu'à la base il fut masqué pendant longtemps par de la respiration obscure et de la diminution de son ; l'oppression était extrême et la fièvre vive. Nous pensâmes que toute cette maladie n'était qu'une congestion séreuse de plusieurs organes à la fois, mais comme la guérison eut lieu, nous ne devons pas affirmer que notre diagnostic soit exact.

L'œdème du poumon est donc secondaire, et il se présente sous la forme suraiguë, aiguë et chronique, ou plutôt cachectique. Si nous admettons ces divisions, c'est plutôt par analogie que sur des preuves bien positives ; on jugera de nos motifs.

Un garçon de huit ans et demi a une néphrite albumineuse, suite de scarlatine et accompagnée d'anasarque. La maladie paraît grave, sans cependant donner d'inquiétude actuelle ; il n'y a pas ou peu de fièvre ; la respiration est pure, lorsque tout à coup l'enfant est pris d'accès d'étouffement ; et meurt en peu d'instants. On trouve un œdème considérable de la totalité des deux poumons ; la section fait couler une grande quantité de liquide séreux sanglant et aéré ; l'organe surnage en totalité et par parties. Il existe en outre quelques adhérences pleurales infiltrées de sérosité et une maladie de Bright au premier degré.

Quelle maladie a déterminé la mort, sinon l'œdème suraigu du poumon ? Nous avons cité et nous citerons ailleurs des observations plus ou moins analogues à celle-ci, et qui nous engagent à admettre cette forme d'œdème.

A côté des faits de ce genre, nous en possédons plusieurs autres dans lesquels nous voyons des enfants d'une constitution forte affectés d'une maladie fébrile, et chez lesquels l'autopsie nous démontrait l'existence d'une infiltration séreuse du poumon, d'intensité variable. Nous n'avons pu connaître la durée de la maladie en raison de l'obscurité de la symptomatologie ; mais nous avons pensé que dans les exemples de ce genre l'œdème n'était pas suraigu, parce qu'il n'avait pas déterminé d'accès d'étouffement avant la mort ; d'une autre part, l'aspect du malade éloignait toute idée de cachexie et de chronicité. Nous pensons donc qu'il existe un œdème du poumon à marche et à forme simplement aiguës.

Enfin, nous voyons ailleurs des enfants chétifs, malingres et détériorés, qui, à la dernière période d'une maladie aiguë ou chronique, s'éteignent insensiblement, sans augmentation de dyspnée ; à l'autopsie nous trouvons des œdèmes souvent considérables. Plusieurs de ces enfants mêmes présentaient d'autres hydropisies, notamment des anasarques cachectiques. Dans ces cas l'infiltration du poumon a été pour nous chronique ou plutôt cachectiqne; car ignorant totalement la durée de cette maladie, qu'aucun symptôme n'avait révélée, nous ne savions pas si elle ne s'était pas produite dans les derniers jours de la vie. Portant donc notre jugement d'après l'aspect du malade et l'absence de symptômes, nous avons admis un œdème pulmonaire cachectique et latent.

En résumé, il faut reconnaître deux formes symptomatiques de l'œdème pulmonaire. Dans l'une, la suffocation est le symptôme dominant : la marche est rapide, la durée est de quelques heures à quelques jours, et la mort est le résultat de la lésion du poumon.

Dans une seconde forme, la marche est beauccoup plus lente ; les symptômes de suffocation sont moins tranchés ; l'infiltration pulmonaire est le plus souvent latente, et la mort est causée par les progrès des maladies concomitantes, plutôt que par l'œdème lui-même.

Voici un abrégé du tableau de la maladie extrait du mémoire de M. Legendre : « Les premiers symptômes sont la toux et la dyspnée qui débutent avant, pendant ou après l'anasarque concomitante. Ces premiers symptômes, peu tranchés d'abord, augmentent bientôt ; la respiration est haletante, l'expiration plaintive ; les mouvements d'inspiration, d'une fréquence excessive, ne sont plus en rapport avec les pulsations artérielles ; la peau est chaude et sèche ; les pommettes deviennent livides, les lèvres violacées ; l'enfant ne peut plus rester couché et veut se tenir assis ; la toux est incessante, sèche, non suivie d'expectoration. Le bruit respiratoire est obscur ou mêlé d'un peu de râle sous-crépitant. La décroissance des symptômes est le signe de la diminution de la maladie, qui peut se terminer par la guérison. Leur aggravation, jointe à l'agitation et au délire, annonce la terminaison fatale qui arrive tout à coup et sans agonie, dans un intervalle de temps très court »

Ces symptômes réunis peuvent indiquer la présence d'un œdème pulmonaire, mais ils n'ont, à nos yeux, un caractère de certitude que si l'on constate en même temps l'infiltration du tissu cellulaire sous-cutané et l'existence d'une cause d'hydropisie.

Ce tableau est celui de l'œdème vésiculaire, aussi bien que de l'œdème cellulaire. La différence entre les deux espèces anatomiques est mieux marquée par l'abondance ou l'absence des râles humides, et peut-être par l'expectoration mousseuse dont parle M. Legendre et que nous n'avons cependant pas constatée. Au contraire, les causes de la différence des deux formes symptomatiques doivent être cherchées dans les causes générales, dans la marche et l'abondance de l'infiltration, dans l'état antérieur de l'enfant beaucoup plutôt que dans le siége anatomique de la maladie. Nous pouvons en effet citer des faits d'œdème vésiculaire qui correspondent au tableau que nous venons de tracer d'après M. Legendre, et leur opposer des cas d'œdème cellulaire avec affaissement du poumon, dans lesquels la maladie est restée latente parce que les symptômes de suffocation ont manqué.

Art. V. — Causes.

D'après les détails dans lesquels nous venons d'entrer, on a pu pressentir quelles sont les causes de l'œdème du poumon. Elles se rapprochent de celles de toutes les hydropisies et ne sont spéciales à cet organe que dans quelques cas très rares.

Parmi les maladies aiguës du poumon qui s'accompagnent d'œdème, la plus fréquente est sans contredit la pneumonie secondaire à toutes ses périodes; nous l'avons observée à son début, à son second et à son troisième degré, ou pendant sa résolution; avec la forme lobaire ou lobulaire; avec la carnification.

Dans toutes ces circonstances, l'infiltration séreuse nous a paru dépendre de plusieurs causes différentes. Tantôt l'inflammation seule paraissait avoir amené l'œdème, mais ce cas était de beaucoup le plus rare; et presque toujours une autre cause générale ou locale coïncidait avec la pneumonie. Ici l'enfant était rachitique, et l'obstacle apporté à la circulation par la déformation de la poitrine, aidait sans doute à la production de l'œdème. Ailleurs, la pneumonie coïncidait avec une gangrène du poumon, et l'on sait que les gangrènes sont souvent précédées ou accompagnées d'une infiltration séreuse; chez d'autres enfants la maladie concomitante était plus générale ou plus éloignée: là un croup, ici une entéro-colite, ailleurs une fièvre intermittente; plus souvent une maladie de Bright.

A côté de la néphrite, et souvent conjointement avec elle, nous devons placer parmi les causes les plus fréquentes d'œdème du poumon les fièvres éruptives; la scarlatine d'abord, la variole ensuite, puis la rougeole. C'est surtout après ces maladies, et notamment à la suite de la scarlatine, qu'on observe les hydropisies suraiguës du poumon. Parmi les maladies chroniques, la tuberculisation est celle qui s'en accompagne le plus fréquemment. Dans ce cas il existe plusieurs causes qui influent sur le développement de l'œdème; d'abord la débilité, qui prédispose singulièrement aux infiltrations séreuses, ensuite la phthisie pulmonaire, qui entretient si souvent dans l'organe lui-même un état subinflammatoire; vu la faiblesse, cette disposition n'aboutit quelquefois qu'à produire un œdème qui doit être subaigu. Enfin, une troisième cause assez fréquente est la compression des veines pulmonaires par les ganglions devenus tuberculeux. Il est difficile de démontrer l'influence de cette cause par l'inspection directe, car les parois veineuses sont si souples qu'elles peuvent être comprimées sans diminuer de calibre; en sorte qu'en ouvrant une veine entourée de ganglions tuberculeux, on n'aperçoit aucun rétrécissement apparent; mais si l'on considère, ainsi que nous le dirons ailleurs, la place qu'occupent les ganglions à la racine des poumons, leur volume et leur résistance, la manière dont ils entourent de toutes parts les vaisseaux pulmonaires, on comprendra facilement la possibilité de la compression, qui, aidée de la cachexie générale, n'a pas besoin d'être absolue pour déterminer une infiltration. La veine, comprise entre deux ganglions qui ne sauraient s'éloigner l'un de l'autre et qui tendent au contraire à se rapprocher et à se confondre par suite de leur augmentation de volume; la veine, disons-nous, ne peut plus se laisser distendre par l'ondée sanguine, comme les autres vaisseaux veineux ; et ce léger obstacle suffit, chez un enfant cachectique, à la production d'un œdème pulmonaire.

D'autres maladies, plus rares, donnent encore naissance à l'œdème cachectique; ce sont surtout les affections chroniques du cœur; nous en avons vu aussi avec la cyrrhose, mais la rareté de ces lésions et le peu d'importance du sujet nous permet de ne pas y insister davantage.

Enfin, nous ne devons pas oublier de rechercher l'influence de l'âge et du sexe. Or, nous trouvons que l'âge moyen de l'enfance y est remarquablement plus sujet que tous les autres; en effet, sur soixante-dix-sept enfants, nous en trouvons vingt-six au-dessous de six ans, et cinquante et un au-dessus de cet âge, et, sur ces derniers, trente sont compris entre six et dix ans.

Sur ce même nombre de malades, nous trouvons trente-deux filles et quarante-cinq garçons, et comme nous possédons un peu plus d'observations de garçons que de filles, nous en concluons que le sexe des enfants n'influe que fort peu sur la production de la maladie.

Ces causes diverses ne nous ont paru avoir aucune influence sur le siége de l'œdème dans le tissu cellulaire ou dans les vésicules. Quelle que soit en effet la cause dont nous puissions invoquer l'influence, nous trouvons indifféremment à l'autopsie la sérosité spumeuse et abondante et l'œdème vésiculaire, ou la sérosité non aérée jointe à la carnification, preuve d'un œdème celluleux.

Au contraire, la forme symptomatique aiguë ou suraiguë, accompagnée de suffocation et souvent de fièvre, reconnaît pour cause habituelle les fièvres éruptives et surtout la scarlatine, la maladie de Bright aiguë, et toutes les autres causes d'hydropisies générales à marche rapide. La plupart des enfants qui en sont atteints ont conservé une certaine force et leur constitution n'a pas subi une détérioration profonde.

Art. VI. — Traitement.

Nous n'insisterons ici que sur le traitement de la forme aiguë suffocante. Bien que cette maladie soit quelquefois si rapidement mortelle, qu'il est difficile d'y apporter à temps un remède efficace, il est des cas où sa marche, moins foudroyante, permet l'emploi d'un traitement méthodique.

Se fondant sur l'acuité de la maladie, sur la forme inflammatoire, sur la violence de la dyspnée, sur le succès des antiphlogistiques dans l'anasarque scarlatineuse, M. Legendre a proposé un traitement qui ne s'éloigne pas beaucoup de celui de la pneumonie aiguë. La saignée du bras, lorsqu'elle peut être pratiquée, lui paraît préférable aux émissions sanguines locales, et doit être répétée suivant le besoin.

Peu d'heures après la saignée, il administre, d'après la méthode de Mongenot, le tartre stibié comme vomitif, et le lendemain un léger purgatif. — Par ces moyens, il a pu, dès le premier jour, constater une amélioration sensible dans l'état des malades.

Il réserve les vésicatoires volants de large dimension pour les cas où ces moyens échoueraient, et enfin quand l'asphyxie est imminente et que la maladie est arrivée à sa dernière période, il conseille l'emploi des toniques diffusibles.

A. En résumé, un enfant est atteint, dans la convalescence d'une scarlatine, de toux et de suffocation avec anasarque; la respiration est obscure ou mêlée de râle sous-crépitant; le pouls est vif, fréquent; la chaleur est fébrile, l'enfant âgé de six à quinze ans est robuste:

1° Faites une saignée de 100 à 200 grammes;

2° Deux heures après, donnez 5 à 10 centigrammes d'émétique;

3° Le soir même, si les symptômes n'ont pas diminué, si la force de l'enfant le permet, revenez à l'émission sanguine;

4° Si l'enfant est trop jeune, ou s'il ne peut pas être saigné du bras, appliquez 2 à 12 sangsues aux malléoles;

5° Le lendemain matin, prescrivez un purgatif doux (huile de ricin 10 à 15 grammes), que vous répéterez deux jours après;

6° Mettez l'enfant sur son séant, ou, s'il est plus jeune, portez-le assis sur les bras.

B. Le traitement précédent a échoué, ou bien vous êtes appelé lorsque la dyspnée extrême et la prostration des forces s'opposent à son emploi, ordonnez:

1° Un large vésicatoire sur la poitrine;

2° Une potion stimulante avec l'eau de mélisse, l'eau de cannelle, l'acétate d'ammoniaque et le sirop d'éther, ou plus simplement du punch à l'eau-de-vie donné par cuillerée chaque heure ou chaque demi-heure et autant que l'enfant pourra le supporter.

CHAPITRE VI.

HYDROTHORAX [1].

Art. I. — Anatomie pathologique.

L'hydrothorax consiste dans l'épanchement d'une quantité anormale de sérosité dans la cavité des plèvres. Le liquide est purement séreux, de couleur citrine et albumineux ; la plèvre ne présente aucune lésion pathologique. Cependant, dans un petit nombre de cas, il existe conjointement quelques traces légères d'inflammation, telles que de très petits filaments ou flocons pseudo-membraneux, indiquant le passage de l'hydrothorax à la pleurésie.

Il est en effet très difficile d'établir la limite qui sépare ces deux maladies. Nous avons déjà reconnu que certaines inflammations de la plèvre se relient aux hydropisies par leurs causes, leurs symptômes et leur marche, c'est-à-dire par leur nature. De même ici nous devons reconnaître l'existence de certains hydrothorax qui dépendent d'un état inflammatoire.

La quantité de liquide épanché varie considérablement depuis 60 à 80 grammes jusqu'à un litre de chaque côté. Nous n'en avons jamais rencontré davantage. Si la plèvre dans laquelle se fait l'épanchement est sans adhérence, le liquide occupe la partie la plus déclive, et varie de siége, suivant la position de l'enfant. Si au contraire la plèvre costale adhère par des brides celluleuses à la plèvre pulmonaire, la sérosité peut s'infiltrer entre ces adhérences, les soulever, les étendre, et, à l'ouverture de la poitrine, emprisonnée dans ces mailles celluleuses, elle ressemble à une gelée tremblotante d'une épaisseur variable.

A ces caractères il faut joindre toutes les déformations extérieures du thorax déjà signalées au chapitre de la *Pleurésie :* agrandissement du côté affecté, soulèvement des côtes, écartement des espaces intercostaux proportionné à la quantité de l'épanchement.

Art. II. — Symptômes. — Formes, etc.

On peut distinguer chez l'enfant deux espèces d'hydrothorax : 1° l'un auquel nous donnerons le nom d'*apparent ;* 2° l'autre que nous appellerons *latent*. Le second est beaucoup plus fréquent que le premier.

L'hydrothorax apparent est aigu fébrile ou subaigu, très rarement

(1) 36 observations recueillies à l'hôpital ont servi à la rédaction de ce chapitre. Nous avons en ville observé plusieurs cas d'hydrothorax aigu assez complets pour nous permettre de tracer de cette maladie un tableau que le manque de faits cliniques suffisants nous avait fait supprimer dans notre première édition.

chronique. On l'observe d'ordinaire à la suite des maladies du cœur ou des affections générales qui se compliquent d'hydropisie, et en particulier après la scarlatine. Le plus souvent il est précédé par l'anasarque; mais il peut apparaître avant elle.

L'hydrothorax peut-il être primitif? Nous ne saurions l'affirmer. Ce qui rend la question difficile à résoudre, pour cette hydropisie aussi bien que pour les autres, c'est que, dans les observations que nous avons consultées, on n'a pas toujours tenu assez de compte des antécédents de santé et des symptômes concomitants ou consécutifs. Ainsi, pour affirmer que l'hydrothorax est essentiel il faut: 1° que l'enfant n'ait pas été exposé à la contagion scarlatineuse; 2° qu'il ne soit pas sous l'empire d'une affection rhumatismale; 3° que les urines aient été examinées et trouvées exemptes d'albumine; 4° que le cœur soit à l'état normal; 5° qu'enfin on n'observe pas de traces de desquamation.

C'est peut-être à un hydrothorax essentiel qu'il faut rapporter l'observation suivante du docteur Lichtenstaedt (1):

Il s'agit d'un enfant de quinze mois, bien conformé, qui fut pris subitement d'oppression, d'anxiété, de battements de cœur irréguliers. Le petit malade ne pouvait rester couché. Il se tint assis pendant toute la durée de la maladie, qui l'enleva au bout de peu d'heures. A l'autopsie, on trouva dans les deux côtés de la poitrine, et dans le péricarde, un épanchement de liquide limpide. Les autres organes n'offraient pas d'altérations.

Cependant les remarques critiques que nous venons de présenter sont tout à fait applicables soit à ce fait, soit à une autre observation publiée sans détail par le docteur Becquerel (2).

Quoi qu'il en soit, primitif ou secondaire, l'hydrothorax apparent, actif, fébrile, présente l'ensemble des symptômes suivants:

La maladie débute par un violent mouvement de fièvre, accompagné de toux et d'une oppression assez marquée, mais qui n'a pas à un haut degré le cachet orthopnéique que l'on constate dans l'œdème pulmonaire suraigu. La figure est assez vivement colorée, les ailes du nez sont dilatées, l'enfant est anxieux; mais il ne se plaint d'aucune douleur thoracique et la percussion n'en provoque pas. Dès les premières heures, ou au moins le premier jour, on entend, soit d'un côté, soit des deux côtés, en arrière, un souffle bronchique à timbre métallique; le souffle est très superficiel et accompagné d'une égophonie manifeste. La diminution de la sonorité existe, mais elle n'est pas très considérable.

Ces symptômes démontrent l'existence de l'hydrothorax; mais on peut en constater d'autres qui appartiennent aux différentes affections

(1) *Litt. Ann.*, 1830, p. 293.

(2) *Clinique des hôpitaux des enfants*, 1841, p. 34.

dans le cours desquelles il se manifeste, tels sont : les troubles de la sécrétion urinaire ; d'autres hydropisies et en particulier l'anasarque, dans la néphrite ; les douleurs générales ou locales dans le rhumatisme ; la modification des bruits du cœur dans les maladies de cet organe, etc.

La réunion de ces différents symptômes et de ceux de l'hydrothorax modifie assez profondément l'apparence de la maladie pour qu'il soit difficile d'en donner une description fidèle. Cependant on peut dire, en thèse générale, que l'acuité ne dure que peu de jours, la fièvre ne tarde pas à baisser, la respiration se ralentit, l'intensité du souffle diminue ou même disparaît pour faire place à de l'obscurité du bruit respiratoire ; et, au bout d'une huitaine de jours, l'épanchement est résorbé, ou bien il persiste, mais à l'état subaigu et dégagé de son cortége fébrile, à moins que la fièvre ne soit entretenue par d'autres complications. Il peut arriver alors que l'épanchement persiste pendant plusieurs semaines, ou même pendant plusieurs mois ; mais l'enfant s'est assez accoutumé à sa présence pour ne paraître en éprouver que peu de gêne ; phénomène analogue à celui que l'on observe dans certains cas de pleurésie chronique.

L'hydrothorax latent, que l'on peut aussi appeler passif, apyrétique et cachectique, est quelquefois complétement latent. Ainsi, à l'hôpital un grand nombre de nos malades nous ont présenté des symptômes qu'il nous a été impossible de rapporter à l'hydrothorax ; ici du râle sous-crépitant abondant, là une respiration forte et dure, ailleurs de l'exagération du bruit respiratoire et une sonorité parfaite. Bon nombre de ces enfants, il est vrai, n'ont pas été auscultés le jour de leur mort ; mais si nous remarquons que plusieurs ne nous ont présenté des symptômes réels d'épanchement pleural qu'un jour seulement, ou même moins, avant la terminaison fatale, nous en tirerons la conclusion que cette lésion survient souvent chez les agonisants pour terminer la scène, et que dans certains cas l'épanchement paraît s'être produit après la mort, ou tout au plus dans les derniers instants de la vie.

Dans d'autres cas il est toujours latent, parce qu'aucun phénomène extérieur ne dénote que la poitrine est prise ; mais par l'application de l'oreille on reconnaît l'hydrothorax à l'obscurité du bruit respiratoire et à la diminution de la sonorité occupant la partie postérieure de la base dans le décubitus assis.

L'hydrothorax latent est plus souvent secondaire à des maladies chroniques ou à des maladies primitivement aiguës, mais qui, ayant duré pendant un long espace de temps, ont produit le dépérissement de l'enfant ; alors il est cachectique et terminal. Dans ce cas, s'il se fait en peu de temps, il entraîne rapidement la mort. C'est surtout de cette forme que l'on peut dire qu'elle est la maladie des agonisants. Se produit-il au contraire peu à peu et par une exhalation insensible, il persiste pendant quelques jours avant d'amener la mort, et se manifeste par l'existence ou par l'augmentation des symptômes locaux en même temps que par l'absence de toute réaction, c'est-à-dire qu'il n'y a pas de chaleur, pas d'accélération du pouls, peu ou pas de dyspnée.

Art. III. — Causes.

L'hydrothorax, quelle que soit sa forme, semble plus commun au-dessous de l'âge de six ans que l'œdème du poumon, car sur trente-six malades nous en trouvons seize au-dessous de cinq ans et demi, et vingt âgés de six ans et au-dessus. Nous attachons du reste fort peu d'importance à des distinctions si minimes et qui peuvent tenir à des coïncidences. Nous constatons aussi que sur nos malades treize appartiennent au sexe féminin et vingt-trois au masculin. Les maladies qui se compliquent le plus ordinairement d'hydrothorax aigu apparent sont les fièvres éruptives, notamment la scarlatine, puis la néphrite et certaines maladies du cœur Nous l'avons constaté une fois à la suite de la tuberculisation aiguë; nous ne l'avons jamais vu coïncider avec la pneumonie seule et rarement avec les maladies de l'intestin. L'hydrothorax cachectique se produit le plus ordinairement dans la tuberculisation, soit par suite de la cachexie, soit le plus souvent en raison de la gène apportée à la circulation pulmonaire par le développement tuberculeux des ganglions bronchiques.

Art. IV. — Pronostic.

L'hydrothorax est certainement moins grave que l'œdème suraigu du poumon; mais dans les cas où il est très aigu, abondant et double, il est loin d'être sans danger. En ville nous avons été souvent sérieusement inquiets au sujet de plusieurs enfants atteints d'hydrothorax dans le cours des maladies du cœur ou de l'albuminurie primitive ou consécutive à la scarlatine. Cependant nous avons été assez heureux pour ne point perdre de malades. Ce résultat favorable tient au moins autant aux excellentes conditions hygiéniques dans lesquelles étaient placés ces enfants qu'au traitement que nous leur avons fait suivre. A l'hôpital nous n'avons pas eu les mêmes succès; il est vrai que le plus souvent l'hydrothorax était le phénomène ultime d'une maladie presque nécessairement mortelle par elle-même.

Art. V. — Traitement.

L'hydrothorax aigu apparent doit être traité d'après les règles indiquées ci-dessus à propos de l'œdème aigu du poumon. Nous avons pu cependant, chez les enfants que nous avons traités en ville, éviter les émissions sanguines, qui étaient contre-indiquées par le tempérament des jeunes malades. Les diurétiques, quelques laxatifs, des vésicatoires volants, l'hydriodate de potasse dans l'hydrothorax, compliquant les maladies du cœur, ont fait la base de la médication ; dans la convalescence nous avons donné le lait d'ânesse. L'hydrothorax cachectique réclame surtout l'emploi des toniques.

CHAPITRE VII.

HYDROPÉRICARDE [1].

Les auteurs, qui, en général, ont si peu parlé de la péricardite, ont été encore plus silencieux sur l'épanchement de sérosité dans la membrane d'enveloppe du cœur. Toutefois nous trouvons dans le *Journal des progrès* (1830) trois observations rapportées par le docteur Th. Guibert, mais elles offrent peu d'intérêt en raison du peu d'abondance des liquides et de l'absence de symptômes.

L'hydropéricarde est constituée par un épanchement de sérosité limpide dans la cavité du péricarde. Cette maladie diffère anatomiquement de la péricardite par l'absence de toute production inflammatoire, telle que flocons, fausses membranes, pus, adhérences, etc.; elle consiste donc en réalité dans une exagération de la sécrétion normale; et ici, comme pour plusieurs autres hydropisies, la limite entre l'état naturel et l'état morbide est difficile à tracer, car des quantités égales de liquide ne donnent pas toujours lieu à des symptômes. Si l'on veut juger par l'anatomie seule, les quantités se graduent tellement qu'il est impossible de poser une limite, qui d'ailleurs ne saurait être la même pour toutes les périodes de l'enfance. Nous avons admis l'existence de l'hydropéricarde toutes les fois que l'épanchement a été notablement au delà de celui que nous avions l'habitude de rencontrer chez les enfants de différents âges; en procédant ainsi, nous avons trouvé parmi nos autopsies seulement six enfants atteints d'épanchement séreux péricardique.

Art. I. — Anatomie pathologique.

Le liquide épanché était transparent, incolore, séreux ; sa quantité, que nous n'avons jamais vue bien considérable, varie, dans nos observations, de 50 à 150 grammes environ. Le péricarde était proportionnellement distendu ; la surface séreuse restait lisse, polie et parfaitement saine.

L'état du cœur mérite attention : ainsi chez tous ceux de nos six malades qui ont présenté une hydropéricarde aiguë, le cœur était

(1) Nous avons composé ce chapitre d'après l'histoire de six malades.

gros, ferme, résistant, comme s'il avait participé à la fluxion qui se faisait sur le péricarde; une seule fois l'épanchement était cachectique et probablement existait depuis longtemps; le cœur était petit, pâle et comme lavé, tel en un mot que se présentent les intestins dans l'ascite.

Art. II. — Symptômes. — Formes.

L'hydropéricarde comme l'hydrothorax est apparente ou latente; la seconde espèce est plus fréquente que la première. Nous avons en ville recueilli une observation d'hydropéricarde aiguë apparente sur un enfant de onze ans convalescent de scarlatine. La maladie a été caractérisée par une fièvre très violente, d'abord rémittente, puis intermittente, par une légère bouffissure du visage, par la diminution des urines qui ont pris une teinte foncée sans contenir d'albumine, et par une céphalalgie intense accompagnée de surdité et de picotement dans les yeux. Jusqu'au sixième jour, l'exploration de la poitrine ne fournit que des résultats négatifs; ce jour-là nous constatons en avant, à gauche, à partir de la troisième côte, une diminution notable du bruit respiratoire, une percussion très peu sonore. Le second bruit s'entend clair au-dessus du point où cesse la matité; le premier bruit est remplacé par un léger souffle. Il n'y a pas de voussure à la région précordiale; à l'application de la main, on perçoit un léger frémissement. Partout ailleurs la respiration est pure et la percussion normale. L'enfant ne se plaint d'aucune douleur; il n'a point d'accès de suffocation, de palpitations ou de lipothymies, mais la fièvre prend le type intermittent, à ce point que, dès le cinquième jour, nous remplaçons la médication antiphlogistique et diurétique par la médication antipériodique. Le neuvième jour, il y a une notable amélioration : la fièvre est coupée, l'hydropéricardie a diminué d'abondance, ce que l'on reconnaît à la diminution de la matité et à la réapparition de bruit respiratoire à la région précordiale. Pour la première fois, le pouls est inégal; les urines augmentent d'abondance. Le onzième jour, l'enfant peut être considéré comme guéri, l'exploration de la région précordiale fournissant les mêmes résultats qu'à l'état normal. La guérison s'est bien soutenue.

La cause de la maladie (scarlatine), la bouffissure du visage, l'absence de douleurs, le siége et la nature des symptômes locaux, démontrent surabondamment que nous avons, dans ce cas-là, eu affaire à une hydropéricarde et non à une péricardite ou à une pleurésie circonscrite.

A l'hôpital, le plus souvent l'hydropéricarde a été entièrement latente, l'autopsie seule nous l'ayant fait reconnaître. D'autres fois, nous avons noté quelques symptômes du côté du cœur, mais tellement confus et irréguliers, qu'ils n'ont pas pu servir à poser un diagnostic précis. Ainsi nous avons noté que les battements étaient tumultueux et irréguliers, et les bruits sourds et profonds. Il n'existait pas de matité anormale, même chez un enfant dont le péricarde contenait 150 grammes de sérosité. Plusieurs enfants avaient de l'oppression ou même des accès de suffocation ; mais ces derniers symptômes n'appartenaient pas plus à l'hydropéricarde qu'à l'œdème du poumon, que nous rencontrâmes conjointement chez la plupart de nos malades.

Le peu de symptômes que nous indiquons montrent que la maladie est plus difficile à reconnaître chez l'enfant que chez l'adulte, de même que l'anatomie pathologique nous l'avait faire voir moins grave.

Art. III. — Causes.

Nous n'avons jamais constaté d'hydropéricarde primitive; toujours cette lésion a été secondaire. Trois des malades avaient une néphrite; chez l'un d'eux cette phlegmasie était la suite d'une scarlatine, chez un autre elle s'accompagnait d'une colite intense.

Chez deux malades, l'hydropéricarde est survenue à la suite d'une scarlatine sans néphrite. Le sixième était profondément cachectique par suite d'un ramollissement général des intestins avec plusieurs espèces d'hydropisies. Enfin chez le septième malade l'affection reconnaissait pour cause un obstacle à la circulation déterminé par une hypertrophie du cœur.

On voit donc que nous retrouvons pour l'hydropéricarde presque toutes les causes et presque toutes les formes constatées dans les autres espèces d'hydropisies; il ne saurait en être autrement des malades que nous avons observés, puisque chez aucun d'eux l'hydropisie du péricarde n'existait seule.

Le peu d'observations que nous possédons, jointes à celles que nous trouvons dans les auteurs, semblent indiquer que l'âge n'a guère d'influence sur le développement de la maladie. En effet, le plus jeune enfant avait quinze mois : ce fait est dû à M. Lichtenstaedt, professeur à Saint-Pétersbourg (voy. p. 197). L'une des observations de M. Guibert a rapport à un enfant de deux ans, une autre à un enfant de cinq ans; nous-mêmes nous en possédons un exemple chez un garçon de trois ans; tous les autres, et le troisième cas de M. Guibert, concernent des enfants âgés de plus de six ans, en sorte que sur dix malades nous en comptons quatre au-dessous de cet âge et six au-dessus. Sur huit malades dont le sexe a été indiqué, six sont des garçons, et deux seulement des filles.

Art. IV. — Traitement.

Nous avons peu à dire sur le traitement. Si l'on diagnostiquait positivement l'hydropéricarde et si l'on jugeait qu'elle a une influence fâcheuse sur la santé générale, et qu'en conséquence elle mérite un traitement, il faudrait distinguer avec soin si elle est aiguë ou cachectique.

Dans le premier cas, on appliquerait des sangsues ou des ventouses sur la région précordiale, on y ferait des frictions avec la teinture de scille et de digitale, et l'on joindrait au traitement local le traitement général des hydropisies tel que nous l'avons décrit ailleurs.

Dans le second cas, on ne peut guère opposer à la maladie qu'un traitement général dont la nature dépend tout à fait de l'affection première.

ABDOMEN.

CHAPITRE VIII.

ASCITE (1).

Art. I. — Anatomie pathologique.

L'ascite est constituée par un épanchement de sérosité dans la grande cavité péritonéale. Le liquide transparent, limpide, citrin, très rarement mêlé de flocons en petite quantité, quelquefois visqueux et filant, varie considérablement d'abondance. A l'état normal, il n'en existe pas, ou bien il s'en épanche seulement quelques cuillerées. Nous disons donc qu'il y a ascite lorsque le péritoine renferme 120 grammes environ de sérosité ; entre cette quantité minime et plusieurs litres constituant la maladie à son plus haut degré, il existe beaucoup d'intermédiaires.

La sérosité occupe la partie déclive de la cavité abdominale, à moins qu'elle ne se trouve emprisonnée par des adhérences entre le diaphragme et le foie ou la rate. Alors elle se présente sous forme d'une gelée citrine et tremblotante qui s'écoule dès qu'on incise les cloisons qui l'emprisonnent.

Souvent, mais non constamment, les intestins et les parois abdominales à leur face péritonéale, pâles, décolorés et comme lavés par la sérosité, ne présentent pas d'autre lésion, à moins que l'ascite ne résulte d'une maladie du péritoine lui-même ; mais dans ce cas l'épanchement ne rentre pas dans la catégorie de ceux que nous étudions ici, et il se rapporte soit à la péritonite simple, soit à la tuberculisation du péritoine.

Art. II. — Symptômes.

L'hydropéritonie considérable détermine une augmentation remarquable du volume de la totalité de l'abdomen ; en sorte qu'il est

(1) Nous possédons 25 observations d'ascite aiguë ou chronique.

généralement arrondi et tendu. La peau devient luisante; et son épiderme se fendille; les veines abdominales se distendent et sillonnent largement la surface ventrale; quelquefois l'ombilic devient saillant et forme une tumeur plus ou moins proéminente et simulant une hernie. La main appliquée sur l'abdomen sent une résistance à peu près égale dans toutes les parties; et un léger coup donné d'un côté pendant qu'une main est appliquée de l'autre, fait percevoir une évidente fluctuation. La percussion fait reconnaître une matité à peu près absolue dans les régions déclives, et une sonorité tympanique dans les parties supérieures; elle est due aux intestins refoulés ou plutôt maintenus à la surface supérieure du liquide par leur légèreté. Il est inutile de rappeler que le siége de la sonorité varie, en conséquence, suivant la position de l'enfant, et que le flanc droit, sonore dans le décubitus gauche, devient mat dans le décubitus droit. Dans les épanchements très considérables, la paroi du ventre devenant presque inextensible, les organes abdominaux ne peuvent plus obéir à l'impulsion du diaphragme, et celui-ci étant maintenu et refoulé dans la cavité thoracique, l'ampliation pulmonaire est diminuée et l'oppression est extrême.

Si l'épanchement est peu abondant, ces phénomènes n'ont plus lieu; l'abdomen, peu ou pas développé, reste souple, flasque même, à moins qu'il ne soit distendu par les gaz. Le liquide occupant la profondeur du petit bassin, qu'il n'est pas assez abondant pour déborder, échappe à un examen même minutieux; il faut pour le découvrir percuter avec soin les points les plus déclives et s'assurer d'une fluctuation bornée à ces parties; on peut encore faire coucher les enfants sur le côté droit en soulevant le petit bassin au moyen d'un coussin, de telle sorte que le liquide s'écoule de l'arrière-cavité dans le flanc droit; là, il sera éloigné de l'hypochondre par le foie, et alors on pourra percevoir la fluctuation partielle. Si l'enfant est très jeune, on peut, en le plaçant dans le décubitus ventral, chercher la fluctuation aux environs de l'ombilic lui-même.

Tel sont les phénomènes que détermine à l'extérieur l'épanchement de sérosité dans le péritoine, phénomènes sur lesquels nous insistons fort peu, parce qu'à peu de différence près ils sont communs à l'adulte et à l'enfant. Cependant nous devons prémunir le lecteur contre quelques erreurs de diagnostic. Les plus jeunes enfants ont souvent l'abdomen gros et développé; on pourrait croire, à première vue, qu'il contient de la sérosité; et l'erreur devient plus probable s'il y a un peu d'œdème aux jambes et surtout aux parois abdominales : dans ce dernier cas, en effet, on perçoit souvent une fausse fluctuation. On s'assurera de la nature de la maladie : 1° par l'impression digitale que laisse le doigt; 2° par l'interposition de la main appuyant légèrement sur l'abdomen, entre les deux points où sont appliqués les doigts chargés de rechercher la fluctuation.

La sonorité générale et l'absence de fluctuation feront distinguer avec facilité la tension gazeuse de l'abdomen.

La rétention d'urine donne des symptômes assez analogues à ceux de l'ascite : tension du ventre, sonorité à sa partie supérieure, fluctuation à l'inférieure. Mais il existe, à la partie supérieure du pubis, une tumeur immobile et nettement circonscrite, au niveau de laquelle on perçoit la matité et la fluctuation, et qui diffère de l'ascite en ce que les changements de décubitus n'apportent aucune modification dans les symptômes.

Art. III. — Tableau. — Formes. — Marche, etc.

Les symptômes locaux de l'ascite présentent quelques variétés, et s'accompagnent de phénomènes généraux très différents les uns des autres suivant les espèces et la cause de la maladie.

1° *Ascite primitive.* — Cette forme est très rare, si nous nous en rapportons à nos seules observations. Deux malades seulement nous en ont offert l'exemple ; nous publierons une de ces observations à la fin de ce travail.

En même temps que primitive, la maladie, qui était sthénique, débuta par de la douleur de ventre assez peu intense, générale, puis il survint du gonflement de l'abdomen ; il y avait de la tension, de la fluctuation et tous les signes de l'ascite. La fièvre, légère au début, fut nulle au bout de peu de jours. Le ventre devint moins flasque et moins tendu à partir du vingt-sixième jour, et l'enfant était guéri le quarante-huitième..

Dans le second exemple, la marche fut analogue, mais plusieurs autres hydropisies se développèrent simultanément. Ces deux observations sont les seules que nous possédions, et nos faits sont assez nombreux pour que nous puissions conclure que l'ascite primitive est aussi rare chez l'enfant que chez l'adulte. Cependant un médecin allemand, le docteur Wolff, a publié un travail dans lequel il affirme avoir observé plus de cent cas de cette maladie dans l'espace de six années.

Bien que ce mémoire soit assez incomplet pour ne pas entraîner la conviction, nous en donnerons plus loin un extrait détaillé.

2° *L'ascite secondaire* se présente sous deux formes, l'une plus fréquente, aiguë, active, sthénique, fébrile quelquefois et à marche rapide ; l'autre plus rare, à forme chronique ou cachectique, passive et apyrétique.

La première, *secondaire aiguë*, se rapproche de certains cas de péritonite par la présence au milieu du liquide épanché de quelques flocons albumineux et inflammatoires, et aussi par l'analogie des symptômes et de la marche. Toutefois elle passe souvent inaperçue, parce que, peu intense, elle n'attire pas l'attention à côté des autres hydropisies ou des affections concomitantes. Lorsque nous l'avons vue constituer la complication principale, elle s'est présentée sous la forme suivante :

La fièvre est vive ; la figure est pâle, grippée, altérée plus ou moins profondément ; péritonéale en un mot, elle rappelle les affections suraiguës de la séreuse abdominale ; le ventre est tendu, légèrement douloureux à la pression ; la fluctuation n'est pas constante ; et le liquide est rarement assez abondant pour distendre l'abdomen à un haut degré. La marche de la maladie peut être, en effet, suraiguë, et le malade peut périr rapidement par le fait de l'affection générale plutôt que par l'intensité de l'ascite. D'autres fois la maladie se prolonge quelques jours, et même un ou deux septénaires, avant de se terminer par la mort ou par la guérison.

Dans ce dernier cas, les symptômes diminuent peu à peu ; le ventre perd sa sensibilité et la figure reprend un aspect normal.

La distinction entre cette forme et la péritonite est difficile : nous lui aurions même conservé le titre de phlegmasie, si elle ne coïncidait pas avec d'autres hydropisies. L'erreur est, du reste, peu préjudiciable : car son traitement est le même que celui de la péritonite secondaire.

Lorsque l'ascite secondaire est *cachectique* ou *chronique*, l'enfant est pâle et détérioré, sans réaction fébrile ; sa peau est froide et son pouls lent et peu développé. D'une maigreur d'autant plus grande que la maladie est plus ancienne, son corps offre un contraste frappant entre l'atrophie des membres et le développement de l'abdomen, qui peut acquérir de grandes dimensions. Le ventre, en effet, est gros, tendu, luisant, fluctuant, assez régulièrement arrondi, sonore aux parties supérieures, mat aux parties déclives, peu ou pas douloureux. Si l'épanchement n'est pas considérable, le ventre est souple et la fluctuation est difficile à percevoir. D'autres symptômes se joignent à ceux-ci, tels que la fièvre hectique le soir, le dévoiement, la perte d'appétit, et enfin l'augmentation graduelle de la cachexie jusqu'à ce que survienne la mort.

Nous avons vu l'ascite se transformer en une véritable péritonite, soit spontanément, soit à la suite de la paracentèse : alors les symptômes péritonéaux se montrent dans toute leur intensité. (Voy. PÉRITONITE, p. 5.)

Art. IV. — Pronostic.

Ascite primitive — Si nous jugeons d'après nos observations et d'après celles du docteur Wolff, cette forme serait peu grave : sa marche régulière, son peu d'intensité, l'absence de complications, en feraient une maladie dont la guérison spontanée est facile. Elle sera plus sûre et plus rapide si un traitement bien entendu vient aider la marche naturelle de l'affection.

L'ascite secondaire aiguë est beaucoup plus grave, soit par elle-même, soit plutôt par la nature de la maladie première. Lorsqu'elle marche d'une manière suraiguë, et qu'elle simule la péritonite, elle cause rapidement la mort; alors la petitesse extrême du pouls, l'aspect de la figure, la persistance des douleurs abdominales, l'aggravation des symptômes, annoncent l'issue fâcheuse.

Moins grave lorsqu'elle est moins aiguë, elle n'entraîne pas la mort par elle-même : ce sont alors l'affection première et les autres complications qui amènent la terminaison fatale.

L'ascite secondaire, chronique ou cachectique, souvent inaperçue, n'est grave par elle-même que lorsqu'elle acquiert un développement considérable.

Art. V. — Causes.

Age. — Sexe. — Constitution. — L'épanchement séreux du péritoine semble se faire plus fréquemment chez les garçons que chez les filles, et après l'âge de six ans que pendant les premières années de la vie (1); l'action des causes prédisposantes est la même, quelle que soit la forme de l'ascite; nous devons toutefois noter que les deux ascites primitives dont nous avons déjà parlé se sont développées chez des garçons âgés de onze et treize ans.

La forme primitive, aussi bien que l'ascite secondaire aiguë, atteint de préférence les enfants forts et bien constitués. Nous n'avons constaté la forme chronique ou cachectique que chez des enfants débilités.

Causes anti-hygiéniques — Nous avons rarement eu occasion de rencontrer une cause directe à l'ascite. Cependant nous remarquons qu'une fois la maladie est survenue chez un enfant qui travaillait habituellement dans un lieu humide. Peut-être aussi devons-nous attribuer à l'impression du froid l'ascite survenue chez quelques enfants à la suite de la scarlatine : ce sujet sera repris ailleurs.

Maladies antérieures.—La néphrite albumineuse aiguë, la scarlatine et la rougeole sont de toutes les maladies de l'enfance celles qui s'accompagnent le plus ordinairement d'ascite aiguë, tandis que la forme chronique ou cachectique survient de préférence chez les enfants affectés de maladies chroniques, telles que la néphrite, les maladies du cœur, la tuberculisation, la cirrhose, l'entéro-colite. Cependant nous avons vu l'ascite aiguë se développer dans le cours d'une cirrhose et d'une tuberculisation chronique : dans ce dernier cas il était survenu une rougeole terminale (2).

(1) Ascites, de 1 à 5 ans...... 7 — De 6 à 15 ans............ 18
Filles........... 5 — Garçons................. 20

(2) CAUSES.

Ascite aiguë.		*Ascite chronique.*	
Néphrite aiguë	4	Néphrite chronique	2
Scarlatine	1	Tubercules	4

Art. VI. — Traitement.

Nous nous arrêterons peu sur le traitement de l'ascite, parce que 1° cette affection, qui passe souvent inaperçue, arrive rarement à un degré assez avancé pour nécessiter un traitement spécial.

2° La thérapeutique doit souvent être dirigée contre la maladie qui cause l'épanchement séreux.

3° La médication générale est commune à la plupart des autres hydropisies, et se trouve détaillée avec soin dans d'autres chapitres. (Voyez *Préliminaires, Anasarque.*)

§ I. *Indications.* — Les indications consistent : 1° à empêcher l'accroissement du flux séreux ;

2° A provoquer sa disparition ;

3° A diminuer les symptômes pénibles.

§ II. *Examen des médications.* — Lorsque la cause de l'ascite persiste et entretient l'épanchement, les efforts de la thérapeutique doivent être dirigés contre elle, enfin d'entraver son action incessante ; il pourra se faire alors que la maladie guérisse spontanément. Mais si, la cause n'existant plus, l'ascite persiste ou s'accroît, il faudra, pour remplir les indications, se guider d'après la forme et la marche de l'épanchement.

1° *Antiphlogistiques.* — Ces moyens seront réservés pour les cas où la maladie a une marche suraiguë, s'accompagne de fièvre et simule une péritonite (voyez le traitement de cette maladie, page 16).

2° *Purgatifs.* — On emploiera les purgatifs avec avantage dans les cas où le tube digestif sera sain. Les purgatifs salins, puis le calomel et la racine de jalap devront être préférés ; la diarrhée qu'on déterminera ainsi aura un effet salutaire.

3° *Diurétiques.* — Ces moyens sont d'autant mieux indiqués qu'ils sont d'un usage utile dans la maladie qui détermine le plus ordinairement l'ascite, nous voulons parler de la néphrite ; aussi le nitrate de potasse, la digitale, etc., devront-ils faire presque toujours partie du traitement. Il ne faudra pas négliger d'employer les topiques, dont l'action a le même résultat, c'est-à-dire les frictions avec la teinture de scille et de digitale ; les applications de flanelle imbibée des mêmes liquides, etc.

4° *Toniques.* — Les toniques à l'intérieur, ou en frictions sur l'abdo-

Rougeole	1	Lésions intestinales chroniques	2
Cirrhose	1	Cirrhose et tubercules	1
Tuberculisation aiguë	1	Maladies du cœur	1
Néphrite et scarlatine	3		
Néphrite et rougeole	1		
Rougeole terminale chez un tuberculeux	1		

men devront être employés dans les cas d'ascite chronique ou cachectique chez des enfants faibles et détériorés par les maladies antérieures. L'un de nous (M. Rilliet) a guéri par l'huile de foie de morue plusieurs enfants atteints d'ascite chronique qui se reliait probablement à la diathèse strumeuse.

5° *Compression.* — On doit comprimer le ventre assez fortement lorsqu'il n'existe pas de douleur et lorsque la maladie est tout à fait apyrétique. Ce moyen s'oppose à l'augmentation du liquide et favorise sa résorption. Toutefois la compression n'a pas autant d'efficacité que pour l'anasarque, parce qu'elle ne peut être appliquée exactement sur toute la cavité abdominale, et parce qu'elle détermine, si elle est trop intense, une dyspnée pénible.

On la pratique, comme pour l'adulte, au moyen d'un bandage ou d'une serviette convenablement fixée.

6° *Paracentèse.* — On a rarement lieu de faire cette opération, parce que l'épanchement n'arrive que dans un très petit nombre de cas jusqu'à distendre assez la paroi abdominale pour déterminer la suffocation et les autres accidents qui nécessitent une prompte évacuation du liquide. Pour nous, nous ne l'avons pratiquée qu'une seule fois, et le triste résultat dont elle a été suivie nous la fait redouter ; aussi ne la conseillons-nous que comme ressource ultime et dans des cas bien rares.

Art. VII. — Historique. — Observation.

On trouve dans la science peu de détails sur l'ascite des enfants ; les médecins allemands eux-mêmes, qui ont écrit sur presque toutes les affections du jeune âge, parlent peu de l'épanchement séreux dans le péritoine. Toutefois nous trouvons dans le *Journal d'Hufeland* un mémoire du docteur Wolff qui semblerait indiquer que cette maladie est fréquente à l'état primitif et constitue une affection dont la physionomie toute spéciale n'a pas assez attiré l'attention des praticiens. Nous craignons qu'il n'existe ici quelque erreur de diagnostic ; car, si d'un côté l'auteur affirme que la fluctuation n'était pas douteuse, de l'autre il dit que les glandes mésentériques se tuméfiaient : or nous nous demandons comment il a pu s'en assurer, puisqu'il avoue ensuite n'avoir pas eu l'occasion de faire une seule autopsie. Toutefois, pour bien mettre le lecteur à même de juger la question, nous transcrivons textuellement l'extrait du travail du docteur Wolff tel que nous le trouvons dans le *Bulletin des sciences médicales* (1).

« Depuis six ans environ, le docteur Wolff a observé sur des enfants plus de cent cas d'une forme de l'hydropisie ascite, dont aucun des

(1) *Sur une forme particulière de l'hydropisie ascite chez les enfants*, par le docteur H. Wolff. — *Journal d'Hufeland*, mai 1828, p. 78. — Dans *Bulletin des sciences médicales*, 1829, t. XVI, p. 426.

auteurs qui ont écrit sur les maladies du premier âge ne lui paraît avoir fait mention. Cette maladie se manifeste de préférence chez des enfants de quatre à cinq ans, plus rarement entre l'âge de sept à quatorze ans. La première période est caractérisée par la pâleur de la face, la paresse, la mauvaise humeur, des douleurs fugaces dans le ventre, l'inégalité de l'appétit et des évacuations alvines. Des vers ont souvent été regardés comme la cause éloignée du mal, et quelquefois les anthelmintiques qu'on donnait en ont fait sortir; mais les symptômes s'aggravaient; la fièvre se déclarait manifestement et la maladie passait à sa seconde période. Lorsqu'on n'avait point donné d'anthelmintiques, ce passage s'opérait plus doucement; les douleurs fugaces diminuaient et l'abdomen se gonflait. Chez les sujets irritables, la première période et son passage à la seconde étaient quelquefois très orageux, et le calme renaissait après cinq à six jours, lorsque l'exsudation séreuse avait eu lieu dans le bas-ventre.

» Dans la seconde période, on remarquait une bouffissure de la peau sur les côtés de la racine du nez, entre les yeux; plusieurs fois l'auteur a diagnostiqué l'ascite à l'aide de ce seul signe, qui était surtout bien caractéristique chez les enfants blonds et à peau fine; la bouffissure disparaissait avant la résorption complète de la sérosité exsudée dans l'abdomen. Le reste du corps n'était jamais œdématié. Le gonflement du ventre ne parvenait jamais au point extrême qu'on observe dans l'ascite des adultes; quelquefois il était peu marqué, et cependant la fluctuation n'était pas douteuse. Lorsque le mal était méconnu ou abandonné à lui-même, l'abdomen augmentait de volume jusqu'à un certain point, et la fluctuation devenait plus obscure; les glandes mésentériques se tuméfiaient; toutes les parties du corps, à l'exception du ventre et de la face, maigrissaient; la faiblesse augmentait progressivement; l'appétit continuait à être variable, la constipation alternait avec la diarrhée; il y avait de la fièvre, et l'enfant succombait. L'auteur dit qu'il n'a pas eu occasion d'ouvrir des cadavres. La maladie était plus fréquente en été et en automne que dans les autres saisons. M. Wolff ne l'a jamais observée sur plus de deux ou trois enfants à la fois. Elle attaquait indistinctement ceux des riches et des pauvres, rarement les sujets scrofuleux, plus souvent ceux qui étaient exempts de toute dyscrasie.

» La cause prochaine du mal était, selon l'auteur, un acte inflammatoire qui se passait dans le péritoine, et dont le résultat était une exsudation séreuse. Le pronostic est favorable; dans la première période, on prescrivait des applications de sangsues, et à l'intérieur le calomel. Dans la seconde période, lorsque la fluctuation était distincte et que l'abdomen restait douloureux à la pression, on continuait avec les mêmes moyens; mais s'il n'y avait point de douleurs, M. Wolff donnait avec beaucoup de succès le calomel avec de petites doses de digitale, et plus tard la digitale avec la crème de tartre. Lorsque la seconde période était déjà très avancée, et que l'enfant se trouvait dans un état d'atrophie, on commençait aussi par la digitale avec la crème de tartre; dans un cas, on joignit ensuite à la digitale quelques légers amers, et on termina le traitement par l'emploi du café de glands de chêne torréfiés. Chez deux malades, il se forma dans la seconde période des abcès par congestion dans la région lombaire gauche; dans un troisième, il y eut dans la même période une éruption ortiée qui disparut en peu de jours; dans un quatrième cas, on vit paraître brusquement, dans un violent accès fébrile accompagné de sueurs, une éruption comme rubéolique qui disparut avec des sueurs, sans être suivie d'aucune desquamation. Deux fois il y eut des récidives. »

OBSERVATION. *Travail habituel dans un lieu humide. — Ascite primitive aiguë. — Guérison au bout de quarante-trois jours.*

Chatelain, garçon âgé de treize ans, est entré à l'hôpital le 11 janvier 1839. Habituellement fort et bien portant, il travaille depuis peu de mois dans un endroit humide et sur la terre nue, mais il couche dans un endroit sec. Deux mois environ avant sa maladie actuelle, il ressentit pendant quelques jours des douleurs fugitives dans les reins; mais il était tout à fait bien portant, lorsque, quinze jours avant son entrée, il fut pris de douleurs peu vives dans le ventre. Quatre jours après, il survint un gonflement de l'abdomen qui continua à s'accroître sans aggravation des douleurs. L'appétit fut conservé, la soif augmentée; la bouche était sèche : il y avait un peu de dévoiement.

Le 11 janvier, seizième jour après le début, nous constatons l'état suivant : cet enfant est grand pour son âge, mais peu musclé; ses cheveux sont châtains, ses yeux foncés en couleur, sa peau fine et blanche.

L'abdomen est volumineux, tendu, à peu près indolent; l'ombilic est saillant, la fluctuation évidente. On perçoit de la sonorité aux parties supérieures, de la matité aux parties déclives, et ces symptômes varient suivant le décubitus. La mensuration de l'abdomen donne 76 centimètres à l'ombilic, 78 au-dessus. Le palper ne fait sentir aucune tumeur abdominale. La respiration est pure dans toute la poitrine; pas de toux; la respiration est à 20, peu ample. La figure est légèrement violacée; le pouls est petit, régulier, filiforme, à 64; les battements du cœur sont normaux. (Chiendent, 1 gramme; frictions scillitiques sur l'abdomen.)

Le dix-huitième jour, l'état est le même : les urines, assez peu abondantes, sont claires, présentent à leur surface une légère pellicule, et dans leur fond un précipité gris rosé abondant. La partie supérieure décantée ne précipite nullement par l'acide nitrique ni par la chaleur. Pas de selles. Le matin, un peu de céphalalgie; une épistaxis peu abondante.

Le dix-neuvième jour, l'abdomen est un peu plus tendu; sa circonférence a augmenté de 5 centimètres. (Même prescription; plus, décoction de racine de caïnça.)

L'état persiste le même pendant plusieurs jours, et, bien qu'on ait porté le nitrate de potasse à la dose de 1 gramme 50 centigrammes et de 2 grammes, les urines sont peu abondantes, troubles, et ne précipitent pas par l'acide citrique; au contraire, elles deviennent claires sous l'influence de cet acide. Toutefois le vingt et unième jour elles sont environ quatre fois plus abondantes que la veille. Le vingt-troisième jour, l'abdomen a encore augmenté d'un demi-centimètre. Le vingt-sixième jour il y a eu des sueurs abondantes pendant la nuit; les urines sont claires, limpides et très abondantes; l'abdomen a diminué, et présente 78 centimètres sur l'ombilic et 83,5 au-dessus. (Même prescription, plus sirop de pointes d'asperges, 60 grammes.)

A partir de ce moment, le ventre diminue de volume, devient plus flasque; le trente et unième jour, il est à 76 centimètres, 5 sur 80; le trente-neuvième, à 72 sur 76. Le quarante-troisième jour, le ventre est flasque, indolent et n'offre aucune fluctuation.

Les urines continuent à être abondantes, limpides et plus considérables que la quantité de tisane prise par le malade.

A peu près à la même époque, il survient une toux assez intense, avec expectoration séro-muqueuse : cependant l'auscultation ne fournit aucun symptôme notable. En même temps, il s'établit un dévoiement peu abondant; mais il ne se développe aucun mouvement fébrile. Ces légères complications diminuèrent et disparurent; en sorte que le quarante-troisième jour le malade fut considéré comme guéri. Il sortit le quarante-septième.

Réflexions. — Cette observation est un exemple parfaitement tranché d'ascite primitive, essentielle et active. La maladie se développe sous l'influence de l'humidité avec l'apparence subaiguë. Le seul phénomène morbide est le gonflement de l'abdomen, résultat de l'épanchement bien constaté d'un liquide; aucun autre organe ne donne de signes de souffrances; puis, après un certain temps, il s'établit un flux séreux par les sueurs et par les urines : ces dernières sont plus abondantes que les boissons prises (on conserva chaque jour la totalité des urines, qu'on put comparer ainsi aux boissons avec certitude de faire une appréciation à peu près juste). En même temps, il s'établit deux autres flux, l'un par le poumon (expectoration séro-muqueuse), l'autre par les voies digestives (dévoiement); alors l'abdomen diminue, et en peu de jours tout est revenu à l'état normal. Il existe chez l'enfant peu d'exemples d'une maladie aussi simple et dont la marche ait été aussi régulière.

ORGANES EXTERNES.

CHAPITRE IX.

ANASARQUE.

L'infiltration séreuse du tissu cellulaire se fait immédiatement sous la peau, ou bien encore dans la profondeur des membres et dans l'épaisseur même des chairs. L'anasarque profonde, toujours concomitante de la première et moins considérable, ne se manifestant par aucun symptôme, n'offre qu'un intérêt tout à fait secondaire. L'infiltration sous-cutanée, au contraire, est une maladie dont l'importance est grande soit par les conditions qui la produisent, soit par sa fréquence. Nous l'avons notée chez plus du huitième des malades que nous avons observés.

La sérosité qui s'infiltre dans le tissu cellulaire est ordinairement transparente, limpide, légèrement citrine et fortement albumineuse ; elle distend les cellules ou petites cavités séreuses dont se compose ce tissu, agrandit leurs communications, soulève et distend la peau souvent comme le fait une accumulation de graisse, et simule quelquefois ainsi un notable embonpoint.

Art. I. — Symptômes.

Lorsque la quantité de sérosité infiltrée est considérable, la peau est tendue, luisante et lisse, ses plis sont effacés. Le doigt sent une rénitence molle toute particulière ; par la pression il pénètre dans un tissu mou et pâteux et y détermine une empreinte qui met un temps plus ou moins long à disparaître ; de même tous les liens s'impriment sur la surface cutanée, et y creusent un sillon au fond duquel la peau paraît rouge ou rosée. Cette coloration n'est cependant que normale ou à peine exagérée. En effet, la couleur des parties œdématiées est altérée par le fait de l'infiltration séreuse, qui leur donne une teinte d'un blanc mat, quelquefois comme cireux et demi-transparent.

En général, la chaleur semble diminuée à la surface de la peau, si nous en jugeons du moins par l'application de la main ; et cet abaissement de température réel ou simulé justifie le nom d'œdème froid si souvent employé. Rarement, en effet, la peau œdématiée donne une sensation chaude et fébrile.

En même temps que la peau est froide, elle est ordinairement sèche ; cependant nous avons vu quelquefois de la moiteur, et même des sueurs abondantes, coïncider avec l'anasarque. Nous chercherons plus tard à déterminer dans quelles circonstances on observe la diaphorèse.

La peau tendue par la sérosité se couvre quelquefois d'une desquamation furfuracée, rarement lamelleuse, comme si la tension ou la sécheresse du tissu avait fendillé l'épiderme ; mais jamais chez l'enfant nous n'avons constaté ces sugillations, ces sortes d'éraillements du chorion qu'on observe quelquefois chez l'adulte, et qui rappellent les cicatrices que présente l'abdomen des femmes qui ont eu des enfants.

L'anasarque obéit en général aux lois de la pesanteur et se déplace facilement suivant le décubitus, en sorte que les parties les plus œdématiées sont les plus déclives. Cet effet, du reste, est beaucoup moins apparent dans l'anasarque générale et intense que dans celle qui est partielle ou constituée par un épanchement de sérosité peu abondant.

Ici la peau n'est ni tendue ni luisante ; elle est flasque, tremblotante et molle, les plis et les rides naturels persistent; le doigt, en appuyant sur elle, y laisse à peine une impression ; l'enveloppe cutanée, en un mot, semble trop large pour la quantité de sérosité infiltrée dans le tissu cellulaire. On méconnaîtrait la présence de celle-ci, et cet état passerait facilement pour le résultat d'un amaigrissement, si les plis que l'on forme en pinçant la peau n'avaient une épaisseur plus grande que dans l'état naturel, si la membrane cutanée n'avait cette teinte d'un blanc mat déjà signalée, et si le décubitus n'influait pas manifestement sur la répartition inégale du liquide et sur les déformations apparentes qui en résultent. Entre l'infiltration la plus intense et la moins prononcée, il existe une foule de nuances qu'il est inutile d'indiquer.

L'aspect de la peau, tel que nous venons de le décrire d'une manière générale, présente cependant quelques différences suivant les régions, en même temps que les déformations sont plus ou moins considérables.

Ainsi partout où la peau est plus fine, le chorion plus facilement extensible et le tissu cellulaire plus lâche et filamenteux, l'infiltration produit un gonflement plus considérable qui reste en même temps plus mollasse, plus pâteux, et qui conserve plus longtemps l'impression du doigt ; tels sont l'abdomen, la face interne des membres, la partie antérieure de l'articulation tarsienne, etc.

Lorsqu'au contraire le chorion est épais et extensible, en même temps que les plans sous-jacents sont plus résistants, la déformation est moindre ; mais la tension et la rénitence sont plus considérables et l'impression digitale moins persistante. Telles sont la face externe des membres, la face palmaire des mains et des pieds.

Voici, du reste, la manière dont se montre l'infiltration sur les diverses parties du corps.

Au *cuir chevelu*, elle n'est jamais très considérable; les tissus restent mous, pâteux et conservent l'impression du doigt. Le décubitus dorsal détermine l'accumulation du liquide à la partie postérieure, et y forme un bourrelet au-dessus du point où la pression de la tête sur les oreillers empêche l'accumulation du liquide.

A la *figure*, les déformations sont plus caractérisées, et plus importantes aussi à étudier à cause de leur fréquence. Les *paupières* sont les parties qui s'infiltrent le plus facilement et le plus abondamment : elles deviennent grosses, volumineuses, forment comme deux tumeurs situées au-dessus et au-dessous de la fente oculaire ; elles sont tendues, mais non luisantes, d'un blanc bleuâtre, comme transparentes ; on croirait voir le liquide à travers la peau si fine et si ténue. Ces tumeurs conservent à peine l'impression du doigt, et, saillantes au-dessus du nez, elles ne sauraient s'écarter l'une de l'autre, ni permettre la vision. Dans une tuméfaction moindre, l'œil peut s'ouvrir à demi, et paraît considérablement diminué et petit ; les paupières ne sont plus aussi tendues et semblent un peu pendantes; la pesanteur, en effet, a une grande influence sur leur œdème. Lorsque dans le décubitus assis ou dorsal il est peu considérable des deux côtés, il suffit que le décubitus latéral ait lieu pendant quelques instants pour que les paupières d'un côté se détuméfient complétement, et que celles de l'autre deviennent assez infiltrées pour ne plus permettre la vision.

Les paupières, qui d'ordinaire sont les parties de la face les premières infiltrées, sont quelquefois aussi les seules; mais le plus souvent le reste du visage participe à la bouffissure à un degré plus ou moins grand. L'*hydropisie faciale* diffère un peu par son aspect de l'anasarque des autres parties du corps; c'est-à-dire que la laxité de la peau, sa coloration habituellement plus vive, l'abondance du tissu graisseux, l'inégalité des plans osseux résistants, font que cette membrane est rarement tendue et luisante, qu'elle n'est pas toujours complétement décolorée, que le doigt n'y laisse que rarement son empreinte, et ne sent pas la même mollesse, le même empâtement qu'aux membres. Toutefois il en est autrement dans certaines régions, comme la frontale, la temporale, la massétérine.

Si l'œdème est considérable, les joues sont grosses, la figure large; les lèvres gonflées; le nez, élargi, semble, en raison de l'état de la face, être moins saillant et s'enfoncer entre les joues, dont le sillon naso-labial est très marqué. Il peut arriver en même temps que les paupières ne soient pas tuméfiées, et que la coloration persiste; il existe alors un faux embonpoint qui présente ainsi un contraste remarquable avec l'amaigrissement du reste du corps.

Si l'œdème est peu intense, les joues sont molles et pendantes, et la figure ne présente rien de plus particulier que ce que nous avons déjà noté.

Sur *la paroi thoracique et abdominale*, l'anasarque arrive rarement à distendre complétement la peau; mais elle fait disparaître les saillies et enfoncements naturels, pour former du corps de l'enfant une masse généralement arrondie: ainsi les clavicules sont effacées; les côtes et les espaces intercostaux, habituellement si marqués, disparaissent; la saillie des côtes inférieures n'existe plus; l'abdomen et la poitrine se continuent tout d'une pièce; l'ombilic se déprime et se trouve situé bien plus profondément. Si la peau n'est pas tendue, au moins sa mollesse et l'empâtement sont considérables, et l'empreinte digitale persiste longtemps. Quelquefois cependant l'œdème de la paroi abdominale se présente sous un autre aspect: les tissus ne sont pas mous et pâteux, et ne conservent pas l'impression du doigt, mais ils sont tremblotants, et donnent une sensation de fluctuation qui trompe d'autant plus facilement, que l'abdomen est arrondi et a augmenté de volume. Cette fausse fluctuation cesse, en général, lorsque, voulant la percevoir d'un côté à l'autre de l'abdomen, on fait interposer entre les deux mains un corps, tel que le tranchant de la main d'une autre personne, qui comprimant un peu la paroi abdominale, empêche ainsi la fluctuation superficielle de se transmettre du côté opposé. On distingue encore cette infiltration par la dépression de l'ombilic : dans l'ascite, en effet, celui-ci a plutôt de la tendance à former une saillie.

Chez les garçons, les *bourses* et la *verge* se tuméfient considérablement, et perdent leur forme normale : les premières, fortement distendues; sont un peu rouges et demi-transparentes ; si la tension est moindre, elles sont blanches et cireuses, molles, longues, pendantes, et la peau que l'on pince est épaissie au toucher, tandis qu'à la vue elle paraît mince. La peau de la verge est d'un blanc bleuâtre, demi-transparent; son extrémité est souvent tournée en tire-bouchon, et gêne quelquefois l'émission des urines. Ces parties ne conservent pas souvent l'impression du doigt.

Chez les jeunes filles, les *grandes lèvres* se distendent avec facilité : leur peau s'amincit, devient blanc bleuâtre; elles s'accolent l'une à l'autre, et ferment la vulve, comme nous avons vu l'infiltration empêcher l'écartement des paupières.

Ces œdèmes des parties génitales ne sont pas rares, et existent quelquefois seuls.

La déformation qui résulte de l'anasarque est en général considérable *aux membres:* arrondis et massifs, ils perdent toute élégance de forme; les articulations n'ont plus leurs saillies normales, les plis s'effacent dans la continuité des membres, et même dans leur contiguïté, empêchant ou gênant leur flexion. Lorsque celle-ci se fait au contraire, les sillons deviennent plus profonds et plus marqués. Là même, quelquefois, il en résulte des coupures ou gerçures, comme on en voit survenir aux plis des articulations chez les enfants nouveau-nés. Le gonflement est, en général, plus considérable à la face dorsale des mains et des pieds. Là, en effet, la peau est soulevée, amincie, quelquefois violacée, surtout aux mains ; les doigts et les orteils, gonflés aussi, semblent diminués de longueur, tandis que la peau des mains et de la plante des pieds, plus résistante, est à peine tuméfiée, et conserve à peu près son apparence normale.

Nous n'avons jamais vu l'anasarque des enfants acquérir, comme chez l'adulte, cette extension effrayante, de laquelle il résulte le décollement de l'épiderme, l'écoulement de la sérosité au dehors, ou même la production d'escarres plus ou moins étendues; cependant on en a cité des exemples.

Nous remarquons encore que l'infiltration séreuse déterminant l'épaississement de la couche sous-cutanée, éloigne ainsi les artères de la surface externe, en sorte qu'il est quelquefois impossible de sentir leurs pulsations ; il ne faut pas considérer ce phénomène comme une cessation de funeste augure des battements du cœur ; en effet, si l'on déprime l'œdème, on arrive facilement sur l'artère dont on perçoit les pulsations, mais le plus ordinairement petites et filiformes ; apparence encore trompeuse et due à ce que l'artère n'est palpée que dans un point circonscrit de son diamètre. De même, les veines sous-cutanées des plans profonds disparaissent à la vue et sont difficilement retrouvées, tandis que l'on aperçoit, sinueuses et bleuâtres, celles plus petites qui sont immédiatement sous la peau.

Dans la description que nous venons de faire, nous avons réuni l'anasarque très intense à celle qui l'est moins ou peu ; parce que si un enfant est atteint d'une anasarque considérable, il est rare qu'elle le soit également partout; ou bien encore elle présente fréquemment, et même d'un jour à l'autre, des variations notables.

Art. II. — Tableau de la maladie. — Formes. — Marche. — Durée, etc.

Les considérations précédentes, sauf quelques différences légères, sont communes à toutes les anasarques du jeune âge : nous devons maintenant déterminer leurs espèces, la symptomatologie de chacune, leur marche, leur durée, etc.

L'anasarque peut être primitive ou secondaire, et ces deux formes présentent des différences importantes dans leur marche et leur aspect.

Anasarque primitive. — Cette forme est aussi appelée idiopathique ou essentielle. Très rare chez l'adulte comme chez l'enfant, elle le devient encore de plus en plus par suite des progrès incessants de la science; car on arrive peu à peu à démontrer que les anasarques dites idiopathiques se produisent sous l'influence d'une maladie jusqu'alors méconnue. En effet, l'anasarque, que l'on croyait primitive au premier abord, reconnaît pour cause, ici une maladie des reins, là un état de pléthore ou d'anémie, etc.

Il nous sera difficile de tracer une histoire complète de l'anasarque primitive, car nous ne possédons que six observations de cette espèce (1); mais comme elles offrent toutes une physionomie à peu près pareille, nous pouvons présenter un tableau d'ensemble qui, sans doute, s'éloigne peu de la vérité.

La maladie débute au milieu de la bonne santé par de la céphalalgie, de la fièvre avec ou sans frisson, de la soif, de l'anorexie, rarement par des vomissements ou du dévoiement, quelquefois par de la constipation.

L'appareil fébrile que nous n'avons jamais vu manquer, dure un ou deux jours, ou même plus, avant l'apparition de l'anasarque. Ces deux phénomènes peuvent coïncider au début, et constituer ainsi réunis les premiers symptômes de la maladie.

L'épanchement séreux débute tantôt d'emblée par tout le corps à

(1) M. Becquerel a publié l'extrait d'une observation analogue dans la *Clinique des hôpitaux des enfants*, 1842, t. II, p. 34.

la fois, ou bien par la face, les membres supérieurs, les pieds, ou les parties génitales. S'il est primitivement partiel, il gagne peu à peu ou rapidement les parties voisines, et devient d'ordinaire général, soit dès le lendemain, soit en peu de jours.

Ordinairement considérable dans toutes les parties du corps, cette anasarque se fait remarquer par des caractères assez spéciaux. La peau est tendue et conserve pendant peu de temps l'impression digitale; elle n'est pas complétement décolorée, mais elle a une teinte un peu plus rosée; en même temps la chaleur n'est pas entièrement abolie, et loin de constater le refroidissement dont nous avons déjà parlé, la main perçoit une réaction fébrile avec chaleur; toutefois elle n'est pas intense et âcre comme dans plusieurs des maladies de l'enfance.

L'anasarque, abondante à certaines parties du corps, l'est moins en d'autres, ou même reste partielle; sa marche est assez régulière: ainsi nous avons vu l'œdème, considérable dès le début, demeurer stationnaire pendant quelques jours, puis décroître insensiblement, et finir par disparaître. S'il est léger à son origine, il croît pendant quelques jours, soit en intensité, soit en étendue, puis il décroît régulièrement, et se termine comme dans le premier cas.

Il est rare que la marche ne soit pas telle que nous venons de la décrire, et que l'infiltration présente les oscillations qui sont si fréquentes dans l'anasarque secondaire.

Dans les exemples que nous avons sous les yeux, la décroissance est survenue du sixième au neuvième jour, débutant en général par les membres inférieurs, et continuant ensuite sur les autres parties du corps; puis enfin elle a complétement disparu dans l'intervalle de un à deux ou trois septénaires.

La fièvre, qui a précédé l'anasarque, ou qui a coïncidé avec elle, persiste d'ordinaire pendant les premiers jours, et souvent pendant le temps de la croissance ou de l'état stationnaire de l'infiltration, et diminue ensuite pour disparaître avant sa terminaison.

Les autres symptômes présentent en général assez peu d'intérêt: la face, un peu colorée les premiers jours, devient pâle ensuite; la figure est tranquille et l'aspect général bon.

Les voies digestives et respiratoires sont à l'état normal; l'appétit, perdu d'abord, revient peu à peu, la soif vive diminue bientôt; les selles sont normales, ou s'il y a du dévoiement, il dure peu de jours et se termine avant la disparition de l'œdème. Les urines sont rares et foncées en couleur, ou bien encore d'abondance et de coloration normales et nullement coagulables.

En résumé, un enfant est pris au milieu de la bonne santé de fièvre avec céphalalgie, et simultanément ou quelques jours après d'une anasarque qui est intense; la fièvre persiste quelques jours en même temps que la maladie s'accroît; la peau est tendue, rosée, surtout à la figure, assez chaude, sèche, rarement couverte de sueurs ; les autres organes sont à l'état normal ; cet état dure quelques jours, puis va en décroissant : la fièvre tombe, l'anasarque diminue, l'appétit reparaît, et, au bout de quinze à vingt jours, l'enfant est revenu dans son état normal.

Quelle a été sa maladie ?

Il est impossible de nier ici l'existence d'une affection fébrile avec tout le cortége, mitigé, il est vrai, d'une inflammation.

La fièvre, l'élévation du pouls, la chaleur, la céphalalgie, etc., annoncent le début d'une affection inflammatoire ; cependant un seul organe est malade, c'est le tissu cellulaire, et la lésion consiste dans un dépôt de sérosité : il est donc certain que l'anasarque peut être inflammatoire.

Nous partageons ici l'opinion des auteurs qui disent que l'anasarque idiopathique ou primitive, est active et inflammatoire ; et, en effet, nous regardons jusqu'à présent comme synonymes toutes ces dénominations : anasarque primitive, idiopathique, essentielle, chaude, active, sthénique et autres analogues.

L'anasarque primitive peut-elle être froide, passive, asthénique ? Nous ne le croyons pas : au moins nous n'en possédons pas d'exemple.

Anasarque secondaire (1). — Cette forme présente de grandes variétés dans son siége, son intensité, sa marche et sa durée.

Très souvent partielle, l'anasarque est bornée aux paupières, aux joues, aux extrémités, aux parties génitales, pendant tout son cours ou pendant une partie de sa durée. Ailleurs elle est générale, soit d'emblée, ce qui est rare, soit plus souvent par extension progressive. Lorsqu'elle n'est pas d'emblée générale, elle commence par la face le plus ordinairement, plus rarement par les membres inférieurs, plus rarement encore par les supérieurs.

Elle présente souvent tous les caractères que nous avons assignés à l'infiltration la plus abondante ; mais le plus habituellement les chairs sont flasques et pendantes, et l'infiltration n'est pas assez intense pour distendre la peau.

L'anasarque secondaire se présente sous deux aspects bien différents : tantôt elle est aiguë dans sa marche, dans les phénomènes qui l'accompagnent, et son apparence la rapproche considérablement de l'anasarque primitive ; mais d'autres fois la peau est réellement froide, le teint est pâle et anémique, la réaction nulle, bien que souvent le pouls soit fréquent et accéléré ; on dirait que la calorification est incomplète et insuffisante.

L'*anasarque consécutive aiguë* (2) se présente en général chez des en-

(1) 155 observations nous ont servi à tracer l'histoire de cette forme.

(2) Nous en comptons 79 observations.

fants de bonne constitution, et qui ne sont pas encore affaiblis par des maladies successives ; elle est quelquefois même le premier symptôme de la maladie qu'elle annonce, ou survient à une époque assez rapprochée du début pour qu'il n'y ait pas encore de détérioration dans la constitution. Sa marche est d'habitude rapide et régulière ; elle croît pendant un nombre de jours assez indéterminé, et si la maladie première n'entraîne pas promptement la mort, l'infiltration décroît régulièrement, et suit ainsi une marche analogue à celle de l'anasarque primitive. Sa durée est aussi à peu près la même, et nous ne l'avons guère vue se continuer au delà d'un mois; elle persiste habituellement deux à trois septénaires.

Sa marche n'est cependant pas toujours uniforme, et composée d'une période de croissance et d'une période de décroissance. Elle présente quelquefois des oscillations semblables à celles dont nous parlerons bientôt pour la forme chronique.

Chez un des enfants dont nous avons l'observation sous les yeux, la maladie eut des exacerbations singulières, en sorte que, bien qu'elle fût chronique par sa durée totale, elle se présentait cependant à nous avec des alternatives de chronicité et d'acuité très remarquables. L'enfant était infiltré depuis quatre mois lorsque nous le vîmes ; la peau était, le matin, flasque, pendante, pâle, froide, le pouls peu accéléré ; le soir, elle était turgescente, très tendue, chaude, rosée ; la pression du doigt formait un godet ; la fièvre était violente, le pouls accéléré ; bientôt des sueurs abondantes inondaient le petit malade. Nous fûmes témoins de ce phénomène plusieurs jours de suite, puis l'enfant succomba : il avait une vaste excavation gangréneuse d'un poumon avec une tuberculisation commençante.

Cette longue durée de l'anasarque annonçait une maladie chronique Nous n'avons pas pu nous assurer si ces recrudescences du soir qui survinrent les derniers jours ne tenaient pas à une maladie périodique antérieure. Quoi qu'il en soit, cet exemple peut jusqu'à un certain point servir de passage entre les anasarques secondaires à forme aiguë et celles à forme chronique.

Anasarque consécutive chronique et cachectique (1). — Ces formes ont une durée très variable et une marche oscillante. Débutant d'ordinaire chez des enfants d'une chétive constitution ou détériorés par des maladies graves, l'anasarque est longtemps à se généraliser ; elle diminue puis augmente alternativement, soit partout à la fois, soit dans différentes parties du corps, avant de conduire le malade à la terminaison fatale, qui est la plus fréquente, ou à la guérison, qui est la plus rare.

Toutefois nous devons remarquer que l'anasarque secondaire

(1) Nous comptons 76 observations qui, réunies aux 79 précédentes, forment le total 155 de nos anasarques secondaires.

cachectique se présente sous plusieurs aspects assez différents ; ainsi :

1° Elle débute d'une manière aiguë ; puis, au lieu de suivre la marche que nous avons décrite, elle devient chronique.

2° Elle naît à la suite d'une maladie grave dont elle est un symptôme important et revêt d'emblée la forme chronique ; alors elle est générale ou très étendue, souvent intense, et présente les oscillations que nous avons indiquées.

3° Enfin, un très grand nombre d'enfants, surtout ceux qui sont cachectiques, présentent une bouffissure partielle peu intense, peu étendue, disparaissant avec facilité, ne se généralisant jamais, occupant le plus souvent la face ou les extrémités inférieures.

Nous n'avons pas à parler des symptômes concomitants, qui sont entièrement sous la dépendance de la lésion primitive.

Art. III. — Diagnostic.

Le diagnostic de l'anasarque doit porter sur trois points :

1° Existe-t-il réellement une infiltration séreuse ?

2° Est-elle primitive ou consécutive ?

3° Dans ce dernier cas quelle est sa cause ?

On conçoit que cette dernière partie du diagnostic sera mieux établie dans l'article destiné aux causes, et dans les chapitres où seront traitées les maladies qui se compliquent d'anasarque.

1° Les caractères que nous avons assignés à toutes les espèces d'hydropisies cellulaires, suffisent dans le plus grand nombre des cas pour reconnaître la nature de la lésion. Une apparence trompeuse pourrait cependant en imposer dans les cas d'épanchement d'air ; mais la seule application du doigt ferait constater une crépitation toute spéciale.

Si, au contraire, il y avait déformation par épanchement de sang, on le reconnaîtrait :

A la cause, car il est habituellement le résultat d'une violence extérieure ;

A sa localisation, car il n'est jamais général comme l'anasarque ;

Au bout de peu de temps à la coloration, qui devient celle d'une ecchymose.

Enfin une autre maladie peut être confondue avec l'anasarque ; nous voulons parler de l'endurcissement adipeux du tissu cellulaire. La seule différence notable que nous puissions constater est la dureté et la résistance des tissus.

2° Toutes les fois qu'on aura sous les yeux un enfant affecté d'anasarque, il sera nécessaire de s'assurer avec soin de l'aspect et de l'espèce de l'infiltration, car cet examen mettra nécessairement sur la voie de sa nature. L'anasarque est-elle chaude ou froide, fébrile ou apyrétique, primitive ou secondaire ? Si l'anasarque est fébrile, est-ce par suite d'une maladie antécédente ou d'une complication intercurrente ? Les antécédents connus, l'état de la peau, l'examen scrupuleux des organes mettront sur la voie; et, en l'absence d'autres affections, on conclura à l'existence de l'anasarque idiopathique.

Art. IV. — Complications.

Des complications peuvent se joindre à *l'anasarque primitive* et venir entraver la marche des symptômes fébriles, car nous n'avons pas vu les maladies intercurrentes influer sur l'anasarque elle-même. Ces affections sont d'habitude d'autres hydropisies : une fois nous avons constaté un hydrothorax, une autre fois une ascite; une fois nous avons soupçonné un œdème du poumon.

Ces hydropisies se développent en même temps que l'anasarque, suivent à peu près la même marche et forment avec elle l'ensemble de la maladie. Une fois cependant nous avons vu l'infiltration séreuse se montrer quelques jours après les autres hydropisies, et devenir ainsi une complication qui accéléra le pouls, éleva la chaleur et donna quelque gravité à la maladie première. Ces hydropisies sont les complications les plus fréquentes. Les accidents cérébraux ne sont pas très rares chez les enfants atteints d'anasarque consécutive à la scarlatine ou à la maladie de Bright. Nous en avons consacré une description détaillée dans le chapitre relatif à la scarlatine (voy. ce chapitre).

Art. V. — Pronostic.

L'anasarque primitive est une affection légère : en effet, nos six malades ont guéri. Elle pourrait sans doute devenir grave, si quelque complication importante venait s'y joindre; ainsi M. Becquerel a rapporté l'histoire d'une malade qui a succombé : l'anasarque s'était compliquée d'ascite et d'hydrothorax. La mort survint après deux mois de maladie et fut attribuée aux progrès de l'hydropisie et à la gangrène d'une des jambes infiltrées.

Lorsque l'anasarque est consécutive, elle offre rarement un haut degré de gravité, et le plus ordinairement le pronostic favorable ou fâcheux doit être tiré de la maladie première. En effet, on a pu voir, d'après la description que nous avons faite de l'infiltration séreuse dans le tissu cellulaire, que cette affection arrive rarement à un degré d'intensité assez grand pour déterminer de graves accidents. On comprend toutefois que s'il survenait des soulèvements de l'épiderme, des excoriations, des gangrènes, le pronostic deviendrait par là même beaucoup plus fâcheux.

Art. VI. — Causes.

Anasarque primitive. — Les six observations que nous avons sous les yeux sont celles d'enfants bruns ou châtains, d'une bonne constitu-

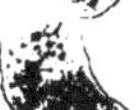

tion, n'ayant pas eu de maladies antérieures graves, et tous, sauf un seul, dans la force de l'âge, c'est-à-dire âgés de six à quinze ans : un seul, qui avait dix-neuf mois, était brun et fortement constitué; en outre, nous comptons une fille pour cinq garçons.

La conséquence naturelle de ces remarques est que l'anasarque primitive se développe au milieu de bonnes conditions de force et d'énergie vitale, comme le prouvent l'âge, le sexe, la constitution et l'état de santé antérieur. Cette remarque pourrait peut-être induire à croire que nous avons confondu l'anasarque primitive avec celle qui est secondaire à un état pléthorique. La description que l'on donne de cette forme se rapproche en effet de la nôtre ; mais nous pouvons affirmer que, dans aucune de nos observations, la pléthore n'a été le principe et la cause d'une hydropisie quelconque, et que les enfants dont nous avons recueilli les observations, bien que robustes, n'étaient point sous l'influence d'un état pléthorique.

Les autres causes de l'anasarque nous ont souvent échappé. Deux fois l'infiltration séreuse est survenue après un séjour prolongé dans une habitation humide au rez-de-chaussée. M. Becquerel l'a vue se développer à la suite d'une immersion subite dans l'eau froide, le corps étant en sueur.

Anasarque secondaire. — Un grand nombre des maladies de l'enfance peuvent se compliquer d'anasarque; on en voit même plusieurs se réunir pour déterminer l'infiltration du tissu cellulaire. Toutes cependant n'ont pas le même mode d'action. Bien plus, la même affection détermine quelquefois l'anasarque dans des circonstances opposées et par un mécanisme différent. Mais nous ne devons pas insister sur ce sujet; les détails dans lesquels nous sommes entrés (page 135), en parlant des hydropisies en général, sont entièrement applicables ici.

Nous nous contenterons de rappeler que les anasarques actives et à forme inflammatoire sont locales ou générales. Les premières sont liées le plus souvent à la phlegmasie aiguë d'un organe; les secondes surviennent à la suite des fièvres éruptives, et notamment de la scarlatine; elles accompagnent aussi la maladie de Bright aiguë; mais dans toutes ces circonstances elles se rapprochent des anasarques primitives par leur cause efficiente, qui paraît être le froid humide et la suppression de la transpiration qui en est la conséquence.

Les anasarques froides ou passives sont aussi locales ou générales : les premières dépendent d'un obstacle au cours du sang veineux (oblitération du calibre des veines par des caillots chez les phthisiques, compression des veines par des tumeurs tuberculeuses ou autres, maladies du cœur et des gros vaisseaux); les secondes sont liées à un vice de la constitution et à toutes les cachexies dont le résultat est la diminution ou la transformation de l'albumine du sérum. L'anasarque qui accompagne les diarrhées chroniques et celle qui est la conséquence de la maladie de Bright chronique sont les types du genre.

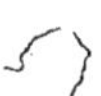

A toutes ces causes d'hydropisie il faut sans doute joindre une autre influence, dont nous présumons l'existence plutôt que nous ne la prouvons; nous voulons parler de l'influence épidémique, ou plutôt de la constitution médicale. Les anasarques que nous avons observées ont été nombreuses dans toutes les saisons et dans tous les services, en sorte qu'il est réellement impossible de dire que nous ayons eu, à une certaine époque, une véritable épidémie. Mais il est certain aussi que la physionomie des anasarques a été loin d'être la même à toutes les époques. Ainsi, un peu plus abondantes pendant l'année 1839 que pendant l'année 1840, elles ont été aussi plus partielles, plus froides, moins intenses. En 1840, au contraire, nous avons eu en abondance des infiltrations aiguës, intenses, générales; c'est presque uniquement à cette époque que nous avons observé des anasarques primitives. Toutefois ces différences peuvent peut-être s'expliquer par la coïncidence d'épidémies de rougeole et de scarlatine mélangées; l'épidémie de 1839 était bénigne, tandis que celle de 1840 était grave, et atteignait un grand nombre d'enfants. Le génie épidémique qui régnait à cette époque pouvait bien s'étendre de la maladie principale à sa complication.

Terminons l'étude des causes de l'anasarque secondaire par quelques mots sur l'âge, le sexe et la constitution des enfants qui en sont atteints. L'infiltration séreuse du tissu cellulaire peut se faire à tout âge à peu près également; seulement les enfants les plus jeunes (ceux de deux à cinq ans) y sont plus sujets que ceux qui ont dépassé six ans. Il nous semble cependant que ces derniers sont plus souvent que les autres atteints d'anasarque aiguë, mais cette différence est peu tranchée (1).

Les deux sexes nous paraissent à peu près également sujets à l'anasarque; toutefois la forme aiguë l'emporte chez les garçons, tandis que les formes chronique et cachectique sont plus fréquentes chez les filles (2).

Enfin les enfants forts et robustes prennent plus facilement que les

(1)

Anasarque secondaire aiguë et cachectique réunies	de 1 à 5 ans	91
	de 6 à 15 ans	64
Anasarque chronique ou cachectique	de 1 à 5 ans	47
	de 6 à 15 ans	29
Anasarque aiguë	de 1 à 5 ans	44
	de 6 à 15 ans	35

(2) Garçons.................... 91 Filles................ 64

On se rapelle que nous avons en tout plus d'observations de garçons que de filles.

Anasarque chronique ou cachectique	Garçons	38
	Filles	38
Anasarque aiguë	Garçons	53
	Filles	26

autres l'anasarque aiguë, tandis que la forme chronique et cachectique est plus fréquente chez les enfants blonds et chétifs; toutefois les exceptions à cette remarque sont assez nombreuses pour que nous ne voulions pas en faire une règle générale

Art. VII. — Traitement.

§ I. *Indications.* — Les indications doivent être tirées en premier lieu de la forme symptomatique (active ou passive) de l'hydropisie ; en second lieu de la cause qui lui a donné naissance, et enfin de la lésion anatomique.

1° La forme active et inflammatoire indique le traitement antiphlogistique: il est justifié par la nature de la maladie et par les succès qu'on obtient de cette médication.

Les formes chronique et cachectique contre-indiquent les antiphlogistiques, et appellent plutôt les dérivatifs ou les toniques.

2° Lorsque l'anasarque est la conséquence d'une maladie qui existe encore, il faut diriger contre celle-ci les efforts de la thérapeutique, car sa disparition entraînera celle de l'anasarque.

Si l'infiltration séreuse est liée à la suppression lente ou rapide de la transpiration, il faut s'efforcer, soit de rétablir les fonctions de la peau, au moyen des sudorifiques et des précautions hygiéniques appropriées, soit d'y suppléer au moyen des diurétiques et des purgatifs.

Est-il nécessaire de dire que si l'anasarque dépend d'une compression veineuse ou d'un obstacle au cours de sang, on devra d'abord employer les moyens propres à détruire cet obstacle, c'est-à-dire enlever toute ligature, toute pression extérieure pouvant produire ou augmenter l'infiltration ?

3° Il serait certainement utile de combattre l'altération du sang qui, avec l'hydropisie, caractérise anatomiquement la diathèse séreuse, mais jusqu'à présent nous ne pouvons y arriver que d'une manière indirecte, soit en détruisant la cause, soit en combattant le symptôme. Aussi les indications fournies par l'espèce de lésion anatomique sont-elles bornées à celles qui résultent de l'accumulation excessive de la sérosité. L'emploi de quelques topiques et l'évacuation directe du liquide satisfont à ces indications.

§ II. *Examen des médications.* — 1° *Antiphlogistiques.* — La méthode débilitante est applicable dans tous les cas où l'enfant est fort, l'anasarque active et fébrile. On comprend donc que la forme primitive est celle de toutes qui réclame surtout l'emploi de ces moyens. Ils se trouvent, en effet, justifiés par la nature de la maladie et par la présence de la couenne dite inflammatoire qui recouvre le caillot de la saignée.

Il est utile de pratiquer la phlébotomie au début de la maladie et pendant la période fébrile; quelquefois même cette saignée doit être répétée si la fièvre ne cède pas, si l'anasarque continue à augmenter. On juge, comme toujours, la nécessité de cette seconde émission sanguine par la force et par la résistance du malade, par le degré de sa fièvre et par son état général.

Mais la saignée du bras n'est pas toujours facile, soit à cause de l'âge, soit plutôt à cause de la tuméfaction qui éloigne les veines de la peau ; alors on peut la remplacer, mais avec moins de succès, par la saignée locale. Des sangsues sont alors appliquées en nombre proportionné à l'âge des enfants, c'est-à-dire trois ou quatre, jusqu'à l'âge de cinq ans, six à dix ou quinze au-dessus de cet âge. Comme il s'agit dans ce cas de produire une déplétion sanguine générale, et non pas d'agir sur un organe en particulier, peu importe le lieu où l'on applique les sangsues. Toutefois nous préférons les mettre à l'anus, afin d'éviter les ulcérations qui peuvent succéder aux piqûres. Mais nous le répétons, ce moyen ne doit être employé que dans le cas où la phlébotomie est impossible, ou bien encore lorsque, après l'avoir déjà pratiquée, on craindrait d'y revenir.

Si l'anasarque inflammatoire est secondaire, la méthode antiphlogistique doit être employée avec mesure en raison de la possibilité d'un affaiblissement dû à la maladie ou aux médications antérieures. Si l'enfant est fort, si la fièvre est intense, on commencera par une émission sanguine qu'on ne répétera qu'en cas de nécessité, et si le malade n'en est pas trop affaibli ; puis on aura recours aux autres médications.

2° Les *diurétiques* méritent une attention toute particulière en raison de leur action réelle et de leur efficacité. Leur mode d'emploi est e même que celui que nous avons déjà indiqué en parlant de la maladie de Bright. La tisane habituelle doit être du chiendent ou de la mauve et du lin, avec addition de 50 centigrammes à 1 gramme, ou 1 gramme 50 de nitrate de potasse par litre. Mais le diurétique le plus actif, et dont l'usage nous a paru le plus efficace, est la digitale, que l'on administre soit en potion, soit à l'état de poudre ou de teinture mêlée à un julep gommeux, soit à l'état d'infusion. La poudre se donne à la dose de 10 à 25 centigrammes par jour; la teinture à celle de 10 à 20 gouttes ; l'infusion se fait avec 0,20 à 0,50 ou même 1 gramme de feuilles pour 120 à 180 grammes d'eau ; on l'édulcore avec une quantité suffisante de sirop de pointes d'asperges. On a soin, du reste, de varier l'apparence et le goût de la potion, pour que l'enfant continue ce médicament pendant plusieurs jours, car ce n'est qu'après un certain temps que l'effet est produit ; alors les urines deviennent très abondantes et très claires, et l'anasarque diminue. On continue donc le remède en élevant légèrement la dose jusqu'au moment où la maladie commence à décroître ; alors on diminue graduellement la quantité de digitale. Il n'est pas aussi nécessaire que dans d'autres maladies de prolonger l'administration du remède après la disparition de l'affection. Il ne faut pas oublier, en effet, que la digitale produit souvent des effets fâcheux et réclame une certaine réserve dans son emploi. Il est donc important de pouvoir varier la médication diurétique, et si une cause quelconque, telle que la prolongation de la maladie ou l'effet nuisible de la digitale force à rejeter ce médicament, on pourra employer le nitrate de potasse à haute dose, ou bien l'acétate de potasse ; on y joindra l'usage de la scille, de la pariétaire, du caïnça, etc.

Les diurétiques sont utiles dans l'anasarque active, primitive ou secondaire, et il est rare qu'il y ait contre-indication à leur emploi. Dans les anasarques primitives, ils ont été suivis d'un succès d'autant plus remarquable, qu'il est plus rare à l'hôpital des Enfants. La déperdition séreuse qu'ils déterminent par les voies urinaires ne peut que favoriser l'absorption du liquide infiltré. Cependant lorsque l'anasarque est causée par une perturbation des fonctions de la peau, nous préférons faire précéder les diurétiques par les sudorifiques. Enfin il faudra ne les employer qu'avec mesure dans la forme cachectique; car la plupart d'entre eux joignent à leurs propriétés diurétiques une action hyposthénisante contraire aux exigences des maladies cachectiques.

3° *Boissons. — Diète sèche.* — Après l'étude des diurétiques se range naturellement celle de la quantité de liquide qu'on doit permettre. Il semblerait, au premier abord, que la maladie consistant dans une exagération de l'exhalation séreuse, il doit être nuisible d'introduire dans l'économie une quantité considérable de liquides : quelques pathologistes même, poussant cette conséquence beaucoup plus loin, regardent comme une médication nécessaire l'abstinence des boissons : aussi prescrivent-ils la diète sèche. Nous voyons un exemple de la réussite de ce moyen dans l'observation suivante (1).

Il s'agit d'un enfant de six ans qui, ayant été exposé au froid et à l'humidité, perdit l'appétit et devint languissant. Au bout de quelques jours il survint de l'anasarque qui en peu de temps était générale. On employa sans succès l'ipécacuanha, les racines diurétiques. Alors on ordonna la diète sèche et des applications de vésicatoires aux extrémités. On prescrivit en outre la poudre de Dower à l'intérieur et l'application de feuilles de choux pour augmenter la transpiration. Au bout de huit jours, la guérison était obtenue.

Dans cet exemple, la guérison fut rapide; mais comme la diète sèche ne fut pas le seul moyen employé, il est difficile de décider quelle a été l'influence de l'abstinence des boissons. Toutefois, nous croyons que ce moyen ne doit pas être négligé dans les cas où la maladie offrirait une résistance absolue aux autres médicaments.

Cependant, quiconque a vu l'insistance des enfants lorsqu'ils de-

(1) *Recueil de la Société royale de médecine de Marseille*, n° 1, 1826, dans *Journal des progrès*, III° vol., 1827, p. 229.

mandent à boire, l'avidité avec laquelle ils se jettent sur les tisanes qu'on leur offre, n'aura pas le courage de leur infliger un supplice aussi grand que celui de la privation des boissons. Nous croyons donc que, si l'on se décide à employer la diète sèche, on devra seulement se contenter de diminuer la quantité de la tisane.

N'oublions pas cependant que, chez nos malades atteints d'anasarque primitive, ce moyen n'a pas été employé, et que la réussite a été complète. Remarquons encore l'influence favorable des diurétiques, et les heureux résultats d'un écoulement abondant des urines : or la diète sèche diminue évidemment la sécrétion urinaire. Nous préférons donc laisser les enfants boire à leur soif, et nous leur donnons des boissons délayantes, mucilagineuses, émollientes, diurétiques, etc.

4° *Sudorifiques.*—Ces moyens sont d'une grande utilité par l'abondante déperdition de sérosité qu'ils déterminent, et par la facilité avec laquelle on peut les mettre en usage. Les bains de vapeur sont les plus efficaces de tous. Il est en général préférable de les donner lorsque le mouvement fébrile a cessé, et de les continuer jusqu'à la terminaison de la maladie, en se contentant d'en prescrire un tous les deux ou trois jours pour ne pas fatiguer l'enfant.

Leur action énergique est en effet très débilitante : aussi doit-on les réserver pour les anasarques primitives ou secondaires aiguës, ou même chroniques, mais non cachectiques. Lorsqu'on voudra donner à ces bains une vertu excitante, on pourra les administrer avec des vapeurs aromatiques.

Lorsqu'il existe une indication pour insister particulièrement sur le traitement sudorifique, on donne des boissons chaudes, que l'on peut rendre plus actives en les faisant avec les bois de gaïac, de sassafras, de salsepareille, avec la douce-amère ou la canne de Provence, la scabieuse, la scorzonère, etc.

5° Les *purgatifs* pourront aussi tenir un certain rang dans la médication ; cependant nous ne les conseillons qu'avec réserve, surtout lorsque la maladie est secondaire et chronique. Nous croyons qu'il ne faut en user que lorsqu'on est parfaitement certain de l'intégrité des voies digestives : on n'oubliera pas, du reste, que cette proscription est spéciale aux petits enfants ; car passé l'âge de six ans les voies digestives sont plus aptes à recevoir sans danger une excitation anormale un peu vive. Enfin, il faut se rappeler que les épanchements séreux sont naturellement mobiles et cèdent plus aisément que les phlegmasies aux tentatives de dérivation.

On pourra donc donner le calomel, uni au jalap. Peut-être même ne serait-il pas nuisible d'administrer un éméto-cathartique, tel que du petit-lait, ou de la décoction de tamarin, avec addition de sulfate de soude ou de 3 à 5 centigrammes d'émétique. Dans quelques circonstances rares, et que l'occasion seule peut indiquer, il n'y aurait pas d'inconvénient à donner une potion émétisée, et alors il serait utile qu'elle ne fût pas tolérée; car des déjections abondantes ne pourraient que favoriser la résorption du liquide sous-cutané. Toutefois nous ne voudrions pas trop insister sur l'emploi de ces moyens énergiques, en raison des accidents qu'ils peuvent entraîner. Nous les repoussons à peu près complétement du traitement des anasarques cachectiques, parce que cette forme est le plus souvent accompagnée d'une lésion des intestins.

6° *Révulsifs cutanés.* — Si nous craignons les purgatifs, nous repoussons encore plus les révulsifs cutanés, tels que les vésicatoires ou les sinapismes : médicaments aussi infidèles que douloureux, ils mettent les enfants dans un état fâcheux d'excitation, et ont le grave inconvénient, vu l'état de distension de la peau, de produire facilement des ulcérations ou même des escarres difficiles à guérir.

7° *Toniques.* — L'emploi des toniques est tout à fait subordonné à la cause de l'anasarque, et n'est indiqué que dans la forme cachectique.

Si la maladie première n'existe plus et que l'anasarque cachectique persiste seule, les toniques purs seront indiqués, c'est-à-dire les préparations ferrugineuses, le quinquina sous diverses formes, les amers, une bonne nourriture, du vin en quantité suffisante.

8° *Applications topiques.* — Lorsque l'anasarque est intense, et attire ainsi l'attention sur l'infiltration elle-même, autant que sur la cause qui l'a produite, il faut envelopper les membres avec des compresses imbibées de teinture de scille et de digitale. Si la peau n'est pas trop douloureuse, on peut frictionner les membres avec de la flanelle imbibée des mêmes liquides, ou même avec la paume de la main sèche : quelques praticiens ont conseillé l'application des feuilles de chou. Dans l'anasarque cachectique, on pourra remplacer ces topiques par des compresses trempées dans une décoction de quinquina ou de vin aromatique ; ou bien encore on pourra faire sur les membres des fumigations aromatiques avec la sauge, la mélisse, la menthe, les baies de genièvre. Puis, si cette médication légèrement excitante ne produisait aucun effet, il serait utile de la remplacer par des applications astringentes d'extrait de saturne.

Dans tous les cas, il ne faut pas oublier que la compression est un moyen très utile pour déterminer la disparition de la sérosité infiltrée ; et, toutes les fois qu'il y aura lieu, il faudra que les bandes imbibées de liquides résolutifs soient appliquées sous forme de bandage compressif.

Parmi les palliatifs locaux dont l'usage est quelquefois indispensable, il faut ranger les scarifications et l'acupuncture. Ces moyens indiqués par les cas où la sérosité infiltrée se fait jour par l'ouverture spontanée de la peau, sont justifiés par le soulagement immédiat qu'ils déterminent ; mais les accidents fâcheux qui en sont quelquefois la conséquence (inflammations, ulcération, gangrène partielle) doivent rendre le médecin prudent dans leur emploi.

9° *Hygiène.* — Les circonstances hygiéniques ont une telle influence sur la production de l'anasarque, qu'il faut veiller avec soin à ce qu'elles soient favorables ; ainsi on évitera les logements humides et froids ; on donnera autant de jour et de soleil que possible à la chambre du malade ; on le mettra même à l'air libre, si l'intensité de l'anasarque ou de la maladie première n'y met pas obstacle. Enfin, dans tous les cas où l'on croira devoir exciter la transpiration, on couvrira les enfants de flanelle et on les maintiendra au lit.

§ III. *Résumé.* — *A.* Un enfant bien constitué, demeurant dans un endroit humide, est pris, au milieu de la bonne santé, de quelques symptômes fébriles accompagnés d'une anasarque peu intense ; les fonctions sont, du reste, à l'état normal ; on prescrira :

1° Une saignée générale ; si elle est impossible, une application de quatre à douze sangsues à l'anus ;

2° Une tisane de mauve ou de chiendent avec addition de 50 à 80 centigrammes de nitrate de potasse ;

3° Des frictions sur le tronc et sur les membres avec la teinture de scille et de digitale ; on enveloppera les parties tuméfiées dans des compresses imbibées d'eau de sureau.

4° On mettra l'enfant dans une chambre sèche, aérée et exposée au soleil ; on le couvrira de manière à éviter le trop ou le trop peu de chaleur ; on évitera les refroidissements subits.

5° On ordonnera la diète absolue ou la diète lactée si l'enfant réclame de la nourriture.

B. Le lendemain, si la fièvre persiste, si l'état est le même, on renouvellera l'émission sanguine, qu'on fera générale ou locale suivant la force de l'enfant.

Ce jour aussi, ou le lendemain, on administrera la potion de digitale telle qu'elle a été formulée plus haut (p. 226).

Lorsqu'il n'y aura plus de fièvre, on commencera l'administration des bains de vapeur, dont on donnera un tous les deux jours. A ce moment on pourra permettre une alimentation un peu plus substantielle, mais toujours légère.

La même médication sera continuée jusqu'à la terminaison de la maladie. Cependant, si la potion de digitale n'était pas tolérée, on la remplacerait par la suivante :

Nitrate de potasse	1 gramme.
Eau de fleurs de sureau	60 grammes.
Sirop de framboises	30 grammes.

A prendre par cuillerées à dessert toutes les deux heures.

C. Dans les mêmes circonstances, s'il arrive que les diurétiques ne soient pas tolérés, ou bien si l'on préfère employer un autre mode de traitement, on remplacera la potion de digitale donnée le deuxième ou le troisième jour par la potion purgative au café ; et si elle ne détermine pas des évacuations assez abondantes, on la remplacera par des prises de calomel (0,15 à 25) et de poudre de racine de jalap (0,40 à 0,60).

D. Un enfant encore fort est pris d'une anasarque active à la suite ou pendant le cours d'une maladie aiguë.

1° Suivez d'abord les indications fournies par la maladie première.

2° Employez un des traitements indiqués sous les titres *A*, *B*, *C*, si 'affection primitive n'y met pas obstacle.

E. Dans les mêmes circonstances l'anasarque n'est pas active, mais elle est pâle, dure depuis longtemps, et présente des alternatives d'augmentation et de diminution.

1° Suivez toujours l'indication fournie par la maladie primitive.

2° S'il n'y a pas contre-indication, ordonnez un bain de vapeur tous les trois jours ou bien des fumigations aromatiques.

3° Suivant l'occurrence, prescrivez une potion diurétique, ou purgative, ou quelques cuillerées de vin diurétique amer.

4° Appliquez des compresses imbibées d'eau de sureau, et faites sur les membres un bandage légèrement compressif avec des bandes imbibées du même liquide.

5° La maladie étant de longue durée, variez les sudorifiques, les diurétiques et les purgatifs, suivant qu'il a été indiqué plus haut au § II, n°s 2, 4, 5.

F. Un enfant faible est pris d'une anasarque cachectique; suivez toujours l'indication de la maladie primitive.

Ainsi, à un tuberculeux donnez les toniques et les ferrugineux (voyez *Tubercules*) ; à un enfant affecté d'entérite chronique, les toniques astringents (voyez *Entérites*) ; à un enfant affecté de fièvre intermittente, le sulfate de quinine, etc.

Ajoutez-y 1° des applications sur le tronc et sur les membres de compresses imbibées d'une décoction de quinquina ou de vin aromatique;

2° S'il y a lieu, un régime tonique, c'est-à-dire une nourriture substantielle, un peu de vin de Bordeaux, etc.

Dans toutes les circonstances précédentes, n'oubliez pas de rechercher s'il y a quelque obstacle à la circulation, et tâchez de l'enlever ou de le diminuer autant que possible. D'autre part, quelles que soient la nature et l'intensité de l'anasarque, évitez les révulsifs cutanés et n'employez que le plus tard possible les scarifications, l'acupuncture, et tous les moyens qui ont pour but de déterminer l'évacuation directe du liquide.

TROISIÈME CLASSE.

HÉMORRHAGIES.

PRÉLIMINAIRES.

De toutes les maladies que nous nous sommes proposé d'étudier dans cet ouvrage, les hémorrhagies sont sans contredit celles qui offrent le moins d'intérêt. Rares et presque toujours secondaires, souvent latentes, ou tout au moins obscures, elles ne se révèlent guère que dans les cas où le flux sanguin se fait jour au dehors ou occupe primitivement un organe accessible à la vue.

Sous le rapport de leur fréquence, les hémorrhagies sont très différentes des hydropisies, et l'on a lieu de s'en étonner, quand on considère qu'elles sont souvent, les unes et les autres, le résultat de causes identiques. Ce fait dépend sans doute de la prédominance du tempérament lymphatique, ou, en d'autres termes, de ce que chez les enfants la partie séreuse l'emporte dans le sang sur la quantité des autres éléments, et en particulier sur celle des globules; peut-être aussi le volume de ces mêmes globules n'est-il pas identique à tous les âges.

Mais nous laissons à la microscopie et à la chimie organique le soin d'élucider ces questions ; et nous passons de suite à la description rapide des caractères communs aux différentes espèces d'hémorrhagies.

Le phénomène qui constitue la maladie consiste dans une extravasation du sang hors de ses vaisseaux, que le liquide se soit fait jour par une perforation du conduit vasculaire, ou qu'il ait transsudé au travers de ses parois. Cette double origine, l'espèce de tissu et l'organe qui sont le siége de l'hémorrhagie, les communications qu'ils peuvent avoir avec l'extérieur, déterminent des différences nombreuses dans les caractères anatomiques de la maladie. Tantôt, en effet, le liquide est rejeté à l'extérieur, tantôt il s'accumule dans les cavités ou dans l'épaisseur des organes. Dans le premier cas, les phénomènes morbides sont extérieurs et faciles à apprécier ; dans le second, ils sont cachés à nos regards, et l'investigation des organes après la mort peut seule révéler les différents aspects sous lesquels se présente le dépôt sanguin, les phases par lesquelles il a passé et les transformations qu'il a subies.

Le tissu de l'organe établit de grandes différences dans les caractères anatomiques; cependant on peut signaler comme phénomènes communs : 1° le dépôt du sang; 2° sa décoloration progressive; 3° sa transformation. Mais, sous ce rapport, l'hémorrhagie des séreuses, des muqueuses, de la peau et des parenchymes, offre des variétés dont il est important de tenir compte.

Dans les séreuses, l'épanchement se fait rarement dans l'épaisseur même de la membrane ou dans le tissu qui la double à l'extérieur; on voit cependant quelquefois de petites taches noirâtres irrégulières ou stellées, ne disparaissant pas par le lavage, disséminées çà et là dans la trame organique ou dans le tissu cellulaire sous-séreux. Dans d'autres cas la membrane est seulement colorée en rouge, par imbibition, dans les points en contact avec le liquide. C'est dans la grande cavité des séreuses que s'effectue d'ordinaire l'effusion sanguine. A une époque voisine du moment où le sang s'épanche, il est encore liquide, plus ou moins foncé en couleur : plus tard, et dans certaines circonstances que nous apprécierons ultérieurement, il forme une collection solide et est remplacé par un véritable caillot analogue à celui qui est le résultat de la phlébotomie; puis ce caillot perd son épaisseur, sa partie colorante se résorbe, il s'étale en couches, prend l'aspect d'une pséudo-membrane, tantôt mince et molle, tantôt fibreuse et résistante ; ou bien il s'amincit en devenant transparent, et peut simuler une véritable membrane séreuse. La partie liquide du sang, privée de matière colorante, peut aussi offrir tous les caractères de la sérosité. Les organes qui sont en contact avec l'épanchement subissent quelquefois l'influence de la compression. Ce n'est que par exception que l'on observe une altération profonde des tissus.

Les *membranes muqueuses* communiquant toutes avec l'extérieur, laissent échapper le sang qu'elles contiennent : aussi ce n'est que dans des cas exceptionnels que l'on observe les transformations du sang que nous venons de signaler. La lésion consiste d'ordinaire dans de petites ecchymoses régulières ou irrégulières, morcelées, rares, ou répandues en profusion, et donnant à la trame organique un aspect tigré qui rappelle celui de la peau dans le purpura. Ces ecchymoses siégent tantôt dans l'épaisseur de la muqueuse, tantôt dans le tissu sous-muqueux. On peut aussi observer une coloration rouge générale, résultat de l'imbibition. Ce phénomène n'est peut-être que cadavérique. Du reste, la membrane conserve son poli, son épaisseur et sa consistance normale. Il est difficile de suivre les changements de coloration que subit le sang épanché dans l'épaisseur des membranes muqueuses : ces transformations sont-elles identiques avec celles qu'on observe à la peau? L'analogie peut le faire présumer; l'observation directe ne nous l'a pas démontré.

Nous renvoyons au chapitre *Purpura* tous les détails sur les phases que parcourt l'épanchement sanguin cutané et sous-cutané.

Nous venons de voir que lorsque l'hémorrhagie occupe les membranes, elle ne détermine pas d'altération matérielle de leur tissu; il n'en est pas de même dans les cas où elle siége dans les *parenchymes*. Ici, en effet, la trame organique peut être rompue, le sang peut occuper sa place et se trouver ainsi déposé dans une véritable cavité. Dans ce cas, il subit quelquefois des transformations identiques avec celles qui ont lieu dans les cavités séreuses, mais dont la forme diffère en raison de l'organe. Occupant un espace limité, et entouré de tous côtés par les tissus sains, le dépôt sanguin ne peut pas s'étaler en couche et passer à l'état de fausses membranes ; mais il se limite, diminue de volume, change de couleur, acquiert plus de fermeté, et finit par former des noyaux arrondis, plus ou moins volumineux. Dans des cas très rares, la gangrène peut être la suite d'un épanchement sanguin. Nous n'avons pas eu l'occasion de constater l'absorption complète du caillot et la cicatrisation du foyer.

L'anatomie pathologique des différentes hémorrhagies offre, comme nous venons de le voir, de nombreux points de contact. En est-il de même des symptômes? Lorsque le sang se fait jour à l'extérieur, l'existence de l'hémorrhagie n'est pas douteuse; il ne reste plus alors qu'à déterminer son siége et à remonter à sa cause, ce qui n'est pas toujours facile chez l'enfant. Il faut tenir grand compte des caractères du sang, de l'abondance de l'hémorrhagie, des symptômes qui l'ont précédée ou accompagnée, des hémorrhagies concomitantes, de l'état de santé antérieur. On parviendra ainsi à déterminer si l'hémorrhagie est primitive ou secondaire, active ou passive ; si elle est un simple résultat d'exhalation ou le produit de la rupture d'un vaisseau ; si elle est purement locale, ou bien si elle est liée à une affection générale.

Lorsque le sang est épanché dans les tissus et qu'il n'a pas rompu les barrières qui les séparent de l'air extérieur, la symptomatologie est beaucoup plus obscure. Il semblerait ici que, puisqu'il s'agit d'un *épanchement*, on devrait observer des symptômes analogues à ceux des hydropisies, c'est-à-dire qu'il devrait y avoir ampliation des cavités et gêne des fonctions des organes dans lesquels se fait l'hémorrhagie. Or ce n'est que dans des cas tout à fait exceptionnels que l'on observe le premier phénomène, et quant aux symptômes qui résultent du trouble des fonctions, ils manquent le plus souvent. Le peu d'abondance de l'hémorrhagie rend compte du premier résultat ; la même cause, et de plus la lenteur avec laquelle l'épanchement s'effectue, l'état de faiblesse dans lequel sont plongés les enfants, expliquent l'absence des symptômes rationnels. Cependant ils existent dans quelques cas ; ils consistent alors dans la perturbation des fonctions de l'organe, et se traduisent d'une manière différente, suivant son espèce.

Nous avons dit tout à l'heure que l'hémorrhagie était tantôt active, tantôt passive. Ces deux dénominations, que l'on pourrait remplacer par celles d'aiguë et de cachectique, correspondent, comme on le voit, aux formes analogues des hydropisies. Les hémorrhagies, chez les enfants, peuvent donc être divisées en deux groupes :

1° Primitives, qui sont aiguës ou chroniques;

2° Secondaires, qui sont aiguës ou cachectiques.

La forme primitive aiguë débute avec ou sans fièvre, au milieu d'un bon état de santé; puis le mouvement fébrile, quand il existe, tombe d'ordinaire rapidement, et l'hémorrhagie s'effectue tantôt en un point, tantôt en un autre, souvent dans plusieurs tissus à la fois ; elle dure un temps variable. Dans quelques cas les troubles fonctionnels de l'organe dans lequel s'effectue l'épanchement, sont les seuls symptômes qui le révèlent. Cette forme se termine souvent par le retour à la santé; d'autres fois par la mort, qui peut être instantanée ou ne survenir qu'après plusieurs jours.

La forme chronique primitive se présente sous deux aspects : dans l'un, l'épanchement sanguin persiste au sein des organes et augmente insensiblement pendant un long espace de temps; dans l'autre, l'hémorrhagie se répète pendant plusieurs années, formant ainsi une succession remarquable de pertes sanguines aiguës, dont l'ensemble constitue une maladie chronique.

La forme secondaire aiguë accompagne les affections fébriles, se manifeste à leur début ou à une époque qui n'en est pas éloignée; disparaît d'ordinaire avant leur terminaison, lorsque l'affection primitive guérit, tandis qu'elle dure jusqu'à la mort dans les cas où la terminaison est fatale. La mort arrive soit par l'abondante déperdition sanguine qu'elles peuvent occasionner, soit seulement par l'altération du sang dont elles ne sont qu'un symptôme, soit enfin par les troubles qu'elles déterminent dans les fonctions de l'organe.

La forme secondaire cachectique survient chez des enfants profondément délibités par des maladies antérieures. Elle peut se développer dans le cours des affections primitivement chroniques, ou bien dans celui des maladies cachectiques, ou à une époque voisine de la terminaison fatale des maladies aiguës; enfin elle peut insensiblement succéder à la forme primitive aiguë. Les enfants qui en sont atteints sont affaiblis, pâles, maigres, anémiques. Souvent l'épanchement sanguin se fait dans les cavités ou dans la profondeur des organes, et reste alors complétement latent, ou ne donne lieu qu'à des symptômes obscurs; d'autres fois le sang se fait jour à l'extérieur, alors il est très liquide, séreux, et distille sans cesse et goutte à goutte, soit par l'orifice des muqueuses, soit par la peau excoriée ou ulcérée, ou bien il s'accumule progressivement dans la cavité des organes. Dans des cas plus rares, il est rejeté en abondance à l'extérieur et entraîne une mort rapide.

La nature des hémorrhagies se déduit de l'ensemble de leurs caractères et peut se résumer par l'étude de leurs causes. Sous ce rapport il est probable que les hémorrhagies infantiles sont identiques avec celles des autres âges, et que les différences doivent être cherchées seulement dans la fréquence plus ou moins grande de telle ou telle cause. Mais peu de travaux ont été faits sur ce sujet; et surtout les altérations du sang n'ont pas été étudiées dans les hémorrhagies dont nous avons à parler. Aussi nous sommes réduits à des conjectures, et nous devons nous borner à présenter le résultat de nos observations.

Les hémorrhagies infantiles sont locales ou générales. Nous rangeons parmi les premières :

1° Celles qui résultent de l'altération des solides, de l'ulcération et de la perforation des parois vasculaires. Lors même que cette altération matérielle tient à une cause générale, telle que la tuberculisation, l'hémorrhagie n'en est pas moins un phénomène tout local, et se produit là où existe la lésion de la trame organique. Quelques-unes de ces hémorrhagies sont incontestablement plus fréquentes dans l'enfance que dans l'âge adulte; elles sont habituellement aiguës et quelquefois foudroyantes.

2° Celles qui résultent d'un obstacle au cours du sang veineux. La cause et le mécanisme sont ici exactement les mêmes que pour certaines hydropisies locales. Le sang s'accumule dans le réseau veineux qui le laisse échapper en nature au lieu de donner issue à la sérosité seule. La cause de cette différence doit être cherchée tantôt dans la composition du sang, tantôt dans la structure ou la position des vaisseaux veineux. Par exemple lorsque l'obstacle est placé de manière à entraver le cours du sang au-dessous du diaphragme, il en résulte surtout des hydropisies : au contraire la circulation est-elle gênée dans les parties supérieures, une hémorrhagie en est plutôt la conséquence; c'est ainsi que chez l'adulte les maladies du cœur déterminent l'hydropisie des membres inférieurs et l'apoplexie cérébrale. De même chez l'enfant nous verrons les hémorrhagies céphaliques reconnaître souvent pour cause un obstacle au cours du sang dans le système veineux supérieur. La position et la structure des vaisseaux intracrâniens sont peut-être pour quelque chose dans ces résultats.

L'hémorrhagie par obstacle au cours du sang veineux a lieu, soit au voisinage, soit plus souvent à une certaine distance de l'obstacle ; elle est chronique ou aiguë, rarement foudroyante.

3° Enfin certaines hémorrhagies locales peuvent résulter d'un obstacle au cours du sang artériel. Cette espèce est rare, et son existence même est moins bien prouvée que celle de l'espèce précédente. Il faut admettre dans ce cas que le sang, arrivant d'une manière incomplète dans certaines parties de l'organisme, est projeté en plus grande abondance dans d'autres, qui deviennent ainsi le siége de l'hémorrhagie.

Les *hémorrhagies générales* sont liées à une modification de toute l'économie, accompagnée le plus souvent d'une altération appréciable du sang. Bien qu'il ne nous soit pas possible de préciser dans tous les cas la nature de cette maladie générale et de l'altération du sang qui l'accompagne, cependant nous pouvons énumérer les espèces suivantes, que nous avons toutes observées.

1° Les hémorrhagies dites pléthoriques, que l'on attribue à une augmentation de la proportion des globules. Cette espèce est rare dans l'enfance; on en comprendra la cause en se rappelant que dans le jeune âge et surtout dans les dix premières années, le tempérament sanguin n'existe guère; par conséquent l'état morbide qui est lié à l'exagération de ce tempérament ne doit pas exister non plus. Dans les dernières années de l'enfance il n'en est plus de même; aussi est-ce presque exclusivement à cet âge qu'on observe des hémorrhagies primitives et actives; et l'on peut supposer que ces pertes de sang sont supplémentaires et sont liées au travail de la puberté. Ce qui tend à confirmer cette opinion, c'est que les congestions hémorrhagiques qui se font à cet âge se rencontrent surtout chez les filles. Cependant les garçons ne sont pas exempts, et nous citerons des exemples de faits pareils chez des enfants très jeunes. Tels sont par exemples les épistaxis, qui surviennent habituellement ou accidentellement au milieu de la santé parfaite.

Il faut donc reconnaître ici plusieurs espèces d'hémorrhagies, les unes pléthoriques, les autres supplémentaires qui précèdent ou accompagnent la puberté; et quelques-unes enfin qui ne paraissent se rattacher ni à l'une ni à l'autre des deux espèces précédentes, et que l'on doit peut-être attribuer à une surabondance du sang destiné à la réparation ou à l'accroissement des organes. Dans les cas de cette espèce, l'hémorrhagie joue un rôle analogue à celui des hypersécrétions cutanées ou muqueuses qui sont le résultat de l'élimination des matériaux du sang surabondants ou hétérogènes.

2° Faut-il faire une classe à part de ces hémorrhagies secondaires, en général peu abondantes, qui apparaissent au début des fièvres, et notamment de la fièvre typhoïde? Conséquence directe de l'affection elle-même, précédant la lésion appréciable du sang, elles sont différentes des hémorrhagies qui surviennent pendant le cours de la maladies et qui sont causées par la diminution de la plasticité du liquide.

3° C'est en effet à la diminution de la quantité de la fibrine ou à la transformation de ce principe immédiat qu'il faut rapporter la plupart des hémorrhagies dont il nous reste à parler. On a donné le nom d'*état scorbutique* (1) à cette altération du sang. Il paraît à peu près prouvé qu'elle est constante dans les hémorrhagies secondaires qui peuvent accompagner la plupart des fièvres, et leur a mérité dans ces cas le nom d'hémorrhagiques; elle l'est aussi dans les hémorrhagies cachectiques qui reconnaissent pour causes toutes les affections chroniques qui affaiblissent la constitution, et toutes les influences délétères telles que la mauvaise nourriture, le défaut d'air, l'entassement, la misère. Il est convenable de distinguer cet état scorbutique en deux espèces : l'une aiguë, l'autre chronique ou cachectique; et il paraît plausible

(1) Voy. Becquerel et Rodier, *Gazette médicale*, 1852.

d'expliquer la transsudation du sang par la diminution de la fibrine et la présence d'une plus grande quantité de principes alcalins. Il ne faut pas croire cependant qu'on explique ainsi toute la maladie. Il reste encore à démontrer que cette altération du sang précède toujours l'hémorrhagie ; et enfin il est impossible de ne pas chercher dans une modification de l'économie tout entière cette tendance du sang à subir une pareille métamorphose. Nous reviendrons plus tard sur ce point de doctrine. (Voy. *Gangrène.*)

4° Il est une dernière espèce d'hémorrhagie à laquelle on a donné aussi le nom de scorbut ; qui est caractérisée par un épanchement aigu du sang dans plusieurs organes ; qui, habituellement primitive, s'accompagne d'un appareil fébrile d'apparence inflammatoire, et souvent même de quelques phénomènes phlegmasiques locaux dans le point des organes où va se faire l'hémorrhagie. L'analyse du sang, faite chez l'adulte, a démontré que la fibrine, loin de diminuer, s'élève souvent au-dessus de son chiffre normal. Il nous semble peu convenable de conserver à ces maladies le nom de scorbutiques : nous voyons là une affection qui se rapproche beaucoup plus de l'état inflammatoire que de tout autre état morbide, et qui n'a de rapport avec l'état scorbutique que par l'effusion sanguine. Aussi nous voudrions les appeler des hémorrhagies inflammatoires, et nous les considérons comme le résultat d'une alliance de l'hémorrhagie et de l'inflammation, ou plutôt comme un symptôme de l'état inflammatoire. Si l'on se rappelle que nous sommes arrivés à un résultat pareil à propos des hydropisies, on comprendra facilement comment nous admettons que l'état inflammatoire (maladie générale) peut se manifester par des lésions locales qui sont surtout des phlegmasies, mais quelquefois aussi des hydropisies ou des hémorrhagies. La rareté de ces derniers symptômes ne doit pas en faire méconnaître la nature.

Ce sera sans doute ici le lieu de rechercher s'il existe une affection ou diathèse hémorrhagique analogue à la diathèse séreuse, à l'état inflammatoire et à l'état catarrhal, toutes maladies générales dont nous avons admis l'existence ; mais les élements nous manquent pour aborder cette question.

En résumé, les hémorrhagies locales sont dues à une altération de la paroi vasculaire ou à un obstacle au cours du sang veineux ou artériel.

Les hémorrhagies générales, liées à diverses altérations du sang, sont pléthoriques, supplémentaires, scorbutiques (aiguës ou cachectiques) ou inflammatoires.

Ces diverses hémorrhagies ne sont pas également fréquentes à toutes les périodes de l'enfance : ainsi les hémorrhagies pléthoriques, celles qui sont primitives ou secondaires aiguës sont rares chez les très jeunes enfants, qui, au contraire, sont souvent atteints d'hémorrhagies secondaires et scorbutiques, chroniques ou cachectiques. Quant à celles qui résultent d'une rupture des parois vasculaires, on peut les rencontrer à toutes les périodes de l'enfance; mais, eu égard aux causes qui les déterminent, elles sont, absolument parlant, plus fréquentes dans les premières années.

L'hémorrhagie traumatique peut chez les enfants être la cause d'une hémorrhagie générale. Ainsi nous avons vu des enfants chez lesquels des piqûres de sangsues avaient coulé d'une manière immodérée, être atteints d'hémorrhagies (melæna, entérorrhagie, épistaxis) immédiatement mortelles pour les uns, et consécutivement pour les autres. Nous citerons aussi plus tard l'observation d'un enfant atteint de purpura consécutivement à une violente épistaxis, produite par une cause externe. Cette cause d'hémorrhagie est assez spéciale à l'enfance; dans l'âge adulte, il est bien rare que l'on ait l'occasion de l'observer.

Certaines saisons et cet état particulier de l'atmosphère qui détermine les constitutions épidémiques, favorisent plus que d'autres le développement des hémorrhagies primitives ou secondaires.

L'hérédité a aussi une part dans la production de la maladie, car c'est presque exclusivement dans l'enfance qu'on observe cette forme curieuse d'hémorrhagie à laquelle on a donné le nom de constitutionnelle, et qui est évidemment héréditaire.

Enfin nous ne devons pas oublier de mentionner au nombre des causes la structure même de certains organes, et en particulier de la peau, qui fait que, dans les circonstances identiques, certaines hémorrhagies se produisent avec beaucoup plus de facilité et persistent plus longtemps chez l'enfant que chez l'adulte.

Nous avons cherché à isoler l'influence de chacune des causes dans la production des hémorrhagies; mais il est important de se rappeler que dans la marche naturelle des maladies, les influences morbifiques se réunissent souvent pour produire un même effet, et que dans les cas particuliers il faut savoir reconnaître ces alliances étiologiques.

L'étude précédente sert à élucider la question du pronostic; mais pour l'asseoir sur des bases certaines, il faut surtout tenir compte de la forme de la maladie. L'hémorrhagie est-elle primitive, on a dans bon nombre de cas un légitime espoir de la voir se terminer par le retour à la santé; est-elle secondaire aiguë, sa gravité augmente, mais elle dépend en grande partie de la nature de la maladie première. Si cette affection est une maladie générale aiguë spécifique, et qu'un ou plusieurs organes soient à la fois le siége de l'hémorrhagie, le pronostic sera très fâcheux; il le sera moins si l'hémorrhagie, bornée à un seul organe et de médiocre intensité, est survenue dans le cours d'une maladie aiguë non spécifique. Enfin le fait seul de l'apparition d'une hémorrhagie chez un enfant affaibli par des maladies antérieures, est un symptôme de funeste augure. La nature même de la cause qui accroît la débilitation générale (compression) doit concourir encore à aggraver le pronostic.

Le siége de l'organe et l'abondance de l'hémorrhagie doivent aussi être pris en sérieuse considération. Est-il nécessaire de dire que la maladie est d'autant plus grave que l'épanchement ou le flux sanguin est plus abondant, plus instantané, et atteint un organe plus nécessaire à la vie?

Il ne faut pas négliger non plus, pour asseoir un pronostic certain, d'examiner avec soin si l'hémorrhagie, quelle que soit sa forme, est purement locale, ou bien si elle occupe plusieurs organes à la fois; dans ce dernier cas elle est toujours plus grave, surtout lorsqu'elle est secondaire.

Le traitement des hémorrhagies doit être établi d'après leurs formes, leurs causes, leur marche, leur abondance; il ne doit pas être le même dans les cas où l'écoulement se fait à l'extérieur et dans ceux où l'épanchement s'opère dans la cavité ou la profondeur des organes. Le traitement doit être préservatif, général et local. Le premier n'est guère applicable que dans les hémorrhagies secondaires, et il réside tout entier dans celui de la maladie primitive. Le traitement général consiste dans l'emploi des émissions sanguines, des toniques, des astringents, et des révulsifs cutanés ou intestinaux. Les émissions sanguines applicables chez l'adulte dans certaines formes d'hémorragies primitives, le sont bien rarement chez l'enfant. Nous ne pourrions les conseiller que dans le cas où l'hémorrhagie serait tout à fait locale, et menacerait par son abondance ou par les troubles fonctionnels graves dont elle s'accompagne, d'avoir des suites funestes; mais il faudra s'en abstenir dans tous les cas où l'écoulement sanguin serait insignifiant par son peu d'abondance, ou se montrerait d'emblée ou successivement en plusieurs points à la fois. Les toniques et les astringents, d'un usage bien plus général, réussissent parfaitement dans certaines variétés de la forme primitive; c'est à eux seuls qu'on doit avoir recours dans la plupart des hémorrhagies secondaires aiguës, et dans toutes les cachectiques.

Le traitement local de l'hémorrhagie, quelle que soit sa nature, consiste dans l'emploi des réfrigérants, des styptiques et des résolutifs. Ces différentes médications ne sont guère applicables que dans les cas où l'hémorrhagie est bornée à un seul organe.

Nous ne consacrerons pas un nombre égal de pages à toutes les hémorrhagies; il en est même quelques-unes qui sont tellement insignifiantes et rares, que nous les passerons entièrement sous silence; telles sont celles du péricarde, du péritoine; d'autres, bien que plus fréquentes, nous arrêteront peu, telles sont, en particulier, celles des voies urinaires. Nous entrerons, au contraire, dans des détails plus circonstanciés sur les hémorrhagies du poumon, de l'encéphale et de la peau.

ENCÉPHALE. — RACHIS.

CHAPITRE PREMIER.

HÉMORRHAGIES CÉPHALIQUES.

On rencontre chez les enfants des hémorrhagies dans toutes les parties de l'encéphale; elles présentent cependant des différences considérables avec les maladies correspondantes de l'adulte. Les unes, en effet, sont comparativement fréquentes, les autres rares, et plusieurs sont accompagnées ou suivies d'accidents tout à fait insolites à un âge plus avancé.

On trouve du sang épanché dans l'épaisseur du cuir chevelu, sous le péricrâne, entre le crâne et la dure-mère, entre cette membrane fibreuse et la séreuse, dans la grande cavité arachnoïdienne, dans les mailles de la pie-mère, dans la substance cérébrale elle-même, et dans la cavité des ventricules.

Toutes ces hémorrhagies empruntent de leur siége une forme spéciale et une fréquence relative très différente.

Cependant des liens nombreux unissent ces divers épanchements sanguins, et nous ne croyons pas devoir séparer les unes des autres toutes les parties de leur histoire. Nous diviserons donc ce chapitre en plusieurs articles, dans lesquels nous parlerons de l'anatomie et de la symptomatologie de chaque hémorrhagie en particulier; nous consacrerons ensuite plusieurs autres articles aux causes, au pronostic et au traitement de ces affections réunies (1).

Art. I. — Historique.

Les hémorrhagies encéphalo-rachidiennes sont d'autant plus rares qu'on s'approche des seconde et troisième périodes de l'enfance. Chez les nouveau-nés, au contraire, elle sont assez fréquentes pour avoir attiré l'attention de plusieurs médecins, qui les ont décrites sous le nom d'apoplexie, d'éclampsie, de tétanos. Mais, tandis que dans la seconde enfance, c'est la pulpe cérébrale qui recèle le foyer hémorrhagique; chez les nouveau-nés et aussi pendant le cours des deux

(1) 40 observations ont servi à la composition de ce chapitre; sur ce nombre, 26 nous appartiennent et 14 ont été empruntées à divers auteurs. Nous avons en outre consulté quelques autres faits qui ne rentrent pas dans nos résumés analytiques chiffrés.

premières années, l'épanchement sanguin a presque toujours lieu dans la grande cavité de l'arachnoïde.

Dugès (1), après avoir noté que chez les nouveau-nés qui succombent à l'éclampsie on trouve presque toujours un épanchement sanguin dans la grande cavité arachnoïdienne, à la surface du cervelet et des lobes postérieurs du cerveau, concluait que l'hémorrhagie était tantôt le résultat, tantôt la cause des accidents convulsifs.

D'après M. Cruveilhier l'épanchement sanguin occupe le siége indiqué par Dugès, et s'étend en outre dans le canal rachidien. Il coïncide souvent avec le céphalæmatome. M. Cruveilhier regarde l'apoplexie comme la cause de la mort d'un tiers des enfants qui succombent peu avant et pendant le travail de l'accouchement. Il l'a observée dans les cas que l'on rapporte ordinairement à l'asphyxie ou à la faiblesse de naissance. Tous les enfants apoplectiques ne sont pas morts en naissant. Chez un assez grand nombre la respiration s'établit plus ou moins complétement, quelques-uns vivent dans un état de torpeur, d'immobilité, de refroidissement plus ou moins grand qu'on attribue à une faiblesse native. Il est probable que plusieurs survivent.

Dugès avait déjà rapproché le tétanos de l'éclampsie, et comme l'hémorrhagie méningée était pour lui une des causes de cette maladie, il donnait à entendre qu'elle pouvait aussi être celle du tétanos. Cette opinion a été soutenue par Billard, Abercrombie, Siebold, Hinterberger, et surtout par le docteur Matuszinsky (2). Ce dernier médecin a publié sur ce sujet un travail fort intéressant, dont nous allons donner un extrait qui remplacera une description que nous omettons dans notre texte, parce que nous n'avons pas eu l'occasion d'observer nous-mêmes cette maladie.

A l'autopsie on constate :

1° La roideur de tout le système musculaire.

2° Un épanchement sanguin ordinairement très abondant, occupant à la fois les enveloppes et les cavités de l'encéphale, et le canal rachidien. Dans ce cas il est situé entre les os et la dure-mère. Le sang est noirâtre, liquide, à demi coagulé, ordinairement très abondant.

3° Dans les autres organes on ne trouve à noter que la réplétion des cavités droites du cœur par du sang noir, et la pâleur de l'intestin.

Le tétanos débute dans le cours de la première semaine qui suit la naissance. Les enfants deviennent inquiets, poussent des cris aigus, caractéristiques. Leurs paupières restent ouvertes, la succion est difficile. La face porte l'empreinte d'une profonde souffrance; elle est grippée. Le trismus, d'abord passager, devient continuel, et la succion

(1) *De l'éclampsie des jeunes enfants comparée avec l'apoplexie et le tétanos* (*Mémoires de l'Académie royale de médecine*, 1833, t. III, p. 323).

(2) *Gaz. méd.*, 1837, p. 338.

impossible ; puis il s'y joint un véritable opisthotonos tantôt continu, tantôt intermittent, et alors il est accompagné d'une grande gêne de la respiration et d'un état convulsif ou crampoïde qui se répète tous les quarts d'heure ou toutes les demi-heures. Au bout de douze ou de vingt-quatre heures l'enfant tombe dans le collapsus, la figure pâlit, le pouls s'évanouit, les extrémités se refroidissent.

La maladie, dans la moitié des cas environ, ne dure que trente à trente-six heures ; très rarement elle se prolonge au delà du cinquième jour.

D'après M. Matuszinsky la cause principale du tétanos est l'inflammation de l'ombilic. « Après la chute du cordon, dit-il, l'ombilic peut être envisagé comme une plaie qui doit provoquer une réaction d'autant plus vive, qu'elle existe sur un individu frêle. Cette plaie se trouve en outre au milieu d'un tissu fibreux par excellence (la ligne blanche). On peut donc assimiler le tétanos des nouveau-nés à un vrai tétanos traumatique. » A cette cause prédisposante il faut joindre l'action du froid comme cause occasionnelle, c'est presque exclusivement en hiver que l'on observe le tétanos.

Pour M. Matuszinsky la cause anatomique est l'apoplexie du centre cérébro-spinal. Les phénomènes convulsifs et tétaniques coïncident avec la période de congestion. La paralysie et la mort arrivent quand l'état congestionnel est remplacé par l'épanchement.

Nous avouons que nous sommes portés à regarder l'épanchement plutôt comme le résultat que comme la cause de la maladie ; n'est-ce pas d'ailleurs entrer dans les opinions de l'auteur, qui assimile le tétanos des nouveau-nés au tétanos traumatique, affection essentiellement dynamique ?

Le pronostic du tétanos est des plus graves. Les enfants vigoureux résistent plus longtemps que les enfants faibles.

Le seul traitement qui ait eu chance de succès est le traitement prophylactique, qui consiste principalement à surveiller la cicatrisation de l'ombilic et à mettre l'enfant à l'abri des causes de refroidissement. Quant au traitement curatif, ce sont les antispasmodiques et l'opium qui offrent le plus de chances de succès. En effet, on a cité quelques résultats heureux à la suite de l'administration de l'opium à la dose d'une goutte toutes les heures.

A l'époque où nous publiâmes notre première édition, nous n'avions trouvé dans la science que quelques courtes indications et quelques observations disséminées sur les hémorrhagies cérébrales de la seconde enfance, mais aucune monographie et aucun mémoire détaillé. La rareté des descriptions dépend de ce que plusieurs auteurs ont confondu certaines formes d'hémorrhagie avec d'autres lésions. Ainsi on a pris les fausses membranes sanguines pour des produits inflammatoires. Cette erreur a été évidemment commise par Constant, lorsqu'il a dit (*Gazette méd.*, 13 février 1834) : « Il importe de distinguer l'hémorrhagie des centres nerveux de cette affection que M. Serres a décrite sous le nom d'apoplexie méningée, et qui, suivant nous, n'est qu'une variété de la méningite aiguë. Cette dernière maladie n'est pas très rare chez les enfants. » D'autres médecins, au contraire, ont pris la forme chronique pour l'arachnoïdite chronique.

Nous sommes donc les premiers qui ayons décrit les hémorrhagies encéphaliques de la seconde enfance, d'abord dans un mémoire consacré à la description de l'apoplexie méningée (1), et plus tard dans le tome II de notre première édition. Trois mois après la publication de notre mémoire, notre ami M. Legendre imprima dans la *Revue médicale* un travail fort intéressant sur le même sujet. Nous aurons plus d'une occasion de citer l'œuvre de notre collègue qui, différente de la nôtre à quelques égards, s'en rapproche cependant sous le plus grand nombre.

Depuis notre première édition, M. Ozanam, dans ses recherches sur l'éclampsie des enfants, a étudié la pathogénie des hémorrhagies encéphaliques. L'idée qui a guidé ce médecin est que l'hémorrhagie est le résultat et non la cause des accidents éclamptiques que l'on observe si souvent dans l'enfance. Nous aurons à nous expliquer sur la valeur de cette opinion.

Tous les auteurs que nous avons cités jusqu'ici, excepté nous, n'ont eu en vue que les hémorrhagies méningées. Les hémorrhagies cérébrales sont en effet beaucoup plus rares que les autres; cependant on en a observé des exemples chez le fœtus, chez les enfants nouveau-nés, et aussi à une période plus avancée de l'enfance. Ainsi M. Bérard a vu, sur un enfant de huit mois et demi, un caillot du volume d'une noix logé dans la substance cérébrale. Billard, sur un enfant de trois jours, a noté l'apoplexie du corps strié gauche.

Une observation beaucoup plus complète et plus intéressante appartient à M. Vernois. Dans le cas de Billard et dans celui-ci on observa les symptômes ordinaires de l'hémorrhagie cérébrale. D'après Rochoux l'apoplexie cérébrale dans l'enfance serait le résultat d'une lésion du cerveau différente de celle qui la produit chez l'adulte. Ce médecin en trouve la preuve dans la mort rapide des enfants et dans la non-cicatrisation des foyers sanguins. Cette opinion ne peut pas être soutenue d'une manière absolue en présence des observations rapportées par Dugès, Billard et M. Vernois, dans lesquelles les symptômes offerts par les malades ont été fort analogues à ceux de l'adulte; mais elle a quelque fondement si l'auteur a eu seulement en vue les hémor-

(1) La description la plus importante et la plus neuve contenue dans ce mémoire était celle des hydrocéphalies arachnoïdiennes chroniques, dont l'hémorrhagie est la cause première. En outre, nous avons, les premiers, énuméré les causes de l'épanchement et nous y avons rattaché des considérations nouvelles.

rhagies cérébrales de la seconde enfance, dont les symptômes et la marche diffèrent notablement, comme nous le verrons, de ceux de l'apoplexie à un âge plus avancé.

M. West (1) a consacré un chapitre de son ouvrage aux hémorrhagies cérébrales; il a insisté surtout sur le céphalæmatome et sur les apoplexies méningées et cérébrales. Ce chapitre, qui est un résumé succinct de l'état de la science, contient deux faits d'hémorrhagie arachnoïdienne passive survenue chez des enfants débilités; et deux autres observations d'hémorrhagie cérébrale, dans l'une desquelles l'épanchement sanguin fut causé par l'inflammation du tissu de la dure-mère.

Art. II. — Hémorrhagies autour du péricrâne.

Nous renvoyons nos lecteurs, pour l'étude du céphalæmatome, aux mémoires spéciaux publiés sur cette maladie des enfants nouveau-nés, parmi lesquels nous citerons en première ligne l'excellent travail de M. Valleix. Nous nous bornerons à donner ici l'extrait de quelques faits d'hémorrhagie crânienne observés sur des enfants âgés de un à quinze ans.

Une jeune fille de quinze mois nous a présenté entre le cuir chevelu et le péricrâne un épanchement de sang situé sur la partie postérieure gauche de la tête, abondant, mais diffus et disposé en lame mince.

L'examen extérieur du crâne n'avait rien présenté de remarquable, et les renseignements n'indiquaient aucune cause traumatique. Ce même enfant avait un autre épanchement sanguin moins considérable entre la dure-mère et le crâne.

M. Tonnelé (*Journ. hebd.*, 1829, p. 352) a rapporté deux exemples d'épanchements extra-crâniens. Dans l'un, le péricrâne, infiltré d'une quantité considérable de sang, avait plus d'un pouce d'épaisseur; cette infiltration était surtout très prononcée à la partie moyenne et dans la région occipitale postérieure, où l'on rencontrait en outre plusieurs petits caillots bien consistants. En même temps il existait une concrétion compacte dans les sinus longitudinal supérieur et latéraux. Dans l'autre cas, le périoste de presque toute la partie supérieure du crâne était décollé et séparé des os par une couche de sang liquide de 3 à 4 lignes d'épaisseur. La peau et le tissu cellulaire sous-cutané étaient remplis de petits foyers de sang liquide.

D'autre part, la Société anatomique de Paris a publié dans ses *Bulletins* (avril 1841) l'observation d'une fille de deux ans chez laquelle une tumeur sanguine très volumineuse était située sur le côté droit du crâne, étendue en hauteur depuis le conduit auditif externe jusqu'à la suture bipariétale, et dans le sens antéro-postérieur depuis la moitié postérieure de l'os frontal jusqu'à la suture lambdoïde. Cette tumeur qui coexistait avec un épanchement sanguin dans la grande cavité de l'arachnoïde, paraissait reconnaître pour cause l'habitude qu'avait prise l'enfant de s'endormir la tête appuyée sur un tuyau de poêle

(1) *Lectures on the diseases*, etc.

assez fortement chauffé. Les renseignements cependant étaient assez obscurs pour laisser du doute sur l'influence réelle de cette cause. Une ponction faite sur cette tumeur amena un liquide rougeâtre de la consistance d'une dissolution de gomme. On fit écouler en deux fois 60 grammes de ce liquide.

A l'autopsie, la tumeur contenait une grande quantité d'une matière lie de vin et de la consistance de bouillie très épaisse ; elle était appliquée immédiatement sur l'os temporal et sur la moitié postérieure du frontal dépouillés de leur périoste. Un raclage léger suffisait pour mettre à nu leur surface externe, qui ne paraissait pas évidemment altérée. Le périoste, détaché de dessus la table externe des os, était accolé à la peau, et enduit, comme la partie précédemment décrite, de cette matière sanguine coagulée.

Ces observations suffisent pour prouver l'existence des épanchements sanguins extra-crâniens, soit au-dessus, soit au-dessous du péricrâne, et pour indiquer qu'ils peuvent devenir considérables et être la source d'accidents graves.

Mais il nous faudrait un plus grand nombre de faits pour en tirer des conclusions sur la marche et le diagnostic de cette maladie.

Art. III. — Hémorrhagies de la dure-mère.

Nous ne nous arrêterons pas sur les épanchements situés entre la dure-mère et le crâne. La petite fille qui avait un épanchement diffus sous le cuir chevelu nous présenta une légère couche sanguine, un caillot mince entre la dure-mère et le crâne en arrière à gauche ; cette légère hémorrhagie n'était accompagnée d'aucune fracture crânienne ; aucun symptôme cérébral n'avait dénoté sa présence. L'enfant mourut des suites d'un ramollissement des intestins et d'une hypertrophie de la rate.

Nous ne dirons que quelques mots sur les épanchements, ou plutôt sur les ecchymoses interposées entre l'arachnoïde et la dure-mère. Toutes nos observations confirment pour l'enfant les résultats auxquels MM. Longet, Baillarger, Boudet, sont arrivés pour l'adulte et le vieillard. Les hémorrhagies qu'on croyait siéger entre les deux feuillets de la membrane fibro-séreuse appartiennent en réalité à la grande cavité arachnoïdienne : cependant nous avons, comme MM. Cruveilhier et Piedagnel, observé de petites ecchymoses sous l'arachnoïde qui tapisse la dure-mère, analogues à celles que nous avons rencontrées entre les deux feuillets du péricarde pariétal : ecchymoses petites, arrondies, semblables à des morsures de puce, ne faisant aucunement saillie à la surface de l'arachnoïde, qui reste parfaitement lisse, polie, et sur laquelle il n'existe bien certainement aucun dépôt membraneux.

Mais, laissant de côté ces lésions qui n'ont aucune importance diagnostique ou thérapeutique, nous passons à l'étude d'une maladie plus grave et plus fréquente, les épanchements sanguins dans la grande cavité de l'arachnoïde.

Art. IV. — Hémorrhagies de l'arachnoïde (1).

L'existence et le siége de ces hémorrhagies sont faciles à prouver; elles peuvent même se manifester par des altérations plus positives que chez l'adulte. La boîte crânienne souple, non complétement ossifiée, par là même dilatable, permet au sang de s'écouler en beaucoup plus grande quantité, de manière à simuler une véritable hydrocéphalie. Nous avons trois fois rencontré cette curieuse lésion.

§ I. *Anatomie pathologique.* — On trouve très rarement dans la grande cavité de l'arachnoïde du sang pur, liquide; car, après s'être épanché, il subit rapidement des transformations analogues à celles que l'on observe dans le sang tiré des veines par la phlébotomie, c'est-à-dire qu'il se coagule et constitue un corps solide dont la forme dépend de la partie dans laquelle il s'est épanché; le coagulum lui-même se divise en deux portions, l'une liquide et séreuse, l'autre solide, qui constitue le caillot. A partir de ce moment, le caillot subit diverses transformations à la suite desquelles il passe à l'état de fausse membrane mince, élastique, plus ou moins résistante, et simulant tantôt l'arachnoïde, tantôt une membrane réellement fibreuse. Nous avons donc deux éléments à étudier dans les épanchements sanguins de l'arachnoïde, l'un solide, l'autre liquide.

La forme la plus simple sous laquelle se présente la portion solide est un caillot dont la couleur rouge foncé, presque noire, donne par transparence à la dure-mère encore appliquée sur le cerveau une teinte violette assez foncée. Aplati et lamellé, ce caillot est tantôt mou et friable sous le doigt qui le presse, tantôt assez résistant et doué d'une sorte d'élasticité. Sa surface est parfaitement lisse et polie, comme revêtue d'une séreuse; ses bords, inégaux ou réguliers, plus minces que la partie centrale, sont assez distincts de la séreuse sur laquelle ils reposent; mais leur poli est si grand et leur minceur quelquefois telle, qu'ils se confondent avec l'arachnoïde sous laquelle la concrétion sanguine paraît ainsi s'être déposée.

Sa plus grande épaisseur, qui varie d'un demi-millimètre environ à trois, quatre ou même six millimètres, se trouve ordinairement au centre; cependant, si le caillot est déposé près de la scissure des hémisphères, il se peut que l'épaisseur la plus grande existe près de cette partie où la faux du cerveau a servi d'obstacle à l'expansion du liquide. L'étendue de ces caillots rouges ou noirs varie entre trois ou quatre millimètres et cinq ou six centimètres; nous n'en avons pas rencontré de plus étendus sous cette forme. M. Tonnelé (*loc. cit.*, p. 382) rapporte deux observations dans lesquelles le coagulum san-

(1) 20 malades ont servi à l'étude suivante : 17 de ces observations nous appartiennent; 3 ont été empruntées à MM. Greenhow et Tonnelé.

guin était bien plus considérable, car il couvrait toute la face supérieure de l'un et de l'autre hémisphère, et s'étendait même, dans un cas, sur les parties latérales de la faux du cerveau : il avait deux à trois lignes d'épaisseur.

Les caillots siégent sur toute l'étendue du cerveau, mais de préférence sur la surface convexe, soit en avant, soit en arrière, soit sur les côtés : le plus ordinairement ils adhèrent à la face pariétale de l'arachnoïde, plus rarement à sa face viscérale ; mais, quel que soit leur siége, cette adhérence est légère, et la plus petite traction suffit pour les détacher. Au-dessous, on trouve la séreuse lisse, polie, sans aucune solution de continuité, transparente et saine ou à peine rosée ; une fois cependant nous l'avons vue finement injectée. Lorsque nous avons constaté des altérations réelles de cette séreuse, c'est dans d'autres circonstances sur lesquelles nous reviendrons plus tard.

Appuyons ces détails par l'autorité d'un exemple.

Une fille de quatorze ans était à l'hôpital depuis plusieurs mois pour une cirrhose du foie et une tuberculisation ganglionnaire considérable ; elle mourut en octobre 1839, sans présenter aucun symptôme cérébral. L'autopsie fit voir que la grande cavité arachnoïdienne contenait à droite, sur le sinciput, un caillot adhérent à l'arachnoïde pariétale de l'étendue d'un écu de six livres à peu près, à bords minces et irréguliers, ayant un millimètre dans sa plus grande épaisseur près de la scissure. Sa couleur était rouge brunâtre, sa consistance médiocre, sa surface parfaitement lisse, polie, et comme séreuse, son adhérence très peu intime ; il reposait sur l'arachnoïde pariétale parfaitement lisse et transparente. Son point le plus épais répondait au tronc des veines cérébrales qui vont pénétrer dans le sinus supérieur. Ces veines, remplies de sang liquide, n'étaient perforées en aucun point ; au moins une inspection attentive n'a-t-elle démontré l'existence d'aucune ouverture.

Dans cet exemple le caillot était unique ; mais il peut arriver que plusieurs existent à la fois dans différents points de la cavité arachnoïdienne. On voit aussi, soit dans ces cas, soit lorsque les caillots sont isolés, leurs bords se prolonger en une fausse membrane jaunâtre ou parfaitement pellucide et transparente, et si mince qu'à la première vue on ne saurait distinguer ses limites, et qu'elle paraît se confondre avec l'arachnoïde. On peut croire alors que le caillot s'est déposé entre l'arachnoïde et la dure-mère ; mais en enlevant le coagulum on enlève en même temps cette fausse membrane encore molle et l'on constate très facilement qu'au-dessous d'elle existe la séreuse parfaitement saine.

Voici un nouveau fait à l'appui de cette description.

Un garçon de deux ans et demi, malade depuis cinq mois d'une fièvre mal caractérisée, ayant un purpura assez abondant, avec une anasarque, et de plus une hypertrophie de la rate, succomba à une pneumonie lobaire très étendue, le 2 février 1839. Il n'avait jamais présenté de symptômes cérébraux ; l'autopsie montra les lésions suivantes :

La boîte crânienne étant enlevée, la face externe de la dure-mère présente, par transparence, une teinte violacée disposée par taches assez larges. Lorsqu'on a incisé cette membrane, on voit que cette coloration est produite par des caillots lamellés, noirâtres, déposés à la face interne de la cavité arachnoïdienne. On en trouve sur l'hémisphère gauche, au niveau de sa partie externe et antérieure, et de sa partie moyenne; on en trouve aussi sur la partie postérieure de l'hémisphère droit. Ces caillots ont environ un demi-millimètre d'épaisseur au centre. Plus minces en dehors, ils forment des taches presque sans saillie. Adhérents à la dure-mère, ils s'en séparent avec facilité, et au-dessous laissent une surface lisse, polie, un peu rosée par places, blanche en d'autres, et continue avec l'arachnoïde pariétale. L'arachnoïde viscérale correspondante est parfaitement lisse, et aucun vaisseau ne traverse les caillots : le plus volumineux, qui est à droite, a neuf centimètres de diamètre, les autres à peine un ou deux. On en trouve d'autres pareils le long de la faux cérébrale; là seulement leur surface est tellement lisse et leurs bords sont si minces, qu'ils semblent continus avec l'arachnoïde voisine, en sorte qu'on croirait l'épanchement situé entre l'arachnoïde et la dure-mère; mais en procédant avec soin, on voit que les petits caillots se continuent avec une fausse membrane opaque devenant de plus en plus mince et transparente, à mesure qu'elle s'éloigne d'eux, jusqu'à sa terminaison; dans tous ces points on retrouve évidemment au-dessous d'elle l'arachnoïde lisse et polie.

Ici le siége du caillot dans l'arachnoïde est parfaitement démontré, ainsi que sa continuité avec une fausse membrane mince, transparente.

Cette continuité indique déjà que tous deux (le caillot et la fausse membrane) ont une origine commune, et que l'un n'est que la transformation de l'autre par suite d'un travail d'absorption dont le résultat a été d'enlever la matière colorante. Le fait que nous venons de citer établit, nous le croyons, sans réplique la réalité de cette transformation.

Les remarques suivantes confirment encore notre opinion. Cette fausse membrane ne constitue pas toujours ainsi la circonférence du caillot; elle forme le plus souvent une surface assez large dans laquelle se trouvent disséminés çà et là un nombre plus ou moins considérable de caillots d'étendue variable. Alors la fausse membrane elle-même se présente sous des aspects différents. Ainsi, là elle est aussi épaisse que le caillot, elle a sa consistance et s'écrase comme lui; sa couleur est d'un jaune rougeâtre, elle est infiltrée d'un liquide de même couleur, elle mouille le doigt qui l'écrase comme un simple caillot. La différence du rouge brun au jaune rouge est la seule qu'on puisse constater; par son poli, sa forme, son épaisseur et sa consistance, elle rappelle exactement le sang privé de sa matière colorante.

Ailleurs, la membrane est plus mince, un peu plus transparente, moins rouge et plus jaune; elle n'est plus infiltrée, elle a pris un peu plus de résistance et une certaine élasticité : c'est presque une fausse membrane, à laquelle manquent cependant cette couleur jaune mat et ce défaut de transparence assez spécial pour la rendre facilement reconnaissable.

Nous en trouvons un exemple dans l'autopsie suivante :

A l'ouverture de la grande cavité arachnoïdienne il s'échappe de chaque côté trois grandes cuillerées à bouche de sang liquide séreux et rouge. La surface viscérale est tapissée des deux côtés par une fausse membrane mince, transparente, d'un jaune rosé, assez élastique, et qui couvre sa presque totalité à la face convexe. Cette fausse membrane se prolonge aussi à la base, où l'on trouve quelques caillots d'un rouge noirâtre parfaitement continus avec elle.

Ici la fausse membrane, plus élastique que dans les cas précédents, et ayant moins l'apparence d'un coagulum sanguin, était cependant encore parfaitement continue avec plusieurs caillots bien distincts, et ne saurait reconnaître une autre origine.

Cependant elle peut subir d'autres transformations qui l'éloignent plus encore de son point de départ.

Très mince et transparente, elle arrive à simuler presque parfaitement l'arachnoïde dans plusieurs points de son étendue, tandis qu'ailleurs elle a encore quelque ressemblance avec un caillot, ou même n'en présente aucune trace. Dans cet état, on méconnaîtrait son origine, si déjà on n'avait suivi les transformations qu'elle peut subir.

Cette *pseudo-arachnoïde* est en général plus étendue que le caillot ; et il n'est pas très rare de lui voir occuper la plus grande partie de la face convexe d'un hémisphère ou même sa totalité, et de là s'étendre jusqu'à sa base, formant une coque presque complète à l'encéphale. L'observation publiée par la Société anatomique est de ce genre ; nous en avons nous-mêmes cité une autre dans notre première édition.

Cette fausse membrane, d'abord mince et transparente, peut acquérir par le temps une épaisseur considérable, devenir opaque, résistante, presque nacrée, et simuler une seconde dure-mère. Cette modification dans sa forme est le résultat de l'addition successive de plusieurs couches sanguines dégénérées. On trouve, en effet, en étudiant ces lames épaisses et denses, qu'elles sont stratifiées, et qu'on peut les décomposer en plusieurs lamelles minces et transparentes.

Chez l'enfant, nous n'avons jamais vu cette stratification des caillots eux-mêmes, mais seulement celle des membranes qui leur succèdent. Cependant ce cas doit se rencontrer, si ces lésions sont identiques chez l'enfant et chez l'adulte ; car c'est un fait connu, et dont l'un de nous (M. Barthez) a présenté un exemple remarquable à la Société anatomique. On pouvait, dans ce cas, enlever sur la même partie de l'arachnoïde d'un adulte plusieurs couches de caillots rouges et minces, tous également polis, et résultant de plusieurs exhalations successives au même lieu.

Cette stratification, soit des caillots, soit des fausses membranes qui leur succèdent, est une preuve nouvelle que ces produits siégent bien réellement dans la grande cavité de l'arachnoïde, et nullement entre cette membrane et la dure-mère. Pour en finir avec cette question, résumons-nous en quelques mots.

Les caillots et les fausses membranes dont nous parlons sont très certainement situés dans la grande cavité arachnoïdienne, et non entre cette membrane et la dure-mère ; car :

1° Ils se détachent toujours avec facilité, sans déchirure, et laissent au-dessous d'eux une membrane mince et transparente, sans solution de continuité, et qu'on reconnaît facilement pour être l'arachnoïde.

2° S'il est vrai que le caillot reste adhérent de préférence à l'arachnoïde pariétale, il est vrai aussi qu'il reste quelquefois en contact avec l'arachnoïde cérébrale : nous en avons cité un exemple.

3° Si la première membrane que l'on enlève en étudiant ces produits est l'arachnoïde malade, ramollie, et doublée d'un caillot, que sera, dans la membrane stratifiée, la seconde couche, qui a tout à fait la même apparence, le même poli, et qui paraît se continuer comme la première avec l'arachnoïde?

4° Ajoutons pour dernière preuve que l'on voit quelquefois ces membranes, détachées par un de leurs bords, flotter au milieu du liquide, tandis que leur autre bord adhère encore à l'arachnoïde : alors cette dernière membrane ne présente aucune solution de continuité.

Enfin, dans des cas beaucoup plus tranchés, on voit la fausse membrane légèrement adhérente par tout son pourtour avec l'arachnoïde pariétale et viscérale, vers la base du cerveau, être à la face convexe complétement isolée de toutes deux, et séparée d'elles par deux couches épaisses de sérosité qui baignent ses deux faces. C'est alors une sorte de cloison qui sépare deux liquides.

Nous avons insisté à dessein sur ces différents détails, parce que bon nombre de médecins considèrent ces fausses membranes comme un produit de l'inflammation. De là l'opinion erronée qui attribue à une phlegmasie arachnoïdienne chronique certaines formes d'hydrocéphalies qui sont en réalité le résultat d'un épanchement sanguin.

Avant de passer à l'étude du liquide qui baigne les caillots, nous allons donner quelques détails sur leur fréquence, sur leur siége relatif, etc.

Il est rare de rencontrer des caillots seuls ou des fausses membranes seules ; le plus ordinairement ces deux produits sont réunis, mais en proportion très diverse (1).

Les caillots ou les fausses membranes siégent le plus ordinairement sur la face convexe et exclusivement sur elle, plus rarement sur la face plane, et jamais nous ne les avons vus exclusivement sur celles-ci.

(1) Sang liquide............ 1 Fausses membranes seulement.... 4
Caillot seulement........ 6 Caillots et fausses membranes 9

Ils sont aussi fréquents à droite qu'à gauche, et le plus ordinairement on en constate des deux côtés à la fois (1).

Le caillot arachnoïdien existe quelquefois seul et ne s'accompagne d'aucune partie liquide, soit parce que, tout nouvellement formé, il n'a pas encore eu le temps de se séparer en ses deux parties, soit au contraire parce que, formé depuis longtemps, sa partie séreuse a été résorbée : aussi ne doit-on pas être étonné si l'on constate l'absence de liquide arachnoïdien, quel que soit l'état du caillot.

C'est là cependant le cas le plus rare, et il se rencontre à peine une fois sur trois ou quatre ; dans tous les autres, la cavité arachnoïdienne contient un liquide dont la nature et la quantité varient considérablement.

Tantôt il est transparent, limpide et d'une coloration jaune plus ou moins foncée ; en un mot, en tout semblable à la sérosité. Ailleurs il est trouble, jaune rougeâtre, et contient quelques particules sanguines. Dans quelques cas plus rares il conserve sa transparence ; mais il a une coloration rouge assez foncée, c'est du sang mêlé de sérosité, et conséquemment plus liquide que dans l'état habituel. Enfin d'autres fois le liquide est épais, bourbeux, brun ou couleur chocolat, et semblable à celui des épanchements sanguins d'ancienne date ; on en trouve de pareils dans certaines hématocèles, dans des tumeurs sanguines, etc.

Il est très rare de rencontrer le sang pur et à l'état liquide ; une fois cependant nous l'avons vu sous cette forme, renfermé entre des dédoublements de fausse membrane plus ancienne.

La nature du liquide n'est pas toujours la même dans les différentes parties de l'arachnoïde : ainsi, trouble et bourbeux à gauche, il peut être limpide et transparent à droite, la faux cérébrale étant un obstacle au mélange. Le liquide est ordinairement identique du même côté de l'encéphale, à moins cependant (et ce cas est très rare) qu'une des fausses membranes adhérentes par son pourtour divise l'hémisphère en deux parties superposées, et contenant chacune un liquide de différente nature.

L'abondance en est très variable : quelquefois on n'en trouve qu'une ou deux cuillerées ; ailleurs on en peut recueillir 30 à 60 grammes ; une fois nous avons estimé la quantité du liquide arachnoïdien à un demi-litre, une autre fois à un demi-litre de chaque côté, c'est-à-dire à un litre pour la totalité.

Une quantité de liquide aussi considérable ne se présente guère que chez les plus petits enfants et avant l'ossification des fontanelles : on dirait que chez eux la mollesse des parois et leur facilité à s'étendre, d'une part ont permis au sang de s'épancher en plus grande abon-

(1) A droite.................. 2 A gauche.................... 2
Des deux côtés........... 12 Côté ignoré..................... 4

dance, et d'autre part ont favorisé son séjour plus prolongé. On comprend très bien, en effet, que chez les enfants plus âgés, la pression exercée sur ce liquide par le cerveau et par les parois inextensibles soit un obstacle à l'épanchement, et en sollicite une plus prompte résorption.

Lorsque l'épanchement sanguin arrive à cet état, il constitue une véritable hydrocéphalie située hors de la cavité des ventricules et à l'intérieur de l'arachnoïde. Elle se manifeste comme celle qui est ventriculaire par une ampliation extrême de la tête ou plutôt de la boîte crânienne avec saillie des bosses frontales et temporales, et par tous les caractères que nous avons assignés à l'hydrocéphalie chronique. On doit sans doute ranger dans cette catégorie le fait déjà cité et publié par la Société anatomique. Dans ce cas, la tête d'un enfant de deux ans contenait 300 grammes de sérosité, et cependant nulle part il n'est indiqué s'il y avait dilatation de la tête et apparence d'hydrocéphalie. M. Gouraud (*Bull. Soc. anatom.*, n° 40) a publié, sous le titre d'*Hydrocéphalie enkystée*, un exemple analogue à ceux que nous avons observés.

Le tissu de l'arachnoïde présente souvent des lésions assez notables pour être remarquées : cependant, comme nous l'avons dit, elles n'existent pas à sa surface pariétale au point sur lequel repose le caillot. C'est toujours, au moins l'avons-nous vu ainsi, l'arachnoïde viscérale qui est épaisse, opaque ou opaline, résistante, s'enlevant en un seul lambeau de dessus toute la surface cérébrale. Cet épaississement n'est pas toujours aussi général ; borné à quelques places limitées, on le rencontre assez souvent le long de la grande scissure interlobaire dans une étendue considérable : presque toujours dans ce point les corps de Pacchioni sont en même temps plus volumineux, plus nombreux, plus jaunes que dans l'état naturel, et semblent participer à l'état de fluxion des organes encéphaliques.

Une seule fois nous avons rencontré l'arachnoïde viscérale mince, molle, se déchirant avec une extrême facilité, et dépourvue de toute glande de Pacchioni.

La pie-mère est souvent infiltrée d'une quantité considérable de sérosité, quelquefois comme gélatineuse : on dirait alors qu'il y a eu non-seulement fluxion sanguine, mais en outre tendance véritable à la production d'une inflammation. L'un de nos malades présentait même une suppuration véritable à la face externe de l'arachnoïde viscérale; et cette méningite étendue et considérable était simple, inflammatoire et nullement tuberculeuse.

Cependant il est assez rare de constater en même temps que l'hémorrhagie arachnoïdienne une injection un peu considérable des petits vaisseaux de la pie-mère. Les grosses veines cérébrales elles-mêmes et les sinus de la dure-mère ne contiennent pas toujours du sang; plus souvent cependant ils en renferment une petite quantité liquide et noire, ou bien une assez forte proportion de caillots mous, noirs et rarement décolorés. Dans deux observations de M. Tonnelé, les sinus étaient oblitérés par des concrétions sanguines.

Dans les faits que nous avons sous les yeux, la substance cérébrale est saine, peu piquetée, et ne présente rien de bien notable; rarement nous l'avons vue congestionnée. Dans un cas très remarquable, et que nous avons déjà mentionné, en disant que la tête contenait environ un litre de liquide, le cerveau était éloigné du crâne par un intervalle de 2 à 4 centimètres dans toute l'étendue de la surface convexe; sa substance était molle, anémiée, comme gélatineuse, et cependant les cavités ventriculaires contenaient encore 40 à 50 grammes de liquide ; aussi dans ce cas comme dans tous ceux d'hydrocéphalie par la même cause, la pie-mère n'était pas infiltrée, et les circonvolutions étaient affaissées et aplaties comme lorsqu'il existe une hydrocéphalie ventriculaire.

Les os du crâne et la dure-mère ne nous ont jamais présenté d'autres lésions que celles qui résultent de leur distension ; elles ont été indiquées ailleurs (voy. HYDROCÉPHALIE). Une fois cependant, et dans le cas ou l'épanchement arachnoïdien s'accompagnait de méningite, les parois osseuses, un peu plus épaisses que de coutume, étaient dures et injectées.

Dans une observation de Rufz, les os du crâne offraient une perforation assez étendue. « Sur le pariétal gauche on voyait une fente de 108 millimètres de longeur dirigée d'avant en arrière de la suture coronale à la suture occipito-pariétale : cette fente avait 5 millimètres de largeur ; elle décrivait une courbe irrégulière en forme d'S romaine. »

Après cette description des hémorrhagies de la grande cavité arachnoïdienne, il nous reste, pour en terminer l'anatomie, à dire quelques mots de leur origine. M. le docteur Piedagnel, dans l'intéressant rapport dont il a fait suivre l'observation insérée dans les *Bulletins de la Société anatomique*, indique plusieurs sources à cette hémorrhagie : 1° les épanchements par suite de fracture et rupture de vaisseaux; 2° une exhalation sanguine; 3° une altération de l'arachnoïde. De ces trois sources, la seconde est la seule que nous ayons constatée chez les enfants, ou tout au moins la seule à laquelle nous ayons pu raisonnablement rapporter la maladie. Deux fois, il est vrai, nous avons vu le caillot situé au pourtour des grosses veines cérébrales. Dans l'un de ces faits les veines étaient certainement saines et nullement perforées. Dans le second, les vaisseaux entourés de caillots étaient ceux qui pénètrent dans le crâne par la fente sphénoïdale ; dans ce cas l'examen ne put être parfait, et bien que nous n'ayons pas constaté de perforation vasculaire, nous ne saurions affirmer qu'il n'en existât pas.

D'après M. Legendre, les hémorrhagies ont presque toujours lieu par exhalation, ce qui explique pourquoi la mort n'est pas très rapide; il a vu cependant l'hémorrhagie être le résultat d'une rupture vasculaire, et il conclut des exemples qu'il a eus sous les yeux, que les différences qu'on observe chez les enfants et chez les vieillards ne sont pas une conséquence de l'âge, mais de la source particulière de l'hémorrhagie.

Ses descriptions anatomiques ne diffèrent pas sensiblement des nôtres ; seulement il a trouvé que, toujours à l'état chronique, et souvent à l'état aigu, la fausse membrane tapissait à la fois l'arachnoïde viscérale et pariétale : il en a conclu qu'il existait presque toujours dans la grande cavité arachnoïdienne un kyste renfermant du liquide, et qu'ainsi ce liquide n'était pas en contact avec l'arachnoïde. Ici nous différons d'opinion avec M. Legendre : à l'état aigu, nous avons vu la fausse membrane appliquée sur l'une ou sur l'autre face de l'arachnoïde, mais jamais sur les deux à la fois. A l'état chronique, nous avons vu, il est vrai, le dédoublement de la fausse membrane et le kyste qui en résulte; mais, ainsi qu'on pourra le constater dans une observation publiée dans notre première édition (t. II. p. 70), le kyste ne contenait qu'une partie de la sérosité, l'autre portion du liquide étant en contact avec l'arachnoïde elle-même. Bien plus, dans un autre cas, nous trouvâmes sur l'arachnoïde viscérale et pariétale des débris de caillots et de fausses membranes adhérents à la séreuse en quelques points, flottants en d'autres, n'étant pas assez étendus pour se rejoindre sur les parties latérales, postérieures et antérieures du crâne; en sorte que là encore le liquide était en quelques points en contact avec l'arachnoïde elle-même. Nous reconnaissons du reste que ces kystes peuvent être complets et former un sac sans ouverture.

Il est possible que la fausse membrane soit plus ou moins étendue, et forme un kyste parfait ou imparfait, suivant la proportion qui existe entre le sérum et le caillot dans le liquide primitivement épanché.

Nous avons cependant de la peine à croire, avec M. Legendre, que ces kystes aient une tendance naturelle à se rapprocher, à se souder, et par là à se guérir. Nous croyons que si cette union arrive, elle est la conséquence et non la cause de la guérison. Nous avons vu, en effet, un épanchement de sang pur et liquide dans une partie de l'un de ces kystes; et là nous avons eu la preuve que ces membranes peuvent aussi bien être le siége d'une nouvelle hémorrhagie que le point de départ de la guérison.

§ II. *Symptômes.* — D'après l'étude anatomo-pathologique à laquelle nous venons de nous livrer, et d'après les symptômes signalés par les auteurs qui se sont occupés de la même maladie chez l'adulte, on pourrait croire que dans l'enfance l'hémorrhagie arachnoïdienne doit offrir des signes qui permettent de la diagnostiquer aisément.

Il n'en est rien cependant; et sauf les cas où il se fait une hydrocéphalie, il est rare qu'on observe des symptômes, ou bien ils se confondent avec ceux d'autres maladies cérébrales. Enfin il peut exister une autre lésion encéphalique en même temps que l'hémorrhagie, et il est souvent très difficile de décider à laquelle appartiennent les phénomènes morbides.

I. *Hémorrhagie arachnoïdienne primitive ou secondaire aiguë, ou cachectique.* — Dans l'impossibilité où nous sommes de rien dire de général sur les symptômes de l'hémorrhagie arachnoïdienne aiguë, nous nous contenterons ici de donner l'analyse des observations des enfants chez lesquels nous avons noté quelques phénomènes morbides.

Chez un garçon âgé de deux ans, dont nous avons dejà cité l'autopsie (voy. page 250), la maladie débuta cinq semaines avant la mort par des convulsions qui duraient dix minutes à un quart d'heure, et se renouvelaient tous les jours : huit jours avant la mort elles devinrent plus fréquentes, et avaient lieu jusqu'à deux ou trois fois par jour. Dans l'intervalle des premiers accès, l'enfant suait beaucoup de la tête; il avait les pieds et les jambes froides: l'avant-veille et le jour de la mort, il montrait qu'il souffrait de la tête, il eut en même temps plusieurs épistaxis et perdit ainsi une grande quantité de sang. Un dévoiement très abondant persista pendant tout le cours de la maladie. L'autopsie montra un épanchement sanguin dans la grande cavité arachnoïdienne, arrivé à l'état de fausse membrane mêlée de caillots noirs, mous; plus trois grandes cuillerées d'un sang rouge et séreux (1).

Aucune autre lésion n'existait chez ce petit malade, pas même dans les intestins, en sorte que les convulsions ne pouvaient être attribuées qu'à la présence du caillot, à moins que l'on n'admette que l'hémorrhagie a succédé à l'éclampsie. Nous étudierons cette question plus tard.

L'autre exemple est celui d'une fille de deux ans et demi, qui dépérissait depuis l'âge de seize mois, à la suite d'une dentition très pénible, et qui succomba à un ramollissement de l'estomac et à une pneumonie. Elle était du reste intelligente et très tranquille, lorsque, quatre jours avant sa mort, on la trouva avec les mains fléchies et fermées, le pouce étant placé en dedans des autres doigts; il y avait à peine de la roideur; tranquille du reste, elle poussait quelques plaintes de temps à autre. Le jour de la mort, la roideur était plus considérable et existait jusque dans les membres supérieurs.

Nous trouvâmes dans la cavité arachnoïdienne des fausses membranes jaunes, assez élastiques, mélangées de quelques caillots rouges. Il n'y avait pas de liquide.

Enfin, une fille de quatre ans, gravement tuberculeuse, qui était toujours triste et tranquille, fut trouvée le matin de sa mort dans un coma que rien ne pouvait dissiper. Cependant un pincement un peu violent lui faisait ouvrir les yeux, qui se tournaient vers la partie supérieure; les pupilles étaient régu-

(1) Dans la forme aiguë, ce cas est le seul dans lequel nous ayons observé des convulsions. Au contraire, dans les trois observations de M. Legendre, les accidents convulsifs ont prédominé.

lières et oscillantes, et les membres dans la résolution, bien que non paralysés. Elle mourut deux heures après. Ces phénomènes n'étaient certainement que les avant-coureurs de la mort, et non le symptôme de la lésion trouvée dans la grande cavité arachnoïdienne : lésion certainement plus ancienne, puisqu'elle consistait dans une fausse membrane mince et transparente, très étendue et continue à droite, petite à gauche, simulant des deux côtés l'arachnoïde, et baignée à droite dans un bon verre de sérosité citrine. Ce liquide seul pouvait être une production nouvelle, et constituer ainsi un épanchement séreux aigu.

Nous nous sommes demandé si l'apoplexie méningée, dans les cas où elle est primitive et se fait brusquement d'un seul côté de l'arachnoïde, ne pouvait pas produire des symptômes de compression dont le résultat serait la paralysie du côté du corps opposé à celui où s'est fait l'épanchement : un seul de nos faits pourrait confirmer cette opinion. Nous allons donner le résumé succinct de cette longue observation en regrettant vivement que le défaut de place nous empêche de l'insérer en entier.

Une fille âgée de douze ans, mal portante depuis près d'une année, entra une première fois à l'hôpital pour une affection mal caractérisée. Examinée avec grand soin, elle ne nous présenta d'autre symptôme morbide qu'une diminution dans l'intensité du bruit respiratoire en arrière à droite. Les autres fonctions n'offraient aucun dérangement. Pendant les cinq jours qu'elle passa à l'hôpital, il ne survint pas d'autre symptôme. De retour chez ses parents, elle resta dans le même état pendant plusieurs jours. Le 1er novembre, onze jours après sa première entrée, elle était assise auprès d'une poêle, occupée à se laver les mains, quand subitement elle perdit connaissance, et lorsqu'on la releva, on put s'assurer que le côté gauche était complétement paralysé. La nuit suivante, elle eut des selles involontaires. Nous la vîmes trois jours après le début de l'accident, et nous constatâmes une paralysie du sentiment et du mouvement des plus caractérisées dans tout le côté gauche. La perte de connaissance avait été courte, et l'intelligence était de nouveau parfaitement nette. L'enfant rendait compte de son accident avec une précision remarquable ; elle avait toutefois une grande tendance à pleurer pour la moindre cause ; elle *bredouillait* un peu en parlant. L'appareil fébrile était nul. Au bout de peu de jours (le douzième), il survint déjà une amélioration marquée dans le mouvement de l'extrémité inférieure gauche ; elle persista, et s'étendit progressivement à l'extrémité supérieure. Le vingt-deuxième jour nous observâmes quelques mouvements choréiques du côté droit. Le trente-deuxième ils avaient diminué, et le quarantième ils n'existaient plus. Ce jour-là même la jeune malade commença à exercer quelques mouvements avec le bras. Le soixantième, elle levait l'avant-bras et le fléchissait sur le bras, mais avec difficulté ; elle exécutait aussi des mouvements de l'articulation de l'épaule. A mesure cependant que l'état local faisait des progrès vers la guérison, l'état général empirait ; l'enfant pâlissait, maigrissait, perdait ses forces et son appétit, et avait un abondant dévoiement. Cette détérioration générale se prononça encore davantage les six dernières semaines, et l'enfant finit par succomber trois mois et demi après le début de l'hémiplégie, qui, comme nous l'avons dit, avait considérablement diminué sans avoir cependant entièrement disparu.

A l'*autopsie*, nous trouvâmes l'encéphale dans l'état suivant : 1° la grande cavité de l'arachnoïde du côté droit contenait un peu de liquide séreux trouble. De ce même côté, nous trouvâmes un petit caillot formant une membrane mince, transparente, jaune en partie, rouge par places, lisse et polie, occupant la partie supérieure et antérieure de l'hémisphère dans une étendue de 4 à 5 centimètres carrés. L'arachnoïde était lisse, opaline par places : on trouva quelques glandes de Pacchioni le long de la grande scissure. La pie-mère et les veines cérébrales n'étaient pas injectées ; elle s'enlevait avec facilité. Le sinus longitudinal supérieur contenait des caillots noirs et mous. 2° La consistance générale du cerveau était bonne, un peu diminuée en arrière et en dehors du corps strié droit dans une très petite étendue, sans aucune coloration spéciale. Le corps strié se détachait plus facilement du lobe par la déchirure que celui du côté opposé. Le cerveau était généralement pâle : seulement, dans l'intérieur d'une anfractuosité en arrière à droite, la pie-mère avait une teinte d'un jaune orangé. Mais la substance cérébrale n'offrait pas trace de foyer, de cicatrices, ou d'autre lésion appréciable. Les ventricules contenaient une cuillerée de sérosité transparente.

Nous croyons qu'on peut établir de la manière suivante la relation entre les altérations anatomiques et les phénomènes morbides.

1° Un épanchement sanguin se sera brusquement effectué dans la grande cavité de l'arachnoïde du côté droit, peut-être aussi dans la pie-mère du même côté. L'existence d'une hémorrhagie arachnoïdienne est mise hors de doute par la nature des produits. La coloration jaune de la pie-mère porterait à croire que le sang s'est aussi épanché dans cette membrane. Les symptômes d'hémiplégie auront coïncidé avec l'époque à laquelle s'est fait l'épanchement.

2° La nature même du caillot indiquait que son origine n'était pas récente et qu'il avait subi plusieurs transformations. La marche des symptômes indiquait aussi une diminution progressive dans l'intensité de la compression. La relation des causes et des effets existait donc et était proportionnelle.

3° Enfin nous rapportons tous les symptômes à l'épanchement méningé, parce que la pulpe cérébrale ne nous a offert aucune lésion capable de les expliquer. Cette légère diminution de consistance du cerveau, la facilité plus grande avec laquelle le corps strié se déchirait, ne sauraient constituer un état pathologique proprement dit et être assimilé au ramollissement morbide de l'encéphale.

Les faits que nous avons empruntés aux auteurs ne nous fournissent aucune lumière sur le diagnostic de la maladie. Dans les observations de M. Greenhow et dans celles de M. Tonnelé, la mort a été subite ; le fait, du reste, n'a rien d'étonnant, puisque, dans ces trois cas, l'hémorrhagie était générale et très considérable.

La forme latente de la maladie est donc la plus fréquente ; elle nous paraît pouvoir être expliquée :

1° Par la nature de la lésion, qui ne s'accompagne d'aucune irritation de la séreuse ;

2° Par la marche lente et progressive qu'elle suit d'ordinaire, résultat de la cause qui lui donne naissance (voy. ci-après page 68);

3° Par le peu d'abondance des produits épanchés, la résorption rapide et la transformation prompte de ceux qui existent;

4° Enfin par l'état de débilitation dans lequel sont plongés les jeunes sujets au début de la maladie. Un coup d'œil jeté sur les extraits d'observations que nous avons rapportés prouve l'exactitude de cette dernière remarque ; car dans le seul cas où des symptômes réellement aigus (convulsions répétées) ont été le phénomène principal, la maladie pouvait être considérée comme primitive.

D'après M. Legendre, l'hémorrhagie méningée à la période aiguë a été souvent confondue sous le nom de fièvre cérébrale avec l'hydrocéphale aiguë ; la maladie est caractérisée par le développement d'un état fébrile qui persiste pendant tout son cours, et qui s'accompagne dès le début d'accidents convulsifs légers vers les yeux, à la suite desquels il reste du strabisme: il y a peu ou pas de vomissements, pas de constipation. Bientôt apparaissent de la contracture des pieds et des mains, et des accès convulsifs cloniques ou toniques, qui deviennent plus fréquents et plus violents à mesure qu'on approche du terme fatal; en outre, il y a de l'assoupissement, la sensibilité cutanée est un peu émoussée dans les derniers temps, mais on n'observe pas de symptômes de paralysie ; la mort est toujours hâtée par des complications et en particulier par la pneumonie lobulaire.

II. *Hémorrhagie arachnoïdienne chronique.* — Si, d'ordinaire, les hémorrhagies méningées ne se manifestent par aucun symptôme, la scène change complétement lorsque l'affection devient une hydrocéphalie.

Le volume considérable de la tête indique suffisamment le genre de la maladie qu'on a sous les yeux. Nous avons, dans notre première édition, publié une observation dans laquelle on peut voir la marche lente et graduelle de l'effusion sanguine et la possibilité de plusieurs épanchements successifs. Du reste, cette affection ne présente pas des caractères bien tranchés qui la différencient de l'épanchement séreux ventriculaire. C'est aussi l'opinion de M. Legendre. Toutefois le plus souvent il n'a pas observé de symptômes de compression du côté du système musculaire, et l'intelligence était toujours plus altérée que le mouvement.

La distinction cependant serait importante à établir ; mais on a vu dans le chapitre *hydrocéphalie* que la forme de la tête, que les symptômes cérébraux concomitants, que l'état des sens, des voies respiratoires et digestives sont les mêmes dans toutes les espèces. Nous devons donc chercher ailleurs des signes diagnostiques.

Or, ici l'âge nous paraît établir une différence entre les hydrocéphalies chroniques acquises qui sont le résultat d'une tumeur cérébrale (tuberculeuse ou autre), et les hydrocéphalies chroniques sanguines.

Il est extrêmement rare de voir un enfant de deux ans et au-dessous mourir hydrocéphale par suite de tubercules cérébraux ; presque toujours à cet âge l'épanchement sanguin simule l'hydrocéphalie, et ce n'est guère qu'à partir de deux ans que l'on trouve avec l'hydrocéphalie des tubercules ou d'autres tumeurs cérébrales (1). Les épanchements sanguins peuvent-ils déterminer la formation d'une hydrocéphalie chronique passé l'âge de deux ans? Nous n'en avons pas d'exemples, mais nous ne voudrions pas ériger ce fait en règle générale, et nous ne parlons ici que d'après les malades dont nous avons l'histoire sous les yeux.

L'existence des convulsions au début constitue un autre élément de diagnostic entre les deux espèces d'hydrocéphalie chronique. Ce symptôme est moins fréquent dans les cas où la maladie résulte d'un épanchement sanguin que dans ceux où les tubercules sont la cause de l'hydropisie. Dans ce dernier cas, les convulsions marquent habituellement le début et précèdent l'ampliation de la tête ; il n'en est pas ainsi dans les hydrocéphalies sanguines dont nous avons les observations sous les yeux. Nous sommes loin, toutefois, d'attacher une grande importance à ce résultat, parce que nos observations sont peu nombreuses. En outre il serait fort possible que la forme chronique succédât à la forme convulsive aiguë, bien que nous n'en possédions pas d'exemples (2) ; et enfin les convulsions peuvent manquer au début des hydrocéphalies chroniques acquises.

Il résulte de ces remarques que l'âge de l'enfant et l'époque du début sont les deux conditions auxquelles il faut attacher le plus d'importance pour le diagnostic.

Les symptômes physiques et rationnels, devant laisser souvent le praticien dans l'indécision sur la nature intime de la maladie, nous pensons que pour éclairer le diagnostic on devrait, en cas pareil, mettre en usage la ponction exploratrice. La nature du liquide auquel l'instrument donnerait issue, la profondeur à laquelle il serait nécessaire de le faire pénétrer pour atteindre l'épanchement, indiqueraient

(1) Nous devons dire cependant que la science possède des exemples d'hydrocéphalie ventriculaire tuberculeuse ayant débuté avant l'âge de deux ans. Constant en a cité un remarquable chez un enfant qui, à l'âge de trois mois, fut pris de convulsions répétées à la suite de la rougeole. Sa tête se développa trois semaines après environ, et il mourut sept mois après le début des accidents, avec une hydrocéphalie ventriculaire causée par plusieurs tubercules cérébraux. (*Gazette médicale*, 15 février 1834.)

(2) M. le docteur Legendre, comme nous l'avons dit, a constaté que des accidents aigus avaient précédé le développement de la tête, et que ces accidents consistaient souvent dans des convulsions. Les résultats auxquels nous sommes arrivés, contraires à ceux de notre savant confrère, prouvent qu'il ne faut pas attacher trop d'importance à ce symptôme pour distinguer l'hydrocéphalie arachnoïdienne sanguine de l'hydrocéphalie ventriculaire, suite de tubercules.

d'une manière presque certaine le siége de la maladie. Il est bien évident, en effet, que si la ponction donnait issue à du sang, à de la sérosité sanguinolente ou même albumineuse, on serait fixé par là même sur l'espèce d'hydrocéphalie. Le diagnostic ne nous semblerait pas moins positif si l'instrument, après avoir traversé la dure-mère seulement, donnait issue à du liquide. Il faut savoir cependant que dans l'hydrocéphalie ventriculaire la distension et la condensation de la substance cérébrale sont telles, que l'on peut très bien croire que l'on perce le kyste tandis que l'on traverse la pulpe endurcie (voy. notre observation d'hydrocéphalie, t. II, p. 163) ; en sorte que les caractères chimiques du liquide sont plus utiles pour le diagnostic que les indications tirées de la profondeur à laquelle pénètre l'instrument et de la résistance qu'il rencontre sur son passage.

L'importance du diagnostic est telle, en cas pareil, que nous n'hésitons pas à proposer l'emploi de cette méthode.

Cette opération a été pratiquée par M. Rufz, qui a publié sous le titre de *Méningite* (*Gazette médicale*, 1841, p. 50) l'observation fort intéressante d'un enfant qui fut pris à l'âge d'un an de vomissements avec agitation des membres qui se roidissaient, ce que la nourrice crut être le résultat de convulsions. Quinze jours plus tard on s'aperçut d'une grosseur à la tête (qui dès la naissance avait été volumineuse). Lorsque le malade eut atteint l'âge de quatorze mois, on constata une tumeur à la partie latérale gauche de la tête ; elle s'étendait plus en arrière qu'en avant ; elle était tendue, fluctuante, transparente à la lumière ; sa compression ne déterminait aucun accident. On pratiqua la ponction à plusieurs reprises ; elle donna presque toujours issue, les premiers jours, à de la *sérosité sanguinolente*. Après chaque ponction l'enfant fut pris de tremblement et de refroidissement. Il succomba à la suite d'un muguet.

Art. V. — Hémorrhagies de la pie-mère.

L'épanchement sanguin dans les mailles de la pie-mère est, chez l'enfant, beaucoup plus rare que celui de la grande cavité arachnoïdienne. Nous n'en avons pas recueilli d'exemples nous-mêmes, mais nous en avons trouvé un dans le mémoire de M. Tonnelé. L'épanchement était, dans ce cas, le résultat de l'oblitération des sinus.

La dure-mère était fortement tendue; une couche de sang coagulé, dense, d'une couleur foncée et d'une très grande épaisseur, s'était épanchée sous l'arachnoïde à la voûte de chaque hémisphère, qui en était pour ainsi dire coiffé. Les veines qui rampent à la partie supérieure du cerveau étaient remplies par un caillot consistant, et fortement gonflées, comme si l'on y eût poussé une injection solide; quelques-unes étaient rompues en plusieurs points. On observa les symptômes suivants : le premier jour, abattement, fixité insolite du regard par instants, quelques mouvements convulsifs. Le deuxième, le tronc et les membres inférieurs étaient dans un état de rigidité extrême ; la déglutition se faisait avec peine; les pupilles étaient largement dilatées, immobiles, la face pâle, le pouls petit, intermittent. La mort arriva promptement.

Nous allons transcrire le résumé d'une autre observation que nous devons à l'obligeance des docteurs Lombard et Panchaud, de Genève.

Il s'agit dans ce fait d'une petite fille âgée de treize mois qui, après avoir présenté pendant quinze jours environ des symptômes de bronchite, de pneumonie lobulaire et d'entérite, entrait en convalescence, lorsqu'elle fut prise subitement de convulsions générales. On observe des secousses du tronc, du cou et du visage; la bouche et les yeux sont grandement ouverts, les globes oculaires roulent dans leur orbite, mais sont d'ordinaire tournés en haut; les pupilles sont contractées; les bras sont roides et agités de mouvements convulsifs; les deux mains sont fermées convulsivement; le bras gauche est un peu plus roide que le droit; mais ni l'un ni l'autre ne sont paralysés; le pouls est fréquent, irrégulier, tantôt à 100, tantôt à 150; impossibilité d'avaler; teint pâle. Au bout de deux heures, il survient un peu de sommeil pendant un quart d'heure; puis les convulsions reparaissent avec une nouvelle violence; la perte de connaissance est complète, et la mort survient dix-neuf heures après les premiers accidents cérébraux.

A l'*autopsie*, les sinus sont gorgés de caillots durs et consistants. Presque toute la surface des lobes supérieurs du cerveau présente un épanchement de sang au-dessous de la pie-mère, dont les veines sont distendues par des caillots noirs et durs, comme si une injection coagulable y avait été poussée avec force. Cette distension des vaisseaux se rencontre aussi à la base du cerveau, mais sans épanchement. L'hémorrhagie occupe toute la partie supérieure des deux lobes, excepté immédiatement en avant. Elle se prolonge jusqu'à la base de la scissure interlobulaire et pénètre dans toutes les circonvolutions. La substance grise est changée en une bouillie d'un rouge noir; elle s'enlève avec les veines de la pie-mère lorsqu'on veut les détacher. La substance blanche est teinte en rouge; elle est ramollie, et présente à la coupe dans toutes ses parties des groupes de taches d'un rouge brun, formant des mouchetures nombreuses; les corps striés présentent les mêmes taches que le cerveau; leur consistance est bonne.

Dans l'observation de M. Tonnelé, la substance cérébrale était saine, ou tout au moins elle n'offrait qu'un léger piqueté, tandis que dans le fait que nous venons de rapporter elle était ramollie et en outre frappée d'apoplexie en plusieurs points. Cette observation établit donc la transition entre les épanchements sanguins dont le siége est dans la pie-mère seulement, et ceux qui occupent la substance cérébrale elle-même. Nous allons terminer ce chapitre en passant à l'étude de ces derniers.

Art. VI. — Hémorrhagies cérébrales (1).

Fréquente chez le vieillard, l'apoplexie cérébrale perd toute son importance chez l'enfant. Peu étendue et rarement primitive, elle ne se montre guère que dans les derniers jours de la vie ou dans le cours d'une maladie déjà mortelle par elle-même. Elle est quelquefois alors

(1) 16 observations ont été analysées pour la composition de cet article : 8 nous appartiennent; 8 ont été empruntées à différents auteurs.

complétement latente; l'anatomo-pathologiste seul la découvre, le praticien ne saurait la reconnaître.

§ I. *Anatomie pathologique.* — L'apoplexie cérébrale se présente, chez les enfants, sous deux formes anatomiques distinctes :

1° Apoplexie capillaire ;

2° Apoplexie en foyer.

La première est constituée par une multitude de points ayant à peine l'étendue d'une très petite tête d'épingle, tranchant en noir ou en brun sur le tissu cérébral ; on les trouve dans la substance blanche et dans la grise, quelquefois même ils se prolongent dans la pie-mère. Ces petits points sont formés par de véritables caillots qu'on peut enlever, ce qui permet d'en constater parfaitement la nature; parfois ils sont entourés d'une petite auréole jaune plus ou moins foncée, et qui nous a toujours semblé être une petite portion de substance cérébrale ramollie. Cette auréole manque assez souvent ; mais, qu'elle existe ou non, le tissu cérébral au milieu duquel se trouve le semis sanguin peut être parfaitement sain, blanc et ferme, ou bien ramolli soit en blanc, soit en rouge, ou en rouge-ocre, clair ou foncé. L'apoplexie capillaire est limitée dans un espace circonscrit, et forme ainsi des noyaux qui ont depuis 1 jusqu'à 3 ou 4 centimètres de diamètre; ces noyaux, assez réguliers et arrondis, tranchent sur la substance cérébrale environnante, et semblent en être une portion tout à fait distincte.

D'autres fois, au contraire, l'apoplexie capillaire n'est nullement limitée; elle est répandue en profusion dans les hémisphères cérébraux, les criblant dans une grande étendue, et leur donnant un aspect tigré tout spécial.

Quelquefois le même sujet présente des foyers d'apoplexie et le semis apoplectique; ces foyers, petits et ne dépassant guère 1 ou 2 centimètres de diamètre, forment une cavité anormale dans l'intérieur de la substance cérébrale et sont remplis de caillots noirs, mous, et quelquefois de sang liquide ; les parois sont formées tantôt par de la substance à peine teinte en rose et ayant sa consistance normale, tantôt par du tissu cérébral mou et de couleur jaune, tantôt par des points d'apoplexie capillaire plus ou moins nombreux.

L'apoplexie était capillaire chez huit malades et en foyers chez dix (deux d'entre eux étant à la fois atteints des deux formes d'hémorrhagie) ; quelques-uns présentaient plusieurs foyers apoplectiques.

Nous avons vu l'apoplexie capillaire limitée cinq fois, et trois fois étendue sans limites à une grande partie de la substance cérebrale des hémisphères. Nous avons rencontré les noyaux d'apoplexie capillaire une fois à la face inférieure du septum, une fois au-dessus des corps striés et dans les couches optiques des deux côtés, et les trois autres fois dans l'hémisphère gauche, soit en avant, soit en arrière, soit au milieu, soit sur la face interne.

Les foyers hémorrhagiques occupent différents points de la substance cérébrale; ils sont beaucoup moins fréquents dans le cervelet que dans le cerveau (1).

En même temps que la substance cérébrale présente les lésions que nous venons de décrire, il existe le plus ordinairement une congestion sanguine assez considérable des vaisseaux de la pie-mère, des sinus de la dure-mère qui contiennent quelquefois des concrétions fibrineuses, ou de la substance cérébrale elle-même qui est fortement sablée.

Ces lésions, du reste, sont rarement les seules; on trouve conjointement soit des tubercules, soit une méningite, soit toute autre lésion sur laquelle nous reviendrons plus tard en traitant des causes de cette apoplexie.

Voici la description d'un vaste foyer qui, chez une de nos malades, occupait toute la couche optique.

La substance grise est généralement rosée, et la blanche assez vivement sablée et un peu flasque. En ouvrant les ventricules latéraux, on donne issue à environ 100 grammes de sérosité transparente. Leur cavité est dilatée, et leur membrane interne, épaissie, louche, inégale et comme granulée, revêt un tissu rouge et ramolli dans l'épaisseur de deux lignes environ. Ce ramollissement existe dans toute l'étendue des parois ventriculaires, soit en arrière, soit en avant. En soulevant la voûte à trois piliers, on trouve sur sa face inférieure un détritus rouge très mou de l'épaisseur de 2 millimètres environ, et qui en arrière, vis-à-vis le corps calleux, aboutit à un petit noyau jaune d'ocre assez mou, autour duquel est un détritus rouge très abondant. Toutes ces lésions ne sont que des caillots d'ancienne formation, remplissant le troisième ventricule : une partie est demeurée confondue avec la toile choroïdienne, et s'en distingue à peine. Il y avait donc un épanchement sanguin dans la cavité ventriculaire, dont les parois ne présentaient aucune lésion importante. Les caillots n'occupaient cependant que sa partie supérieure, car l'inférieure était remplie par une tumeur que l'on reconnut pour être la couche optique gauche, énormément tuméfiée.

Cette tumeur ouverte laisse voir un foyer sanguin contenant à sa surface des caillots d'un rouge foncé couleur de raisiné, et à sa partie inférieure une grande quantité d'un détritus jaune très mou. Beaucoup plus volumineuse que n'est

(1) Foyers apoplectiques 10
Couche optique gauche 1
Couche optique, corps strié et partie voisine de l'hémisphère gauche 1
Partie postérieure de l'hémisphère gauche 1
Plusieurs foyers disséminés dans l'hémisphère gauche 2
Partie postérieure et moyenne de l'hémisphère droit 1
Partie postérieure de l'hémisphère droit 1
Centre ovale droit 1
Lobe moyen droit 1
Cervelet à droite 1

la couche optique d'un enfant de cet âge, cette cavité aurait pu contenir un petit œuf de poule. Cependant elle est entièrement contenue dans la couche optique, dont les fibres les plus extérieures avaient ainsi dû éprouver une distension considérable. Les parois sont rouges et ramollies dans une petite profondeur. Ce vaste foyer n'occupe cependant pas toute la couche optique; car, dans sa partie postérieure, elle contient en outre une tumeur qui a 18 millimètres de diamètre. Arrondie, elle présente une parfaite continuité de tissu avec les parties environnantes, et entre autres avec les parois du foyer apoplectique qui reposent immédiatement sur elle. Cette tumeur est formée par une substance parfaitement blanche, très dense, élastique, lisse et brillante à la coupe comme à la déchirure; elle ne se laisse pas écraser sous le doigt, mais s'aplatit sous une pression légère pour reprendre ensuite sa première forme. Au premier aspect, cette tumeur semble être une portion de la couche optique elle-même, hypertrophiée et indurée.

§ II. *Symptômes.* — Si nous voulions récapituler les symptômes qu'ont présentés les malades dont nous avons recueilli ou consulté les observations, il nous serait impossible de tracer un tableau exact de la maladie; on pourra facilement s'en assurer par les détails dans lesquels nous allons entrer. Nous séparerons les hémorrhagies primitives des secondaires.

A. *Hémorrhagie cérébrale primitive.* — Dans les cas de cette espèce, on a observé des symptômes cérébraux, mais il ont été tout à fait insolites et tellement différents de ceux assignés par les auteurs à l'apoplexie, qu'ils ne pouvaient mettre sur la voie du diagnostic de la maladie; nous donnerons comme exemples les observations suivantes :

Obs. I. Il s'agit d'un enfant de sept ans et demi, vif, emporté, sujet aux saignements de nez, qui avait joué plusieurs heures de suite, la tête nue, dans un jardin à l'ardeur du soleil. Tout à coup, après un accès de colère, il est pris de douleurs intolérables répondant aux fosses postérieures et inférieures du crâne; il jette des cris perçants, et meurt au bout d'un quart d'heure. — *Apoplexie du lobe droit du cervelet. Observation de M. Sédillot.*

Obs. II. Dans un second cas, il s'agit d'un garçon de quatorze ans qui avait passé tout l'hiver sans asile et souvent exposé à toutes les variations de la température. Le 18 mars 1819, cet enfant ressentit une courbature générale avec faiblesse dans les articulations. Dès lors impossibilité de travailler, céphalalgie très vive, agitation toute la nuit, fièvre ardente, grincements de dents, délire fugace, évacuations involontaires; pas de vomissements. Le lendemain, entrée à l'hôpital; frissons violents et prolongés; face livide; abolition complète des facultés intellectuelles; fixité des yeux, dilatation des pupilles; insensibilité de l'iris à la lumière; respiration stertoreuse; écume à la bouche; pouls presque imperceptible; insensibilité générale. Mort au bout d'une heure. — Épanchement à la partie supérieure du lobe droit du cerveau (Guibert).

Obs. III. Dans un troisième cas, qui appartient à M. Richard-Quain (1), il

(1) *Archives*, t. XXI, p. 209, 4e série.

s'agit d'un garçon de neuf ans, d'une constitution délicate, mais d'une santé habituellement bonne, qui était occupé à jouer au cerceau, lorsque tout d'un coup on le vit s'arrêter, porter la main à la tête et tomber à la renverse. Il perdit immédiatement connaissance, et trois ou quatre heures après, lorsqu'il fut apporté à l'hôpital, il était dans l'état suivant : refroidissement général, principalement des extrémités inférieures; pâleur de la face, langue un peu saillante entre les lèvres : respiration lente et de temps en temps stertoreuse; pouls petit, battant de 50 à 60 fois par minute; convulsion dans le bras et dans la jambe droite; flexion du bras gauche, mais sans véritable paralysie : seulement aussitôt qu'on abandonnait ce membre, il reprenait sa position. La jambe gauche était paralysée; abandonnée à elle-même, elle retombait comme une masse inerte. Insensibilité au contact des corps extérieurs, perte complète de l'ouïe, pupille de l'œil droit largement dilatée, pupille de l'œil gauche fortement rétractée; toutes deux se contractaient également sous l'influence de la lumière. Malgré des lotions froides sur la tête et des fomentations chaudes sur les extrémités, malgré un lavement de térébenthine, les accidents persistèrent, et la mort eut lieu sept heures après le début des premiers accidents. — A l'*autopsie*, caillot volumineux dans le centre ovale droit.

Obs. IV. Enfin, dans une observation du docteur Campbell (1) le foyer hémorrhagique occupait le lobe moyen droit, et était marqué à l'extérieur par une tache ecchymotique. Voici quels furent les symptômes et la marche de la maladie.

Un jeune garçon de onze ans, fort, bien constitué, habituellement bien portant, fut pris tout à coup et sans cause connue, vers sept heures du matin, de vomissements répétés, et, une heure et demie après, de violents mouvements convulsifs, qui portaient surtout sur la tête et sur les membres; roulement d'yeux, cris inarticulés, pouls dur et fréquent, pupilles contractées, refroidissement du tronc et des extrémités inférieures (bain tiède, application froide sur la tête, calomel et scammonée à l'intérieur). Deux heures après on fit appliquer des sangsues autour de la tête, et comme le malade n'avait pas été à la garde-robe, on lui administra de nouveau la poudre purgative. Dans l'après-midi, l'enfant présenta des symptômes de compression semblables à ceux qu'on observe dans les cas d'hydrocéphalie aiguë; pas de convulsions, grognement sourd, dilatation des pupilles, pouls fréquent, petit et faible, malgré l'application d'un large vésicatoire à la nuque. La mort eut lieu dans la soirée.

En résumé, nous voyons quatre garçons de sept à quatorze ans présenter des symptômes assez analogues, mais très différents de ceux de l'apoplexie de l'adulte. La céphalalgie, le désordre des mouvements, la dilatation des pupilles, la perte de la connaissance, le refroidissement général, ont eu lieu au début chez deux enfants. La durée de la maladie a été très courte, d'un quart d'heure à moins de vingt-quatre heures.

L'hémorrhagie cérébrale primitive, dans des cas tout à fait exceptionnels, offre des symptômes analogues à ceux de l'adulte.

M. Vernois a publié un fait très intéressant d'apoplexie sur un enfant nouveau-né atteint de cæphalématome. La maladie fut caractérisée par une hémi-

(1) *Archives*, 4e série, t. IX, p. 353.

plégie gauche portant seulement sur les mouvements, et surtout sur ceux de la face; la sensibilité était conservée, ainsi que les fonctions des organes des sens. L'enfant vécut quarante-neuf jours : il mourut d'une pneumonie. La paralysie avait graduellement diminué d'intensité dans les dernières semaines de sa vie. A l'autopsie, on trouva une excavation hémorrhagique en voie de cicatrisation en arrière du corps strié et de la couche optique droite.

Ce fait est à notre connaissance le seul cas d'hémorrhagie cérébrale bien observé où l'on ait noté les symptômes classiques de cette affection. Nous n'ignorons pas toutefois que Constant a publié une observation très complète, intitulée : *Hémorrhagie cérébrale* (*Gazette médicale*, 1833, p. 103); dans ce fait, le phénomène principal a été une hémiplégie gauche. Nous regrettons que la longueur de cette observation ne nous permette pas de la transcrire ici en entier ; nous nous contenterons de faire remarquer :

1° Qu'il s'agit d'un enfant de onze ans, né d'un père qui succomba à une affection cérébrale ; ce jeune garçon, depuis un an, avait de violentes migraines qui se renouvelaient fréquemment, et s'accompagnaient de vomissements et quelquefois de vertiges et de troubles dans la vision ;

2° Que l'hémiplégie fut accompagnée de contracture des doigts ;

3° Qu'à l'époque où l'enfant sortit de l'hôpital (cinq mois après le début), les mouvements du membre supérieur gauche étaient encore bornés ; *les doigts étaient toujours contractés*, et les mouvements lents.

Rien ne prouve que dans ce cas il y a eu une apoplexie cérébrale ; la céphalalgie périodique accompagnée d'étourdissements, l'hérédité cérébrale, la contracture des doigts et surtout sa persistance, nous portent à croire qu'il s'agit d'un tubercule cérébral qui se sera accompagné de ramollissement.

Martin le jeune (*Rec. pér. de la Soc. de méd.*, juillet 1809) a rapporté une observation intitulée : *Apoplexie sanguine avec hémiplégie chez une jeune fille de cinq ans*, qui nous paraît, moins encore que le fait précédent, pouvoir être considérée comme une hémorrhagie cérébrale. Il s'agit dans ce cas d'une violente attaque d'éclampsie, qui s'accompagna momentanément d'hémiplégie droite. La guérison fut prompte ; le lendemain de l'accès, la malade était dans son état naturel ; elle avait repris sa gaieté ordinaire.

Du reste, comme si tout concordait à rendre plus obscur encore le diagnostic de l'hémorrhagie cérébrale dans l'enfance, nous rappellerons ici que l'on trouve dans la science des observations dans lesquelles les malades ont offert la plupart des symptômes de l'apoplexie, et à l'autopsie on n'a pas trouvé d'épanchement. Constant, que nous citions tout à l'heure, a rapporté un fait remarquable, intitulé : *Congestion cérébrale simulant une apoplexie* (*Gazette médicale*, 1835, p. 572).

Il s'agit d'une fille de quatorze ans qui perd subitement connaissance, tombe dans un coma profond; les quatre membres sont en résolution complète, la sensibilité presque abolie, la face violacée, la respiration stertoreuse, la déglutition gênée, les urines involontaires. Au bout de trente heures elle meurt. A l'autopsie, les circonvolutions sont aplaties et fortement pressées les unes contre les autres; la substance grise, soit dans les circonvolutions et les corps striés, soit dans les couches optiques, présente partout une teinte d'un rose vif; la substance blanche est fortement sablée, elle est ferme, et ne présente à l'intérieur ni caillot sanguin ni dépôt morbide.

Ce fait est-il un exemple de congestion ou d'induration générale commençante? La fermeté de la substance cérébrale, la vacuité des ventricules, le tassement des circonvolutions, nous porteraient à adopter la seconde opinion. Quelle que soit celle qu'on se forme sur la nature intime de la lésion, la simulation de l'hémorrhagie cérébrale n'en est pas moins remarquable.

B. *Hémorrhagie secondaire cérébrale aiguë ou cachectique.* — Dans les cas de cette espèce, les symptômes n'ont pas été plus décisifs que dans la catégorie précédente. Ainsi, 1° chez un certain nombre d'enfants on n'a observé des accidents cérébraux à aucune époque; la maladie a donc été complétement latente : les causes que nous avons invoquées ailleurs (p. 258) pourraient être en partie reproduites ici pour expliquer ce résultat; 2° chez un enfant, la mort a été subite, et ne s'est accompagnée d'aucun phénomène nerveux appréciable; 3° enfin, dans les cas où les symptômes cérébraux ont existé, ils ont été très dissemblables. Parlons d'abord des apoplexies capillaires.

Un garçon de cinq ans qui succombe à un ramollissement blanc des intestins, compliqué de pneumonie lobulaire généralisée, présente, quinze jours avant sa mort, les symptômes suivants. Devenu grognon et maussade, il criait au moindre attouchement; en même temps il était un peu assoupi. Il avait une sorte de somnolence et d'apathie plutôt que de coma; de temps à autre il poussait des plaintes et des gémissements sans cause. Cet état persista jusqu'à la mort qui fut précédée d'un affaissement considérable (apoplexie capillaire et en foyer).

Un enfant de neuf ans (observation de M. Taupin), après avoir présenté pendant quelques jours les prodromes d'une maladie aiguë mal caractérisée, qui s'étaient dissipés d'eux-mêmes, est pris subitement dans la nuit de délire, d'agitation; il pousse des cris aigus. Le matin, il est assoupi, couché sur le dos, ne répond pas, n'accuse aucune douleur; il ne sent pas les mouches qui lui couvrent la face; les pupilles sont très dilatées, insensibles; l'œil gauche est à demi ouvert pendant le sommeil; il y a du strabisme. L'enfant a tout le facies des affections cérébrales: les sourcils fortement contractés, le visage pâle, la bouche ouverte. Il y a des roideurs passagères des membres sans secousses. Pendant ces espèces de convulsions, les deux pouces sont fortement serrés par les autres doigts. Quand l'enfant se réveille, il louche davantage, soupire, gémit; la face se dévie à gauche; la langue est droite; la sensibilité cutanée et les sens sont intacts. Il n'a pas eu de vomissement, d'épistaxis, de selles; il urine involontairement, boit peu; la déglutition est gênée. Le pouls bat 148 ; il est petit, irrégulier ; la peau chaude, sèche sans éruption ; la langue blanche, humide ; le ventre plat et souple ; la respiration suspirieuse, à 32, sans toux. Le soir, il est assoupi, pousse quelques cris. Il a des roideurs permanentes dans tous les membres et la colonne vertébrale. A onze heures, il est pris de convulsions générales qui persistent jusqu'à la mort. (A l'autopsie, apoplexie capillaire très étendue, compliquée de ramollissement.)

Un enfant de quatre ans, dont l'observation a été publiée dans le *Journal hebdomadaire*, fut pris, six mois avant la mort, de convulsions générales suivies de mouvements spasmodiques du côté gauche de la figure et de l'œil. Intelligence obtuse, vomissements fréquents. A l'hôpital où le malade fut observé pendant plusieurs jours, on nota un tiraillement très marqué de la face du côté gauche ; l'extrémité gauche était un peu faible. La fièvre devint permanente, accompagnée de dévoiement et de vomissements abondants. L'enfant mourut. (A l'autopsie, apoplexie capillaire et ramollissement jaune.)

Dans les cas où l'hémorrhagie a lieu en foyers, les symptômes ne sont pas mieux caractérisés, comme le prouve le résumé d'une observation extraite de la *Clinique des hôpitaux*.

Il s'agit d'une fille de deux ans, d'une santé délicate, qui est prise d'une rougeole suivie de dévoiement, de fièvre et d'assoupissement, et de quelques convulsions.

Dix-huit jours plus tard elle entra à l'hôpital, et l'on constata des convulsions, surtout dans les globes oculaires et les extrémités supérieures ; l'extrémité inférieure droite est immobile, la pupille gauche dilatée ; quelques heures plus tard elle meurt. A l'autopsie, hémorrhagie dans la couche optique et dans le corps strié.

Enfin, dans une observation recueillie par nous, et donc voici l'abrégé très succinct, on nota les symptômes suivants :

Il s'agit d'une jeune fille de sept ans, d'une santé délicate. Atteinte d'entérite avec amaigrissement, elle guérit de cette affection en conservant de temps à autre de la céphalalgie. Elle est prise subitement de symptômes cérébraux graves : céphalalgie, mouvements convulsifs, perte de connaissance, délire, accompagnés de vomissements et de constipation. Nous constatâmes, le cinquième jour, une perte de connaissance presque complète avec le strabisme convergent, sans paralysie ni contracture. Au bout de quinze jours, les symptômes cérébraux, qui avaient diminué progressivement, étaient presque entièrement dissipés, lorsque, le seizième jour de la maladie, la céphalalgie reparut subitement, accompagnée de strabisme et d'une légère déviation de la face à gauche, l'intelligence étant intacte. Le vingt-septième jour, il y eut quelques mouvements convulsifs dans le globe oculaire droit, avec résolution et paralysie du bras. Les jours suivants, la paralysie alla progressivement en diminuant; mais le trente-quatrième jour, il y eut un peu de contracture des extrémités supérieures; elle se renouvela le quarante-troisième. Depuis lors la maladie alla toujours en s'aggravant ; le pouls s'accéléra ; la respiration devint inégale ; les pupilles étaient dilatées ; la paralysie avait reparu; la tête était renversée en arrière avec roideur. Le quarante-huitième jour elle mourut. A l'autopsie, il y avait un vaste foyer apoplectique dans la couche optique gauche. (Voy. pag. 264.)

Art. VII. — Hémorrhagies ventriculaires.

Dans les différents exemples d'apoplexie capillaire ou en foyer dont nous venons de parler, le sang occupait l'épaisseur de la pulpe cérébrale. On trouve dans le *Journal de médecine et chirurgie d'Edimbourg*, octobre 1831, un exemple fort curieux d'hémorrhagie dans la cavité des ventricules.

La dure-mère et la pie-mère étaient saines, les deux ventricules latéraux renfermaient un caillot sanguin, et étaient distendus par de la sérosité rougeâtre. Du sang caillé était contenu dans toutes les autres cavités; répandu en quantité considérable à la base du crâne, il distendait la gaîne de la moelle jusqu'auprès de son extrémité inférieure. Le tissu du cerveau et de la moelle parurent sains.

Le garçon de neuf ans qui fait le sujet de cette observation fut pris de céphalalgie au milieu de la nuit. Il eut alors une espèce de convulsion légère, et vomit abondamment. Le lendemain, persistance de la céphalalgie; vomissements fréquents; constipation. Le huitième jour, état presque parfait, mais dans l'après-midi, convulsions. Le soir, céphalalgie frontale; pouls à 64. Il y eut un peu d'amélioration sous l'influence des réfrigérants, des purgatifs et d'un vésicatoire; mais le pouls resta lent; il y eut de la tendance à l'assoupissement et une constipation opiniâtre. Le 11 au matin, légère convulsion, suivie d'une seconde très violente, qui dura sans remission pendant plusieurs heures. Pendant cette attaque, le bras et la jambe gauche étaient dans une agitation presque continuelle; le côté droit n'éprouvait des mouvements semblables que de loin en loin; le visage offrait une expression de satisfaction. Le petit malade était continuellement mâchant, ou suçant, ou léchant ses lèvres. Après la cessation des mouvements violents, les doigts restèrent contractés pendant quelque temps. Dans la soirée, le malade revint presque complétement à lui; pouls à 130. Le dix-septième jours, coma profond; diarrhée. Mort après plusieurs heures de convulsions.

L'hémorrhagie ventriculaire est peut-être dans certains cas le point de départ d'une hydrocéphalie chronique. (Voy. t. I, pag. 815.)

Art. VIII. — Formes des hémorrhagies encéphaliques. — Diagnostic.

Nous avons dû étudier à part l'anatomie pathologique et les symptômes de toutes les espèces d'hémorrhagies encéphaliques, afin de mettre sous les yeux du lecteur les différents aspects sous lesquels se montre chacune des variétés de la maladie. Nous avons fait voir que l'hémorrhagie était primitive, aiguë ou chronique; secondaire aiguë ou cachectique; ou latente. Le manque de faits ne nous permettant pas de présenter un tableau complet de chacune de ces formes, nous allons, pour jeter un peu de jour sur le diagnostic, grouper ces différentes hémorrhagies d'après leurs analogies symptomatiques, en laissant de côté la forme anatomique.

La forme primitive aiguë offre, comme nous l'avons vu, différents types qui rapprochent l'hémorrhagie de plusieurs affections encéphaliques: 1° tantôt c'est la forme convulsive qui prédomine : dans ce cas les convulsions sont remarquables par leur répétition, leur intensité ou leur durée, constituant le seul phénomène pathologique, ou alternant avec quelques-uns des symptômes dont nous allons parler tout à l'heure; 2° tantôt la maladie offre des symptômes qui ont quelque analogie avec ceux de l'inflammation des méninges et du cerveau : on observe alors une vive céphalalgie, du délire, différents troubles de la motilité ou des oragnes des sens, tels que de la contracture, des soubresauts des tendons, du strabisme, de la dilatation des pupilles, accompagnés quelquefois de constipation, de vomissements et de refroidissement général; ces phénomènes se succèdent d'une manière très irrégulière, étant quelquefois d'une très courte durée, d'autres fois beaucoup plus prolongés; 3° enfin, dans des cas beaucoup plus rares, on observe la forme paralytique et une véritable hémiplégie.

La forme primitive chronique appartient exclusivement aux épanchements arachnoïdiens, et offre les symptômes de l'hydrocéphalie. D'après nos observations, elle est toujours primitivement chronique. Nous nous sommes demandé si elle ne pouvait pas succéder à la forme aiguë. Nous n'en avons pas d'exemple; M. Legendre, comme nous l'avons dit, en a observé plusieurs.

La forme secondaire aiguë peut offrir aussi les trois types de la forme primitive : convulsive, inflammatoire, paralytique.

La forme cachectique est le plus souvent tout à fait latente, ou bien la mort est subite, et la maladie se rapproche alors des apoplexies séreuses dont nous avons parlé ailleurs.

Ce résumé succinct fait voir qu'il est d'une extrême difficulté de distinguer les hémorrhagies encéphaliques les unes des autres. Remarquons toutefois que la forme convulsive paraît plus spéciale aux apoplexies méningées, et la forme inflammatoire aux hémorrhagies de la pulpe cérébrale elle-même.

Le diagnostic des apoplexies encéphaliques et des autres affections cérébrales n'est pas moins difficile. Ainsi la forme convulsive pourra être surtout confondue avec les convulsions essentielles et les tubercules cérébraux; la forme inflammatoire avec certains cas de ramollissement cérébral et d'encéphalite ou même de méningite; la forme paralytique avec les ramollissements secondaires; la forme chronique hydrocéphalique avec les hydrocéphalies ventriculaires. La forme cachectique offre une grande analogie avec les apoplexies séreuses.

Nous avons déjà parlé du diagnostic différentiel de l'apoplexie chronique, nous y reviendrons encore dans le chapitre des *Tubercules cérébraux*. Quant à celui des autres formes, nous renvoyons la discussion aux chapitres des *Tubercules cérébraux* et des *Convulsions*.

Art. IX. — Causes des hémorrhagies encéphaliques.

Maladies antérieures. — Nous avons démontré précédemment que les hémorrhagies encéphaliques pouvaient être primitives ou secondaires, mais que la première forme était beaucoup plus rare que la seconde. Dans un exemple d'apoplexie méningée accompagnée de convulsions, que nous avons cité plus haut (p. 256), on pourrait se demander si les convulsions n'ont pas existé primitivement, et si ce n'est pas à la suite de la congestion céphalique qu'elles entraînent que s'est formé l'épanchement sanguin; de cette sorte, l'hémorrhagie aurait été secondaire à l'éclampsie. Aucune preuve positive ne peut venir à l'appui de l'une ou de l'autre manière de voir : nous remarquerons seulement qu'il est extrêmement rare de rencontrer chez les enfants des exemples de convulsions primitives se répétant un grand nombre de jours de suite, sans qu'on en trouve la cause, soit dans une maladie antérieure de l'encéphale, soit ailleurs que dans cet organe.

D'après M. Ozanam, la question que nous avons soulevée doit être décidée par l'affirmative. Ce médecin appuie son opinion sur les considérations suivantes : 1° L'apoplexie méningée est caractérisée symptomatiquement par de la paralysie, de la contracture, du coma, et non pas par des convulsions. 2° Considérée comme maladie essentielle, elle est extrêmement rare. 3° La preuve qu'elle est le résultat et non la cause de l'éclampsie, c'est qu'elle ne survient pas au début des convulsions, mais seulement dans les cas ou celles-ci ont été très fréquentes et très intenses. 4° Le caractère anatomique ordinaire de l'éclampsie étant la congestion cérébrale, et cette congestion n'étant que le résultat de la perversion de l'influx nerveux et des troubles de la respiration et de la circulation, c'est à celle-ci qu'il faut remonter pour expliquer l'apparition de l'hémorrhagie.

Sans méconnaître la valeur de ces arguments, nous ne pouvons pas regarder la question comme résolue; ce qui rend sa solution presque impossible, ce sont les faits très nombreux d'hémiplégie succédant à l'éclampsie et indépendants de toute lésion cérébrale. Aussi quand M. Ozanam invoque l'inégalité du développement des deux côtés du crâne chez un enfant hémiplégique, comme une preuve que la paralysie a été jadis le résultat d'une hémorrhagie méningée, on peut très bien lui répondre que cette inégalité de développement est le résultat de l'arrêt de la croissance de tout un côté du corps, à la suite d'une paralysie, mais qu'elle n'implique nullement la préexistence d'une apoplexie méningée, puisqu'on l'observe souvent comme conséquence de la paralysie dite essentielle (1).

(1) Voyez les conclusions du mémoire de M. Ozanam, *Archives*, juin 1850, p. 178. — Propositions 10 à 17.

Chez quelques enfants, la maladie dépend évidemment du traitement intempestif et mal entendu des affections chroniques du cuir chevelu, comme on pourra s'en assurer par l'exemple suivant :

Dagonnier, garçon âgé de quatorze mois, rachitique peu avancé, avait un impétigo abondant sur la tête, mais était fort bien portant lorsque l'éruption disparut rapidement, au dire de la mère, à la suite d'un traitement fait *ad hoc*. Depuis ce moment l'enfant perd son appétit, porte constamment la main à sa tête, qui prend un volume considérable. Les symptômes s'accroissent peu à peu; à l'hôpital, il se présente sous l'aspect d'un hydrocéphale chronique. Il meurt au bout de trois mois, et nous constatons un énorme épanchement séro-sanguinolent et des fausses membranes sanguines dans la cavité arachnoïdienne.

Dans une des observations de M. Tonnelé, la maladie a aussi pris naissance peu après la disparition d'une éruption du cuir chevelu; enfin nous avons cité ailleurs (voy. *Méningite*, t, I, p. 129) l'observation d'un enfant atteint à la fois de phlegmasie cérébrale et d'hémorrhagie arachnoïdienne dont la maladie s'était évidemment développée à la suite de l'application de cataplasmes destinés à faire tomber les croûtes d'un favus.

Il reste donc hors de doute qu'une des causes de la maladie qui nous occupe aussi bien que de la méningite, est le traitement mal entendu des maladies du cuir chevelu, qui a quelquefois pour résultat de produire une vive congestion encéphalique.

Arrêt de la circulation. — Parmi les circonstances qui coïncident avec les hémorrhagies encéphaliques et qui peuvent en être regardées comme la cause, la plus fréquente est, sans contredit, une compression sur un point quelconque du système circulatoire et surtout de la circulation veineuse sus-diaphragmatique. On comprend parfaitement l'influence de cette compression, qui a pour résultat le ralentissement du cours du sang dans les sinus de la dure-mère, et favorise la tendance à un épanchement dans la grande cavité arachnoïdienne, dans le tissu de la pie-mère ou dans la substance cérébrale.

Ce ralentissement de la circulation peut même aller jusqu'à déterminer la coagulation du sang dans les veines et les sinus cérébraux; ce fait n'avait pas échappé à la sagacité de M. le docteur Tonnelé. Ce médecin, comme nous avons eu occasion de le dire, a rapporté des exemples d'épanchement sanguin dans la grande cavité et dans la pie-mère résultant de la cause dont nous parlons ici. Il a cité aussi un fait dans lequel une hémorrhagie, située au centre d'un hémisphère, reconnaissait pour cause la coagulation du sang dans les sinus et dans les veines qui aboutissaient au point au niveau duquel le sang était épanché. Nous avons vu dans une observation communiquée par MM. Lombard et Panchaud, et dans une autre rapportée par le docteur Guibert, que les sinus étaient distendus par des concrétions sanguines solides.

Dans le fait publié par M. Taupin, les sinus contenaient des caillots purulents ; il en était de même dans une de nos observations d'apoplexie capillaire et d'apoplexie en foyer réunies.

Enfin, dans la plupart des cas où nous avons constaté un arrêt possible de la circulation cérébrale, mais non dans tous, l'hémorrhagie céphalique s'accompagnait soit de coagulation du sang dans les sinus, soit d'une quantité notable de sang liquide.

Nos observations démontrent, et les faits publiés par M. Tonnelé viennent à l'appui, que l'obstacle à la circulation cérébrale existe dans le cerveau ou loin de sa boîte osseuse.

Les obstacles à l'intérieur de la cavité sont :

1° *Une inflammation des sinus de la dure-mère* qui détermine *eodem loco* l'arrêt de la circulation.

2° Le développement d'une *tumeur*, et particulièrement des *tubercules*. Nous en avons des exemples, et peut-être pourrait-on en rapprocher une observation que nous avons déjà citée (voy. p. 264), et dans laquelle une tumeur de la couche optique avait probablement gêné la circulation des veines cérébrales.

Les obstacles situés à l'extérieur de la boîte sont :

1° La *compression de la veine cave supérieure* par les *ganglions bronchiques* devenus volumineux et tuberculeux. La position de ces ganglions est effectivement des plus favorables pour produire cet effet. En contact avec le tronc unique qui ramène le sang de la tête au cœur, s'ils se développent, ils le compriment entre eux et les os, et sont ainsi le point de départ de phénomènes que nous étudierons plus au long dans une autre partie de cet ouvrage, et parmi lesquels il faut compter les hémorrhagies céphaliques. Cette cause est si véritable, que nous la rencontrons huit fois sur les vingt-six cas d'apoplexie céphalique que nous possédons (1). En outre, cet effet ne s'est produit que lorsque les ganglions étaient développés soit du côté droit seulement, soit des deux côtés à la fois, jamais du côté gauche seulement. Tout le monde sait que c'est le côté droit de la colonne vertébrale que longe la veine cave supérieure.

Par une coïncidence remarquable, mais que nous ne saurions encore considérer comme une règle générale, cette cause nous a paru produire plus facilement l'hémorrhagie arachnoïdienne que l'hémorrhagie cérébrale : ainsi, sept fois sur dix-sept, nous l'avons constatée pour la première, et seulement une fois sur huit pour la seconde.

2° Le *rachitisme* de la poitrine, arrivé à un certain degré, a pour effet de gêner la circulation des parties supérieures du corps. Il n'est ponc pas étonnant que cette action se porte, comme la précédente;

(1) Nous ne tenons compte ici que des faits recueillis par nous-mêmes, l'influence des causes que nous invoquons n'ayant pas été suffisamment indiquée dans ceux que nous avons empruntés aux auteurs.

jusque sur la circulation cérébrale. Cette cause mécanique n'a peut-être pas une efficacité aussi grande que celle que l'on peut attribuer à l'état général de débilitation et d'anémie dans lequel sont plongés les enfants rachitiques.

3° Un *obstacle à la circulation abdominale.* Il semble d'abord assez singulier qu'une pareille cause puisse déterminer une hémorrhagie cérébrale; cependant nous ne saurions nier son influence en voyant que six malades sur vingt-six avaient une hypertrophie de la rate ou du foie. Il est bien entendu que nous ne comprenons dans ce nombre que les enfants qui n'avaient pas d'autre cause appréciable d'hémorrhagie cérébrale, et que nous ne comptons pas ceux qui avaient une hypertrophie de la rate en même temps qu'un développement anormal des ganglions ou toute autre tumeur. Pour comprendre l'action de cette cause, il faut supposer que l'obstacle agit surtout sur la circulation artérielle, et que l'aorte comprimée à sa partie inférieure projette plus de sang dans les parties supérieures. De cette manière l'épanchement cérébral serait actif en quelque sorte et dépendrait d'une circulation artérielle trop abondante; tandis que, dans la compression par les obstacles situés plus haut, l'épanchement serait passif et arriverait par stase veineuse.

Toutefois nous ne présentons ces considérations qu'avec réservé, parce que nous n'avons de preuves en faveur de notre hypothèse que le fait de la coïncidence de la tumeur et de la lésion cérébrale, et d'autre part les théories se plient si facilement à l'explication des faits, que nous n'attachons aucune importance à celle que nous donnons et dont l'exactitude n'est rien moins que démontrée.

Réelle ou imaginaire, cette compression, comme celle produite par les ganglions bronchiques, s'est rencontrée bien plus souvent avec les hémorrhagies méningées qu'avec les cérébrales, c'est-à-dire cinq fois sur dix-huit dans les unes (1), une fois sur huit dans les autres.

Il ne faut pas oublier cependant que toutes ces causes de compression peuvent produire un épanchement séreux tout aussi bien qu'une effusion sanguine, fait qui nous explique la coïncidence de l'hémorrhagie avec l'infiltration sous-arachnoïdienne et l'épanchement séreux ventriculaire.

Enfin, remarquons encore que si ces différents obstacles au cours du sang ont eu quelque influence sur la production de l'hémorrhagie, l'action qu'ils ont exercée a été lente et graduelle; que par conséquent l'épanchement sanguin n'a probablement pas été subit. Cette marche de la lésion peut, jusqu'à un certain point, rendre compte de l'absence des symptômes cérébraux : tout le monde sait, en effet, que les altérations qui se développent avec lenteur n'occasionnent pas les mêmes

(1) Ici nous réunissons aux hémorrhagies de l'arachnoïde le seul fait que nous possédions d'hémorrhagie entre la dure-mère et le crâne.

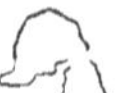

accidents que celles qui surviennent d'une manière instantanée.

Cette règle générale se trouve justifiée dans le cas actuel par ce fait, que chez ceux de nos malades qui nous ont présenté des symptômes, la maladie ne reconnaissait pas pour point de départ une compression vasculaire.

Une dernière cause dont nous avons souvent invoqué, et dont nous invoquerons encore l'influence, domine toutes celles que nous venons de passer en revue; nous voulons parler de l'état cachectique ou, si l'on veut, scorbutique, auquel les enfants sont réduits par des maladies antérieures. Ces affections, quelle que soit leur nature, ont eu pour effet l'appauvrissement du sang, la perte de sa plasticité; ce liquide a ainsi acquis une grande tendance à s'épancher à la surface de toutes les membranes sous l'influence de la cause la plus légère.

Les maladies qui déterminent l'état cachectique dont nous venons de parler sont nombreuses.

Chez quelques enfants, la constitution est détériorée par le rachitisme, par une diarrhée chronique ou par toute autre maladie: telle est, par exemple, une fièvre intermittente qui aura déterminé l'hypertrophie de la rate.

La plus fréquente et la plus grave de toutes ces cachexies est certainement la tuberculisation. Plusieurs enfants étaient tuberculeux à un degré plus ou moins avancé; mais ici encore les épanchements arachnoïdiens nous ont offert une différence remarquable avec les épanchements cérébraux. Nous avons vu les hémorrhagies méningées coïncider avec une compression vasculaire, nous les voyons en outre ici coïncider avec des tuberculisations chroniques. Les hémorrhagies cérébrales se produisent rarement sous l'influence de ces compressions vasculaires, tandis qu'elles coïncident avec des tuberculisations aiguës. Ainsi, sur les huit cas d'hémorrhagie cérébrale que nous possédons, quatre accompagnaient une tuberculisation aiguë plus ou moins générale; sur ces quatre tuberculisations, deux avaient revêtu la forme typhoïde, deux étaient des méningites.

Si nous résumons cette étude des causes des épanchements sanguins céphaliques, nous voyons qu'ils résultent:

1° De traitements intempestifs des maladies du cuir chevelu.

2° De maladies des sinus de la dure-mère.

3° De compression de la veine cave supérieure par les ganglions bronchiques.

4° De compressions vasculaires par l'hypertrophie des organes abdominaux.

5° De cachexie et d'affaiblissement général, liés d'ordinaire à la tuberculisation. Du reste, cette cause se joint d'habitude aux autres, mais elle suffit aussi par elle-même à produire la maladie.

6° Enfin, quelquefois l'hémorrhagie est primitive, et ne dépend d'aucune maladie antérieure.

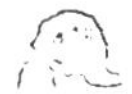

7° Terminons par quelques mots sur l'âge et le sexe. Les hémorrhagies méningées dominent dans le plus jeune âge, et surtout d'un à deux ans et demi, tandis que les apoplexies cérébrales et ventriculaires sont rares à cet époque de la vie, et sont plus fréquentes à un âge plus avancé.

Le sexe ne nous paraît pas avoir une influence bien marquée sur la production des hémorrhagies cérébrales ou méningées (1).

Art. X. — Pronostic.

Le pronostic des hémorrhagies encéphaliques est très grave.

Lorsque la maladie est primitive, la mort en est la conséquence presque nécessaire. On a pu voir que dans ce chapitre nous n'avons malheureusement eu que des cas mortels à enregistrer, et que le seul fait intitulé *guérison* n'est nullement un exemple authentique d'hémorrhagie cérébrale. Ce funeste résultat n'est-il qu'une coïncidence malheureuse? dépend-il de ce que dans la plupart des cas que nous avons consultés la thérapeutique a été nulle et insuffisante? Nous voudrions le croire.

Quand l'hémorrhagie est secondaire aiguë, le pronostic est plus grave encore, parce qu'on a peu d'espoir qu'une thérapeutique mieux appliquée soit suivie de succès. La débilitation générale rendra la terminaison fâcheuse encore plus rapide.

L'hémorrhagie que nous appelons chronique, et qui s'accompagne d'augmentation de volume de la tête, est peut-être moins fâcheuse que la précédente ; il est possible, en effet, que plusieurs guérisons de prétendues hydrocéphalies puissent lui être attribuées. Il nous semble

(1) Hémorrhagies méningées 23

1 an et 1 an 1/2	4, dont 1 garçon et 3 filles.
2 ans et 2 ans 1/2............	8, dont 6 garçons et 2 filles.
4 ans....................	3, dont 0 garcons et 3 filles.
De 5 à 7 ans..............	4, dont 4 garçons et 0 filles.
De 11 à 14 ans..............	4, dont 1 garçon et 3 filles.
	23, dont 12 garçons et 11 filles.

Hémorrhagies cérébrales et ventriculaires.................. 15

2 ans	2, dont 1 garçon et 1 fille.
3 ans	2, dont 2 garçons et 0 filles.
4 et 5 ans	3, dont 0 garçons et 3 filles.
7 ans	2, dont 2 garçons et 0 filles.
9 et 10 ans	3, dont 3 garçons et 0 filles.
12 à 14 ans	3, dont 1 garçon et 2 filles.
	15, dont 9 garcons et 6 filles.

d'ailleurs qu'elle n'est pas au-dessus des ressources d'une médication sagement dirigée.

Les hémorrhagies cachectiques sont moins graves par elles-mêmes que par les causes sous l'influence desquelles elles se produisent. En effet, sous cette forme, l'épanchement est quelquefois peu abondant; réduit à quelques petits caillots, à un semis apoplectique, ou à un foyer très limité, il ne peut avoir gravement compromis la vie, d'autant que d'ordinaire il ne donne naissance à aucun symptôme.

Art. XI. — Traitement.

Tout ce que nous avons dit jusqu'ici prouve évidemment combien les ressources de la thérapeutique sont inefficaces pour arrêter ou guérir les hémorrhagies encéphaliques. La base de tout traitement, le diagnostic, nous fait ici défaut. A supposer que la nature même de la maladie fût connue, dans bien des cas les indications que le praticien doit se proposer de remplir viendraient échouer devant l'impossibilité d'y satisfaire, l'étude des causes ne l'a que trop prouvé. Cherchons cependant à établir quelques règles.

A. L'hémorrhagie méningée ou cérébrale est *primitive* aiguë, et se manifeste sous forme convulsive, ou sous forme d'inflammation méningée. En un mot, la maladie se présente sous un type analogue à celui dont nous avons cité des exemples (p. 256, 265, 269). Le raisonnement indique qu'en cas pareil il faut s'opposer à l'augmentation de l'hémorrhagie, favoriser la résorption du sang épanché. 1° On atteindra le premier but au moyen des émissions sanguines et de tout l'appareil antiphlogistique local dont nous avons plus amplement traité ailleurs. Si l'âge de l'enfant le permet, on pratiquera une saignée générale, ou l'on posera à l'anus un nombre de sangsues proportionné à la force de l'enfant. La tête sera rasée, et des topiques froids seront appliqués sur le front et le cuir chevelu.

2° Les révulsifs intestinaux seront particulièrement indiqués: on donnera le calomel à dose purgative; si la contraction des mâchoires empêchait de le faire avaler, on le remplacerait par des lavements purgatifs.

3° Les pédiluves chauds, les sinapismes, les vésicatoires, tous les excitants cutanés doivent être mis en réquisition, afin de favoriser une fluxion sanguine sur les extrémités inférieures. Ici encore les grandes ventouses du docteur Junod pourront être très utiles.

4° Le régime sera sévère, et le malade placé à l'abri de tout excitant cérébral. Si l'on était assez heureux pour voir les symptômes s'amender, nous croyons qu'il serait nécessaire, pour prévenir de nouvelles hémorrhagies, de s'opposer activement, par un traitement tonique convenable, à la débilitation qui succède d'ordinaire à une thérapeutique active. En même temps on tâcherait de favoriser la résorption des produits épanchés en joignant les altérants aux toniques.

Dans la forme aiguë, M. Legendre conseille les sangsues derrière les oreilles, les réfrigérants sur la tête, les cataplasmes aux pieds, les vésicatoires, les purgtifs, les ventouses du docteur Junod.

B. Si l'hémorrhagie est secondaire aiguë, et que l'enfant ne soit pas très débilité, le traitement précédent lui sera en partie applicable ; seulement on devra plus particulièrement insister sur l'emploi des purgatifs, des topiques réfrigérants, et des révulsifs cutanés.

C. Lorsque la maladie est chronique et occupe la grand cavité arachnoïdienne, si, d'après l'ensemble des caractères que nous avons énumérés plus haut, on a pu déterminer sa nature, la première indication sera de favoriser la résorption des produits épanchés. C'est peut-être dans des cas analogues que le traitement de Gœlis a été suivi de succès. Nous pensons donc que l'on devrait commencer par le mettre en usage ; puis, si au bout de quelque temps il ne réussissait pas, il faudrait sans hésiter recourir à la ponction. Si nous nous sommes montrés peu partisans de cette opération chirurgicale dans l'hydrocéphale acquise, que l'on peut soupçonner être le résultat d'une tumeur cérébrale ou d'une altération profonde de l'encéphale, nous pensons, au contraire, qu'elle ne saurait qu'être avantageuse dans les cas d'hémorrhagie arachnoïdienne. Du reste, après s'être assuré du siége du liquide, il serait nécessaire de procéder promptement à l'opération, avant que les membranes qui succèdent à la transformation des caillots aient acquis un grand développement, et que les accidents qui résultent de la compression n'aient pas été portés très loin. Disons enfin qu'il serait prudent de n'évacuer le liquide que partiellement, afin que les os eussent le temps de revenir sur eux-mêmes, et d'empêcher ainsi toute tendance au vide.

M. Legendre conseille les révulsifs cutanés sur la tête, la salivation, les purgatifs, les diurétiques, la compression. Il regarde la ponction comme un moyen inutile le plus souvent, sinon dangereux. Dans l'observation déjà citée de M. Rufz, on pratiqua dix ponctions. Les premières furent suivies de refroidissement et de tremblement qui n'existèrent pas après les suivantes ; cependant il y avait encore de l'agitation, qui se manifestait par des cris et par le mouvement des extrémités supérieures.

D. Enfin, si l'hémorrhagie est cachectique, l'obscurité du diagnostic sera un obstacle à tout traitement. Toutefois, si peu ou pas de symptômes annoncent l'existence de la maladie, il est un bon nombre de circonstances qui peuvent faire prévoir son imminence ou sa possibilité, et qui devront engager le praticien à diriger le traitement dans un certain sens.

Ainsi un enfant est-il cachectique et épuisé, on devra éviter tout ce qui peut entraver la liberté de la circulation, et déterminer un flux ou une stase sanguine vers la tête ; tel serait un décubitus trop horizontal ;

on empêchera les enfants de pencher la tête hors du lit, ainsi que cela leur arrive si souvent pendant la veille comme pendant le sommeil. On évitera aussi de leur couvrir trop chaudement la tête; on enlèvera toute ligature autour du cou; on aura soin surtout d'empêcher la strangulation exercée par les bonnets attachés au moyen de rubans au-dessous du menton. Souvent, pendant le sommeil, les enfants rejettent ces bonnets en arrière, et le ruban forme alors autour du cou une véritable corde d'étranglement.

Si l'obstacle à la circulation dépend des ganglions bronchiques ou des organes abdominaux, on s'efforcera de guérir, ou au moins d'atténuer les fâcheux effets de cette maladie première; et le traitement sera celui des tubercules, de la fièvre intermittente, du rachitisme. On cherchera en outre quel est le décubitus dans lequel la circulation est le moins entravée; on en jugera par la disparition de la bouffissure, par la diminution de la teinte violacée de la face, par le ralentissement du nombre des mouvements respiratoires, par leur tranquillité plus grande.

Enfin, et à moins de contre-indications particulières, on n'oubliera pas de tonifier le petit malade par tous les moyens possibles.

CHAPITRE II.

HÉMORRHAGIES RACHIDIENNES.

Nous n'avons recueilli aucune observation dans laquelle le sang fût épanché, soit dans le canal vertébral, soit dans le tissu même de la moelle (1). Nous devons dire cependant que dans un des faits que nous avons empruntés à M. Ollivier, et dans un autre qui appartient à M. Hache (voy. *Ramollissement de la moelle*, t. I, p. 675), une certaine quantité de sang était épanchée dans le canal vertébral; il en était de même dans l'observation rapportée par M. Brown (voy. p. 56). Nous avons aussi trouvé une observation d'apoplexie de la moelle, insérée par M. Weber dans le *Journal hebdomadaire* (t. IV, 1825).

Il s'agit dans ce cas d'un enfant de onze ans atteint d'une carie des vertèbres cervicales. Le cou était gonflé; le malade ne pouvait exécuter sans de vives souffrances des mouvements de rotation et de flexion en arrière. La maladie durait depuis quatre mois environ, et restait stationnaire depuis quelque temps lorsque l'enfant mourut subitement. A l'autopsie, on constata une carie des apophyses articulaires des premières vertèbres. La moelle n'était pas comprimée; elle avait

(1) Voy. HISTORIQUE pour les details rélatifs à l'hémorrhagie rachidienne chez les nouveau-nés.

sa forme ordinaire; mais en la coupant suivant sa longueur d'arrière en avant, elle présenta au niveau de l'atlas un épanchement sanguin occupant un espace de cinq à six lignes de longueur, et dont la quantité put être évaluée au volume d'un pois. Autour de l'épanchement, la substance médullaire parut un peu ramollie; mais elle avait sa blancheur ordinaire. Les autres organes étaient généralement congestionnés.

Il est évident que l'hémorrhagie médullaire a été, dans ce cas, la cause de la mort. Un fait de même nature a été observé par M. Payen chez un enfant de douze ans. Mais il ne faudrait pas toujours attribuer à une apoplexie la mort subite qui survient dans le cours de la phlegmasie articulaire. M. le docteur Piet nous a communiqué l'observation d'une fille de huit ans atteinte d'une carie de l'articulation occipito-atloïdienne accompagnée de paralysie, dans laquelle la mort ne fut pas moins rapide que dans le cas précédent. On venait de mettre l'enfant sur son séant pour la panser ; le pansement achevé, on la recouche; quelques secondes après, sa face pâlit, et tout à coup elle expire sans convulsions, sans plaintes, sans agonie. A l'autopsie on constata une destruction complète du ligament transverse. L'apophyse odontoïde, en contact avec la dure-mère rachidienne, avait probablement comprimé la moelle, et causé ainsi la mort.

FOSSES NASALES.

CHAPITRE III.

ÉPISTAXIS.

Art. I. — Causes. — Symptômes.

Chacun sait combien l'épistaxis, d'une abondance médiocre, est fréquente chez les enfants : aussi on serait porté à croire que l'hémorrhagie nasale grave primitive doit se rencontrer souvent à cet âge ; il n'en est rien cependant. Certaines variétés d'épistaxis secondaire sont même beaucoup plus rares chez l'enfant que chez l'adulte (voy. *Fièvre typhoïde*). Nous n'avons pas observé un seul exemple d'*épistaxis primitive* assez abondante pour compromettre la vie de nos jeunes malades, et en parcourant les annales de la science nous n'avons pas trouvé de faits de cette espèce; car, après un mûr examen, la plupart nous ont paru pouvoir être rattachés à l'épistaxis secondaire. Latour (page 294) rapporte l'observation d'une fille de dix ans très sujette à des hémorrhagies intestinales qui la rendaient habituellement très faible. Elle fut prise de saignements de nez presque continuels, accompagnés de fièvre et de mouvements convulsifs; elle vomissait tout ce qu'on lui faisait prendre, et rendait souvent du sang par le vomissement. Mais comme la maladie était accompagnée de fièvre, il est bien probable que, dans ce cas, l'épistaxis était secondaire. M. Valleix, qui a analysé un grand nombre d'observations d'épistaxis publiées dans différents recueils, n'a pas non plus trouvé un seul exemple d'hémorrhagie nasale primitive mortelle chez un enfant. (*Guide du médecin praticien*, t. I, p. 21.)

L'un de nous (M. Rilliet) a eu connaissance d'un cas d'épistaxis mortel sur un enfant de quatre ans : le tamponnement ne fut pas pratiqué. Il a vu aussi chez une jeune fille de dix ans des épistaxis très répétées, et tellement abondantes que l'enfant tomba dans un état de collapsus inquiétant. Elle guérit, mais l'anémie persista pendant plusieurs mois.

L'un de nous (M. Barthez) a donné ses soins à une jeune fille remarquable par le développement des veines du cou et par la facilité avec laquelle le système veineux de la tête se congestionnait à la moindre émotion. Des saignements de nez fréquemment répétés et abondants furent, dès les premières années, la conséquence de cette prédisposition. A l'âge de douze ans la menstruation s'établit sans symptômes précurseurs et sans accidents; mais au deuxième mois les menstrues furent très peu abondantes et accompagnées d'épistaxis copieuses et fréquemment répétées qui déterminèrent avant qu'on pût s'en rendre maître, un amaigrissement notable. Le troisième mois les règles manquèrent tout à fait, et une fièvre typhoïde se développa; le quatrième et cinquième mois les règles furent remplacées par une simple congestion du nez avec gonflement, douleur, chaleur. Les mois suivants, la congestion nasale manqua aussi bien que les règles, et ce fut seulement dix mois après leur première apparition que les menstrues se montrèrent de nouveau.

L'*épistaxis secondaire grave*, sans être une maladie fréquente, se présente quelquefois dans le jeune âge. Ainsi elle constitue un des symptômes les plus fâcheux du *purpura hemorrhagica ;* elle se manifeste aussi dans le cours des fièvres éruptives, des fièvres intermittentes, de l'affection typhoïde et de la coqueluche, ou dans d'autres maladies. Nous avons cité ailleurs l'observation d'un enfant atteint d'anasarque, suite de néphrite simple, qui fut pris d'une épistaxis dont l'abondance fut évaluée à quatre palettes. On trouve dans l'ouvrage de Latour l'observation d'un jeune homme de quinze ans qui fut pris d'une violente épistaxis dans l'accès d'une fièvre intermittente quarte. Cette hémorrhagie fut assez grave pour compromettre les jours de l'enfant. En vain on chercha à la réprimer par la saignée, par des applications froides sur le front, par des astringents reniflés par les narines, par la ligature des membres, etc., rien ne réussit. L'emploi des sédatifs suffit pour faire disparaître la maladie. (Latour, *loc. cit.*, page 375.)

Le même auteur rapporte l'observation de son fils qui fut pris d'épistaxis dans le cours d'une coqueluche ; l'hémorrhagie se renouvelait à chaque quinte de toux. Elle disparut à la suite de l'application d'un vésicatoire ; la coqueluche n'en continua pas moins sa marche. (*Loc. cit.*, p. 70.)

Nous citerons plus tard l'observation d'une jeune fille qui était atteinte à la fois d'une coqueluche et d'une maladie organique du cœur, et qui à chaque quinte avait une énorme épistaxis. L'hémorrhagie fut assez grave pour mettre les jours en danger.

Nous avons recueilli l'observation d'une fille de treize ans qui, dans le cours d'une pleurodynie avec la fièvre, fut prise d'une épistaxis abondante qui fit disparaître tous les symptômes fébriles, et dissipa la douleur thoracique.

Nous avons vu, chez des enfants atteints de purpura, l'épistaxis être assez grave pour compromettre la vie du jeune malade, et nous possédons l'observation d'une jeune fille rhumatisante qui, à la suite d'une abondante perte de sang occasionnée par des piqûres de sangsues, fut prise d'énormes épistaxis, qui la jetèrent dans un état anémique dont elle ne put pas se relever.

Art. II. — Diagnostic.

L'épistaxis est en général facile à reconnaître ; l'écoulement du sang par les narines mettant sur la voie du diagnostic. Il arrive quelquefois cependant que spontanément ou à la suite du traitement mis en usage, l'écoulement extérieur s'arrête, et l'on croit l'hémorrhagie suspendue : mais il n'en est rien, et le sang continue à couler par l'ouverture postérieure des fosses nasales ; il s'épanche et s'accumule alors dans l'estomac, et, lorsqu'il y est en assez grande quantité, il est rejeté par le vomissement. L'enfant étant trop jeune ou trop peu intelligent pour rendre compte de l'écoulement du sang, et n'éprouvant d'ailleurs aucune sensation pénible, le praticien peut méconnaître entièrement la continuation de l'hémorrhagie. Il est fort important en cas pareil d'examiner la paroi postérieure du pharynx pour s'assurer si le sang continue à couler. Nous avons vu un enfant de trois ans chez lequel l'hémorrhagie nasale s'était arrêtée, et qui rejeta quelques heures plus tard une quantité considérable de caillots par le vomissement. Il est bien probable que dans ce cas le sang qui s'était accumulé dans l'estomac provenait des narines. La qualité et la quantité du sang, la durée de l'hémorrhagie, et ses retours, présentent de nombreuses variations suivant la nature de la maladie dont l'épistaxis n'est qu'un symptôme. (Voy. *Purpura*, *Fièvre typhoïde*, etc.)

S'il est rare que l'épistaxis soit confondue avec l'hématémèse, il est plus rare encore qu'elle simule l'hémoptysie, et il ne faut qu'un peu d'attention pour éviter la méprise. Nous pouvons donner comme exemple le fait suivant (1).

Je donnais des soins à une jeune fille âgée de quatre ans pour un rhume léger qui datait de quelques jours. Je venais de quitter l'enfant qui était gaie, sans fievre, toussait à peine, et dont la poitrine ne fournissait à l'auscultation aucun râle, lorsque deux heures plus tard je fut appelé en toute hâte, parce que, disait-on, l'enfant crachait le sang. On m'appiit qu'on l'avait couchée peu après mon départ, et que, comme elle commençait à fermer les yeux pour s'endormir, elle avait été prise d'une toux fréquente, petite, humide; puis que tout d'un coup elle avait rejeté du sang par la bouche en abondance; lorsqu'on l'assit sur son lit, elle en rejeta encore quelques gorgées; puis, comme l'hémorrhagie cessa, on coucha de nouveau l'enfant, et bientôt le crachement de sang revint et se renouvela ainsi deux ou trois fois de manière à remplir deux mouchoirs d'un sang rouge et rutilant. Lorsque j'arrivai, je trouvai l'hémorrhagie arrêtée, la chaleur vive et moite, le pouls à 140, large, un peu ondulant; la figure un peu rouge, la respiration fréquente, embarrassée, faisant entendre à chaque inspiration un râle guttural humide. Dans toute la poitrine, j'entendis à l'auscultation un râle sibilant assez rare.

Au premier abord, je crus à la réalité d'une hémoptysie : la présence d'un râle qui n'existait pas deux heures avant démontrait que le sang occupait en réalité les voies respiratoires : erreur qui fut partagée par un médecin que les parents avaient appelé en attendant ma venue; mais après une consultation avec le professeur Trousseau, il fut bientôt démontré qu'il s'agissait seulement d'une épistaxis. Nous apprîmes en effet que le sang s'était échappé tout à la fois par le nez et par la bouche, et que l'écoulement s'était arrêté lorsque l'enfant, étant assise, avait été lavée à l'eau froide; qu'elle était sujette aux saignements de nez; que déjà une fois, à la suite d'une chute, elle avait abondamment rendu le sang par le nez et par la bouche, comme dans le cas précédent; qu'enfin le père, auquel l'enfant ressemble beaucoup, avait été sujet dans son enfance à des épistaxis de même espèce.

Ces faits, joints à la considération de la rareté des hémorrhagies pulmonaires dans l'enfance, à l'absence de maladie antérieure, éclairèrent bientôt le diagnostic. En effet, sous l'influence des sinapismes, d'une potion de ratanhia, de la limonade et des lotions fraîches, l'épistaxis ne reparut plus; le pouls baissa et la chaleur diminua promptement. Cependant il persista jusqu'au lendemain matin une toux continuelle, petite, fréquente, sèche, laryngée, avec agitation. Ces dernières symptômes se calmèrent sur le matin, et l'enfant s'endormit tranquille et dans son état naturel. Depuis ce moment la toux n'a plus reparu; l'auscultation n'a fourni aucun symptôme, et la bonne santé ne s'est pas démentie.

Nous avons donné cette observation moins pour indiquer les carac-

(1) Observation recueillie par M. Barthez.

tères diagnostiques entre l'hémoptysie et l'épistaxis que pour faire voir que dans le décubitus horizontal le sang qui s'échappe des fosses nasales ne s'écoule pas toujours le long du pharynx et de l'œsophage. Pendant le sommeil, les mouvements inspiratoires peuvent en attirer une partie dans le larynx. De là résulte de la toux, des râles et une fausse hémoptysie. Nous croyons qu'il suffit d'être prévenu de la possibilité de cet accident pour éviter l'erreur.

Art. III. — Traitement.

Lorsque l'écoulement sanguin est peu abondant et qu'il se répète périodiquement chez un enfant fort et bien portant, on peut considérer cette évacuation comme salutaire, et il faut se garder de rien faire qui tende à la supprimer. Dans les cas contraires, où l'hémorrhagie dépasserait certaines limites et deviendrait menaçante par son intensité, il faut, quelle que soit sa cause, se hâter d'y porter remède.

L'écoulement sanguin étant, dans la grande majorité des cas, le résultat d'une altération du sang, et survenant chez des enfants affaiblis, et à une période avancée des maladies qui les ont profondément débilités, le traitement devra être autant général que local. Le premier consistera dans l'emploi des toniques (fer, quinquina), et des astringents. Il n'est pas nécessaire de dire que les émissions sanguines doivent être proscrites. Quant au traitement local, il consistera principalement dans l'application de linges froids sur le front, les tempes et la nuque, et des révulsifs sur les extrémités ; les injections astringentes, l'introduction de petits bourdonnets de charpie dans les fosses nasales, et, comme dernière ressource, la tamponnement, peuvent être mis en usage. Toutefois ce ne sera pas sans de grandes difficultés qu'on parviendra à pratiquer cette opération.

M. Négrier a proposé l'emploi d'un moyen très simple pour arrêter les épistaxis. Il conseille de tenir les bras élevés pendant quelques secondes. Ce moyen lui a réussi au bout de dix secondes chez un enfant de quatorze ans, qui avait perdu 200 grammes de sang. (*Gaz. méd.*, 1842, p. 521, extrait des *Archives*.)

On a recommandé aussi de verser goutte à goutte de l'éther sur le front ; la réfrigération qui en résulte est assez considérable pour tarir rapidement l'hémorrhagie. Des insufflations de seigle ergoté nous ont bien réussi pour arrêter d'abondantes épistaxis ; mais elles occasionnent quelquefois de violentes douleurs. L'ergotine en injection, portée dans les narines au moyen de bourdonnets de charpie, n'a pas les mêmes inconvénients et produit l'effet désiré.

POITRINE.

L'hémorrhagie peut, chez les enfants, se faire en différents points des organes respiratoires. Tantôt, en effet, le sang est versé dans l'intérieur des bronches, et de là rejeté au dehors; tantôt il se réunit en collection dans le poumon, et subit une série de transformations que nous indiquerons ultérieurement. D'autres fois le sang s'extravase sous la plèvre sous forme d'ecchymoses, ou bien il s'épanche dans la cavité séreuse. Ces hémorrhagies de siége différent coïncident d'ordinaire chez le même malade, car elles reconnaissent la même cause générale. Plus rarement, liées à une cause locale, elles sont isolées. Leur peu d'importance nous engage à en parler très brièvement; nous insisterons seulement sur l'apoplexie pulmonaire.

CHAPITRE IV.

HÉMOPTYSIE.

Nous n'avons recueilli que deux exemples d'hémoptysie primitive et active chez des jeunes filles âgées de douze et quatorze ans; dans ces deux cas la perte sanguine n'a pas été très abondante. Nous possédons en outre quelques autres observations d'hémoptysie chez des enfants tuberculeux ; dans ces cas l'hémorrhagie a presque toujours été terminale et foudroyante. Survenue à une époque avancée de la maladie, elle a été différente de celle qui, chez l'adulte, marque si souvent le début de la phthisie pulmonaire, et même de celle qui, terminale aussi, entraîne la mort du malade (voy. *Tubercules*). Nous avons aussi sous les yeux quatre observations de gangrène du poumon accompagnée d'hémoptysie : nous nous sommes demandé si, dans ces cas, la mortification était antérieure ou postérieure à l'hémorrhagie : on trouvera dans le chapitre destiné à la gangrène du poumon quelques détails sur ce sujet. En parcourant les auteurs, c'est à peine si nous avons trouvé quelques cas d'hémoptysie, et encore plusieurs sont-ils fort incomplets. Nous verrons en parlant du purpura que l'hémorrhagie bronchique paraît en être une complication rare. Dans l'impossibilité où nous sommes de tracer l'histoire de l'hémoptysie avec un nombre de faits aussi peu considérable et si différents les uns des autres, nous nous bornerons à rapporter une observation qui pourra être de quelque utilité à ceux qui viendront après nous. Rappelons d'abord que Dehaen (Latour, *Hémorrhagies*, etc.,

p. 365) a cité l'observation d'un enfant qui fut pris d'hémoptysie violente après un chant forcé; le même accident se renouvela à trois reprises. On pratiqua d'abord quatre saignées qui, n'ayant apporté aucun soulagement, furent remplacées par des boissons à la glace, et une mixture composée de 8 grammes de bol d'Arménie, 4 grammes de sang-dragon, 30 grammes de sirop de roses rouges, 1 décigramme de laudanum pur dans 180 grammes d'eau de plantain : l'enfant en prenait une cuillerée de demi-heure en demi-heure; il guérit. Nous rapporterons ailleurs (voy. *Apoplexie pulmonaire*) une observation de Latour, dans laquelle il s'agit d'une jeune fille de quatorze ans qui succomba à une apoplexie foudroyante du poumon accompagnée d'une très légère hémoptysie. Voici l'observation qui nous appartient.

OBSERVATION. — *Fille de douze ans. — Hémoptysie primitive active. — Symptômes de bronchite. — Traitement antiphlogistique. — Guérison.*

Lacour, âgée de douze ans, entre, le 9 septembre 1837, à l'hôpital des Enfants malades.

Nous ne pûmes obtenir aucun renseignement sur la santé antérieure de la jeune malade : nous apprîmes seulement qu'elle était sujette aux épistaxis, et non réglée.

Le mardi 5 septembre, elle se sentit du malaise, l'appétit diminua, et elle eut quelques vomissements après avoir mangé ; mais elle continua ses occupations, et le 3 septembre elle sortit encore dans la journée. Dans l'après-dîner, elle éprouva de la gêne à respirer, et à dix heures du soir, sans cause connue, elle eut une hémoptysie assez abondante. Le sang rejeté a été évalué à la quantité de 250 grammes. Il survint de la toux ; l'oppression augmenta et s'accompagna d'un douleur thoracique. On pratiqua immédiatement une saignée de deux palettes. Le lendemain au matin, comme elle rendait encore des crachats sanguinolents, on pratiqua une seconde saignée d'une palette : après chacune de ces émissions sanguines, elle éprouva des lipothymies. Nous la vîmes le 9 septembre, à huit heures du matin (treize heures après le début de l'hémoptysie). Elle était alors dans l'état suivant :

Grande et forte, yeux bleus, cheveux châtain foncé, cils longs, peau fine et blanche. La face est un peu bouffie, le facies est assez bon, le décubitus indifférent. La peau est chaude et sèche, le pouls à 128, normal; 28 inspirations. La poitrine est bien conformée. En arrière la percussion est également sonore des deux côtés ; on entend un râle muqueux très abondant ; il occupe toute la hauteur à droite où il est gros ; il est plus fin à gauche, où on le perçoit dans les deux tiers inférieurs seulement. En avant, la percussion est sonore, et l'on n'entend du râle que du côté gauche. Nulle part la voix ne retentit. Les battements du cœur sont masqués par le râle. La toux est rare, accompagnée d'une expectoration grisâtre non adhérente. Le côté gauche est légèrement douloureux. Le ventre est souple et indolent, la langue humide ; pas de selles, peu d'appétit ; la soif n'est pas exagérée. Pas de céphalalgie, de vue trouble ni d'éternument. (Guimauve, pédiluves, cataplasmes, lait coupé, saignée.)

Le lendemain, 2 juin, pouls, 120 ; respiration 128 ; face pâle ; le râle diminue d'abondance en avant, à gauche ; mais il persiste en arrière. La toux continue ; il n'y a pas d'expectoration sanglante. Les jours suivants la fièvre diminue progressivement, la douleur thoracique disparaît; le râle persiste en arrière, tantôt fin, tantôt gros, en présentant de nombreuses alternatives d'augmentation et de diminution, mais il disparaît en avant; la percussion reste sonore; l'appétit est bon, la soif médiocre, les selles régulières. (Le vingtième jour de la maladie, on pratiqua une saignée de deux palettes, on administra un julep de 2 grammes d'oxyde blanc d'antimoine, et l'on appliqua un emplâtre de poix de Bourgogne entre les deux épaules.) Sous l'influence de cette médication, le râle ne diminua pas d'abord; mais au bout de quelques jours il tendit à disparaître; il était très rare lorsque l'enfant quitta l'hôpital, vingt-huit jours après le début de l'hémoptysie. A cette époque, la toux, l'expectoration et la fièvre avaient entièrement disparu; l'enfant n'était pas sensiblement amaigri.

Nous considérons l'hémoptysie de cette jeune fille comme essentielle; tout au moins il nous semble évident qu'elle n'a pas été liée à une affection tuberculeuse du poumon. L'hémorrhagie a été suivie d'une bronchite intense, et peut-être d'une congestion ou d'une apoplexie pulmonaire; mais à aucune époque les signes physiques n'ont indiqué le développement des tubercules. Remarquons en outre que la jeune malade était sujette aux épistaxis, qui avaient été déjà assez abondantes pour nécessiter l'emploi de la saignée, et qui indiquaient une grande tendance aux hémorrhagies muqueuses. L'âge de l'enfant, voisin de la puberté, la force de la constitution, nous portent aussi à penser que l'hémorrrhagie était essentielle.

Un autre fait que nous ne rapporterons pas ici pour abréger, était presque entièrement semblable à celui que nous venons de citer.

La maladie s'est montrée sous une forme plus grave chez une jeune fille dont nous avons trouvé l'observation dans la *Revue médicale*, 1837, p. 394. Ce cas nous paraît établir le passage entre l'hémorrhagie bronchique et la congestion hémorrhagique du poumon. En voici l'extrait :

Une jeune fille de treize ans, fortement constituée et non réglée, éprouva, le 6 mars 1814, du malaise, du frisson immédiatement après son lever; il survint ensuite une fièvre violente qui la força de se remettre au lit. Au même instant la respiration fut très gênée et très courte; la figure se colora et se gonfla beaucoup. La malade, *qui crachait le sang*, était d'une agitation extrême; on ne la calma qu'en ouvrant les croisées de l'appartement, dont il fallut l'approcher. Il y avait en outre une céphalalgie très vive, dilatation des pupilles, obscurcissement de la vue, respiration courte, râlante, et salive écumeuse, sanguinolente, remplissant la bouche. La suffocation était imminente. D'abondantes émissions sanguines dissipèrent les accidents, et la convalescence s'établit sur-le-champ.

CHAPITRE V.

APOPLEXIE PULMONAIRE [1].

Art. I. — Anatomie pathologique.

A l'extérieur, le poumon est marqué de taches irrégulières, d'un violet foncé, un peu résistantes au toucher. Ces taches sont surtout abondantes au bord postérieur et à la base du lobe inférieur. Elles sont quelquefois difficiles à distinguer, lorsque la lésion n'est pas très superficielle, et aussi lorsque la congestion générale qui accompagne l'apoplexie donne au poumon une teinte violacée.

La coupe pratiquée au niveau des points violets fait voir un tissu d'un rouge noir, souvent d'un noir de jais, d'ordinaire lisse à la coupe et friable; la pression en fait découler un sang noir abondant. L'apoplexie pulmonaire nous a offert différents degrés qui nous semblent correspondre à une altération de plus en plus profonde du tissu. Ainsi, dans un premier degré, les noyaux apoplectiques offrant l'aspect que nous avons décrit tout à l'heure, conservent encore l'apparence vésiculaire; le tissu n'est pas friable, et il surnage au liquide, quel que soit le soin avec lequel on cherche à l'isoler des parties voisines. La trame pulmonaire n'est pas détruite, le tissu vésiculaire ou peut-être l'intervésiculaire seulement est rempli de sang. A un degré plus avancé, les noyaux, plus fermes sous le doigt, sont remarquablement friables, surnagent encore; la plus légère pression les pénètre de part en part, et les convertit en un détritus noirâtre, sanglant, dans lequel il est impossible de retrouver le tissu pulmonaire. D'autres fois, le sang épanché a évidemment rompu la trame organique du poumon, et en pressant le noyau apoplectique, on n'en fait sortir que quelques gouttes de sang noir; il ne reste plus entre les doigts que des débris filamenteux, dernière trace du tissu. Enfin, dans un dernier degré, le parenchyme pulmonaire est complétement détruit, et la partie du poumon frappée d'apoplexie est convertie en une véritable cavité.

Nous avons observé une caverne apoplectique fort remarquable chez un garçon de sept ans qui succomba à une varioloïde. Au niveau du tiers supérieur du lobe inférieur, le poumon offre une coloration d'un noir très foncé, s'étendant dans l'espace de 2 pouces. La coupe pratiquée en ce point offre des lobules d'un noir foncé, friables, se précipitant au fond de l'eau. Plus bas (au niveau du tiers inférieur du lobe inférieur), mêmes taches noires, mêmes lobules apoplectiques; mais en outre on trouve à la coupe une surface grisâtre, aréolaire, traversée par des vaisseaux gorgés de sang, circonscrivant des vacuoles au ni-

(1) Ce chapitre a été composé d'après 22 observations recueillies par nous.

veau desquelles le parenchyme était détruit. Cette surface avait l'étendue d'une pièce de cinq francs; elle pénétrait assez profondément (1 pouce 1/2) dans le parenchyme pulmonaire. Les bronches qui aboutissaient à cette excavation étaient pleines de liquide gris rouge abondant, qui n'exhalait aucune odeur fétide. Tous les tissus intermédiaires au noyau apoplectique et à la caverne étaient hépatisés.

Nous ne pouvons nous empêcher de parler ici d'une observation fort curieuse de ramollissement pulmonaire que nous avons recueillie chez un enfant, qui succomba à une méningite tuberculeuse, et qui, examiné attentivement et ausculté huit heures avant la mort, ne nous offrit aucun symptôme pulmonaire. Voici dans quel état étaient les deux poumons :

« Le *lobe inférieur du poumon droit* est fluctuant par places, comme s'il contenait des cavités renfermant un liquide ténu. Une coupe pratiquée au niveau de ces points fait voir des cavités contenant un liquide rouge, rutilant, parcourues par des brides blanches qui sont des vaisseaux, ce dont on s'assure en les incisant. La forme de ces cavernes est très irrégulière ; elles peuvent contenir de grosses noix. Leur surface interne est formée par le tissu pulmonaire, dont on reconnaît la structure. Il est gorgé d'une grande quantité de sang; mais il n'offre pas de noyaux apoplectiques. Aucune fausse membrane ne les tapisse. Le reste du poumon est sain.

« La *plèvre gauche* contient un bon verre de liquide analogue à un mélange de suie et de sang clair; une fausse membrane lamellaire molle et mince existe à la partie moyenne de la paroi costale. Il ne s'échappe pas d'air au moment où l'on incise les parois de la poitrine. Le *lobe inférieur* du poumon présente au niveau de son tiers inférieur une perforation très irrégulière, du diamètre de 3 à 4 millimètres, conduisant dans une vacuole déprimée pleine de liquide mousseux, sanglant, analogue à celui que contiennent les cavités du côté gauche. Elle est la seule que présente le poumon ; elle a la dimension d'une petite noisette. Le reste de l'organe laisse ruisseler à la coupe une abondante quantité de sang noir ; mais il n'est pas friable et ne contient pas de noyaux apoplectiques. Les bronches sont rouges par imbibition. »

Cette altération doit-elle être rapprochée de l'apoplexie pulmonaire? est-elle un simple résultat d'une altération cadavérique, et doit-on la comparer au ramollissement gélatiniforme de l'estomac que l'on observe souvent dans la méningite? L'absence des symptômes pendant la vie, la nature de la lésion première, la destruction du grand cul-de-sac de l'estomac chez ce même malade, l'époque à laquelle a été pratiquée l'autopsie (fin d'avril, par un temps chaud de printemps, trente-quatre heures après la mort), militent en faveur de cet hypothèse. Mais, d'un autre côté, le siége de cette lésion dans les deux poumons, l'espace limité qu'elle occupe, l'absence de tout autre signe de putréfaction de l'organe malade semblent contredire cette idée. Ce fait, d'ailleurs, n'est pas unique : ainsi, nous avons trouvé dans l'ouvrage de Latour (t. II, p. 22) une observation qui se rapproche jusqu'à un certain point de celle que nous venons de rapporter. Comme la maladie fut dans ce cas évidemment la cause de la mort, il est certain que le ramollissement et la perforation pulmonaire n'ont pas été cadavériques.

Il s'agit d'une fille de quatorze ans très forte, qui, après avoir rendu quelques crachats teints de sang, mourut presque subitement. A l'autopsie, dit l'auteur, nous trouvâmes les poumons dans un état de plénitude extrême presque entièrement engorgés de sang noir. Les deux cavités (plèvres) droite et gauche en contenaient aussi considérablement qui s'y trouvait épanché par petites crevasses remarquables à la surface des deux lobes. Le cœur, les grosses artères et les veines qui en émanent immédiatement ne présentaient rien de particulier, et ne contenaient que très peu de sang.

M. Barrier a cité un fait qui a plus de rapport avec celui que nous avons recueilli : la maladie est survenue dans les mêmes circonstances; toutefois les lésions pulmonaires étaient moins étendues et ne consistaient que dans des ecchymoses qui ne pénétraient que de quelques millimètres la profondeur du parenchyme. C'est au niveau de ces points que la plèvre était perforée. Il en était résulté un hémo-pneumothorax.

Nous pouvons résumer ainsi les différents degrés des épanchements sanguins dans le poumon : 1° infiltration de sang sans altération du tissu, véritable ecchymose ; 2° infiltration de sang, rupture de la trame cellulo-vasculaire ; 3° formation d'une cavité. Ces divers degrés de l'apoplexie semblent correspondre à ceux de la pneumonie ; mais ils en diffèrent en ce sens, que dans la pneumonie arrivée au troisième degré, l'inflammation donne naissance à un produit nouveau, le pus ; tandis que dans l'apoplexie, le sang, soumis aux lois de l'absorption, peut subir diverses transformations. Ainsi, les noyaux sanguins perdent progressivement leur coloration noire pour revêtir une teinte d'un rouge moins foncé, puis d'un rouge plus clair, qui finit par devenir blanche. Comme cette décoloration se fait de la périphérie au centre, on voit des caillots encore noirs, denses, fermes à leur partie centrale, entourés d'un cercle blanc qui n'est autre chose que de la fibrine décolorée. Cette altération était très évidente dans le cas suivant :

Enfant de cinq ans mort avec les symptômes d'une pleuro-pneumonie.

Poumon gauche violacé et recouvert de fausses membranes dans sa partie postérieure et inférieure. En avant, le tissu est souple, crépitant, légèrement emphysémateux. Le lobe inférieur est flasque, comprimé, se laisse cependant facilement pénétrer par le doigt, et précipite au fond de l'eau. A la base, on trouve un noyau plus dur et plus saillant du volume d'une amande entière. Ce noyau se laisse facilement couper, comme ferait un caillot contenu dans un vaisseau. Il est marbré de gris et de violet, et très ferme. Dans le lobe supérieur, on trouve des noyaux noirâtres, grenus, assez durs, entouré d'un cercle blanc assez résistant ; les vaisseaux qui entourent ces lobules apoplectiques sont remplis de caillots sanguins. Un noyau du volume d'une noix, tout à fait

semblable à ces derniers, existe à la partie supérieure et postérieure du lobe inférieur droit.

Ces transformations du sang épanché sont évidemment identiques avec celles que nous avons décrites dans notre premier volume (page 436) à propos de certaines formes de l'hépatisation. Comme il n'existe ici aucune trace de phlegmasie, nous y voyons la preuve de la vérité de l'opinion que nous émettions alors ; c'est-à-dire que cette forme spéciale d'inflammation est un mélange d'hépatisation et d'apoplexie dans lequel le sang épanché s'est dépouillé de sa matière colorante.

L'étendue des noyaux apoplectiques est très variable : quelquefois ils ont la dimension d'une petite tête d'épingle, d'autres fois d'une lentille; nous en avons vu qui avaient le volume d'une noisette, et même d'une petite noix. Le plus souvent ils occupent une partie d'un lobule ou un lobule tout entier, et rappellent pour la forme les noyaux de la pneumonie mamelonnée ; d'autres fois ils sont plus irréguliers, et se rapprochent de la pneumonie partielle; très rarement ils s'unissent les uns aux autres pour former des surfaces continues, analogues à la pneumonie généralisée : nous avons cependant observé cette forme chez deux de nos malades, nous n'avons jamais vu l'apoplexie être assez étendue pour occuper tout un lobe.

Les noyaux apoplectiques ne sont pas en général abondants : ainsi, dans certains cas, on n'en voit qu'un seul ; dans d'autres ils sont au nombre de cinq ou six ; nous en avons vu jusqu'à vingt ou trente, et plus. Lorsqu'ils sont rares, on les observe d'ordinaire dans les lobes inférieurs ; lorsqu'ils sont abondants, ils peuvent être disséminés dans tout l'organe; mais ils sont presque toujours plus nombreux le long du bord postérieur. Le plus souvent ils sont situés près de la surface ; on peut en trouver à la fois à la surface et dans la profondeur de l'organe : très rarement ils existent seulement dans les parties centrales. Les noyaux apoplectiques occupent plus souvent les deux poumons qu'un seul; cependant, différents de la pneumonie lobulaire, ils sont limités à un seul poumon, dans une proportion assez notable, un tiers.

Le parenchyme pulmonaire, qui environne immédiatement les lobules apoplectiques, est dans certains cas parfaitement sain, quelquefois même exsangue, et les mouchetures noires se dessinent sur un fond pâle rappelant l'apparence du *purpura hæmorrhagica;* d'autres fois, au contraire, le poumon est fortement congestionné, et à la première vue on a peine à retrouver les noyaux apoplectiques au milieu de la teinte générale noire que la congestion sanguine donne à l'organe. Enfin (et nous en avons rapporté un exemple) le tissu qui entoure les foyers apoplectiques est quelquefois frappé d'inflammation.

L'apoplexie peut être la seule lésion que présente le poumon malade; d'autres fois, il offre dans des points éloignés différentes lésions qui lui sont tout à fait étrangères. Les bronches qui traversent les lobules apoplectiques sont en général d'un rouge foncé. Cependant, lorsque la mort a été causée par une hémorrhagie foudroyante, elles offrent, au contraire, une pâleur remarquable.

Art. II. — Symptômes.

Lorsque l'apoplexie pulmonaire n'est qu'un symptôme d'une maladie générale, on trouve quelquefois des traces d'hémorrhagie dans les autres organes.

L'apoplexie pulmonaire, intéressante au point de vue de l'anatomie pathologique, prête à un petit nombre de considérations symptomatologiques et thérapeutiques, car elle est le plus souvent méconnue pendant la vie.

L'exploration attentive des fonctions des organes respiratoires ne nous a révélé aucun symptôme spécial. La toux, lorsqu'elle a existé, pouvait dépendre tout aussi bien de la bronchite ou de la pneumonie coexistante. Nous n'avons constaté la douleur thoracique chez aucun malade. La respiration n'était pas accélérée dans les cas où les foyers apoplectiques étaient rares; et lorsque les inspirations ont augmenté de nombre, nous avons pu l'attribuer aux maladies concomitantes du poumon. Quatre enfants sont morts d'hémoptysies foudroyantes; mais dans deux de ces cas l'hémorrhagie a été le résultat de la rupture d'un des vaisseaux du poumon, et l'apoplexie pulmonaire que nous avons trouvée à l'autopsie était probablement produite d'une manière purement mécanique. Chez aucun des autres nous n'avons noté d'expectoration sanglante ou d'hémoptysie; par conséquent, la proportion des apoplexies sans hémoptysie est bien plus forte que l'inverse. Dans l'observation que nous avons empruntée à Latour l'enfant rejeta, la veille de la mort, quelques crachats teints de sang. Une malade dont Constant a rapporté l'histoire eut une hémoptysie abondante dans le cours d'une anasarque suite de scarlatine. L'apoplexie pulmonaire trouvée à l'autopsie était considérable. Lorsque les noyaux apoplectiques étaient nombreux, nous avons, chez quelques malades, constaté les signes physiques d'une pneumonie lobulaire. On comprend que dans les cas où ces foyers sanguins étaient entourés de pneumonie étendue, nous n'ayons pas constaté d'autres symptômes que ceux de la phlegmasie.

La fièvre, lorsqu'elle existe, dépend des lésions concomitantes ou de la maladie principale, dont l'apoplexie n'est qu'un épiphénomène; nous en dirons autant du trouble des fonctions digestives et nerveuses. La marche de l'apoplexie pulmonaire est fort rapide, comme celle de toutes les hémorrhagies. Dans les cas rares où nous avons observé quelques symptômes, nous ne les avons guère constatés que la veille de la mort. Cependant, lorsque le sang épanché a subi les transformations dont nous avons parlé plus haut, et a été converti en noyaux fibrineux, il est probable que la maladie a eu une durée plus longue.

Lorsque l'épanchement sanguin est limité à quelques lobules, il ne nous paraît offrir en lui-même aucune gravité. Il n'en est pas de même dans les cas où l'hémorrhagie est plus abondante, dans ceux surtout où la plèvre a été perforée. Nous avons indiqué tout à l'heure avec quelle rapidité la mort était survenue chez une jeune fille de quatorze ans à la suite d'un semblable accident (page 291).

Avec des éléments aussi incomplets, nous ne pouvons présenter un tableau fidèle de la maladie ; nous nous contenterons de faire remarquer que l'apoplexie pulmonaire peut être : 1° primitive aiguë ; 2° secondaire aiguë ; 3° secondaire cachectique. Cette dernière espèce, et souvent aussi la seconde, sont complétement latentes.

Art. III. — Causes.

C'est le plus souvent chez des enfants qui avaient atteint ou dépassé l'âge de cinq ans, et dans la grande majorité des cas chez des garçons, que nous avons observé l'apoplexie pulmonaire. Les maladies dans le cours desquelles nous l'avons le plus souvent rencontrée, sont les tubercules pulmonaires ou bronchiques, les varioles hémorrhagiques, la scarlatine, la néphrite, la colite, la pneumonie secondaire.

Les autres causes des hémorrhagies que nous avons énumérées plus haut ne nous ont pas paru avoir une influence réelle sur la production des hémorrhagies pulmonaires. Cependant, dans quelques cas, la compression des vaisseaux du poumon n'a pas été étrangère à la production de l'apoplexie.

CHAPITRE VI.

HÉMORRHAGIES PLEURALES.

Nous avons trouvé chez un assez grand nombre d'enfants des ecchymoses dans le tissu sous-pleural, rarement dans la plèvre elle-même. Elles étaient caractérisées par de petites mouchetures morcelées sur les bords, mais en général arrondies, le plus souvent de un à deux millimètres de diamètre ; leur couleur noire tranchait sur la pâleur du reste de la plèvre, qui n'avait subi aucune altération. Ces petites ecchymoses étaient en général nombreuses et occupaient le tissu cellulaire sous-pleural, costal ou pulmonaire. Dans ces cas la plèvre contenait quelquefois une petite quantité de liquide séro-sanguinolent, très rarement de sang pur ; d'autres fois les ecchymoses manquaient, et l'on ne trouvait dans la plèvre qu'une petite quantité de sang noirâtre ou de liquide séro-sanguinolent peu coloré. Ces épanchements sanguins n'ont, dans aucun des cas soumis à notre observation, été portés au point de constituer une maladie réelle. Leur peu d'abondance (nous ne les avons jamais vus dépasser 60 grammes), les circonstances dans le cours desquelles ils se développaient, indiquent le peu d'importance qu'on doit leur accorder. C'est principalement chez des enfants affaiblis par des maladies antérieures et chez des sujets qui avaient succombé à des fièvres éruptives, à des affections typhoïdes ou tuberculeuses, que nous avons observé ces épanchements sanguins. Nous rappellerons aussi que, dans le chapitre précédent, nous avons signalé des exemples de perforations du poumon accompagnées d'un épanchement de sang dans les plèvres. Nous n'avons pas rencontré chez les enfants d'hémorrhagie pleurale assez considérable pour fournir des signes pendant la vie ou pour constituer une maladie ayant sa marche et sa physionomie propres : aussi nous ne croyons pas devoir insister plus longtemps sur ce sujet insignifiant. Observons cependant, avant de terminer, que la rareté des hémorrhagies de la plèvre, comparée à celle des fausses membranes cartilagineuses, tend à confirmer l'opinion de Laënnec, qui regarde ces dernières comme un résultat d'une hémorrhagie pleurale. Nous n'avons trouvé dans les auteurs aucun exemple de cette affection. Toutefois, dans le *Journal des hôpitaux*, 1829, p. 213, nous voyons l'observation d'une fille qui, dans le cours d'une pneumonie, fut prise d'hémorrhagie nasale et pleurale ; à l'autopsie, on trouva plusieurs verres de sang dans les plèvres.

ABDOMEN.

CHAPITRE VII.

HÉMORRHAGIES DE L'ESTOMAC ET DES INTESTINS.

Les nouvelles recherches que nous avons eu l'occasion de faire sur le mélæna des nouveau-nés et sur l'invagination donnent à la gastro-entérorrhagie une importance beaucoup plus grande que celle que nous lui avions attribuée dans notre première édition (1).

(1) Les lignes qui suivent sont extraites d'une mémoire sur l'invagination publié par l'un de nous (M. Rilliet) dans la *Gazette des hôpitaux*, 1852.

On a observé l'hémorrhagie du tube digestif dans les circonstances suivantes :

1° Chez les enfants nouveau-nés, où elle constitue une maladie essentielle décrite sous le nom de *mélæna* et analogue à celle que l'on observe assez souvent chez l'adulte, et dans quelques cas très rares à une époque plus avancée de l'enfance.

2° Dans les fièvres typhoïdes et éruptives, dans la dysenterie, dans le purpura et dans toutes les. maladies qui peuvent se compliquer d'une diathèse hémorrhagique.

3° Comme expression d'une lésion locale. Ainsi on a vu l'hémorrhagie gastro-intestinale être le résultat :

a. De l'érosion d'un vaisseau au niveau d'une ulcération dans des cas de fièvre typhoïde et de tuberculisation. On a cité aussi des exemples de perforation d'une artériole par des vers lombrics. On trouve, dans le *London medical Gazette*, l'observation fort curieuse d'un enfant de dix ans qui fut pris d'une hématémèse mortelle un mois après avoir avalé une pièce de monnaie de cuivre. A l'autopsie on constata dans l'estomac une ulcération exactement de la dimension de la pièce que l'on retrouva dans le côlon (1).

b. De l'invagination de l'intestin.

c. De maladies toutes locales siégeant à l'extrémité inférieure du rectum, telles que les polypes, la fissure à l'anus, etc.

Suivant la cause qui produit l'hémorrhagie, elle est gastrique, intestinale ou gastro-intestinale.

La perte sanguine peut être assez abondante pour entraîner la mort ou bien n'avoir qu'une signification diagnostique ou pronostique. Le tube digestif n'est pas toujours le point de départ de l'hémorrhagie, et c'est avec raison que l'on a distingué deux espèces de mélæna : *vera* et *spuria*. Cette distinction est encore plus importante chez l'enfant que chez l'adulte. Nous y reviendrons dans les pages suivantes. Nous renvoyons aux chapitres qui contiennent la description des différentes maladies dans le cours desquelles se produit l'hémorrhagie intestinale pour tout ce qui est relatif à cet accident, et nous ne traiterons ici en détail que du mélæna essentiel, maladie qui dans l'enfance est presque spéciale aux nouveau-nés.

Art. I. — Historique (2).

Les auteurs anciens qui ont écrit sur toutes les branches de la médecine, et ceux qui se sont plus spécialement occupés des maladies des enfants, ont presque entièrement passé sous silence le *mélæna* des

(1) *Gaz. méd.*, 1845, p. 716.

(2) Ce chapitre est la reproduction d'un mémoire publié par l'un de nous (M. Rilliet) dans la *Gazette médicale*, 30 décembre 1848.

nouveau-nés (1). Storch est le premier qui en ait fait mention (1750). Depuis lui, on trouve dans la science quelques observations disséminées qui appartiennent à Brebis, Etlinger, Riedlin, Hoffmann, Trew et Trnka (ces dernières publiées sous le nom d'hémorrhoïdes). Plus récemment Lafaurie et Carus ont aussi cité des faits isolés.

La première monographie que nous possédions est celle du docteur Hesse (1825). Ce médecin a ajouté aux observations de ses prédécesseurs d'autres faits qui lui ont été communiqués ou qu'il a recueillis lui-même. Son mémoire mérite d'être lu et médité avec soin ; il est évidemment l'œuvre d'un observateur distingué et consciencieux. Si notre travail offre quelque intérêt, il le devra en partie aux recherches du médecin allemand, qui, bien qu'ayant plus de vingt ans de date, paraissent complétement ignorées des pathologistes français.

Dix ans après Hesse le docteur Rahn-Escher (de Zurich), qui n'avait pas connaissance du travail de son devancier, a publié quelques faits fort intéressants, relatifs surtout aux conséquences de la maladie et à son étiologie.

Depuis ces deux travaux, dont le premier a été reproduit presque textuellement dans le traité de Meissner (1838) et dans celui de Schnitzer (1843), il n'a paru en Allemagne que quelques observations isolées sur la maladie qui fait le sujet de ce mémoire ; elles appartiennent aux docteurs Kivisch (1841), Lumpe (1841) (2), Hoffmann (1842) (3), Helmbrecht (1843) (4).

Kivisch, qui a donné à la maladie le nom d'apoplexie abdominale des nouveau-nés (*Unterleibsapoplexien der Neugebornen*), dit qu'elle doit être distinguée de l'hématémèse ou du mélæna. La nécessité de cette distinction n'est point justifiée par les faits qu'il rapporte : car ils offrent la plus grande analogie avec toutes les observations connues de mélæna.

En France, Billard (5) a consacré deux paragraphes aux congestions et aux hémorrhagies intestinales, auxquelles il donne le nom de passives. Sa description est très incomplète, et il a eu le tort de ne pas assez distinguer les hémorrhagies primitives des secondaires. Les faits qu'il rapporte appartiennent exclusivement à cette dernière catégorie.

On doit au docteur Gendrin quelques remarques sur les caractères anatomiques de la maladie (6).

(1) La partie de ce court historique, antérieure à l'année 1845, est empruntée au mémoire du docteur Hesse, *von Blutbrechen und der Melæna der Neugebornen*, dans *allgemeine Medicin. Annalen von Pierer*, 1825, Heft 6.

(2) *Oesterr. med. Wochenschrift*, 1841, n°s 4 et 5, et n° 51.

(3) *Badische Medicin. Annalen*, 1842.

(4) *Badische Medicin. Annalen*, 1843, Bd. IX.

(5) *Traité des maladies des enfants nouveau-nés et à la mamelle*, 3e édition, p. 384.

(6) *Traité philosophique de médecine pratique*, t. I, p. 189.

M. Barrier, dans son *Traité des maladies de l'enfance* (1845), a reproduit les recherches de Billard, Rahn-Escher et Gendrin.

Depuis l'apparition du mémoire de M. Rilliet, M. Bouchut a publié (1) une observation d'entérorrhagie abondante chez un enfant de quatre mois. Il attribue l'hémorrhagie à la phlegmasie aiguë de l'intestin. Nous devons dire cependant que rien ne justifie cette opinion. L'hémorrhagie est survenue après deux jours de diarrhée, et M. Bouchut sait aussi bien que nous que deux jours de diarrhée ne suffisent pas pour prouver l'existence d'une phlegmasie intestinale; le douzième jour, l'enfant était guéri; pendant six jours il avait eu des évacuations noires, sans qu'aucun autre symptôme annonçât une inflammation des intestins, et nous avons dit ailleurs que très probablement il avait été atteint d'une invagination.

En résumé, M. Bouchut rapporte toutes les hémorrhagies intestinales des nouveau-nés à trois variétés : suivant qu'elles dépendent de la constitution morbide accidentelle des enfants; d'un accident, comme la compression du cordon du fœtus; enfin du travail ulcérateur des phlegmasies aiguës ou chroniques des intestins, des invaginations, des fissures, etc.

Nous n'avons eu connaissance que de deux observations, publiées en Angleterre par les docteurs Dorington et Gairdner, et les traités anglais sur les maladies de l'enfance ne font pas mention du melæna.

L'un de nous a observé à Genève un cas, unique dans la science, d'hémorrhagie de l'estomac et des intestins chez deux jumeaux. C'est en réunissant ce fait aux différents documents dont nous venons d'indiquer les sources que nous allons essayer de tracer l'histoire de la maladie.

Art. II. — Causes (2).

L'étiologie du melæna des enfants est encore enveloppée d'une grande obscurité. On a tour à tour invoqué des causes prédisposantes ou occasionnelles, que l'on a cherchées dans la santé des parents, les circonstances de l'accouchement, la ligature trop prompte du cordon, la faiblesse de l'enfant à sa naissance, ou au contraire son état pléthorique, le séjour dans les intestins de matières irritantes, les violences extérieures exercées sur l'abdomen, la rupture d'un vaisseau, etc.

L'analyse des observations a laissé dans notre esprit une grande incertitude sur l'influence de la plupart de ces causes. Nous mettrons les résultats sous les yeux du lecteur, qui jugera.

1° *Age, sexe.* — D'après les faits que nous avons consultés, les garçons seraient plus sujets que les filles à cette maladie qui est essen-

(1) *Traité pratique des maladies des nouveau-nés*, p. 502.

(2) Les observations que nous avons consultées n'étant pas toutes complètes, on ne sera pas surpris que les chiffres que nous citons soient variables.

tiellement une affection des premiers jours de la vie; la plupart des sujets ont de un à quatre jours, cependant on l'a observée le sixième jour (Gairdner), et même au bout de quinze à vingt semaines. Nous avons vu le mélæna sur un garçon de quatorze ans; la maladie a été grave et s'est répétée à trois reprises, à un et deux ans de distance (Etlinger) (1).

2° *Hérédité.* — Le docteur Rahn-Escher a surtout insisté sur l'influence de cette cause. Les mères des enfants dont il a recueilli l'histoire avaient été sujettes à une irritation du système ganglionnaire, à des désordres de la circulation abdominale, à un trouble des fonctions digestives pendant et souvent hors l'état de gestation. Il en conclut que cette disposition, communiquée au fœtus, avait produit un désordre dans la circulation abdominale et une atonie des vaisseaux qui, déjà pendant la vie intra-utérine, aurait donné lieu à une sécrétion morbide des intestins comme le prouve la couleur plus foncée du méconium. Sans nier les fâcheux effets que la santé détériorée des parents produit sur la constitution des enfants, ne peut-on pas objecter au savant médecin de Zurich la fréquence des conditions héréditaires dont il invoque l'influence, comparée à l'extrême rareté de mélæna? Cette objection a, nous le reconnaissons, moins de valeur lorsque les parents sont eux-mêmes sujets aux hémorrhagies (comme Hesse en a cité des exemples empruntés à Vogel et d'autres), ou bien lorsque plusieurs enfants de la même famille sont atteints simultanément, comme nous l'avons vu nous-mêmes, ou successivement, comme Rahn-Escher l'a constaté.

On voit donc, en résumé, que, tout en admettant l'influence héréditaire, il faut reconnaître qu'elle est restreinte dans des limites assez étroites.

(1)

Age.	Nombre de sujets.
De 12 heures à 30 heures	4
1 jour	5
36 heures	1
2 jours	2
3 jours	1
4 jours	2
6 jours	2
11 jours	1
15 semaines	1
20 semaines	1
	20

Billard, sur 15 cas d'hémorrhagies passives, a observé :

Age.	Nombre de sujets.
De 1 à 6 jours	8
6 à 8	4
10 à 18	3

3° *Les circonstances de l'accouchement, l'état de l'enfant à sa naissance et les premiers soins qu'on lui donne,* rendent-ils un compte plus satisfaisant de l'hémorrhagie?

On a dit que le séjour des enfants dans des bassins trop étroits, la prolongation du travail, la difficulté de la parturition, étaient des causes efficaces de mélæna. En analysant les faits, du reste bien incomplets sous ce rapport, nous nous sommes assuré que la proportion des accouchements difficiles était un peu supérieure à celle des accouchements faciles; mais cela n'a rien de bien étonnant, la plupart des femmes étant primipares; d'ailleurs, la différence est si peu considérable qu'il ne vaut pas la peine d'en tenir compte.

On a dit aussi que la ligature prématurée du cordon était une des causes les plus efficaces. Sans nier les inconvénients de cette pratique, surtout chez les enfants pléthoriques, nous ferons observer que Kivisch est le seul auteur qui en ait fait mention dans ses observations particulières. Sur quatre enfants, deux avaient eu le cordon lié trop hâtivement, et sur un troisième des symptômes de cyanose avaient obligé la sage-femme à couper la ligature.

D'après Billard, sur quinze enfants nouveau-nés qui ont succombé à des hémorrhagies intestinales, le plus grand nombre étaient remarquables par l'état pléthorique de leur corps et par la congestion générale des téguments. Les observations des auteurs et les nôtres ne font pas mention de l'état pléthorique. Sur 16 enfants, 8 étaient délicats et faibles, 7 bien portants, 1 seul asphyxié. La rétention du méconium est une cause sans valeur, car les cas où son évacuation a devancé l'hémorrhagie sont plus nombreux que ceux où la perte sanguine a précédé la selle méconiale.

4° Que dire de l'opinion de Brebis, qui admet au nombre des causes la rupture d'un vaisseau, si ce n'est que cette hypothèse est entièrement contredite par l'anatomie pathologique? En effet, les médecins qui ont eu occasion d'ouvrir le tube digestif des enfants morts de mélæna, Billard, Rahn-Escher, Gendrin, Kivisch, Hoffmann, Helmbrecht, Dorington, sont d'accord pour signaler l'absence de lésion grave des vaisseaux. Dans quelques cas, on n'a constaté d'autre altération que la présence du sang extravasé dans l'estomac et dans l'intestin grêle, la membrane muqueuse n'étant pas plus injectée qu'elle ne l'est d'ordinaire chez les nouveau-nés (Gendrin, Kivisch). Dans d'autres, cette membrane n'offrait pas non plus de lésion, mais les gros vaisseaux abdominaux, le foie, la rate, le cœur, les poumons et le système encéphalo-rachidien étaient gorgés de sang (Billard). La dilatation des veines du mésentère et du mésocôlon qui, en quelques points, avaient la dimension d'une plume de corbeau, a été signalée par Bëhler; Helmbrecht a observé la dilatation des vaisseaux capillaires, avec amincissement de la membrane muqueuse. Dorington et Rahn-Escher ont constaté, indépendamment de l'extravasation du sang dans l'intestin grêle, du ramollissement, de l'inégalité et de la rougeur de la membrane muqueuse.

Les véritables causes prédisposantes doivent être cherchées : 1° Dans l'injection du tube intestinal, qui est normale chez l'enfant nouveau-né, comme Billard l'a démontré. On comprend facilement que l'exagération de cette disposition, résultant de l'atonie des vaisseaux ou d'une gêne dans la circulation abdominale, produite par un arrêt du sang dans la veine porte, ou par le volume exagéré du foie et de la rate, prédispose éminemment à une hémorrhagie. 2° Dans la difficulté avec laquelle la respiration s'établit. Ne pouvant affluer au poumon, qui ne se dilate qu'incomplétement, le sang engorge tous les autres organes, et en particulier l'intestin, qui, déjà congestionné, ne peut supporter ce nouvel effort et laisse sourdre le liquide dans sa cavité.

Art. III. — Tableau de la maladie. — Observations.

Nous ne saurions mieux faire, pour donner une bonne description de la maladie et de sa marche, que de mettre sous les yeux du lecteur les deux observations que nous avons recueillies, et qui sont plus complètes que la plupart de celles publiées par les auteurs. Dans le paragraphe suivant, nous étudierons dans tous leurs détails les différents symptômes, envisagés isolément.

Obs. I. — Le 30 janvier 1846 l'un de nous fut appelé, à une heure de l'après-midi, pour voir un enfant nouveau-né qui, disait-on, était dans le plus grand danger. Les renseignements suivants recueillis de la bouche de la garde furent plus tard confirmés par le docteur Maunoir.

Ce petit garçon, né la veille, à quatre heures du matin, était un jumeau. L'accouchement n'avait pas été très difficile; cependant M. Maunoir avait dû employer le forceps. Les placentas étaient séparés, les eaux de l'amnios peu abondantes. Le cordon n'offrait rien de remarquable ; il fut lié de la manière et dans le temps ordinaires. L'enfant était à terme, pas très gros, mais bien proportionné, bien vivant, criant avec force et non pléthorique.

Toutes ses fonctions paraissaient à l'état normal. Le méconium avait été expulsé quelques heures après l'accouchement, à la suite d'une demi-cuillerée à café d'huile de ricin. L'enfant avait ensuite pris quelque repos, puis il avait teté avec avidité; rien, en un mot, ne pouvait faire supposer un accident quelconque, lorsque la garde s'aperçut, en changeant son linge, qu'un reste de méconium était mélangé avec une certaine quantité de sang. Deux heures après, l'enfant rendit une deuxième selle abondante de sang pur, liquide et mêlé de caillots; à une heure de l'après-midi, une troisième selle de sang, riche en cruor. C'est alors que nous fûmes appelé.

Lorsque nous examinâmes le petit malade, nous le trouvâmes d'une pâleur mortelle. La garde nous dit qu'il avait *prodigieusement changé*. Son pouls était imperceptible, ses jambes et ses bras froids; ses yeux étaient habituellement fermés, ainsi que sa bouche. Il ne pouvait ni ne voulait rien avaler ; cependant la motilité était conservée, ainsi que le cri. Le ventre était assez souple ; non tuméfié; la pression ne paraissait pas douloureuse; il n'y avait ni vomissements ni renvois. La bouche, examinée après l'abaissement forcé de la mâchoire, n'offrait aucune lésion; il n'y avait pas de symptômes nerveux. Nous fîmes appliquer sur le ventre des compresses trempées dans du vinaigre froid, tandis que les extrémités étaient enveloppées dans des flanelles chaudes; nous prescrivîmes deux lavements avec une solution de 12 grains d'extrait de ratanhia. Ils furent presque immédiatement rendus, accompagnés d'une assez grande quantité de sang.

A quatre heures de l'après-midi, l'enfant est dans le même état; nous le voyons avec M. le docteur Maunoir, et nous prescrivons l'application sur le ventre de compresses trempées dans une forte décoction de ratanhia (2 onces pour une livre) et des lavements avec 12 grains d'extrait. Ils sont, comme les précédents, presque aussitôt rejetés et suivis d'une abondante hémorrhagie de sang liquide et coagulé. La sixième selle sanguine a lieu à six heures du soir; on se contente alors d'appliquer des compresses. Le pouls s'est un peu relevé, 120; l'enfant a un léger tremblement des mains et une oscillation des globes oculaires, mais pas de convulsions proprement dites. Le ventre n'est pas ballonné.

De dix heures du soir au 31 au matin, on lui fait prendre de huit à dix cuillerées de lait froid, qui passe bien. A huites heures du matin, on le met au sein; il saisit facilement le mamelon et à plusieurs reprises; le pouls est régulier et bien senti. A midi, deux selles peu abondantes, verdâtres, digérées, ne contenant ni sang ni caséum. A une heure, le facies est bon, pas très pâle, le pouls bien senti, à 104; il tette facilement et avidement. Le tremblement des bras et l'oscillation des yeux ont disparu, mais l'amaigrissement est considérable et les chairs sont très flasques.

Le 8 février, à huit heures du matin, il rend deux selles jaunâtres; pendant la nuit, il avait teté à plusieurs reprises pendant deux ou trois minutes. Le pouls est petit, mais les cris sont énergiques et les mouvements annoncent de la vie. La figure est amoindrie; elle a cette teinte jaune caractéristique des hémorrhagies. Le ventre ne présente d'autres symptômes qu'une matité de trois travers de doigt dans l'hypochondre gauche, sans que l'on sente la rate déborder les côtés.

Ce jour-là la guérison pouvait être considérée comme assurée, et en effet elle s'est soutenue. L'enfant a rapidement prospéré, les fonctions digestives s'exécutant normalement; mais la pâleur a persisté pendant longtemps. A l'âge de six semaines on l'a vacciné, et la peau, bien qu'à peine écorchée par la lancette, a fourni une assez grande quantité de sang. Aujourd'hui il a sept ans, il est bien portant, mais toujours pâle et un peu fluet.

Aucune cause appréciable externe ou interne, héréditaire ou acquise, antérieure, concomitante ou postérieure à la parturition, n'a pu rendre compte de l'invasion de la maladie.

Obs. II. — Le premier enfant était encore dans un état alarmant, lorsqu'à six heures du soir on vint nous chercher en toute hâte pour le second, qui avait une hématémèse, et qui immédiatement après avait rendu plusieurs selles de sang liquide, mélangées de caillots couleur de raisiné, couvrant les langes, et assez abondants pour que nous ayons pu en remplir nos deux mains. Nous lui fîmes donner des lavements de ratanhia; mais ils amenèrent, comme chez son frère, des selles sanguines abondantes. Aussi nous nous contentâmes d'appliquer sur le ventre des compresses froides trempées dans une décoction de ratanhia, et d'envelopper les extrémités inférieures dans des flanelles imbibées d'une infusion aromatique chaude. Mêmes symptômes généraux que dans le premier cas : pâleur, refroidissement; petitesse du pouls; tremblement des membres et du tronc; oscillation des yeux; pas de développement du ventre. Les évacuations sanguines se répètent dans la nuit, mais en diminuant d'abondance. Il y en a encore le 31 à onze heures du matin; elles sont abondantes : c'est un mélange de sang et de méconium. A une heure, le petit garçon est plus mal que son frère; le pouls est moins relevé (112), l'assoupissement plus marqué; il tette moins bien (c'est le matin seulement qu'il a commencé à avaler quelques cuillerées de lait). Il est aussi considérablement amaigri.

1er février, à neuf heures du matin. Depuis hier à une heure encore deux petites selles de sang, la dernière entre cinq et six heures du matin. Il n'a pas eu encore d'évacuations normales; il a pris le sein à plusieurs reprises et avec assez de force, et ce matin en particulier en ma présence. Le pouls bat 120; il y a de la chaleur partout; rien de particulier dans les autres fonctions. Dans la journée il commence à avoir des selles jaunes qui continuent le lendemain; il prend très souvent le sein et avec avidité.

2 février. Pouls à 104. Le petit malade a déjà repris une meilleure apparence; le visage est moins maigre; bonne chaleur.

La guérison a été aussi prompte et complète que celle de son frère, mais il est resté comme lui pâle et un peu délicat.

Nous avons dit que la double observation que nous venons de rapporter était unique dans la science. C'est le seul fait parvenu à notre connaissance de deux jumeaux simultanément atteints d'un maladie aussi rare que le mélæna. Ce n'est donc pas la grossesse gémellaire qui les a prédisposés à cet accident; mais il est arrivé dans ce cas-ci ce que l'on a maintes fois observé chez les jumeaux; savoir : que, lorsque l'un d'eux est atteint d'une maladie, l'autre est par cela même prédisposé à la contracter. C'est donc évidemment à l'identité de leur organisation qu'ils ont dû leur maladie. Quelle autre cause pourrait-on invoquer (1)? La santé des parents était parfaite, sauf cette circonstance que, pendant les trois mois qui avaient précédé le mariage, la mère avait eu une aménorrhée. Aucun des membres de la famille pa-

(1) M. Bouchut (*loc. cit.*, p. 599) croit qu'il y a eu chez ces enfants obstacle à la circulation dans l'intérieur de l'utérus, pression générale et prolongée au moment des tractions du forceps, circonstances dans lesquelles se produit la congestion passive de l'intestin. Cette explication n'est guère plausible en présence de la tendance hémorrhagique qui s'est manifestée chez l'un de ces enfants, et qui nous justifie tout à fait d'admettre l'identité d'organisation de préférence à des pressions prolongées dont rien ne trouve l'existence. M. Bouchut ignore probablement qu'un des principes de M. Maunoir, en fait d'accouchement, est d'employer beaucoup plus souvent le forceps que ne le font les chirurgiens français, précisément pour éviter les pressions et les tiraillements prolongés.

ternelle ou maternelle n'est sujet aux hémorrhagies. La grossesse avait été heureuse, l'accouchement un peu difficile, mais comme on le voit si souvent chez les primipares. Les jumeaux n'étaient ni pâles ni pléthoriques; le placenta, le cordon n'offraient rien de remarquable : celui-ci avait été lié dans le temps voulu; la respiration s'était bien établie, puisque le cri avait été énergique; l'état des forces était satisfaisant, les enfants avaient pris le sein avec avidité, tous leurs mouvements étaient normaux; le méconium n'avait pas séjourné trop longtemps, puisqu'on avait pris la précaution de l'évacuer par un purgatif; en un mot, aucune cause prédisposante ou occasionnelle, sauf l'exagération probable de la disposition anatomique du réseau vasculaire de l'intestin, et peut-être la tuméfaction de la rate constatée chez l'un des enfants par la matité de l'hypochondre gauche, n'a pu rendre un compte satisfaisant de l'hémorrhagie.

Les symptômes et la marche de la maladie chez les jumeaux ont offert la plus grand analogie. La seule différence est que chez le prémier né l'hémorrhagie à été seulement intestinale, d'une très courte durée, tandis que chez le second elle a été plus longue, et à la fois gastrique et intestinale. Malgré l'abondance des évacuations sanguines, il est remarquable avec quelle promptitude les enfants se sont rétablis, et surtout avec quelle facilité la membrane muqueuse gastro-intestinale a repris ses fonctions naturelles. Vingt-quatre heures ne s'étaient pas écoulées, que déjà la digestion du premier né était complète, nouvelle preuve que l'affection n'est pas la conséquence de la rupture d'un vaisseau ou d'une altération profonde de la membrane muqueuse. Ce prompt rétablissement de l'assimilation doit engager le praticien à ne suspendre l'alimentation que pendant un temps très restreint, le plus grand danger que courent les malades étant de périr de faiblesse et d'inanition.

La guérison des deux jumeaux a été franche; ils n'ont éprouvé aucun ressentiment de leur maladie : seulement la pâleur qu'ils ont longtemps conservée est restée comme un témoignage de l'abondance de l'hémorrhagie.

Nous ne devons pas omettre d'attirer l'attention sur ce fait, que l'un des jumeaux ayant été vacciné, la piqûre fut suivie d'un écoulement de sang abondant. C'est là un symptôme de prédisposition hémorrhagique dont il faut tenir grand compte; aussi nous croyons que, pour les enfants qui ont le bonheur d'échapper au mélæna, il faut éviter, avec plus de soin encore que pour d'autres, les coups, les plaies, les piqûres, l'application des sangsues ou des vésicatoires, l'arrachement des dents, en un mot toutes les causes externes susceptibles d'entamer la peau ou les membranes muqueuses.

Il est assez difficile de dire pourquoi, chez quelques enfants, le rétablissement est complet, et pourquoi, au contraire, chez d'autres, l'hémorrhagie est suivie d'un état de chlorose et d'affaiblissement. En interrogeant les faits, nous sommes portés à croire que la période chronique est surtout à redouter chez les enfants nés faibles, de parents mal portants, et auxquels on n'a pas eu le soin de donner une bonne alimentation. L'observation citée par le docteur Rahn-Escher rentrerait dans cette catégorie. Les enfants dont il a recueilli l'histoire étaient très délicats, leur nourriture avait été insuffisante; car, au lieu d'avoir une bonne nourrice, ils ne mangeaient que des soupes et buvaient du lait de vache; et ce mode d'alimentation, défectueux en général, a dû avoir, dans le cas dont il s'agit, de bien plus graves inconvénients.

Art. IV. — Symptômes.

La maladie débute tantôt avant l'évacuation du méconium (4/10), tantôt après; ce dernier cas est plus fréquent que le premier (6/10). Rarement les médecins ou les personnes qui entourent l'enfant sont averties par des symptômes précurseurs que l'hémorrhagie va se faire (3/12); dans la majorité des cas (9/12), l'apparition du sang est le premier phénomène. Il est plus fréquent (8/14) de voir la maladie débuter par l'hémorrhagie intestinale que par l'hématémèse (4/14). Le cas plus rare est le début simultané par les vomissements et les selles sanguines (2/14).

Les symptômes précurseurs n'ont été notés que par le docteur Rahn-Escher. Voici ceux dont il fait mention. Un enfant, le jour de sa naissance, dormait presque continuellement; il changeait souvent de couleur, et avait des convulsions dans les membres et les muscles de la face; la déglutition était difficile et provoquait souvent des nausées. Le lendemain survint l'hémorrhagie. — Dans un autre cas, un peu d'agitation et un changement fréquent et subit de la couleur de tout le corps, et principalement du visage, furent les seuls prodromes. Enfin, un autre enfant fut pris, quatre jours après sa naissance, de selles aqueuses, jaunes, et d'agitation extrême, avec convulsions, pâleur du visage et abattement notable. La respiration était spasmodique, le ventre un peu ballonné, mais sans chaleur ni tension; il paraissait légèrement douloureux, surtout avant chaque évacuation. L'hémorrhagie se montra le soir de ce même jour.

L'hémorrhagie, une fois déclarée, est presque toujours (13/15) très abondante; les enfants nagent dans le liquide, leurs linges en sont imbibés; les selles se succèdent à intervalles rapprochés : elles contiennent une grande quantité de sang, le plus souvent bien coloré, riche en cruor, tantôt liquide, tantôt mélangé de caillots volumineux et abondants. Les premières selles peuvent être composées d'un mélange de méconium et de sang, mais les suivantes sont presque toujours de sang pur. . .

L'hématémèse, plus rare que l'hémorrhagie, peut être aussi considérable; on a vu des enfants avoir jusqu'à huit et douze vomissements de sang. Etlinger a cité l'observation d'un petit malade qui rendit plus d'une livre de sang par les vomissements et les selles.

Le plus souvent l'hémorrhagie est abondante dès le début, quelquefois cependant on a remarqué de simples stries ou des taches de sang dans les linges pendant un ou deux jours.

Les vomissements réunis aux selles sanguines sont un peu plus fréquents (8/15) que l'hémorrhagie intestinale seule (7/15). Dans les observations que nous avons consultées, l'hématémèse n'a jamais été isolée ; quelquefois elle était plus abondante que l'hémorrhagie intestinale, mais elle l'a toujours accompagnée. Hesse cite deux cas où il il n'y eut qu'une hématémèse.

L'hémorrhagie atteint d'ordinaire son maximum à une époque variable des vingt-quatre premières heures, et s'arrête ce jour-là ou le suivant; mais elle peut se prolonger jusqu'au troisième ou cinquième jour, et même plus tard encore, puisque nous avons trouvé des exemples d'hémorrhagie qui n'a été suspendue que le cinquième, septième, et même dixième jour, mais ces cas-là sont très rares (1).

Une perte de sang de cette abondance et de cette durée, chez un être aussi frêle qu'un nouveau-né, ne peut pas avoir lieu sans que l'économie tout entière en soit profondément atteinte.

Au moment ou l'hémorrhagie se fait, les enfants pâlissent, et Brebis a même noté qu'un nouveau-né dont la peau était vivement colorée avant l'hémorrhagie, non-seulement devint pâle, mais n'eut pas cette teinte jaune qui succède ordinairement à la coloration rouge.

La pâleur est accompagnée de refroidissement des extrémités, de faiblesse, d'amaigrissement, de petitesse extrême du pouls, d'inégalité de la respiration, et très rarement de convulsions. La flaccidité des chairs arrive promptement et un amaigrissement considérable ne tarde pas à lui succéder. Comme on le voit, ce sont là les symptômes généraux des hémorrhagies; quant aux symptômes locaux, ils sont presque nuls, sauf que les enfants sont trop faibles pour exercer la succion : on n'observe aucun phénomène du côté de la bouche ou du ventre; celui-ci, en particulier, n'est ni douloureux ni ballonné.

M. Rahn-Escher a beaucoup insisté sur une autre série de symptômes qui sont la conséquence de la déperdition sanguine. Ainsi les enfants dont il a recueilli les observations sont restés maigres, pâles, bouffis, faibles, flasques, très enclins, soit à la diarrhée,

(1)

Durée.	Nombre des cas.
9 heures	1
1 jour	3
36 heures	1
2 jours	9
5 jours	1
7 jours	1
8 à 10 jours	1

soit à la constipation, et sujets aux convulsions. L'un a offert des symptômes de rachitisme, un autre a succombé à un carreau et à une hydrocéphale à l'âge d'un an; un troisième n'était pas encore rétabli à la fin de la première année et conservait encore une pâleur mortelle.

Art. V. — Pronostic.

Il ne faut pas croire que les suites du mélæna soient toujours aussi fâcheuses. Ainsi on a pu voir que les deux enfants dont l'observation nous appartient ont été radicalement guéris. Pendant longtemps ils ont conservé de la pâleur et sont encore un peu grêles; mais pour la force, la vivacité, l'entrain, l'accomplissement normal de toutes les fonctions, ils égalent les enfants de leur âge. En analysant les observations des auteurs, nous avons pu nous assurer que la guérison franche était plus fréquente que l'autre. Voici quelques chiffres qui, en confirmant cette assertion, peuvent donner la mesure de la gravité du mélæna.

Dans vingt-trois cas où l'on a tenu compte de la terminaison de la maladie (1), l'issue a été heureuse douze fois, funeste onze fois. Les enfants qui ont guéri se sont rétablis franchement neuf fois; dans trois autres cas la maladie a été suivie de cette détérioration de la constitution que nous avons mentionnée plus haut. Chez ceux qui ont succombé, la mort a été rapide neuf fois : deux autres enfants sont morts d'épuisement. On voit donc en résumé que le mélæna des nouveau-nés est loin d'être toujours funeste, et que s'il ne faut pas prendre à la lettre les paroles de Pechlin : « *In pueris et alvi et renum cruentas fluxiones minus adhuc habere periculi et impune ferri, trepidantibus ad cruoris præsentiam matribus,* » elles ont cependant quelque chose de vrai. Hesse a été plus loin encore en admettant que dans certains cas l'hémorrhagie devait être considérée comme salutaire, puisqu'elle était la crise d'une pléthore. D'après le même auteur, le mélæna des nouveau-nés ne serait pas plus grave que celui de l'adulte: nous ne pouvons être de cet avis. En effet, pour comparer le mélæna des enfants à celui des adultes, il faut ne choisir que des cas où l'hématémèse et l'hémorrhagie intestinale constituent toute la maladie, et ne sont les symptômes ni d'un cancer de l'estomac, ni d'une affection organique du foie, ni d'une détérioration du sang, comme on le voit dans les fièvres graves, éruptives, typhoïde, jaune, et dans le purpura. Or l'hématémèse qui, chez l'adulte, se produit dans les conditions que nous indiquons, se termine presque toujours par le retour à la santé, quelque abondante qu'elle soit. Nous avons vu des adultes rejeter plusieurs livres de sang par les vomissements, et guérir très rapidement. Un célèbre médecin de Genève, Odier, avait

(1) Les observations de Billard n'entrent pas dans ce résumé.

déjà fait cette remarque. « En général, dit-il, la maladie noire (mélæna), telle que nous la voyons ici, quoique très effrayante, n'est jamais une maladie bien dangereuse, à moins de quelque complication (1). »

Dans les réflexions qui font suite à l'observation qui nous appartient, nous avons cherché à expliquer pourquoi certains enfants se rétablissaient complétement, et pourquoi d'autres étaient en proie à une maladie secondaire : nous y renvoyons le lecteur.

Art. VI. — Diagnostic.

Le diagnostic de l'hémorrhagie gastro-intestinale des nouveau-nés ne paraît pas difficile : il semble qu'il suffise de voir le sang jaillir par la bouche ou par l'anus pour être fixé sur la nature de la maladie. Il n'en est cependant pas toujours ainsi. D'abord l'hémorrhagie peut être interne ; dans ce cas, ce n'est que par l'étude des symptômes généraux que l'on peut remonter à la cause des accidents. La pâleur subite, la petitesse du pouls, la faiblesse, peuvent faire soupçonner qu'une hémorrhagie a lieu, mais rien ne prouve qu'elle se fasse dans l'intestin ; ensuite, quand l'hémorrhagie est externe, on ne peut pas toujours conclure qu'elle provient d'une exhalation sanguine du tube gastro-intestinal. Hesse a traité à fond ce sujet, et nous ne saurions mieux faire que de reproduire presque textuellement sa description. Ce médecin distingue deux sortes d'hémorrhagies, d'après la source d'où provient le sang : l'une vraie, l'autre fausse, *hæmatemesis et melæna vera, hæmatemesis et melæna spuria.* — La première forme est celle que nous avons décrite ; dans la seconde, le sang provient de la partie sus-diaphragmatique du tube digestif.

Cette dernière espèce, c'est-à-dire celle qui est produite par l'accumulation secondaire du sang dans l'estomac ou dans l'intestin, peut être le résultat de différentes causes : 1° des opérations chirurgicales pratiquées dans la bouche, le nez ou le pharynx, telles que l'opération du bec-de-lièvre, soit pendant l'incision, soit après ; 2° la section du filet, pratiquée sans précaution par des nourrices ou par des praticiens inexpérimentés, etc.

2° L'hématémèse peut aussi provenir de l'hémorrhagie spontanée de la bouche, du pharynx, des fosses nasales, des bronches ou des poumons. Toutes ces hémorrhagies, à l'exception de l'épistaxis, sont très rares dans la première enfance ; cependant, d'après Brebis et Vogel, elles peuvent être le résultat de la compression exercée sur le cou dans les cas d'accouchement laborieux.

3° Une troisième cause de fausse hématémèse est la déglutition du sang par l'enfant pendant l'accouchement. Cette cause avait été si-

(1) *Manuel de médecine pratique*, 2e édition, p. 121.

gnalée par un ancien observateur, Burgel. Schmitt dit avoir fait la même remarque. Stellwag a vu un nouveau-né, dont la mère avait eu une perte avant sa naissance, avoir non-seulement du sang dans la bouche, mais aussi dans l'intestin, où il était mêlé au méconium.

4° Enfin le sang peut provenir de la mère ou de la nourrice dont les seins laissent transsuder ce liquide, parce qu'ils contiennent peu de lait, ou bien parce que l'enfant suce avec une avidité extrême, ou bien enfin parce que les mamelons sont excoriés.

Cette dernière cause est loin d'être rare ; nous avons été consultés plusieurs fois par de jeunes mères pleines d'inquiétude de voir leur enfant vomir du sang en assez grande abondance. La conservation pleine et entière de la santé du nourrisson et l'examen de la nourrice nous ont permis de reconnaître immédiatement la cause de l'accident et d'assurer qu'il n'aurait aucune conséquence fâcheuse.

L'énumération des différentes sources d'où peut provenir le sang suffit en général pour mettre le médecin à l'abri de l'erreur.

Le diagnostic, très aisé quand le dépôt sanguin dans l'estomac est la conséquence d'une opération, ou de la succion, est quelquefois plus difficile quand il est le résultat d'une hémorrhagie spontanée des fosses nasales ou de la partie sus-diaphragmatique du tube digestif; mais chez les nouveau-nés, cette espèce est d'une extrême rareté. Dans le doute, un des meilleurs moyens de distinguer le mélæna faux du vrai, est de bien étudier les symptômes concomitants ou consécutifs. Dans le premier cas, ils sont nuls, quelquefois même il y a du soulagement, tandis que, dans le second, on observe les accidents graves que nous avons énumérés.

Art. VII. — Traitement.

Les observations qui nous ont permis de donner un aperçu de la nosographie du mélæna sont très incomplètes sous le rapport du traitement. Dans plusieurs cas, on s'est contenté d'administrer les préparations adoucissantes ou légèrement laxatives, telles que l'huile d'amandes douces, la manne ou différents émollients; d'après cette idée, que l'hémorrhagie étant le résultat de l'irritation de la membrane muqueuse, il fallait calmer cette irritation et évacuer les matières âcres contenues dans l'intestin. Dans d'autres cas, on a suivi la méthode de traitement dirigée contre les hémorrhagies en général, les acides minéraux, le froid, les astringents.

Ainsi, le docteur Rahn-Escher a fait prendre à un malade de l'acide sulfurique étendu combiné avec de l'eau de cannelle; à d'autres il a donné une émulsion avec l'alun et le musc, et fait des fomentations avec le vinaigre et le quinquina. On a aussi mis en usage les compresses froides sur le ventre et prescrit les lavements astringents. C'est le seul traitement que nous ayons fait à nos jeunes malades, comme on a pu le voir dans l'observation qui nous appartient.

En résumé, nous croyons que, dans la presque impossibilité de modérer, par des remèdes internes, un flux sanguin aussi considérable, il faut se contenter de placer l'enfant dans un air vif, fréquemment renouvelé, et tout en appliquant des compresses froides sur le ventre, entretenir les extrémités dans un état de chaleur convenable. Les lavements nous semblent inutiles ; ils fatiguent l'enfant et provoquent les selles, et à supposer même qu'ils fussent gardés, il n'opéreraient qu'à une grande distance du siége du mal, puisque l'hémorrhagie se fait dans l'intestin grêle.

Si le pouls faiblissait beaucoup et qu'il y eût menace de syncope, quelques gouttes de vin, de liqueur d'Hoffmann, d'eau de menthe, de cannelle, ou de tout autre excitant devraient être administrées. C'est peut-être alors que l'urtication serait avantageuse. Dans tous les cas, il faut soutenir les forces de l'enfant en lui faisant prendre quelques cuillerées de lait de femme froid, et en le mettant au sein dès que ses forces le permettent, avant même que l'hémorrhagie soit complétement arrêtée. Il va sans dire que l'alimentation au moyen du biberon doit être proscrite.

Si des symptômes d'anémie succédaient à la perte sanguine, il faudrait soumettre l'enfant et sa nourrice à un traitement ferrugineux un peu prolongé.

CHAPITRE VIII.

HÉMORRHAGIES RÉNALES.

Nous aurions désiré suivre M. le docteur Rayer dans l'histoire si intéressante et si complète qu'il a donnée des hémorrhagies et apoplexies rénales, et présenter ici un tableau analogue de la même maladie chez les enfants ; mais, arrêtés par l'insuffisance des faits, nous nous voyons contraints d'abréger ce sujet.

Nous nous bornerons donc à citer les observations suivantes :

Un enfant de six ans nous a offert un exemple d'hémorrhagie du bassinet avec traces d'inflammation ; en sorte qu'à proprement parler il eut une pyélonéphrite hémorrhagique ; il était convalescent d'une fièvre typhoïde. Après trois jours d'une maladie suraiguë, il succomba sans avoir jamais présenté de symptômes du côté des voies urinaires. A l'autopsie nous trouvâmes :

Les reins assez volumineux : ils avaient 11 centimètres de long, 6 de large et 2,5 d'épaisseur : leur tissu, ferme sous le doigt, n'était nullement ramolli ; la couleur des deux substances était d'un rouge foncé qui résultait à l'extérieur d'une injection très vive et très fine des petits vaisseaux. A la coupe, la même injection existait dans la substance corticale, tandis que la tubuleuse était d'un violet foncé, et que les vaisseaux fournissaient une quantité considérable de sang. La membrane interne du bassinet droit, vivement et finement injectée, offrait de nombreuses et petites ecchymoses. En outre, elle était tapissée dans toute son étendue par une fausse membrane continue, molle et facilement déchirable, bien qu'assez adhérente. Cette fausse membrane, jaune par place, était continue en d'autres à des caillots rouges ou noirs assez mous. La même altération existait dans le rein gauche : seulement les caillots étaient beaucoup plus épais, gélatineux, semblables aux caillots qu'on trouve souvent dans le cœur, et se prolongeaient un peu dans l'uretère.

La fausse membrane rénale n'était pas un produit d'inflammation, mais bien le résultat de la coagulation et de la décoloration d'une certaine quantité de sang exhalé par la muqueuse du bassinet.

Nous trouvons la confirmation de cette opinion dans la coïncidence d'un épanchement sanguin arachnoïdien, dont les caractères anatomiques offraient une grande analogie avec ceux de l'hémorrhagie du bassinet.

Cette hémorrhagie était-elle primitive ou symptomatique des autres maladies aiguës qu'avait cet enfant? Nous serions portés à adopter cette dernière opinion, car nous avons déjà vu la pyélite calculeuse coïncider fréquemment (du moins dans le peu de faits que nous possédons) avec les affections cérébrales; cette observation serait un exemple analogue.

Deux autres fois seulement nous avons constaté des hémorrhagies du bassinet pendant le cours ou plutôt au début d'une variole et d'une rougeole anomales. Le sang coula en grande abondance, et fut rejeté au dehors rouge et paraissant presque pur. L'hématurie dura jusqu'à la mort dans les deux cas. Dans l'un d'eux, la mort survint après dix-huit heures environ du début de l'hématurie; chez la seconde malade, après trois jours. Le sang était assez pur pour se coaguler et pour former des caillots qui restaient adhérents à l'orifice de la vulve.

Chez la malade qui avait eu la variole, des douleurs de reins très violentes avaient précédé et accompagné l'hématurie; circonstance peu importante en elle-même, puisque ces douleurs sont très fréquentes et très intenses dans la variole en l'absence de toute affection rénale.

Chez ces deux enfants, l'autopsie démontra une lésion à peu près identique, et qui se rapproche considérablement d'un exemple communiqué par notre ami le docteur Barth au docteur Rayer, c'est-à-dire que les reins étaient un peu volumineux et injectés; que la membrane interne du bassinet était d'un noir ecchymotique général et semblait épaissie, en même temps qu'elle était inégale à sa surface et comme granulée.

Tel est l'abrégé des cas d'hémorrhagies rénales que nous avons eus sous les yeux. Nous ne parlons pas ici des urines sanguinolentes, qui ne sont pas rares dans la néphrite, mais ne sauraient être considérées comme de véritables hémorrhagies. Nous avons d'ailleurs déjà eu occasion d'en dire quelques mots dans notre chapitre de la néphrite.

Nous terminons ces courtes considérations sur les hémorrhagies rénales par l'extrait d'un fait intéressant que nous devons à l'obligeance du docteur Durand-Fardel.

OBSERVATION. — *Garçon de quatre ans. — Trois semaines après une fièvre aiguë accompagnée d'une éruption miliaire mal caractérisée, engorgement aigu des ganglions cervicaux; puis anasarque, ascite, hématurie considérable. — Guérison.*

Felix G... est un enfant de quatre ans, très intelligent, assez fort pour son âge, habituellement coloré, soumis à un mauvais régime, mais n'ayant jamais eu de maladie un peu grave.

Avant l'apparition des accidents que nous allons rapporter, il avait été soigné pour une affection pyrétique difficile à déterminer. Fièvre très intense pendant trois jours; éruption miliaire peu caractérisée; céphalalgie; point de mal de gorge.

Le rétablissement fut rapide et complet. Trois semaines après le début de la maladie précédente, on constate de la mauvaise humeur, de l'agitation la nuit, puis bientôt de l'insomnie et de la fièvre; la respiration était bryante et difficile. Le troisième jour il se forma une tuméfaction considérable des glandes du cou avec fièvre. La déglutition n'était pas gênée. Quatre sangsues sont appliquées: l'une d'elles pique une artériole; de là une hémorrhagie considérable et difficile à arrêter. Dans la journée, affaissement profond; augmentation du volume des glandes. Le soir, fièvre extrême, pouls fort et très fréquent. Une rougeur érysipélateuse couvre la face et le cou. La respiration est de plus en plus gênée. Le petit malade n'a pas uriné depuis la veille. Le bas-ventre est tendu, sensible; il paraît y avoir de l'urine dans la vessie. (Sinapismes aux pieds; 5 centigrammes de tartre stibié; cataplasmes sur le ventre.)

Vomissements abondants; une selle peu considérable; la respiration devient calme et naturelle; l'enfant s'endort.

Le lendemain, quatrième jour, amélioration notable; il n'y a plus qu'un peu de gonflement profond sous la mâchoire; pas de fièvre. Le soir, un peu de fièvre; plaintes; ventre un peu douloureux, légèrement tendu. L'enfant n'a évacué que quelques gouttes d'urine. Il demande à manger. (Cataplasmes; lavement de pariétaire.)

Le cinquième jour, pas de fièvre, pas de gonflement du cou; une selle, un peu d'urine.

Le sixième jour, l'enfant se plaint beaucoup. Le soir, la face est pâle, un peu infiltrée; œdème des pieds et des mains. Le ventre, volumineux, tendu, présente une fluctuation manifeste. Pouls petit et sans fièvre; langue rose, avec un enduit blanc à la base, un peu sèche. L'enfant a rendu dans la journée un verre et demi d'une urine d'un brun noirâtre, un peu trouble, sans odeur. Il ne s'y est pas fait de dépôt; la chaleur n'y détermine pas de coagulum; l'acide nitrique ne fait que la rendre un peu plus trouble. (Lavement de pariétaire; frictions avec la teinture de scille et de digitale; boissons abondantes, orge et chiendent, lait et bouillon.)

L'enfant demeura pendant trois jours dans le même état, l'enflure n'augmentant ni ne diminuant l'urine, peu abondante, avait les caractères sus-indiqués; elle était évacuée cinq ou six fois par jour. Une selle naturelle tous les jours; pas de fièvre, appétit, gaieté.

Le treizième jour de la maladie, l'enfant est dans un état beaucoup plus grave. L'enflure a considérablement augmenté; elle a gagné toute la région dorsale; il s'en plaint beaucoup. Le ventre est fortement tendu, les bourses sont très infiltrées, les mains, les jambes et les pieds très volumineux. Il n'y a pas d'enflure aux bras ni à la poitrine, très peu aux cuisses. Les pieds sont assez chauds, les mains hors du lit, très froides. La physionomie est fort altérée, le teint livide, l'œil terne, les paupières très gonflées, l'air profondément abattu et souffrant. L'enfant se plaint presque toujours; la langue est un peu sèche.

Il urine du sang pur rouge et ne paraissant pas mêlé d'urine. Il en rend à peu près un demi-verre dans la journée, en quatre ou cinq fois. La peau est chaude, très sèche; le pouls régulier, peu développé, à 100 pulsations. La soif est très vive; la respiration est naturelle. Il n'y a pas eu de nausées. L'enfant est depuis la veille au matin dans cet état.

A prendre par cuillerée à café, toutes les deux heures, la potion suivante :

Infusion de fleurs d'oranger.........	80 grammes.
Extrait alcoolique de scille..........	aa 4 grammes.
— — de digitale........	
Térébenthine	50 centigrammes.
Eau distillée de menthe............	2 grammes.
Sirop...........................	q. s.

A prendre toutes les deux heures dans l'intervalle une cuillerée de sirop de quinquina; nitrate de potasse, 4 grammes par pinte de tisane.

Quatorzième jour, même état. L'enfant n'a dormi qu'une partie de la nuit. Fièvre forte, peau chaude et très sèche. Le pissement de sang est le même. Il y a eu quatres selles diarrhéiques, jaunâtres, presque aqueuses. Pas de nausées ni de coliques. L'intelligence reste intacte. (Suspendre la potion; bouillon.) Il n'y a que deux selles dans la journée. (Le soir et le lendemain, une cuillerée de la potion.) Sommeil la nuit.

Quinzième jour, il n'y a plus qu'un peu de gonflement aux poignets, aux malléoles et aux paupières. La fluctuation est beaucoup moins manifeste dans l'abdomen, qui, moins tendu, permet une exploration plus profonde. A peine de la sensibilité à l'hypogastre, dans les fosses iliaques et aux lombes. L'hématurie continue; le malade rend toujours un demi-verre de sang en cinq ou six fois dans les vingt-quatre heures. Le liquide se coagule en partie comme s'il était extrait d'une veine. Celui qui a été rendu le dernier paraît plus fluide, plus aqueux, mais n'a pas d'odeur urineuse. La physionomie est meilleure. Pas de fièvre, pas de selles. (Une cuillerée de la potion toutes les six heures; 4 grammes de bicarbonate de soude par pinte de tisane; frictions avec la teinture de scille et de digitale; soupe.)

Le seizième jour au matin, les urines sont abondantes; l'enfant rend cinq ou six fois dans la journée plus d'un verre d'urine rutilante, mais plus claire, comme si le sang était mêlé d'eau; il ne se coagulait pas spontanément.

Le soir, il y a peu d'enflure aux extrémités, et à peine à la face; soif assez vive dans la journée; pouls à 102; peau chaude et sèche.

Les deux jours suivants, l'urine était légèrement rosée; l'acide nitrique la troublait considérablement. Le ventre demeurait fort tendu ; la fluctuation était évidente, les bourses infiltrées. (Même traitement.)

Le dix-neuvième jour, une indigestion cause de violentes coliques, cependant la nuit fut bonne, et à deux ou trois reprises l'enfant rendit plus d'un litre d'urine claire, légèrement citrine, n'offrant plus aucune trace de sang ; l'acide nitrique ne la troublait nullement.

Les jours suivants, l'enflure des malléoles disparut, ainsi que tout signe d'ascite ; l'enfant se leva, et la guérison fut rapide.

Remarques.— Il nous paraît difficile de ne pas voir dans cette observation un exemple de scarlatine compliquée, pendant la convalescence, d'une maladie de Bright aiguë. L'éruption scarlatineuse qui a échappé aux parents, peut-être à cause de sa fugacité, paraît prouvée cependant par l'existence de la miliaire qui se montre rarement comme maladie primitive à Paris, et qui est au contraire la compagne habituelle de la scarlatine. L'erreur a été d'autant plus facile, que le mal de gorge a manqué ou a été assez léger pour passer inaperçu. Aussi nous pourrions douter de l'existence de la scarlatine, s'il ne s'était pas développé une anasarque aiguë avec urines brunes et sanglantes, caractères qui démontrent, à n'en pas douter, et la maladie de Bright et son origine scarlatineuse. Jusque-là ce fait n'a rien que d'ordinaire ; mais ce qui le spécialise, c'est l'émission de sang pur et rutilant qui eut lieu le treizième jour au moment d'une exacerbation de la maladie. Cette hématurie, qui dura six jours et fut très abondante, est un symptôme très rare, et donne à ce fait un intérêt particulier ; c'est à ce titre que nous l'insérons en remerciant le docteur Durand-Fardel d'avoir bien voulu nous le communiquer.

ORGANES EXTERNES.

CHAPITRE IX.

PURPURA.

Les dermatologistes ont distingué plusieurs espèces de *purpura* auxquels ils ont donné le nom de *simplex*, *hæmorrhagica*, *urticans*, *febrilis*, *cachectica*. Ces divisions peuvent être ramenées à deux principales : l'une, le *purpura simplex*, caractérisé par des ecchymoses cutanées, sans complication d'hémorrhagie par les membranes muqueuses ; l'autre, le *purpura hæmorrhagica*, dans lequel l'éruption cutanée est accompagnée de flux sanguin à la surface du tégument interne. Cette dernière espèce est acquise ou constitutionnelle. En outre, le purpura est tantôt primitif, tantôt secondaire, et offre, comme toutes les hémorrhagies, les formes primitive aiguë, secondaire aiguë, ou cachectique.

Nous donnerons dans deux articles séparés la description du *purpura simplex* et *hæmorrhagica ;* puis nous étudierons collectivement les causes, le pronostic et le traitement des deux espèces (1).

Art. I. — Purpura simplex.

A. *Purpura simplex primitif.* — La maladie est caractérisée par un épanchement sanguin dans l'épaisseur du derme, et quelquefois dans le tissu cellulaire sous-cutané. La surface de la peau est couverte de taches dont la couleur varie entre une teinte rouge vineux, brun noirâtre, ou même entièrement noire. Leurs dimensions sont très variables : les unes ne dépassent pas l'étendue d'un simple point ou d'une tête d'épingle, d'autres ont la dimension d'une grosse lentille. Quelquefois les pétéchies sont beaucoup plus larges, surtout lorsqu'elles sont produites par la pression ou qu'elles sont le résultat d'une cause externe : elles ont alors une forme très irrégulière, et la même tache est diversement nuancée en divers points de sa surface. Quand elles se sont développées spontanément, leur forme est d'ordinaire arrondie; elles ne disparaissent jamais par la pression du doigt, et ne font d'ordinaire aucune saillie à la surface de la peau. Cependant, lorsque le sang est épanché à la fois dans la peau et le tissu cellulaire sous-cutané, on sent sous le doigt des nodosités plus ou moins volumineuses. La surface des taches est lisse, unie, sans desquamation ni éraillure de l'épiderme; la pression n'occasionne aucune douleur.

L'éruption tantôt est limitée à quelques parties des téguments, tantôt occupe toute la surface du corps; mais ce dernier cas est le plus rare. Le plus souvent l'éruption s'opère successivement, d'autres fois elle a lieu d'emblée, et au bout de quelques heures toute la peau en est couverte. Chaque tache acquiert en général rapidement la dimension qu'elle doit avoir plus tard, et conserve sa teinte pendant un temps qui varie en raison de la marche de la maladie; puis elle perd sa couleur noire, prend une coloration d'un rouge brun qui passe ensuite au jaune; puis la teinte jaune elle-même disparaît, et la peau

(1) Pour composer ce chapitre, nous avons réuni aux observations que nous avons recueillies plusieurs autres empruntées à différents auteurs, tels que Ferris, Spielmann, Stoll, Planchon, Latour, Guibert, Papavoine, Constant, et à différents recueils périodiques, les *Transactions philosophiques*, le *Journal de Vandermonde*, le *Journal d'Hufeland*, la *Gazette des hôpitaux*, le *Journal hebdomadaire*, la *Gazette médicale*, les *Archives de médecine*. L'ouvrage de Latour nous a aussi fourni quelques faits et l'indication de plusieurs autres. Ces observations sont au nombre de 42.

reprend sa couleur ordinaire. Elle suit, en un mot, la même marche que les ecchymoses, résultat d'une cause externe. On voit le plus souvent chez le même malade, là des taches d'un noir de jais, plus loin des taches brunes ou rouge violet, plus loin encore des taches jaunes. Le *purpura simplex* primitif, tel que nous venons de le décrire, est presque toujours apyrétique et ne s'accompagne d'aucun trouble fonctionnel. Cependant il est fébrile dans certains cas, et se complique de chaleur et de tuméfaction aiguë et douloureuse du tissu cellulaire, et les ecchymoses sont précédées de taches rouges, signes de congestion cutanée active. M. Ollivier d'Angers a rapporté l'observation intéressante d'une petite fille de trois ans, chez laquelle la maladie s'est présentée sous cette forme (*Archives de médecine*, t. XV, 1827, p. 206-216). Nous en avons nous-mêmes recueilli une autre que nous allons citer ici.

OBSERVATION. — *Garçon de trois ans. — Purpura accompagné d'œdème dur et de fièvre. — Guérison rapide.*

Gautier (François), âgé de trois ans, est pris le 30 mars, au milieu de la bonne santé, de douleurs dans les pieds, qui enflent, aussi bien que les bourses. Il était brûlant la nuit; mais on n'a pas constaté de frissons; il n'a jamais voulu s'aliter. Le troisième jour, il a pris un bain d'une heure; peu après, l'anasarque a augmenté, et sa mère a remarqué des rougeurs par plaques larges, arrondies, telles qu'elles existent actuellement; auparavant on n'avait constaté aucune éruption de variole, rougeole ou scarlatine. L'appétit n'a point été diminué; l'enfant a vomi le quatrième jour de la maladie pour la première fois après avoir mangé; la soif n'a pas été vive. Pas de dévoiement, pas de toux, pas d'épistaxis. Depuis le 1er avril, le caractère de l'enfant a changé; il est devenu méchant et intraitable, tandis qu'auparavant il était très doux et tranquille.

Très fort et gras, il n'a jamais eu de maladies graves, et a toujours été bien logé et bien nourri.

Le 3 avril au matin, cinquième jour de la maladie, il était dans l'état suivant : Cheveux blonds, yeux bleus, joues colorées, face bouffie, facies naturel; pas de dilatation des ailes du nez. L'enfant est très intelligent, et se laisse examiner facilement.

Les extrémités supérieures et inférieures sont notablement œdématiées, mais l'œdème est dur; les tissus ont la consistance de la graisse; la peau, luisante, douloureuse au toucher, est couverte, sur les extrémités inférieures seulement, de taches, les unes d'un rouge vineux, les autres jaunâtres, analogues à celles qui succèdent aux ecchymoses. Ces taches sont en général de forme arrondie, variables en dimension entre 1 ou 2 millimètres jusqu'à 1 ou 2 centimètres de diamètre. Les taches rouges sont très légèrement saillantes, entourées pour la plupart d'un cercle rosé pâle, tandis que le centre de la plaque est d'un rouge vineux et ne disparaît pas à la pression. C'est surtout au niveau des taches que la peau est très sensible; elle est chaude; le pouls est à 112, régulier, assez plein. La respiration, à 28, est parfaitement pure en avant et en arrière. La percussion est sonore; les battements du cœur distincts, sans bruits anormaux. La poitrine est bien conformée : pas de toux. La langue est médiocrement humide, un peu grisâtre; l'abdomen un peu mou, parfaitement souple. Pas de selles; un peu de soif, appétit nul. (Traitement : chiendent nitré, acide citrique; émulsion nitrée, 120 grammes.)

Sixième jour. Peau un peu chaude; pouls à 116; l'œdème des extrémités est le même, sauf que celui du bras gauche a diminué. Il ne s'est pas développé de nouvelles pétéchies; la plupart des taches rouges vineuses ont déjà passé à l'état de taches jaunes; la soif est assez vive. Pas de selles; trois ou quatre vomissements; urines abondantes. (Oxymel, 2 pots; lavement miellé.)

Septième jour. La peau est peu chaude; le pouls à 104. Il ne s'est pas développé d'autres taches rouges; toutes les anciennes sont, les unes à l'état de taches jaunes, les autres à l'état de taches violettes entourées d'une auréole jaunâtre.

L'œdème a diminué d'une manière assez sensible; la peau ne paraît plus douloureuse.

La respiration est toujours parfaitement pure des deux côtés en arrière, la percussion bien sonore.

Langue humide, abdomen souple; pas de selles, même après le lavement; la soif n'est pas vive. (Oxymel; lavement; diète.)

Depuis le huitième jour de la maladie, l'amélioration alla en augmentant; l'œdème se dissipa, les taches passèrent promptement à la couleur jaune, et disparurent en peu de temps. L'enfant quitta l'hôpital dans un état de santé parfaite.

L'observation de M. Ollivier est tout à fait analogue à celle que nous venons de rapporter : seulement la maladie fut plus intense, les ecchymoses plus abondantes et plus larges, la fièvre plus vive; en outre, il y eut une complication d'entérite qui n'existait pas chez notre malade. Observons enfin qu'il y eut plusieurs éruptions successives de taches ecchymotiques, presque toujours accompagnées de la réapparition de l'œdème. Ces deux faits paraissent se rapprocher de la variété à laquelle on a donné le nom de *purpura urticans*.

B. *Purpura simplex secondaire.* — Le *purpura simplex* secondaire complique quelquefois des affections aiguës; mais, dans la grande majorité des cas, il se développe dans le cours des maladies chroniques, des entérites, des affections tuberculeuses, ou chez des sujets profondément débilités. L'éruption est en général rare; elle est souvent bornée aux points sur lesquels s'exerce la pression; d'autres fois on la remarque exclusivement sur l'abdomen ou sur les extrémités. Les taches offrent l'aspect que nous avons décrit dans le purpura simple primitif : même coloration noire, même persistance de la teinte sous la pression du doigt; cependant elles sont en général plus irrégulières et souvent plus larges. D'ordinaire l'éruption reste stationnaire dans les points où elle s'est primitivement développée; presque jamais elle ne couvre toute la surface du corps.

Le purpura simple secondaire n'offre en lui-même aucune gravité; mais, indice d'une lésion du sang et de toute l'économie, il présage en général une terminaison fatale.

Art. II. — Purpura hæmorrhagica.

A. *Purpura hæmorrhagica primitif.* — Le purpura aigu débute quelquefois avec un appareil fébrile, accélération du pouls, rougeur de la face, chaleur de la peau, soif vive, lassitude dans les membres, céphalalgie. C'est quelquefois le jour même de ces prodromes, ou bien seulement au bout de deux ou trois jours qu'apparaissent les hémorrhagies muqueuses ou l'éruption cutanée. Dans d'autres cas la maladie débute sans symptômes précurseurs; enfin l'hémorrhagie muqueuse peut précéder l'éruption pétéchiale. Ainsi, un garçon de douze ans, dont M. Guibert a rapporté l'observation, reçoit un coup violent sur le nez, auquel succède une épistaxis abondante, et le purpura ne se développe que consécutivement. Dans deux observations qui nous appartiennent, une fille et un garçon de dix ans rendent pendant deux jours une assez grande quantité de sang par la bouche, et c'est le troisième seulement que survient le purpura.

Les taches présentent tous les caractères que nous leur avons assignés en décrivant la variété précédente.

Nous n'avons rien observé de régulier relativement au point du corps par lequel débute le purpura aigu : tantôt c'est par la face, tantôt par les extrémités. Nous l'avons vu une fois se développer primitivement sur le thorax. On trouve un fait analogue dans le *Journal de Vandermonde*. Une fois développée, l'éruption s'étend en général rapidement, et a bientôt couvert toute la surface du corps; mais d'ordinaire elle est beaucoup plus abondante sur le tronc et sur les membres qu'au visage. Dans quelques cas où il a été tenu un compte exact de la période croissante de la maladie, nous voyons qu'elle avait presque toujours atteint son maximum le quatrième ou le cinquième jour; elle restait stationnaire jusqu'au septième, puis décroissait rapidement; très rarement il se faisait une éruption qui prolongeait alors la durée du purpura. Chez nos malades et chez tous ceux dont nous avons analysé l'histoire, la peau n'a été le siége d'aucune hémorrhagie. On trouve cependant dans les auteurs quelques exemples d'écoulement de sang à la surface de la peau chez des enfants. Ainsi, on lit dans les *Transactions philosophiques de la Société royale de Londres* (Latour, *loc. cit.*, p. 290), qu'un enfant fut attaqué pendant trois jours d'une épistaxis; l'hémorrhagie eut lieu simultanément aux oreilles, aux coudes, aux bouts des doigts, aux orteils; le malade mourut peu de temps après, presque complétement exsangue.

Van-Swiéten a rapporté aussi l'observation d'une jeune fille de douze ans qui, à chaque époque menstruelle, avait des transsudations ou des tumeurs sanguines qui paraissaient en plusieurs points et disparaissaient ensuite.

Hémorrhagies muqueuses. — Nous avons dit tout à l'heure que les hémorrhagies par les membranes muqueuses, tantôt précédaient, tantôt accompagnaient l'éruption ; nous trouvons cependant dans une observation que le purpura fut suivi d'hémorrhagies nasales au bout de deux jours ; dans un fait rapporté par Horst, c'est le troisième jour seulement que survient l'épistaxis, c'est le premier dans l'observation de Samuel Ferris. Les hémorrhagies peuvent se produire en différents points.

L'épistaxis est la plus fréquente dans le purpura primitif. Nous la trouvons notée onze fois sur dix-neuf. Quatre fois elle a existé seule ; dans les autres cas elle était unie à d'autres hémorrhagies, mais le plus souvent à celle de la bouche. L'abondance de la perte sanguine était variable ; cependant chez presque tous les malades elle a été notée très abondante. En général, elle a été continue pendant plusieurs heures ; dans d'autres cas elle s'est renouvelée au bout de peu de temps. Un garçon de huit ans, dont nous avons recueilli l'observation, fut pris, le second jour, d'une épistaxis qui dura pendant cinq heures, et se renouvela plus tard. Dans l'observation de Samuel Ferris, l'hémorrhagie dura toute une journée et une partie de la nuit. Elle a évidemment entraîné la mort dans un fait rapporté par Spielman.

L'hémorrhagie buccale est la plus fréquente après la nasale. Elle a été notée neuf fois sur dix-neuf ; mais presque toujours elle était unie à d'autres hémorrhagies. L'examen attentif de la bouche ne faisait, dans certains cas, reconnaître aucune lésion appréciable de la membrane muqueuse ; d'autres fois on a noté une rougeur insolite des gencives. Dans une observation de M. Papavoine elles étaient gonflées ; dans celle déjà citée par Ferris, les amygdales tuméfiées laissaient transsuder du sang noir. Quand l'hémorrhagie avait lieu par la bouche, les malades rendaient, sans efforts, par la sputation, quelques caillots noirâtres, mais le plus souvent du sang liquide qui découlait des commissures. L'abondance de l'hémorrhagie n'a pas toujours été indiquée. Cependant il ne paraît pas qu'elle ait jamais égalé celle de l'épistaxis ; nous avons vu une de nos malades remplir en vingt-quatre heures la moitié d'un crachoir de quatre palettes. En même temps que le sang coulait, on voyait les lèvres et les dents noirâtres, et quelquefois on trouvait des caillots sur les gencives et sur la langue, l'haleine devenait souvent fétide.

Hémorrhagie de l'estomac. — L'hématémèse est bien plus rare que les hémorrhagies précédentes ; elle n'a été notée que chez trois malades ; dans ces trois cas elle a été précédée d'hémorrhagie nasale et buccale.

La nature du liquide rejeté, dont l'odeur est très fétide, et qui est souvent coagulé en caillots ou mêlé de liquide puriforme, tendrait à nous faire adopter l'opinion émise ailleurs, savoir, que l'estomac est seulement la cavité de dépôt du sang venu des parties supérieures. La quantité rejetée par nos malades a toujours été considérable : ainsi un garçon de dix ans vomit en deux fois plusieurs palettes de sang.

Hémorrhagie intestinale. — L'hémorrhagie intestinale est presque aussi fréquente que les hémorrhagies nasales et buccales (dix fois sur dix-neuf), et, comme nous l'avons dit pour l'hématémèse, il est possible que dans certains cas les selles sanguines soient le résultat de l'accumulation du sang venu des parties supérieures. Dans les observations que nous avons sous les yeux, la quantité du sang n'a jamais été très considérable. Ainsi les malades rendaient des selles, tantôt liquides, tantôt solides, d'un brun foncé, les matières étaient intimement combinées avec le sang ; d'autres fois des fèces moulées étaient revêtues d'une légère couche sanguine; qui, dans d'autres cas, pénétrait intimement leur masse, de façon à leur donner l'apparence d'un caillot irrégulier et dur. Dans une observation du *Journal de Vandermonde*, une jeune fille de sept ans eut des évacuations dont la couleur fut comparée à celle de l'encre d'imprimerie; elles étaient très fétides. Quelquefois les enfants n'ont rendu qu'une seule selle sanguine; d'autres fois l'hémorrhagie a persisté pendant deux ou trois jours, mais en diminuant d'abondance, ce que l'on reconnaissait à la modification dans la coloration des matières.

En général les selles sont rendues sans douleurs; cependant nous avons publié l'observation d'un jeune garçon dont l'entérorrhagie fut accompagnée de vives coliques au niveau de la fosse iliaque droite qui donnèrent lieu à une erreur de diagnostic (1).

Hématurie. — Le pissement de sang s'observe quelquefois dans le *purpura hæmorrhagica :* il a été noté chez trois malades; nous ne voulons tirer aucune conséquence, comme fréquence, de ce chiffre trop restreint. Un de nos malades rendit pendant deux jours de l'urine qui avait la couleur de la gelée de groseilles. Cette hématurie fut de courte durée (deux jours), et les urines reprirent du jour au lendemain leurs caractères normaux.

Hémoptysie. — Si nous voulions tirer des conclusions absolues des faits qui ont passé sous nos yeux, nous dirions que l'hémoptysie est extrêmement rare dans le purpura. Dans aucune des observations que nous avons consultées il n'en est fait mention, sauf peut-être dans le fait suivant que nous empruntons à Planchon (*Journal de médecine*, année 1770). Une pauvre paysanne âgée de quinze ans environ crachait du sang depuis quelques jours. Elle avait une toux sèche, une fièvre lente, toute la peau était couverte de taches petites et noires. Le crachement de sang, la toux et le purpura se dissipèrent rapidement à la suite d'un traitement par le quinquina. On ne peut pas s'en rapporter au simple mot de crachement de sang pour admettre l'existence d'une hémoptysie; car nous avons vu des enfants *cracher* le sang, et

(1) Voy. le mémoire de M. Rilliet sur l'invagination, observation VII (*Gazette des hôpitaux*, 1852).

cette hémorrhagie provenait évidemment de la bouche ; c'est donc avec doute que nous signalons cette observation ; cependant l'existence de la toux peut confirmer la réalité d'une hémoptysie.

Dans des cas tout à fait exceptionnels, on a vu des ecchymoses se développer sous la *conjonctive*, et une hémorrhagie se faire par les *yeux* et par les *oreilles* (Papavoine).

Symptômes généraux.— Comme nous l'avons dit, le purpura débute quelquefois par des symptômes fébriles, mais c'est là le cas le plus rare. Nous avons vu chez quelques enfants le pouls monter à 112-120, et rester accéléré pendant trois jours, puis diminuer rapidement. Dans ces cas, la peau était chaude et le pouls n'était pas petit. Lorsque les hémorrhagies sont abondantes, le pouls s'accélère, mais alors il change de caractère ; il devient concentré, petit, serré, irrégulier ; en même temps la face est d'une pâleur extrême, la peau du visage est diaphane, tout à fait semblable à celle des figures de cire, et cette pâleur contraste avec la coloration noire des lèvres et des dents, souvent encroûtées de caillots desséchés ; en même temps il survient des défaillances, du refroidissement des extrémités, en un mot, tout le cortége des symptômes qui accompagnent les grandes déperditions sanguines. Nous avons noté chez un de nos malades un bruit de diable très intense dans les carotides à la suite d'hémorrhagies abondantes. Lorsque l'appareil fébrile existe au début, on observe une augmentation de la soif et de la perte d'appétit, de l'abattement, rarement de l'anxiété ; tandis que dans les cas où la maladie est apyrétique, ces phénomènes n'existent pas. Les enfants conservent en général leur entrain et leur gaieté ; ils ne sont nullement dans un état adynamique, tant que l'hémorrhagie n'a pas été très abondante ; ils sont au contraire très affaiblis dans le cas où la perte de sang s'est prolongée pendant longtemps ou a été très considérable.

Les phénomènes dont nous venons de parler sont les seuls que nous ayons observés dans le purpura hæmorrhagica, et nous n'avons noté d'autre symptôme cérébral que la céphalalgie. Nous devons rappeler cependant qu'une fille de treize ans fut prise, quatre jours après le début, de violentes convulsions. Dépendaient-elles d'une apoplexie méningée? reconnaissaient-elles pour cause une simple anémie de l'encéphale? C'est ce qu'il nous a été impossible de décider, l'enfant ayant survécu. Nous citerons aussi comme fait exceptionnel l'observation d'une jeune fille de dix ans, qui nous présenta le troisième jour les symptômes suivants :

La toux est presque nulle ; quand elle a lieu, elle est un peu rauque ; la voix est basse ; une phonation plus forte occasionne des douleurs au niveau du larynx. La respiration n'est nullement accélérée, 20-24, égale ; elle est un peu obscure des deux côtés en arrière, mais également ; pas de différence dans la percussion. Les battements du cœur sont distincts, sans bruit anormal. Le pouls est régulier, sans petitesse, 104. Elle se plaint de douleurs à la déglutition. On n'aperçoit ni rougeur ni ecchymose sur la membrane muqueuse gingivale, buccale et palatine. Les amygdales ne sont pas tuméfiées. Les lèvres sont croûteuses, noirâtres, ainsi que les dents; la langue, d'un rouge assez foncé, non ecchymotique, est couverte de débris de caillots. L'enfant crache sans effort du sang noir très fluide qui remplit à moitié le crachoir de quatre palettes. La peau est partout tigrée de taches noirâtres, arrondies, ne disparaissant pas par la pression ; elles varient entre le volume d'une lentille et celui d'un simple point. Très nombreuses sur les extrémités inférieures, de façon à former une surface où la peau malade égale presque en étendue la peau saine, elles sont beaucoup plus rares sur l'abdomen, où elles sont plus volumineuses; il n'y en a qu'une douzaine en ce point. Plus rares encore sur le visage, où il y en a quatre à six de la dimension d'un point, on les retrouve nombreuses et larges sur le dos. Au bout de trois jours, l'aphonie et les douleurs avaient entièrement disparu.

L'altération de la voix tenait-elle au développement de quelques ecchymoses dans la membrane muqueuse laryngée, ou à l'arrêt dans le larynx d'une petite concrétion sanguine? Le fait est possible; mais ici, heureusement encore, la preuve anatomique a manqué.

Marche, durée, terminaison. — Ce que nous avons dit jusqu'ici de l'éruption pétéchiale, et des hémorrhagies qui la compliquent fréquemment, nous dispense d'entrer dans de longs détails sur la marche générale de la maladie. Le purpura hæmorrhagica primitif est aigu. Quand il est fébrile, il offre quelques points d'analogie avec les fièvres éruptives. Ainsi l'on retrouve, comme dans la rougeole, la variole et la scarlatine, une période de prodromes et une période d'éruption, une période d'état et de décroissance; mais là s'arrête l'analogie. En effet, on ne voit pas, comme dans les fièvres éruptives, le mouvement fébrile avoir une durée à peu près égale à celle de la période croissante de l'éruption ; on ne remarque pas cette multiplicité d'accidents qui donnent aux exanthèmes cutanés aigus des formes si variées ; on n'observe pas ces nombreuses lésions secondaires qui sont dans la dépendance du génie particulier de l'éruption. Enfin l'affection n'est pas contagieuse.

La durée de la maladie est d'ordinaire assez courte. En général elle parcourt ses différentes périodes dans un intervalle de onze à vingt et un jours ; et ici nous entendons parler de la durée de la maladie du début à *la disparition complète de l'éruption ;* car si nous voulions calculer sa longueur du moment où l'éruption pétéchiale débute à celui où de nouvelles taches cessent de se former, et où les hémorrhagies s'arrêtent, la durée serait beaucoup plus courte : sept ou dix jours au plus. Dans quelques cas exceptionnels, la maladie s'est prolongée beaucoup plus longtemps.

Ainsi nous avons vu un enfant avoir pendant un mois des éruptions successives et très abondantes de purpura. Il guérit.

Dans d'autres cas bien plus rares encore, le purpura est foudroyant,

Nous devons à l'obligeance du docteur Lombard, de Genève, la communication d'un fait de cette espèce. En voici l'abrégé :

Un garçon de seize mois, né de parents lymphatiques (père tuberculeux, mère lymphatique et hystérique au plus haut degré), atteint lui-même d'un eczéma de la face et du cuir chevelu, mais du reste bien portant, est pris tout à coup, dans la nuit, de vomissements et de diarrhée. A huit heures du matin, M. Lombard est appelé ; il trouve à l'enfant le regard éteint et les yeux fixes ; la face est pâle ; la respiration et le pouls sont accélérés ; il y a quelques mouvements convulsifs dans les extrémités inférieures ; ces symptômes persistent jusqu'à la mort, qui a lieu deux heures plus tard, sept à huit heures après le début.

A l'autopsie, on trouve plusieurs foyers d'hémorrhagie sous-cutanée ; la substance blanche du cerveau présentait de véritables petites ecchymoses médiocrement nombreuses, qui ne dépendaient nullement de la section des petits vaisseaux qui forment des gouttelettes comme dans le piqueté ordinaire. Le cerveau et le tissu cellulaire sous-cutané n'étaient pas les seuls organes qui offrissent des traces d'hémorrhagie, la membrane muqueuse de l'intestin et la substance corticale des reins étaient tachetées d'ecchymoses ; et l'on retrouva même un noyau apoplectique dans un des poumons.

On ne peut se refuser à voir dans ce fait un exemple d'une maladie générale se traduisant par une altération du sang, et tout à fait analogue à certains cas d'empoisonnement. Les causes prédisposantes constitutionnelles héréditaires sont évidentes ; quant à la cause occasionnelle, elle nous échappe entièrement. Nous avons demandé à M. le docteur Lombard si les hémorrhagies générales n'étaient peut-être pas le résultat de la gêne de la respiration ; mais il nous a répondu que l'aspect du malade, et en particulier celui du visage, rendaient cette supposition inadmissible.

La maladie dura environ six semaines chez un enfant dont M. Papavoine a rapporté l'histoire. Elle se termina par la mort. Dans un autre cas, au contraire, cité par Spielman, le purpura parut avoir marché rapidement (bien que l'auteur ait négligé de donner le chiffre exact de la durée). Dans ce cas aussi la terminaison fut fatale, et la mort accélérée par d'abondantes hémorrhagies nasales.

B. *Purpura constitutionnel* (*Hémorrhagie constitutionnelle des auteurs*). — On a observé dans l'enfance une forme d'hémorrhagie fort singulière, à laquelle on a donné le nom de *constitutionnelle*. Cette maladie a été étudiée presque exclusivement en Allemagne, en Angleterre et en Amérique, par les docteurs Frank, Schœnlein, Nase de Bonn, et Otto de Philadelphie. Dans ces dernières années, MM. Lebert (*Archives*, t. V, 1837) et Dubois de Neufchâtel (*Gaz. médic.*, 1838, p. 43) ont recueilli quelques faits et en ont rapproché ceux des auteurs qui avaient écrit sur le même sujet. Les détails suivants sont extraits des travaux de ces deux médecins,

La maladie, qualifiée par Schœnlein d'hémorrhaphylie, débute peu après la naissance. On observe d'abord que la moindre pression produit des taches de purpura ou des ecchymoses sous-cutanées; plus tard surviennent d'abondantes épistaxis qui se répètent à intervalles rapprochés; les hémorrhagies par les autres muqueuses sont beaucoup plus rares, le plus souvent elles manquent. Toute hémorrhagie par les autres muqueuses est accompagnée de la réapparition du purpura. Du reste, quelle que soit l'origine de l'écoulement sanguin, il offre pour caractère constant de résister aux traitements les mieux dirigés, de ne cesser souvent qu'avec la vie, et de se reproduire sous l'influence des causes les plus légères. Ainsi, chez l'un, un écoulement intarissable de sang succède à la piqûre d'une sangsue; chez un autre, à un cautère ou à un vésicatoire; chez un troisième, c'est une morsure de la langue qui est la cause accidentelle d'une hémorrhagie assez grave pour entraîner la mort (Dubois). En outre, chez quelques enfants, on observe à plusieurs reprises, pendant le cours de la maladie, des douleurs qualifiées rhumatismales ou arthritiques, et qui sont le résultat d'un épanchement sanguin dans les articulations. Cet accident a été bien décrit par M. Dubois, qui l'a observé chez plusieurs enfants de la même famille; mais il avait été signalé avant lui par d'autres auteurs (voyez *Archives*, octobre 1833, juillet 1835). « Cette espèce d'arthrite se manifeste, dit-il, par un gonflement et une douleur presque subite de l'articulation. Ces symptômes vont en augmentant pendant environ vingt-quatre heures, accompagnés d'une réaction fébrile. Alors apparaissent de larges ecchymoses noirâtres sur l'articulation, et la tuméfaction, ainsi que les douleurs, diminuent lentement jusqu'à ce qu'elles disparaissent complétement au bout de quinze jours à trois semaines. Les articulations affectées sont, en général, les tibio-tarsiennes; cependant on a vu aussi celles du coude et du genou ou de l'épaule présenter les mêmes symptômes. Il y a plusieurs attaques pendant tout le cours de la maladie. » Bien que les auteurs traitent cette affection de rhumatismale ou d'arthritique, il est très probable qu'elle est caractérisée par un épanchement sanguin intra et extra-articulaire, comme le prouve la large ecchymose qui se montre au niveau des points malades. Du reste, l'existence d'une hémorrhagie articulaire, accompagnée de douleurs dites rhumatismales, a été démontrée par l'autopsie. Nous en avons cité ailleurs un exemple remarquable. (Voy. *Rhumatisme*, t. II, p. 118).

A mesure que les hémorrhagies se renouvellent, à mesure aussi les forces physiques et morales diminuent; la peau est pâle, la maigreur fait des progrès, et de nouvelles hémorrhagies peuvent occasionner subitement la mort.

Lorsque l'écoulement sanguin est modéré et se répète à des intervalles éloignés, la maladie peut avoir une très longue durée; les enfants atteignent alors l'époque de la puberté, et la tendance aux hémorrhagies cesse.

La durée de cette maladie est extrêmement variable; elle peut être très abrégée par des causes accidentelles. Ainsi une piqûre, une plaie, un ulcère, une morsure, ou d'abondantes épistaxis peuvent occasionner promptement la mort.

C. Le *purpura hæmorrhagica secondaire* complique tantôt une maladie aiguë, tantôt une affection chronique. Il a beaucoup plus de tendance à se développer dans le cours des fièvres éruptives, et surtout dans la variole, que dans toute autre affection et lorsqu'il complique une maladie chronique : on l'a signalé dans celles de la peau et dans les scrofules.

Le docteur Gregory (1) a publié l'observation fort intéressante d'une jeune fille de quatre ans, très bien portante, qui fut prise de purpura hæmorrhagica cinq jours après l'inoculation de la vaccine. Le sang s'épancha dans les pustules en différents points de la peau et dans l'intestin. Le frère et la sœur de cette enfant, vaccinés avec le même vaccin, n'eurent aucune complication.

Les caractères de l'éruption pétéchiale sont quelquefois identiques avec ceux du purpura simplex. Nous signalerons cependant quelques différences. Ainsi c'est seulement dans le purpura hæmorrhagica secondaire, concomitant de la variole, que nous avons vu l'épiderme soulevé par une plus ou moins grande quantité de sang, et formant des bulles volumineuses que nous avons comparées à des grains de cassis. C'est seulement aussi dans des purpura secondaires à une affection scrofuleuse, et à un impétigo chronique (*observ.* de Papavoine et de Payen), que l'on a vu le sang sourdre en une infinité de gouttelettes sanguines à la surface de la peau, superficiellement ulcérée chez un malade, évidemment privée de son épiderme chez l'autre. M. le docteur Manoir nous a dit avoir observé sur un enfant atteint d'impétigo larvalis une hémorrhagie cutanée assez abondante pour nécessiter l'emploi de moyens hémostatiques puissants.

L'éruption est le plus souvent générale, comme dans le purpura primitif. Les hémorrhagies des membranes muqueuses ont lieu par différentes voies, le plus souvent par les gencives, quelquefois par la membrane muqueuse oculaire, par les reins et l'intestin, par le nez, et jamais par l'estomac. Mais il est très possible que ces différences soit purement accidentelles, et dépendent seulement du petit nombre de faits que nous avons recueillis. L'abondance de l'hémorrhagie a été assez considérable dans les cas où le purpura secondaire était survenu chez des individus vigoureux, atteints de fièvres éruptives graves; elle a été beaucoup plus lente et plus rare dans les cas où le purpura secondaire s'était développé dans le cours d'une maladie chronique. Du reste, dans l'un ou l'autre cas, il n'en a pas moins marché avec une

(1) *Medic.-chirurg. trans.*, t. XXV, et *Journal de médec. et de chirurg. prat.*, 1843, p. 410.

assez grande rapidité. Dans une observation fort intéressante, rapportée par Stoll, l'hémorrhagie se développa à la suite d'une fièvre intermittente et suivit une marche très aiguë.

Disons, en terminant, que la physionomie du purpura est loin d'être la même, suivant qu'elle débute en même temps que la maladie aiguë qu'elle complique, ou bien à une époque voisine de sa terminaison, ou enfin chez un sujet profondément débilité et miné par une affection chronique. Dans le premier cas, le purpura participe aux caractères de la maladie aiguë; dans le second, il mérite tout à fait le nom de cachectique, qui lui a été donné par bon nombre d'auteurs.

Dans les cas où le purpura primitif ou secondaire se termine par la mort, on constate à l'autopsie une diffluence notable du sang, et une ou plusieurs des lésions que nous avons énumérées dans les chapitres précédents.

Art. III. — Pronostic.

Le purpura simplex primitif est une maladie qui se termine toujours par le retour à la santé.

Le purpura hæmorrhagica primitif, chez des enfants bien portants, ne paraît pas très grave. La plupart des malades dont nous avons consulté les observations ont recouvré la santé : on comprend cependant que nous ne voulons pas dire que la maladie soit innocente, les exemples que nous avons cités seraient là pour nous démentir. Du reste, on aura toute raison de porter un pronostic favorable dans les cas où la maladie atteindra des sujets vigoureux, qui n'auront pas été soumis pendant longtemps à l'influence de causes antihygiéniques, et lorsque les hémorrhagies par les membranes muqueuses seront peu abondantes et ne se répéteront pas fréquemment. Les faits ne nous permettent pas d'établir si le purpura hæmorrhagica avec fièvre est plus grave que celui qui est apyrétique : disons toutefois que trois de nos malades, atteints de purpura hæmorrhagica febrilis, ont rapidement recouvré la santé sous l'influence du traitement tonique.

Le pronostic est loin d'être aussi favorable quand la maladie est constitutionnelle ou secondaire. Dans le premier cas, la tendance du purpura à se renouveler sans cesse, jointe à l'abondance des hémorrhagies muqueuses ou cutanées sous l'influence de la cause la plus légère; dans le second, la détérioration générale du sang, dont le purpura est un indice certain, aggravent considérablement le pronostic.

Quelle que soit la variété de purpura hæmorrhagica, il est un ensemble de symptômes qui peut faire prévoir une terminaison promptement funeste : c'est la pâleur extrême de la face et des lèvres, la petitesse du pouls, la fixité du regard, etc., symptômes communs du reste à toute déperdition sanguine abondante.

Art. IV. — Causes.

Les causes du purpura sont quelquefois assez faciles à apprécier.

Age. — Le purpura hæmorrhagica primitif ou secondaire est beaucoup plus fréquent chez les enfants âgés de plus de cinq ans que chez ceux qui n'ont pas atteint cet âge. On le rencontre d'ordinaire de neuf à quinze ans. Ainsi nous n'avons recueilli qu'une seule observation de purpura hæmorrhagica primitif au-dessous de l'âge de quatre ans. Il en est à peu près de même du purpura hæmorrhagica secondaire; cependant on le rencontre quelquefois chez de très jeunes enfants, atteints de fièvres éruptives. Le purpura constitutionnel se développe, au contraire, dans les premiers mois de la vie, rarement plus tard. Le purpura simplex se rencontre à tous les âges; mais il nous a semblé que le secondaire était plus fréquent chez les très jeunes enfants, et ce fait n'a rien d'étonnant, puisque sous cette forme, cette maladie complique surtout les entérites chroniques, fréquentes à cet âge.

Sexe. — Il nous est impossible d'établir l'influence du sexe sur la production du purpura primitif. Nous nous contenterons de faire observer que, parmi les faits que nous avons consultés ou recueillis, il y a un nombre égal de garçons et de filles. Il n'en est pas de même du purpura constitutionnel; en effet, d'après tous les auteurs qui ont étudié cette curieuse affection, les garçons seuls y sont sujets.

Constitution. — On peut dire, en règle générale, que les enfants atteints de purpura hæmorrhagica ont la peau fine, blanche, lisse, transparente, les membres un peu grêles, les chairs peu fermes, la constitution délicate. Les enfants atteints de purpura constitutionnel, dont M. Dubois a rapporté des observations, étaient blonds, et avaient la peau pâle, mince et transparente. D'après les auteurs, le purpura simplex primitif peut se développer indifféremment chez des enfants vigoureux ou délicats. Deux enfants attaqués de purpura aigu avec œdème avaient une forte constitution; au contraire, le purpura simplex secondaire se développe de préférence chez des enfants maigres, chétifs, qui ont la peau flasque ou sèche et terreuse.

Saison. — Les auteurs ayant souvent négliger d'indiquer la saison pendant laquelle ils ont recueilli leurs observations, il nous est bien difficile de rien dire de général à cet égard. Le purpura primitif hémorrhagique serait-il plus fréquent au printemps et en hiver qu'en été? Le fait est possible, car les observations que nous avons consultées ou recueillies l'ont été seulement dans ces deux saisons; mais, nous le répétons, nos chiffres sont trop peu nombreux.

Epidémies. — On trouve dans la science quelques exemples d'épidémies de purpura primitif, mais nous n'en connaissons pas qui se soient développées exclusivement chez des enfants. Nous n'en dirons pas autant du purpura secondaire. (Voy. *Variole*.)

Hérédité. — Le purpura constitutionnel est évidemment héréditaire, ou tout au moins il résulte d'une prédisposition originelle, puisqu'on voit presque toujours plusieurs individus de la même famille en être atteints. D'après M. Dubois, il y a en Allemagne des familles dans lesquelles cette maladie existe depuis plusieurs générations, et où il est rare qu'un garçon arrive à l'âge de la puberté. Il est curieux de voir ainsi la maladie se transmettre par les femmes, qui jouissent elles-mêmes du privilége d'y échapper.

Causes, hygiéniques. — Les auteurs sont d'accord pour reconnaître que le purpura se développe de préférence chez les enfants placés dans de mauvaises conditions hygiéniques, mal vêtus, mal nourris, habitant des lieux bas, humides et malsains. Une de nos malades habitait une loge humide de portier. Un garçon de six ans, dont Constant a rapporté l'observation, était mal logé, mal nourri ; il en était de même chez les malades observés par Planchon. Reconnaissons cependant que, dans bon nombre de cas, le purpura se développe sans qu'on puisse invoquer l'action d'aucune de ces causes, et que, en outre, chez un certain nombre d'enfants placés exactement dans les mêmes conditions, elle en frappe un seul à l'exclusion de tous les autres.

Altération du sang. — Nous n'avons fait aucune expérience qui pût nous mettre à même de déterminer si le purpura, quelle que soit sa forme, était accompagné d'altération du sang, et si la lésion de ce liquide consistait dans une diminution de la quantité normale de fibrine, comme le pensent MM. Monneret et Fleury. Il y a des cas où il nous semble évident que la maladie réside dans une altération primitive des liquides; tel est le purpura secondaire aigu ou cachectique, simplex ou hæmorrhagica ; tel est encore le purpura hæmorrhagica primitif apyrétique.

D'après M. Dubois, le sang fourni par les hémorrhagies dans le purpura constitutionnel est très liquide, de couleur ordinaire, *et se coagule comme un autre sang*. Le même auteur cite une observation extraite du *Zeitschrift für Natur- und Heilkunde*, dans laquelle le sang, d'abord d'un rouge vif, devenait aussi pâle que du sérum. M. Lebert est porté à croire que la maladie peut reconnaître pour cause à la fois une atonie du système capillaire et une altération du sang.

Sans nier cette dernière cause, bien que les preuves n'en soient pas très positives, il nous semble incontestable que l'on doit remonter plus haut. En effet, la longue durée de la maladie présuppose que la masse totale du sang a été renouvelée à plusieurs reprises; et si la tendance aux hémorrhagies persiste la même, il est logique de placer le siége de la maladie, non dans le sang lui-même, mais dans les agents qui président à sa formation, ou dans les vaisseaux capillaires qui le laissent transsuder.

Causes occasionnelles. — Le purpura se développe bien rarement à la suite de causes occasionnelles; cependant Horst cite un fait dans lequel l'éruption pétéchiale survint après un brusque refroidissement; chez un enfant dont M. Guibert a rapporté l'observation, elle apparut à la suite d'une violente épistaxis, résultat d'une cause externe.

Art. V. — Traitement.

§ I. *Indications.* — Le praticien doit satisfaire à plusieurs indications dans le traitement du purpura; mais elles sont un peu différentes suivant les formes, l'intensité et les complications de la maladie. Comme celui de toute hémorrhagie, le traitement doit être préservatif, général et local.

1° Il faut soustraire l'enfant aux causes qui peuvent influer sur le développement de la maladie ou favoriser son extension. Pour atteindre ce but, il faut bien connaître les causes qui lui donnent naissance. Le purpura est-il dans une famille une affection constitutionnelle, il est évident que le sûr moyen d'empêcher sa propagation serait de conseiller le célibat.

En cas de mariage, il serait prudent que, pendant la gestation, la mère subît un traitement général qui pût modifier la constitution du fœtus. Dans des cas de cette nature, l'emploi des préparations ferrugineuses serait peut-être suivi de succès.

Si les jeunes malades sont placés dans des circonstances hygiéniques défavorables; s'ils sont exposés au froid, à l'humidité, mal nourris ou mal vêtus, il faut les soustraire à l'influence de ces causes débilitantes, capables, à elles seules, de produire la maladie, et toujours suffisantes pour l'entretenir quand elle existe. Quand le purpura est secondaire, et lorsque la constitution épidémique paraît prédisposer aux hémorrhagies, il faut attaquer avec prudence les maladies dans le cours desquelles il s'est manifesté ou a de la tendance à se manifester. On doit alors s'abstenir de certaines médications qui seraient évidemment suivies des plus funestes résultats. Ainsi, dans les cas de cette espèce, on proscrira tous les agents qui auraient pour effet d'altérer plus ou moins la structure de la peau ou des membranes muqueuses, et tous ceux qui tendraient à débiliter la constitution. Cette précaution est encore plus nécessaire lorsque le purpura est constitutionnel. L'expérience l'a prouvé, toute irritation, érosion ou ulcération de la peau est en cas pareil suivie d'accidents redoutables : de simples vésicatoires et à plus forte raison des cautères, des sangsues, la piqûre d'une saignée, sont, dans bon nombre de cas, le point de départ d'une hémorrhagie mortelle.

2° La seconde indication consiste à modifier, par une médication générale, soit la masse du sang, soit l'état morbide des vaisseaux capillaires.

3° Enfin, il faut favoriser par des agents topiques l'arrêt, puis la résolution des hémorrhagies locales.

§ II. *Examen des médications.* — 1° *Antiphlogistiques.* — Bien que le purpura soit quelquefois précédé de fièvre, et qu'il puisse se développer chez des enfants bien portants, nous ne croyons pas que dans aucun cas les émissions sanguines doivent faire partie du traitement. Nous n'avons pas, en effet, ici affaire à une hémorrhagie purement locale, et l'on ne peut espérer arrêter le flux hémorrhagique par une ouverture à la veine : aussi avons-nous vu le traitement par les émissions sanguines être plus nuisible qu'utile, même dans le purpura simplex. Dans l'observation rapportée par M. Ollivier, la maladie fut exaspérée à la suite d'une application de sangsues, les ecchymoses augmentèrent considérablement de nombre. Mais les effets des émissions sanguines sont encore bien plus désastreux dans les cas où on a l'imprudence de les mettre en usage dans le purpura constitutionnel, ou dans le purpura secondaire. Dans le premier elles sont, comme nous l'avons déjà vu, le plus souvent suivies d'une hémorrhagie mortelle ; dans le second, non-seulement elles aggravent considérablement la maladie, mais elles suffisent même pour la produire chez des sujets qui y sont prédisposés par la constitution épidémique.

En repoussant d'une manière générale de la thérapeutique du purpura les émissions sanguines proprement dites, nous admettons cependant que lorsque la maladie est primitive et fébrile, quelle que soit sa variété, la diète antiphlogistique peut être utile. Ainsi les jeunes malades ne prendront qu'une petite quantité d'aliments ; ils boiront des tisanes légèrement acidules, que l'on aura toujours soin de donner froides ; en même temps l'on prescrira les bains frais et des lotions générales avec un mélange d'eau et de vinaigre.

2° *Purgatifs.* — Plusieurs médecins ont conseillé l'emploi des purgatifs (Rayer, p. 526) dans le purpura qui n'est pas accompagné de fièvre. Latour (t. I, p. 105) rapporte que Otto, médecin à Philadelphie, employa avec succès le sulfate de soude à dose purgative, pendant quelques jours de suite, chez plusieurs enfants atteints de purpura constitutionnel. Sous l'influence de ce médicament les hémorrhagies s'arrêtèrent. Les purgatifs ont-ils agi dans ce cas en déterminant un flux séreux à la surface des intestins, et en dépouillant ainsi le sang d'une partie de son sérum? C'est ce qu'il nous serait difficile de décider. Nous ne pensons pas toutefois que la médication par les purgatifs trouve souvent son application dans le traitement du purpura ; mais elle peut être utile dans les cas où les différentes médications que l'on met d'ordinaire en usage contre cette maladie déterminent une constipation opiniâtre.

3° *Toniques.* — Cette médication est celle qui nous paraît applicable au plus grand nombre des variétés de la maladie ; nous en excepterons toutefois le purpura simplex primitif, et le purpura hæmorrhagica febrilis, dans les premiers jours de son apparition, lorsque l'éruption pétéchiale est rare et que les hémorrhagies muqueuses sont peu abondantes. Le traitement tonique au contraire est applicable au purpura secondaire aigu et cachectique, à toutes leurs périodes, au purpura febrilis lui-même, dès que le mouvement fébrile est tombé.

Quinquina. — On mettra en usage les préparations de quinquina : le sirop, qui est d'ordinaire bien supporté par les enfants à la dose de deux petites cuillerées à bouche, ou bien l'extrait sec à la dose de 2 à 4 grammes, dissous dans 90 à 120 grammes d'eau. La potion sera édulcorée avec du sirop d'écorces d'orange, 30 grammes ; on donnera une ou deux cuillerées à thé toutes les trois heures. Ou bien encore une infusion faite à froid, en faisant digérer 15 grammes de quinquina jaune dans 180 grammes d'eau, et en édulcorant avec 60 grammes de sirop d'écorces d'orange. Le sulfate de quinine pourrait aussi être prescrit à la dose de 20 à 40 centigrammes suivant l'âge. Nous citerons ailleurs (voy. *Variole hémorrhagique*) un cas de purpura secondaire où l'emploi de ce médicament a été suivi de succès.

Ferrugineux. — Les préparations ferrugineuses pourront aussi être administrées seules ou unies aux précédentes. Les plus convenables sont la limaille de fer, dont l'insipidité favorise l'administration. On en donne 10 à 50 centigrammes par jour, au début des repas, dans une cuillerée de soupe. MM. Evanson et Maunsell emploient le tartrate de fer, qui, d'après eux, a l'avantage d'avoir une saveur ferrugineuse peu marquée, et d'être très soluble. Ils le donnent en poudre d'après la formule suivante :

Tartrate de fer et de potasse..........	10 centigrammes.
Poudre aromatique................	7 centigrammes.
Sucre blanc......................	10 centigrammes.

La préparation doit être faite extemporanément, et donnée deux ou trois fois par jour.

Nous avons vu employer avec succès la limaille de fer unie à l'extrait de quinquina, et donnée à très petites doses, 5 à 10 centigrammes de chaque, trois à quatre fois par jour.

Le peroxyde de fer sert à préparer le chocolat et le pain ferrugineux, mode d'administration fort utile chez les enfants.

C'est surtout dans les cas où la faiblesse est très prononcée, le pouls petit, la peau très pâle, qu'il faut mettre en usage le quinquina et le fer. Cette médication nous paraît la plus convenable dans les cas où l'hémorrhagie est constitutionnelle. Peut-être qu'un traitement longtemps prolongé par les toniques, et en particulier par le fer, pourrait être suivi de succès ; nous sommes étonnés qu'il n'ait pas encore été conseillé dans cette maladie.

Le traitement tonique doit être continué pendant plusieurs jours, même après la cessation des hémorrhagies. S'il fatiguait l'estomac, on le suspendrait pour le reprendre bientôt, et l'on échangerait une des préparations indiquées ci-dessus contre une autre analogue. En même temps que l'on mettra en usage le traitement tonique, il faudra que le régime alimentaire le soit aussi : les bouillons, un peu de viande, le vin de Bordeaux à petite dose, feront la base du dîner. On donnera une infusion de glands torréfiés pour le déjeuner.

Astringents. — Nous venons de préciser les circonstances dans lesquelles on devrait avoir recours aux toniques ; disons quelques mots des astringents proprement dits. On doit les administrer d'emblée dans le cas où l'éruption pétéchiale est très abondante, se fait avec une grande rapidité et s'accompagne d'hémorrhagies muqueuses graves et répétées. Les médicaments qu'on pourra mettre en usage sont les préparations de ratanhia, de cachou, de tannin, de bistorte, de tormentille, de roses, les acides minéraux étendus. La saveur très désagréable de ces médicaments rend souvent leur administration difficile chez les enfants. Le ratanhia peut être prescrit sous forme d'extrait, à la dose de 2 à 4 grammes ; on emploie aussi le sirop, qui sert à édulcorer les tisanes. Les acides seront donnés aussi en tisane, étendus dans une grande quantité d'eau. Ainsi l'on prescrira 2 à 4 grammes d'acides citrique, tartrique, ou mieux encore 20 gouttes d'acide sulfurique par pinte de liquide, et l'on ajoutera 60 à 90 grammes de sirop de ratanhia.

Lorsque les astringents seront donnés sous forme liquide, on aura grand soin de les prescrire froids.

Cette médication purement astringente, applicable surtout aux cas spécifiés plus haut, ne doit pas être continuée pendant longtemps ; dès que les hémorrhagies se seront arrêtées il faudra la suspendre pour revenir au traitement tonique.

Nous ne connaissons pas de remède hémostatique supérieur à l'ergotine. Nous en faisons souvent usage chez l'adulte, et si nous avons eu moins souvent l'occasion de l'employer chez l'enfant, nous ne l'avons pas trouvé moins efficace. Nous le donnons à la dose de 50 centigrammes à 1,50, en potion ou en pilules. L'estomac le supporte très bien.

Le docteur Neligan, de Dublin, qui a conseillé l'usage de l'huile de térébenthine seule, ou associée à l'huile de ricin, l'administre à la dose de 8 à 12 grammes. Nous ne pouvons nous prononcer sur l'efficacité de ce remède, n'ayant pas eu l'occasion de l'employer.

Traitement local. — Les différentes médications que nous venons de passer en revue ont pour but d'agir sur l'état général ; nous allons terminer en parlant du traitement local.

Chacune des espèces d'hémorrhagies nécessite sous ce rapport un traitement différent; nous en avons déjà dit quelques mots au sujet des hémorrhagies des membranes muqueuses. Quant à celle de la peau, si le purpura s'accompagne naturellement ou accidentellement d'hémorrhagie abondante par cette membrane, il serait nécessaire de l'arrêter par l'application de poudres astringentes, par la compression, et enfin par la cautérisation. Ces trois moyens échouent quelquefois dans le purpura constitutionnel, et l'hémorrhagie est alors réellement incoercible. Si l'éruption est très abondante, mais non *fluente*, on favorisera la résolution des ecchymoses cutanées ou sous-cutanées par des applications de compresses trempées dans des liquides résolutifs et astringents, dans une solution d'acétate de plomb, d'eau-de-vie camphrée, ou de tout autre alcoolat. La complication arthritique du purpura ne sera, sous aucun prétexte, traitée par les émissions sanguines : on se contentera de faire des applications émollientes et narcotiques au niveau des articulations douloureuses. Lorsque l'éruption est générale, il faut prescrire tous les deux jours des bains frais. Nous ne craindrions pas de conseiller des bains par immersion dans l'eau froide.

Résumé. — *A*. Un enfant de trois ans est atteint de purpura simplex primitif. Prescrivez :

1° Pour tisane, de la limonade citrique.

2° Un bain frais.

3° Matin et soir des lotions sur la surface du corps avec une éponge trempée dans un mélange d'eau et de vinaigre.

4° La diète, s'il y a de la fièvre ; une nourriture légèrement tonique, s'il n'y en a pas.

5° La température de la chambre sera fraîche; on aura soin que l'enfant soit exposé au grand air dans la journée.

Les jours suivants on continuera l'emploi des mêmes moyens, et la guérison arrivera d'ordinaire facilement.

Si le purpura simplex est secondaire, les bains seront peut-être contre-indiqués par la maladie première ; en outre l'éruption pétéchiale étant l'indice d'une maladie plus générale, il faudra adopter un traitement différent et analogue à celui dont nous allons parler au sujet du purpura hæmorrhagica.

B. Un enfant âgé de plus de cinq ans est atteint de purpura hæmorrhagica. La maladie est à son début et s'accompagne de fièvre. Prescrivez, si les hémorrhagies sont peu abondantes, le même traitement que ci-dessus.

C. Si le purpura hæmorrhagica est d'emblée apyrétique, ou si le médecin est appelé après la chute de la fièvre, et que les hémorrhagies soient très abondantes, la médication sera différente. Il devra prescrire :

1° Une tisane d'orge édulcorée avec 60 à 90 grammes de sirop de ratanhia par pinte; elle sera donnée froide, et l'enfant en prendra *ad libitum*.

2° Une potion composée comme suit :

℞	Eau de roses	120 grammes.
	Extrait de ratanhia	4 grammes.
	Sirop d'écorces d'orange	30 grammes.

La potion sera donnée par cuillerées et prise en totalité dans les vingt-quatre heures.

Si à cause de sa saveur astringente l'enfant refusait de la prendre, on pourrait la remplacer par la même dose d'extrait divisé en huit ou dix prises que l'on donnerait dans des confitures ou dans du pain azyme.

3° Un bain frais d'une demi-heure, si toutefois la saison le permet.

4° La médication locale spéciale à chacune des hémorrhagies indiquées ci-dessus. Des injections d'une solution alumineuse contre l'épistaxis, des lavements d'eau froide ou de décoction de ratanhia dans l'hémorrhagie intestinale, la compression et la cautérisation dans l'hémorrhagie cutanée, etc.

5° Pour nourriture, l'enfant prendra de bons bouillons, des viandes noires rôties, du pain ferrugineux, et pour boisson du vin de Bordeaux.

D. Lorsque les hémorrhagies ont diminué d'abondance, et qu'il ne reste plus à combattre que la débilitation générale qui succède à la déperdition sanguine, il faut remplacer la médication astringente par le traitement tonique sans rien changer à la diète.

1° L'enfant prendra chaque jour une infusion de glands de chêne torréfiés.

2° Trois fois par jour la poudre suivante :

℞	Extrait de quinquina	15 centigrammes.
	Limaille de fer	10 centigrammes.
	Sucre candi pulvérisé	25 centigrammes.

3° Tous les deux jours un bain sulfureux.

4° Deux ou trois fois par semaine un lavement émollient ou purgatif pour s'opposer à la constipation, résultat nécessaire de la médication précédente.

E. Dans le purpura secondaire, il faut suivre les indications fournies par la maladie première, mais en outre insister particulièrement sur la médication tonique exposée au titre *D*. On pourra remplacer la poudre de fer et de quinquina par le sulfate de quinine à la dose de 20 à 40 centigrammes.

F. Le purpura est-il constitutionnel, on mettra en usage le traitement par les ferrugineux, soit pendant l'attaque hémorrhagique pour l'arrêter, soit après pour en prévenir le retour.

Dans le premier cas, le traitement sera, suivant l'occurrence, celui indiqué aux titres *C* ou *D*.

Dans le second cas, on donnera le fer sous toutes ses formes; ainsi :

1° La boisson de l'enfant sera de l'eau ferrugineuse.

2° L'alimentation sera tonique, et l'enfant mangera du chocolat et du pain ferrugineux.

3° Il faudra suspendre de temps en temps la médication pour la reprendre ensuite et la continuer pendant plusieurs mois. De temps à autre on donnera un purgatif salin.

QUATRIÈME CLASSE.

GANGRÈNES.

PRÉLIMINAIRES.

La gangrène est la mortification des tissus organiques; c'est l'absence de circulation et d'innervation dans un point limité du corps, et par suite la perte de la chaleur et de la sensibilité, la cessation du travail nutritif, la transformation de cette partie en un tissu désorganisé, privé à jamais de la possibilité de reprendre les attributs de la vie, et destiné à être éliminé du milieu des organes vivants.

Les gangrènes forment, dans la pathologie de l'enfance, une classe des plus tranchées et des plus distinctes par l'uniformité de leur aspect, de leur marche, de leurs causes et de leur gravité. Le plus souvent mortelles, elles sont heureusement assez rares, et surviennent d'ordinaire dans le cours de maladies déjà funestes par elles-mêmes.

Les parties mortifiées se présentent sous forme d'un tissu gris, jaune, brun, noir ou vert foncé lorsqu'elles sont en contact avec l'air extérieur, rarement gris blanchâtre. Lorsqu'au contraire elles ont été maintenues à l'abri du contact de l'air, elles sont d'un rouge terne, clair ou vineux.

Leur consistance est variable : tantôt humides, molles, putrilagineuses, elles se laissent déchirer à la moindre traction; tantôt elles sont solides, sèches, comme parcheminées; leur odeur est caractéristique, d'une fétidité insupportable; elle ne rappelle pas celle de la putréfaction, mais elle est spéciale, et qui l'a sentie une fois, la reconnaît ensuite facilement. Cependant, dans quelques circonstances, l'odeur n'a pas ces caractères, ou manque complétement.

Les tissus gangrenés ne conservent presque aucune trace d'organisation, les divers organes se confondent, tendent à devenir homogènes; les membranes, le tissu cellulaire, les muscles, les vaisseaux, la graisse, ne conservent plus leur structure. Cependant la mortification n'envahit pas aussi rapidement tous ces tissus, et nous verrons qu'au centre des eschares on trouve souvent des lobules graisseux qui ont conservé leur apparence, des vaisseaux dont les parois sont encore distinctes, et qui contiennent, au lieu de sang, un putrilage liquide. Mais dans un degré plus avancé, toutes ces traces d'organisation ont disparu, et les tissus sont homogènes.

La mortification est circonscrite ou diffuse, c'est-à-dire qu'elle envahit une portion limitée des organes et n'a pas de tendance à gagner les parties environnantes, ou bien elle n'a aucune limite fixe, et s'étend en tous sens plus ou moins irrégulièrement, au milieu de tissus souvent œdématiés.

Tous les tissus de l'économie peuvent se mortifier ; mais, chez l'enfant, la peau, les membranes muqueuses et le poumon sont de tous ceux qui y sont le plus sujets : aussi n'aurons-nous à nous occuper que de la gangrène d'un petit nombre d'organes ; nous insisterons surtout sur celle de la bouche, du pharynx, des poumons et de la peau.

La gangrène est quelquefois précédée d'un travail inflammatoire d'où résultent le gonflement, l'injection, la douleur de la partie qui va être mortifiée ; mais en général ces symptômes sont peu intenses et de peu de durée ; moins habituellement la mortification s'établit d'emblée, ou est précédée pendant peu de jours par un engorgement séreux, ou bien encore par la décoloration et l'abaissement de température des tissus qui vont se gangrener.

La gangrène occupe d'abord un point limité, et en général le centre des engorgements séreux ou inflammatoires, puis elle s'étend à la circonférence. Si elle doit être circonscrite, elle conserve d'habitude une forme assez régulière, s'entoure d'un cercle inflammatoire siégeant dans les parties voisines et bientôt remplacé par une suppuration éliminatoire ; puis la partie mortifiée tombe soit en totalité, soit par lambeaux. Il reste un ulcère de bonne nature avec perte de substance, et la guérison peut avoir lieu après un temps plus ou moins long. Mais cette forme est la plus rare, et ordinairement la gangrène est diffuse ; elle envahit indistinctement tous les tissus environnants jusqu'à ce que la mort en soit la conséquence. Ces tissus mortifiés se ramollissent et tombent par lambeaux pendant que la gangrène progresse d'ailleurs. Alors il se fait des pertes de substance d'où résultent dans les organes volumineux, des excavations ; dans les membranes, des perforations ; et les bords de ces pertes de substance sont couverts de débris et de lambeaux putrilagineux adhérents que les enfants arrachent souvent, sans manifester la moindre douleur.

Les symptômes généraux qui accompagnent la gangrène sont assez variables : tantôt les petits malades sont profondément débilités et prostrés ; leur figure, souffrante, anxieuse, décomposée, offre d'un jour à l'autre une profonde altération qui les rend quelquefois méconnaissables ; tantôt, au contraire, ils conservent quelques forces, restent assis, causent, s'occupent de ce qui les environne, mangent avec appétit.

Le mouvement fébrile est aussi en rapport avec les maladies concomitantes, et nous aurons occasion de citer quelques exemples dans lesquels la mortification s'est plutôt accompagnée de ralentissement que d'accélération du pouls. Celui-ci est toujours régulier et le plus ordinairement très petit; il devient presque insensible aux approches de la mort. La chaleur, vive suivant la nature des maladies concomitantes, est peu intense si la gangrène est la seule affection grave; la peau est sèche, et rarement couverte de sueurs visqueuses et froides.

Cet aperçu général des symptômes de la gangrène se modifie suivant l'espèce et suivant les affections concomitantes; ce sont même ces dernières qui dominent toujours dans l'expression symptomatique. En effet, les gangrènes existent très rarement seules, et des maladies de diverse nature les accompagnent le plus habituellement. Tels sont des catarrhes bronchiques pulmonaires et intestinaux; moins fréquemment c'est une tuberculisation générale ou locale qui est la maladie dominante. Enfin il n'est pas rare de voir les gangrènes se compliquer elles-mêmes, et plusieurs organes se mortifier simultanément. Ce fait ne sera pas une des moindres preuves à l'appui de cette opinion, que les gangrènes sont le résultat d'une affection générale. D'autres fois la mortification reste locale alors même qu'elle envahit des organes différents; dans ces cas elle se propage par continuité de tissu.

Les gangrènes, chez les enfants, marchent en général avec une grande rapidité; mais la promptitude de leur terminaison par la mort dépend au moins autant des maladies qui les accompagnent que d'elles-mêmes. Cependant la nature du tissu et la forme de la mortification influent évidemment sur la rapidité de la marche; ainsi la gangrène diffuse des membranes muqueuses s'étend plus rapidement que celle de la peau et des parenchymes.

Les gangrènes peuvent-elles être primitives, c'est-à-dire peuvent-elles survenir spontanément pendant le cours de la bonne santé? Nous n'en connaissons pas d'exemple. Nous verrons toutefois que la gangrène qui est le résultat d'une oblitération artérielle peut se développer chez un enfant très bien portant. Mais dans ce cas, c'est l'artérite qui est primitive, et la gangrène secondaire. Celle-ci toutefois succède si rapidement à l'autre, que l'on peut, en quelque sorte, la considérer comme primitive, puisqu'au moment où les premiers symptômes de gangrène ont apparu, l'enfant jouissait d'une bonne santé. Mais ces cas sont exceptionnels, et nous pensons avec la plupart des auteurs que les gangrènes ne surviennent que chez des enfants débilités par les circonstances hygiéniques au milieu desquelles ils ont vécu, ou chez ceux qui ont reçu de certaines maladies une prédisposition particulière.

Les gangrènes sont, en général, spéciales aux enfants des pauvres: la malpropreté au milieu de laquelle ils vivent, l'air infect qu'ils respirent dans les chambres peu aérées où ils couchent en grand nombre, leur nourriture mauvaise et insuffisante, sont autant de causes prédisposantes. C'est sans doute à des influences de même nature et à l'entassement des malades dans quelques hôpitaux ou hospices qu'il faut rapporter la fréquence des gangrènes qui s'y développent, L'exactitude de cette proposition trouve sa contre-épreuve dans l'excessive rareté de la gangrène dans la pratique civile. Elle est inconnue chez les enfants appartenent aux classes supérieures, et cependant aussi bien que ceux des pauvres ils sont sujets aux maladies qui prédisposent à la gangrène.

Parmi ces maladies les fièvres, surtout la rougeole, sont certainement de toutes, celles qui déterminent le plus souvent la gangrène.

Cette lésion anatomique est très rarement le résultat d'une violente phlegmasie. Cependant, tout en admettant que l'inflammation seule ne cause presque jamais la mortification des tissus, nous croyons qu'elle prédispose certains organes à en être affectés plutôt que d'autres. Ainsi, celle du pharynx se montre à la suite de la scarlatine, de la variole, de la rougeole, seules ou réunies, parce que l'angine fait partie intégrante de ces affections; celle du poumon succède à la rougeole, parce que cette fièvre éruptive s'accompagne d'irritation bronchique et pulmonaire; mais ce n'est pas à la suite des angines très graves et des pneumonies très intenses que l'on observe ce phénomène. Les gangrènes sont aussi très rarement le résultat des hydropisies. Elles peuvent, dans certaines circonstances, succéder à des hémorrhagies; on voit alors de volumineux foyers sanguins se putréfier, et entraîner la mortification des tissus qui les avoisinent. Il faut aussi remarquer la coïncidence de la gangrène avec la broncho-pneumonie; en effet, bon nombre d'enfants sont atteints de catarrhe broncho-pulmonaire avant ou après la mortification.

Quelques auteurs ont remarqué qu'il est rare de voir coïncider la gangrène et la tuberculisation, et ils en ont conclu que ces deux maladies ont une sorte d'antipathie l'une pour l'autre. Nous croyons qu'il y a exagération dans cette manière de voir, et que ces deux affections, sans avoir une tendance notable à marcher conjointement, ne répugnent cependant pas l'une à l'autre.

En effet plus de la moitié des enfants qui meurent par suite de gangrène présentent des tubercules. Il est vrai que dans la grande majorité des cas ces produits accidentels sont rares; mais d'une autre part ils sont souvent soit ramollis, soit à l'état de granulations grises, rarement crétacés; lorsque nous avons trouvé les tubercules ainsi convertis en une matière sèche et plâtreuse, ce n'était que chez des enfants dont la gangrène reconnaissait pour cause une scarlatine ou une variole. Or ce sont ces affections qui font passer les tubercules à l'état crétacé. Nous maintenons donc que la gangrène et la tuberculisation n'ont ni affinité ni répulsion l'une pour l'autre.

La gangrène est une affection du jeune âge, et nous l'avons notée surtout entre trois et cinq ans. Les deux sexes nous paraissent la contracter aussi facilement l'un que l'autre.

Enfin, cette maladie est endémique dans certaines localités : elle peut survenir épidémiquement, mais il n'existe aucune preuve qu'elle soit contagieuse. La forme épidémique est remarquable par sa tendance à envahir plusieurs organes à la fois.

Les gangrènes, comme la plupart des lésions organiques, doivent être divisées en deux classes, suivant qu'elles sont locales ou générales.

Parmi les premières il faut ranger : 1° celles qui résultent soit de l'application des caustiques, soit d'une brûlure; nous n'avons pas à nous en occuper ici; 2° celles qui surviennent par suite d'une compression prolongée; nous en parlerons plus tard, parce que d'ordinaire elles sont tout autant générales que locales; 3° enfin celles qui résultent d'une oblitération artérielle. Une condition qui paraît indispensable pour que cette dernière espèce se produise, est que l'oblitération vasculaire soit complète et que les anastomoses ne puissent pas fournir une circulation supplémentaire. Cette disposition ne peut guère se présenter qu'aux membres qui sont en effet le siége exclusif de la gangrène par oblitération artérielle. Nous n'avons pas vu de mortification due exclusivement à une oblitération veineuse; nous savons, il est vrai, que des eschares peuvent se montrer sur les membres œdématiés par suite d'un obstacle au cours du sang veineux; mais, comme alors la peau est toujours dans un état de tension excessive, il paraît probable que le résultat de cette tension est l'arrêt du sang dans les capillaires artériels.

Les hydropisies, les hémorrhagies et les gangrènes locales ont pour caractère commun de succéder à un obstacle au cours du sang. Le plus souvent la nature du vaisseau sanguin et le siége de l'obstacle déterminent l'espèce anatomique de la lésion. Ainsi la compression des veines est suivie d'hydropisie lorsqu'elle s'exerce au-dessous du diaphragme et dans les membres supérieurs ; à la tête il en résulte soit une hydropisie, soit une hémorrhagie. L'arrêt du cours du sang dans les artères cause la gangrène aux membres et peut-être l'hémorrhagie dans la tête.

Les gangrènes générales, bien différentes des précédentes, sont liées à une modification de toute l'économie. A cet égard les auteurs sont unanimes. La nature des causes et l'absence d'un agent local suffisent pour justifier cette opinion. On a dit que le point de départ des gangrènes doit être cherché dans un état de débilité ou de cachexie et dans un appauvrissement du sang produit par les causes antihygiéniques et pathologiques. Mais il faut avouer que cette opinion est loin d'être assez précise, et que le mot de débilitation ne saurait tout expliquer, car le corps s'affaiblit et le sang s'appauvrit de diverses manières; et il ne suffit pas qu'il y ait débilitation pour qu'il y ait disposition au développement d'une gangrène. Ainsi un enfant affaibli par la rougeole est bien plus exposé à la mortification des tissus qu'un enfant affaibli par l'affection tuberculeuse, par la maladie de Bright, ou même par la variole et la scarlatine.

Aussi a-t-on cherché à préciser les lésions des solides et des liquides qui déterminent les gangrènes infantiles. Beaucoup d'auteurs, surtout les Hollandais et les Allemands, et depuis eux Boudet et MM. Bouley et Caillault les ont rapprochées du scorbut ; Boudet et M. Becquerel ont signalé la diminution de la fibrine et l'augmentation des alcalis dans le sang. Il paraît probable, en effet, que ces altérations du sang existent en réalité et précèdent le développement de la gangrène.

Le nom de scorbutique, tout en précisant mieux que celui de débilité la nature du mal, ne nous satisfait cependant pas. Certes, il existe quelques rapports entre l'état des enfants atteints de gangrène et celui des malades atteints du scorbut, tel qu'il était décrit avant les recherches modernes sur l'hématologie. Les anciennes descriptions du scorbut ne laissent aucun doute sur l'existence des gangrènes dans cette maladie. Mais en réalité le mot scorbut est devenu fort peu précis depuis qu'on a constaté dans cette maladie tantôt l'augmentation ou la conservation de la quantité de la fibrine, tantôt la diminution de ce même principe. Nous avons déjà dit notre opinion à cet égard (1), et si l'on se rappelle que nous avons quelque tendance à croire que le scorbut avec augmentation de la fibrine est une hémorrhagie inflammatoire, on comprendra facilement que nous ne puissions pas admettre que la mortification des tissus appartient à cette espèce de scorbut. Il est d'ailleurs certain qu'en donnant aux gangrènes le nom de scorbutiques on a voulu parler de cet état particulier de l'économie dans lequel la fibrine du sang est diminuée ou modifiée. Ces mots état scorbutique et défibrination du sang sont, pour quelques médecins, à peu près synonymes.

Devons-nous donc admettre que c'est dans la défibrination seule du sang que se trouve la cause de toutes les gangrènes infantiles générales ? Cette conclusion serait prématurée. La conséquence ordinaire de cette altération du sang est l'hémorrhagie et non pas la gangrène. Si c'était là en effet la seule cause de la mortification des tissus, on serait en droit de se demander pourquoi la rougeole est la cause la plus fréquente de la gangrène ; pourquoi cette dernière maladie est rarement le résultat de certaines affections qui sont remarquables par la défibrination du sang et par les hémorrhagies qui en sont la conséquence ; pourquoi enfin une même maladie qui ne se complique pas de gangrène lorsque la défibrination paraît évidente et avancée, s'en complique au contraire lorsque cette altération du sang paraît moins prononcée.

(1) Voy. PRÉLIMINAIRES DES HÉMORRHAGIES, p. 237.

Ces assertions, qui seront confirmées par les chapitres qui vont suivre, méritent quelques explications dès à présent.

1° La rougeole n'est pas plus remarquable que les autres pyrexies par l'appauvrissement de la fibrine, et cependant la gangrène lui succède dans une proportion presque effrayante. Sur cent cas de gangrènes, quarante ont succédé à la rougeole (1).

2° S'il y a des maladies dans lesquelles la défibrination soit évidente, c'est la variole hémorrhagique, la fièvre typhoïde hémorrhagique, certains purpura hæmorrhagica apyrétiques, et dans ces cas les gangrènes sont exceptionnelles, ou même n'existent pas ; il sera facile de s'en convaincre en lisant des chapitres destinés à ces maladies. Nous ajoutons que la diminution de la fibrine a été constatée chez l'adulte dans bon nombre de maladies chroniques qui ne prédisposent nullement à la gangrène.

3° Enfin (et cette remarque est importante) lorsque la gangrène se développe après la variole, ce n'est pas lorsque celle-ci a été hémorrhagique, et cependant la variole hémorrhagique est fréquente. Par opposition, la rougeole, cause si fréquente de gangrène, est bien plus rarement hémorrhagique que la variole; et ce n'est pas dans le cas où elle s'accompage d'hémorrhagies qu'elle donne naissance à la mortification des tissus.

En insistant sur ce sujet, voulons-nous dire que la défibrination du sang ou l'état scorbutique n'est pas une des conditions du développement des gangrènes? Ce n'est certes pas là notre pensée.

L'hématologie est encore à son début : il faut que la science fasse pour les altérations du sang ce que quarante années de travaux plus faciles ont commencé pour les lésions des solides. En attendant que ce progrès soit réalisé, nous admettrons, sauf à modifier plus tard notre opinion :

1° Que l'abaissement du chiffre de la fibrine ou sa transformation est une des conditions habituelles du développement des gangrènes.

2° Nous supposons que cette condition n'est pas indispensable, car si nous nous en rapportons à nos observations, nous avons trouvé à l'autopsie des individus morts de gangrène le sang tantôt diffluent, tantôt (mais plus rarement) concrété en caillots fibrineux (2).

3° Nous croyons qu'il faut autre chose que l'altération du sang pour expliquer la mortification des tissus : il y a là quelque altération spéciale de toute l'économie qui fait que la gangrène se développe de préférence chez certains enfants et à la suite de certaines maladies ; or ce quelque chose de spécial est précisément ce qui nous échappe, parce que cela tient à la cause de la vie.

4° Enfin nous ajoutons que cette altération de toute l'économie,

(1) Voy. ci-après, Gangrène de la bouche.

(2) Voy. Gangrène de la bouche.

sous l'influence de laquelle naissent les gangrènes générales, n'est pas unique, ou plutôt n'est pas toujours la même ; car la mortification des tissus survient dans deux conditions très distinctes, 1° chez des enfants que n'ont pas encore débilités des maladies causes de la gangrène ; cette espèce est rare ; 2° chez les enfants dont la constitution a été affaiblie par les privations et par les maladies successives. Plus d'une fois déjà nous avons parlé de cet état de l'économie sous le nom d'état ou de maladies cachectiques. Il existe là une détérioration absolue, complète, générale, qui sans doute ne porte pas seulement sur le sang dans sa totalité ou sur un de ses principes, mais probablement sur tous les éléments organiques, et duquel peuvent résulter la plupart des lésions dont nous avons déjà parlé, à savoir : des congestions, des phlegmasies, certains catarrhes, des hydropisies, des hémorrhagies, et des gangrènes. Cette cachexie mériterait sans doute d'être spécialisée et de recevoir un nom qui permît de la placer à la suite des états morbides généraux dont nous avons déjà admis l'existence, et qui peuvent donner naissance à la plupart des mêmes lésions organiques (1).

En résumé, nous croyons que les gangrènes générales se développent sous deux influences :

1° Cet état cachectique ou scorbutique, presque spécial aux enfants, et qui résulte soit des conditions antihygiéniques au milieu desquelles ils vivent, soit de la prolongation ou de la succession des maladies dont ils sont atteints ;

2° Un état spécial déterminé par certaines maladies, et notamment par la rougeole.

Nous ignorons le mode d'action de ces deux ordres de causes sur le développement des gangrènes ; mais nous reconnaissons qu'ils peuvent agir isolément, et que leur efficacité est bien plus certaine lorsqu'ils se réunissent.

Si nous ignorons le mode d'action des causes générales, nous ne connaissons pas mieux le mécanisme de la formation des gangrènes. Nous ne pouvons pas attribuer une grande importance à l'inflammation locale pour déterminer le siége de la gangrène (Tourdes), car cette inflammation est très rare, et moins vive souvent là où se produit la mortification que dans d'autres parties du corps. Billard a

(1) On doit louer MM. Bouley et Caillault des efforts qu'ils ont faits pour spécialiser cet état et pour le dénommer. Nous accepterons volontiers le nom de *scorbutique* lorsqu'on n'en fera plus (ainsi que nous le disions plus haut) le synonyme de défibrination du sang, et lorsqu'il n'apportera pas de restriction à l'idée que nous avons de cette cachexie spéciale. Les pneumonies et les catarrhes qui accompagnent toujours la gangrène sont tout aussi cachectiques que la mortification des tissus, et mériteraient par conséquent le nom de scorbutiques aussi bien qu'elles. Le scorbut, tel que le décrivent MM. Bouley et Caillault, est donc encore trop restreint à nos yeux.

voulu faire jouer un rôle prépondérant à l'engorgement œdémateux et à l'interruption de la circulation capillaire. Mais nous verrons que l'engorgement œdémateux suit la gangrène loin de la précéder, et cette remarque suffit pour renverser toute la théorie de Billard.

Cependant nous ne pouvons pas rejeter tout à fait l'idée d'un arrêt de la circulation dans les petits vaisseaux artériels. Les quelques recherches que nous avons faites sur l'état des gros vaisseaux dans la gangrène de la bouche, nous avaient fait supposer que la coagulation du sang et l'oblitération du calibre étaient consécutifs au développement de la maladie. M. Tourdes suppose au contraire que la circulation s'arrête dans les plus gros vaisseaux par suite de son interruption dans les capillaires, ou que l'ulcère de mauvaise nature donne naissance à une artérite ou à une phlébite qui détermine l'oblitération du vaisseau. Si nous nous rappelons, 1° que nos recherches, confirmées depuis par celles d'autres pathologistes, ont pour résultat que l'oblitération artérielle est constante, tandis que les veines restent quelquefois perméables ; 2° que les gangrènes locales succèdent exclusivement à une oblitération artérielle; nous croyons ne pas nous éloigner beaucoup de la vérité en supposant que la cause générale agit en déterminant l'oblitération des petits vaisseaux artériels(1); celle-ci deviendrait alors une des causes locales de la gangrène, et expliquerait en partie la rapidité de sa marche. Cette rapidité augmente encore dès que la peau est comprise dans l'eschare. A ce moment, en effet, les artères qui aboutissent à l'enveloppe cutanée sont oblitérées, et comme celle-ci n'est nourrie que par une de ses faces, la mortification est non-seulement inévitable, mais très rapide. Il est donc convenable de croire que l'oblitération est primitive dans les capillaires artériels, puis dans les grosses artères, et ne s'établit dans les troncs veineux qu'après la mortification des solides.

La gangrène une fois établie, quelle est son influence sur l'économie? Faut-il attacher une grande importance, soit à la déglutition, soit à l'absorption des matières putrides? La plupart des auteurs parlent d'une période de la maladie dans laquelle les symptômes rappellent l'injection des matières putrides dans les veines. M. Becquerel pense même que l'altération du sang est plutôt une conséquence qu'une cause de développement de la lésion anatomique. Ces idées

(1) « La chimie pathologique ne fournit aucun fait à l'histoire du noma, dit M. Tourdes; il en est de même de l'examen microscopique; ici, comme dans les autres tissus, suivant la remarque de M. Lebert, les capillaires oblitérés sont un des premiers éléments altérés dans la gangrène, et c'est peut-être leur contenu diffluent et putréfié qui communique aux tissus sphacélés leur teinte noirâtre. Les fibres cellulaires sont mélangées à un liquide verdâtre ou noirâtre, dans lequel on aperçoit beaucoup de granules, de parties minérales, sablonneuses, amorphes et des cristaux de formes diverses, parmi lesquels il y a quelquefois des feuillets rhomboïdaux de cholestérine. »

sont certainement en partie justifiées par l'état de prostration et d'adynamie dans lequel tombent certains enfants atteints de gangrène. Cependant s'il en était ainsi, nous ne comprendrions pas que ces symptômes d'infection ne fussent pas plus fréquents. Et lorsque nous voyons un bon nombre d'enfants conserver jusqu'à la fin les forces et l'apparence qu'ils avaient avant le développement de la gangrène, nous sommes obligés de croire que c'est accidentellement que la maladie locale détermine ou plutôt augmente une altération du sang qui la précédait certainement; et nous sommes tentés d'admettre que la gangrène marche comme une maladie locale devant laquelle l'organisme est le plus habituellement indifférent, lorsque les organes atteints ne sont pas essentiels à la vie. Nous croyons aussi que les symptômes généraux dépendent à peu près exclusivement de l'aggravation de cet état général, et de cette décomposition de tout l'individu qui a déterminé la gangrène. Cependant il est possible d'expliquer l'augmentation accidentelle de l'altération du sang par l'absorption qu'exercent les veines restées quelquefois libres au milieu des tissus putrilagineux.

Une maladie qui se développe sous des influences aussi fâcheuses que celles que nous venons de passer en revue, est nécessairement meurtrière. Aussi est-il peu d'enfants qui survivent à la gangrène. Bien plus, la mort arrive le plus souvent avec une rapidité qui déjoue les efforts de la thérapeutique la plus énergique.

On s'efforce, en général, de soutenir et de relever les forces de l'enfant au moyen d'une alimentation substantielle et de tous les toniques médicamenteux que fournit la matière médicale. Mais comme la gangrène a une marche trop rapide pour que les toniques généraux aient le temps d'agir avec efficacité, on doit chercher un moyen topique de limiter la mortification. Dans ce but, on a pensé qu'il fallait substituer à une gangrène générale qui s'étend presque toujours, une gangrène locale qui ne dépasse pas ses premières limites; et l'on a porté les caustiques les plus puissants sur les parties modifiées et autour d'elles, afin d'englober la maladie dans une gangrène artificielle. Nous verrons que ce moyen, bien que souvent infidèle, est le seul réellement applicable dans la grande majorité des cas.

BOUCHE. — COU.

CHAPITRE PREMIER.

GANGRÈNE DE LA BOUCHE (1).

Nous voulons décrire ici cette maladie spéciale à l'enfance et presque nécessairement mortelle, connue sous les noms de *cancer aqueux*, *stomacace*, *charbon des joues*, *affection gangréneuse de la bouche* (Baron), *noma*, *gangrène charbonneuse*, *gangrène noire*, etc. Cette espèce, la plus commune de toutes les gangrènes infantiles, consiste dans la mortification des parois de la bouche, commençant par la muqueuse, s'étendant avec rapidité de dedans en dehors à toute l'épaisseur de la paroi, qu'elle couvertit en une eschare noire et dont la guérison ne peut avoir lieu qu'après une perte de substance qui ne peut pas être régénérée.

Nous distinguons ainsi cette maladie de l'aphthe gangréneux, de la gangrène circonscrite de la peau des joues, de la pustule maligne, du furoncle ou anthrax, de l'érysipèle gangréneux, et enfin de la stomatite gangréneuse, nom sous lequel on a rangé plusieurs maladies d'espèce et de nature très différentes. Nous la distinguons aussi par là des ulcères phagédéniques récemment décrits par MM. Bouley et Caillault.

Art. I. — Historique.

Bien que la gangrène de la bouche telle que nous venons de la définir soit une maladie parfaitement caractérisée et distincte de toute autre, il est cependant assez difficile de constituer son histoire médicale. La cause de cette difficulté réside non-seulement dans la variété des maladies dans lesquelles la bouche est mortifiée, mais aussi dans les noms qu'on a donnés à la gangrène charbonneuse, noms qui ont été aussi appliqués aux diverses gangrènes et phlegmasies que l'on a confondues avec cette maladie.

(1) Nous nous sommes servis pour la composition de ce chapitre de vingt et une observations que nous avons recueillies, de sept autres publiées en 1816 par Baron dans les *Bulletins de la Faculté de médecine*, et enfin d'une dernière publiée par le docteur Destrées dans le *Journal général de médecine*, ou *Recueil de la Société de médecine*, t. LXXV. Nous avons aussi consulté bon nombre d'autres faits disséminés dans les recueils périodiques ou dans des monographies.

Aujourd'hui cependant, grâce à l'impulsion donnée par le docteur Richter à l'étude du noma, son histoire bibliographique est aussi complète qu'on peut le désirer. Nous emprunterons au médecin allemand la plupart des détails historiques dans lesquels nous allons entrer.

Quelques passages extraits des ouvrages des médecins de l'antiquité permettent de croire que les pères de la médecine connaissaient le sphacèle de la bouche, bien qu'ils l'aient confondu avec des maladies de toute autre espèce. Galien est celui de tous qui paraît avoir eu les idées les plus précises sur ce sujet. Celse, Arétée, Cœlius Aurelianus, ne donnent que des indications vagues et qui s'appliquent tout aussi bien à d'autres maladies. Il est probable, ainsi que le remarque M. Tourdes, que dans l'antiquité la maladie était plus rare que de nos jours, car les causes qui lui donnent habituellement naissance n'existaient pas toutes alors. Les anciens n'avaient pas d'hôpitaux et tout porte à croire que les fièvres éruptives n'avaient pas encore paru.

La première notion précise que l'on trouve dans la science sur la gangrène de la bouche a été donnée par Battus, médecin hollandais, au commencement du XVIIe siècle. Dans son *Manuel de chirurgie*, il a décrit en peu de mots la destruction rapide des diverses parties de la bouche, en avertissant les chirurgiens d'apporter la plus grande attention à l'origine de cette maladie. Van de Voorde paraît être le premier qui ait désigné la gangrène de la bouche sous le nom de *water-kanker*, ou *cancer aqueux*. Ce nom, tout à fait impropre et mal appliqué, passa dans la science chez les Hollandais, qui le conservent encore. Cependant J. Muys resta indécis sur le nom qu'il devait donner à la maladie, et Van Swieten la désigna sous celui de *gangrène*, qu'elle mérite réellement. A. Van Ringh a donné de la gangrène de la bouche une description tellement différente de celle de ses contemporains et de la nôtre, qu'il ne nous paraît pas probable qu'il ait eu en vue la même maladie, bien qu'il l'appelle *cancer scorbutique*, et qu'il rappelle le nom de *water-kanker*. Suivant lui, la gangrène commence par une tumeur d'un bleu noirâtre qui s'enflamme, se transforme en abcès, et lorsqu'on l'ouvre, laisse échapper une quantité plus ou moins considérable de sanie fétide, claire et sanguinolente. De petites ulcérations s'étendent en tous sens, se réunissent, deviennent gangréneuses, et occasionnent la mort si de prompts secours ne sont pas administrés. J. Van Lil assigne à la maladie les noms d'*ulcus noma*, *stomacace*, *water-kanker*. Il en donna une description exacte dans l'observation d'une fille de six ans, qui perdit une grande partie de l'os maxillaire supérieur droit. Il cite un grand nombre d'auteurs hollandais qui ont vu la maladie régner épidémiquement dans les Pays-Bas, à la suite de fièvres exanthématiques. Bruinemann et Courcelles employèrent avec succès l'acide sulfurique contre la gangrène de la bouche. L. Stevalgen mit en usage l'acide hydrochlorique, et chez un enfant enleva avec succès toutes les parties frappées de mort.

On voit donc que depuis longues années la gangrène de la bouche était connue et traitée par les caustiques dans les Pays-Bas.

Les médecins suédois n'ignorèrent pas non plus la nature ni la marche de la maladie. Lund en traça l'histoire d'après onze observations, parmi lesquelles il y eut un exemple de guérison. Il reconnaît que la gangrène de la bouche n'affecte que les enfants des pauvres qui vivent dans une atmosphère humide, malsaine, et sont mal nourris. Il remarque que l'intelligence et le désir de manger persistent jusqu'à la mort. Il recommande le quinquina. Lentin désigne la maladie sous le nom de *ulocace*, et d'après Richter, ce qu'il a écrit sur ce sujet est ce que l'on possède de plus exact.

En Angleterre, Boot paraît avoir décrit le premier la gangrène de la bouche, qui, suivant lui, est plus fréquente à la lèvre supérieure qu'à l'inférieure. Underwood, Symmonds, Pearson et S. Cooper, concordent avec les autres médecins sur la nature, l'origine, la terminaison et le traitement de cette maladie. Marshall-Hall (1) a publié sur cette maladie un mémoire fondé sur dix observatisns, dans l'une desquelles la maladie se termina par la guérison. — Evanson et Maunsell (2) décrivent séparément la gangrène de la bouche d'après Marshall-Hall, et le *cancrum oris*, d'après un mémoire du docteur Cuming. Ce dernier auteur, qui reconnaît que la maladie se développe chez les sujets affaiblis par la misère et par les affections graves, emploie cependant (on ne sait trop dans quel but) les purgatifs et surtout le calomel.

Le docteur Hunt a vanté le traitement par le chlorate de potasse, qui aujourd'hui paraît jouir parmi les médecins anglais d'une grande réputation. Nous voyons, en effet, le docteur West (3) préconiser ce médicament; ce médecin, qui a donné une bonne description de la maladie, en a vu six exemples, dont un terminé par guérison. Il cite un cas d'association de la diphthérite avec la gangrène; il confirme nos recherches anatomiques, et insiste sur l'époque à laquelle il faut pratiquer la cautérisation; il croit que ce moyen employé d'une manière insuffisante est inutile et même nuisible.

Les médecins américains ont aussi observé et décrit la gangrène de la bouche. Poupail dit que sur 240 enfants 72 en furent attaqués à la suite des fièvres intermittentes et rémittentes.

On a souvent agité en Amérique (4) la question de savoir si le calomel pouvait occasionner le noma. William Moore et Wortignon ont observé la gangrène de la bouche à la suite de la salivation mercurielle.

(1) *Edinburgh méd. and surg. Journ.*, XV, 547.
(2) *A practical treatise*, etc., p. 221.
(3) *Lectures on the diseases*, p. 355.
(4) Voy. J. Tourdes, *loc. cit.*, p. 10.

Les médecins allemands sont certainement ceux qui ont publié les plus nombreuses et les plus importantes monographies sur le sujet qui nous occupe. Fabrice de Hilden, sous le titre de *De catarrho ad gingivas*, donne trois observations de destruction gangréneuse des joues et des gencives. A.-G. Richter considère cette maladie, tantôt comme une affection des gencives, tantôt comme appartenant au scorbut. Jawandt l'appelle *noma* ou *pourriture de la bouche*, dénominations que Stark et Neuhof regardent comme synonymes, en réservant le mot *cancer aqueux* pour le dernier degré de la maladie. Wendt la regarde comme l'accident consécutif le plus à craindre à la suite de la scarlatine et de la rougeole ; il la nomme sphacèle de la bouche.

Mais c'est principalement Ch.-F. Fischer et Siebert qui ont cherché à rappeler l'attention sur cette maladie. Le dernier soutient qu'une disposition scorbutique est absolument nécessaire au développement du cancer aqueux, et que les remèdes locaux, et surtout les acides, possèdent seuls la propriété de limiter la gangrène. Klaatsch vante l'emploie de l'acide pyroligneux, regarde la mortification comme la suite d'une décomposition des parties animales, et compare le cancer aqueux à la putrescence de l'utérus et au ramollissement de l'estomac. Cette opinion ne se trouve nullement confirmée par l'anatomie pathologique, et la différence des lésions est telle, que l'on ne comprend pas comment cette manière de voir a pu être émise et répétée par d'autres pathologistes. Hildenbrand, Girtanner, Fleisch, Feiler, Henke, Jœrg et Raïmann regardent le cancer aqueux comme un symptôme propre au dernier degré du scorbut. Z. Raïmann rejette le mot *cancer*, et propose d'y substituer la dénomination de *gangrène très aiguë pulpeuse ou caséeuse*. Weigand admet les idées de Klaatsch, et cherche comme lui à faire voir la différence qui existe entre le cancer aqueux et le scorbut, la stomacace scorbutique, le cancer des lèvres, leur gonflement syphilitique et herpétique, le cancer aqueux de Lentin et la gangrène.

En 1828, le docteur A.-L. Richter fit paraître sur le cancer aqueux des enfants la monographie la plus étendue qui ait été publiée sur ce sujet. Nous ne partageons pas toutes les opinions émises par ce médecin, et par conséquent nous n'avons pas mis autant son mémoire à contribution qu'il le mérite peut-être ; mais nous en donnerons une analyse aussi complète que possible, afin que nos lecteurs puissent en prendre une notion suffisante et juger les questions sans avoir besoin de recourir à l'original.

Le chapitre premier est consacré à l'historique de la maladie.

Le second chapitre est consacré à la bibliographie.

Le troisième, au diagnostic, divisé en général et en particulier. Sous le premier chef, l'auteur décrit la marche générale de la gangrène de la bouche, admet, contrairement à Byron, qu'elle débute par des symptômes généraux, et remarque que la mortification commence par les gencives, par les lèvres ou par les parois buccales. Sous le second chef, il distingue trois espèces : le cancer aqueux scorbutique, le cancer aqueux gastrique, le cancer aqueux métastatique.

La première espèce, la plus fréquente, est *endémique* dans les hôpitaux ; l'invasion de la maladie est lente et est précédée par une série de causes débilitantes. La description qu'il en donne ressemble beaucoup à la nôtre.

La seconde espèce, ou *cancer aqueux gastrique*, est très rare : elle diffère de la première, parce que l'état général n'est pas gravement altéré, et que la maladie ne fixe l'attention que lorsque la mortification commence. Celle-ci ne débute pas par les gencives, mais bien par la joue ou la commissure des lèvres, dont l'intérieur présente une ou plusieurs vésicules de mauvais aspect, et qui sont remplacées par un ulcère malin d'un gris sale. Rarement on aperçoit ces ulcérations, parce que toute l'attention est portée sur le gonflement extérieur de la joue. La gencive se gangrène consécutivement et dans une petite étendue; cependant si l'on est appelé à la fin de la maladie, elle est largement envahie, et il est impossible d'établir une distinction entre cette espèce et la première. Les symptômes généraux qui accompagnent cette espèce ne nous paraissent pas très différents de ceux de la forme précédente.

Enfin la troisième espèce, nommée *métastatique*, succède aux fièvres éruptives qui n'ont pas parcouru régulièrement leurs périodes, ou qui ont été supprimées dans leur évolution. La maladie se développe subitement et sans prodromes ; elle débute souvent par une tumeur dure centrale, située profondément ; aucune ulcération n'existe à l'intérieur ni à l'extérieur : ce n'est que consécutivement que la peau, la muqueuse et les gencives, sont envahies.

Nous n'avons pas admis ces trois formes, parce qu'elles ne nous ont pas paru bien tranchées, et que les différences qui les séparent n'existent pas dans les observations que nous avons sous les yeux. Nous ne possédons pas, il est vrai, d'exemple du cancer aqueux gastrique, qui, d'après le dire de l'auteur, paraît se développer pendant la bonne santé et être ainsi primitif. Il ne nous a pas paru qu'il existât des différences entre la gangrène qui survient après une fièvre éruptive et celle qui se développe dans d'autres circonstances. Le marche locale de la maladie a été la même à peu près, quelle que fût sa cause, ou du moins nous n'avons pas pu retrouver les distinctions établies par l'auteur. La forme qu'il nomme métastatique commence par les gencives ou par des ulcérations de la muqueuse buccale, aussi bien que la forme scorbutique, et réciproquement ; de même plusieurs enfants atteints de gangrène secondaire nous ont offert des phénomènes identiques avec ceux que Richter attribue au cancer aqueux gastrique primitif.

Il nous est donc impossible d'admettre ces trois espèces, dont la dénomination est d'ailleurs aussi vicieuse que le nom générique de la maladie. Les rapports de la première forme avec le scorbut ne sont pas suffisamment motivés ; il est d'ailleurs indispensable aujourd'hui de préciser la signification du mot scorbut. Rien ne révèle une complication ou une autre cause gastrique pour la seconde forme, et enfin la troisième ne saurait être considérée comme une métastase ; car elle survient plutôt lorsque la fièvre éruptive a suivi ses phases naturelles que lorsqu'elle a été irrégulière ou a disparu subitement peu avant le développement de la mortification.

Dans un quatrième chapitre, l'auteur discute la nature de la maladie, et prouve que c'est une gangrène. Il insiste aussi sur l'état de débilitation des enfants qui en sont affectés.

Le cinquième chapitre est destiné à l'étude de causes : parmi elles se trouvent rangées toutes celles qui tendent à débiliter l'économie. Richter fait remarquer que le cancer aqueux est endémique en Hollande et sur les bords de la mer. Il met au premier rang des causes le scorbut, et il semblerait qu'il fait se rapprochement, parce que les mêmes causes débilitantes président au développement des deux maladies, habitations humides, mauvaise nourriture, etc. Richter croit aussi que l'irritation gastrique joue un grand rôle dans la production de la gangrène de la bouche : rien ne justifie cette idée.

Dans le chapitre sixième, destiné au pronostic, l'auteur, en reconnaissant toute la gravité de la maladie, croit que l'on a d'autant plus de chances de succès que l'on prend la gangrène plus près de son début.

Le chapitre septième est consacré au traitement, divisé en général et en local : il ne diffère pas beaucoup de celui que nous avons adopté.

Un dernier chapitre enfin renferme trois observations. Dans deux mémoires ultérieurs (1832 et 1834), Richter apporta quelques perfectionnements à son premier travail et généralisa l'histoire de la gangrène de la bouche en la comparant a celle de la peau et des parties génitales.

En 1829, le docteur Hueter publia un mémoire sur le cancer aqueux des enfants (1). Ce travail contient trois observations de gangrène de la bouche. D'après ce médecin, la salivation, suite de l'irritation des glandes salivaires, peut accélérer la mort par la déperdition qu'elle occasionne. Son accroissement dépend de l'irritation qui précède la gangrène de quelques jours. Du reste, Hueter admet la nature gangréneuse de la maladie ; mais il prétend qu'elle est le résultat d'un principe morbide particulier. Il conseille fortement l'emploi des acides hydrochlorique et acétique, et à l'extérieur l'application de compresses trempées dans du suc de laitue cultivée. Cette applica-

(1) *Observations et remarques sur le cancer aqueux*, par le docteur C.-C. Hueter, médecin adjoint à l'hôpital de Marbourg. — *Graefe's und Walter's Journal*, etc., 13. Bd., S. 26. — Dans *Journal des progrès*, 1829, 6e vol., t. XVIII, p. 1.

tion a réussi, dit-il, dans beaucoup de cas, à diminuer les sécrétions abondantes.

Depuis cette époque, les journaux, les thèses et les traités généraux de médecine édités en Allemagne, publièrent de nombreux matériaux (observations, descriptions, traitements) dont on trouvera les détails dans la thèse de M. Tourdes. Parmi les traités généraux, il faut citer ceux de Neumann et de Canstatt; parmi les dissertations inaugurales, celles de Knœpfelmacher, de Morgen, de Samelson, de Deutschbein, de Eckert.

En France, on trouve épars çà et là quelques mémoires et quelques observations sur cette terrible maladie. Poupart et Saviart virent à différentes époques la gangrène de la bouche sur les enfants réunis à l'Hôtel-Dieu. Berthe décrivit la maladie sous le nom de *gangrène scorbutique des gencives*. Capdeville l'observa chez une fille de six ans qui en six jours eut la lèvre supérieure et les autres parties molles jusqu'au frontal frappées de mort. Sauvages la range parmi les cachexies anormales, et la décrit sous le nom de *necrosis infantilis*.

En 1816, Baron publia dans les *Bulletins de la faculté de médecine* un mémoire court, mais excellent, *sur une affection gangréneuse de la bouche particulière aux enfants*. Il commence par rapporter six observations qui, bien que manquant de détails importants, établissent cependant la nature de la maladie; puis dans un court résumé il étudie les causes, la marche, l'état général des enfants qui en sont atteints. Ce médecin dit ensuite quelques mots sur les résultats nécropsiques, discute la nature de la maladie, affirme que l'observation insérée dans le mémoire de Berthe offre de grandes différences avec l'affection qu'il vient de décrire. Il établit ensuite le diagnostic différentiel avec la pustule maligne, les aphthes gangréneux, l'affection connue sous le nom de fégarite, etc. Enfin il décrit le traitement, propose l'emploi du fer rouge, et appuie ce conseil thérapeutique par l'observation assez détaillée d'une guérison sous l'influence de ce moyen. Il termine son mémoire par les conclusions suivantes: 1° La gangrène de la bouche est une affection particulière, *sui generis*, qu'il ne faut pas confondre avec d'autres qui lui ressemblent plus ou moins; 2° c'est une affection locale, suite d'ulcérations de l'intérieur de la bouche; 3° elle commence à la face interne des joues et des lèvres, et gagne successivement de dedans en dehors; 4° les symptômes généraux sont toujours consécutifs; 5° le meilleur moyen de la guérir est l'application du fer rouge lorsque l'eschare est perforée.

Depuis le mémoire de Baron, Hébréard (*Dict. des sciences médicales*, t. XVII, p. 325) consacra quelques mots à cette maladie, et conseilla les antiscorbutiques et les lotions fréquentes avec l'acide muriatique.

Bientôt après, en 1818, J.-C. Isnard publia sa thèse inaugurale *Sur une affection gangréneuse particulière aux enfants*, et il décrivit simultanément la gangrène de la bouche et celle de la vulve. Dans ce travail, bien présenté, l'auteur ne fait presque que confirmer les opinions de Baron. Cependant sa bibliographie est plus étendue, et le tableau qu'il présente de la maladie est très exactement tracé. Il dit que la gangrène commence à l'intérieur de la bouche par une ulcération de la muqueuse, suivie du gonflement de la joue. Il affirme que cette stomatite peut persister pendant un temps assez long sans que la gangrène se déclare : c'est là pour lui la première période de la maladie. Il parle un peu trop brièvement de l'anatomie pathologique et du traitement. Il préfère la méthode de Baron, c'est-à-dire les cautérisations par le fer rouge après excision des eschares. Son mémoire est terminé par trois observations de gangrène de la bouche, dont une chez une femme de trente-six ans, et par trois autres observations assez courtes de gangrène de la vulve.

Après Isnard, Cliet, Rey, Destrées, ont donné des observations détaillées de la maladie qui nous occupe. Celle de Rey semble être un exemple de gangrène commençant par le centre des parties molles.

En 1828, Billard entre dans quelques détails sur la gangrène de la bouche, et en donne trois observations. Il prétend que la maladie débute toujours par un gonflement œdémateux circonscrit, caractérisé par l'aspect huileux de la peau et par un noyau central plus ou moins dur. Ce n'est que plus tard que la muqueuse ou la peau sont affectées. Il trouve la cause de la gangrène « dans l'œdème et la tuméfac- » tion indolente qui précède toujours la formation de l'eschare. Celle- » ci résulterait-elle donc de ce que le sang ne circulant plus dans les » vaisseaux capillaires, et faisant place à la lymphe ou à la sérosité » qui se répand et s'engorge dans le tissu cellulaire ambiant, les par- » ties que le fluide sanguin devrait animer et nourrir se flétrissent et » se désorganisent? Je ne puis répondre positivement à cette ques- » tion.... » Il ajoute que la muqueuse pressée entre les dents et la tuméfaction de la joue doit se gangrener, et que la mortification n'est que l'effet de la tuméfaction œdémateuse. Nous croyons cette opinion erronée, et nous espérons que la lecture des articles suivants fera partager notre conviction à nos lecteurs.

En 1830, M. Murdoch rendit compte de la clinique de Guersant (*Journal hebdom.*, année 1832, t. VIII, p. 232). D'après ce médecin, la gangrène de la bouche est tout à fait différente de la stomatite couenneuse. Il ne pense pas, comme Baron, qu'elle commence toujours par une tache blanche non couenneuse qui se gangrène rapidement; il croit qu'elle succède souvent à une gingivite inflammatoire ou à une carie des os de la face. Comme traitement, il préconise le cautère actuel, et conseille l'emploi de la médication tonique et antiseptique.

En 1832, le docteur Bœckel (de Strasbourg) (1) observa neuf cas de

(1) Tourdes, p. 19.

gangrène de la bouche dont six furent mortels; cinq se présentèrent dans le même mois à la suite d'une épidémie de rougeole, un se développa chez un vieillard de soixante-douze ans, à la suite d'une fièvre typhoïde. Nous regrettons de ne pas connaître les détails de cette observation exceptionnelle à tous égards.

En 1834 et 1835, Constant (*Bullet. de thérapeut.*, décembre 1835; et *Gazette médicale*, février 1834) préconisa l'emploi des caustiques et surtout du nitrate acide de mercure. Il recommanda un régime fortifiant, l'usage du quinquina et des gargarismes chlorurés.

En 1837, les auteurs du *Compendium* firent paraître un long article sur cette affection; ils reproduisirent textuellement une partie du mémoire de Richter et analysèrent la plupart des ouvrages des auteurs antérieurs à leur publication. Bien que nous ne partagions pas toutes leurs opinions, nous reconnaissons tout le mérite du travail consciencieux de ces pathologistes, auxquels on ne doit peut-être reprocher que de n'avoir pas assez jugé d'après la vue des malades.

M. le docteur Taupin (1) confondit les stomatites couenneuse, ulcéreuse et charbonneuse, sous le nom commun de *stomatite gangréneuse*. Nous ferons voir que cette opinion est inadmissible, et nous partageons celle de Billard, de Baron et Guersant, et de tous les auteurs qui séparent la stomatite de la gangrène de la bouche. Du reste, en ne prenant du mémoire de M. Taupin que ce qui appartient à la forme charbonneuse, on a un résumé de cette maladie aussi exact que bien présenté, parce qu'il est uniquement l'expression de faits nombreux et consciencieusement observés.

En 1843, nous nous sommes efforcés, dans notre première édition, de prouver la différence qui existe entre la gangrène de la bouche et la stomatite; nous avons fait quelques recherches sur l'état des vaisseaux, et nos travaux à cet égard ont été depuis confirmés par ceux de M. West. Guersant et M. Blache ont donné dans le *Dictionnaire de médecine* (1844, t. XXVIII, p. 588), un très bon résumé de l'histoire de la stomatite gangréneuse.

Le docteur Weber a publié en 1844 quelques observations dans la *Gazette médicale de Strasbourg*. Une description abrégée de la maladie a été donnée par MM. Grisolle, Valleix, Barrier, Bouchut. Mais les travaux les plus importants qui aient été récemment publiés en France, sont la thèse de M. J. Tourdes et le mémoire de MM. Bouley et Caillault.

La thèse de M. J. Tourdes (2) est une monographie très complète. Elle contient l'analyse du plus grand nombre des travaux connus sur la gangrène de la bouche et le plus riche bulletin bibliographique

(1) *Journal des connaissances médico-chirurgicales*, avril 1839, p. 134.

(2) *Du noma ou du sphacèle de la bouche chez les enfants*, par J. Tourdes. Strasbourg, 1848, in-4°.

qui ait encore été publié sur ce sujet. A propos de trois faits dont il a été témoin', M. Tourdes a colligé tous ceux qui sont épars dans la science, et a donné le résumé de 239 observations. Ces faits, il est vrai, ne consistent souvent que dans un simple énoncé, ce qui, pour plusieurs, diminue la valeur qu'on pourrait leur attribuer au premier abord. Toutes les parties de l'histoire du noma ont été abordées par M. Tourdes. Dans les pages qui vont suivre, nous mettrons largement à contribution le travail de ce médecin distingué.

Un mémoire d'une tout autre nature, moins complet que celui de M. Tourdes, mais plus original, est celui de MM. Bouley et Caillault (1). Revenant en partie aux opinions du docteur Taupin, ces deux pathologistes décrivent trois formes anatomiques de la gangrène de la bouche : 1° les ulcérations phagédéniques, d'aspect et de marche asthéniques, qui sont pour eux le résultat d'un travail gangréneux moléculaire, à marche lente, sans aucune production hétéromorphe : c'est une gangrène phagédénique ; 2° les ulcérations suraiguës à marche rapidement gangréneuse, dont le caractère est de convertir les tissus en eschares noires et solides peu après l'invasion de la maladie : elles sont toujours précédées par les ulcérations précédentes ; 3° les eschares jaunes, ultimes. La gangrène survient alors d'emblée sans aucun travail préalable ; les eschares ne sont jamais sèches, noires et solides ; ce n'est qu'acccidentellement qu'elles sont éliminées, parce que la mort du malade survient avant qu'elles subissent d'altérations ultérieures.

Ces trois lésions identiques, gangréneuses, ne sont que des variétés d'une même maladie dont la nature est scorbutique. Nous avons déjà exposé et discuté cette dernière opinion dans nos préliminaires(voy. t. II, p. 341). Nous reviendrons sur l'espèce gangréneuse des lésions anatomiques lorsque nous parlerons de la gangrène de la peau. Mais nous devons reconnaître dès aujourd'hui que le travail de MM. Bouley et Caillault a une importance réelle : 1° parce qu'il confirme beaucoup de travaux antérieurs en reliant entre elles les diverses gangrènes qu'on observe chez les enfants et en démontrant leur identité quels que soient leur siége et leur forme anatomique ; 2° parce qu'il tend à faire disparaître la confusion qui existe encore dans la science entre certaines phlegmasies et certaines gangrènes. Il concilie de la sorte l'opinion de M. Taupin et la nôtre. En effet, si M. Taupin a eu le tort de ranger toutes les stomatites membraneuses parmi les gangrènes, nous avons eu peut-être celui de regarder toutes les stomatites ulcéreuses comme des phlegmasies simples ou catarrhales. Il nous paraît évident aujourd'hui qu'il faut séparer de ces dernières ces ulcérations auxquelles

(1) *Mémoire sur les affections phagédéniques et gangréneuses chez les enfants* et sur leur nature scorbutique. (*Gazette médicale*, juillet 1852, p. 418, 433 et suivantes.)

MM. Bouley et Caillault ont à juste titre donné le nom de phagédéniques et qu'ils ont rapprochées des gangrènes. En nous rangeant à leur avis, nous n'admettons cependant pas encore que ces ulcères soient de véritables gangrènes ; c'est là une question que nous discuterons plus tard (voy. *Gangrène disséminée ou diffuse de la peau*, chap. VII).

Nous sommes entrés dans ces détails à propos du mémoire de MM. Bouley et Caillault pour que l'on puisse en saisir l'esprit, et pour que l'on comprenne que si nous ne jugeons pas encore convenable de décrire la gangrène comme ils l'ont fait, nous reconnaissons cependant toute l'importance de leur manière de voir. Nous désirons enfin prévenir nos lecteurs que dans les pages qui vont suivre, nous n'avons eu en vue que leur seconde espèce de gangrène, c'est-à-dire la gangrène noire ou charbonneuse de la bouche.

Les éloges que nous adressons au travail de ces deux médecins distingués ne doivent pas empêcher de leur adresser une critique. Nous avons été surpris de lire la phrase suivante dans un travail aussi consciencieux : « On s'étonne que parmi les nombreux auteurs qui se sont » occupés des gangrènes infantiles, aucun d'entre eux ne les ait rap» prochées dans un même groupe. Au contraire, le plus grand nombre » s'est laissé conduire exclusivement dans son observation par les dif» férences de siége des gangrènes et les différents tissus qu'elles peuvent » affecter. Il est évident, en effet, lorsqu'on les étudie cliniquement, » quel que soit leur siége, qu'elles sont exactement identiques. » A lire cette phrase, on pourrait se demander si MM. Bouley et Caillault ont pris connaissance d'un seul des travaux importants publiés sur les gangrènes infantiles. L'historique qui précède fait voir, en effet, que tous les auteurs, loin de se diriger d'après le siége du mal et les tissus envahis, ont eu surtout en vue l'unité de la maladie gangréneuse. Richter n'a-t-il pas dit que la gangrène de la bouche, de la peau et des parties génitales, sont des variétés d'une même maladie qui ne diffèrent que par le siége ; qu'elles se développent sous l'influence des mêmes causes, qu'elles ont les mêmes symptômes et la même marche, qu'elles exigent le même traitement (1)? Le rapprochement du scorbut et des grangrènes est vulgaire dans la science ; en effet, Richter, a décrit la gangrène scorbutique ; et Boudet, à propos de la gangrène du poumon, a parlé de la diathèse gangréneuse, a insisté sur la défibrination du sang, sur l'état scorbutique, sur les hémorrhagies concomitantes. Nous-mêmes, dans nos préliminaires sur les gangrènes (2), nous avons tracé l'histoire générale de ces maladies et fait voir l'unité de leurs lésions, de leurs symptômes et de leurs causes, c'est-à-dire l'unité de leur nature indépendamment du siége, et la nécessité, pour qu'elles se produisent, d'un principe particulier et d'une détériora-

(1) Tourdes, p. 14, *loc. cit.*
(2) Tome II, p. 99, 1re édit.

tion de tout l'individu. Ces remarques engageront sans doute MM. Bouley et Caillault à modifier leur opinion et à rendre à chacun la justice qu'il mérite.

Art. II. — Anatomie pathologique.

La gangrène de la bouche envahit tous les éléments anatomiques qui entrent dans la composition des parois buccales ; de là des lésions qui, bien que de même nature, offrent cependant certaines différences suivant l'espèce du tissu. Nous passerons donc en revue successivement la peau, la membrane muqueuse, les gencives, les os et les dents, les tissus cellulaire, graisseux et musculaire de la joue, les vaisseaux et les nerfs.

1° *Peau.* — Lorsqu'un enfant a succombé à la gangrène de la bouche, la putréfaction s'empare assez rapidement de la surface cutanée qui environne les points frappés de mort ; on voit alors la joue ou la lèvre tuméfiée, violette ou verdâtre, tendue et luisante, dure au toucher, et présentant un engorgement profond, circonscrit. Souvent, au point culminant de la tuméfaction, la peau offre une eschare arrondie ou ovalaire, régulièrement limitée et d'une étendue variable, depuis celle d'une lentille environ jusqu'à celle d'une pièce de un à deux ou même cinq francs. D'autres fois l'eschare est beaucoup plus considérable, la mortification a irrégulièrement envahi les diverses parties de la face et s'est étendue jusqu'au menton, au col, au nez, aux paupières, et même jusque près de l'oreille ; nous avons vu ainsi la gangrène occuper tout un côté de la face. Dans les cas de ce genre, la tuméfaction n'est ni si considérable ni si régulière que lorsque l'eschare est limitée ; en tout cas, celle-ci, toujours noire, est plus ordinairement sèche et comme parcheminée, s'étend à 1 ou 2 millimètres de profondeur, ou à toute l'épaisseur de la peau. Il est rare que les tissus sous-jacents en fassent partie : dans quelques circonstances cette eschare est détachée, et il existe une perforation plus ou moins vaste à travers laquelle on peut apercevoir les arcades dentaires.

2° *Muqueuse.* — Si la surface cutanée est souvent frappée de mortification, la muqueuse l'est toujours ; et jamais il ne nous est arrivé de constater à l'autopsie une gangrène de la bouche, sans qu'une partie quelconque de la muqueuse buccale n'y participât.

Quelquefois la maladie est limitée comme à la peau, et se présente sous la forme d'une ulcération allongée, à fond gris noirâtre, assez nettement circonscrite et située dans le fond du repli gingivo-buccal inférieur, ou plus souvent à la face interne de la joue, au niveau de l'intervalle des arcades dentaires. Ailleurs, la gangrène prend une extension bien plus considérable, et envahit tout ou partie de la face interne de la joue, depuis la commissure labiale jusqu'à la branche de la mâchoire. Alors, presque toujours détruite dans toute son épaisseur, la membrane présente à sa surface un putrilage noir ou brun presque liquide, s'enlevant par le grattage du scalpel, et laissant au-dessous de lui des lambeaux flottants, débris de la muqueuse, dans lesquels il est impossible de retrouver aucune trace d'organisation.

Les gencives elles-mêmes participent le plus ordinairement à la gangrène, et forment des lambeaux flottants, ou même sont complétement détruites.

3° *Os maxillaires et dents.* — Lorsque les gencives ont ainsi disparu, ou même seulement lorsqu'elles sont mortifiées, les os sont dénudés, noircis, quelquefois nécrosés : on a trouvé des esquilles en parties détachées. Cet état existe dans une étendue proportionnée à la désorganisation de la muqueuse ; en sorte que l'on constate assez souvent qu'un côté du corps du maxillaire inférieur, une face du maxillaire supérieur, sont dénudés ou n'adhèrent plus à la gencive et à la muqueuse que par des filaments ténus noirs et très faciles à rompre : nous avons ainsi vu chez le même enfant la dénudation des os s'étendre à tout un côté des deux maxillaires, à la voûte palatine et à une partie des fosses nasales ; on a même constaté la nécrose d'une partie du coronal.

Les dents sont presque toujours déchaussées et vacillantes ; le moindre effort suffit pour les enlever ; plusieurs sont déjà tombées. Suivant le siége de la gangrène, ce sont les incisives, les canines ou les molaires que les enfants perdent ainsi.

4° *Tissus intermédiaires à la peau et à la membrane muqueuse.* — Ces tissus forment un noyau d'engorgement qui participe plus ou moins à l'état gangréneux des surfaces muqueuse et cutanée. Dans l'état le plus simple et le moins grave, le *tissu cellulaire graisseux* de la joue est infiltré de sérosité, aussi bien que les *muscles ;* et toutes ces parties conservant leur organisation sont bien reconnaissables.

Mais dans un degré plus avancé, la mortification frappe tous ces tissus, et toujours de préférence ceux qui avoisinent la membrane muqueuse ; en sorte que le putrilage brun a une épaisseur de 5 à 8 millimètres environ ; puis au-dessous l'on trouve le tissu cellulaire graisseux et les muscles, infiltrés d'un liquide sanieux, tendant à devenir homogènes et à perdre tout caractère d'organisation ; tandis que vers la peau il existe encore des lobules graisseux seulement infiltrés. Il est donc assez rare de constater la mortification de toute l'épaisseur de la joue ou de la lèvre, en sorte que les deux eschares cutanée et muqueuse sont séparées par une portion de tissu infiltré et endurci, mais non gangrené. Déjà, en 1816, M. le docteur Baron avait énoncé ce fait : « Cependant il est remarquable qu'on trouve presque » toujours dans l'épaisseur même de l'eschare quelques portions de » tissu graisseux non gangrené et infiltré d'une sérosité jaunâtre. » (*Bulletin de la Société de médecine*, 1816, t. V, p. 161.) Nous ajoutons que c'est toujours du côté de la peau et non du côté de la muqueuse qu'il en est ainsi.

Cependant il arrive un moment où toute l'épaisseur des parties est envahie par la gangrène; alors, à la suite d'un travail éliminatoire, l'eschare se détache, et il se fait une perforation.

5° *Vaisseaux et nerfs.* — Lorsque la gangrène a envahi les parties moyennes, que deviennent les vaisseaux et les nerfs? Billard affirme n'y avoir rien trouvé de remarquable; mais il paraît n'avoir fait cette recherche qu'une seule fois (*Traité des maladies des enfants*, p. 230). M. le docteur Taupin (*Journal des connaissances médico-chirurgicales*, avril 1830, p. 140) dit avoir souvent cherché à reconnaître ce que devenaient les vaisseaux et les nerfs dans les parties gangrenées, et les avoir toujours trouvés confondus avec les autres tissus et impossibles à distinguer. Nous nous étonnons de ces assertions, car toutes les fois que nous avons disséqué les vaisseaux au milieu des tissus mortifiés, nous sommes arrivés à un résultat positif, et qui nous servira plus tard à expliquer quelques-unes des particularités de la gangrène de la bouche. Toutefois nous appelons de nouvelles recherches sur ce sujet, parce que nous n'avons par devers nous qu'un petit nombre d'observations. Nous avons fait six fois cette dissection longue et minutieuse (1), et nous avons trouvé que si les vaisseaux plongent dans une portion de tissu seulement infiltrée, mais non gangrenée, ils sont parfaitement sains, perméables, et leurs parois sont à peine un peu épaissies; que s'ils rampent sur la limite de la gangrène (nous avons constaté ce cas chez un malade seulement, et pour la veine faciale, l'artère ayant échappé à notre investigation), ils sont encore perméables, mais leurs parois sont épaissies et commencent à prendre l'aspect des tissus gangrenés. Enfin, s'ils plongent au milieu de ceux-ci, il est encore possible de les retrouver et de suivre le trajet de la veine et de l'artère faciale traversant la gangrène et allant au delà. Alors on constate que le calibre du vaisseau est fermé par un caillot qui occupe toute l'étendue de la gangrène, ou bien encore qu'au point de pénétration et au point de sortie se trouve un caillot plus ou moins adhérent, mais bouchant exactement le calibre du vaisseau, terminé brusquement là où commence la gangrène, et se prolongeant en pointe dans le vaisseau en deçà et au delà des parties mortifiées. Il en résulte qu'une portion du vaisseau qui dépasse un peu l'étendue de la gangrène est soustraite à la circulation; là ses parois épaissies tendent à prendre la couleur et la mollesse des parties putréfiées; à son intérieur, on constate un putrilage gangréneux. Trois fois seulement nous avons disséqué les vaisseaux au centre de la gangrène, et trois fois les artères étaient

(1) C'est d'après la recommandation de Baudelocque que nous avons cherché à élucider cette question.

ainsi oblitérées, tandis que sur deux des trois malades la veine avait conservé sa perméabilité, tout en renfermant un putrilage liquide; dans l'un de ces cas les parois étaient extrêmement épaissies et molles.

Une seule fois nous avons recherché l'état des nerfs, et nous avons vu qu'au milieu de la gangrène, ils prenaient la teinte et l'aspect des autres tissus. Mais il n'en était ainsi qu'à leur extérieur; leur névrilème était gangrené, tandis que la pulpe avait conservé sa couleur et son aspect normal et semblait avoir résisté à la mortification.

Une seule fois aussi nous avons suivi le conduit de Sténon dans tout son trajet; il restait perméable au milieu des tissus gangrenés, les traversant en prenant leur aspect, et s'ouvrant dans la bouche par un orifice libre au milieu du putrilage de la muqueuse.

Ces détails sont assez nouveaux, et nous semblent assez importants pour que nous croyions devoir les justifier par l'extrait de deux observations :

Dans la première, il s'agit d'un garçon de sept ans qui succomba à une gangrène de la bouche consécutive à une péritonite circonscrite à la face convexe du foie.

A l'autopsie, la joue gauche est tuméfiée comme pendant la vie; elle présente, à quelques lignes de la commissure, une petite eschare de la dimension d'une pièce de cinquante centimes. Au-dessous, les tissus sont infiltrés, et cependant formés par une graisse qui présente une résistance assez grande, et qui crie sous le scalpel. La face interne de la joue et la face correspondante des deux mâchoires sont recouvertes d'un putrilage d'un noir grisâtre formé par la muqueuse qui laisse les os à nu et les dents branlantes. Entre la muqueuse et la peau, les tissus forment un putrilage grisâtre, homogène, et d'autant plus gangrené qu'il se rapproche plus de la muqueuse, de telle sorte que les tissus sous-cutanés ne sont pas mortifiés, mais seulement infiltrés. L'artère faciale est saine tant qu'elle ne plonge pas dans la gangrène; mais dès qu'elle y pénètre, elle est oblitérée par un caillot rouge adhérent par places, et bouchant complétement le calibre; du reste, ses parois sont saines ou à peine épaissies. La veine faciale est saine là où elle ne touche pas la gangrène; mais le point où elle y pénètre et celui où elle en sort sont limités par deux caillots prolongés en pointe en deçà et au delà de la gangrène, et qui, lorsqu'ils sont enlevés, laissent une coloration assez vive de la membrane interne. Leur intervalle est rempli par un putrilage analogue à celui des parties environnantes. Les parois de la veine sont épaissies et grisâtres.

Voici maintenant une observation dans laquelle la gangrène était beaucoup plus étendue et les vaisseaux non moins malades :

La gangrène occupe toute la joue droite, depuis l'oreille jusqu'à la bouche, depuis le front jusqu'au menton; le côté gauche de la bouche commence à être envahi; le nez a presque disparu; des lambeaux de la lèvre à droite sont en partie détachés. La mortification s'étend dans toute l'épaisseur des parties; il y a peu d'infiltration autour. Les tissus ont changé d'aspect, et sont constitués par un putrilage rosé ou noirâtre dans lequel on ne trouve que quelques traces de tissu graisseux encore distinct.

La veine faciale droite a pu être suivie au milieu du putrilage depuis la mâchoire inférieure jusqu'à l'œil; elle longe les lambeaux qui sont détachés, et forme la limite des parties encore adhérentes. Elle semble augmenter de calibre à mesure qu'elle pénètre le putrilage, en sorte qu'elle est comme fusiforme, très petite dans l'angle de l'œil, très petite à son embouchure dans la veine jugulaire, grosse dans l'intervalle. Le développement dépend autant de l'épaississement des parois que de l'augmentation de calibre du vaisseau, qui est partout très perméable. Pas de caillots dans son intérieur, mais seulement un putrilage semblable à celui qui environne les parois de la veine; toutefois il est beaucoup plus liquide. Les parois sont molles, se déchirent facilement; cependant la membrane interne a conservé son poli, bien que par la dissection on ne puisse la séparer des autres tuniques.

L'artère faciale droite ne put être retrouvée au milieu de la gangrène. La gauche, suivie sur la partie non mortifiée de la joue, y était saine; mais au point où elle se plongeait dans la partie gangrenée de la lèvre supérieure, elle était fermée par un caillot rouge, un peu adhérent dans le point le plus rapproché de la gangrène, allant en s'amincissant vers l'origine de l'artère, et ayant à peine 3 à 4 lignes de long.

Dans les parties gangrenées, l'artère était plus épaisse, son calibre perméable; sa membrane interne, lisse, n'avait pas un autre aspect que celle de la veine du côté opposé; on n'y trouvait pas distinctement de putrilage; mais le calibre était si petit qu'il était très difficile de distinguer tous ces détails. En effet le calibre de l'artère, loin d'être augmenté, avait diminué.

6° *Siége.* — On a déjà pu comprendre d'après les détails précédents que la gangrène de la bouche occupe de préférence la joue et les lèvres; l'inférieure est bien plus fréquemment attaquée que la supérieure; le repli gingivo-buccal en est le siége. Il est très rare que la mortification occupe à la fois les deux côtés de la face, et cela n'a guère lieu que lorsque la gangrène est peu étendue, limitée à la membrane muqueuse, et occupe les côtés des freins des lèvres. Toutefois nous avons constaté sur deux enfants trois eschares, dont une assez étendue.

D'après nos observations, les deux côtés de la bouche sont presque aussi souvent atteints l'un que l'autre. M. Tourdes, en réunissant un plus grand nombre de faits, établit que le côté gauche est plus fréquemment envahi que le droit (1).

(1) Nous reproduisons ici le tableau donné par M. Tourdes, en rectifiant une erreur légère qu'il y a commise.

	Côté gauche.	Côté droit.	Les deux côtés.	Partie moyenne.
Barthez et Rilliet ...	11	12	2	4
Eckert	5	»	»	»
Richter...........	3	»	»	»
J. Tourdes	5	2	»	»
	24	14	2	4

7° *Ganglions sous-maxillaires.* — Ces organes sont le plus ordinairement à l'état normal ; cependant une fois nous en avons trouvé plusieurs du volume d'un œuf de pigeon, gris rosés et ramollis, gorgés de liquide séreux grisâtre, mais non encore arrivés à suppuration.

8° *Autres organes.* — Dans aucune des observations que nous avons sous les yeux la gangrène n'a été la seule lésion observée : les autres organes nous ont toujours offert une maladie qui avait été antérieure, concomitante ou consécutive ; nous nous contenterons ici d'en faire l'énumération, et nous discuterons plus tard leur importance comme cause ou effet. Les plus fréquentes de toutes sont certainement les affections pulmonaires aiguës. Souvent nous avons entendu le docteur Baudelocque insister sur la coïncidence de la pneumonie et de la gangrène de la bouche ; nous avions déjà fait cette remarque dans notre *Monographie sur la pneumonie ;* M. Taupin l'a répétée dans son mémoire sur la stomatite. Il n'existe pas de rapport entre le côté où se développe la pneumonie et celui où existe la gangrène : d'ailleurs l'inflammation pulmonaire étant presque toujours lobulaire est conséquemment double, tandis que la gangrène est habituellement simple (1).

Après le poumon vient l'intestin, que nous avons presque toujours aussi trouvé affecté, soit d'une entéro-colite aiguë ou chronique, soit d'un ramollissement.

Plus rarement nous avons rencontré la coïncidence de tubercules qui n'ont été abondants que chez un malade.

Enfin quelques enfants nous ont offert une gangrène dans un autre

(1) Voici les chiffres de la pneumonie comparée à la gangrène d'après les observations qui nous appartiennent (vingt autopsies) :

Forme et siége de la pneumonie.		*Siége de la gangrène.*	
Lobulaire double à peu près également	4	Joue droite	1
		Double surtout à gauche	1
		Lèvre inférieure	1
		Lèvre inférieure et joue droite	1
Lobulaire double, droite surtout, dont deux avec carnification	5	Joue gauche	3
		Lèvre inférieure	2
Lobulaire double gauche surtout	6	Joue droite	3
		Joue gauche	3
Lobaire droite	1	Lèvre supérieure et inférieure	1
Lobaire gauche	1	Joue gauche	1
Carnification gauche	1	Joue droite	1
Pas de pneumonie	2	Joue droite	1
		Joue gauche	1

Donc, sur vingt autopsies de gangrènes, il y a eu dix-huit fois de la broncho-pneumonie, et assez rarement les deux affections ont eu un siége correspondant. Sur 63 observations dont M. Tourdes a fait le relevé, la pneumonie a été notée 58 fois.

organe; mais cette coïncidence doit être regardée comme assez fréquente eu égard au petit nombre d'observations de gangrène que nous possédons.

D'après les faits plus nombreux que M. Tourdes a consultés, les organes que la gangrène envahit en même temps que la bouche sont, par ordre de fréquence, les poumons, puis les parties génitales, le pharynx, les extrémités, l'œsophage et l'estomac.

Après ces lésions qui sont les plus habituelles, nous avons vu coïncider, mais plus rarement, les affections suivantes : pleurésie, pneumothorax, péritonite, pharyngite, néphrite (1).

9° *État du sang.* — On sait peu de chose sur les modifications que la masse du sang subit dans la gangrène de la bouche. Guersant, M. Blache, Eckert ont constaté la diffluence du sang et le peu d'abondance des caillots. M. Tourdes, au contraire, a noté une fois que le cœur contenait des caillots jaunâtres et denses. Nos observations nous donnent aussi des résultats contradictoires. Dans quelques cas nous avons trouvé que le cœur et les autres organes contenaient un sang liquide et noir sans caillots. Dans d'autres, ceux-ci étaient peu abondants, mous et noirs ; ailleurs, au milieu du sang liquide, nous trouvions dans le cœur des caillots jaunes et infiltrés, ou denses, fibrineux et résistants ; ces derniers mêmes étaient quelquefois en grande abondance. Ces résultats nous étonnent peu. La question en effet est complexe et ne saurait être résolue seulement par l'examen cadavérique.

Sans revenir ici sur ce que nous avons dit dans les préliminaires (p. 341), rappelons que la gangrène de la bouche succède à des maladies générales dans lesquelles le sang est altéré. Il faudrait donc rechercher, 1° si cette lésion du liquide nourricier, antérieure à la gangrène, est toujours la même et peut être considérée comme la cause exclusive de la maladie de la bouche ; 2° si cette dernière maladie, lorsqu'elle est établie, modifie de nouveau le sang, et de quelle manière ; 3° quelle influence peuvent avoir les autres affections intercurrentes, telles que les phlegmasies. Or nous pensons que ces questions sont pour longtemps encore insolubles, car pour les résoudre il faudrait analyser le

(1)

Entéro-colites ou colites, ou ramollissement des intestins	14
Tubercules	9
Gangrènes du poumon ...... 3 / — du pharynx 1	4
Pleurésie	1
Pneumothorax	1
Péritonite	1
Pharyngite	1
Néphrite	1
Infiltration considérable de la pie-mère	2
Hémorrhagie arachnoïdienne	1
Rachitisme	2

sang pendant la vie. Et quel sera le praticien assez avisé pour tirer du sang avant le développement d'une gangrène de la bouche, ou assez osé pour le faire après?

Pour terminer cet article anatomo-pathologique, nous rappellerons quelques détails qui nous serviront à tirer dès à présent plusieurs conclusions.

1° Dans toutes les autopsies que nous avons sous les yeux, la gangrène a constamment envahi la membrane muqueuse, tandis que nous avons vu que toutes les autres parties de la bouche peuvent en être exemptes; d'autre part, la muqueuse est presque constamment aussi plus malade que les autres tissus. Ces remarques pourraient induire à conclure que le point de départ de la gangrène doit être dans la muqueuse buccale: la marche de la maladie nous montrera bientôt la vérité de cette assertion; et si nous avions recueilli un plus grand nombre de faits, nous affirmerions qu'il en est toujours ainsi; cependant nous nous tenons dans la réserve en présence des auteurs qui assurent que la gangrène débute souvent par les tissus intermédiaires à la peau et à la muqueuse (1).

2° D'après les détails dans lesquels nous sommes entrés sur l'état des vaisseaux, on pourrait croire que nous serons amenés à considérer la gangrène comme la suite d'une oblitération artérielle par un caillot sanguin. On trouverait peut-être un appui à cette opinion dans la remarque faite par Billard, que la gangrène est toujours précédée d'une infiltration de la joue. Cependant telle n'est pas notre manière de voir, et nous croyons que l'oblitération des gros vaisseaux est seulement consécutive à la gangrène. Nous les avons vus en effet parfaitement libres et sains au milieu des tissus infiltrés et lorsque la mortification avait déjà envahi la muqueuse. Au contraire, ils n'étaient oblitérés que lorsqu'ils plongeaient au milieu des tissus gangrenés. Il est donc très probable que, par le fait de la mortification, la circulation ne se fait plus dans les gros vaisseaux de la face; qu'un caillot s'y dépose, et par les progrès de la gangrène se convertit en putrilage, après avoir oblitéré le vaisseau à l'endroit où il se plonge dans les tissus mortifiés. Ce dernier fait nous servira plus tard à expliquer pourquoi la chute des escarres est si rarement suivie d'hémorrhagies (2).

(1) « La mortification commence par les parties molles qui entourent la bouche, » et une tumeur dure, située profondément, du volume d'une amande, indolente, » accompagnée d'un peu de rougeur de la joue, en est souvent le premier signe. » En examinant la bouche on n'y aperçoit rien de morbide. » (Cancer aqueux métastatique.) *Du cancer aqueux des enfants*, par A.-L. Richter; Berlin, 1828. Dans *Journal des progrès*, 1830, t. III, p. 15.

(2) Ce que nous disons ici des vaisseaux volumineux de la face ne contredit en rien la possibilité d'une oblitération antérieure des capillaires artériels. (Voy. PRÉLIMINAIRES, t. II, p. 344.)

Art. III. — Symptômes physiques.

La gangrène de la bouche débute ordinairement par la membrane muqueuse, qui s'ulcère et se couvre d'une eschare d'un gris brun plus ou moins foncé. Il en a été ainsi dans toutes celles de nos observations dans lesquelles nous avons pu constater le début de l'affection, aussi bien que dans celles des docteurs Destrées, Baron, Tourdes, Bouley et Caillault. Cependant quelques auteurs croient que la gangrène débute par un noyau d'engorgement dur situé dans l'épaisseur des parties molles. Nous avons déjà cité l'opinion du docteur Richter; voici celle exprimée par les auteurs du *Compendium* (t. I, p. 628) : « Avec Billard, nous pensons qu'un gonflement œdémateux, circonscrit, caractérisé par l'aspect huileux de la peau, et par un noyau central plus ou moins dur au niveau duquel se manifeste quelquefois une tache d'un rouge obscur, soit à la face interne, soit à la face externe de la paroi buccale, est l'indice de l'invasion du mal. Nous n'admettons pas que la gangrène de la bouche procède de la dégénérescence d'une ulcération portant sur la membrane muqueuse; nous avons observé qu'elle résulte presque constamment d'une altération qui porte d'abord dans l'épaisseur de la paroi. » Cette opinion, directement contraire à celle de Baron et à la nôtre, mériterait d'être appuyée par des preuves positives, car il existe ici une application thérapeutique importante. Si, en effet, la maladie commence par la muqueuse, on peut dès l'origine employer une médication topique énergique. Dans le cas contraire, on ne peut agir localement que lorsque la gangrène est déjà très avancée.

Or, nous le répétons, dans toutes ses observations, Baron trouva des aphthes ou des ulcérations sur la muqueuse au point où se déclara la gangrène. Sur nos vingt et une observations, il en est huit où nous avons pu voir le début de la mortification, et dans ces huit cas, l'ulcération et la gangrène de la muqueuse précédèrent l'engorgement dur, profond et circonscrit de la joue ou de la lèvre. Deux fois seulement l'altération de la muqueuse fut précédée pendant peu de jours d'un œdème de la joue, pareil à celui qui existe dans la stomatite simple; mais il n'y avait pas l'engorgement circonscrit qui doit devenir gangréneux. MM. les auteurs du *Compendium* ne citent aucun fait à l'appui de leur opinion, et se fondent en grande partie sur celle de Billard; or cet auteur rapporte seulement trois observations. Dans les deux premières, le tissu de la joue est infiltré, mais ne présente pas de noyau central dur et n'est nullement mortifié. La muqueuse est ulcérée, et la maladie, qui serait sans doute devenue une gangrène, ne l'était pas lors de la mort. La troisième observation est bien un exemple de la maladie que nous étudions. Le premier jour où l'on constata l'œdème de la joue, il n'est pas dit si le gonflement était dur et limité, ni si la bouche a été examinée à l'intérieur. « Mais, dit Billard, on voit continuellement une expuition » de matières muqueuses et *sanguinolentes* découler de la bouche et » s'accoler aux lèvres (*loc. cit.*, p. 229). » Il y a donc toute raison de croire que dès le premier jour du gonflement, la muqueuse était au moins ulcérée.

Si nous rappelons en outre ce que nous avons avancé dans l'article précédent sur la constance de la mortification de la muqueuse, sur son extension plus grande que celle des autres organes, sur l'état des tissus intermédiaires qui sont mortifiés d'abord au voisinage de la muqueuse, on conviendra avec nous que cette membrane est la première partie frappée de mort.

D'ailleurs, ce n'est pas là une théorie; c'est un fait qu'il s'agit de constater; pour s'assurer de la vérité, il ne faut qu'observer avec attention; et comme les exemples que nous avons sous les yeux sont peu nombreux, nous ne voulons pas en tirer une conclusion absolue. Aussi nous admettrons, jusqu'à preuve du contraire, que la gangrène de la bouche peut débuter de trois manières : 1° le plus fréquemment par ulcération, puis par une gangrène de la muqueuse ; 2° par un gonflement œdémateux des tissus, puis par une gangrène de la muqueuse ; 3° enfin par la gangrène des parties moyennes, puis de la muqueuse ou de la peau. Nous n'avons jamais vu, et nous ne connaissons pas d'exemple bien prouvé de ce dernier mode de début (1).

Ces préliminaires établis, voyons les symptômes fournis par l'inspection de chacune des parties de la bouche.

1° *Membrane muqueuse.* — MM. Baron et Destrées ont toujours constaté que la muqueuse offrait d'abord de petits aphthes ou des phlyctènes, qui plus tard s'agrandissaient; mais ils ont négligé de suivre la lésion de la muqueuse les jours suivants. Nous avons vu cette membrane présenter le premier jour d'examen une ulcération à fond grisâtre, rappelant celles de la stomatite et siégeant, soit sur le bord alvéolaire des gencives, soit sur le repli gengivo-buccal, soit sur la partie moyenne de la joue et vis-à-vis de l'intervalle des arcades dentaires. Quelquefois, dès le premier jour, l'ulcération encore petite et ayant quelques millimètres d'étendue, était recouverte d'un putrilage gris et évidemment gangréneux ; une fois nous avons trouvé, le premier jour d'examen, à la face interne de la lèvre inférieure, une ulcération circulaire, profonde, taillée à pic comme par un emporte-pièce et ayant près d'un centimètre d'étendue; aucun gonflement n'existait à l'extérieur, et l'enfant ne s'était nullement plaint de la bouche les jours précédents.

MM. Bouley et Caillault croient que l'ulcération est toujours gangréneuse dès le premier jour. Le fait précédent est une preuve du

(1) Il faut peut-être en excepter une observation publiée par le docteur Rey.

contraire; nous ajoutons que l'ulcère persiste quelquefois deux ou trois jours avant de se couvrir d'un putrilage gangréneux. Plus rarement enfin (au moins dans les observations que nous avons sous les yeux), l'ulcération persiste plus longtemps et constitue une véritable stomatite parcourant ses phases comme nous l'avons dit dans un autre chapitre (t. I, p. 198), mais se terminant par la gangrène.

Les ulcérations s'étendent ensuite assez rapidement; elles sont facilement saignantes, deviennent grises, puis noires, se couvrent d'un putrilage liquide; leurs bords sont quelquefois décollés, ou entourés d'un liseré rouge livide et saillant; mais cet état ne persiste pas, et la gangrène a bientôt dépassé cette limite. Elle se communique aux parties de la muqueuse qui sont en contact avec la portion déjà gangrenée : ainsi des gencives elle passe à la paroi buccale, et réciproquement. Dans le repli gingivo-génal elle s'étend à la fois dans sa longueur et sur ses deux faces; et bientôt la mortification a gagné tout le côté de la bouche, ou bien toute la lèvre inférieure. Le temps que la gangrène met ainsi à envahir toute la muqueuse est très variable, entre trois à seize jours. Mais toujours est-il que, dans un degré avancé, des débris mortifiés tombent dans la bouche; quelquefois même les enfants les saisissent lorsqu'ils sont encore adhérents, et les arrachent sans manifester aucune douleur.

2° *Dents, os maxillaires.* — Les dents, rapidement déchaussées, couvertes de putrilage, perdent bientôt leur solidité; elles s'ébranlent, le moindre effort les fait tomber; quelquefois même l'enfant les rejette avec les détritus gangréneux. D'une autre part, les maxillaires dénudés se nécrosent, et l'on voit des esquilles se détacher et tomber. Nous n'avons jamais été témoins de ce fait : M. Taupin dit que cela n'arrive guère que dans les cas suivis de guérison (*loc. cit.*, p. 142). Ce fait se comprendrait par la prolongation de la vie; car la mort est d'ailleurs assez rapide pour que les parties osseuses nécrosées n'aient pas le temps de se détacher.

3° *Écoulement de la salive.* — Il est rare que ce liquide ne s'écoule pas hors de la bouche, soit qu'il soit sécrété en plus grande abondance, soit que la lésion de la paroi empêche l'occlusion des lèvres. Les liquides, d'abord purement salivaires ou sanguinolents, se colorent bientôt en noir ou en brun, et se mélangent de détritus putrilagineux.

4° *Odeur.* — L'intérieur de la bouche, et les liquides qui s'en échappent exhalent une odeur des plus fétides, et dont le caractère est assez tranché pour qu'il soit impossible de méconnaître l'existence d'une gangrène. Le docteur Richter a comparé l'odeur des premiers jours à celle qu'exhalent les sujets affectés de salivation mercurielle. Il nous semble qu'elle est franchement gangréneuse; et ce caractère seul suffirait pour diagnostiquer une mortification de la bouche, si la stomatite ulcéreuse ou couenneuse ne répandait souvent une fétidité à peu près pareille. L'haleine est ordinairement fétide dès les premiers jours, quelquefois même avant qu'il soit possible de constater aucune lésion sur la muqueuse buccale: alors elle n'est pas encore gangréneuse; mais elle prend toujours plus tard ce dernier caractère.

6° *État de la peau et des tissus sous-jacents.* — La joue ou les lèvres se tuméfient et s'œdématient quelquefois avant le développement de la gangrène de la muqueuse; mais le gonflement qui en résulte est mou, nullement tendu, sans changement de couleur à la peau; c'est un véritable œdème, en tout semblable à celui de la stomatite ulcéreuse.

Le plus ordinairement il débute dès les premiers jours de l'ulcération ou de son passage à la gangrène, et précède d'un ou deux jours l'apparition d'un noyau d'engorgement dur et central; quelquefois il manque, et la joue ou la lèvre présente du jour au lendemain l'endurcissement profond. Alors les parties sont tendues, luisantes, comme huileuses, souvent marbrées de violet; à la pression on découvre au centre un noyau dur, circonscrit, qui paraît avoir de 1 à 2 centimètres de diamètre. C'est ordinairement du premier au troisième jour de la gangrène de la muqueuse qu'il se forme; nous l'avons vu se développer seulement le sixième jour et l'avant-veille de la mort, et une fois le neuvième jour; mais, quelle que soit l'époque de sa formation, il n'a jamais manqué dans les observations qui nous appartiennent.

Ce noyau dur est formé par un engorgement du tissu cellulaire qui en précède la mortification; il est constitué, en effet, par des portions de tissu graisseux infiltré et induré. Lorsque la gangrène a envahi ces parties, elles sont ramollies, et elles tombent en lambeaux. Il n'est donc pas étonnant qu'on voie quelquefois, pendant les derniers jours, ce noyau s'étendre et perdre sa dureté.

Souvent une eschare se forme sur la joue; Baron dit que cette mortification s'établit le second ou le troisième jour de la maladie; dans l'observation de M. Destrées, elle parut le sixième jour. Nous l'avons constatée huit fois sur vingt et une; elle se manifesta du troisième au septième jour, une fois le douzième et une autre le dix-septième, mais dans ces deux cas la maladie ne se développa pas sous nos yeux, et nous avons pu être trompés par les parents sur les renseignements qu'ils nous ont donnés.

Lorsque cette eschare doit se former, la peau devient violacée, puis noire; quelquefois une phlyctène apparaît au sommet de la tumeur, soit à la joue, soit aux lèvres; bientôt, et dans la même journée, cette phlyctène, lorsqu'elle existe, est remplacée par une tache gangréneuse qui a la dimension d'une lentille, puis s'étend assez régulièrement jusqu'aux limites que nous lui avons assignées dans l'article précédent, elle est toujours entourée d'un œdème plus ou moins prononcé des parties environnantes.

MM. Bouley et Caillault(1) ont signalé l'existence, autour de l'eschare noire, d'une zone grise, qui est à leurs yeux identique avec les ulcérations gangréneuses de la membrane muqueuse dont nous parlions tout à l'heure (page 366). Nous ne pouvons mieux faire que de répéter leur description, dont une observation plus attentive nous permettra sans doute un jour de constater la vérité : « Autour de l'eschare arrondie on trouve deux zones très remarquables : la première en allant du centre à la circonférence, est constituée par une ligne de 5 à 6 millimètres de largeur qui circonscrit exactement l'eschare. Cette ligne, très régulière, est grise, finement grenue; elle saigne très facilement, et jamais elle n'offre d'apparence pelliculaire. La seconde zone est constituée par un œdème diffus qui s'étend plus ou moins loin, suivant les tissus qu'il rencontre. La peau, aux limites de cet œdème, est habituellement décolorée, tandis qu'au voisinage de la zone grise elle a quelquefois une légère teinte rouge, et même parfois érysipélateuse. »

« Quand la maladie marche rapidement, une observation de quelques heures suffit pour démontrer que la ligne grise (phagédénique) s'avance par sa grande circonférence sur la zone œdémateuse, tandis qu'elle se convertit par derrière en eschare noire ; celle-ci, par conséquent, s'agrandit d'autant sans aucune transition. »

Lorsque l'eschare s'est limitée, un travail éliminatoire s'établit autour d'elle, et elle finit par tomber, entraînant dans sa chute celle de toutes les parties intermédiaires jusqu'à la muqueuse ; en sorte qu'il existe une perforation complète à travers laquelle s'écoulent incessamment la salive, le putrilage et tous les liquides contenus dans la cavité buccale. Dans les cas graves, les bords de la perforation restent engorgés, durs et rouges ou couverts de lambeaux gangréneux ; dans ceux où la guérison doit avoir lieu, les bords se détergent, et finissent par prendre l'aspect d'une plaie ordinaire en suppuration ; puis ils se rapprochent, et il ne reste plus en définitive qu'un orifice fistuleux de plus en plus étroit qui disparaît quelquefois complétement ou bien qui persiste. La maladie peut aussi atteindre les os maxillaires, dont le périoste s'exfolie, puis se recouvre de bourgeons charnus, comme on peut le voir dans une observation fort intéressante du docteur Hueter ; dans ce cas il y eut récidive et guérison presque complète au bout de sept mois : il ne restait à cette époque qu'un orifice fistuleux d'un très petit diamètre.

Il s'agit d'une fille de dix ans, prise de fièvre tierce six semaines avant le début de la gangrène. L'haleine devint fétide ; la salivation augmenta, et peu après la joue gauche présenta un gonflement considérable. Deux à trois jours après, il survint une vésicule d'un brun noirâtre. La mortification succéda ; au bout de trente-six heures, elle avait la dimension d'une pièce de vingt sous.

(1) *Gazette médicale*, 1852, *loc. cit.*, p. 434.

La maladie suivit sa marche ordinaire. On cautérisa avec l'acide acétique à plusieurs reprises. L'os maxillaire inférieur se nécrosa, et trente-trois jours après le début de la gangrène, il commença à se développer des bourgeons charnus de bonne nature, qui furent recouverts, ainsi que ceux de l'os, de charpie sèche. La plaie continua à marcher vers la guérison ; puis il se développa de nouveau une tache gangréneuse que l'on cautérisa. On fut ensuite obligé d'enlever plusieurs dents, et au bout de cinq mois la plaie marcha vers la guérison. Le septième mois l'orifice fistuleux était d'un très petit diamètre.

Dans un fait publié par le docteur Rey, la maladie a suivi une marche beaucoup plus rapide ; il n'y a pas eu de récidive, et la guérison a été prompte (1).

Il s'agit dans ce cas d'un enfant de trente mois, atteint de rougeole irrégulière ataxique. Le onzième jour de la maladie, l'enfant était levé ; il jouait ; la joue gauche était un peu plus volumineuse que l'autre, et l'on constatait au toucher dans l'épaisseur de la joue une petite tumeur de la forme et du volume d'une amande. Deux jours plus tard, elle augmenta de volume ; l'haleine devint fétide ; le sixième jour, la fièvre augmenta. Le septième jour, on constata une eschare ; l'haleine était gangréneuse. On scarifia la face externe de la joue, et l'on toucha ensuite toute la surface scarifiée avec un pinceau de charpie imbibé de teinture de quinquina. Le lendemain la tumeur avait encore augmenté. On employa alors le chlorure de soude au moyen de boulettes de charpie appliquées sur la plaie. On continua l'emploi du chlorure les jours suivants. L'eschare se limite ; le pouls est fréquent ; mais l'enfant conserve de l'appétit. L'effet du chlore continue à enlever l'odeur gangréneuse. Une partie de l'alvéole se nécrosa ; on enleva le fragment, et, au bout de trente jours à partir du moment où l'on avait senti la tumeur dure dans la joue, la réunion de la plaie était obtenue, à l'exception d'une petite ouverture à l'angle supérieur qui a persisté quelque temps. Plus tard cette fistule a disparu.

Art. IV. — Symptômes rationnels.

La gangrène de la bouche survenant chez des enfants déjà malades ou débilités, les symptômes rationnels se mêlent à ceux d'autres affections; cependant elle influe sur eux d'une manière assez notable pour que nous devions les étudier avec soin.

1° *Aspect de la face.* — La *figure* devient habituellement pâle peu avant le développement de la maladie, et conserve ce caractère pendant toute sa durée. Une fois cependant nous l'avons vue se colorer un peu dans les derniers jours, et une autre fois prendre une teinte jaunâtre ; il n'est pas très rare non plus de voir s'y développer des marbrures violacées là même où n'existe pas la gangrène. Les *narines* sont fréquemment croûteuses aussi bien que les *paupières* ; celles-ci, souvent infiltrées, sont aussi, dans le cas contraire, caves et cernées.

(1) *Observation sur une affection gangréneuse de la joue* chez un enfant de trente mois traité avec le chlorure de soude, par le docteur Rey.

Les *lèvres* sont croûteuses et grosses, ou bien encore sèches ; les *ailes du nez* se dilatent habituellement. Si la gangrène ou l'infiltration qui l'accompagne ne s'étend pas jusqu'au nez, celui-ci se pince et s'effile, sinon il participe à l'œdème ou à la mortification. La partie de la face qui se gangrène perd toute expression, en sorte qu'il existe un contraste remarquable entre l'aspect des deux côtés de la figure ; il arrive même parfois que les *traits* sont tirés du côté opposé à la gangrène.

2° *L'expression générale* est ordinairement tranquille et triste, souvent abattue ou grippée ; quelquefois l'enfant est grognon et méchant ; plus souvent il se laisse examiner avec facilité ; très rarement il conserve de la gaieté. *L'aspect* est souvent celui d'une maladie cachectique, quelquefois d'une affection secondaire aiguë.

3° *Forces et décubitus.* — Toutes les fois que Baron a signalé l'état des forces, elles étaient prostrées ; le malade de M. Destrées paraît, au contraire, avoir conservé les siennes pendant tout le cours de sa maladie. Neuf fois seulement nous avons noté leur état ; quatre fois elles étaient médiocres ou complétement abattues ; cinq fois elles étaient conservées, et les enfants restaient assis, s'occupant de ce qui se passait autour d'eux. Il en était ainsi jusqu'au dernier jour, et même l'une de nos malades descendit seule de son lit pour satisfaire à ses besoins la veille de la mort. Dans l'observation de M. Destrées, l'enfant jouait aux cartes, « ce qu'il n'a pas cessé de faire dans le plus fort » de sa gangrène, » dit ce médecin. Il faut donc se garder d'adopter l'opinion des auteurs qui affirment que « la prostration des forces est » complète, que le malade est faible, peut à peine se tenir dans son » lit lors même qu'on lui donne du soutien. » Cette opinion est certainement très exagérée, et les enfants ainsi affaiblis sont en général ceux qui étaient antérieurement en proie à une maladie grave qui avait déjà prostré leurs forces.

4° *Pouls.* — La plupart des auteurs disent que le pouls est fréquent et très petit ; c'est, en effet, ce que nous avons noté le plus souvent. Cependant cette appréciation générale est insuffisante, parce que l'état du pouls peut dépendre des affections concomitantes. Nous avons remarqué, dans un petit nombre de cas où la gangrène était évidemment la maladie principale, que le pouls, peu fréquent au début, allait ensuite croissant, mais dans une proportion peu considérable, s'élevant de 80 à 100, 120, et ne dépassant guère ce chiffre, même chez les plus jeunes enfants ; alors il était toujours petit, et devenait insensible à la fin. Dans quelques autres exemples où nous avons assisté au début de la gangrène pendant le cours d'une autre affection aiguë ou chronique, le pouls a monté presque subitement d'un chiffre assez considérable, soit le jour du début, soit quelques jours plus tôt ; alors il a passé de 100 à 142, de 108 à 128, etc. Dans un cas de ce genre nous l'avons vu conserver sa plénitude et son ampleur.

5° *Chaleur.* — Plusieurs malades ont la peau sensiblement chaude et fébrile, tandis que d'autres l'ont plutôt fraîche ou froide. Cette différence tient le plus ordinairement aux maladies concomitantes. Cet état persiste le plus habituellement depuis le début de la gangrène jusqu'à la mort. Nous avons vu cependant une fois la chaleur vive avant le jour du début être bien moins intense ce jour même où le pouls monta subitement de 100 à 142, et redevenir très vive deux jours avant la mort. Une fois aussi nous avons noté que la peau du tronc était le siége d'une vive chaleur, en même temps qu'il existait un refroidissement des extrémités. Quelques auteurs ont noté comme constant ce dernier symptôme ; mais ordinairement il n'a lieu, comme dans la plupart des autres maladies, qu'au moment de la mort.

6° *Sueurs.* — Dans aucune de nos observations, non plus que dans celles de Baron et de M. Destrées, nous ne trouvons notées les sueurs visqueuses indiquées par quelques pathologistes. Au contraire, la peau fut toujours plutôt sèche qu'humide.

7° *Anasarque.* — Sauf l'œdème de la face qui accompagne la gangrène, nous avons rarement eu l'occasion de constater l'infiltration séreuse : un seul maladie nous l'offrit peu intense aux membres inférieurs. Cette rareté de l'anasarque nous paraît d'autant plus étonnante, que la maladie survient souvent chez des enfants déjà débilités. Billard, qui attachait une grande importance à l'infiltration séreuse, parce qu'il faisait dériver la gangrène de l'œdème, n'a cependant noté l'anasarque des membres que dans une seule de ses observations, et avance à tort que plusieurs des enfants qui font le sujet du mémoire de Baron avaient les membres œdématiés : cette complication n'est notée dans aucune des observations de ce médecin.

8° *Système digestif.* — Il est remarquable que, malgré une maladie aussi grave, les enfants conservent le plus ordinairement leur *appétit*, et demandent à manger jusqu'au dernier moment ; chez un de nos malades même, l'appétit, en partie perdu par suite d'une autre affection, devint meilleur et reprit sa vivacité pendant le cours de la gangrène. Cependant la règle n'est pas générale, et plusieurs enfants refusent toute nourriture ; mais constamment (dans nos observations du moins) c'était une pneumonie intense ou toute autre affection qui entraînait la perte de l'appétit.

Que l'anorexie existât ou non, la plupart de nos malades éprouvaient une *soif* intense, et se jetaient avec ardeur sur les boissons qu'on leur offrait.

La *langue* était toujours humide, quelquefois jaunâtre, rarement rouge ; plus rarement encore teinte en noir du côté de la gangrène, elle semblait participer à la maladie ; une fois elle présentait quelques aphthes. Chez aucun de nos malades nous n'avons observé de *vomissements ;* tous avaient du *dévoiement ;* mais chez la plupart il n'était que le symptôme d'une complication intestinale.

9° *Système respiratoire.* — Les symptômes fournis par les organes respiratoires doivent être rapportés à des complications, et nullement à la gangrène. Il nous suffira donc de rappeler que la plupart de nos malades nous ont offert des signes de pneumonie ou de broncho-pneumonie.

10° *Système nerveux.* — Aucun enfant ne nous a présenté de symptômes nerveux; mais celui du docteur Destrées et plusieurs de ceux de Baron avaient de l'insomnie, du délire, jetaient des cris perçants, se levaient de leur lit, et voulaient frapper les personnes qui les environnaient.

Art. V. — Tableau de la maladie. — Marche. — Durée, etc.

La gangrène de la bouche débute, pendant le cours ou pendant la convalescence d'une autre maladie aiguë ou chronique, par une ulcération, par des aphthes, plus rarement par un œdème de la partie où se développera la mortification. A ce moment la figure est pâle, l'haleine fétide, la fièvre peu intense, à moins qu'il n'existe une maladie fébrile, et alors le pouls peut s'élever considérablement; l'enfant devient plus triste, mais il se plaint peu ou pas de sa bouche; plus rarement il accuse une douleur vive.

L'ulcération, petite d'abord et à fond grisâtre, située sur le milieu de la face interne de la bouche, ou bien dans le repli gingivo-buccal ou labial, se recouvre bientôt d'un détritus putrilagineux grisâtre, fétide, et à odeur caractéristique. En même temps il se fait une infiltration de la joue malade ou de la lèvre; cet œdème est mou, assez régulièrement circonscrit; bientôt il devient plus intense ; il se forme profondément à son centre un noyau dur, régulier, arrondi. Alors la joue est tendue, luisante, pâle, ou marquée de marbrures violacées, plus apparentes sur la partie saillante de la tumeur : à l'intérieur de la bouche l'eschare a pris une couleur brune, elle s'est étendue considérablement, a gagné les gencives ; elles est quelquefois entourée d'un cercle violacé.

L'enfant est assis dans son lit et s'occupe des objets qui l'entourent; d'autres fois il est sans forces et couché indifféremment ; sa figure, bouffie et sans expression d'un côté, est triste et abattue de l'autre ; une salive sanguinolente ou déjà noirâtre s'écoule de ses lèvres entr'ouvertes ; il demande cependant à manger, prend avec assez d'avidité ce qu'on lui offre, et avale tout à la fois sa nourriture et les détritus putrilagineux qui se détachent des parties gangrenées. Sa peau est fraîche, et son pouls peu développé, médiocrement fréquent, à moins qu'il n'existe quelque complication fébrile grave ; son intelligence est nette, cependant il a quelquefois du délire pendant la nuit.

Du troisième au sixième jour de la maladie la scène change ; une eschare se déclare sur le point le plus culminant et le plus violacé de la tumeur, soit sur la joue, soit sur la lèvre inférieure; petite, noire et sèche, cette eschare s'étend de jour en jour, et quelquefois parvient à des dimensions considérables, envahissant un côté presque entier de la face, ou même descendant sur le cou; en même temps celle de la muqueuse se propage à l'intérieur. L'aspect de l'enfant est aussi triste que hideux à voir: tantôt assis et conservant ses forces, il arrache des lambeaux gangrenés de l'intérieur de sa bouche, tantôt abattu, il laisse écouler sur lui avec indifférence une sanie fétide et noirâtre.

Cet aspect peut cependant devenir encore plus repoussant, lorsque l'eschare se détache en partie et qu'on voit pendre des lambeaux de chairs mortifiées, ou bien lorsqu'elle tombe et laisse une perforation à travers laquelle on aperçoit les dents déchaussées et vacillantes, et les maxillaires dénudés et noircis. L'odeur est alors des plus infectes; l'enfant conserve encore quelques forces et demande à manger, ou bien il est dans le dernier état de prostration et refuse toute nourriture. Sa soif est toujours vive; il ne vomit pas, mais il a un dévoiement abondant, il maigrit rapidement; sa peau est sèche, peu chaude; son pouls, très petit, devient insensible, et la mort arrive sans autres phénomènes.

Elle a lieu le plus souvent avant que la détérioration soit aussi profonde, et avant que la perforation se soit effectuée, c'est-à-dire au bout de huit à quinze jours de maladie. Cependant une de nos malades dont la gangrène avait envahi toute la face avait passé dix-huit jours à l'hôpital.

Lorsque la guérison arrive, ce qui est de beaucoup le cas le plus rare, elle peut avoir lieu dans la première période, avant la manifestation de l'eschare cutanée, et par la chute de la portion de la muqueuse mortifiée. La guérison a lieu aussi dans la dernière période et après la chute de l'eschare extérieure.

Dans le premier cas, la mortification se limite, les parties se détachent peu à peu; il reste des ulcérations à fond grisâtre; le gonflement diminue, puis disparaît; les symptômes généraux s'amendent, la guérison s'établit et il ne persiste aucune difformité apparente à l'extérieur.

Dans le second cas, les bords de la perforation s'affaissent, se nettoient; la gangrène se limite à l'intérieur comme à l'extérieur; une suppuration de bonne nature s'établit; il se fait une exfoliation des parties osseuses nécrosées; puis enfin la plaie se rétrécit insensiblement, et la guérison a lieu au bout d'un temps plus ou moins long; mais elle est achetée au prix de difformités graves ou d'infirmités cruelles. « La gangrène des gencives avait non-seulement détruit les dents qui étaient déjà venues, mais elle avait encore corrompu dans les alvéoles les rudiments de celles qui devaient pousser, de façon que ces petits malheureux étaient destinés, dès le commencement de leur vie, à supporter les incommodités de la vieillesse, leur bouche ayant été démeublée. » (*Van Swieten*, dans Tourdes, p. 55.)

« La mastication, l'introduction des aliments dans la bouche, la parole même peuvent être notablement gênées ou empêchées par les suites du noma. L'autoplastie est alors une précieuse ressource. »

Rechutes. — « La gravité de la maladie et sa rareté même expliquent le petit nombre des rechutes et des récidives ; on en connaît cependant quelques exemples. Berthe a vu un enfant de deux ans atteint de gangrène de la bouche en avril 1754 en être de nouveau frappé en avril 1755, et mourir. » (Tourdes, p. 56.) Nous avons rapporté plus haut une observation de Hueter dans laquelle une récidive fut suivie de guérison.

Art. VI. — Diagnostic.

On pourrait croire qu'aucune des maladies de l'enfance ne peut être confondue avec la gangrène de la bouche ; il est cependant des affections de nature évidemment gangréneuse qu'on a l'habitude d'en distinguer. En outre, quelques auteurs ont cru devoir confondre la stomatite ulcéreuse et couenneuse avec la maladie qui nous occupe. Pour nous ces affections sont différentes ; et pour le prouver nous allons, suivant notre habitude, établir dans un tableau synoptique les points de contact et les dissemblances diagnostiques.

Stomatite.	*Gangrène.*
Début par une ulcération ou un dépôt plastique pseudo-membraneux.	Début par une ulcération qui est quelquefois d'emblée gangréneuse, ou par un œdème de la joue.
Odeur très fétide et parfois gangréneuse.	Odeur toujours gangréneuse.
Extension peu considérable de la lésion locale, qui conserve toujours le même aspect.	Extension considérable et rapide : les tissus prennent une teinte gris noirâtre spéciale.
Peu de gonflement de la joue ou des lèvres, ou simplement œdème de cette partie, et sans noyau central dur, sans tension et sans aspect huileux.	Gonflement et œdème très étendu de la joue avec noyau d'engorgement central ; tension ; aspect huileux ; marbrures violacées.
Salivation rarement assez considérable pour s'écouler hors de la bouche : alors elle est quelquefois sanguinolente, jamais mêlée de débris gangrenés.	Salivation abondante ; écoulement continuel d'un liquide sanguinolent, puis putrilagineux et noir.
Jamais d'eschare à l'extérieur.	Souvent une eschare sur la joue ou les lèvres.
Jamais de perforation des parties molles ; jamais de dénudation des os ; la chute des dents est très rare.	Souvent perforation des parties molles ; dénudation constante des os ; ébranlement constant et chute très fréquente des dents.

Marche lente de la maladie abandonnée à elle-même; guérison rapide sous l'influence des médications.	Marche rapide, et habituellement terminaison funeste de la maladie abandonnée à elle-même, ou malgré tout traitement.

Nous pourrions accumuler un beaucoup plus grand nombre de caractères différentiels; mais les précédents suffisent pour établir que la marche, l'aspect, la durée et la terminaison de la maladie sont tout à fait opposés. La comparaison des articles d'anatomie pathologique démontrera surabondamment la différence de nature des altérations cadavériques. M. le docteur Taupin, qui soutient l'identité de nature des deux affections, prétend, il est vrai, que les fausses membranes de la stomatite couenneuse sont des eschares; mais cette opinion n'est appuyée sur aucune preuve; et il nous semble bien plus naturel de rapprocher ces produits des fausses membranes, et de les regarder comme un résultat de l'inflammation : leur aspect, leur marche, leur ressemblance avec les fausses membranes des autres muqueuses, l'identité du traitement qu'elles exigent, en sont autant de preuves qui nous semblent inattaquables.

Du reste, M. Taupin établit dans son mémoire la plupart des caractères diagnostiques et anatomiques que nous avons énumérés ; en sorte que ce n'est pas là qu'il cherche la preuve de l'identité des deux affections. Nous ne trouvons guère cette preuve que dans son exposé des causes. Nous le suivrons bientôt dans cette comparaison.

La gangrène de la bouche pourrait être confondue avec la pustule maligne; mais le diagnostic en a été parfaitement posé par le docteur Baron (*loc. cit.*, p. 163). « La pustule maligne commence » toujours par l'extérieur, porte d'abord son influence sur l'épiderme, » puis gagne successivement le corps muqueux, le chorion et les » parties subjacentes ; tandis qu'au contraire la gangrène que nous » décrivons attaque d'abord la membrane muqueuse, puis les muscles, » et finit par la peau. » Ajoutons encore la différence des causes de ces deux maladies et de l'âge auquel elles se montrent.

Toutefois, si la marche de ces deux affections est différente, la gangrène, évidente dans toutes deux, doit empêcher de les séparer entièrement. Ce rapprochement servirait à établir un cadre complet des maladies gangréneuses de toute l'épaisseur de la joue, c'est-à-dire des gangrènes débutant, 1° par la muqueuse; 2° par la joue; 3° suivant la plupart des auteurs par le centre des parties molles. Cette dernière pourrait être circonscrite ou diffuse, suivant qu'elle déterminerait une mortification de toute la joue ou une simple perforation peu étendue.

Les aphthes gangréneux diffèrent de la gangrène de la bouche par le peu d'extension de la maladie, parce qu'ils se bornent à la muqueuse, et ne produisent jamais d'engorgement profond de la joue ou des lèvres, ni de dénudation des os. En outre, leur marche est plus lente, et il peut arriver que l'eschare se détache et se reproduise plusieurs fois sur le même point. Ces caractères font de l'aphthe gangréneux et de la gangrène de la bouche deux maladies très distinctes, qui ne se succèdent pas habituellement, et dont l'une ne saurait être considérée comme le début de l'autre. Cependant il nous semble que ces deux affections devraient être réunies comme étant toutes deux une gangrène, c'est-à-dire une maladie de même espèce, et différenciées localement, parce que l'une forme une eschare toujours limitée, et l'autre une gangrène diffuse : ainsi l'aphthe gangréneux serait au charbon des joues ce que la gangrène circonscrite est à la gangrène diffuse. Cette division rentrerait dans une de celles que nous avons indiquées ailleurs (voy. PRÉLIMINAIRES et GANGRÈNE DU PHARYNX).

Cette gangrène superficielle de la muqueuse devrait être rapprochée de la gangrène superficielle de la peau connue sous le non de tache gangréneuse des nouveau-nés, et dont Billard et le docteur Richter ont donné la description. Ce dernier auteur (1) a vu ces taches se développer sur les joues, et former par leur chute des ulcères plus ou moins profonds, en forme d'entonnoir, et pouvant même perforer complétement la joue.

En rapprochant ces deux dernières espèces de gangrène limitée de celles que nous avons notées dans la page précédente, nous serons amenés à établir six espèces de gangrènes de la bouche différentes par leur siége, leur début, leur marche, et quelquefois par leur terminaison :

1° Gangrène circonscrite de la muqueuse, ou aphthe gangréneux ;

2° Gangrène circonscrite de la joue, ou tache gangréneuse de la joue ;

3° Gangrène circonscrite des tissus intermédiaires à la peau et à la muqueuse, s'étendant ensuite à ces membranes et déterminant une perforation circonscrite ;

4° Gangrène diffuse de la muqueuse, pouvant s'étendre de dedans en dehors jusqu'à la peau ,

5° Gangrène diffuse de la peau ou pustule maligne, pouvant s'étendre de dehors en dedans jusqu'à la muqueuse ;

6° Gangrène diffuse des tissus intermédiaires à la peau et à la muqueuse, s'étendant ensuite sans limite distincte à l'une et à l'autre de ces membranes (2).

(1) Sur la *gangrène des enfants* et de ses espèces, etc., par le docteur Richter ; traduit par le docteur Borchard, dans *Expérience*, 1838, t. II, p. 445.

(2) Il doit être bien entendu qu'en reconnaissant ces six espèces de gangrène des parois buccales nous ne préjugeons en rien leur nature. De même que des phlegmasies de nature différente peuvent se développer sur un organe, de même un organe peut être envahi par des gangrènes de nature différente. La gangrène, comme la phlegmasie, est un résultat, une forme anatomique.

Le chapitre présent aurait été consacré à la description des troisième, quatrième et sixième espèces ; nous remarquons que la troisième et la sixième sont les plus rares, et que nous les avons admises d'après les auteurs, et non d'après nos propres observations.

Il est, ce nous semble, inutile de différencier de la gangrène de la bouche l'inflammation des parois buccales, connue vulgairement sous le nom de *fluxion ;* la rougeur de la joue, l'aspect inflammatoire de la maladie, le début au milieu de la bonne santé, la fièvre dès les premiers jours, la marche de l'affection, l'absence de la gangrène à l'intérieur de la bouche suffisent pour éclairer le diagnostic.

La méprise serait peut-être plus aisée s'il se développait un furoncle de la joue : l'engorgement dur pourrait en imposer à un premier coup d'œil ; mais la rougeur de la tumeur, sa forme conique, l'absence d'œdème autour d'elle et de gangrène à l'intérieur de la bouche, rectifieraient facilement le diagnostic.

M. Tourdes (p. 67) a insisté sur le diagnostic rétrospectif du lupus et de la gangrène de la bouche. Il peut y avoir une importance réelle à déterminer laquelle de ces deux maladies a causé la destruction d'une partie du visage. En effet, la restauration de la face par une opération chirurgicale peut réussir si la déformation est la conséquence de la gangrène de la bouche : on ne doit pas la tenter dans le cas d'esthiomène. « Les cicatrices du lupus sont contournées, saillantes, inégales, tuberculeuses, parfois encore couvertes de croûtes : le nez est détruit le plus souvent, de nombreuses rechutes ont eu lieu ; la peau est fine, bleuâtre, l'épiderme est mince et plissé, les ganglions lymphatiques sont engorgés, la constitution tout entière porte le cachet d'une détérioration profonde. Les cicatrices du noma sont épaisses, fibreuses, blanches, plus analogues à celles d'anciennes brûlures, enfoncées, bridées, adhérentes, occupant surtout les joues, et souvent accompagnées de larges pertes de substance des os. La cicatrice une fois formée, il n'existe aucune disposition aux rechutes. »

Art. VII. — Complications.

Lorsque la maladie est secondaire, il est bien difficile d'établir quelles complications lui appartiennent. Si, en effet, une rougeole se complique de gangrène de la bouche, et s'il survient une pneumonie, cette dernière sera-t elle une complication de la rougeole ou de la gangrène? On ne pourra juger une pareille question que d'après l'époque à laquelle surviennent les maladies secondaire et tertiaire. Pour répondre à la question précédente, nous dirons : la pneumonie sera la suite de la gangrène, si elle survient à une époque où la rougeole n'a pas l'habitude de se compliquer d'inflammation pulmonaire ; si au contraire elle se développe au moment où la gangrène débute, et à une époque rapprochée de la rougeole, elle sera rubéolique. Si c'est à une époque où les deux maladies peuvent influer en même temps sur le développement de la pneumonie, nous croirons que celle-ci dépend à la fois de la rougeole et de la gangrène, ou plutôt d'un état général, conséquence des deux maladies rubéolique et gangréneuse, et dont il est impossible d'estimer séparément le degré d'influence.

Prenant donc ce point de départ, nous trouvons que la pneumonie est la complication la plus fréquente de la gangrène. Nous avons déjà donné les rapports anatomiques de ces affections en mélangeant les pneumonies antérieures à la mortification et celles qui leur sont postérieures. Nous devons dire maintenant que sur vingt et une observations de gangrène, dont deux sans pneumonie, huit fois l'inflammation pulmonaire est survenue pendant le cours de la gangrène et a paru être sous son influence; elle a présenté d'ailleurs tous les caractères de la maladie secondaire tels que nous les avons décrits (voy. BRONCHO-PNEUMONIE); elle débute à toutes les époques de la gangrène.

Une fois seulement une entérite a paru naître pendant le cours de la mortification ; une fois aussi une varioloïde s'est développée lors d'une gangrène confirmée.

Nous ne parlons pas des complications de même nature que nous avons été à même de constater, telles que la gangrène du poumon et du pharynx, parce qu'elles ont souvent échappé à nos recherches pendant la vie, et que nous ne savons pas en conséquence si elles ont précédé ou suivi la mortification de la bouche. Il est positif toutefois que la gangrène de la bouche peut s'étendre au voile du palais et au pharynx, bien que l'inverse soit peut-être plus fréquent. La maladie a suivi cette marche chez un enfant dont M. Guibert a rapporté l'observation, et chez un autre dont l'histoire est consignée dans le *Journal général des hôpitaux* (2e année, 1829, p. 97).

Une dernière complication qui est le résultat de la gangrène est l'hémorrhagie. Nous avons indiqué ci-dessus les circonstances qui rendaient cet accident tout à fait exceptionnel ; cependant il peut se produire ; nous en trouvons un exemple dans le mémoire du docteur Hueter.

Il s'agit d'une fille de quinze ans qui fut prise d'une fièvre bilieuse rémittente traitée par les vomitifs et le calomel. Il survint une salivation abondante avec gonflement de la face. Trois jours plus tard, la surface interne de la joue fut mortifiée. Dans la nuit du cinquième au sixième jour, il survint une hémorrhagie par une artère faciale. Onze jours après le début, une seconde hémorrhagie par la déchirure d'une artère occasionna la mort.

Dans nos observations les hémorrhagies des organes internes et externes n'ont pas été plus fréquentes que l'anasarque.

Art. VIII. — Pronostic.

Le pronostic de la maladie est aisé à établir, d'après ce que nous avons dit jusqu'à présent. La mort est la terminaison ordinaire de la gangrène de la bouche ; cependant on cite des exemples de guérison. Parmi nos vingt-neuf observations, il s'en trouve trois dont une appartient à Baron, une au docteur Destrées et une à nous-mêmes. M. Tourdes, qui a fait le relevé de presque toutes les observations connues de gangrène de la bouche, a compté sur un total de 239 observations 63 guérisons et 176 morts ; c'est-à-dire que la mortalité est de 73 pour 100.

Il ne faut pas sans doute accepter ce résultat comme entièrement conforme à la vérité. M. Tourdes a fort bien remarqué que la mortalité varie beaucoup suivant les observateurs, et lorsque nous voyons dans le tableau qu'il donne (1) des médecins avoir 10 guérisons sur 14, ou 8 sur 16, nous regrettons de n'avoir pas les observations sous les yeux, afin de vérifier s'il s'agit réellement de gangrène de la bouche ; nous le regrettons surtout pour un bon nombre des observations que M. Tourdes a empruntées aux médecins allemands. Ils comptent en effet 48 cas funestes et 36 heureux, tandis que les médecins anglais ont 15 morts et 4 guérisons (2), et les français 107 décès et 24 terminaisons favorables.

Les causes qui, d'après M. Tourdes, aggravent le pronostic et expliquent ces variations dans la mortalité, sont : 1° le jeune âge : la mort est d'autant plus sûre et plus prompte que l'enfant est plus jeune ; 2° les conditions antihygiéniques, et notamment le séjour dans les hôpitaux. Là, en effet, la mort est presque sans exception la conséquence de la maladie ; 3° le développement des complications, et notamment de la pneumonie ; 4° le traitement, et surtout le moment où il est mis en usage pour la première fois. La plupart des guérisons ont été obtenues avant que la gangrène ait dépassé la muqueuse et que le noyau central se soit formé. Toutefois, l'enfant peut guérir après que la gangrène a détruit l'épaisseur de la joue ; mais alors la guérison a lieu, en général, au prix de vastes pertes de substance et d'adhérences de la joue à la mâchoire, d'où résultent des difformités aussi désagréables à la vue qu'incommodes pour le petit malade.

La guérison n'a guère lieu que chez des enfants qui n'ont pas d'autres affections concomitantes graves et qui conservent leur appétit et leurs forces pendant tout le cours de la maladie. On peut, en effet, concevoir de l'espoir lorsque les eschares se limitent ; et, si elles viennent

(1) Tourdes, *loc. cit.*, pag. 33.

(2) Nous ajoutons ici six observations recueillies par M. West : 5 morts, 1 guéri. (*Lectures on the diseases of infancy and childhood*, p. 355.)

à se détacher, lorsque les bords ne sont pas gros et tendus, lorsqu'ils se nettoient des débris putrilagineux et prennent la couleur vermeille d'une plaie en suppuration. Au contraire, la prostration des forces, la petitesse du pouls, l'extension des eschares, la dureté et la lividité des bords de la plaie sont des signes pronostiques fâcheux.

Art. IX. — Causes.

Age. — La gangrène de la bouche est à peu près spéciale à l'enfance ; cependant nous l'avons vue aussi chez l'adulte ; on en a même cité un exemple chez un vieillard de soixante-douze ans (1) : l'âge auquel elle survient le plus communément est de trois à cinq ans. Plusieurs de nos malades dépassent cet âge, mais en petite proportion, comparée aux premiers. Ce résultat est aussi celui auquel est arrivé M. Tourdes, d'après 102 observations.

La stomatite, au contraire, est plus fréquente, absolument parlant, de cinq à dix ans.

La fréquence relative de la gangrène de la bouche dans le jeune âge est un fait digne d'intérêt et dont la cause ne nous paraît pas encore nettement déterminée. « L'abondance du tissu cellulaire graisseux, dit M. Tourdes, la facilité des congestions sanguines, des engorgements inflammatoires et œdémateux, le travail de la dentition ; la fréquence des ulcères, le contact de la salive et son altération, l'action de l'air et des corps étrangers, telles sont les circonstances dépendant de l'organisation et des fonctions de la bouche qui rendent plus facile la gangrène de cette région. »

Sexe. — Nous ne pouvons tirer une conclusion absolue des faits que nous avons sous les yeux ; mais si nous acceptons le relevé de M. Tourdes, la maladie serait plus fréquente chez les filles que chez les garçons (2).

(1) Bæckel.

(2) Sur vingt-neuf observations, nous en comptons dix-neuf entre deux et cinq ans, et dix entre six et quinze ans. Sur ce nombre il y a treize garçons et seize filles. Nous devons dire, d'une part, que toutes les observations de Baron ont rapport à des filles, et nous ne savons pas si ce fait ne tient pas à une distribution spéciale des malades dans l'établissement où il a recueilli ses observations. Mais comme, d'autre part, nous possédons en général plus d'observations de garçons que de filles, ces deux résultats peuvent se compenser. Cependant nous ne tirons pas une conclusion absolue.

Voici, du reste, la division par âge et par sexe :

2 ans	1	dont 0 garçons et 1 fille.
3 ans et 3 ans 1/2	8	dont 4 garçons et 4 filles.
4 ans et 4 ans 1/2	7	dont 4 garçons et 3 filles.
5 ans et 5 ans 1/2	3	dont 2 garçons et 1 fille.
6 ans et 6 ans 1/2	2	dont 1 garçon et 1 fille.

Peu de différences séparent la stomatite de la gangrène; cependant la première paraît être plus commune chez les garçons.

Constitution. — Les enfants chez lesquels se développe la gangrène sont lymphatiques et de faible constitution, ou bien leur force vitale a fléchi sous l'influence des causes que nous énumérerons bientôt. La maladie, en un mot, se développe le plus souvent chez des enfants débiles. Cependant il n'en est pas toujours ainsi, et l'on voit quelques enfants encore robustes succomber à la gangrène de la bouche.

Conditions hygiéniques. — Le noma est une maladie des enfants des pauvres, et il existe ici un grand rapport entre cette affection et la stomatite. Il faut croire que les pauvres y sont plus disposés, parce qu'ils vivent souvent au milieu de la malpropreté, de l'encombrement, du mauvais air, ne changeant pas de linge et se nourrissant mal. Toutefois ces causes ont une influence différente sur la production de la stomatite et de la gangrène. La première naît le plus souvent spontanément et par suite de l'action seule de ces causes; la seconde, au contraire, ne se produit que très rarement dans ces seules circonstances, et il faut une détérioration plus profonde due à des maladies de long cours, ou bien une disposition spéciale imprimée par une maladie spécifique aiguë. Donc, encore sous ce point de vue, la gangrène diffère de la stomatite.

Contagion. — Endémie. — Épidémie. — Saison. — Une nouvelle dissemblance entre ces deux affections est la contagion à peu près prouvée de la dernière, et la non-contagion de la gangrène. Ces questions, il est vrai, ne sont pas complétement résolues; mais d'après l'affirmation même du docteur Taupin, il semble qu'elles doivent l'être dans le sens que nous indiquons ici. Il faut remarquer cependant que la gangrène et la stomatite sont endémiques dans les pays froids et humides, tels que la Hollande, la Suède, les côtes de la Prusse. L'influence des contrées marécageuses paraît aussi avoir été constatée.

Nous n'avons pas eu l'occasion d'observer d'épidémie de gangrène de la bouche. On a dit cependant que cette maladie peut se montrer sous forme épidémique; mais il nous paraît que cette opinion est fondée sur la confusion faite pendant longtemps, et de nos jours encore, entre la stomatite ulcéro-membraneuse et le noma.

« Les auteurs s'accordent à signaler l'action fâcheuse du froid humide. C'est au printemps et en automne que cette maladie se développe le plus ordinairement. On peut encore expliquer la préfé-

7 ans et 7 ans 1/2	3	dont 1 garçon et 2 filles.
9 ans et 9 ans 1/2	2	dont 0 garçons et 2 filles.
11 ans	1	dont 1 garçon et 0 filles.
12 ans	2	dont 0 garçons et 2 filles.

rence du noma pour ces saisons par l'apparition plus ordinaire des fièvres éruptives à ces époques de l'année. L'hiver vient ensuite dans l'ordre de fréquence ; puis l'été, où la maladie est plus rare (1). »

Maladies antérieures. — Le docteur Baron (*loc. cit.*, p. 158) a dit avec raison « que l'affection gangréneuse de la bouche ne survient » jamais primitivement ; qu'elle se manifeste chez les enfants qui sont » déjà affaiblis par une maladie antérieure. » Nous partageons complétement l'avis de ce médecin. La maladie dans le cours de laquelle la gangrène survient le plus habituellement est la rougeole. Nous l'avons rarement constatée à la suite de la scarlatine, de la variole et de la pneumonie. Elle se développa chez un enfant de quatre ans, au vingt-neuvième jour d'une pneumonie primitive, qui avait été traitée par l'application de douze sangsues, de trois ventouses scarifiées, d'un large vésicatoire, avec diète absolue. Nous sommes tout disposés à regarder la médecine débilitante comme ayant prédisposé l'enfant à cette complication. Nous avons aussi observé la gangrène à la suite d'affections intestinales, de la coqueluche, de la scrofule. On en cite des exemples à la suite des fièvres intermittentes.

Enfin nous devons dire quelques mots sur la coïncidence des tubercules et de la gangrène. Une seule fois nous avons trouvé qu'une tuberculisation très avancée s'était terminée par gangrène de la bouche. Huit autres malades ne nous ont offert qu'un petit nombre de tubercules. La phthisie est si fréquente dans l'enfance, et détermine une telle détérioration, qu'on est étonné, quand elle est arrivée à un degré avancé, de la voir se terminer rarement par gangrène de la bouche.

Remarquons cependant que, vu le peu de fréquence de la gangrène, le chiffre que nous donnons est encore assez notable : sur vingt autopsies, neuf sujets nous présentaient des tubercules. Chez un seul ils étaient crétacés, et la gangrène avait dans ce cas succédé à la scarlatine. Toutefois, comme la plupart de ces enfants n'offraient qu'un petit nombre de tubercules, s'il ne nous est pas permis de voir une répulsion, nous ne devons pas non plus voir une affinité entre la gangrène et ces produits accidentels.

Les causes occasionnelles de la gangrène échappent le plus ordinairement à notre investigation ; cependant il est hors de doute que cette grave affection peut succéder à un traitement mercuriel très actif, dans les cas surtout où les parois buccales sont primitivement le siége d'une phlegmasie. M. Bretonneau en a cité des exemples dans son *Traité de la diphthérite*, et nous avons rapporté un fait du docteur Hueter dans lequel il en a été de même. Le docteur Tourdes a cité des observations qui prouvent évidemment l'action fâcheuse du

(1) Tourdes, *loc. cit.*, p. 33.

calomel. La possibilité du développement de la maladie sous l'influence d'une pareille cause n'est pas indifférente à connaître (1).

Art. X. — Traitement.

§ I. *Indications.* — Les indications thérapeutiques de la gangrène se tirent de la nature même de la maladie et des circonstances dans lesquelles elle se développe.

1° Il serait sans doute de la plus grande importance de déterminer quelle est la nature de l'état particulier de l'économie sous l'influence duquel se produit la gangrène de la bouche. Cette connaissance nous donnerait sans doute les moyens de prévenir la maladie, ou au moins de détruire les influences pernicieuses qui l'entretiennent et accélèrent sa marche, lorsqu'elle existe. Mais une partie seulement du problème nous est connue. Nous savons que les causes sont débilitantes et que les toniques sont indiqués. On objectera peut-être que beaucoup d'enfants conservent leurs forces et leur appétit, et n'ont nullement l'apparence adynamique. Cette objection n'est pas un motif suffisant pour repousser les toniques et surtout une alimentation substantielle. Il est avéré, en effet, que les enfants qui demandent de la

(1) Nous donnons ici le résumé étiologique publié par M. Tourdes, d'après 98 faits au nombre desquels les nôtres sont compris. Nous y joignons les six observations de M. West :

Rougeole	41	Diphthérite buccale	1
Scarlatine	5	Id. avec tubercules	1
Variole	3	Fièvre intermittente	9
Bronchite	4	Fièvre typhoïde	9
Coqueluche	6	Calomel	7
Pneumonie	2	Scrofules	4
Tubercules	3	Scorbut	2
Entérite	5	Syphilis	2
Dysenterie	2	Congestion cérébrale	1

Si nous joignons à ces résultats ceux auxquels sont arrivés MM. Bouley et Caillault, nous constatons une influence de la rougeole plus puissante que celle qui ressort de ce tableau.

Rougeole	38
Rougeole douteuse	3
Variole	2
Phthisie	2
Gangrène spontanée, au milieu de la santé parfaite	1
	46

Il faut dire que sur ces 46 faits il y a treize cas de gangrène noire de la bouche, 31 de gangrène phagédénique de la vulve ou de la bouche et 2 cas d'eschares jaunes ultimes.

nourriture par un besoin réel, et non par habitude ou gourmandise, n'en éprouvent aucun accident. Tant qu'un enfant mange et digère, il faut de graves raisons pour lui refuser des aliments.

2° La mortification ayant une tendance extrême à l'envahissement, il faut chercher à lui poser des limites qu'elle ne puisse franchir, et le moyen d'y parvenir consiste à substituer à la mortification morbide une mortification artificielle qui se limite toujours ; ainsi nous avons vu certaines inflammations nécessiter pour guérir la substitution d'une phlegmasie d'une autre nature. De là dans la gangrène l'emploi des caustiques les plus énergiques. Nous verrons cependant que la maladie peut céder à d'autres médications.

3° Il faut diminuer autant que possible la fétidité des parties gangrenées (chlorure de chaux, lotions fréquentes).

4° Enfin il faut favoriser l'élimination ou le rejet des eschares.

§ II. *Examen des médications. — Topiques caustiques.* — Au moyen des caustiques de différentes sortes portés sur le siége du mal, on remplit la seconde indication. Il est utile, nécessaire même de les mettre en usage le plus tôt possible et dès que la maladie de la bouche prend l'aspect gangréneux. Il faut que la cautérisation porte au delà de la gangrène sur les tissus sains, car il est parfaitement inutile de cautériser un tissu mortifié ; il serait donc convenable de pouvoir porter le caustique tout autour de la gangrène, et de circonscrire le noyau dans une sphère de tissus cautérisés. Malheureusement il n'est pas possible d'agir ainsi, et les organes profonds de la joue et des lèvres échappent à la mortification artificielle.

Donc, pour que la cautérisation produise un effet salutaire, ou du moins pour qu'elle ait quelques chances de succès, il faut :

1° Attaquer le mal le plus tôt possible et avant que les tissus profonds de la joue soient envahis.

2° Choisir un caustique assez énergique pour qu'il porte son action sur les tissus sains après avoir traversé l'eschare. En outre la cautérisation doit être profonde. Lors même que l'on remplit ces conditions la cure est loin d'être assurée ; car on voit bientôt la gangrène passer au delà des tissus cautérisés, et déjouer ainsi tous les efforts qu'on fait pour la circonscrire : plus elle s'étend, et plus il est difficile de l'entourer. Bien plus, il nous a semblé, dans quelques circonstances, qu'une cautérisation incomplète et mal faite avait pour effet de donner une impulsion à la gangrène et d'activer sa marche envahissante.

On peut encore, s'il est possible d'agir ainsi, exciser ou scarifier les parties déjà gangrenées avant de pratiquer la cautérisation.

Dans le cas où elle ne pourrait être faite de cette manière, il vaudrait mieux s'en abstenir, car on a constaté des guérisons sans l'emploi de ce moyen.

Des caustiques de toute sorte ont été préconisés ; on a conseillé les différents acides minéraux ou végétaux, tels que les acides hydrochlorique, sulfurique, acétique, pyroligneux; ou bien le nitrate acide de mercure, le beurre d'antimoine, le caustique de Vienne, ou même le cautère actuel. La guérison de plusieurs malades a été due à l'emploi de ces différents caustiques. Ainsi Klaatsch a guéri une gangrène par l'acide pyroligneux; Hueter, par l'acide acétique; Constant, par le nitrate acide de mercure; Baron, par le fer rouge, et nous-mêmes par le nitrate d'argent et le chlorure de chaux.

Les différents auteurs ont donné des préceptes pour l'application du caustique qu'ils préfèrent. Ainsi Baron veut qu'on débute par des cautérisations avec l'acide hydrochlorique appliqué au début de la gangrène sur les ulcérations de la muqueuse; puis, lorsque l'eschare extérieure est formée, il attend sa chute pour cautériser les bords de la plaie avec un bouton de feu, ou bien il veut qu'on fasse la section de l'eschare, et qu'on applique le cautère actuel sur la plaie ainsi ouverte. (*Loc. cit.*, p. 166, 167, 170.)

Billard, qui conseille le beurre d'antimoine, ou mieux le bouton de feu, veut, à l'exemple de Barron, qu'on le pose sur une incision cruciale faite à l'eschare de la joue. (*Loc. cit.*, p. 234.)

Bien que nous rejetions d'une manière générale l'usage de ces deux caustiques, dont l'un est effrayant pour les enfants, et dont l'autre est d'une application assez difficile, nous devons reconnaître qu'un certain nombre de guérisons ont eu lieu à la suite de l'emploi du cautère actuel. Aussi croyons-nous que, si l'enfant est docile, et si les autres moyens ont échoué, on doit les préférer. L'application du bouton de feu à l'extérieur de la joue n'est pas difficile. Il est surtout utile lorsque l'eschare est détachée et permet la cautérisation de toute la surface gangréneuse.

Avant ce moment, la cautérisation faite à l'extérieur est nécessairement incomplète, et ne peut avoir quelque chance de succès que si on la fait précéder de la section de l'eschare et de l'ablation de la plus grande quantité possible des parties mortifiées.

Il ne faut pas oublier en outre que l'eschare est toujours plus étendue sur la muqueuse que sur la peau, et que la cautérisation serait incomplète, et dès lors inutile, si elle n'était pas pratiquée à l'intérieur de la bouche aussi bien qu'à l'extérieur. Mais c'est ici que l'application du caustique est difficile, et que les enfants pourraient la rendre nuisible par leurs mouvements rapides et irréfléchis. Le *spéculum de la bouche*, anneau ovale à valves très courtes (Tourdes, page 91), peut alors être utile en maintenant la bouche ouverte, et en permettant de l'explorer dans toute son étendue. Par ce moyen on peut porter sur toutes les parties malades des cautères peu volumineux et allongés, rougis à blanc.

Nous préférons le nitrate acide de mercure, les acides hydrochlorique, sulfurique ou acétique, dont l'emploi est plus commode, et que l'on porte avec la plus grande facilité sur tous les points malades. Quelques auteurs recommandent de les mélanger avec une certaine quantité de miel rosat : nous ne pensons pas que ce mélange soit convenable, car il contribue à affaiblir les caustiques. On peut les porter sur l'eschare de la muqueuse au moyen d'un pinceau, ou mieux d'une éponge, comme nous l'avons indiqué à propos de l'angine (voy. t. I, p. 261). Mais, comme le dit avec raison le docteur Taupin (et quel que soit le caustique employé), on doit avoir soin de garantir les parties saines avec une cuiller ou un morceau de carton, afin d'éviter les cautérisations inutiles.

1° *Excitants et topiques divers.*—La plupart des auteurs ont joint à l'usage des caustiques celui d'excitants locaux de diverse nature. Ainsi Baron (*loc. cit.*, p. 166) veut qu'on fasse à l'intérieur et à l'extérieur de la bouche des applications de quinquina et de camphre. Billard (p. 234) recommande les frictions sèches ou aromatiques lorsqu'il n'existe encore qu'un œdème. Dès qu'il s'est formé un noyau d'engorgement central, il veut qu'on pratique des frictions avec le liniment ammoniacal, ou bien que l'on applique des compresses imbibées d'une solution peu concentrée d'hydrochlorate d'ammoniaque.

Le chlorure d'oxyde de sodium paraît aussi avoir été suivi de succès chez plusieurs des malades du docteur Richter, et très évidemment il a contribué à la guérison chez l'enfant dont le docteur Rey a recueilli l'histoire (p. 370). Hueter a conseillé l'usage de compresses imbibées dans du suc de laitue ; il dit que ce topique a l'avantage de tarir l'abondance des sécrétions.

Plusieurs pathologistes ont recommandé l'emploi de l'onguent égyptiac mêlé à diverses autres substances ; d'autres y ont joint des gargarismes astringents ou toniques de toute sorte, des fomentations ou des cataplasmes astringents, le baume du Pérou (Richter, *loc. cit.*, pages 24-25). Mais à tous ces moyens, tombés dans un oubli plus ou moins mérité, nous préférons, avec le docteur Bouneau, l'usage du chlorure de chaux. On doit l'employer de la même manière que pour la stomatite (tome I. page 203). On en fera une application après chaque cautérisation, et on en continuera l'usage après la chute des eschares et lorsque l'emploi des caustiques ne sera plus nécessaire.

Il est utile de joindre à ces moyens des ablutions fréquentes à grande eau, afin d'enlever autant que possible les débris putréfiés et d'en diminuer l'odeur.

2° *Toniques.* — Tous les auteurs recommandent l'usage des toniques, soit en applications locales, soit comme traitement général. Ainsi le vin de Malaga, le vin vieux, le quinquina, surtout en infusion, en extrait préparé à froid, ont été justement préconisés. La marche rapide de la gangrène empêche, il est vrai, de croire que ces médicaments aient sur elle une influence notable et puissent l'enrayer ; mais, d'une autre part, comme il est incontestable que la mortification est le plus souvent précédée d'une débilitation notable, il faut soutenir les forces du malade et corriger autant que possible l'état général, afin de modifier la tendance de la gangrène à dépasser les limites de la cautérisation. Nous remarquerons, du reste, que l'emploi des toniques sera subordonné à l'état des voies digestives.

3° *Mercuriaux et antiphlogistiques.* — Plusieurs pathologistes ont recommandé l'usage des frictions mercurielles sur la tumeur. Nous croyons, avec Billard, que le mercure qui produit dans bien des cas la gangrène de la bouche, doit être rejeté en raison de ses propriétés altérantes. Ce n'est pas, en effet, chez les enfants débilités qu'il faut déterminer une plus grande liquéfaction du sang.

Nous en dirons autant de l'usage des antiphlogistiques. Quelques sangsues appliquées soit au col, soit sous la branche de la mâchoire, auront le double inconvénient de déterminer une perte sanguine nuisible, et de faire des plaies qui pourraient aussi devenir gangréneuses.

4° *Purgatifs, vomitifs.* — Ces médicaments ne sont indiqués que comme accessoires dans les cas très rares où le tube digestif ne présenterait aucun symptôme d'inflammation et où il existerait de la constipation ; les lavements huileux ou de légers purgatifs salins suffiraient dans les cas de cette nature. Nous pensons que des vomitifs doux, le sirop ou la poudre d'ipécacuanha à doses fractionnées, peuvent être utiles en favorisant le rejet à l'extérieur des produits putréfiées qui s'accumulent dans l'estomac : ils remplissent ainsi une partie de la quatrième indication.

5° *Régime.* — Le régime doit venir ici en aide au traitement général ; l'appétit étant conservé, il faut le satisfaire et se garder de mettre l'enfant à une diète nuisible ; des bouillons, des potages seront permis, ou même une nourriture plus substantielle si l'enfant peut la supporter. il faut préférer les aliments demi-solides et qui n'exigent pas des efforts de mastication considérables. Cependant ce précepte n'est pas d'une nécessité absolue, car on a vu des enfants qui avaient perdu presque toute une joue, dont les dents du même côté étaient ou tombées ou très ébranlées, déchirer cependant avec facilité un morceau de pain avec les dents du côté opposé.

6° *Hygiène.* — Il est d'une grande importance que la chambre des petits malades soit suffisamment aérée; si la saison le permet, il faudra que les fenêtres restent ouvertes. En hiver, on renouvellera fréquemment l'air, après avoir eu soin de couvrir convenablement l'enfant, afin d'éviter les refroidissements.

§ III. *Résumé.* — Toutes les fois qu'un enfant se trouve dans les conditions où peut se développer une gangrène, on devra visiter les parois de la bouche avec soin et chaque jour. Dès les premiers symptômes d'une stomatite ulcéreuse ou couenneuse, on emploiera les médications indiquées au chapitre de cette maladie (tome Ier, p. 202).

Si les ulcérations prennent l'aspect gangréneux, on fera les prescriptions suivantes :

1° On portera sur les ulcères gangréneux un pinceau ou une éponge imbibés de nitrate acide de mercure, ou d'acide hydrochlorique pur : on le laissera pendant quelques instants en contact avec les eschares, et on le promènera autour et au delà d'elles. On préservera la langue et les dents au moyen d'une cuiller et d'une lame de carton.

2° Après cette cautérisation, on fera immédiatement une application de chlorure de chaux comme pour une stomatite simple ; puis, après avoir laissé le chlorure en contact avec l'eschare pendant quelques minutes, on fera une ablution à grande eau.

3° La cautérisation et l'application de chlorure seront ainsi faites deux fois par jour ; dans l'intervalle, on fera deux ou trois fois des injections à grande eau avec l'eau simple ou avec l'eau d'orge mêlée de miel rosat, ou mieux encore une forte décoction de quinquina.

4° La tisane sera une infusion de quinquina faite à froid, ou bien une infusion de tilleul et de feuilles d'oranger avec addition de 60 grammes de sirop de quinquina par demi-litre. L'enfant boira à sa soif.

5° Toutes les deux heures on fera prendre 10 centigrammes de sulfate de quinine dans une cuillerée de confiture, de manière que l'enfant en prenne 50 centigrammes dans la journée. On pourra remplacer ces prises par deux quarts de lavements donnés, l'un le matin, l'autre le soir, et contenant chacun 30 centigrammes de la même substance.

On pourra remplacer le sulfate de quinine par la préparation suivante :

Extrait de quinquina	3 grammes.
Eau de cannelle	60 grammes.
Sirop d'écorce d'orange	30 grammes.

On en donnera une cuillerée à thé tous les deux heures aux plus petits enfants, une cuillerée un peu plus grande aux enfants plus âgés.

6° La nourriture sera substantielle : bouillon, potages, hachis de viande, un peu de vin de Bordeaux ou de vin d'Espagne.

7° La chambre sera vaste, aérée ; on en renouvellera l'air autant que possible, sans cependant établir autour du malade des courants d'air qui pourraient déterminer une pneumonie toujours imminente. On maintiendra l'enfant dans la plus grande propreté, en ayant soin de renouveler souvent les linges sur lesquels s'écoulent la salive et les débris putrilagineux, etc.

La médication précédente sera continuée tous les jours, jusqu'à ce qu'il s'établisse un changement notable en mieux ou en pire.

Dans le premier cas, si la gangrène se limite, si les eschares se détachent, on suspendra les cautérisations; on continuera le chlorure de chaux et le reste de la médication.

Dans le second, dès qu'il se sera formé une eschare à l'extérieur, on l'incisera crucialement, on enlèvera avec des ciseaux le plus possible des parties mortifiées et on portera à l'intérieur un pinceau chargé des mêmes caustiques que ci-dessus, ou bien un bouton de feu; puis on mettra dans l'ouverture de la poudre de quinquina qu'on maintiendra au moyen d'une plaque de diachylon ou à l'aide de boulettes de charpie trempées dans une solution de chlorure d'oxyde de sodium. On cautérisera de nouveau par les mêmes moyens et le plus profondément possible les portions de la muqueuse buccale prêtes à se mortifier; on ne craindra pas de toucher les os dénudés.

La médication générale ne sera pas changée.

On continuera ainsi jusqu'à la chute de l'eschare; enfin, lorsqu'elle sera tombée, on cautérisera les bords de la plaie et toutes les parties malades accessibles à la vue.

CHAPITRE II.

GANGRÈNE DU PHARYNX.

On ne sera pas étonné lorsque nous dirons que la gangrène du pharynx est une maladie rare, puisque nous partageons l'opinion de M. Bretonneau, qui regarde comme *pseudo-membraneuse* l'angine que jusqu'à lui on avait décrite sous le nom de *gangréneuse*. Nous avons exposé ailleurs les motifs qui nous ont fait adopter cette opinion; et l'on pourra voir par les détails dans lesquels nous allons entrer quelles différences séparent la gangrène du pharynx de la diphthérite(1).

Art. I. — Anatomie pathologique.

La gangrène du pharynx se présente sous deux formes très distinctes : ou bien la lésion est nettement circonscrite, ou bien au contraire elle est diffuse.

1° *Gangrène circonscrite* — La gangrène circonscrite du pharynx occupe la partie inférieure de ce conduit dans le point où il s'unit à l'œsophage; on la rencontre aussi à sa face antérieure, au niveau de l'angle

(1) Douze observations ont servi à la composition de ce chapitre; six nous appartiennent : les autres ont été recueillies par Constant, par les docteurs Bretonneau et Guibert. Nous avons eu outre consulté deux notes succinctes publiées par Guersant et Boudet.

rentrant que forme le cartilage thyroïde. Nous ne l'avons pas observée dans les points du pharynx accessibles à la vue pendant la vie. Elle se présente sous forme de plaques tantôt ovales, tantôt parfaitement arrondies, et qui varient pour la dimension entre une petite lentille et une pièce de 1 franc; tout à côté d'une eschare très petite on en voit quelquefois une beaucoup plus étendue, de façon qu'il est probable qu'à leur origine elles ont une petite dimension, et que leur circonférence s'accroît peu à peu. Ces plaques, qui sont déprimées, ont une teinte d'un gris foncé, noirâtre, ou même entièrement noire; elles exhalent l'odeur caractéristique de la gangrène; leurs bords sont taillés à pic et jaunâtres. Lorsque l'on a enlevé la portion gangrenée, on voit que la membrane muqueuse et une partie du tissu sous-muqueux ont disparu. La lésion est quelquefois plus profonde, et les fibres musculaires sont alors à nu; mais elles offrent leur couleur ordinaire et n'ont subi aucune altération.

La membrane muqueuse du pharynx autour des eschares n'est ni rouge, ni épaissie, ni ramollie; aucune pseudo-membrane ne la recouvre. Les eschares gangréneuses, bien que limitées à leur début, peuvent s'étendre à l'épiglotte, et même pénétrer dans l'intérieur du larynx. Mais là encore elles présentent cette forme arrondie, régulière, que nous leur avons assignée. Avant d'aller plus loin, appuyons cette description générale par un exemple copié textuellement sur nos notes.

Garçon de quatre ans. — Le pharynx, au niveau de sa face antérieure et latérale, dans toute la hauteur du larynx, présente, à la partie latérale droite, une eschare arrondie de la dimension d'une pièce de 1 franc. La membrane muqueuse et une partie du tissu sous-muqueux sont converties en une couche de tissu gris noirâtre qui exhale une odeur gangréneuse. Les bords qui circonscrivent l'eschare sont parfaitement arrondis, jaunâtres, non décollés; les muscles sous-jacents sont sains. Au côté gauche de la gouttière thyro-cricoïdienne on trouve une eschare exactement semblable à celle que nous venons de décrire; mais elle est beaucoup plus petite : elle n'a guère que l'étendue d'une lentille.

Lorsque l'eschare a été éliminée, il reste une perte de substance, une véritable ulcération qui peut se recouvrir quelquefois d'une fausse membrane. On nous dira peut-être que la fausse membrane peut très bien s'être développée primitivement, et l'ulcération lui avoir succédé, comme nous en avons cité des exemples dans l'angine ulcéro-membraneuse (tome I, page 245). A cela nous répondrons que les ulcérations recouvertes de fausses membranes, et qui, suivant nous, résultent de la chute des eschares, diffèrent sous plusieurs rapports de celles qui succèdent à la diphthérite : 1° les premières, aussi bien que les eschares, ne s'observent guère que chez les sujets qui ont succombé aux fièvres éruptives (rougeole et scarlatine); 2° elles ont exactement la même forme, la même étendue; 3° elles occupent le même siége.

Nous allons, pour entraîner la conviction de nos lecteurs, rapprocher de la note que nous venons de transcrire, la description anatomique du pharynx d'un jeune enfant chez lequel nous avons constaté la variété d'ulcérations dont nous venons de parler.

Garçon de trente-trois mois. — Au niveau de la partie où le pharynx s'unit à l'œsophage, dans les gouttières formées par les angles rentrants des cartilages thyroïdes, on voit deux ulcérations parfaitement arrondies dont les bords ne sont ni rouges ni décollés; elles intéressent toute l'épaisseur de la membrane muqueuse et du tissu sous-muqueux. Leur fond est tapissé par une fausse membrane jaunâtre, peu adhérente, et au-dessous on aperçoit les muscles parfaitement sains et de couleur rosée. L'ulcération du côté droit a la dimension d'une pièce de 50 centimes; l'autre est de moitié plus petite: la plus large est aussi la plus profonde.

Sauf le détritus noirâtre gangréneux noté dans notre première observation, on trouve entre ces deux faits une grande similitude. N'est-il donc pas permis de supposer que dans le dernier une eschare aura été éliminée, et que l'ulcération, résultat de cette élimination, se sera recouverte d'une fausse membrane. Nous ne pouvons nous dissimuler cependant que ce sont là des présomptions. L'identité d'origine que nous cherchons à établir serait démontrée, si à côté d'une eschare circonscrite on rencontrait la variété d'ulcération que nous venons de décrire.

La gangrène circonscrite doit être susceptible de guérison; toutefois, parmi les observations que nous avons recueillies, nous n'avons pas vu de cicatrices du pharynx, indice d'anciennes ulcérations gangréneuses.

La gangrène peut aussi être circonscrite à l'une et à l'autre amygdale. Ces organes ont alors une couleur grise ou noirâtre; elles sont très molles et se liquéfient pour ainsi dire sous la moindre pression, ou bien laissent entre les doigts un détritus pulpeux, amorphe et très fétide. Guersant (*Dict. de méd.*, Ire édit. t. II, p. 379) a observé deux cas de gangrène limitée aux deux tonsilles. Nous n'en possédons pas d'analogues.

M. Becquerel (1) a décrit de la manière suivante la gangrène centrale des amygdales: « Au centre, ou seulement à une certaine distance de la surface, existait une petite cavité variable en étendue, en partie remplie d'un liquide gris verdâtre, sanieux, et en partie d'un détritus de même nature. Les parois de cette petite excavation étaient inégales, ramollies, converties en détritus gris verdâtre, fétide et d'une odeur gangréneuse. »

(1) *Gaz. méd.*, 1843, p. 687.

1° *Gangrène diffuse.* — Cette forme offre un aspect très différent de celui que nous venons de décrire. Les eschares n'ont dans ce cas rien de régulier : la gangrène envahit toute l'étendue du voile du palais, ses piliers, les amygdales, le pharynx; la limite entre les tissus sains et ceux qui sont gangrenés n'est pas nettement tranchée; d'autres fois les eschares sont circonscrites par un bord festonné formé par l'épithélium détaché dans une petite étendue. Tantôt la gangrène est superficielle, et, bien que très étendue en surface, ne dépasse guère la muqueuse en profondeur. Cette membrane est alors inégale, a une couleur gris noirâtre, et s'en va en détritus quand on promène le scalpel à sa surface, ou bien elle a déjà disparu en quelques points ou semble épaissie en d'autres. Le tissu sous-muqueux offre alors une teinte violacée manifeste. Tantôt, au contraire, toute l'épaisseur des tissus est mortifiée; leur couleur est alors d'un noir foncé, leur fétidité encore plus grande; il est impossible de reconnaître les éléments qui constituent les parties malades.

La gangrène diffuse, superficielle ou profonde, est en général d'une étendue considérable; elle tend constamment à s'accroître. Ainsi elle gagne quelquefois les parois buccales, la langue, les gencives; d'autres fois elle dépasse les limites du pharynx; elle envahit la membrane muqueuse de l'épiglotte, la partie supérieure du larynx, ou même elle pénètre dans l'intérieur de cet organe ; mais là encore elle reste diffuse. Lorsque la maladie gagne en profondeur, il peut arriver qu'un gros vaisseau soit atteint, et qu'il en résulte une hémorrhagie rapidement mortelle. M. Becquerel en a cité un exemple.

Cette forme est un peu plus fréquente que la première. Ainsi, sur treize malades (y compris celui de Boudet), huit nous l'ont présentée ; et sur sept de ces huit enfants, la gangrène occupait le voile du palais, les amygdales, et souvent aussi une plus ou moins grande partie du pharynx. Une seule fois elle était limitée à ce dernier organe. Les deux formes de gangrène diffuse que nous venons de décrire ont aussi été observées par M. Becquerel sur un nombre de faits plus considérable (dix-sept).

Lésion des autres organes. — Dans tous les cas que nous analysons, la gangrène étant une lésion consécutive, les autres altérations sont dans la dépendance de la maladie première.

Plusieurs fois la gangrène d'autres organes a coïncidé avec celle du pharynx. Tantôt la maladie s'était propagée de proche en proche, et, comme nous avons eu occasion de le dire, avait envahi les parties voisines de celles primitivement frappées de mortification; d'autres fois la gangrène occupait un organe plus éloigné, tel que le poumon ou la vulve, ou même la bouche, mais dans un point assez distant de celle du pharynx. Le siége de la gangrène et son voisinage du larynx déterminent quelquefois une tuméfaction des replis arythéno-épiglottiques. Dans une observation de M. Guibert, il y avait un œdème de la glotte.

Les tubercules coïncident assez fréquemment avec la gangrène du pharynx; car sur douze autopsies dans lesquelles on a indiqué la présence ou l'absence de ces produits accidentels, ils existaient neuf fois; il est vrai que deux fois seulement ils étaient abondants. Dans aucun cas la tuberculisation n'était générale.

La pneumonie coïncide au contraire moins fréquemment avec la gangrène du pharynx qu'avec celle de la bouche.

L'altération du sang est un fait commun à la gangrène du pharynx et celle des autres organes. M. Becquerel a insisté tout particulièrement sur la liquidité du sang plus grande qu'à l'état normal. Elle est due à la diminution de proportion de la fibrine, et se développe lorsque l'affection gangréneuse existe déjà depuis quelques jours. Après ce que nous avons dit sur ce sujet dans les préliminaires et dans le chapitre *Gangrène de la bouche*, de plus amples détails seraient superflus. Les causes et les effets généraux des gangrènes diathésiques sont les mêmes, quel que soit l'organe atteint.

Art. II. — Symptômes. — Marche.

Si l'on raisonnait d'après des inductions théoriques, rien ne paraîtrait plus facile que de reconnaître la gangrène du pharynx ; il semblerait que l'inspection seule de l'arrière-gorge dût suffire pour arriver au diagnostic. Mais il est loin d'en être ainsi : si l'on se rappelle, en effet, les distinctions que nous avons établies entre les deux formes de la maladie et les détails dans lesquels nous sommes entrés sur le siége de la gangrène circonscrite, on verra que cette forme échappe à l'inspection directe; car les parties intérieures et antérieures du pharynx sont inaccessibles à la vue. Il n'en est plus de même lorsque la gangrène envahit les tissus qui circonscrivent son orifice antérieur. Dans les cas rares où l'on peut suivre la marche de la lésion, on voit les amygdales seules ou bien ces organes, le voile du palais et ses piliers qui prennent une couleur livide violacée, puis gris noirâtre ou entièrement noire; la même teinte se remarque aussi à la partie postérieure du pharynx; la maladie faisant des progrès, les parties molles semblent lacérées et prêtes à se détacher, quelquefois même elles sont détruites.

En même temps que l'on constate ces phénomènes, l'haleine exhale une odeur d'autant plus fétide que la maladie est plus étendue ; ce symptôme est même le seul qui puisse mettre sur la voie du diagnostic dans la gangrène circonscrite; c'est le seul que nous ayons observé chez deux de nos malades, mais il a entièrement manqué chez un troisième dont les eschares, situées sur la face antérieure du pharynx, étaient, il est vrai, de petite dimension. Ajoutons enfin que, dans quelques uns des faits mentionnés par les auteurs, la fétidité de l'haleine seule aurait pu mettre sur la voie du diagnostic, la faiblesse des malades s'opposant à une exploration attentive de l'arrière-gorge. Il n'est pas nécessaire d'ajouter que ce seul signe ne saurait suffire pour poser le diagnostic, et qu'il faut préalablement s'être assuré, par un examen attentif et minutieux, que les parois buccales et le bord libre des gencives ne sont le siége d'aucune altération; il est nécessaire d'autre part que l'on ait établi que le poumon n'est pas envahi par la gangrène. Il ne faudra pas négliger d'odorer souvent l'haleine des jeunes malades lorsqu'on pourra craindre la formation d'une eschare gangréneuse; sans cette précaution on risquerait de commettre des erreurs de diagnostic et de ne constater l'existence de la maladie qu'à l'autopsie. Mais en outre l'odeur n'est pas tellement caractéristique qu'elle ne puisse induire en erreur; elle existe, en effet, dans certaines angines pseudo-membraneuses.

Dans aucune de nos observations nous n'avons noté de douleur, mais il est vrai que nous avions affaire à des enfants très jeunes, débilités, et ces conditions d'âge et d'affaiblissement s'opposent souvent à ce que l'on puisse obtenir des petits malades des renseignements qu'il est déjà si difficile de se procurer dans des circonstances plus favorables.

M. Guibert a noté chez un de ses malades une vive douleur qui a probablement coïncidé avec le début de la gangrène. Dans ce même cas la déglutition devint très difficile. Une malade de Constant portait sans cesse les doigts à la bouche comme pour en extraire un corps étranger : c'est le seul symptôme qu'elle présenta. Chez nos malades nous avons vu la déglutition se faire avec facilité. Il n'a été fait mention, ni dans nos observations, ni dans celles des auteurs, du retour des boissons par le nez, et cependant il est probable que si le phénomène eût existé il eût attiré l'attention. Une jeune fille, dont la gangrène était très considérable, but et prit des aliments solides jusqu'au jour de sa mort. Nous avons publié cette observation dans les *Archives* (décembre 1841).

Il n'a été fait mention de l'intumescence des ganglions sous-maxillaires et du tissu cellulaire dans aucun des faits empruntés aux auteurs. Chez un seul de nos malades, la tuméfaction des ganglions nous a paru coïncider avec le développement d'une gangrène diffuse superficielle.

Nous avions chez cet enfant, pendant plusieurs jours de suite, examiné la gorge avec beaucoup de soin, et constaté l'existence d'une angine. L'inflammation avait été médiocre; les amygdales étaient peu tuméfiées et rouges; à plusieurs reprises, elles s'étaient couvertes de pellicules minces qui elles-mêmes avaient disparu. Cette inflammation avait été progressivement en diminuant, et cinq jours avant la mort elle avait *entièrement disparu*. Deux jours plus tard, l'excessive faiblesse de l'enfant rendit l'examen de la gorge impraticable; mois l'avant-veille de la mort, et sans cause connue, les ganglions sous-maxillaires augmentèrent de volume et devinrent douloureux à la pression. L'enfant

succomba, et à l'autopsie nous constatâmes une gangrène diffuse superficielle du pharynx qui ne pouvait pas avoir plus de trois jours de date.

La salivation sanieuse, abondante et fétide, n'a été notée que chez un seul malade, dont l'observation appartient à M. Guibert; mais cet enfant avait une gangrène des gencives à laquelle on pouvait attribuer ce symptôme.

Symptômes généraux. — La gangrène étant survenue à la période avancée d'un grand nombre d'affections diverses, les symptômes généraux appartiennent à la maladie première; remarquons cependant qu'une altération profonde des traits a coïncidé quelquefois avec le début de la gangrène; en même temps l'affaiblissement était profond, le pouls presque toujours petit et accéléré comme à la fin des maladies aiguës. La perte d'appétit, la soif et le dévoiement, qui existaient chez plusieurs enfants, étaient liés aussi bien aux maladies principales qu'à la gangrène elle-même. M. Becquerel a insisté sur l'absence de la fièvre; il définit l'état général qu'il a observé dans l'épidémie dont il a donné la relation, « un état adynamique général sans fièvre. » Cette adynamie profonde est à ses yeux la conséquence de l'altération du sang plutôt que de la gangrène elle-même.

Marche. — La gangrène du pharynx marche avec une gande rapidité, et au moment où quelques-uns des symptômes dont nous avons parlé peuvent mettre sur la voie du diagnostic, la maladie a déjà envahi une grande surface. Sa durée exacte est loin d'être mentionnée dans tous les faits que nous avons recueillis ou consultés. Dans les cas où l'on a pu l'établir approximativement, elle n'a pas dépassé six jours; quelquefois la gangrène a duré seulement deux, trois ou quatre jours. Dans l'épidémie de 1841, la durée a été beaucoup plus longue, puisque neuf fois sur treize la maladie s'est terminée entre le septième et le vingt-troisième jour. La rapidité avec laquelle survient la mort dépend principalement des maladies concomitantes et de l'état plus ou moins grand de faiblesse au début de la gangrène.

Art. III. — Complications.

Nous avons indiqué en plusieurs endroits de ce chapitre (voyez *anatomie pathologique et causes*) quelles sont les affections qui accompagnent le plus fréquemment la gangrène du pharynx. Les unes sont de simples coïncidences, d'autres sont le résultat de l'extension de la maladie à un organe voisin. De là les gangrènes de la bouche, de l'œsophage, du larynx. En outre la gangrène du pharynx peut quelquefois succéder à d'autres gangrènes. Ainsi la maladie peut débuter par les gencives, s'étendre ensuite aux joues, puis au voile du palais (voyez p. 153); d'autres fois c'est un point de l'enveloppe cutanée qui se gangrène, et peu après les amygdales sont frappées de mort.

Les complications non gangréneuses qui surviennent à la suite de la mortification du pharynx sont, d'après M. Becquerel, la broncho-pneumonie, l'entéro-colite, les altérations du sang, les hémorrhagies. Dans l'épidémie qu'a observée notre confrère, la durée de la maladie peut expliquer le développement de ces complications. Dans les faits qui nous sont personnels, ces maladies secondaires nous ont toujours paru précéder la gangrène.

Art. IV. — Diagnostic.

Le diagnostic de la gangrène du pharynx n'est pas toujours facile, et la maladie est souvent latente. Au nombre des causes qui entravent le diagnostic, nous avons déjà cité la forme et le siége de la lésion, l'âge des sujets qui en sont atteints et la débilitation dans laquelle ils sont plongés, d'où résulte, dans bien des cas, l'impossibilité d'explorer la gorge avec soin.

La gangrène du pharynx peut, en outre, être confondue avec d'autres gangrènes qui occupent la bouche ou les organes respiratoires. Ainsi dans les cas où il existe une fétidité extrême de l'haleine et où l'exploration de la gorge est impossible, ce n'est guère que par exclusion que l'on peut établir le diagnostic de la maladie. On pourra soupçonner qu'elle occupe le pharynx lorsque la respiration sera parfaitement pure et qu'il n'y aura pas d'expectoration gangréneuse. Mais dans les cas de cette nature, l'erreur de diagnostic n'aurait pas une très grande gravité, puisqu'il s'agit de maladies presque nécessairement mortelles. Il n'en serait pas de même dans le cas où l'on prendrait une angine pseudo-membraneuse pour une gangrène du pharynx : aussi devons-nous insister davantage sur ce sujet. Nous avons vu ailleurs que l'angine pseudo-membraneuse se présentait sous deux aspects différents. Tantôt, en effet, les plaques couenneuses sont jaunâtres, sans odeur spéciale; tantôt elles sont grisâtres ou gris noirâtre, très fétides, et simulent alors à s'y méprendre la gangrène du pharynx. Nous avons dit que M. Bretonneau lui-même avait été une fois induit en erreur par cette apparence trompeuse. On évitera une pareille méprise dans les cas où l'on aura pu suivre la marche de l'angine pseudo-membraneuse dont le début est caractérisé par des taches grises ou d'un gris jaunâtre, qui ne revêtent pas d'emblée l'apparence gangréneuse ; mais si les premières périodes de l'angine avaient passé inaperçues, il y aurait un moyen facile d'assurer le diagnostic: ce serait de porter dans l'arrière-gorge un caustique qui changerait le mode de vitalité des tissus, et provoquerait la chute des eschares apparentes; on pourrait s'assurer alors que la membrane muqueuse et les tissus sous-jacents n'ont éprouvé aucune perte de substance.

On comprend combien le diagnostic serait plus difficile dans le cas où l'un de points de l'orifice ou de la profondeur du pharynx serait frappé de mortification, en même temps que les autres parties de l'organe seraient couvertes de fausses membranes. Nous n'avons pas observé de faits de cette espèce.

Mais l'épidémie observée par M. Becquerel vient nous donner en partie la réponse à cette question. La diphthérite et la gangrène du pharynx régnaient concurremment, et dans les cas où chez le même enfant la seconde maladie succéda à la première, il fut quelquefois très difficile de les distinguer.

Nous avons déjà reproduit (t. I, p. 249) les symptômes qui ont fait reconnaître le développement de la gangrène ; mais nous devons ajouter ici qu'ils sont tellement semblables à ceux qui annoncent la fonte putride des fausses membranes (et qui pendant si longtemps ont fait confondre la diphthérite avec l'angine gangréneuse), qu'au premier abord nous serions tentés de croire que notre savant confrère est tombé dans la même erreur que ses devanciers. Les détails anatomo-pathologiques dans lesquels il est entré peuvent seuls nous convaincre qu'il avait réellement affaire à une gangrène du pharynx, et nous devons en conclure que l'on ne connaît pas encore des symptômes différentiels suffisants entre la gangrène du pharynx et la diphthérite pseudo-gangréneuse.

Art. V. — Pronostic.

La gangrène du pharynx est fort grave, non seulement par elle-même, mais aussi par les fâcheuses conditions au milieu desquelles elle prend naissance, et par l'état de cachexie profonde dont elle est un indice funeste. Considérée comme maladie locale, la gangrène circonscrite est évidemment moins fâcheuse que la gangrène diffuse ; elle doit être susceptible de guérison. Ce sont probablement deux cas de cette espèce qui ont été relatés par M. Becquerel.

La gangrène diffuse au contraire ne nous paraît guère curable. Nous savons cependant que plusieurs auteurs disent avoir vu à la suite d'angine gangréneuse guérie des perforations du voile du palais, une disparition complète de la luette, mais nous ne connaissons aucun fait qui prouve la vérité de ces assertions d'une manière irréfragable. La marche et la nature des complications, la tendance de la maladie à gagner les tissus voisins, ajoutent encore à son danger.

Art. VI. — Causes.

Maladies antérieures. — La gangrène du pharynx est toujours, d'après nos observations, une affection secondaire. Les maladies dans le cours desquelles elle survient le plus souvent sont les fièvres éruptives, et surtout la rougeole et la scarlatine, seule ou unie à la variole ; elle peut aussi se développer dans les derniers jours des maladies fébriles aiguës, de la pneumonie secondaire, de la péritonite, de la diphthérite, de la fièvre typhoïde. On l'a vue aussi survenir à la suite de la coqueluche et de la tuberculisation (1).

Les différentes maladies que nous venons d'énumérer ont pour résultat commun de débiliter profondément l'organisme et de favoriser ainsi la gangrène des tissus, dans lesquels la circulation et la nutrition ne se font probablement plus que d'une manière incomplète. La prédominance des fièvres éruptives, comme cause de gangrène pharyngée, peut-elle s'expliquer par la débilitation générale seule? dépend-elle au contraire de leur spécificité? ou bien l'angine dont elles s'accompagnent est-elle le point de départ de la gangrène? Sans nier la terminaison par gangrène d'une phlegmasie suraiguë du pharynx, dans les cas surtout où l'angine complique la scarlatine, nous pensons que l'influence exercée par la fièvre éruptive est beaucoup plus générale que locale. Si la mortification des tissus était le résultat d'une inflammation suraiguë, nous aurions observé, chez les enfants dont la maladie s'est passée sous nos yeux, les signes d'une phlegmasie intense de l'arrière-gorge; or cette inflammation a toujours été assez modérée. En outre, c'est à une époque éloignée du début de l'affection éruptive qu'ont paru les premiers signes de la gangrène; et chez celui de nos malades qui n'a pas eu d'exanthème, nous n'avons observé aucun symptôme d'angine. D'ailleurs, en voyant la gangrène se développer non seulement dans le pharynx, mais aussi dans les organes non affectés primitivement, on ne peut méconnaître l'influence toute-puissante d'une cause générale, et l'on est porté à diminuer progressivement celle que l'on serait tenté d'accorder à une phlegmasie locale intense.

Enfin, si la gangrène du pharynx était la suite pure et simple de la phlegmasie de cet organe, on devrait l'observer à la suite des angines graves, mais primitives. Or, dans les cas de cette nature, on constate la terminaison par suppuration, et non celle par gangrène.

Age. — La gangrène du pharynx est plus fréquente chez les enfants au-dessous de l'âge de six ans que chez ceux qui ont dépassé cet âge. Ainsi sur treize malades, cinq avaient plus de six ans, et chez aucun d'eux la gangrène n'a été circonscrite. Une proportion analogue a été observée dans l'épidémie de 1841.

Sexe. — Les garçons et les filles paraissent y être également sujets;

(1) Sur douze cas où l'état au début a été noté, la gangrène compliquait les maladies suivantes :

Rougeole	2	Fièvre typhoïde	1
Scarlatine	1	Diphthérite	1
Scarlatine et variole	2	Coqueluche	1
Péritonite aiguë	1	Tuberculisation	1
Pneumonie secondaire	2		

ainsi sur treize malades, nous comptons six filles et sept garçons (1). En 1841 les garçons ont été beaucoup plus que les filles atteints par l'épidémie régnante.

Saison. — Nos faits sont trop peu nombreux et trop disparates pour que nous puissions en tirer quelques résultats. Nous nous contenterons de remarquer que trois observations, deux à nous, une à M. Boudet, ont été recueillies dans l'été de l'année 1840. M. Becquerel a noté que la gangrène pharyngée s'est développée presque exclusivement dans les mois d'avril, mai et juin, et souvent par un temps pluvieux, vaporeux ou couvert de nuages, lorsque la température était élevée et lorsque régnaient les vents du sud, sud-ouest et ouest.

Épidémies. — Tous les cas de gangrène du pharynx que nous avons recueillis étaient sporadiques; cependant la maladie peut sévir épidémiquement ainsi que le montre la relation donnée par M. Becquerel. Dans cette épidémie, la gangrène a été rarement primitive ; elle a presque toujours succédé à l'angine pseudo-membraneuse; c'est sans doute parce qu'elle était épidémique que la gangrène ne s'est pas développée de préférence à la suite des fièvres éruptives, contrairement à ce qui a été noté par tous les auteurs.

Art. VII. — Traitement.

§ I. *Indications.* — 1° Limiter la gangrène ; 2° faciliter l'élimination de l'eschare ; 3° empêcher l'absorption des principes putrides; 4° agir sur toute l'économie afin de donner du ton aux organes, telles sont les indications que le praticien doit se proposer de remplir.

§ II. *Examen des médications.* — On cherchera à limiter la gangrène en cautérisant avec l'acide hydrochlorique les parties frappées de mort; ou mieux on fera des applications de chlorure de chaux qui a l'avantage de désinfecter les parties gangrenées. Nous préférons même ce dernier moyen aux cautérisations vigoureuses qui n'arrêtent pas les progrès de la gangrène, et qui même, dans quelques cas, paraissent accélérer sa marche. Il est d'ailleurs difficile de cautériser au delà de toutes les parties gangrenées. De légers vomitifs à petites doses favoriseront le rejet de l'eschare ; ils auront en outre l'avantage de prévenir les fâcheux effets qui peuvent résulter de l'absorption dans l'estomac des sécrétions putréfiées de la membrane muqueuse. Le chlorure de chaux dont nous avons déjà parlé, et les gargarismes de quinquina, si les enfants sont d'âge et de force à pouvoir se gargariser, doivent être mis en usage et fréquemment renouvelés. On injectera dans l'arrière-gorge une forte décoction de quinquina chez les enfants plus jeunes. On sou-

(1) Dans notre mémoire imprimé dans les *Archives de médecine*, il a été dit que le nombre des filles était supérieur à celui des garçons ; nous nous empressons de rectifier cette erreur involontaire.

tiendra les forces au moyen des toniques, du vin, du quinquina en sirop ou en tisane, etc., comme nous l'avons indiqué au chapitre précédent.

Art. VIII. — Historique.

Dans les chapitres destinés à la diphthérite pharyngée et laryngée, nous avons fait voir que les recherches de M. Bretonneau l'avaient mis en droit de conclure que les épidémies décrites par les anciens auteurs étaient de nature diphthéritique. Cette conclusion, légitime pour la diphthérite, doit-elle être étendue aux angines scarlatineuses, et les épidémies dont Huxam, Fothergill, Ramel, Withering, etc., nous ont laissé la relation, étaient-elles réellement accompagnées de gangrène? Nous ne croyons pas que dans l'état actuel de la science on puisse faire autre chose que de rester dans le doute sur la nature intime de la maladie, car aucun des médecins que nous venons de citer n'a donné de description anatomique assez détaillée pour entraîner la conviction. On pourrait, il est vrai, en comparant les angines scarlatineuses malignes à la forme typhoïde des angines diphthéritiques, conclure, de l'absence de gangrène dans l'une, à sa non-existence dans l'autre. Mais ici l'analogie ne suffit pas, et, nous le répétons, la preuve anatomique seule doit faire loi. Les docteurs de La Berge et Monneret, dans l'article *Angine gangréneuse* du *Compendium de médecine pratique,* se sont efforcés de prouver l'existence de l'angine gangréneuse, et ont contesté les conclusions générales que M. Bretonneau avait tirées de ses observations. En appelant de nouveau l'attention des médecins sur la gangrène du pharynx, ces pathologistes on rendu un véritable service à la science ; mais suivant nous, ils ont commis une grave erreur en cherchant leurs preuves dans les descriptions des anciens auteurs. Ils ont, en effet, comparé les symptômes des scarlatines malignes épidémiques à ceux de la forme non typhoïde de la diphthérite de M. Bretonneau, et en raison de la dissemblance des deux maladies, et surtout de l'état typhoïde qui accompagne la première, ils ont conclu pour celle-ci à l'existence de la gangrène. Mais ils n'ont pas fait mention des observations dans lesquelles le médcin de Tours a noté pendant la vie l'*apparence* gangréneuse de l'angine, et après la mort l'absence de gangrène de la membrane muqueuse. C'étaient cependant les cas de cette espèce qu'il fallait rapprocher de l'angine scarlatineuse maligne, et alors la conclusion logique qui devait ressortir de ce parallèle aurait été inverse de celle à laquelle ils sont arrivés. Nous avons dit cependant plus haut que nous préférions rester dans le doute plutôt que d'admettre la nature intime de la maladie sur de simples inductions analogiques. Du reste, quiconque aura lu le chapitre précédent pourra juger des différences notables qui séparent la diphthérite et l'angine scarlatineuse maligne de la gangrène du pharynx. Guersant, dans l'article *Angine* du *Dictionnaire de médecine* (tome III, page 134), admet : 1° que les eschares gangréneuses décrites par tous les auteurs depuis Arétée jusqu'à nos jours ne sont que des productions pseudo-membraneuses, bien que, dans des cas rares, la gangrène puisse compliquer l'angine pseudo-membraneuse qui accompagne la scarlatine; 2° toutes les angines peuvent se terminer par gangrène : elles sont alors accompagnées de maladie grave à forme typhoïde; 3° la gangrène est susceptible de guérison. Nous avons publié nous-mêmes dans les *Archives* (décembre 1841), un *Mémoire sur la gangrène du pharynx ;* il est reproduit presque en entier dans ce chapitre.

Depuis notre première édition, peu de praticiens ont décrit la gangrène du pharynx chez les enfants. Le seul travail important qui ait été publié sur ce sujet est celui que nous avons souvent cité de M. Becquerel. Le fait saillant de ce mémoire est la coïncidence de la gangrène et de la diphthérite, qui justifie l'opinion des auteurs du *Compendium.* Rappelons toutefois que sans les détails anatomiques dans lesquels est entré M. Becquerel, nous serions tentés de croire que la maladie qu'il a décrite était une épidémie de diphthérite typhoïde.

POITRINE.

CHAPITRE PREMIER.

GANGRÈNE DES BRONCHES.

La gangrène des bronches est le plus ordinairement consécutive à celle des poumons, mais elle peut aussi exister indépendamment de celle-ci. La première forme est la moins rare; nous en possédons trois exemples. Nous avons recueilli une seule observation de la seconde,

La première espèce est peu importante, n'étant que l'accompagnement secondaire d'une lésion bien plus grave. La seconde, que nous avons seulement reconnue à l'autopsie, ne saurait nous arrêter longtemps.

Les bronches gangrenées ont une couleur blanc mat ou jaunâtre, ou bien jaune rouge ou même noire; elles ne présentent plus de traces de vaisseaux et leurs parois ramollies se déchirent avec facilité. Les limites de la gangrène sont brusques et dessinées par un bord frangé, inégal; d'autres fois elles sont peu tranchées, et la couleur qui indique la mortification semble se fondre peu à peu avec celle du reste de la bronche. La portion du canal qui avoisine immédiatement la gangrène est ordinairement d'un rouge vif ou d'un rouge livide; une fois cependant nous l'avons vue tout à fait saine.

Lorsque la gangrène de la bronche vient à la suite de celle du poumon, on voit la mortification s'établir dès qu'on approche de la lésion pulmonaire; puis le tuyau bronchique se perd dans l'excavation gangréneuse, ses parois faisant partie du putrilage indistinct. Une fois nous avons vu la bronche présenter une petite ulcération latérale à bords putrilagineux, et conduisant dans un abcès gangréneux au centre d'une pneumonie près de se modifier.

Aucun symptôme ne nous a révélé la gangrène des bronches; il est peu important du reste de rechercher son existence lorsqu'elle accompagne la mortification du poumon. Dans le cas où elle serait seule, elle pourrait être confondue avec celle de l'organe pulmonaire, surtout s'il y avait une pneumonie, ou bien avec celle du larynx ou de la trachée; mais, dans ces derniers cas, les altérations de la voix pourraient peut-être servir de guide : on la distinguerait avec peine de celle de l'œsophage.

Enfin, un enfant qui n'aurait aucune gangrène de la bouche ni du pharynx, qui n'aurait pas de signes d'affection laryngée ni pulmonaire, et qui, ayant une toux plus ou moins intense, aurait l'haleine fétide, gangréneuse, serait très probablement affecté d'une gangrène des bronches : le diagnostic serait plus positif s'il expectorait des débris putrilagineux.

Nous n'avons aucun détail intéressant à donner sur les complications, les causes et le traitement de cette affection ; nous nous contenterons de donner l'extrait d'une observation de gangrène de la bronche gauche, sans gangrène du poumon.

Observation. — *Fille de huit ans. — Variole. — Persistance de la fièvre. — Péricardite. — Gangrène de la bronche gauche.*

Delaqui, fille, âgée de huit ans et demi, trois fois vaccinée sans succès, dit-on, est prise, le 21 septembre 1839, des prodromes d'une variole, dont l'éruption parut trois jours plus tard, fut assez discrète, et suivit une marche normale. Cependant la fièvre secondaire, survenue le sixième jour de l'éruption, eut une légère rémission le onzième jour, puis persista et augmenta; les symptômes d'une grave inflammation intestinale se manifestèrent. Bientôt une pneumonie lobulaire s'établit, et la veille seulement de la mort on reconnut une pleurésie et une péricardite graves. L'enfant mourut au vingt-troisième jour de la variole.

Toutes les lésions soupçonnées pendant la vie existaient réellement; nous trouvâmes en outre une phthisie bronchique droite et une gangrène de la bronche gauche. Voici la description de cette dernière :

Après l'ablation du sternum, on trouve une tumeur qui a le volume d'une grosse noix, et qui s'étend depuis la clavicule, à peu près au niveau de la bifurcation des bronches, jusqu'au poumon gauche, suivant la bronche du même côté. En arrière, elle répond à l'œsophage et à la colonne vertébrale, en bas à l'aorte, en avant aux gros vaisseaux pulmonaires. Au centre de cette tumeur est une excavation irrégulière, anfractueuse, et dont les parois inégales et noirâtres sont tapissées par un détritus gangréneux extrêmement fétide. Lorsqu'on ouvre la trachée et qu'on arrive à la bifurcation des bronches, on trouve que celle du côté gauche se plonge tout entière dans la cavité gangréneuse. Ses parois, d'un rouge assez vif lors de la bifurcation, changent immédiatement de couleur pour devenir d'un jaune rouge ou noir, et bientôt elles sont réduites en un détritus qui fait partie de la cavité gangréneuse. La bronche reprend son aspect ordinaire sans traces d'inflammation au moment où elle pénètre le poumon gauche : là ses bords sont festonnés et irréguliers, mais non rouges, non ramollis, non épaissis.

Aucun des gros vaisseaux n'est ouvert, et l'œsophage, qui suit toute la face postérieure de la tumeur, est en partie envahi ; en sorte qu'il n'est plus séparé de la gangrène que par sa propre muqueuse, qui est mince, mais qui n'est ni enflammée ni perforée.

CHAPITRE II.

GANGRÈNE DU POUMON.

La gangrène du poumon n'est pas fréquente; elle est toujours ou presque toujours secondaire, et échappe souvent à nos moyens d'investigation. Dans d'autres cas cependant elle constitue une maladie bien tranchée, et présente des symptômes qui ne permettent pas de la méconnaître (1).

Art. I. — Anatomie pathologique.

Le tissu pulmonaire gangrené, considérablement ramolli, est constitué par un détritus pulpeux, de couleur variable, depuis le gris jaune ou verdâtre jusqu'au vert foncé presque noir ardoisé; il exhale une odeur caractéristique, fétide et insupportable. Dans ce tissu, complétement désorganisé, on ne saurait reconnaître aucun des éléments primitifs qui le constituaient; il n'existe aucune trace de vésicules

(1) Les matériaux qui nous ont servi pour étudier la gangrène du poumon se composent de onze observations qui nous appartiennent et de cinq autres que nous avons trouvées dans la *Lancette française*, la *Gazette médicale*, les *Bulletins de la Société anatomique* et l'ouvrage de M. Berton. Ces faits ont été recueillis par les docteurs Constant, Chavignez et Berton. Nous avons en outre consulté deux notes succinctes publiées par MM. Behier et Boudet. Toutes ces observations n'étant pas également complètes, la proportion numérique que nous donnerons dans notre analyse ne sera pas toujours la même.

pulmonaires, de bronches, de vaisseaux, ni même de tissu cellulaire; il reste seulement un putrilage humide qui s'enlève avec facilité à la moindre traction. D'abord adhérent au tissu pulmonaire environnant, il s'en isole peu à peu, d'où il résule une excavation de forme et d'étendue variables remplie, soit d'une sorte de bourbillon gangrené, soit d'un détritus presque liquide; ses parois molles et tomenteuses, formées par une épaisseur plus ou moins grande de tissu pulmonaire gangrené, ou seulement hépatisé, présentent toujours des lambeaux putrilagineux; rarement sa surface interne est tapissée d'une membrane blanche ou jaune, épaisse, mais friable et molle; souvent elle est traversée par des brides de volume variable et constituées, soit par des débris pulmonaires frappés de gangrène, soit par des vaisseaux: une fois nous en avons trouvé un perméable et rempli de sang liquide.

Ainsi la gangrène du poumon se présente sous deux formes qui succèdent l'une à l'autre: 1° tissu gangréneux; 2° excavation ou caverne gangréneuse. Les parties du poumon qui entourent la mortification offrent des altérations très différentes: tantôt il existe un simple engouement séreux sanguinolent, dont la teinte est violacée, ardoisée et livide; dans d'autres circonstances on voit le tissu pulmonaire ambiant gorgé de sang noir et comme apoplectique; plus souvent il est hépatisé, congestionné ou carnifié, et une phlegmasie plus ou moins étendue environne la gangrène; il est même parfois facile de voir que si la vie avait duré quelques jours de plus, ce tissu hépatisé se serait converti en gangrène; il est, en effet, d'un rouge terne, extrêmement friable, et si on l'isole des tissus mortifiés il exhale une odeur qui, sans être caractéristique, est déjà très fétide.

Ces différents états du tissu pulmonaire environnant la gangrène semblent déjà indiquer les diverses manières dont elle débute, c'est-à-dire d'emblée et sans travail inflammatoire préalable, ou bien à la suite d'une apoplexie pulmonaire ou d'une pneumonie. Cette question sera discutée ailleurs.

Tel est, en abrégé, l'aspect de la gangrène du poumon; reste à en étudier la forme, l'étendue, le siége et la distribution.

Laënnec a reconnu chez l'adulte deux formes, l'une circonscrite et l'autre non circonscrite: division applicable chez l'enfant et qui répond aux pneumonies lobulaire et lobaire; seulement, dans la première espèce de Laënnec, il n'existe qu'un seul noyau gangréneux, tandis que dans les exemples que nous avons sous les yeux il se forme toujours plusieurs noyaux disséminés. Dans la seconde espèce, une grande partie d'un lobe est envahie par la mortification, et en général, mais non toujours, elle est la seule.

Voici les différentes apparences que présentent ces deux formes:

1° La plus simple de toutes consiste dans quelques stries verdâtres, formées par un liquide à odeur gangréneuse, et situées au centre de noyaux de broncho-pneumonie : ces stries ne paraissent pas communiquer avec les bronches.

2° D'autres poumons nous ont présenté un nombre variable de noyaux d'apoplexie ou de broncho-pneumonie d'une couleur rouge foncé, presque noire ; au centre de plusieurs se trouvaient de très petites excavations contenant un liquide rouge brun et sanieux, ou bien un détritus noirâtre ayant l'odeur gangréneuse ; plusieurs de ces cavités ou abcès gangréneux communiquaient avec les bronches, dont la couleur était foncée et livide, mais qui n'étaient pas mortifiées, et souvent ne contenaient pas encore de détritus putrilagineux. Ces abcès gangréneux étaient disséminés plusieurs dans un lobe, dans un poumon ou même dans les deux poumons, les uns plus avancés, les autres moins, fait qui prouvait qu'ils ne s'étaient pas développés simultanément, mais bien qu'ils étaient le résultat de plusieurs mortifications successives. Une fois nous avons rencontré des abcès véritables, mélangés aux abcès gangréneux.

3° Ailleurs nous avons trouvé un noyau considérable de pneumonie lobulaire au deuxième ou au troisième degré, contenant à son centre un ou plusieurs abcès gangréneux, en sorte qu'il existait autour d'eux une grande quantité de tissu hépatisé et sur le point de se mortifier. Dans ce cas encore la gangrène pouvait être multiple dans le même poumon ou dans les deux.

4° Nous avons vu aussi de véritables excavations ou cavernes gangréneuses existant tantôt seules, tantôt multiples ; de forme régulière ou anfractueuses, de capacité très variable, depuis celle d'une petite noix jusqu'à celle d'une petite orange et plus, occupant alors la totalité ou la presque totalité d'un ou de deux lobes. Dans les cas de cette nature, le tissu environnant est quelquefois seulement engoué de sang ou de sérosité, ou bien il est carnifié ou hépatisé. Les bronches s'ouvrent largement dans l'excavation, prennent une teinte violet foncé, ou même sont gangrenées avant d'arriver jusqu'à la caverne. Cette variété, sauf l'étendue, se rapproche des précédentes ; mais elle en diffère parce qu'elle peut être lobaire, tandis que les trois premières sont toujours lobulaires.

5° Dans une cinquième forme, la gangrène atteint les parois d'une excavation tuberculeuse : cette espèce a été décrite par Laënnec. Mais dans ses observations la gangrène était peu importante à côté de la maladie tuberculeuse ; dans les nôtres la gangrène était étendue et bien plus considérable que la tuberculisation. Ainsi, dans un cas, la caverne était toute gangréneuse ; et à son centre se trouvait une petite masse libre de tous côtés, très molle, de couleur jaune et d'apparence tuberculeuse ; il en était de même dans un fait cité par Boudet. Dans un second exemple, la caverne avait une de ses parois formée de tissu gris demi-transparent, parsemé de quelques tubercules miliaires, les autres parois étant simplement gangréneuses.

6° Dans une dernière forme, la cavité gangréneuse était située près de la surface pleurale, et il s'était fait une perforation de la plèvre, d'où résultait une communication avec la cavité. Nous en parlerons plus au long dans le chapitre destiné à la gangrène de la plèvre (1).

La description de Boudet ne s'éloigne pas beaucoup de la nôtre. Il a observé : 1° la forme de *plaques*, caractérisée par une eschare obronde superficielle ; 2° la forme en *noyaux*, rappelant la pneumonie lobulaire ; 3° la forme *diffuse*, dans laquelle la gangrène disséminée, irrégulière, laisse une excavation plus ou moins considérable. Boudet a fait observer que la gangrène avait une grande tendance à se rapprocher de la plèvre.

Si nous nous en rapportions à nos seules observations, nous dirions que la gangrène envahit plus fréquemment le poumon droit que le gauche dans une proportion considérable, et qu'il est rare de la constater dans les deux poumons à la fois (2) ; nous dirions encore qu'elle siége à peu près aussi souvent dans le lobe supérieur que dans l'inférieur (3).

(1) Nos observations étant peu nombreuses, nous ne voudrions pas généraliser : aussi nous donnons ici les chiffres de ces diverses formes chez dix-sept malades dont l'autopsie a été décrite avec soin :

Stries gangréneuses dans une pneumonie lobulaire	1
Abcès gangréneux dans une pneumonie ou une apoplexie lobulaire	2
Gros noyaux de pneumonie lobulaire avec plusieurs abcès gangréneux	2
Caverne gangréneuse entourée de pneumonie	4
Caverne gangréneuse entourée de tissu carnifié	2
Caverne gangréneuse avec peu ou pas de pneumonie autour	4
Caverne gangréno-tuberculeuse	3
Caverne gangréneuse avec perforation pleurale	2
Perforation pleurale sans caverne proprement dite	1

Le nombre total forme vingt et un au lieu de dix-sept, parce que trois de nos malades présentaient plusieurs des formes de la gangrène ; l'un d'eux même, ayant une caverne gangréno-tuberculeuse avec perforation pleurale sans pneumonie autour, répondait ainsi à trois divisions. On comprend, du reste, facilement que, dans les paragraphes précédents, nous n'avons pas voulu établir six espèces de gangrènes différentes, mais seulement indiquer comment la mortification était distribuée chez les divers malades que nous avons observés.

(2) Dans seize cas où l'on a examiné les deux poumons et noté exactement le siége de la gangrène à droite ou à gauche, elle occupait :

Poumon droit	10	Poumon gauche	4
Les deux poumons			2

(3)

Lobe supérieur droit	4	Lobe supérieure gauche	2
Lobe inférieur droit	3	Lobe inférieur gauche	1
Lobes supérieur et inférieur droits	1	Presque tout le poumon	1
Lobes supérieur et moyen droits	1		
Les trois lobes	1		
Lobes inférieurs des deux poumons			1
Disséminée dans tous les lobes des deux poumons			1

Les résultats obtenus par M. Boudet différant un peu des nôtres, nous les

Les enfants dont le poumon est ainsi mortifié dans une étendue plus ou moins considérable présentent toujours, soit dans le même organe, soit dans plusieurs autres, des lésions notables dont nous devons entretenir brièvement nos lecteurs. Ainsi :

1° On trouve, soit dans le poumon malade, soit dans celui du côté opposé, une *pneumonie lobulaire*, ou une *splénisation* plus ou moins considérable, et il est quelquefois évident qu'elle s'est développée après la gangrène. Ainsi, chez deux malades affectés d'une gangrène considérable, l'une, sans pneumonie, l'autre au centre d'une pneumonie lobaire près de se mortifier, nous trouvâmes des noyaux isolés de pneumonie lobulaire, d'apparence assez récente pour nous donner la certitude qu'ils étaient postérieurs à la gangrène.

2° Quand il y a épanchement pleurétique, la gangrène coïncide avec la *carnification.*

3° Nous avons déjà noté l'*œdème* qui environne la gangrène ; ajoutons qu'il est assez souvent général, avec ou sans pneumonie, que trois fois même sur treize il s'était fait du côté opposé.

4° Les *bronches* étaient presque toujours malades, soit autour de la gangrène, soit loin d'elle. Le plus souvent enflammées, quelquefois dilatées, elles avaient une teinte violette, et contenaient ou non du putrilage gangréneux ; deux fois elles étaient mortifiées dans une partie de leur trajet, une fois perforées d'une ulcération latérale qui aboutissait à une excavation gangréneuse.

5° Les *plèvres* ne présentaient d'habitude que des lésions tout à fait étrangères à la gangrène, telles que des anciennes adhérences. Cependant, outre les trois exemples de perforation que nous avons déjà cités, nous avons constaté trois fois une véritable gangrène de cette membrane du même côté que le poumon mortifié ou du côté opposé, et une fois un épanchement sanieux grisâtre.

6° Les *ganglions bronchiques* ont été souvent altérés. Sur quatorze malades, quatre fois ils étaient enflammés, quatre fois tuberculeux et deux fois gangrenés. N'ayant pas l'occasion de revenir plus tard sur ce genre de lésion, nous donnons ici la description de la gangrène ganglionnaire chez un malade. Dans l'autre fait, que nous avons emprunté à la

donnons seulement à titre de renseignement. La gangrène occupait sur cinq malades :

Lobe supérieur	1
Lobe moyen	2
Lobe inférieur	5
Un seul poumon	3
Les deux poumons	2
Poumon droit	1
Gauche	2
Les deux	2

Lancette, il est dit seulement que quelques-uns des ganglions bronchiques présentaient un détritus gangréneux.

Dans l'exemple qui nous appartient :

Il s'agit d'un enfant de huit ans pris de gangrène du poumon dans le cours d'une tuberculisation générale. Les deux plèvres costale et pulmonaire sont unies par des plaques tuberculeuses épaisses et solides. En détruisant ces adhérences, on arrive près de la racine des bronches sur un ganglion qui est placé le long de la face interne du poumon, et qui, ouvert, laisse voir une cavité presque vide, à parois noires, fétides, d'aspect et d'odeur gangréneuse. Cette cavité a environ 4 centimètres de hauteur ; par sa partie supérieure, elle s'ouvre dans la bronche gauche presque au niveau de sa séparation avec la droite, au moyen d'une ouverture peu considérable ; par sa partie inférieure, elle se termine dans un ganglion bronchique tuberculeux et à demi ramolli.

Il est curieux de voir que dans ces cas la gangrène du ganglion a déterminé une lésion tout à fait identique avec celle que nous décrirons plus tard à propos de la tuberculisation de ces organes. Sans doute il faut attribuer la perforation de la bronche, dans le seul cas que nous avons eu occasion de voir, à la marche rapide de la gangrène.

7° Neuf fois sur seize nous avons constaté une *lésion du tube digestif*, inflammation ou ramollissement ; et une fois, dans l'un des exemples que nous avons empruntés à la *Lancette*, il existait une *méningite chronique*.

8° Jusqu'ici nous n'avons pas parlé de la coïncidence des *tubercules* avec la gangrène ; ce sujet mérite cependant quelques détails qui serviront à confirmer ce que nous avons avancé dans nos préliminaires. Sur dix-sept malades, sept ne présentaient de tubercules dans aucun organe : proportion peu considérable, il est vrai, mais qui indique bien que la gangrène, affection d'ailleurs si rare, n'est nullement repoussée par la tuberculisation, et qu'au contraire ces deux maladies, souvent concomitantes, ne se contrarient pas dans leur développement. Nous comptons donc dix tuberculeux sur dix-sept gangrènes du poumon : deux fois la tuberculisation était considérable, deux autres fois elle était moyenne, et chez l'un des malades elle était aiguë ; dans cinq autres observations les tubercules étaient peu nombreux et une fois crétacés. Chez l'un de ces malades une masse tuberculeuse semblait elle-même être tombée en gangrène (voyez le chapitre suivant : *Gangrène de la plèvre*, p. 421). Dans un cas il n'est pas fait mention de la nature de la tuberculisation.

9° Enfin bon nombre de nos malades présentaient conjointement avec la mortification du poumon celle d'un ou de plusieurs autres organes (1).

(1) Sur dix-huit gangrènes du poumon, la gangrène existait dix fois dans d'autres organes.

Gangrène de la bouche	3
— du pharynx	1

La gangrène des autres organes a lieu, tantôt dans un point éloigné du poumon, tantôt au contraire dans son voisinage : dans ce dernier cas la maladie s'étend par contact pour ainsi dire, et il est probable que la plupart des organes contenus dans la cavité thoracique peuvent en offrir les traces. Nous avons cité tout à l'heure la gangrène de la plèvre, nous devons y joindre celle de l'œsophage. MM. Béhier et Boudet ont communiqué à la Société anatomique deux exemples remarquables dans lesquels la gangrène s'était étendue à la portion de l'œsophage en contact avec le poumon malade et en avait déterminé la perforation. Dans un fait de M. Chavignez, elle avait gagné jusqu'aux muscles intercostaux.

Art. II. — Symptômes.

Nous ne pouvons donner que peu de détails sur la symptomatologie de la gangrène pulmonaire ; presque toujours, en effet, la maladie nous a échappé et l'autopsie seule nous a révélé son existence. Nous croyons donc que de nouvelles recherches sont nécessaires pour mettre les praticiens à même de reconnaître cette affection, dont le diagnostic est beaucoup plus difficile à établir chez l'enfant que chez l'adulte.

§ I. *Symptômes physiques.* — L'auscultation et la percussion isolées sont presque inutiles pour reconnaître la gangrène du poumon ; les symptômes qu'elles fournissent sont nuls ou sont ceux de la pneumonie lobaire ou lobulaire. Voici ce que nous avonspu observer. Les enfants qui avaient une gangrène lobulaire disséminée ne nous ont offert que des râles sonores ou humides en abondance variable ; sans respiration bronchique et avec sonorité normale dans toutes les parties du thorax. Lorsque l'excavation gangréneuse était considérable, qu'il y eût ou non pneumonie autour, nous avons constaté du râle sous-crépitant, de la respiration bronchique, de la matité, et aucun signe d'excavation pulmonaire, en sorte que nous avons constamment cru à l'existence d'une pneumonie. Cependant un enfant de deux ans et demi, qui avait une caverne gangréneuse sans pneumonie, nous offrit cinq jours avant sa mort un râle muqueux peu abondant avec un retentissement considérable de la voix. En outre un des malades, dont nous avons emprunté l'observation à la *Lancette*, présenta d'abord du râle crépitant, puis du gargouillement et une pectoriloquie douteuse.

Gangrène de l'œsophage	2
— du larynx et du pharynx	1
— des ganglions bronchiques et de la plèvre	1
— des ganglions bronchiques de la plèvre et de l'œsophage	1
— de la plèvre	1

Ce nombre est considérable, si l'on pense que la gangrène est rare d'une manière générale.

Dans les faits rapportés par MM. Berton, Chavignez et dans une observation de Boudet, les symptômes stéthoscopiques ont été assez caractéristiques, et leur coïncidence avec une expectoration gangréneuse ne pouvait pas laisser de doute sur le diagnostic. Dans le premier cas on nota d'abord de la faiblesse du bruit respiratoire au sommet du poumon droit, puis de la matité et du râle sous-crépitant qui se transforma en râle muqueux. Dans le second on nota d'abord des signes de pleuro-pneumonie, puis des symptômes de pneumo-thorax bien caractérisés et du gargouillement. Dans le troisième, Boudet constata de la matité et de l'absence de bruit respiratoire bientôt suivies de gargouillement au niveau du mamelon droit.

Enfin, nous remarquons d'une manière générale que les signes ont été moins apparents que ne semblait devoir le faire penser l'étendue des lésions, et que, dans un petit nombre de cas, ils ont eu surtout une durée moindre que pour une pneumonie ordinaire de la même étendue. Ces remarques nous seront bientôt utiles.

§ II. *Signes rationnels.* — 1° *Toux.* — Ce symptôme, en général bien moins important que dans la pneumonie, a plusieurs fois manqué; chez d'autres malades la toux a été rare; cinq fois seulement abondante et grasse sans caractère particulier. Cependant chez un malade qui avait une tuberculisation générale grave, la toux prit le caractère de quinte tellement prononcé qu'on crut à une coqueluche.

2° *Dyspnée.* — Dans les observations que nous avons sous les yeux, la gangrène du poumon n'a déterminé une dyspnée notable que lorsqu'elle était très étendue. Dans les cas contraires, la respiration ne s'élevait pas plus de 24 à 32 par minute, à moins que la pneumonie ne fût considérable.

3° *Expectoration.* — Quatre malades sur seize ont craché du sang en abondance variable. Chez l'un, l'expectoration, séreuse d'abord, puis purulente, se mêla pendant sept jours avant la mort d'une certaine quantité de sang liquide non combiné, et qui devint très fétide les deux derniers jours. Les trois autres enfants eurent une véritable hémorrhagie, qui, chez l'un d'eux, parut marquer le début de la gangrène, et s'éleva à plusieurs palettes : le sang, d'abord pur, devint ensuite de plus en plus noir et fétide. Il est certainement remarquable que l'hémoptysie, si rare chez les enfants, se soit montrée si fréquente dans la gangrène du poumon ; c'est, en effet, une forte proportion que celle de quatre sur seize, si on la compare à celle que nous avons donnée pour les autres affections thoraciques. D'autre part nous notons encore les circonstances au milieu desquelles se sont faites ces hémoptysies. Chez deux malades elle survient pendant le cours d'une pneumonie bien établie, et ce n'est que plus tard que le sang expectoré prend une odeur fétide; chez le troisième enfant, qui était entré à l'hôpital pour une tuberculisation des ganglions axillaires, la marche de l'hémoptysie fut plus singulière; l'enfant venait de déjeuner suivant son habitude, et sans présenter aucun symptôme morbide; une heure après il est pris de frisson et de pâleur extrême, puis survient une hémoptysie qui se renouvelle fréquemment dans la journée et la nuit; il meurt vingt et une heures après le début des accidents. Il existait une caverne gangréno-tuberculeuse et une perforation vasculaire.

Ces trois faits, joints à un autre exemple de noyaux apoplectiques devenus gangréneux, nous porteraient à croire que la gangrène pouvait bien ici être survenue à la suite de l'hémoptysie, et reconnaître pour cause la putréfaction du sang épanché dans le poumon (1). Cette présomption n'est, du reste, justifiée que parce que rien n'indiquait l'existence de la gangrène avant le début de l'hémorrhagie; tandis que plus tard l'odeur contractée par l'expectoration devint caractéristique chez deux de ces malades. Toutefois, dans l'observation de M. Berton, une expectoration brunâtre, fétide, indice évident d'une gangrène, existait déjà depuis sept ou huit jours, lorsque l'enfant cracha un verre de sang noir.

Enfin, nous devons faire remarquer la différence qui existe ici entre la gangrène de la bouche et celle du poumon. Dans la première il se fait très rarement des hémorrhagies, car les vaisseaux sont oblitérés; dans la seconde, il peut se faire des pertes sanguines abondantes: nous avons vu, en effet, une caverne gangréneuse traversée par des vaisseaux perméables.

Devons-nous attribuer ce fait au volume plus considérable des vaisseaux qui n'ont pas pu s'oblitérer, ou bien devons-nous le regarder comme une preuve que l'hémorrhagie précède la gangrène?

Dans deux observations on nota une expectoration de crachats grisâtres, sanieux, exhalant l'odeur des matières animales en putréfaction; elle persista plusieurs jours.

4° *Haleine.* — La fétidité gangréneuse de l'haleine, caractère si important pour reconnaître la mortification du poumon chez l'adulte, manque souvant chez l'enfant. Cinq malades seulement, sur seize, nous ont offert ce symptôme; trois autres avaient seulement l'haleine très fétide. Ce caractère perd de son importance, à cause de sa rareté, et aussi parce qu'il peut dépendre d'une stomatite, d'une gangrène de la bouche, du pharynx, du larynx, des bronches, de l'œsophage. Cependant il ne manque pas d'une certaine valeur, ainsi que nous l'établirons au chapitre du diagnostic.

5° *Aspect général et facies.* — Presque tous nos malades étaient dans

(1) D'après M. le docteur Genest (*Gazette médicale*, 1836, p. 593), l'apoplexie pulmonaire serait, chez l'adulte, une cause fréquente de gangrène du poumon, et les caractères anatomiques de la maladie présenteraient quelques particularités que nous n'avons pas toujours eu occasion de constater dans les faits précédents. Ainsi le tissu du poumon qui environne la caverne serait carnifié, et à côté du foyer gangréneux existeraient des foyers apoplectiques encore intacts.

un état de prostration très notable; leur figure était abattue ou souffrante et grippée, hippocratique même; ils restaient dans leur lit absorbés et sans forces. Presque tous avaient la figure pâle, surtout au masque; quelques-uns avaient le teint livide ou plombé, d'autres les lèvres croûtenses et sanglantes, plusieurs le trait nasal très prononcé. Le plus habituellement le développement de la gangrène pulmonaire imprimait au facies un cachet tout particulier de détérioration, de souffrance, de stupeur même, à tel point que l'un de nos malades avait les traits tellement altérés qu'on le reconnaissait à peine; il est vrai que chez cet enfant la gangrène avait déterminé un pneumothorax.

6° *Fièvre.* — Le pouls, toujours petit pendant les derniers jours de la vie, était ordinairement fréquent et s'élevait progressivement jusqu'à la mort de 100 à 120, 140, 160 ; deux fois cependant nous l'avons vu s'abaisser de 100 à 80; et de 140 à 100, 60, 52. La chaleur était en général vive, et la peau était sèche et terreuse, ou plus souvent couverte de sueurs ou d'une moiteur collante; une fois seulement les sueurs étaient froides et visqueuses.

7° Les symptômes fournis par les autres organes étaient la suite des maladies concomitantes beaucoup plutôt que de la gangrène. Cependant chez trois malades la langue était collante ou sèche, rouge et fuligineuse; les dents étaient fuligineuses chez un quatrième. Chez presque tous la soif était vive, l'appétit nul, le dévoiement abondant, qu'il y eût ou non lésion de l'intestin. Toutefois chez un enfant la diarrhée qui avait précédé le début se suspendit lors de l'invasion. Un seul eut de l'agitation alternant avec de l'assoupissement; un autre, un peu de délire; un troisième, des symptômes cérébraux graves, signes de méningite chronique.

L'énumération rapide que nous venons de faire des symptômes de la gangrène démontre qu'il est impossible de tracer un tableau exact de la maladie, dont il est déjà bien difficile d'établir le diagnostic dans un petit nombre de cas donnés; nous ne saurions donc rien dire sur les formes ni sur la durée présumable de cette maladie.

Art. III. — Diagnostic.

Comme il n'existe pas de signe pathognomonique de la gangrène du poumon, on doit chercher à établir le diagnostic en groupant plusieurs des symptômes : ainsi, lorsqu'un enfant atteint d'une pneumonie primitive ou secondaire, tombe dans la prostration et l'abattement, lorsque ses traits changent, lorsque son haleine devient fétide, et qu'aucun phénomène morbide n'indique la lésion d'un autre organe, il faut craindre le développement d'une gangrène pulmonaire. Si l'haleine devient gangréneuse, le diagnostic sera plus positif, surtout s'il n'existe pas une stomatite, une gangrène de la bouche ou du pharynx, et si la voix n'indique aucune lésion laryngée. Ici encore il pourrait y avoir gangrène des bronches ou de l'œsophage; mais ces cas sont si rares, et l'erreur si peu préjudiciable, qu'on peut s'arrêter alors à l'idée d'une gangrène pulmonaire. Le diagnostic est tout à fait certain, s'il se fait une hémoptysie, et si le sang ou l'expectoration prennent la fétidité gangréneuse. Si les crachats sont sanieux, grisâtres, on pourra croire à la formation d'une excavation pulmonaire, lorsque les râles humides se transformeront en gargouillement.

Art. IV. — Complications. — Pronostic.

Peu de complications appartiennent en propre à la gangrène, qui est déjà une maladie secondaire. Nous nous contenterons de rappeler que nous avons noté des pneumonies survenues pendant l'évolution de la gangrène; et, d'une autre part, que la mortification, en s'étendant vers les plèvres, en détermine la perforation, d'où résulte un pneumo-thorax; elle peut aussi gagner l'œsophage et établir une communication entre cet organe et le poumon. Dans le fait rapporté par M. Béhier, il s'agit d'un jeune enfant qui rendit d'abord des crachats noirâtres excessivement fétides; ils se supprimèrent et furent remplacés par des selles présentant la même coloration et la même odeur. Toutefois, dans l'un des exemples publiés par la *Lancette*, la plèvre s'était perforée en deux endroits sans qu'il en fût résulté un épanchement d'air. Nous verrons plus tard des cas analogues dans la tuberculisation.

Le pronostic de la gangrène pulmonaire est certainement très grave, puisque dans tous les exemples que nous possédons l'issue a été funeste; cependant nous concevons parfaitement la possibilité de la guérison, et peut-être que la difficulté du diagnostic est l'obstacle qui empêche de constater les cas terminés par le retour à la santé. Ainsi nous possédons une observation que nous n'avons pas fait rentrer dans celles qui nous occupent actuellement, mais que nous avons cru être une gangrène du poumon guérie. En voici l'extrait:

Il s'agit d'une jeune fille de six ans, teigneuse, qui fut prise de la rougeole au milieu de la bonne santé. Pendant le cours de l'éruption, il survint une pneumonie. Nous ne vîmes l'enfant que le septième jour de la maladie; alors elle avait une fièvre très vive, une oppression extrême, l'haleine d'une fétidité gangréneuse insupportable; les amygdales étaient gonflées, mais nulle trace de gangrène n'existait dans la bouche ni dans la gorge. Au contraire, nous trouvâmes dans le poumon les signes évidents d'une pneumonie qui ne tarda pas à se fixer au sommet; les symptômes persistèrent; l'haleine conserva le caractère gangréneux quelques jours, puis devint de moins en moins fétide, en sorte qu'elle n'offrait plus aucune odeur le quinzième jour de la maladie. Cependant l'enfant conservait de l'oppression, et les symptômes de la pneumonie persistèrent jusqu'au vingt-septième jour. Au cinquante-troisième, il existait encore du râle, que l'on perçut moins abondant jusqu'au soixante-treizième, jour de la sortie.

Dans ce cas, nous avons supposé que, lors de l'entrée de la malade à l'hôpital, il existait une gangrène du poumon, suite de la pneumonie rubéolique; qu'il se fit une excavation gangréneuse dont les débris furent ou résorbés ou avalés; alors l'haleine cessa d'être gangréneuse; puis le long espace de temps pendant lequel on perçut encore les symptômes de pneumonie fut employé à la cicatrisation de la caverne. Mais, n'ayant aucune preuve de la vérité de ces hypothèses, nous restons dans le doute, et nous nous contentons de regarder comme possible la guérison de la gangrène pulmonaire.

La terminaison funeste est annoncée par la teinte livide et plombée de la face, par la petitesse du pouls, par l'extrême dépression des forces, et par la persistance des hémorrhagies.

Art. V. — Causes.

La gangrène du poumon peut-elle être primitive, ou bien est-elle la suite d'une pneumonie? Cette question, qui n'a pas été traitée dans notre chapitre de la *Pneumonie* trouve ici sa place.

Nous ne possédons aucun exemple de pneumonie *primitive*, terminée par la gangrène; nous n'avons jamais vu non plus la gangrène se manifester d'emblée chez un individu parfaitement bien portant. Dans les observations de MM. Berton et Chavignez, l'état avant le début n'a malheureusement pas été noté d'une manière assez exacte pour que nous puissions résoudre la question. Toutefois, dans ces deux cas, avant l'invasion de la maladie, les enfants toussaient déjà *depuis plusieurs mois*, fait qui indiquait probablement un état morbide des bronches.

On comprend du reste l'extrême difficulté que l'on éprouve quand on veut décider si la gangrène est antérieure, concomitante ou postérieure à l'inflammation. En étudiant toutefois la marche des symptômes qui est bien exposée dans l'observation de M. Chavignez, nous serions portés à croire que dans ce cas la gangrène a succédé à l'inflammation.

Il s'agit en effet d'un garçon de quinze ans qui fut pris d'une violente pleuro-pneumonie gauche, et quelques jours plus tard d'une péricardite. Quinze jours après le début de la pneumonie, on constata du même côté des signes de pneumo-thorax; en même temps une expectoration sanieuse grisâtre s'établit, l'haleine devint extrêmement fétide; cinquante-deux jours après le début des premiers accidents, et trente-deux après l'apparition de la gangrène, l'enfant succomba.

De même, dans une observation rapportée en détail par M. West(1), la gangrène paraît s'être développée à la suite d'une pneumonie primitive et au milieu du tissu hépatisé. La pneumonie, qui ne paraissait pas grave, fut traitée par les sangsues et le calomel. Au huitième

(1) West, *Lectures on the diseases of children*, p. 209.

jour de la maladie il survint une remarquable dépression des forces, et bientôt des ulcérations probablement gangréneuses des gencives. Aucun symptôme n'indiqua la gangrène du poumon qui fut trouvée à l'autopsie.

Il paraît donc probable, ainsi que l'anatomie pathologique l'avait déjà prouvé, que la gangrène du poumon peut se développer au milieu d'une pneumonie; nous avons aussi fait pressentir qu'elle peut succéder à un épanchement sanguin, ou au moins à une congestion apoplectique; il nous semble prouvé aussi qu'elle se développe parfois dans le tissu pulmonaire à peu près sain : l'absence de symptômes stéthoscopiques pendant la vie, de pneumonie ou d'apoplexie à l'ouverture du cadavre, suffisent pour appuyer cette opinion.

Mais là ne résident pas les causes de la gangrène. Pourquoi le tissu pulmonaire sain, hépatisé ou apoplectique, devient-il gangréneux? Il faut pour l'expliquer invoquer une influence générale.

Maladies antérieures. — Les fièvres éruptives sont, de toutes les maladies, celles qui déterminent le plus souvent cet état général qui prédispose à la gangrène, et parmi elles la rougeole est certainement celle qui jouit le plus de ce privilége. Cette remarque a été depuis nous répétée par Boudet. Viennent ensuite la tuberculisation et les lésions chroniques des intestins. Nous rapprochons des fièvres éruptives une entérite typhoïde qui s'est compliquée de gangrène du poumon. Les faits que nous possédons, bien que peu nombreux, confirment tout à fait les idées générales que nous avons émises au sujet de la gangrène (1). (Voy. *Préliminaires*.)

Circonstances hygiéniques. — Plusieurs des enfants vivaient au milieu de l'entourage le plus défavorable à la conservation d'une bonne santé : mauvaise nourriture, malpropreté, séjour dans une chambre humide, sombre, peu aérée. Cependant tous ne réunissaient par des conditions aussi mauvaises, de sorte que cette cause prédisposante ne saurait à elle seule expliquer le développement de la gangrène.

Age. — Sexe. — Nous possédons des exemples de gangrène depuis l'âge de deux ans et demi jusqu'à quinze ans; cependant la maladie est

(1) Sur seize malades nous comptons :

Rougeole avec ou sans pneumonie	3
Variole suivie de scarlatine anormale	1
Scarlatine suivie de varioloïde et de rougeole terminale	1
Entérite typhoïde	1
Tuberculisation aiguë avec colite	1
Tuberculisation générale ou partielle avec ou sans pneumonie	3
Colite et dépérissement général	2
Méningite chronique	1
Fièvre typhoïde	1
Bronchite probable	1
Pleuro-pneumonie	1

plus fréquente de six à quinze ans qu'au-dessous de cet âge. Nous comptons plus de garçons que de filles (1).

Art. VI. — Traitement.

Lorsqu'une maladie échappe au diagnostic et ne peut être reconnue qu'à l'autopsie, il est impossible de tracer des règles de traitement : aussi n'est-ce que par analogie que l'on peut indiquer une médication à essayer dans les cas où l'on arriverait à constater son existence. Remarquons tout d'abord qu'ici la première et la principale indication des gangrènes ne saurait être remplie ; il serait impossible d'appliquer des topiques sur le siége du mal. On serait donc réduit à s'efforcer de remplir la seconde indication au moyen du traitement général; et en raisonnant par analogie, on doit penser que les toniques, utiles dans les gangrènes visibles à l'œil, le seraient encore dans celles des organes inaccessibles à la vue. Mais ces médicaments perdraient une grande partie de leur efficacité, n'étant plus soutenus par l'action locale exercée sur la gangrène. En outre, la mort survient toujours trop rapidement pour qu'on puisse espérer que le traitement général ait le temps de modifier la constitution de manière à déterminer la *limitation* de l'eschare.

Le traitement tonique a cependant été mis en usage chez quelques malades, et on y a joint (surtout chez l'adulte) l'emploi des désinfectants, et notamment des chlorures.

Donc si l'on venait à reconnaître l'existence de la gangrène pulmonaire, on pourrait faire la prescription suivante :

1° Faire sur le lit des aspersions de chlorure de soude, ou, suivant la méthode de Récamier, entourer le malade de vases d'où s'exhale du chlore.

2° S'il est possible, faire faire quelques inspirations chlorurées au moyen d'un appareil approprié.

3° Chaque heure donner une cuillerée à dessert de la potion suivante:

Julep gommeux	60 grammes.
Extrait de quinquina	2 grammes.
Sirop d'écorces d'orange	15 grammes.

4° Nourrir l'enfant de bouillon gras et, s'il se peut, de viande : donner un peu de vin vieux.

(1) Age sur 18 malades.				
	2 ans 1/2	1	9 ans.........	2
	3 ans	2	10 ans.........	2
	4 ans	2	12 ans.........	2
	5 ans	1	13 ans.........	1
	6 ans	2	15 ans.........	1
	8 ans	2		

Sexe. — 12 garçons. — 6 filles.

Art. VII. — Historique. — Observation.

Un petit nombre des médecins qui ont écrit sur les maladies des enfants a donné une description de la gangrène pulmonaire. Plusieurs, tels que MM. Taupin et Tourdes, ont parlé de cette maladie d'une manière incidente à propos de la gangrène de la bouche. Nous avons eu l'occasion de citer le travail de Boudet (1), qui a observé cinq exemples de gangrène des poumons, et qui a insisté sur les formes anatomiques et sur la nature scorbutique de la maladie. Ce travail, sérieux comme tous ceux du même auteur, est utile à consulter.

Le chapitre que nous avons inséré dans notre première édition, est la monographie la plus complète qui, à notre connaissance, ait été publiée sur ce sujet. M. Barrier (2) n'a vu qu'un exemple de gangrène des poumons, et le chapitre qu'il a consacré à cette maladie est en grande partie extrait du nôtre. M. West (3) n'a observé aussi qu'un seul fait de gangrène pulmonaire qu'il a publié avec détail, et qu'il a fait suivre de quelques remarques sur l'ensemble de la maladie.

Observation. — *Garçon de six ans. — Constitution délicate. — Symptômes de pneumonie lobaire. — Hémoptysie considérable. — Gangrène énorme du poumon.*

Chrétien, garçon, âgé de six ans, entré le 22 avril 1840.

Cet enfant, maigre et chétif, dont les yeux sont bleus, les cheveux blonds, la peau fine et blanche, dont le caractère est triste, et qui est enclin à la masturbation, habite depuis neuf mois avant son entrée dans une chambre sèche et assez aérée, moins constamment imprégnée d'une odeur fétide par le voisinage des lieux d'aisance.

Habituellement sujet au dévoiement, il est tombé malade deux mois avant son entrée à l'hôpital. Depuis lors, il a été pris d'une toux par quintes sans sifflement, suivie d'une expectoration blanchâtre claire, avec douleurs vagues dans la poitrine. Il avait une fièvre irrégulière avec rougeur des joues par moments et sans sueurs nocturnes. L'appétit, sans être complétement perdu, était capricieux, la soif vive par moments. Il existait aussi un dévoiement peu abondant, deux ou trois selles dans les vingt-quatre heures. Il n'y avait pas de symptômes cérébraux; seulement l'enfant dormait peu la nuit et était assoupi le jour. Depuis deux mois, l'amaigrissement était considérable, et avait toujours été en augmentant.

A l'entrée, l'enfant est dans l'état suivant : face très pâle, narines sèches et pulvérulentes, lèvres pâles et humides, décubitus dorsal gauche, forces un peu déprimées, chaleur assez vive; pouls à 120, peu développé; respiration à 36, régulière. Toux assez fréquente, sèche et sans expectoration. En avant à droite, la percussion est sonore et la respiration faible; en arrière du même côté, dans toute la hauteur, la percussion est peu sonore, et l'oreille perçoit une ex-

(1) *Archives de médecine*, août et septembre 1843.
(2) *Traité des maladies des enfants*, t. I, p. 329.
(3) *Loc. cit.*, p. 208.

piration bronchique profonde; il n'y a pas de râles. Aucun symptôme stéthoscopique du côté gauche.

La langue, humide, est blanche à la base et rouge au pourtour. La bouche est mauvaise, mais *l'haleine n'est pas fétide*. L'appétit est conservé; la soif est médiocre, les selles sont normales. (*Mauve; demi-looch blanc; trois potages.*)

Le même état persiste pendant plusieurs jours; le quatrième, les mêmes symptômes existent, sauf les modifications suivantes : les narines sont croûteuses, les lèvres sèches, les forces très déprimées, la chaleur médiocre. De nombreux sudamina existent sur le cou. La toux est suivie d'une expectoration abondante que nous ne voyons pas. En avant à droite, on entend quelques craquements par intervalles sous la clavicule; en arrière, la respiration bronchique est surtout intense à la partie moyenne avec retentissement du cri. L'abdomen est généralement, mais peu, douloureux; la soif est vive; il y a eu trois selles en dévoiement. (*Décoction blanche; bain sulfureux; lavement d'eau de son.*)

Dans la nuit du cinquième au sixième jour, l'enfant expectore une grande quantité de sang qu'il dit avoir vomi; et le matin du sixième nous le trouvons dans l'état suivant : il est couché sans force sur le côté droit; sa figure et ses lèvres sont très pâles; son pouls est à 110, régulier. La chaleur est très vive au tronc, tandis que ses mains et sa figure sont couvertes d'une moiteur froide. Devant lui, son drap est souillé par une expectoration sale, sanglante, sanieuse et aérée. Dans le crachoir, nous trouvons environ trois palettes de caillot mêlés à une sanie rouge non aérée. L'auscultation fait percevoir des craquements muqueux sous les deux clavicules; et en arrière à droite, dans la moitié inférieure, une absence complète de bruit respiratoire; au-dessus il existe des craquements assez abondants. Il n'y a pas de respiration bronchique ni de retentissement de la voix. La moitié inférieure est mate à la percussion. La langue est pâle; *l'haleine n'est pas fétide*; le ventre est assez gros, un peu tendu, généralement douloureux; l'appétit est nul, la soif vive; les selles sont peu abondantes, et contiennent une petite quantité de sang, d'après le dire des infirmières. (*Lichen d'Islande; thériaque.*)

Le septième jour, les symptômes sont peu différents : le pouls est à 108, petit, la chaleur très vive, les sueurs abondantes, les forces très déprimées; la toux fréquente. Une nouvelle hémorrhagie aussi considérable que la première a eu lieu; le sang expectoré a une teinte beaucoup plus noire. La matité existe en arrière à droite dans presque toute la hauteur, mais surtout à la partie moyenne; là nous percevons de la respiration bronchique et du râle sous-crépitant. A gauche en arrière, dans toute la hauteur, râle sous-crépitant assez abondant. La langue est noirâtre, la bouche mauvaise, *l'haleine fétide, gangréneuse*. Le ventre est affaissé, souple et indolent; le dévoiement est fréquent, liquide et d'un vert noirâtre. (*Mauve; bain sulfureux.*)

Le huitième jour, l'enfant est de plus en plus affaissé; il est couvert d'une sueur visqueuse. La toux est toujours fréquente, et l'expectoration est noire, écumeuse et très fétide. Dans la moitié supérieure droite de la poitrine, en arrière, la toux et la respiration ont un timbre métallique particulier; pas de râles; mêmes symptômes du reste. (*Bain sulfureux; extrait de ciguë, 10 centigr. dans une potion.*)

L'état persista le même jusqu'au matin du neuvième jour, où l'enfant mourut sans présenter d'autres phénomènes importants. Pendant tout le temps de la maladie, il avait conservé toute sa connaissance, et avait toujours répondu à nos questions.

Autopsie vingt-huit heures après la mort, par un temps découvert, tiède et venteux.

Maigreur extrême ; très peu de roideur cadavérique dans les bras ; putréfaction très peu avancée de la paroi abdominale, plus étendue sur la paroi thoracique droite en arrière.

La *plèvre droite* présente des adhérences générales très intimes au moyen de plaques tuberculeuses intrapleurales assez étendues, et d'un tissu cellulaire dense et serré.

Le *poumon droit* est lourd et précipite en totalité au fond de l'eau. Le lobe supérieur, confondu avec les autres, présente une hépatisation d'un rouge assez clair, molle, gorgée de beaucoup de sanie grisâtre, et occupant tout le sommet dans l'étendue d'un gros œuf environ. Au bord antérieur, la pneumonie est moins avancée et gorgée de sérosité. Les trois quarts inférieurs du poumon sont occupés par une vaste excavation remplie d'un liquide noir grumeleux, à odeur extrêmement fétide et gangréneuse. Les parois de cette caverne sont à l'intérieur noires par places, grises en d'autres, très molles, et formées par un détritus gangréneux très abondant. Dans plusieurs points, ce détritus pulpeux est doublé par une couche jaune, molle, gangréneuse elle-même, et derrière celle-ci se trouve le tissu pulmonaire flasque prêt à se gangrener, et contenant quelques tubercules miliaires.

Derrière la racine des bronches existe une petite portion de tissu pulmonaire hépatisé, lisse à la coupe, de couleur foncée, contenant quelques granulations jaunes, et à son centre une petite excavation qui communique avec la bronche mère du lobe par deux petites ulcérations latérales.

Les *bronches* de ce poumon sont d'un rouge violacé foncé ; cette couleur se mêle bientôt à une teinte d'un blanc jaunâtre mat, qui, après la première division bronchique, domine à mesure qu'on approche de la gangrène et finit par exister seule. La cavité des bronches contient le même liquide que l'excavation gangréneuse.

Le *poumon gauche*, généralement emphysémateux, est gorgé dans sa partie postérieure d'une notable quantité de sérosité sanguinolente.

Les *ganglions bronchiques* sont petits et grisâtres ; deux contiennent quelques petits tubercules miliaires crus.

Le *cœur*, de volume ordinaire, un peu flasque, renferme quelques caillots assez mous et du sang liquide.

La partie supérieure du tube digestif ne présente aucune lésion importante ; mais le côlon est tapissé par une couche épaisse de mucus, et les trois quarts inférieurs offrent une coloration d'un rouge assez vif et intense, disposé par lignes longitudinales. Dans ces points la muqueuse est un peu épaissie et très ramollie ; elle ne fournit aucun lambeau.

Le *foie* et la *rate* sont à l'état normal. Le *rein gauche*, assez volumineux, de consistance ferme dans toutes ses parties, est gorgé de sang, présente une arborisation très vive de la substance corticale, et une coloration rouge foncée à la circonférence de la substance tubuleuse. Le bassinet est à peine injecté. Le *rein droit* est beaucoup moins gros et moins rouge que le gauche.

L'*encéphale* ne présente aucune autre lésion notable qu'une quantité assez abondante de sérosité dans toutes ses parties : la grande cavité arachnoïdienne en contient environ deux cuillerées à café. La première est soulevée par le liquide qui l'infiltre, et l'on en trouve environ quatre cuillerées à bouche dans les ventricules dilatés. La substance cérébrale est généralement flasque et piquetée.

Remarques. — Cette observation peut servir à justifier quelques-unes des idées que nous avons émises dans le présent chapitre. Un enfant délicat, maladif, est pris d'une affection dont les renseignements peu précis ne nous permettent pas de déterminer la nature. Au bout de deux mois de maladie, nous le voyons, et nous constatons une pneumonie lobaire droite; la réaction fébrile est peu intense, et l'aspect général de l'enfant, joint à la durée de la maladie, peut faire soupçonner que la pneumonie est tuberculeuse. Au bout de peu de jours il se fait une hémorrhagie très abondante; en même temps les signes stéthoscopiques changent, la respiration bronchique est remplacée par une absence de bruit respiratoire, la matité s'accroît; ce sont les signes d'un épanchement considérable; l'hémoptysie peut nous faire croire que l'épanchement pleural est constitué par du sang. Cependant l'hémorrhagie continue, la respiration bronchique reparaît, puis s'étend au sommet du thorax, et l'haleine devient gangréneuse, l'expectoration persiste abondante et prend un aspect caractéristique; il n'y avait plus de doute, il existait une gangrène du poumon. Mais comment les choses s'étaient-elles passées? L'autopsie le démontra. Il n'y avait pas d'épanchement pleural, mais bien une énorme excavation gangréneuse.

Il était certain dès lors que dans la pneumonie préexistante il s'était fait tout à coup un vaste foyer apoplectique rempli de caillots; de là absence de respiration, matité; puis les efforts respiratoires ayant expulsé une partie de ces caillots, la respiration bronchique avait reparu, et s'était augmentée par une nouvelle pneumonie développée au sommet du poumon. Mais en même temps le mélange de l'air et du sang avait déterminé la putréfaciton du caillot, et bientôt la gangrène des parois de la cavité qui le recélait.

On pensera peut-être que la gangrène préexistait à l'hémorrhagie ; nous ne le croyons pas, à cause de l'époque à laquelle est survenue la fétidité gangréneuse de l'haleine et de l'expectoration.

CHAPITRE III.

GANGRÈNE DE LA PLÈVRE.

De même que la gangrène des bronches, la mortification de la plèvre accompagne celle des poumons, ne se révèle par aucun symptôme spécial, n'offre aucune indication thérapeutique, et n'attire l'attention que comme lésion anatomique : aussi serons-nous très bref sur ce sujet.

Dans une des observations que nous avons empruntées à *la Lancette* (voyez *Gangrène du poumon*), nous trouvons que, du côté opposé au poumon mortifié, il y avait à la base une plaque gangréneuse de l'étendue d'une pièce de 5 francs et de 2 lignes d'épaisseur. Bien que cette description soit très incomplète, il est probable qu'il existait là une gangrène de la plèvre accompagnant une mortification superficielle du poumon.

Une de nos observations démontre plus évidemment l'existence de cette maladie. Il y avait conjointement une énorme excavation gangréneuse du poumon.

La plèvre du même côté contenait un bon verre de sérosité trouble, sanguinolente et sanieuse. En arrière, vers la base, existaient, dans l'étendue de plus d'une pièce de 5 francs, des adhérences qui, facilement déchirées, laissaient voir une large plaque gangréneuse des deux plèvres costale et pulmonaire ; toutes deux étaient détruites et réduites en un putrilage caractéristique qui s'étendait jusqu'aux côtes dénudées. Une semblable lésion existait entre le diaphragme et la base du poumon, moins étendue cependant, et n'ayant que la dimension d'une pièce de 1 franc. Ici la gangrène n'occupait que la plèvre seule, car au-dessous du putrilage on retrouvait saines les fibres musculaires du diaphragme.

Dans ce cas la gangrène de la plèvre était bien évidente, et il est prouvé que la mortification peut envahir cette membrane isolément ou bien s'étendre jusqu'aux tissus sous-jacents.

Dans un troisième exemple, la gangrène avait envahi la plèvre tuberculeuse et semblait s'être étendue jusqu'à la matière tuberculeuse elle-même. Voici la description :

Adhérences générales extrêmement solides de la plèvre gauche au moyen de plaques tuberculeuses épaisses, intrapleurales. Entre le péricarde, le diaphragme et le bord antérieur de la base du poumon, existe une masse tuberculeuse du volume d'un petit œuf, en partie ramollie, contenue dans la cavité de la plèvre, entourée partout de détritus gangréneux, d'un gris noirâtre, à odeur fétide caractéristique ; ce détritus, appartenant à la plèvre, pénétrait jusqu'au centre de la masse tuberculeuse, qui semblait ainsi participer à la mortification. Le même poumon contenait un abcès gangréneux entouré de pneumonie lobaire.

M. Cruveilhier, et M. Paul Guersant, cité par M. Berton, ont observé des exemples de gangrène de la plèvre costale et des muscles intercostaux sans gangrène du poumon. Dans le fait de M. Chavignez, on observe une lésion analogue ; mais, comme nous l'avons dit ailleurs, il existait en même temps une gangrène du poumon.

Les exemples que nous venons de citer démontrent que la mortification peut débuter par la plèvre elle-même et être indépendante de celle du poumon ; en sorte que, par rapport à la cavité séreuse, elle marche de dedans en dehors ; mais il peut se faire que la gangrène pulmonaire s'étende progressivement jusqu'à la face externe de la membrane, en sorte que la mortification procède du dehors au dedans de la cavité séreuse ; alors il en résulte une perforation. Nous avons déjà parlé de ce résultat dans le chapitre destiné à la gangrène du poumon. Dans les deux cas de ce genre que nous avons sous les yeux, la perforation est double, arrondie ou ovalaire, peu étendue : la gangrène n'avait pas de tendance à se propager à la séreuse elle-même. Dans l'un de ces deux cas il y a eu un pneumothorax ; dans l'autre il est probable que l'adossement seul de la plèvre costale a suffi pour empêcher l'épanchement d'air ; mais il faut supposer que les mouvements inspiratoires étaient lents, sans précipitation, sans irrégularité, et qu'il n'y a eu que peu ou pas de toux.

Dans l'exemple de pneumothorax gangréneux que nous possédons, aucun signe n'avait révélé la gangrène pulmonaire ; aucun n'appela l'attention sur l'épanchement d'air, et la marche de la maladie nous a portés à croire que la perforation s'était faite dans les trente-six heures qui ont précédé la mort et pendant lesquelles l'enfant n'a pu être soumis à notre observation.

Les perforations pleurales, suite de gangrène pulmonaire, ne paraissent pas être très rares : outre les deux exemples qui nous appartiennent, M. Taupin en a observé un dans le cours d'une fièvre typhoïde. L'observation de M. Chavignez est aussi un remarquable exemple de pneumothorax suite de gangrène.

Nous avons dit dans le chapitre précédent qu'il s'agit, dans ce cas, d'un enfant de quinze ans atteint de gangrène pulmonaire à la suite d'une pneumonie. Quinze jours après le début, on constate les symptômes de pneumothorax, tintement métallique, respiration amphorique, exagération du son, etc. Mais ce que ce fait offre d'intéressant et de spécial, outre la perforation gangréneuse de la plèvre, est l'extension de la gangrène aux parois intercostales. On observa en effet les symptômes suivants :

Un mois après l'apparition du pneumothorax, une tumeur se développa du côté gauche ; elle soulevait le mamelon et était fluctuante et douloureuse ; puis elle s'étendit vers le creux de l'aisselle : elle était molle, sans changement de couleur à la peau, et dans certains points la pression donnait un sentiment de crépitation. Le malade éprouvait dans le point où la tumeur était fluctuante une douleur pulsative très vive, augmentée par les mouvements de la respiration. Au bout de trois jours la tumeur qui soulevait le mamelon gauche était tendue par les gaz ; par la pression on les faisait rentrer avec un bruit de gargouillement ; la tumeur s'abaissait lors de l'inspiration et s'élevait lors de l'expiration. Plus tard on y sentait des battements isochrones pareils à ceux du pouls. Le malade mourut huit jours après l'apparition de cette tumeur.

ORGANES EXTERNES.

La gangrène des organes externes fera le sujet de deux chapitres. Le premier contiendra la description de la gangrène qui, le plus souvent, résulte de l'action d'une cause locale, et qui a reçu le nom impropre de spontanée. Dans cette maladie, la mortification, due à une oblitération artérielle, siége exclusivement aux extrémités. Dans le second chapitre, nous nous occuperons de la gangrène diathésique, c'est-à-dire de celle qui se développe sous l'influence d'une modification de toute l'économie. Cette gangrène, identique avec la plupart de celles que nous avons décrites jusqu'ici, n'en diffère que par son siége. Sous ce dernier rapport, il serait peut-être utile de décrire dans autant de chapitres distincts : 1° la gangrène des parties génitales; 2° celle qui, ainsi que le font les furoncles, se développe spontanément sur plusieurs parties de l'enveloppe cutanée ; 3° la gangrène des parties soumises à une compression ; 4° enfin la gangrène des vésicatoires. Mais nos observations trop peu nombreuses ne nous permettraient pas de donner à ces chapitres une extension suffisante. D'ailleurs les détails dans lesquels nous devrions entrer perdent de leur utilité en raison de l'unité de nature de ces gangrènes. Enfin, nous y suppléerons en indiquant sommairement ce qui est spécial à chacune de ces localisations de la diathèse qui produit la gangrène.

CHAPITRE IV.

GANGRÈNE SPONTANÉE.

Cette maladie est rare dans l'enfance. On en trouve quelques observations éparses dans les journaux ou dans les thèses de médecine. La plupart ont été rassemblées par le docteur François dans son ouvrage sur cette affection. Ces observations sont dues à MM. Alibert, Huguier, Bocquet, Solly (1). Mais nous devons faire remarquer que l'une des deux observations de M. Alibert a rapport au même enfant que celle publiée par M. Huguier; la différence entre ces observations se trouve dans le nom de l'enfant et dans la longueur des détails; mais l'âge, le

(1) Alibert, *Recherches sur une occlusion peu connue des vaisseaux artériels, considérée comme cause de gangrène;* Thèse, 25 avril 1818. Huguier, *Journal hebdomadaire*, t. VII, p. 421. Bocquet, *Bulletin des sciences médicales de la Société de médecine du département de l'Eure*, dans *Journal de Boyer, Corvisart et Leroux*, p. 283, t. XVI. Solly, *the Lancet*, dans *Archives*, 3e série,

sexe, le service de l'hôpital, la date d'entrée, et tous les traits principaux de l'histoire des deux malades, sont d'une parfaite identité.

En outre, M. le docteur Nicod a lu à l'Académie de médecine une observation dont les *Archives* ont rapporté un extrait (1825, t. VII, p. 466). « M. Nicod lit l'observation d'un enfant de trois ans qu'on » apporta à l'hôpital ayant la jambe gauche et le pied en partie sphacélés. Il pratiqua l'amputation de la cuisse sans que le petit malade » parût ressentir beaucoup de douleur de l'opération. Il s'écoula à peine » un peu de sang des vaisseaux du moignon. Dans la soirée, l'enfant » succomba, et l'on trouva à l'autopsie l'aorte ventrale, les iliaques, » et surtout celle du côté gauche, ainsi que les crurales, remplies par » un caillot consistant, facile à écraser entre les doigts et organisé. » Le lobe droit du cerveau était envahi presque en totalité par une » masse encéphaloïde ramollie à son centre. On ne sut pas d'une manière précise s'il y avait eu paralysie avant la mort, et si la sensibilité, » qui avait paru si obtuse pendant l'opération, était aussi affaiblie » depuis quelque temps. » Il est certainement à regretter que cette observation ne soit pas plus détaillée.

Toutes ces observations, jointes à une autre qui nous a été communiquée par le docteur Legendre, nous ont servi pour composer le chapitre qu'on va lire.

Art. I. — Anatomie pathologique.

Peau et tissus sous-cutanés. — Les observations que nous avons sous les yeux ne nous permettent guère de faire une description complète de l'état des tissus mortifiés : le petit nombre des faits et la brièveté des remarques anatomiques en sont la cause. Toutefois il nous paraît certain que la gangrène se présente sous deux formes, l'une humide, l'autre sèche.

Dans la première espèce, les parties gangrenées sont noires, ramollies, infiltrées d'une sérosité trouble et roussâtre ; elles exhalent l'odeur la plus infecte, et sont converties en un putrilage qui ne permet pas d'y rien distinguer (*obs.* de M. Huguier). Nous ne possédons qu'un seul exemple de la seconde forme ; et dans ce cas l'état de sécheresse des parties nous a paru devoir être attribué à la médication siccative employée. Cependant il est probable que la gangrène spontanée peut être primitivement sèche. Cette opinion est justifiée quand on compare cette forme avec d'autres, et surtout avec la gangrène spontanée de l'adulte et du vieillard, qui prend quelquefois ce caractère. Voici la description des parties mortifiées dans le cas dont nous parlons. Elles différaient de ceux où la mortification est spontanément sèche par l'absence de l'odeur gangréneuse.

Le peau de toute la jambe est mortifiée : sur les orteils, elle est ratatinée, noirâtre, momifiée ; ailleurs elle est transparente, dure, élastique comme un morceau de parchemin et d'une couleur rougeâtre. A travers le derme devenu ainsi transparent, on aperçoit parfaitement des arborisations vasculaires très fines, noirâtres, formée par l'injection des radicules veineuses. La peau, doublée de son tissu adipeux, a la plus grande ressemblance avec un morceau de couenne de lard, et exhale une odeur de charcuterie des plus marquées.

La dessiccation a rendu apparentes les cloisons fibreuses de la face profonde du derme dans lesquelles se trouve emprisonnée une certaine quantité de graisse, et qui dans l'état naturel semblent appartenir au tissu cellulaire sous-cutané. Il en résulte que la peau, bien que desséchée et comme racornie, paraît plus épaisse que celle des parties environnantes.

Artères. — Lorsque l'état des vaisseaux a été recherché, on a trouvé les artères oblitérées par des caillots.

On a toujours vu la concrétion sanguine s'étendre dans l'artère iliaque et dans l'aorte, jusqu'à la seconde artère lombaire, ou même jusqu'au niveau des piliers du diaphragme. Elle occupe aussi la plupart des branches que fournissent ces vaisseaux, tantôt les oblitérant complétement dans la plus grande partie de leur étendue, tantôt pénétrant seulement dans leurs orifices.

La consistance des caillots était variable en différents points : tantôt ils étaient libres, tantôt légèrement adhérents aux parois artérielles ; les uns étaient fibrineux, rougeâtres, solides, élastiques; ils résistaient à la traction ; d'autres étaient plus noirs et encore solides, mais moins élastiques; ils simulaient une injection artificielle. La consistance du caillot, l'aspect fibrineux, la densité et l'adhérence aux parois artérielles étaient plus marqués dans les artères supérieures que dans celles qui avoisinaient la gangrène. Ainsi, dans l'observation de M. Huguier : « Le caillot était libre dans toutes les artères, excepté » vers la bifurcation de l'aorte, où il adhérait légèrement. Là aussi il » était plus consistant que partout ailleurs ; son centre était tout à fait » fibrineux et d'un gris jaunâtre. Cette portion du caillot paraissait » plus ancienne que celle qui remplissait les autres artères, et semblait » indiquer que la coagulation du caillot avait commencé en ce point. »

Dans une autre observation, l'état du caillot était plus remarquable encore : il commençait seulement à l'iliaque externe. Un peu décoloré à son origine, et peu adhérent dans l'étendue de 2 millimètres, le caillot prenait ensuite une couleur d'un rouge foncé, et occupait exactement toute la capacité du vaisseau. Là il était ferme, résistant, élastique, et adhérait assez intimement et sans intermédiaire au vaisseau : son union était assez intime pour que, dans quelques points, plusieurs de ses parties restassent adhérentes à l'artère lorsqu'on cherchait à les détacher. Au-dessous de la fémorale profonde le caillot cessait d'être adhérent et se décolorait; il était réduit à sa portion fibrineuse, et devenait un peu moins ferme et moins élastique, de telle sorte qu'il ne résistait pas autant à la traction, et se rompait plutôt que les parties non décolorées : son extrémité inférieure, dans l'étendue d'un centimètre, plus mince et plus arrondie, ne remplissait pas le calibre de l'artère. Là il était gris, très mou, mêlé à quelques gouttelettes de pus. L'artère poplitée, moins résistante sous le doigt que la fémorale, contenait dans son intérieur quelques gouttes d'un pus grisâtre, épais ; autour était une fausse membrane qui paraissait être la partie périphérique du caillot, dont le centre était ramolli ; elle était mince et molle, en contact avec la membrane interne de l'artère, à laquelle elle n'adhérait pas.

Dans ce cas, la partie iliaque du caillot était certainement plus récente que la partie poplitée. La présence du pus et la non-adhérence du caillot suffisent pour l'établir. Ainsi, contrairement au cas précédent, la coagulation du sang s'était faite d'abord dans l'artère poplitée.

La *membrane interne* des artères avait son poli et sa consistance ordinaires ; elle n'était pas injectée, n'offrait pas, en un mot, la moindre altération chez deux enfants. Il n'en était pas de même chez celui dont le caillot était purulent, et qui avait succombé à l'époque la plus rapprochée du début. La membrane interne était rouge au point où le caillot lui adhérait ; là aussi elle était un peu rugueuse, et avait perdue en partie son aspect lisse et poli.

Art. II. — Symptômes.

1° *Symptômes locaux.* — Les symptômes qui marquent le début de la gangrène spontanée sont parfaitement tranchés, et tellement caractéristiques qu'ils peuvent de suite mettre sur la voie du diagnostic. Ces symptômes sont la douleur, le refroidissement, et la décoloration du point qui va être frappé de mortification.

Sensibilité. — Au début, la douleur est intolérable : elle arrache des cris aigus aux jeunes malades, qui se plaignent spontanément ; elle débute dans le pied, puis elle s'étend plus ou moins rapidement à la jambe, soit dans toute son étendue, soit en quelques points, tels que le mollet. Les moindres mouvements l'exaspèrent : elle est aussi augmentée par une compression un peu forte de la totalité du membre, elle n'est pas continue. Elle s'accompagne de rétraction de la jambe, qui est demi-fléchie sur la cuisse ; toutes les fois que l'on veut l'étendre, on exaspère la douleur. Quelle est la cause de cette douleur qui marque le début de la maladie ? Notons tout d'abord qu'elle s'accompagne d'une sorte d'anesthésie de la peau. Ainsi les enfants qui se plaignent de douleurs violentes dans le pied ne sentent pas les cataplasmes très chauds et sinapisés qu'on applique sur le point refroidi pour rappeler la chaleur. Il faut donc admettre que la peau n'est pas le siége de la douleur, qui occupe sans doute les parties profondes.

Peut-être cette douleur est-elle analogue à celle que l'on ressent lorsque la circulation a été en partie entravée dans un membre. Il n'est personne qui n'ait éprouvé cette sensation. Ainsi, lorsqu'on laisse pendant quelque temps sa jambe dans certaines positions où l'artère poplitée est comprimée, on éprouve d'abord des fourmillements, puis un engourdissement très douloureux. Le pied ne sent pas le contact du corps sur lequel on l'appuie, et cependant le mouvement et la pression déterminent une douleur des plus vives qui ne cesse que lorsque la circulation s'est rétablie. Dans le cas qui nous occupe, le phénomène est sans doute le même, mais plus intense, parce que la circulation est complétement interrompue. Mais, dans ces cas divers, quelle est la cause de la douleur? dépend-elle de la rétraction des artérioles qui ne reçoivent plus de sang, de l'absence de calorification, ou d'une influence nerveuse? Nous ne saurions le dire. Il nous suffit de savoir que l'arrêt de la circulation en est la cause première.

Mais remarquons encore que cette douleur qui a envahi le pied s'étend à la jambe, s'accompagne d'une rétraction du membre, et que chaque tentative pour étendre l'extrémité détermine une exaspération de la souffrance.

Nous avons donc quelque raison de penser que la douleur ne reconnaît pas seulement pour cause l'arrêt de la circulation, et que si elle revêt les derniers caractères que nous venons de citer, c'est parce qu'elle dépend en outre de l'inflammation artérielle, cause première de la maladie. Alors, en effet, l'enfant met sa jambe dans la flexion afin d'éviter l'extension du vaisseau; car dans cette position du membre inférieur, l'artère devient flexueuse et n'est pas tiraillée.

Caractères physiques de la peau et des parties molles. — La couleur de la peau du membre malade se modifie; on constate d'abord de la pâleur; puis, au bout d'un temps variable, cette teinte blanche est remplacée par une couleur rouge obscure ou violacée, tantôt uniforme, tantôt composée de la réunion de plusieurs taches isolées non saillantes. Si l'on examine la sensibilité de la peau en ces points, on peut s'assurer, soit par la piqûre, soit par le pincement, que toute sensibilité y est abolie. Cette teinte rouge obscure ou violette change bientôt de caractère, elle devient entièrement noire. Chez un enfant on a noté que c'était le sixième jour que la coloration avait passé du rouge au noir. Dans ce même cas, le développement des taches noires commença par les orteils, et s'étendit à d'autres parties du pied et de la jambe, le talon et le mollet en particulier, points sur lesquels agissait la pression. Ces taches noires deviennent confluentes, et alors la plus grande partie de la peau du membre est mortifiée.

La gangrène suit d'ailleurs une marche différente, ainsi qu'il a déjà été dit, c'est-à-dire qu'elle est sèche ou humide. Dans le premier cas, on n'observe pas de soulèvement épidermique; et la peau est noire, parcheminée, comme momifiée, complétement insensible. Elle cède quelquefois sous le doigt comme un parchemin, pour reprendre ensuite sa première forme avec une sorte d'élasticité.

Dans le second cas, elle se couvre de phlyctènes qui laissent écouler une sérosité sanguinolente, et lorsqu'elles ont envahi une grande surface, l'odeur devient fétide, gangréneuse. La mortification gagne alors les parties sous-cutanées. On observe d'abord un gonflement très sensible des parties malades avant même qu'elles soient gangrenées, puis elles sont converties en un magma putrilagineux, ramolli, infiltré de liquide trouble, roussâtre, qui exhale l'odeur la plus infecte; et au bout d'un temps variable toute une portion d'une extrémité est mortifiée. Il s'établit ensuite un cercle inflammatoire qui limite la gangrène; les parties molles sont alors séparées des portions vivantes; et si la gangrène a atteint l'articulation, une portion tout entière d'un membre se détache, ou bien ne tient plus que par un tendon ou quelques débris de tissus sains qui, en dernier lieu, se rompent, en sorte que la séparation devient complète.

Pourquoi la gangrène est-elle sèche ou humide? Nous avons déjà dit (voy. ANATOMIE PATHOLOGIQUE) que le traitement employé en fut sans doute cause chez un malade. La température artificielle que l'on entretint constamment autour du pied, favorisa l'évaporation des liquides, et momifia, pour ainsi dire, le membre.

Température. — Le refroidissement du point frappé de gangrène est un symptôme important. On constate dès le premier jour une diminution sensible dans la température de l'extrémité qui va être frappée de gangrène : cet état est perceptible au toucher et appréciable au thermomètre. Ainsi, chez un enfant, on a noté une différence de 6° entre le pied malade et celui de l'extrémité saine. C'est le cinquième jour de la maladie que l'on constata le phénomène; le septième, l'effet persistait; la mort survint le huitième.

Pulsations artérielles — Les différents symptômes que nous venons de passer en revue appartiennent à la gangrène elle-même; mais ils ne révèlent pas sa cause. Nous en exceptons toutefois la tuméfaction du membre et les douleurs vives qui augmentent par son extension. Il faut donc explorer avec grand soin les pulsations artérielles : on peut se convaincre alors que les battements de la principale artère du membre ont déjà cessé de se faire sentir avant l'apparition des taches gangréneuses proprement dites.

2° *Symptômes généraux* — Il nous est impossible de dire, d'après les faits que nous avons consultés, si, lorsque la maladie est dégagée de toute complication, il y a de la fièvre au début. Elle existait très violente chez un petit malade; mais comme l'enfant était atteint d'une double pneumonie, le fait n'a rien d'étonnant. Lorsque l'eschare tend à se circonscrire, et qu'il se développe un foyer inflammatoire, le mouvement fébrile s'allume; à la fin de la maladie le pouls devient très petit, comme on le remarque dans toutes les affections aiguës. Les auteurs ne sont pas plus explicites sur l'état des autres fonctions et sur la part que prennent à la maladie les systèmes digestif et nerveux. Toutefois il est fait mention de l'absence de symptômes cérébraux, et de la conservation des forces pendant un certain temps lorsqu'il n'y a pas de complications graves.

Siége. — La gangrène occupait toujours les extrémités inférieures et quelquefois en même temps les supérieures (1).

Art. III. — Marche. — Durée. — Terminaison.

La maladie, autant du moins qu'on peut en juger par les faits que nous analysons, suit en général une marche aiguë, c'est-à-dire que, lorsqu'elle a envahi une extrémité, elle arrive promptement, dans un intervalle de quinze à dix-huit jours, a en déterminer la mortification complète. Lorsque la gangrène gagne successivement plusieurs parties du corps, il peut se passer un long intervalle entre le moment où la mortification a débuté et celui où les dernières plaies qui résultent de la chute des eschares sont cicatrisées. Ainsi dans l'observation du docteur Solly, la maladie avait commencé au mois d'août 1838; elle s'étendit aux extrémités inférieures et supérieures, et le 30 décembre seulement le dernier membre était détaché. Dans l'observation rapportée par le docteur Bocquet, la maladie, qui occupait différents points des extrémités, s'étendit çà et là pendant cinq mois au moins; au huitième mois seulement le radius et le cubitus gauches, dénudés par la séparation de la main, s'exfolièrent. L'auteur a intitulé, nous ne savons trop pourquoi, son observation : *Diathèse gangréneuse périodique qui a paru à des époques fixes pendant quatre années de suite;* car la gangrène fut continue, et les accidents se succédèrent du mois de janvier au mois de juin. Il n'y eut de périodique dans cette maladie qu'une éruption de purpura accompagnée de grande faiblesse, et qui reparut à quatre reprises différentes. C'est dans le cours d'une de ces attaques que survint la gangrène.

La maladie s'est terminée le plus ordinairement par la mort. Ainsi, sur les six malades, quatre ont succombé, un a guéri, un autre paraissait en voie de guérison lorsque son observation a été publiée.

(1) Pied et jambe droits....... 1
Les deux extrémités inférieures................ 1
La main gauche, les dernières phalanges du pouce, de l'annulaire et de l'auriculaire de la main droite et deux phalanges du pied droit.. 1
Pied et jambe gauches........ 2
La jambe gauche et les deux avant-bras........................ 1

La mort est survenue chez un enfant le huitième, chez un autre le dix-neuvième, chez un troisième le vingt-septième jour. La promptitude de la terminaison fatale s'explique chez le premier malade par l'existence de complications graves.

Art. IV. — Pronostic.

Ce que nous venons de dire indique suffisamment combien le pronostic est grave ; cependant on voit que la maladie n'est pas au-dessus des ressources de l'art. Sa gravité est d'autant plus grande que les enfants sont, au début, dans un état plus défavorable ; dans ce cas la terminaison fatale est prompte. La maladie nous paraît d'autant plus fâcheuse qu'elle envahit promptement une plus grande étendue d'un même membre. Il est fort curieux de voir que les deux exemples de guérison aient été observés dans les cas où la gangrène était pour ainsi dire disséminée, et avait envahi plusieurs parties des extrémités supérieures et inférieures.

Il est possible que cette dissémination de la gangrène dépendît de la cause même de la maladie. Ici, en effet, la preuve anatomique de la présence d'un caillot dans les artères a manqué ; et il est difficile d'admettre que la circulation ait été interrompue à la fois dans les deux membres supérieurs et inférieurs. Peut-être l'état général seul des malades avait-il déterminé la mortification : aussi, tout en conservant du doute sur la cause de ces deux derniers cas de gangrène, nous avons dû les ranger parmi celles qui sont spontanées, parce que leur marche et leur aspect les rapprochent plus de l'espèce décrite dans cet article que de toutes les autres que nous avons pu observer. Toutefois nous ne pouvons nous empêcher de remarquer que les symptômes et la marche de la maladie dans ces cas tiennent le milieu entre ceux de la gangrène suite d'oblitération artérielle et quelques cas de gangrène disséminée dont nous parlerons bientôt.

Art. V. — Causes.

Maladies antérieures. — La gangrène spontanée peut être primitive ou secondaire ; il nous est impossible d'établir la proportion de ces deux formes. Une fois elle a succédé à une rougeole, une autre fois elle s'est développée dans la convalescence d'accidents cérébraux.

Age. — Un fait assez curieux est que ces six enfants étaient tous à peu après du même âge, de trois à quatre ans et demi.

Sexe. — Il y avait cinq garçons et une fille.

On n'a signalé aucune cause occasionnelle qui ait paru influer sur le développement de la maladie.

La cause prochaine était la coagulation du sang dans les vaisseaux. Chez les quatre enfants qui ont succombé, l'oblitération artérielle a été recherchée et trouvée. Dans tous ces cas la gangrène est donc une maladie purement locale. Cependant lorsque nous voyons que la rougeole l'a précédée une fois sur dix, et lorsque nous nous rappelons que l'une de ces observations a été recueillie à l'hôpital des Enfants par M. Legendre à l'époque où régnait l'épidémie d'affection gangréneuse décrite par M. Becquerel, nous nous demandons si quelquefois la maladie ne peut pas être diathésique.

Mais quelle était la cause de la coagulation du sang? doit-on l'attribuer à une artérite ou à une cause mécanique? Cette question est difficile à résoudre. Remarquons cependant que dans deux des autopsies la membrane interne des artères a été trouvée parfaitement saine, tandis que dans la troisième, l'artère était rouge et dépolie dans une partie de son trajet, et le caillot suppuré dans un autre point. Ici l'inflammation ne pouvait pas être niée; mais ce qui est remarquable, c'est que, dans ce cas, la maladie n'a duré que huit jours, et que déjà la phlegmasie artérielle avait disparu là où elle s'était primitivement développée, c'est-à-dire au niveau du caillot purulent, tandis qu'elle existait encore là où le caillot était évidemment plus récent. Cette observation nous porte à croire que l'artérite peut marcher de bas en haut, et que ses caractères anatomiques disparaissent rapidement. Il n'est donc pas étonnant que dans les deux autres observations, où la maladie a duré dix-neuf et vingt-sept jours, la phlegmasie artérielle n'existât plus.

Art. VI. — Traitement.

Nous n'entrerons pas dans de grands développements sur le traitement de la gangrène spontanée ; nous nous contenterons de dire que deux enfants ont subi l'amputation de la cuisse, et ont succombé, un le lendemain de l'opération, l'autre sept jours plus tard. On put s'assurer que l'opération n'occasionna aucune douleur et que l'écoulement de sang était nul ; et ce fait a dû prouver que l'amputation était inutile, puisque la circulation n'était pas rétablie au-dessus du point où l'on pratiquait la séparation du membre.

Au début, lorsque le pied était très douloureux, on a cherché à calmer les douleurs au moyen d'une flanelle imprégnée d'un mélange de baume tranquille et de laudanum de Sydenham, ou bien en appliquant des cataplasmes émollients. On tâchait aussi de réchauffer le membre par l'application de sachets pleins de sable chaud. Un enfant fut traité par des émissions sanguines abondantes, qui ne déterminèrent aucun effet utile. Mais remarquons que la saignée fut pratiquée seulement le sixième jour à partir du début, et qu'il existait conjointement une double pneumonie.

Les médications que nous venons d'énumérer n'ont eu aucun succès, et il est difficile de déterminer le genre de traitement le plus rationnel. Cependant, s'il est vrai que la maladie soit réellement inflammatoire à son origine, il faut pratiquer des émissions sanguines. Mais la rapidité avec laquelle disparaît l'inflammation artérielle indique que les antiphlogistiques doivent être employés dès le début.

D'un autre côté, les premiers symptômes apparents sont ceux d'un arrêt de la circulation (refroidissement, pâleur et douleurs vives des pieds), en sorte qu'il sera toujours impossible d'arriver assez à temps pour empêcher la coagulation du sang.

Ces remarques prouvent qu'il est peu probable qu'on puisse arrêter la maladie dès son origine et avant que la peau soit frappée de gangrène; toutefois, on doit s'efforcer de limiter la mortification en limitant l'étendue du caillot artériel. Nous pensons donc que, si l'on est appelé à temps, c'est-à-dire lorsque le pied, encore pâle et froid, ne présente aucune trace de mortification, il faut pratiquer, s'il est possible, une saignée générale, dont l'effet est de rendre le sang plus séreux. Nous repoussons la saignée locale, parce qu'on ignore le siége précis de l'artérite, et parce que les piqûres des sangsues pourraient être le point de départ d'eschares gangréneuses. On joindra à la saignée l'emploi des médicaments qui ont pour effet de liquéfier le sang, c'est-à-dire le mercure à doses altérantes.

Une fois la mortification déclarée, il faudra abandonner les émissions sanguines, qui affaibliraient l'enfant et lui ôteraient les forces nécessaires pour résister à la longue maladie à laquelle il sera en proie, si l'on parvient à limiter les eschares.

Quelle conduite faut-il tenir lorsque la gangrène est établie? Peut-on la limiter? ou bien faut-il l'enlever entièrement par l'amputation du membre? Nous croyons que, dès que l'eschare est formée, ou plutôt dès que le membre pâlit et se refroidit, il faut appliquer autour de lui des corps chauds et secs, tels que des sachets de sable ou de son maintenus à une haute température. Le but qu'on doit chercher à atteindre en agissant ainsi n'est pas tant de réchauffer le membre et de limiter les eschares, que de les momifier et de les dessécher. Cette indication, tout à fait secondaire, est cependant utile à remplir, parce qu'il en résulte qu'il ne se développe pas de putréfaction ni d'odeur gangréneuse. De cette manière on pourra éviter aux enfants l'amputation du membre, opération complétement inutile et qui a paru accélérer la terminaison fatale dans une des observations que nous avons sous les yeux.

Nous ne connaissons aucun moyen de limiter les eschares, et nous croyons, en effet, que ce but ne saurait être atteint tant que le caillot tendra à s'élever dans le système artériel jusque vers l'aorte. Il faut donc attendre de la nature que les eschares se limitent, et dans ce cas encore il ne faut pas se presser de les détacher ; en effet, si au-dessus d'elles la peau est insensible et froide, si l'artère ne bat pas dans le pli de l'aine, l'ablation du membre n'entraînera aucune hémorrhagie et sera suivie d'une nouvelle mortification.

Dans le cas où les artères auraient conservé leurs battements normaux et la peau sa chaleur et sa sensibilité, il serait permis de prévoir une terminaison heureuse ; dans ce cas aussi, il faudrait laisser tomber peu à peu les parties mortifiées et se contenter de les retrancher ; mais seulement lorsqu'il serait bien évident que l'eschare est tout à fait limitée, et dans les points où le travail organique a établi la séparation des parties mortes et des parties vivantes.

Résumé. Un enfant bien portant ou convalescent d'une fièvre éruptive est prix de douleurs violentes dans un membre, dont l'extrémité est pâle et froide ; les cataplasmes ou les sinapismes appliqués ne sont pas sentis ; faites la prescription suivante dans le cas où la maladie n'est pas diathésique :

1° Une saignée générale d'une palette à une palette et demie.

2° Toutes les heures une prise composée de 3 centigrammes de calomel mêlé à 5 centigrammes de sucre ; de manière à faire prendre 30 à 40 centigrammes de calomel dans la journée.

3° Des frictions dans les aines et à la face interne des cuisses avec l'onguent napolitain. On emploiera 3 grammes de pommade pour chaque friction, et on en fera deux chaque jour.

4° La tisane sera alcaline.

5° On entourera le membre de sachets remplis de sable ou de son, et on les maintiendra à une température élevée.

Les jours suivants, on continuera la même médication en retranchant l'émission sanguine. Si les eschares se circonscrivent, et qu'une partie du membre vienne à se détacher, on la retranchera dans la limite même posée par le travail organique : seulement, si les os font saillie à travers la plaie, on les reséquera le plus haut possible.

Si la maladie est diathésique il faut suivre une marche toute différente. Le traitement tonique est le seul qu'on puisse employer.

CHAPITRE V.

GANGRÈNE DISSÉMINÉE OU DIFFUSE DE LA PEAU.

Art. I. — Historique.

Il n'existe dans la science qu'un petit nombre de publications sur cette maladie. On trouve seulement quelques travaux incomplets qui ont trait à quelques-unes de ses variétés, et notamment à la gangrène des parties génitales. Ainsi le docteur Isnard en a dit quelques mots dans la thèse que nous avons analysée au chapitre de la *Gangrène de la bouche* (voy. p. 352), et nous nous contenterons de rappeler qu'il a donné trois observations de gangrène de la vulve qui justifient ce que nous en dirons bientôt. Il termine sa thèse par les conclusions suivantes, communes à la gangrène de la bouche et à celle des parties génitales : 1° le mal gangréneux est le même, qu'il attaque la bouche ou les parties génitales; il est toujours la suite d'une et rarement de plusieurs ulcérations de la membrane muqueuse : il commence à la face interne des joues ou des grandes lèvres, et marche de dedans en dehors; 3° il est purement local d'abord ; on ne voit de symptômes généraux que vers la fin de la seconde période ; 4° il n'est point contagieux ; 5° le meilleur moyen de le guérir est l'application du cautère actuel.

En 1838, l'*Expérience* publia la traduction d'un mémoire du docteur Richter *sur la gangrène des enfants et ses espèces, le cancer aqueux, la gangrène des parties génitales externes chez les jeunes filles, et les taches gangréneuses de la peau des nouveau-nés.* Nous ferons plus d'un emprunt à cet excellent travail, ce qui nous dispense d'en donner une analyse. Le titre seul indique les divisions établies par l'auteur et les parties du mémoire qui ont rapport aux formes de gangrène décrites dans le présent chapitre. La symptomatologie et le traitement de ces diverses affections sont dans ce mémoire étudiés avec le plus grand soin.

En 1843, M. Becquerel, dans la relation qu'il a donnée d'une épidémie d'angines gangréneuses (1), a particulièrement insisté sur la gangrène des vésicatoires.

Le chapitre que nous avons publié dans notre première édition, tout insuffisant qu'il est, était resté jusque dans ces derniers temps la publication la plus complète faite en France sur ce sujet, lorsque parut le mémoire important de MM. Bouley et Caillault (2).

Nous n'avons pas à revenir ici sur l'analyse de ce travail que nous avons déjà mis à contribution. Mais comme nous ne nous sommes occupés dans nos travaux sur la gangrène que de celle qui porte le nom de gangrène noire ou charbonneuse, nous donnons ici un extrait de la description que ces auteurs ont faite des ulcérations phagédéniques. Cette citation nous permettra de rechercher si ces lésions organiques sont réellement gangréneuses, et d'insister sur quelques-uns des principes de pathologie générale que nous avons émis dans notre introduction.

« Ces altérations, qui débutent quelquefois par une pustule semblable à celle de l'ecthyma ont pour caractère fondamental d'être serpigineuses et phagédéniques.

» Leur coloration habituelle est une teinte gris blanchâtre sanieuse ; le plus souvent, au centre de leur surface plate et uniforme, il existe un détritus fibrillaire, humide ; d'autres fois ces surfaces sont

(1) *Gazette médicale*, 1843.

(2) Mémoire sur les *affections phagédéniques et gangréneuses* chez les enfants, par les docteurs Bouley et Caillault. (*Gazette médicale*, 1852, p. 410.)

grenues et régulières. Lorsqu'elles ont acquis de grandes dimensions et qu'elles ont pénétré profondément dans l'épaisseur du derme, ces surfaces, bien que sanieuses et humides, sont régulièrement réticulées, comme si elles reproduisaient les alvéoles cellulaires sous-cutanées. Lorsque les progrès d'envahissement serpigineux de ces ulcères sont un peu ralentis, leurs bords deviennent très nettement taillés à pic. Ils offrent toujours des courbes arrondies ; mais, tout en circonscrivant des espaces ovalaires ou des cercles réguliers, ils sont constitués par une série de petites lignes brisées éminemment régulières. En général, la coloration des bords est habituellement rouge, ou au moins d'une couleur plus animée que le centre de l'ulcération. Lorsque celles-ci sont à leur période d'envahissement, les bords sont taillés obliquement en biseau de dehors en dedans, et ils ont une coloration différente de celle du reste de la surface malade : ils forment comme une espèce de liséré autour de l'ulcère. Cette bordure envahissante se reconnaît non-seulement à sa couleur, mais encore à son aspect finement grenu, et en ce qu'elle est seule complétement dépourvue de détritus humide et sanieux. Quelle que soit l'activité de sa marche envahissante, l'ulcération a toujours des bords dont la largeur est fixe. Il semble que l'aspect différent de cette espèce de circonférence est dû à ce que la matière organique n'est pas encore réduite en détritus sanieux, et à mesure que le liséré onduleux s'avance sur les tissus sains, il laisse derrière lui l'aspect sordide propre à ces ulcères phagédéniques. Les ulcères s'agrandissent par la progression de leurs bords en tous sens et par l'adjonction des points ulcéreux voisins. De la réunion successive de ces petites surfaces ulcérées, il résulte de grandes surfaces serpigineuses, généralement d'une forme arrondie, avec les bords très sinueux, ou souvent même comme festonnés. L'imminence de l'invasion sur les tissus voisins est annoncée par un œdème diffus qui paraît avoir son siége dans le tissu cellulaire sous-cutané, et qui forme une sorte de bourrelet œdémateux précurseur d'une altération prochaine. En saisissant avec les mors d'une pince fine les débris humides et jaunâtres qui recouvrent ces surfaces ulcéreuses, on ne retient qu'une sorte de boue gangréneuse, semi-liquide, constituée par le détritus des divers éléments du derme mélangés de globules de pus. Il est d'une évidence incontestable que ces ulcérations sont le résultat d'un travail gangréneux moléculaire, à marche lente, sans aucune production hétéromorphe. Les points du corps où se montre de préférence la gangrène phagédénique sont surtout tous les points où la peau a pris quelque analogie avec le tissu muqueux ; tels sont par exemple les plis génitaux cruraux, le périnée, le pourtour de l'anus, et la partie interne des fesses. »

Telle est la lésion que MM. Bouley et Caillault regardent comme identique avec la gangrène noire. A leurs yeux le procédé de destruction est le même dans ces deux altérations, et ils n'y trouvent que des différences légères, dues à la marche plus ou moins rapide de la mortification.

Les raisons sur lesquelles ils s'appuient sont de deux sortes : 1° l'identité des conditions étiologiques et de l'état particulier de l'économie qui donnent naissance à ces deux lésions anatomiques ; 2° l'étude de la lésion locale. L'extrait que nous venons de donner suffira au lecteur pour se faire une opinion sur la réalité d'une gangrène. Pour nous, sans vouloir nier absolument qu'il y ait là une véritable mortification des tissus, nous avons besoin de quelques preuves de plus avant d'adopter cette opinion. Nous voyons là des ulcérations envahissantes, comme on en constate assez souvent en l'absence de la gangrène, et nous voudrions qu'il fût mieux démontré que les débris jaunâtres et humides sont en réalité des détritus moléculaires gangréneux. Nous avons eu plusieurs fois l'occasion de voir en ville des ulcérations auxquelles s'appliquait très bien la description précédente, et qui guérirent presque spontanément sans que nous ayons pu y rien voir de gangréneux. Nous sommes d'autant plus portés à attendre de nouvelles recherches avant d'admettre la gangrène phagédénique moléculaire, que nous ne pouvons aucunement ranger parmi les preuves de son existence la considération de l'état général qui cause ces lésions.

En effet, si les recherches d'anatomie pathologique doivent démontrer quelle espèce d'altération organique on a sous les yeux, les modifications de la santé générale qui lui donnent naissance ne peuvent fournir aucune lumière à ce sujet ; car elles indiquent la nature et non l'espèce anatomique. Nous nous expliquons : Dans nos préliminaires nous nous sommes élevés contre la confusion que l'on a souvent faite entre la nature et la forme des maladies : nous avons fait voir qu'il ne faut pas conclure exclusivement des espèces anatomiques à leur nature. Nous craignons que MM. Bouley et Caillault n'aient commis l'erreur inverse et n'aient conclu de la nature du mal à son espèce anatomique. Dans les efforts que l'on fait pour secouer le joug de l'anatomisme exclusif, il ne faut pas oublier deux principes :

1° Une altération anatomique donnée peut se développer sous l'influence de plusieurs sortes de modifications morbides de toute l'économie ; ainsi la phlegmasie d'une membrane muqueuse peut reconnaître pour cause la scrofule, la syphilis, le catarrhe, aussi bien que l'état inflammatoire.

2° Une même modification de toute l'économie peut donner naissance à plusieurs espèces de lésions anatomiques. Ainsi sous l'influence de la scrofule on voit naître des phlegmasies ou des tubercules ; sous celle du catarrhe, il se développe des hypersécrétions, des fluxions, des phlegmasies, etc.

De même ici les ulcérations phagédéniques et la gangrène noire peuvent bien procéder du même principe morbide, avoir en conséquence la même nature, et cependant ne pas être une même lésion gangréneuse. Remarquons en effet que sous l'influence du même état particulier de l'économie qui donne naissance aux gangrènes, il apparaît des pneumonies catarrhales *qui sont constantes*, des congestions, des hémorrhagies, aussi bien que des ulcérations phagédéniques et des gangrènes. Toutes ces lésions anatomiques qui, ici, dérivent du même principe, qui ont en conséquence la même nature, sont-elles toutes de la même espèce anatomique? sont-elles toutes des gangrènes?

Nous croyons donc que c'est presque uniquement par les recherches d'anatomie pathologique, de microscopie, de chimie organique, que l'on pourra démontrer que les ulcérations phagédéniques sont des gangrènes. Les preuves données jusqu'à présent, tout en établissant une probabilité, exigent de nouveaux travaux.

Nous ne voulons pas insister plus longtemps sur cette digression déjà trop longue. Nous l'avons faite moins pour refuser aux ulcérations phagédéniques le titre de gangréneuses, que pour saisir l'occasion de maintenir la division nécessaire entre la nature des maladies et leur espèce anatomique.

La nature de la maladie se déduit de l'état général.

L'espèce anatomique se déduit de l'état local (1).

Deux maladies ne peuvent être reconnues identiques comme nature et comme espèce ou forme, que lorsqu'on a réuni les preuves de l'identité générale et de l'identité locale. Dans le cas actuel, les preuves générales nous paraissent probantes; les preuves locales ne nous suffisent pas.

Maintenant nous allons donner la description des gangrènes réelles de la peau et des autres organes externes.

Art. II. — Anatomie pathologique.

Lorsque la gangrène a envahi la peau recouverte de son épiderme, les tissus sont noirs ou brun foncé; leur consistance est ferme et comme parcheminée, ou bien molle et humide. La limite de la gangrène est formée par la peau rouge, saillante, enflammée; ou bien, lorsque le travail éliminatoire a eu lieu, un cercle de suppuration environne l'eschare; elle est devenue plus molle, et s'enlève par débris noirs et mous.

Telle est la gangrène noire, qui est circonscrite ou diffuse. Dans cette dernière forme, la peau est envahie sans limites régulières, et dans une

(1) Cette proposition ne détruit en rien celle que nous avons émise ailleurs sur les différences que présente une même lésion locale, suivant l'état général qui lui donne naissance. C'est là un vaste champ ouvert à l'anatomie pathologique, et qu'on a à peine commencé à défricher. Mais quels que soient les progrès en ce sens, notre proposition reste vraie.

étendue plus ou moins grande en surface: l'épaisseur de l'eschare est aussi très variable : tantôt elle n'occupe qu'une partie du derme, tantôt elle l'envahit tout entier, et s'étend jusqu'au tissu cellulaire, et même jusqu'aux muscles.

Lorsque la gangrène est circonscrite, il existe une ou plusieurs ulcérations arrondies, à bords taillés à pic, et comme par un emporte-pièce : ces bords sont saillants, tandis que le fond déprimé présente une eschare grise ou noirâtre, qui comprend une partie ou la totalité de l'épaisseur de la peau; quelquefois l'eschare est tombée pendant la vie, et l'on ne trouve après la mort qu'une ulcération profonde et régulière.

Si, au contraire, la mortification a envahi la peau dénudée de son épiderme, l'eschare est d'un gris blanchâtre, avec teinte violacée par places irrégulières, et dans les cas de ce genre, nous ne l'avons pas vue prendre la forme noire et charbonneuse. L'eschare est alors, en général, superficielle et n'occupe pas toute l'épaisseur de la peau. Il faut se garder de la confondre avec les fausses membranes qui se déposent assez souvent sur le derme dénudé. La couleur de ces produits est d'un blanc jaunâtre, il se déchirent et s'enlèvent avec assez de facilité; la peau qui les environne ne forme pas un bourrelet saillant et enflammé, et le derme sous-jacent est rouge et saignant. Au contraire, l'eschare du derme ou plutôt peut-être du corps muqueux, a une teinte gris violacé, la peau qui l'environne s'enflamme comme pour éliminer un corps étranger; lorsqu'elle se détache, les lambeaux n'ont aucunement l'apparence pseudo-membraneuse, et laissent une véritable ulcération du derme. La distinction est plus difficile dans les cas de diphthérite cutanée. (Voyez t. I, p. 268.)

La gangrène disséminée ou diffuse peut envahir toutes les parties de la surface cutanée; on la constate sur le visage, la région sacrée, les parties génitales des jeunes filles, les membres.

On a déjà vu au chapitre de la gangrène de la bouche quelle forme prend et quelle étendue peut acquérir la mortification de la joue et de la face.

Nous ne possédons qu'un exemple de gangrène de la vulve chez un sujet sur lequel nous n'avons pu avoir de renseignements.

C'était une jeune fille âgée de trois ans et demi. Les parties génitales externes avaient été en entier détruites par la gangrène, qui s'étendait en haut jusqu'à un pouce du pubis, en dehors jusqu'aux vaisseaux fémoraux, en bas jusqu'au tiers supérieur de la cuisse droite et au quart de la gauche, en arrière jusqu'à la lèvre postérieure de l'anus. Toutes les parties gangrenées étaient noires ou brunes, sèches; la mortification avait disséqué les muscles de la partie interne de la cuisse, en partie mis à nu mais non gangrenés; la dissection des muscles s'étendait jusqu'à la branche du pubis encore cartilagineuse. Tout l'extérieur de la vulve était détruit, mais le vagin épargné. L'anus dans tout son pourtour était gangrené, et les deux excavations ischio-rectales contenaient des débris putrilagineux. Les vaisseaux fémoraux saphènes et honteux externes étaient sains.

Dans les observations rapportées par le docteur Isnard, l'anatomie pathologique est analogue à celle de l'observation précédente; seulement la gangrène était plus profonde et humide. Les parties environnantes étaient gorgées de liquides; la mortification avait gagné les muscles, et s'étendait dans l'intérieur du vagin et de l'urèthre.

La gangrène qui se développe à la partie postérieure du sacrum, aux trochanters, aux coudes, ne présente aucune différence avec celle des adultes, sauf une extension moins grande et une moindre profondeur.

Lorsque la mortification envahit la peau par noyaux isolés, c'est ordinairement sur les membres et sur les fesses qu'elle s'établit, quelquefois sur le tronc. Plusieurs points gangréneux existent simultanément.

At. III. — Forme. — Marche. — Durée.

La gangrène de la peau suit une marche différente, suivant les circonstances dans lesquelles elle se développe et suivant le siége qu'elle occupe. Ainsi croyons-nous devoir étudier à part : 1° la gangrène que l'on constate chez les enfants maigres et affaiblis par suite de la pression des matelas sur le sacrum, les trochanters, les coudes; 2° la gangrène qui survient spontanément à la suite d'une autre affection, et qui ne reconnaît pas la pression pour cause immédiate. Ici nous aurons à parler de la gangrène disséminée, de la gangrène de la vulve, et de celle des vésicatoires.

La *première forme* nous arrêtera peu; nous ne l'avons vue que très rarement, et spécialement dans la fièvre typhoïde. Son histoire sera donc mieux placée au chapitre destiné à cette maladie. Dans les cas de ce genre, il arrive une époque de l'affection première où la peau rougit dans tous les points où s'exerce une pression entre les draps et les saillies osseuses. Cette rougeur devient violacée; il se déclare bientôt une eschare noirâtre qui s'étend, puis se limite, et finit par se détacher en lambeaux plus ou moins considérables. Il reste une ulcération qui, en général, guérit avec facilité.

En effet, nous n'avons sous les yeux aucun exemple de ces gangrènes qui se soient terminées par des suppurations assez abondantes pour mettre en danger la vie du malade.

La *seconde forme* mérite plus d'attention; lorsqu'elle se montre *disséminée*, on la voit débuter par noyaux isolés, semblables à des engorgements furonculeux. Ces noyaux très durs, très douloureux, rouges, non coniques, mais arrondis, se montrent sur les jambes, les cuisses, les fesses, et les bras : partout où ils se développent, la douleur est assez vive pour que le malade redoute toute pression; en sorte que le décubitus est difficile : nous avons vu ainsi un enfant ne pouvoir se coucher que sur le ventre, et être forcé de conserver cette position pendant plusieurs jours. Bientôt au centre de ces noyaux comme furonculeux apparaît une eschare d'un jaune fauve ou noir, qui a de 1 à 2 centimètres de diamètre ; puis il s'établit un travail éliminatoire au moyen duquel l'eschare détachée à son pourtour ne tient plus que par les parties profondes : alors la peau environnante se tuméfie, tandis que l'eschare semble s'affaisser, se déprimer, et occuper le fond d'un ulcère. Mais elle est assez promptement éliminée, et laisse une perte de substance profonde. Les bords en sont taillés à pic, durs, rouges et douloureux ; le fond est grisâtre, gangréneux, ou bien il présente les bourgeons vasculaires d'une plaie en suppuration.

Cette variété doit être rapprochée de la gangrène des nouveau-nés mentionnée par Billard, et surtout de la troisième forme de gangrène de la peau décrite par Richter. Les exemples de cette nature sont très rares, nous n'en avons vu qu'un seul terminé par la mort ; le docteur Richter en cite plusieurs terminés par la mort ou par la guérison. Nous en devons un exemple à l'obligeance de notre ami le docteur Legendre. Dans ce cas, l'aspect de la maladie offrit quelques différences avec le tableau que nous venons de tracer.

Il s'agit d'une fille de quatre ans qui, au dixième jour d'une chorée très intense, présenta une tuméfaction de l'extrémité du médius droit, avec soulèvement de l'épiderme par un liquide séro-sanguinolent. Quatre jours plus tard, l'extrémité du doigt était mortifiée, et l'articulation de la deuxième et de la troisième phalange était ouverte. Le même soulèvement séro-sanguinolent se montra à la phalange unguéale de l'indicateur gauche et du pouce droit. Le cinquième jour, les phlyctènes, remplies de liquide séro sanguinolent, s'étaient étendues, et de nouvelles existaient sur la partie postérieure du moignon de l'épaule droite, vers la partie inférieure de la région dorsale, et en d'autres points du corps. A leur niveau, la surface du derme offrait une couleur violacée ou d'un gris blanchâtre. Plusieurs autres phlyctènes pareilles se formèrent ; une double pneumonie se déclara, et l'enfant mourut huit jours après l'apparition de ces phénomènes.

A l'autopsie, les deux dernières phalanges du pouce droit sont dépouillées d'épiderme ; ces parties sont desséchées et rougeâtres. Il en est de même de la peau de l'extrémité du médius droit : mais de plus l'articulation de la phalangine avec la phalangette est ouverte, et les deux surfaces articulaires sont saillantes et à nu. L'index gauche est dans le même état que le pouce.

Sur le pli du bras droit, on voit trois soulèvements de l'épiderme qui, une fois déchirés, laissent à découvert une surface arrondie du diamètre de 4 millimètres, grisâtre, ramollie, gangrenée, et entourée par un bord saillant et un peu rougeâtre. Ces points ressemblent assez bien à des pustules dont le fond serait mortifié.

Sur la partie moyenne de la région dorsale, l'épiderme est soulevé dans l'étendue de 3 centimètres carrés ; au-dessous est le derme, marbré de petites plaques rougeâtres, au niveau desquelles le tissu cutané n'est pas ramolli.

La marche de la *gangrène de la vulve* a été parfaitement décrite par le docteur Richter; nous transcrivons ses propres paroles (1).

« Cette forme de gangrène présente les phénomènes suivants : après » qu'à la suite d'autres maladies antérieures, l'enfant est tombé dans » un état d'affaiblissement général, il se trouve pris, après un temps » plus ou moins long, d'abattement, de céphalalgie, de nausées, » d'anorexie et, dans les cas où les enfants sont d'une constitution » très délicate, même d'un léger mouvement fébrile. Ces accidents » sont bientôt suivis d'une douleur brûlante aux parties génitales, et » de l'apparition à la face interne des grandes lèvres et aux nymphes » d'une tache circonscrite et d'une couleur rouge pâle, ainsi que de la » formation d'un engorgement très dur, qui envahit toutes les parties » voisines jusqu'au mont de Vénus; l'écoulement des urines devient dou- » loureux, et la douleur cuisante continuelle qui en résulte, excite les » malades à se gratter, et quelquefois celles d'entre elles qui sont plus » âgées à se livrer à la masturbation. Après deux ou trois jours, les pa- » rois internes des grandes lèvres et les tissus environnants prennent » une teinte grise, cendrée : ces taches sont circonscrites et limitées par » un cercle rouge pâle, et leur température s'élève de plus en plus. » Dans les cas où l'on ne parvient pas à enrayer la marche de la maladie, » la couleur grise des taches se change en noir, et la gangrène s'étend » d'un côté au périnée et à l'anus, de l'autre jusqu'à la commissure » supérieure de la vulve ; l'excrétion de l'urine devient de plus en plus » difficile, ou se supprime même entièrement. Le pouls est petit et fré- » quent; les traits de la face se rétrécissent, la diarrhée colliquative » se manifeste, et les enfants succombent subitement, après que l'état » d'épuisement a atteint son plus haut degré, et souvent sans qu'aucun » trouble survienne dans les fonctions intellectuelles. Il s'établit quel- » quefois une sécrétion d'une sanie putride et fétide qui couvre les par- » ties voisines; dans d'autres cas, l'eschare se durcit et est arrachée par » lambeaux par les malades. Mais quand on réussit à arrêter la des- » truction, comme j'ai eu occasion de l'observer, il se forme sur le » cercle rouge une ligne de démarcation, l'inflammation augmente » tout autour d'elle, l'eschare se rétrécit, et sa séparation s'opère à l'aide » de la sécrétion d'un pus qui devient de plus en plus louable. Cette » élimination terminée, la vulve qui tout à l'heure encore était gon- » flée et tendue, présente une excavation en forme d'entonnoir, corres- » pondant à la perte de substance qui a lieu par la destruction de la » paroi interne des grandes lèvres, des nymphes, et même de l'orifice » du vagin. Au fur et à mesure cependant que toutes les portions » sphacélées se détachent, la tuméfaction s'affaisse, et l'excavation perd » dans la même proportion en étendue et en profondeur. C'est alors

(1) *Sur la gangrène des enfants et ses espèces*, etc., par le docteur Richter, dans *Expérience*, 1838, t. II, p. 444.

» qu'on observe avec étonnement la rapidité avec laquelle les tissus » détruits sont complétement remplacés, en partie par granulation et » en partie par la contraction des tissus environnants. La cicatrisation » marche rapidement, comme pour le cancer aqueux, et sans qu'il y ait » une difformité considérable. Je n'ai jamais vu l'adhérence des parois » du vagin entre elles être la suite de cette affection, bien que l'hymen » fût détruit; cet accident ne doit pourtant pas être impossible. Under- » wood dit avoir vu chez des filles plus âgées une blennorrhagie » copieuse qui persista longtemps. »

Art. IV. — Pronostic.

La gangrène de la peau est une affection dangereuse et mortelle. Les circonstances dont dépend surtout le pronostic sont, dit le docteur Richter (*Expérience*, 1839, tome III, page 196) : 1° l'âge: plus l'enfant est jeune, et moins il peut résister au progrès de la destruction; 2° l'apparition simultanée ou successive de la gangrène sur plusieurs parties du corps, preuve de l'existence d'un état pathologique général; 3° la période de la maladie et le traitement qu'on lui oppose. Celui-ci, en effet, a d'autant moins de chances de succès que l'époque du début est plus éloignée.

Art. V. — Causes.

D'après les détails dans lesquels nous sommes entrés, on a pu pressentir quelques-unes des causes de la gangrène de la peau : il nous suffira de les rappeler.

Maladies antérieures. — Toute affection qui détermine une détérioration générale peut se compliquer de la gangrène de la peau. Les fièvres éruptives et la fièvre typhoïde doivent certainement être rangées en première ligne. Il paraîtrait cependant que la gangrène de la peau peut être primitive, si nous en jugeons par cette seule phrase du docteur Richter : « Mais elle (la gangrène) n'est pas toujours pré- » cédée de quelque état morbide qu'on pourrait regarder comme une » cause suffisante de son développement. » (*Loc. cit.*, p. 196.)

Circonstances hygiéniques. — « Une alimentation indigeste, le défaut » de propreté et de soins, ainsi que le séjour dans une atmosphère » chargée de miasmes. Tous ces agents délétères se trouvent réunis » dans les chaumières des pauvres, dans certains hospices et maisons » d'orphelins, surtout lorsque ces établissements sont mal situés. » (*Loc. cit.*, p. 196.)

Age. — Constitution. — Tous les âges de l'enfance sont sujets à la gangrène de la peau; nous l'avons observée depuis l'âge de trois ans jusqu'à douze. Mais, d'après le docteur Richter, il paraîtrait que la gangrène des parties génitales est plus fréquente entre la deuxième et la troisième année, et aussi entre la sixième et la dixième.

Les enfants délicats, blonds, lymphatiques, y paraissent être plus disposés que les autres.

S'il est vrai que la plupart des gangrènes que nous venons d'étudier sont l'apanage des enfants originairement débiles ou débilités par les maladies, il n'est pas moins vrai qu'il faut le plus ordinairement le concours d'une cause occasionnelle pour déterminer la gangrène. Nous citerons, 1° la *pression* exercée par les coussins et les matelas; dans ce cas la circulation ne se fait plus qu'incomplétement dans la peau comprimée; de là la mortification.

2° Les *vésicatoires*. Il est remarquable de voir combien facilement les vésicatoires des enfants prennent dans quelques circonstances l'aspect gangréneux; et cette tendance, aussi bien que celle à s'ulcérer et à se couvrir de fausses membranes, est une des causes qui nous engagent en général à les bannir de la thérapeutique du jeune âge. Aussi devons-nous dire que nous avons eu assez peu d'occasions de voir la gangrène des vésicatoires, parceque nous avons évité d'employer ce topique.

3° L'*anasarque*. Quelques médecins ont vu des gangrènes succéder à la tension extrême de la peau par le dépôt de la sérosité. On sait déjà que parmi le grand nombre d'exemples de cette maladie que nous avons eu occasion de voir, il ne nous est pas arrivé de rencontrer un seul cas de gangrène.

Contagion. — Épidémie. — La gangrène de la peau ne paraît pas plus être contagieuse que celle des autres organes; mais il est certain qu'elle peut revêtir le caractère épidémique. On a vu régner, en 1841, une épidémie de ce genre à l'hôpital des Enfants; pendant son cours, la plupart des vésicatoires se couvraient d'une eschare gangréneuse, en même temps qu'il se développait une gangrène dans d'autres organes.

Art. VI. — Traitement.

I. Les *indications* fournies par la gangrène de la peau sont les mêmes que celles de toutes les autres espèces: 1° borner le mal par des applications topiques convenables; 2° s'opposer autant que possible à la débilitation de l'enfant.

II. *Examen des médications.— Topiques caustiques.* — Les caustiques sont applicables, dans presque tous les cas, au début de la gangrène; mais il faut les varier suivant l'espèce. La plupart de ceux que nous avons énumérés au chapitre de la *Gangrène de la bouche* sont indiqués dans celle de la vulve, dans la forme disséminée, et même dans la gangrène des vésicatoires. Richter recommande les acides sulfurique et hydrochlorique, mais surtout l'acide pyroligneux. Dans le cas de gangrène de vésicatoire, la mortification étant le plus ordinairement superficielle n'exige pas des caustiques très énergiques, et nous avons vu réussir les applications de pierre infernale.

Au contraire, les cautérisations ne doivent pas être employées dans la gangrène qui survient aux parties comprimées par le décubitus; elles augmenteraient le mal plutôt que de le limiter.

Chlorure de chaux. — Ce médicament est certainement aussi applicable dans la gangrène qui nous occupe que dans celle de la bouche, et doit être mis en usage après les cautérisations. Il ne s'emploie pas, comme le pense Richter, sous forme de pâte, mais bien en applications sèches. (voyez *Gangrène de la bouche* et *Stomatite.*)

Toniques. — L'usage de la poudre de quinquina sur les parties mortifiées a été recommandé par plusieurs praticiens, et paraît être d'un utile secours: mais dans aucun cas elle ne pourrait suffire pour arrêter la gangrène, et l'on ne doit l'employer que comme un adjuvant, applicable surtout dans les gangrènes suite de pression.

Astringents. — Le tannate de plomb a favorisé chez deux enfants la guérison d'eschares gangréneuses. Il était employé d'après la formule suivante:

℞ Tannate de plomb.................... 4 grammes.
Axonge........................... 30 grammes.

(*Journal des connaissances médico-chirurgicales.*)

2° *Médication générale.* — La médication générale tonique, telle que nous l'avons indiquée au chapitre de la *Gangrène de la bouche*, doit être employée ici; toutefois il faut avoir soin de saisir les indications fournies par la maladie première, si elle persiste encore. La médication tonique, en effet, consiste autant dans un régime convenable que dans des remèdes spéciaux; et l'affection, cause de la gangrène, peut contre-indiquer leur emploi.

3° *Hygiène.* — Les moyens hygiéniques doivent seconder la médication générale; les soins de propreté, le renouvellement de l'air, du linge, les pansements fréquents, le décubitus convenable pour empêcher une pression trop forte sur les parties malades, sont autant de précautions qu'on ne doit pas négliger.

§ III. *Résumé.* — *A.* Un enfant, affecté de fièvre typhoïde ou de toute autre maladie, présente sur le sacrum, le trochanter, les coudes, des rougeurs violacées qui deviendront gangréneuses. La conduite à tenir sera la suivante:

1° On évitera autant que possible le décubitus sur les parties malades. Si l'on ne peut coucher l'enfant d'une autre manière, on le soutiendra avec des cousins, et l'on cherchera à diminuer la pression par tous les moyens connus.

2° On appliquera un emplâtre de diachylon gommé, ou des plumasseaux de charpie couverts de cérat ou de pommade de concombre; on aura soin de les renouveler plusieurs fois par jour, ou mieux encore on promènera sur les points menacés un pinceau imbibé de collodion.

Lorsque les eschares seront formées, on les saupoudrera avec de la poudre de quinquina ou de chlorure de chaux.

B. A la suite d'une affection quelconque, un enfant est pris de gangrène disséminée, ou de gangrène de la vulve ; la maladie est à son début. Le médecin doit prescrire :

1° Des cautérisations profondes sur la gangrène, de manière à en dépasser les limites. On emploiera de préférence l'acide hydrochlorique, le nitrate acide de mercure appliqués au moyen d'un pinceau ; ou bien encore, suivant la méthode allemande, on renouvellera fréquemment des applications de plumasseaux imbibés d'acide pyroligneux.

2° Chaque cautérisation sera suivie de l'application du chlorure de chaux sec, comme il a été dit pour la gangrène de la bouche.

3° La nourriture sera tonique si l'enfant peut la supporter. On prescrira la tisane de quinquina.

Si la maladie progresse et dépasse les limites de l'eschare artificielle, on cessera les cautérisations qui ne seraient plus qu'une douleur inutile, et l'on se contentera des applications de chlorure de chaux et de poudre de quinquina.

C. Un vésicatoire en suppuration se sèche, prend une couleur gris violacé, et sa surface se couvre d'une eschare qui tend à s'étendre.

1° On promènera sur toute la plaie gangréneuse un crayon ou une solution concentrée de nitrate d'argent.

2° On fera ensuite des applications de chlorure de chaux ou de tannate de plomb.

On continuera la même médication jusqu'à la terminaison favorable de la maladie. Cependant, si la gangrène s'étendait, il serait utile de pratiquer des cautérisations vigoureuses pour enrayer sa marche.

CINQUIÈME CLASSE.

NÉVROSES.

PRÉLIMINAIRES.

L'anatomie pathologique, qui fournit au médecin de si précieuses indications sur le siége de la plupart des maladies, est cependant tout à fait inhabile à préciser celui de plusieurs affections graves : aussi les pathologistes ont-ils été obligés d'introduire dans leurs cadres nosologiques un groupe de maladies sans lésion d'organes, auquel on a donné différents noms, et en particulier celui de *névroses*. Toutefois on aurait une bien fausse idée de cette classe de maladies, si l'on en faisait le rendez-vous de toutes celles auxquelles le scalpel de l'anatomiste ne peut assigner une place déterminée. Aux renseignements négatifs que fournit l'anatomie pathologique il faut joindre des caractères symptomatiques qui indiquent un trouble plus ou moins profond du système nerveux.

La physiologie expérimentale et pathologique doit venir au secours de l'anatomie qui fait défaut. Prenons un exemple pour bien faire comprendre notre pensée.

Les maladies encéphalo-rachidiennes, dont les lésions anatomiques sont bien connues, se révèlent à nous par un ensemble de symptômes caractéristiques, et la physiologie nous apprend à établir un rapport de cause à effet entre la lésion et le symptôme. De même, lorsque nous observons des phénomènes analogues, sans que l'examen attentif des organes démontre aucune altération matérielle, une puissante analogie doit nous porter à en placer le point de départ dans le système nerveux.

Un jour viendra peut-être où les progrès de la médecine permettront de préciser les altérations qui échappent maintenant à nos moyens d'investigation ; mais, nous en sommes convaincus, cette lésion, quelle qu'elle soit, ne saurait siéger ailleurs que dans le système nerveux.

Cette considération nous engage à ne pas séparer complétement les phénomènes nerveux dépendant d'une modification dynamique d'avec ceux de même espèce dont peut rendre compte une lésion organique. Si la distinction scientifique et pratique est fondamentale entre eux, il est cependant utile de les comparer, au moins sous le point de vue du diagnostic. C'est pour cela que nous parlerons quelquefois des névroses symptomatiques, auxquelles ne saurait s'appliquer la définition suivante, qui est celle des névroses idiopathiques ou sympathiques : *Les névroses sont des maladies apyrétiques caractérisées par un trouble des fonctions du système nerveux qui ne présente aucune lésion matérielle appréciable.*

Si au contraire nous voulions réunir dans une seule division les névroses symptomatiques et celles qui sont essentielles, nous dirions que les névroses sont caractérisées par une modification des fonctions d'un ou de plusieurs organes due à un trouble des fonctions du système nerveux, avec ou sans lésion matérielle de ce système, mais sans lésion appréciable des organes dont les fonctions sont troublées.

La classe des névroses comprend un nombre considérable de maladies dont plusieurs sont rares dans l'enfance ; nous citerons en particulier tout l'ordre des névralgies ; tandis que d'autres sont plus fréquentes dans les premières années de la vie ou même sont spéciales au jeune âge.

Les névroses que l'on observe le plus souvent dans l'enfance se révèlent par différents troubles de la contractilité musculaire, qui est tantôt pervertie, tantôt abolie. La plupart des maladies que nous nous proposons d'étudier ici mériteraient le nom d'affections convulsives ; elles sont au nombre de trois : 1° les convulsions, qui forment elles-mêmes plusieurs maladies très distinctes, c'est-à-dire les convulsions externes divisées en convulsions cloniques ou éclampsie, et contractures ou convulsions toniques : les convulsions internes connues sous le nom de spasme de la glotte ; 2° la paralysie essentielle ; 3° la chorée. Nous retranchons de notre cadre l'épilepsie ; l'hystérie, qui appartient plus spécialement à l'adolescence et à l'âge adulte ; le tétanos spontané, qui est le plus souvent lié à une affection de la moelle ou de ses enveloppes ; la coqueluche, que nous rangeons parmi les affections spécifiques.

Les trois espèces de névroses qui doivent nous occuper présentent des caractères communs et des différences. A leur état de simplicité, elles sont apyrétiques, et ne s'accompagnent d'aucune douleur. On pourrait, sous le rapport de leurs symptômes, les sous-diviser en deux groupes ; dans le premier, on placerait celles qui se composent d'une ou de plusieurs attaques ; dans le second, celles dont les phénomènes morbides sont continus ou présentent de simples exacerbations.

Les premières sont intermittentes, et constituées par des attaques plus ou moins violentes, rarement uniques, mais se produisant le plus souvent à intervalles irréguliers. Elles peuvent se répéter en augmentant progressivement de nombre et d'intensité ; puis elles diminuent graduellement quand la maladie doit se terminer par la guérison, ou bien elles persistent au même degré jusqu'à la mort, qui a quelquefois lieu dans un paroxysme. Dans leurs intervalles la santé est d'ordinaire conservée; elles ont quelquefois une grande tendance à se produire ou à se reproduire sous l'influence de causes morales.

Dans les névroses dont la marche est continue et progressivement croissante, le désordre ou l'abolition des mouvements est le phénomène principal. La maladie, d'abord partielle, n'occupe qu'une extrémité; puis, progressivement, elle peut s'étendre aux autres.

La marche des névroses est suraiguë, subaiguë ou chronique. Elles sont toutes remarquables par leur tendance aux rechutes, la plupart même aux récidives. Quelquefois elles parcourent toutes leurs périodes sans qu'aucune complication se développe; d'autres fois des complications de nature diverse viennent modifier leurs symptômes et leur marche. Tantôt ces affections intercurrentes sont de simples coïncidences : ce sont quelques-unes des maladies que nous avons étudiées, ou que nous étudierons plus tard; tantôt, au contraire, les névroses se compliquent entre elles, nouvelle preuve de leur identité de nature : ainsi l'on voit l'éclampsie précéder la paralysie essentielle ou accompagner le spasme de la glotte et la chorée. Les complications exercent une influence très manifeste sur la plupart de ces névroses; si leur type est intermittent, les maladies intercurrentes peuvent diminuer, suspendre ou modifier les attaques; si le type est continu, elles peuvent faire disparaître la névrose. C'est ici surtout que nous trouvons une grande différence entre les lésions organiques graves, et par cela même *fixes*, et les névroses qui, n'ayant pas altéré la trame des tissus, peuvent disparaître ou se modifier sous l'influence de la révulsion produite par les maladies intercurrentes. De là les succès de certaines médications.

Les maladies que nous étudions ne sont pas tellement tranchées, qu'il soit toujours facile de les reconnaître. La partie épineuse du diagnostic consiste à déterminer si les phénomènes que l'on a sous les yeux sont ou non liés à une altération matérielle de l'encéphale, de la moelle ou des nerfs. D'ordinaire la marche de la maladie, les conditions qui lui ont donné naissance, l'âge des sujets peuvent servir plus utilement au diagnostic que l'étude des phénomènes morbides eux-mêmes. Cependant ceux-ci offrent quelquefois des différences qu'il importe de saisir.

Nous sommes heureux de dire que les maladies rangées dans cette classe sont toutes des affections curables, et qui peuvent céder aux ressources d'une sage thérapeutique secondée par une hygiène bien entendue. Cela ne veut pas dire cependant qu'elles soient sans dangers; loin de là : leur gravité est très différente, suivant les espèces, et pour porter un pronostic juste, il faut tenir compte de l'état de simplicité de la maladie, de sa marche aiguë ou chronique, de sa forme primitive ou secondaire ; si elle a lieu par accès, de la gravité de chacun d'eux pris à part ; si elle est continue, de l'intensité des désordres des mouvements. Ainsi, chez les enfants qui ne sont pas très jeunes, les névroses primitives, sans complications, dont les attaques sont peu violentes, ou dont les symptômes continus ont une intensité médiocre, guérissent d'ordinaire facilement, tandis que dans les circonstances contraires la maladie peut se terminer par la mort. Celle-ci arrive, soit par des complications, soit par une violente perturbation nerveuse, soit enfin par asphyxie.

Les causes qui donnent naissance aux maladies de cette classe sont très variées : ainsi quelques névroses se développent exclusivement chez les très jeunes enfants, tandis que d'autres sont au contraire fort rares, ou même manquent complétement au-dessous de la troisième année. Les filles sont évidemment plus sujettes que les garçons à plusieurs d'entre elles, tandis que pour d'autres le rapport est inverse. Le tempérament dit nerveux y prédispose probablement plus que les autres. Ces affections se développent tantôt chez des enfants qui sont dans un état de santé parfaite, tantôt, au contraire, chez des sujets déjà malades ; dans ce cas, on leur donne quelquefois le nom de sympathiques. Le nombre des cas primitifs l'emporte le plus souvent sur celui des cas secondaires. L'état de santé antérieur ne nous a pas paru établir des différences aussi tranchées que pour les inflammations et les hémorrhagies. Les névroses succèdent souvent à des causes morales et à la douleur. L'influence morale est si grande que certaines de ces névroses peuvent être produites par imitation.

Il résulte de ces faits que les névroses n'ont pas toutes la même origine, et qu'on ne peut espérer de les bien connaître qu'après avoir établi quelle est leur nature.

Comme les phlegmasies, comme les hydropisies et comme toutes les altérations d'organes que nous avons étudiées jusqu'à présent, les névroses sont locales ou générales, c'est-à-dire que quelle que soit l'espèce de désordre fonctionnel (que la fonction soit pervertie ou abolie), ce désordre peut être le résultat d'une cause locale, ou d'un dérangement de la santé générale.

Les névroses symptomatiques sont en réalité des névroses locales, et nous regardons comme telles toutes les névralgies, les convulsions, les paralysies qui résultent d'une altération organique appréciable. quel que soit le siége de cette lésion sur le trajet des nerfs et dans les centres nerveux.

Il est probable qu'il faut aussi regarder comme locales certaines névroses dites rhumatismales, et qui résultent de l'action locale du froid ou d'un courant d'air froid sur le trajet d'un filet nerveux.

Les modifications de toute l'économie qui peuvent donner lieu aux névroses sont de trois sortes : l'affection nerveuse, l'affection rhumatismale et la cachexie infantile (scorbutique de quelques auteurs).

1° L'*affection nerveuse* est une altération de la santé générale admise par un grand nombre de pathologistes, mais assez mal définie encore. C'est plutôt par exclusion que d'une manière directe qu'on parvient à la spécifier. Il y a des maladies qui ne dépendent ni d'une lésion locale, ni d'une affection, ni d'une diathèse connue, et qui cependant tiennent à une modification de toute l'économie. Cet état particulier de l'organisme a reçu le nom de nerveux, parce que c'est surtout par le trouble des fonctions du système nerveux qu'il se manifeste. L'affection nerveuse donne naissance à des maladies très différentes; les plus fréquentes sont les névroses (1). Jusqu'à présent il nous semble démontré que, lorsque ces maladies ne sont pas causées par une lésion organique, elles dépendent le plus souvent de l'affection nerveuse. Ici nous nous éloignons de quelques pathologistes qui croient qu'elles sont presque toujours rhumatismales.

2° *Rhumatisme.* — Depuis quelques années on s'est beaucoup occupé de cette affection et de ses manifestations organiques ou fonctionnelles. On a regardé comme émanant du même principe morbide, non-seulement le rhumatisme articulaire, certaines phlegmasies des membranes séreuses, les douleurs musculaires, mais encore la plupart des névroses. Ces dernières seraient même dans l'enfance la manifestation la plus habituelle de cet état morbide, dont l'arthrite n'est à cet âge qu'une expression beaucoup plus rare (2).

Bien souvent nous avons émis cette opinion qu'une même affection

(1) Plusieurs de nos lecteurs nous reprocheront sans doute cette espèce de pléonasme : *névrose nerveuse*. La *névrose* est une maladie, c'est-à-dire, dans le cas actuel, un trouble fonctionnel. Le mot *nerveux* s'applique à l'affection ou à la diathèse qui lui donne naissance. Si l'on se rappelle que nous avons admis l'existence des phlegmasies catarrhales et cachectiques, aussi bien que des phlegmasies inflammatoires et franches, on comprendra la différence que nous établissons entre les névroses rhumatismales et cachectiques et les névroses nerveuses ou franches.

(2) Pour que nos lecteurs puissent se former une idée de la manière dont la question du rhumatisme infantile a été conçue dans ces dernières années; nous croyons devoir transcrire ici les conclusions formulées dans l'intéressant travail du docteur Sée sur la chorée :

1° En résumé, le rhumatisme affecte fréquemment le système nerveux, en empruntant les caractères des névroses ou en simulant les phénomènes soit isolés, soit réunis, des maladies de l'encéphale, de la moelle et de leurs enveloppes.

2° Les formes qu'il revêt le plus fréquemment sont celles de la chorée, de la méningite cérébrale ou spinale, des contractures, du tétanos, de la paralysie; quelquefois aussi il se montre sous l'apparence d'une attaque apoplectiforme ou convulsive.

3° Le rhumatisme grave et compliqué de phlegmasies internes semble s'attacher plus spécialement à imiter les méningites ou le tétanos. Quand il est moins intense, donne naissance aux maladies les plus variées, c'est-à-dire qu'un même état morbide se manifeste par des altérations anatomiques ou fonctionnelles très différentes les unes des autres. Aussi nous n'avons aucune répugnance à admettre en principe que beaucoup de névroses peuvent être rhumatismales. Cependant, quelque séduisante que soit cette opinion, nous ne pouvons pas nous y ranger sans discussion ni sans preuves.

En effet, lorsque l'on avance que des maladies aussi distinctes que l'arthrite, la chorée, la pleurésie, la contracture, la douleur musculaire, la méningite, la paralysie essentielle, la convulsion, etc., peuvent être le résultat d'une même diathèse rhumatique, il faut déterminer à quels caractères on reconnaît l'existence de cette diathèse, et comment on établit que tel cas isolé de chorée, de convulsion ou de paralysie est de nature rhumatismale. La coïncidence fréquente de ces névroses et des maladies que tout le monde rapporte au rhumatisme est certainement une preuve; mais elle nous paraît insuffisante si l'on n'y joint pas celle que fournit l'existence de caractères communs tirés de l'étiologie, de la symptomatologie, de l'anatomie et de la thérapeutique.

L'analyse n'est pas assez avancée pour établir une solide synthèse, et nous préférons discuter ces points importants de doctrine à propos de chaque névrose en particulier. Nous pourrons alors porter un jugement motivé sur des faits dont nous aurons mûrement pesé toute la valeur.

3° *État cachectique*. Nous avons souvent appelé l'attention de nos lecteurs sur cet état de débilitation si fréquent dans l'enfance, qui est la conséquence d'un grand nombre de maladies différentes ou d'une hygiène vicieuse, et qui est aussi l'origine d'une foule de symptômes graves. Parmi les plus fréquents nous devons ranger les

apyrétique ou subaigu, il produit plus particulièrement les contractures, la paralysie ou la chorée, qui peut se trouver d'ailleurs dans toutes les conditions de la diathèse rhumatique, et qui est au moins une fois sur deux le résultat de cette cause morbide.

4° Au point de vue des localisations, le rhumatisme nerveux se caractérise soit par les arthrites rhumatismales, soit par les douleurs articulaires isolées ou combinées avec les inflammations des méninges, du péricarde, de l'endocarde ou même de la plèvre et du péritoine.

5° Mais quels que soient le nombre et la forme de ces phlegmasies, le rhumatisme procède tantôt des synoviales vers les parties internes (ce qui se voit 5 fois sur 7); tantôt, au contraire, il marche en sens inverse, c'est-à-dire de dedans en dehors (ce qui ne s'observe que 1 fois sur 7); tantôt, enfin, il reste limité aux parties internes, et n'attaque que les séreuses viscérales, comme par exemple le péricarde et l'arachnoïde; ces cas-là sont tout à fait exceptionnels, et le plus ordinairement ils s'accompagnent de quelque manifestation extérieure peu marquée ou passagère.

troubles du système nerveux. Ainsi nous verrons les convulsions, la contracture, la chorée même, être l'expression de cette modification profonde de l'économie.

Le *traitement* des névroses offre une assez grande uniformité. Ainsi, lorsque le type est intermittent, il faut combattre et la maladie elle-même et l'attaque au moyen du sulfate de quinine. Le traitement général qui convient à toutes ces affections consiste dans l'emploi de moyens tantôt empiriques, tantôt rationnels. Parmi les seconds nous rangerons les antispasmodiques, les toniques, les révulsifs sur le canal intestinal. Ces différentes médications ne sont pas toutes également convenables à toutes les époques de la maladie ; ainsi les unes doivent être réservées pour le début, d'autres pour la fin. La forme et la nature de la névrose, l'état de santé au début, l'intensité des symptômes, réclament souvent l'une plutôt que l'autre. Il va sans dire que tant que la maladie reste simple, les antiphlogistiques ne lui sont presque jamais applicables.

Les névroses dont nous devons parler sont peu nombreuses ; nous suivrons pour les décrire l'ordre indiqué page 448 de ces préliminaires, et qui se trouve résumé dans le tableau suivant :

1° Convulsions.	Externes.	Eclampsie (*convulsion clonique*). Contracture (*convulsion tonique*).
	Internes.	
2° Paralysie.		
3° Chorée.		

CHAPITRE PREMIER.

ÉCLAMPSIE (CONVULSION EXTERNE CLONIQUE).

Pendant de longues années, les convulsions et les vers ont dominé toute la médecine de l'enfance ; mais à mesure que les recherches d'anatomie pathologique ont fait des progrès, à mesure que le cadre nosologique s'est élargi, à mesure aussi on a diminué la part d'influence de ces deux états morbides. Aujourd'hui même la réaction a été si loin que bon nombre d'auteurs refusent aux convulsions le nom de maladie, et ne les regardent que comme un symptôme commun à plusieurs affections différentes. Les mêmes considérations qui nous détermineront à donner une description particulière de la contracture des extrémités et de la paralysie essentielle, nous engagent à consacrer un chapitre aux convulsions. Nous verrons, en effet, ces différentes névroses être symptomatiques d'une affection bien déterminée de l'encéphale, ou sympathiques d'un état particulier de l'économie, ou bien encore primitives, et ne pouvoir, dans l'état actuel de la science, être rattachées à aucune cause pathologique. Nous allons voir de même les convulsions tantôt résulter d'une maladie cérébrale appréciable, tantôt se développer spontanément ou dans le cours d'affections de nature très différente, sans que l'on puisse établir aucun rapport entre la maladie antérieure et la convulsion, et sans que l'anatomie pathologique révèle une lésion de l'encéphale appréciable à nos sens. Comme avant tout nous avons à cœur de traiter la partie pratique de notre sujet, nous croyons devoir insister sur ces deux divisions, qui sont capitales :

1° Convulsions sans lésion de l'organe encéphalique (primitives, ou sympathiques d'une autre affection);

2° Convulsions avec lésion de l'organe encéphalo-rachidien (symptomatiques).

Art. I. — Historique.

Les convulsions et les maladies convulsives ont attiré l'attention de tous les auteurs depuis Hippocrate jusqu'à nous. On retrouve en étudiant leurs ouvrages, l'empreinte des doctrines qui dominaient dans leurs écoles. Faire l'histoire des convulsions serait faire celle de la médecine entière. Nous engageons le lecteur qui serait curieux d'approfondir la partie historique du sujet à consulter le traité de M. Brachet sur les convulsions dans l'enfance, et l'article *Convulsions* du *Compendium de médecine pratique.* Nous nous bornerons ici à insister sur les points qui sont le plus en rapport avec notre spécialité. Frédéric Hoffmann, un des premiers, consacra un chapitre aux convulsions dans le *Traité sur les maladies du jeune âge*, annexé à son grand ouvrage. Il eut le mérite d'établir une distinction entre les convulsions essentielles et symptomatiques, dont il plaça le siége dans la moelle épinière et dans ses enveloppes. Depuis Hoffmann, la plupart des auteurs qui ont écrit sur les maladies des enfants en France, en Angleterre et en Allemagne, ont consacré un chapitre, ou tout au moins quelques pages, aux convulsions. Au commencement de ce siècle, Baumes, professeur à l'École de médecine de Montpellier, publia le premier ouvrage qu'on puisse considérer comme une monographie complète de la maladie qui nous occupe. Un seul chapitre de son volumineux traité est relatif à l'histoire des convulsions des enfants, qu'il étudie sous les noms d'*éclampsie* et d'*épilepsie.* Comme nous aurons occasion de le dire, il ne voit d'autres différences entre ces deux affections qu'une différence dans la marche; pour lui, l'éclampsie est une convulsion aiguë, et l'épilepsie une convulsion chronique. Près des trois quarts du traité de Baumes sont consacrés à l'étude des causes prédisposantes ou efficientes, prochaines ou éloignées, qui peuvent produire des convulsions.

Ce n'est pas sans étonnement qu'on le voit ranger au nombre de ces maladies les coliques et l'ictère des nouveau-nés. Quant au rapprochement qu'il établit entre le hoquet, le vomissement, le strabisme, l'éclampsie et la chorée, il nous paraît tout à fait légitimé par la nature de ces affections. A l'époque où parut le livre de Baumes, l'observation exacte n'était pas encore à la mode, et à l'École de Montpellier surtout, la théorie tenait une large place : aussi, si nous voulions critiquer ce livre d'une manière complète, nous aurions bien des erreurs à relever. Cependant nous conseillons à nos lecteurs la méditation de cet ouvrage, qui contient un assez grand nombre de faits intéressants empruntés à différents médecins, ou tirés de la pratique particulière de l'auteur. Après l'ouvrage de Baumes, qui a paru en 1805, nous citerons celui de M. Brachet (1), qui, publié pour la première fois en 1824, a été réimprimé en 1845 sous le titre de *Traité des convulsions dans l'enfance*. Ce livre, comme on le sait, a été couronné par le Cercle médical de Paris. Nous louerons, dans le traité de M. Brachet, l'esprit pratique qui a présidé à sa composition, les vues de saine thérapeutique qu'il a mises en avant, les judicieuses observations dont il a enrichi son travail. Nous eussions désiré toutefois que l'auteur eût tranché d'une manière plus nette les distinctions qu'il est indispensable d'établir entre les différentes espèces de convulsions, distinctions qui sont d'une haute importance pour le pronostic et pour le traitement. Contrairement à l'opinion de Baumes, M. Brachet sépare l'épilepsie des convulsions. Du reste, la manière dont il a traité son sujet est tout à fait méthodique. Après avoir établi l'état de la science, il donne la définition, l'étymologie et la synonymie des convulsions ; il étudie successivement toutes les parties de leur histoire, depuis leurs causes jusqu'à leur traitement. Nous aurons l'occasion, dans le courant de ce chapitre, de faire plusieurs emprunts à cet ouvrage.

Le docteur Zangerl (2) a publié à Vienne, en 1834, une monographie sur les convulsions chez les enfants. Après avoir donné la synonymie et dit quelques mots de l'historique, il passe en revue les causes, l'anatomie pathologique, le pronostic, etc.; chacun de ces paragraphes est en général traité d'une manière succincte, et sur plusieurs points laisse à désirer. Nous louerons sans restriction l'article *Traitement*, dans lequel nous avons trouvé des vues pratiques intéressantes. M. Zangerl dit que les convulsions peuvent être divisées en un grand nombre d'espèces : ainsi, d'après leurs causes, elles sont primitives ou secondaires ; d'après leur durée, aiguës ou chroniques ; d'après leur type, périodiques ou irrégulières ; d'après

(1) *Mémoires sur les causes des convulsions chez les enfants, et sur les moyens d'y remédier.*

(2) *Ueber die Convulsionen im kindlichen Alter.*

leur intensité, partielles ou générales ; il donne à ces dernière le nom d'éclampsie. L'auteur n'adopte aucune de ces divisions. En réalité, il ne décrit que les convulsions générales, qu'il divise en onze espèces, suivant qu'il y a accroissement, perturbation ou diminution des forces vitales, suivant aussi que les convulsions reconnaissent pour cause des accidents gastriques, une lésion externe, un empoisonnement, des métastases, des affections morales, une douleur aiguë, un refroidissement, suivant enfin qu'elles sont sympathiques d'une inflammation, d'une fièvre ou d'une névrose. En scindant ces onze classes en différents groupes, on pourrait jusqu'à un certain point établir la division des convulsions en essentielles, sympathiques et symptomatiques, et nous reprocherons à l'auteur de ne pas en avoir fait la base de sa classification.

Indépendamment des trois monographies que nous venons d'analyser succinctement, nous rappellerons qu'en France, en Angleterre et en Allemagne, on a publié un grand nombre d'observations isolées ou de mémoires spéciaux sur les convulsions chez les enfants ; nous citerons particulièrement celui que Dugès a publié dans les *Mémoires de l'Académie de médecine*, *Sur l'éclampsie des enfants du premier âge comparée à l'apoplexie et au tétanos*. Nous renvoyons pour l'analyse de ce travail à notre chapitre des hémorrhagies encéphaliques.

Nous devons mentionner ici : des observations intéressantes de M. Papavoine sur les convulsions survenant comme phénomène unique dans les maladies de nature très différente, publiées dans le *Journal des progrès* ; des remarques de M. Chauffard sur les avantages de la saignée révulsive dans les maladies de la tête, et en particulier dans les convulsions, insérées dans les *Archives générales de médecine* ; des faits curieux sur l'éclampsie des enfants et son traitement, rapportés par Constant dans la *Gazette médicale* : l'article *Éclampsie* du *Dictionnaire de médecine*, dans lequel Guersant et M. Blache insistent surtout sur la fréquence des convulsions suite d'indigestion, et sur les avantages que l'on retire en pareil cas de l'emploi des vomitifs. Les auteurs du *Compendium de médecine*, dans un savant article sur les convulsions envisagées d'une manière générale, ont particulièrement insisté sur la division des convulsions en symptomatiques, sympathiques et essentielles.

En Angleterre, le docteur Good a signalé les avantages d'un air frais pour faire cesser les convulsions. Le docteur Locock a rapporté des exemples de convulsions guéries par le vomissement ; il a aussi insisté sur l'emploi des préparations ferrugineuses chez les enfants dont la faiblesse générale est la cause de l'éclampsie.

En Allemagne, Henke, Ioerg et Meissner, tout en admettant des différences entre les convulsions et l'épilepsie, ont cependant réuni ces deux maladies dans le même chapitre.

Nous devons citer honorablement deux mémoires postérieurs à notre première édition : l'un publié en 1847 par M. Duclos (1), l'autre en 1850 par M. Ozanam (2).

M. Duclos s'est particulièrement occupé à décrire les convulsions sous le rapport de leur marche et de leur siége. La partie la plus intéressante de son travail est celle relative aux convulsions internes et à la physiologie pathologique de la maladie. Nous regrettons que M. Duclos ait confondu dans un même tableau les convulsions essentielles, sympathiques et symptomatiques, et émis des assertions qui, suivant nous, sont loin d'être toutes sanctionnées par l'expérience.

M. Ozanam s'est placé à un autre point de vue que M. Duclos ; il fait de l'éclampsie un genre à part dans le groupe des convulsions de l'enfance. Tandis que M. Duclos a trop réuni, M. Ozanam a trop divisé. Pour M. Ozanam l'éclampsie est distincte des convulsions sympathiques ; elle est caractérisée anatomiquement par une injection en forme de couronne faisant le tour du cerveau, et quelquefois par un épanchement séreux ou par une hémorrhagie dans la pie-mère ou dans la grande cavité de l'arachnoïde ; mais ces lésions sont la conséquence et non la cause de la convulsion qui est une véritable névrose. L'opinion de M. Ozanam sur le premier point n'a pas entraîné notre conviction. Nous persistons à considérer les convulsions sympathiques et essentielles comme de nature identique, et quant à la question de savoir si les épanchements séreux ou sanguins sont la cause ou l'effet de l'éclampsie, nous croyons, comme Dugès, qu'ils sont tantôt effet, tantôt cause. La discussion de ces points de doctrine, commencée dans le chapitre des hémorrhagies encéphaliques, sera reprise dans le cours de ce travail.

Art. II. — Description des convulsions.

A. *Convulsions en général.* — Les convulsions débutent souvent d'une manière instantanée, d'autres fois elles sont précédées de prodromes ou d'accidents qui n'indiquent pas nécessairement l'existence d'une affection de l'encéphale. Nous reviendrons sur ces signes précurseurs en parlant du diagnostic. Les convulsions sont partielles ou générales. Nous allons présenter le tableau d'une attaque d'éclampsie telle que nous avons eu maintes fois l'occasion de l'observer. En prenant à part quelques-uns des traits de ce tableau, et en affaiblissant leur teinte trop vive, on aura l'image des différentes variétés de cette maladie.

(1) *Études cliniques pour servir à l'histoire des convulsions de l'enfance*, thèse, 1847.

(2) *Recherches cliniques sur l'éclampsie des enfants.* (*Archives de médecine*, mars, mai et juin 1850.)

Lorsque l'enfant est pris de convulsions, le regard qui était naturel devient fixe; l'œil exprime la terreur, puis rapidement le globe oculaire est agité de mouvements saccadés qui le dirigent en haut sous la paupière supérieure, beaucoup plus rarement en bas; il redevient ensuite momentanément fixe pour être bientôt entraîné par des mouvents désordonnés tantôt à droite, tantôt à gauche; le strabisme est alors des plus prononcés. Les pupilles sont tantôt dilatées, tantôt contractées, et lorque l'iris est entièrement voilé par la paupière supérieure, on n'aperçoit plus que le blanc de l'œil, et le facies revêt un aspect caractéristique et effrayant. En même temps les muscles du visage entrent en contraction, la face est grimaçante, les commissures tirées en dehors par mouvements saccadés, produisent à chaque secousse un bruit particulier, résultat du passage de l'air dans l'espèce d'entonnoir que forme le coin de la bouche; souvent des mucosités mousseuses ou légèrement sanguinolentes couvrent les lèvres d'une écume blanche ou rosée. La lèvre supérieure tiraillée en haut donne quelquefois à la bouche l'aspect de celle de certains rongeurs; la mâchoire inférieure est agitée du même mouvement; d'autres fois il y a du trismus, interrompu de temps à autre par des grincements de dents. La tête est d'habitude fortement portée en arrière; plus rarement elle se meut latéralement ou en rotation. Les doigts sont fléchis sur la paume de la main avec roideur; les avant-bras ramenés sur les bras sont incessamment agités par des mouvements saccadés de demi-flexion et de demi-extension; d'autres fois l'articulation du poignet passe d'un instant à l'autre de la pronation à la supination; on voit aussi les membres supérieurs tortillés en divers sens d'une manière bizarre et inattendue. On observe les mêmes symptômes aux extrémités inférieures, mais ils sont en général moins prononcés. Les muscles du tronc participent rarement aux contractions cloniques, mais d'ordinaire le torse est roide. Lorsque les mouvements d'un des côtés du corps prédominent en intensité sur ceux du côté opposé, l'enfant est porté vers le bord de son lit, de façon que l'on est ordinairement obligé de l'y retenir pour éviter une chute.

La contraction spasmodique du diaphragme et des muscles du larynx produit quelquefois un bruit tout spécial lorsque l'air s'engouffre dans la poitrine à chaque inspiration. Si les convulsions sont très violentes, les urines et les matières fécales sont rendues involontairement; mais ce symptôme est peu fréquent. La déglutition est bien raremont impossible; nous l'avons vue se faire chez des enfants atteints d'une crise d'une violence extrême. L'intelligence est presque toujours abolie et la sensibilité nulle; les autres sens sont souvent encore impressionnables : ainsi nous avons vu des enfants témoigner du déplaisir lorsqu'on leur faisait sentir de l'ammoniaque ou d'autres odeurs un peu fortes.

Les symptômes que nous venons de décrire ne sont pas les seuls que nous ayons à signaler; lorsque la convulsion est intense et qu'elle se prolonge, la face est violette, vultueuse, couverte de sueur, la chaleur de la tête brûlante, tandis que les extrémités sont froides, la peau moite, le pouls très accéléré et très petit, difficile à compter, souvent effacé par les contractions musculaires et les soubresauts de tendons; la respiration est très accélérée, bruyante, stertoreuse seulement dans les cas d'une haute gravité.

M. Duclos admet que dans toute convulsion la période de tonicité précède la période de clonicité. D'après M. Ozanam, l'éclampsie (convulsions primitives et sympathiques) est caractérisée par des convulsions cloniques, composées de mouvements étendus, tandis que la contracture est peu marquée et ne survient qu'à la fin de l'attaque. Il indique même ce caractère comme très important pour distinguer cette maladie de l'épilepsie qui débute par la contracture et finit par la convulsion.

Ces distinctions ont peu d'importance; il est bien évident qu'au début de l'attaque, le système musculaire étant dans le relâchement, le premier acte convulsif est la contraction du muscle. Et il y a, suivant nous, peu d'utilité à décider si cette contraction débute par les extenseurs ou par les fléchisseurs; si elle est fulgurante (qu'on nous passe l'expression) et bientôt suivie de relâchement (forme clonique), ou bien si elle persiste plus longtemps (forme tonique). Tout cela ne change rien au phénomène en lui-même, et ne conduit à aucun résultat pratique. M. Duclos est d'ailleurs en contradiction avec lui-même, puisqu'il convient que la convulsion partielle du visage est ordinairement clonique, et comme il ajoute que ces convulsions sont l'indice d'une attaque générale d'éclampsie, il s'ensuivrait que très souvent la convulsion serait clonique au début.

Le tableau que nous avons tracé est, comme nous l'avons dit, celui d'une violente attaque de convulsions; mais il arrive souvent que dans un accès d'éclampsie les mouvements d'un des côtés du corps sont beaucoup plus prononcés que ceux de l'autre. Lorsque la convulsion est partielle, les mouvements sont alors bornés, soit à une moitié du corps, soit à un seul membre, soit à une partie d'un membre, soit même à un seul muscle; souvent nous avons vu les globes oculaires seuls agités de mouvements convulsifs; d'autres fois c'étaient les doigts seulement, d'autres fois les extrémités supérieures. De toutes les convulsions partielles, les plus fréquentes sont celles dans lesquelles on voit les mouvements convulsifs agiter en même temps un ou plusieurs des muscles de la face et les extrémités supérieures; nous n'avons pas vu les extrémités inférieures entrer en convulsions, indépendamment d'autres points du corps. Les phénomènes secondaires que nous avons signalés, tels que l'accélération du pouls et de la respiration, la congestion violacée de la face, l'écume à la bouche, n'existent pas dans les cas où les convulsions sont partielles, peu intenses; tout ou moins ils sont beaucoup moins tranchés.

L'intelligence et la sensibilité peuvent être en partie conservées.

Parmi les convulsions partielles, M. Duclos a signalé celle des muscles de la langue, qu'il regarde comme l'origine de certains bégaiements, et celle du diaphragme, à laquelle il donne le nom de *convulsion interne*. Cette convulsion, qui accompagne les accès d'éclampsie, se présente sous deux formes : 1° tonique (et alors en découvrant la base de la poitrine on la voit immobile); 2° clonique, et cette région est agitée de mouvements peu étendus, mais très répétés. C'est à une convulsion de la glotte et du diaphragme que M. Duclos rapporte la maladie décrite sous le nom d'*asthme thymique*. Suivant lui, la convussion tonique du diaphragme ne peut pas durer plus d'une minute ou d'une demi-minute sans que la mort survienne. (Voy. le chapitre III, CONVULSION INTERNE.)

On a signalé (Brachet, *Traité des convulsions*, p. 46) comme effets des convulsions, des douleurs aiguës résultant du tiraillement des filets nerveux, des ecchymoses, la rupture des tendons, les fractures, les luxations, la courbure des os. Ces phénomènes doivent être fort rares, car sur un nombre considérable de convulsions, symptomatiques ou sympathiques, nous n'en avons pas recueilli un seul exemple.

Un accident moins rare est l'asphyxie. C'est avec grande raison que Baumes l'a signalée. Voyez, en effet, ce qui se passe lorsque la convulsion se prolonge; l'air ne pénètre que difficilement dans les poumons à cause de la contraction spasmodique du larynx ou de l'irrégularité des mouvements inspiratoires; une écume abondante inonde les dernières ramifications bronchiques, engorge les cellules pulmonaires, et si elle n'est pas rejetée à l'extérieur, l'obstacle apporté à l'accomplissement de l'hématose se trahit par la teinte violacée et la turgescence de la face, l'accélération de la respiration, la petitesse du pouls et le froid des extrémités, dont la peau prend aussi une teinte cyanosée. D'après M. Duclos, l'asphyxie serait tantôt le résultat de la convulsion clonique du diaphragme et des muscles de la glotte, tantôt la conséquence de la convulsion tonique. Dans le premier cas, la respiration ne pourrait pas s'exécuter librement et la mort serait plus ou moins rapide; dans le second, elle ne pourrait pas s'exécuter du tout, et la mort serait instantanée.

Tout ce que nous venons de dire jusqu'ici est applicable aux convulsions envisagées d'une manière générale, abstraction faite de leurs causes. Nous devons maintenant étudier leur marche en séparant nettement les convulsions primitives et les sympathiques de celles qui sont symptomatiques. Ce sera le meilleur moyen d'établir le diagnostic différentiel de ces deux variétés.

B. *Convulsions primitives et sympathiques.* — Ces convulsions sont-elles précédées de prodromes qui puissent faire prévoir leur apparition? Les auteurs ont longtemps décrit un état particulier de l'économie qui précéderait l'éclampsie; malheureusement ils n'ont pas suffisamment établi la distinction que nous avons précédemment posée entre les convulsions essentielles, sympathiques et symptomatiques. Voici, d'après M. Brachet (*loc. cit.*, pag. 31), quels seraient les signes qui peuvent faire prévoir l'imminence des convulsions. « L'en-» fant n'est pas encore malade, et déjà on le voit menacé; son œil est » plus vif et presque hagard ; son caractère devient plus impatient, » plus colère, plus hargneux ; il cherche querelle à ses camarades ; » tout le contrarie et le dépite; son sommeil, beaucoup moins long et » plus léger, est interrompu par des rêves effrayants qui le réveillent » en sursaut, donnent à sa figure l'expression de la terreur, et lui » font pousser des cris d'effroi. Quelquefois l'insomnie est complète : » l'enfant dort à peine une heure dans les vingt-quatre heures, » d'autres fois il y a somnolence pendant le jour et insomnie pendant » la nuit.

» Ces symptômes font des progrès. Les yeux sont habituellement » ouverts ou fixes, ou bien ils ne se ferment qu'à moitié, et alors la » prunelle se cache en haut, et la sclérotique paraît seule dans l'écar-» tement des paupières ; le globe de l'œil agité semble rouler sur lui-» même; le visage change de couleur et se décompose d'un instant à » l'autre; la respiration devient inégale et même suspirieuse. Parfois » l'enfant pousse des cris plaintifs, tantôt interrompus, tantôt conti-» nuels. Il tressaille fréquemment sans causes connues ou pour la » cause la plus légère ; ces tressaillements sont plus fréquents et plus » manifestes pendant le sommeil et ils éveillent souvent l'enfant. Il y » a des grincements de dents ; les bras commencent à se roidir, exécu-» tent quelques mouvements brusques et involontaires; les doigts » s'écartent les uns des autres, les pouces seuls se portent en dedans. » Les mains se dirigent machinalement vers les narines, et y produi-» sent un frottement singulier. La contraction des angles des lèvres » donne lieu au rire sardonique et au rire cynique. »

Nous avons cité textuellement ce passage de l'ouvrage de M. Brachet, sans nous porter garants de l'exactitude de sa description. Notre expérience personnelle ne nous a pas révélé l'ensemble des symptômes précurseurs signalés par M. Brachet ; et en parcourant les observations de convulsions primitives que contient la science, nous en avons trouvé un bien petit nombre dans lesquelles il ait été fait mention des phénomènes précités. Nous ne voulons pas cependant nier l'existence des symptômes précurseurs ; on les observe en effet quelquefois. Ils sont de deux espèces : éloignés ou immédiats. Les premiers précèdent d'un ou de plusieurs jours les accès d'éclampsie, les seconds apparaissent quelques heures ou quelques instants avant. Au nombre des premiers nous signalerons : l'*insomnie*, qui se montre quelquefois pendant plusieurs nuits avant la première attaque : l'*assoupissement*, dans la journée ; défiez-vous des enfants qui s'endorment sans motif au milieu de leur repas ; l'*irascibilité* : lorsqu'un enfant devient méchant et intraitable de doux et aimable qu'il était auparavant, si aucune cause pathologique ne peut rendre compte de ces changements de caractère, craignez une attaque d'éclampsie.

Parmi les symptômes prochains, le redoublement d'irascibilité, une excitation excessive, une anxiété perpétuelle que l'état de la santé antérieure ne motive pas suffisamment, un assoupissement plus ou moins profond, le facies qui exprime l'égarement, la contraction ou les oscillations de la pupille, la flexion des doigts méritent une sérieuse considération. M. Ozanam a noté la fréquence du pouls comme un symptôme précurseur important ; pour nous, il n'a aucune valeur, car l'accélération du pouls se rencontre dans toutes les maladies fébriles de l'enfance et en particulier dans la fièvre éphémère, pyrexie si commune et si rarement accompagnée d'éclampsie. Si l'accélération du pouls n'a pas d'importance diagnostique, nous n'en dirons pas autant de ses caractères. Il nous est arrivé plusieurs fois d'annoncer une crise convulsive, ou le retour d'une seconde attaque, lorsque le pouls était *vibrant*, c'est-à-dire lorsque les pulsations étaient nettement séparées, détachées, et frappaient le doigt d'un coup sec, comme une corde tendue que l'on aurait fait entrer en vibration.

Nous venons de voir quels étaient les symptômes précurseurs de l'attaque ; il n'est pas sans intérêt de connaître ceux qui lui succèdent. — A cet égard, on remarque de grandes différences. Il est rare que la convulsion se termine brusquement ; d'autres fois il reste un peu d'assoupissement, un peu de dilatation de la pupille et de fixité dans le regard, plus rarement de la faiblesse dans un des côtés du corps, une véritable paralysie, ou de la contracture. Ces symptômes ne sont pas toujours de courte durée, et il est fort important de les reconnaître à temps. M. Ozanam signale le coma comme un symptôme fréquent à la suite de l'éclampsie ; il insiste sur le caractère de la respiration, qui est rare, profonde, suspirieuse et s'accompagne presque constamment d'une expiration prolongée, plaintive.

M. Brachet s'est demandé si les convulsions se terminaient par des crises spéciales. D'après des faits tirés de sa propre pratique ou empruntés à différents auteurs, il croit que dans certains cas rares la terminaison de la convulsion peut s'accompagner d'épistaxis, de diarrhée, d'excrétions muqueuses par diverses voies, de vomissements, etc.

La durée d'une attaque d'éclampsie est extrêmement variable ; il est impossible de rien dire de général à cet égard. Ainsi nous l'avons vue se prolonger de cinq minutes à douze heures. Les auteurs affirment que certaines attaques peuvent persister pendant plusieurs jours. Quand les convulsions durent aussi longtemps, et qu'elles sont générales, elles offrent toujours des rémissions. Nous les avons vues être à la fois plus longues et plus complètes lorsqu'elles avaient lieu à une époque voisine du début, tandis qu'à mesure que l'accès s'approchait de sa terminaison, elles devenaient plus courtes, et la reprise était plus violente.

M. Duclos attache une grande importance à la distinction des convulsions en intermittentes et continues. Les premières se répètent à des époques régulières ou irrégulières, et dans leurs intervalles tout symptôme convulsif a entièrement disparu. L'éclampsie continue se compose d'une série d'accès subintrants qui peut durer un temps plus ou moins long, sans qu'on observe un seul moment pendant lequel toute contraction musculaire tonique ou clonique ait disparu. Cette classification ne nous paraît pas avoir l'importance pratique que lui donne M. Duclos, puisqu'il convient lui-même qu'au début d'une convulsion il est impossible de savoir si elle sera continue ou intermittente, ou en d'autres termes de longue ou de courte durée. Le praticien est donc obligé d'attendre la fin de l'accès pour se prononcer ; et c'est alors la mort qui prononce, car les grandes attaques éclamptiques sont souvent mortelles. En outre il est des convulsions intermittentes dans lesquelles on observe ce que M. Duclos appelle des actes subintrants, ou ce que nous nommons plus simplement des rémissions ou des exacerbations, fait qui diminue encore la valeur de cette classification.

Les convulsions peuvent-elles se répéter à plusieurs reprises ? et, lorsque cela arrive, ne méritent-elles pas un autre nom, celui d'*épilepsie?* Bien que nous anticipions ici sur un sujet qui sera traité au diagnostic différentiel, nous croyons cependant devoir poser cette question; nous disons poser et non pas résoudre ; car dans l'état actuel de la science, il nous paraît impossible d'en donner la solution. Nous ne voyons, en effet, d'autres dissemblances apparentes (1) entre l'épilepsie et les convulsions violentes que le retour des accès ; car, lorsque l'éclampsie est intense, les symptômes de l'attaque pris un à un, ou envisagés dans leur ensemble, sont identiques à ceux de l'accès épileptique ; et cela se comprend, puisque l'épilepsie n'est qu'une convul-

(1) Nous nous sommes servis du mot *apparente* pour faire bien comprendre que nous entendons parler de la confusion possible de deux maladies résultant de l'identité de leurs manifestations symptomatiques ; car la *nature* de ces deux affections est, nous le croyons, bien différente. L'éclampsie n'est qu'un accident inhérent aux conditions physiologiques de l'enfance, tandis que l'épilepsie est une maladie constitutionnelle et diathésique qui, par ses conditions étiologiques, par sa marche et par ses conséquences, se rattache à la grande classe des maladies chroniques. Sa corrélation avec la diathèse scrofuleuse et avec les diverses formes de l'aliénation mentale, l'influence puissante de l'hérédité et la consanguinité pour la produire, démontrent avec le dernier degré d'évidence que cette affection forme un tout dont l'accès, l'attaque ou le vertige ne sont que des éléments. Sa raison d'être réside dans un fait supérieur, dans une perversion de la force vitale, dont nous ignorons l'essence; et c'est précisément dans ce *quid ignotum* que se cachent les bases du diagnostic et les lois de la curabilité.

sion. Quoique nous considérions l'éclampsie et l'épilepsie comme des maladies complétement distinctes, nous sommes tout à fait de l'avis de Baumes, quand il ne trouve d'autres différences apparentes entre l'éclampsie des enfants et l'épilepsie qu'une différence dans la marche que le temps seul peut établir.

Il serait intéressant de savoir si les épileptiques ont été dans leur enfance sujets à des attaques convulsives, et si, à cette époque de la vie, les convulsions essentielles ne sont pas le premier degré d'une maladie qui plus tard se révélera par ses symptômes propres. M. le docteur Herpin, auquel on doit d'excellentes recherches sur l'épilepsie, a noté qu'un certain nombre d'épileptiques avaient été atteints d'éclampsie dans leur enfance ; mais d'un autre côté Baumes a fait observer que l'on voyait nombre de jeunes gens jouissant d'une bonne santé, quoique les premières années de leur vie eussent été troublées par des convulsions.

Dans les cas de convulsions sympathiques que nous avons observés, il n'y a eu d'ordinaire qu'une seule attaque, souvent terminale. Quelquefois cependant un intervalle très court a séparé deux accès convulsifs ; cet intervalle a été de trois quarts d'heure, cinq heures, douze heures ; d'autres fois il a été un peu plus long, c'est-à-dire d'un jour ou deux. —Dans le plus grand nombre des observations rapportées par M. Brachet, l'attaque a été unique : il est vrai que l'auteur ne dit pas s'il a continué à avoir la direction de la santé de ses jeunes malades, et si plus tard ils n'ont pas de nouveau été atteints de convulsions (1).

Quelques auteurs sont portés à croire que, dans les cas où une attaque convulsive succède à une cause occasionnelle bien déterminée, comme elle dépend immédiatement de cette cause, elle doit disparaître avec elle, d'après le principe : *Sublata causa, tollitur effectus*. Mais l'existence d'une cause occasionnelle évidente n'implique pas la non-

(1) En ville nous avons recueilli 13 observations (10 à Genève, 3 à Paris) d'enfants atteints d'éclampsie grave primitive ou pouvant être assimilée à cette forme, d'après le peu d'intensité de l'indisposition dans le cours de laquelle est survenue la convulsion. Sur ces treize malades (âgés de cinq mois à deux ans et demi) six ont eu une seule attaque. Parmi les sept autres, cinq ont eu de cinq à douze attaques d'une à plusieurs minutes de durée, séparées par des intervalles d'une ou de plusieurs heures, et suivies de coma ; la crise totale a duré de quinze à trente-six heures. Le sixième enfant a eu une crise de convulsion générale qui a duré sans cesser, mais en variant d'intensité, pendant douze heures consécutives, et s'est terminée par la mort. Enfin un dernier a eu pendant quarante heures de suite une attaque à peine coupée par des intervalles très courts, et à laquelle il a succombé. Parmi les onze enfants qui ont survécu, il en est dix dont nous avons continué à diriger la santé. Trois ont été atteints d'autres attaques, mais toujours à l'occasion d'une légère indisposition ou du travail de la dentition. On trouve dans les auteurs des exemples de convulsions qui se sont répétées pendant plusieurs semaines et terminées par le retour à la santé. On n'observe les cas de cette espèce que dans le cours de la première ou de la seconde année.

récidive de la convulsion ; car il est clair que cette cause, pour déterminer la crise, a pu agir chez un individu prédisposé, et rien ne prouve que l'attaque ne se reproduira pas ultérieurement.

Nous avons mis sur le même pied les convulsions primitives et les convulsions sympathiques, par la raison que dans ces deux variétés l'absence de la lésion encéphalique est la chose importante, et parce que dans la seconde on peut assimiler la maladie principale à une cause occasionnelle. Nous résumerons en peu de mots les caractères de ces convulsions en disant qu'elles sont partielles ou générales, qu'elles surviennent au début ou dans le cours d'une maladie antérieure, ou spontanément pendant la bonne santé, et présentent rarement des prodromes cérébraux bien manifestes. L'attaque convulsive d'une durée variable, ordinairement courte, souvent unique, entraîne quelquefois la mort ; se termine d'autres fois par un retour complet à la santé, ou laisse après elle pendant quelques heures, plus rarement pendant quelques jours, différents troubles dans l'intelligence et surtout dans la motilité. M. Ozanam ne partage pas notre opinion sur l'identité des convulsions sympathiques et primitives. Pour lui les deux maladies sont tout à fait distinctes. Mais il a grand'peine à trouver des caractères différentiels, et cela par une raison bien simple, c'est qu'au fond l'éclampsie est presque toujours secondaire ou sympathique. Tantôt, il est vrai, la convulsion survient au début ou dans le cours d'une maladie bien caractérisée, telle que la pneumonie, la rougeole, la coqueluche ; tantôt seulement au début d'une indisposition comme une piqûre ou indigestion. Mais entre une maladie grave et une indisposition il n'y a qu'une différence de degré, et toutes deux peuvent, comme nous le disions tout à l'heure, être assimilées à des causes accidentelles. La cause est donc la même ; quant aux symptômes, ils sont identiques. Ainsi la fréquence du pouls et la chaleur de la peau (qui, d'après M. Ozanam, ne sont pas de la fièvre *sic?*), le ballonnement du ventre, les vomissements précurseurs auxquels il attache une si grande importance, indiquent simplement la préexistance d'une fièvre éphémère et d'une indigestion dans le cours de laquelle l'éclampsie apparaît. Il suffit de parcourir les observations contenues dans le mémoire de M. Ozanam pour s'assurer que la plupart d'entre elles peuvent être ainsi interprétées.

D'après M. Ozanam, les convulsions sympathiques seraient passagères ou continues, mais elles ne seraient pas formées de petites attaques comme l'éclampsie ; elles ne se termineraient pas par le coma, et ne commenceraient qu'à une époque où la maladie principale s'est déjà déclarée par quelques phénomènes généraux.

Aucun de ces caractères différentiels n'a une grande valeur : les convulsions sympathiques comme l'éclampsie primitive, peuvent se répéter par petites attaques, être suivies de coma, et marquer le début de la maladie, à ce point qu'elles en sont souvent le premier symptôme.

Nous allons voir maintenant si les convulsions, résultat d'une affection cérébrale, présentent une marche et une forme analogues à celles des convulsions essentielles ou sympathiques.

C. *Convulsions sympathiques.* — Envisagées en elles-mêmes comme phénomènes pathologiques, les convulsions symptomatiques se présentent avec les mêmes caractères que les convulsions essentielles ou sympathiques; c'est ce motif qui nous a déterminés à réunir dans une description générale les symptômes des trois espèces; mais les circonstances dans lesquelles elles se développent, la marche qu'elles suivent, offrent des différences qu'il est important de noter.

Devons-nous répéter, avec les auteurs, que dans la grande majorité des cas les convulsions symptomatiques surviennent à une période avancée d'une affection cérébrale, lorsque le diagnostic est déjà fixé, soit par les symptômes généraux qui ont marqué le début, soit par les symptômes cérébraux qui ont précédé les convulsions? Évidemment non ; nous serions en contradiction formelle avec les faits, puisque, dans la moitié des cas de convulsions symptomatiques que nous avons recueillis, l'attaque convulsive a marqué le début de l'affection encéphalique. Il est donc évident pour nous que dans bon nombre de cas les convulsions symptomatiques ouvrent la scène et surviennent le premier jour, sans qu'auparavant on ait observé de symptômes cérébraux graves, ou même, mais le fait est plus rare, un dérangement de la santé générale. Ce n'est donc pas dans l'apparition brusque de l'attaque convulsive chez un sujet qui n'était pas atteint de symptômes cérébraux que l'on peut trouver toujours un caractère distinctif entre les convulsions symptomatiques, sympathiques ou essentielles. Nous n'en dirons pas autant des phénomènes consécutifs à l'attaque: ils sont d'habitude caractéristiques des convulsions symptomatiques. On observe, en général, divers troubles dans l'intelligence, la motilité ou les organes des sens, qui, s'ils ne se dessinent pas de suite après l'attaque, ce qui est cependant le cas le plus ordinaire, ne tardent pas à se manifester. Bien différents des désordres passagers du système nerveux qui accompagnent ou suivent quelquefois les convulsions essentielles, ils sont remarquables par leur persistance.

Les attaques convulsives symptomatiques sont loin d'être toujours uniques; lorsqu'elles sont multipliées, l'intervalle qui les sépare est très variable. Presque toutes les fois que les convulsions se répètent coup sur coup, dans un intervalle de peu de jours, chez un enfant qui a dépassé la seconde année, elles sont symptomatiques d'une affection de l'encéphale.

La durée de chaque attaque (toutes choses égales d'ailleurs, relativement à l'âge et à la constitution) nous a toujours paru plus longue, et la gravité plus marquée dans les convulsions symptomatiques que dans les convulsions idiopathiques. C'est là un fait qui résulte de l'examen de *l'ensemble* des observations que nous avons analysées. Car il est bien évident qu'en descendant dans les faits particuliers, il ne serait pas difficile de trouver des cas de convulsions sympathiques ou essentielles, dont l'accès serait plus long et plus intense que tel autre cas de convulsion symptomatique pris au hasard. Mais nous maintenons la justesse de notre remarque dans sa généralité.

Les convulsions symptomatiques sont plus fréquentes la nuit que les convulsions essentielles ou sympathiques. Est-ce là un simple effet du hasard? Nous serions plutôt disposés à rapporter ce fait aux nombreuses causes occasionnelles qui exercent leur influence pendant le jour (1).

Art. III. — Diagnostic.

C'est du diagnostic de la convulsion que dépendent le pronostic et le succès du traitement : aussi nous étendrons-nous un peu longuement sur ce sujet. Nous parlerons d'abord des maladies que l'on peut confondre avec les convulsions; nous passerons ensuite au diagnostic de leurs causes.

Quelles sont les maladies que l'on peut confondre avec les convulsions? Dans la période de l'enfance qui fait l'objet de nos études, nous ne voyons que deux affections qui puissent être rangées dans cette catégorie : c'est l'épilepsie et la chorée.

Envisagés en eux-mêmes, les accès épileptiques et les attaques éclamptiques intenses ne présentent aucune différence importante. L'écume à la bouche, et le pouce porté en dedans de la paume de la main, dont Sagar et M. Brachet ont voulu faire des caractères pathognomoniques de l'épilepsie, se rencontrent dans les convulsions essentielles ou sympathiques aussi bien que dans l'épilepsie confirmée. L'insensibilité, la perte absolue de connaissance, la congestion de la face, sont souvent tout aussi prononcées dans les unes que dans l'autre. Peut-être y a-t-il une différence dans l'étendue et l'intensité des mouvements, et surtout dans le déplacement du corps; peut être aussi la terminaison des deux attaques n'est-elle pas la même; mais ce ne sont pas là des différences assez tranchées pour permettre de distinguer les deux maladies ; c'est le *temps* et d'autres circonstances accessoires qui doivent donner la solution du problème. Ainsi l'âge du jeune malade, son impressionnabilité, son hérédité, et surtout son état général dans

(1) Nous avons recueilli à l'hôpital soixante observations de convulsions : trente-cinq fois les attaques ont été symptomatiques, et vingt-cinq fois sympathiques. Les premières ont été seize fois le symptôme qui a marqué le début de la maladie cérébrale. Parmi les secondes, quatre fois seulement les convulsions ont eu lieu au début. Nous avons contrôlé l'exactitude de ces remarques par l'examen d'un grand nombre de faits publiés par d'autres auteurs et par ceux recueillis dans notre pratique.

l'intervalle des attaques, serviront de base au diagnostic. Plus l'âge de l'enfant se rapprochera de la puberté, plus il y aura de probabilité pour croire que les accès convulsifs primitifs répétés, suivis d'un retour complet à la santé, sont des attaques d'épilepsie. La cause occasionnelle ne devra pas non plus être négligée; ainsi, si l'attaque convulsive est le résultat d'une irritation spéciale du système nerveux (d'une piqûre, par exemple), et si elle cesse après la disparition de la cause, il est probable que cette attaque sera éclamptique; il en sera de même si la convulsion est sympathique.

La confusion, du reste, ne peut avoir lieu que lorsque les convulsions sont générales, violentes et accompagnées de perte absolue de connaissance; car si elles sont partielles, peu intenses, et si la connaissance est conservée, bien que la maladie puisse se répéter à plusieurs reprises, on a tout lieu de croire à une simple attaque d'éclampsie. Cette remarque est surtout applicable aux plus jeunes sujets.

D'après M. Ozanam, l'éclampsie différerait de l'épilepsie par la fréquence de ses prodromes, la forme clonique de la convulsion, la rareté de l'écume à la bouche, l'absence de l'aspect hideux violacé de la face, le caractère spasmodique et sanglotant de la respiration, la fréquence du pouls et le calme sans ronflement qui succède à l'attaque. La marche de l'éclampsie est aiguë, celle de l'épilepsie chronique; les hémorrhagies méningées sont fréquentes à la suite de l'éclampsie, extrêmement rares dans l'épilepsie; la paralysie est rebelle à la suite de la première maladie; passagère comme conséquence de la seconde. Les enfants éclamptiques conservent leur intelligence, les enfants épileptiques tombent dans l'idiotisme et la démence.

Les faits d'éclampsie que nous avons observés dans notre pratique particulière n'ont fait que nous confirmer dans l'opinion émise dans notre première édition, que le temps était le seul élément réellement important de diagnostic. Sans doute, la plupart des caractères indiqués par M. Ozanam doivent être pris en considération; mais ils sont insuffisants pour établir un diagnostic solide; et ce médecin semble en convenir lui-même, quand il dit : « Les différences sont toujours plus tranchées dans les livres que dans la nature; les variétés observées sur le malade sont loin de présenter à la fois tous les caractères différentiels énoncés précédemment; un grand nombre peuvent manquer, et cette lacune, jointe au peu de renseignements obtenus par le médecin sur le début de la maladie, rend parfois très difficile le diagnostic de certaines éclampsies opiniâtres et invétérées. »

De toutes les circonstances que l'on peut mettre à profit pour le diagnostic, l'état de santé antérieure est, comme nous le disions plus haut, le plus important. Il y a de fortes présomptions pour croire à une éclampsie plutôt qu'à une épilepsie quand la convulsion apparaît dans le cours d'une indisposition ou d'une maladie fébrile. Cependant cette règle n'est pas générale. L'un de nous (M. Rilliet) donne des soins à un enfant atteint d'une épilepsie confirmée, dont les premières attaques ont toujours eu lieu au début d'une maladie ou d'une indisposition aiguë. La première fois c'était à l'occasion d'une roséole, une autre fois à l'invasion d'une bronchite ; maintenant les vomissements sont le seul symptôme précurseur. Les attaques se sont éloignées, elles ont diminué de violence ; mais l'enfant est bien réellement épileptique. Il a déjà eu onze attaques en sept ans ; nous avons été témoin de plusieurs d'entre elles qui présentaient tous les caractères de l'épilepsie la plus caractérisée.

Les symptômes de la chorée diffèrent grandement des convulsions ; et ce ne serait guère qu'au début que l'on pourrait confondre des convulsions légères, partielles, sans perte de connaissance, avec des mouvements choréiques débutant d'emblée dans une des extrémités. Cependant, même en restreignant ainsi la question, le diagnostic ne sera pas difficile. Ainsi, dans la chorée, les mouvements ne sont pas entièrement soustraits à l'influence de la volonté, tandis que dans les convulsions elle a perdu entièrement son empire. En outre, l'intégrité complète de l'intelligence dans la chorée ne se retrouve pas au même degré dans les convulsions, même légères.

Le diagnostic des causes de la convulsion mérite la plus sérieuse attention. Vous êtes appelé auprès d'un enfant qui, subitement, vient d'être pris d'une attaque de convulsion ; il est âgé de un à deux ans, il est fort, robuste, sanguin ; l'attaque a débuté à la suite d'une vive frayeur, d'un coup, d'une chute, d'une piqûre, d'une indigestion, en un mot d'une cause occasionnelle appréciable. De quelle affection cet enfant est-il atteint ? Plusieurs idées se présentent à votre esprit, et, d'après les notions que vous possédez sur le début et la marche des convulsions à cette période de la vie, vous êtes en doute pour savoir si la convulsion est primitive, sympathique ou symptomatique, ou enfin si elle n'est que le prélude d'une affection convulsive chronique, l'épilepsie. Si l'enfant était parfaitement bien portant au début, si la cause déterminante est bien établie, si la constitution est bonne, si l'accès n'est pas très violent, vous devez soupçonner une convulsion essentielle, une convulsion sympathique, une attaque d'épilepsie. Vous explorez avec soin les différents organes, et après vous être assuré qu'il n'existe aucun symptôme de pneumonie, de pleurésie, de péritonite ou de fièvre éruptive, etc., vous n'hésitez plus qu'entre deux suppositions, une attaque d'éclampsie ou une épilepsie, et vous êtes obligé d'abandonner à l'avenir la solution de la question. Cependant, si l'enfant est évidemment en travail de dentition, si l'attaque a été précédée de légers symptômes nerveux, si les voies digestives sont dérangées, si les symptômes de l'accès présentent tous les caractères énumérés par M. Ozanam, il est bien probable que vous avez affaire à une éclampsie.

Faisons maintenant une autre hypothèse. L'enfant pris de convulsions était déjà atteint, lors du début, d'une maladie aiguë ; il avait une pneumonie, une pleurésie, une coqueluche, etc. Ici évidemment l'attaque est sympathique de la lésion viscérale ; est-elle en même temps symptomatique d'une affection de l'encéphale? Dans la grande majorité des cas vous pouvez être certain que non. L'encéphale souffre sympathiquement, mais il n'est pas malade d'une maladie propre qui doive vous inspirer de nouvelles inquiétudes, ce qui ne veut pas dire cependant que la convulsion soit peu grave ; loin de là.

Mais il n'en est pas de même si la crise convulsive se manifeste chez un enfant atteint d'une maladie chronique. Si l'on vous raconte que depuis plusieurs semaines ou même depuis plusieurs mois l'enfant maigrissait, perdait ses couleurs et ses forces, qu'il avait un appétit capricieux, des irrégularités dans la digestion et des vomissements de temps à autre ; en même temps si vous apprenez qu'il est né de parents phthisiques ou que les circonstances hygiéniques ont pu donner naissance chez lui à une affection tuberculeuse, alors même que la convulsion serait le résultat d'une cause occasionnelle appréciable, craignez que l'attaque ne soit symptomatique d'une affection grave de l'encéphale, d'un tubercule cérébral, par exemple, et portez un pronostic fâcheux.

Si l'enfant est âgé de plus de six ans, le diagnostic devient alors beaucoup plus facile ; il est fort rare, en effet, à cet âge que les convulsions soient sympathiques ou essentielles ; le plus souvent elles sont symptomatiques d'une affection de l'encéphale ou bien elles constituent une première attaque d'épilepsie. En parcourant les observations de convulsions essentielles ou symptomatiques publiées par les auteurs, nous n'en trouvons qu'un bien petit nombre qui puissent rentrer dans cette catégorie (1).

Les considérations que nous venons de présenter permettront dans bien des cas au praticien d'arriver au diagnostic de la cause des convulsions. Si cependant il reste du doute dans son esprit après la disparition de l'attaque, qu'il interroge avec soin tous les appareils, qu'il examine le jeu de toutes les fonctions, qu'il tienne grand compte de l'état du pouls, de la sensibilité, des mouvements du globe oculaire, de la contraction ou de la dilatation des pupilles, de la force relative des différentes parties du corps, de la flexion ou de la roideur des membres, de l'état des doigts ou des pouces, etc. Ces symptômes ré-

(1) Les vingt-cinq cas de convulsions sympathiques que nous avons observés à l'hôpital, ont tous (à l'exception de un) eu lieu chez des enfants âgés de moins de sept ans, et dans ce cas elles sont survenues dans le cours d'une maladie aiguë fébrile ; tandis que nous avons vu plusieurs enfants de sept à onze ans être atteints de convulsions symptomatiques. En ville, les enfants atteints de convulsions sympathiques ou primitives étaient tous âgés de moins de sept ans ; la plupart étaient dans leur première ou leur seconde année.

clament une grande attention ; c'est beaucoup plus d'après leur présence ou leur absence que d'après l'intégrité de l'intelligence que le praticien pourra porter un diagnostic certain. Mais nous étendre davantage sur ce sujet serait faire l'histoire des différentes maladies de l'encéphale chez les enfants, nous engageons aussi le lecteur à lire avec soin les articles *Méningite*, *Tubercules cérébraux*, *Hémorrhagies encéphaliques*, etc.

Art. IV. — Pronostic.

Le pronostic des convulsions est subordonné à plusieurs circonstances qu'il ne sera pas difficile d'apprécier convenablement.

Étudions tour à tour et d'une manière générale le pronostic des convulsions primitives, sympathiques et symptomatiques.

Le pronostic des *convulsions primitives* est subordonné à l'intensité de l'attaque, à la force du malade et à son âge, à la cause déterminante de la convulsion. Si l'attaque est partielle, ou si, générale, elle est médiocrement intense, si l'accélération du pouls n'est pas très considérable, s'il y a peu de congestion de la face, si la respiration n'est que médiocrement accélérée, sans stertor, on peut légitimement espérer que l'attaque se terminera par le retour à la santé. Cependant il faut se défier de certaines convulsions dont le début est insidieux par le peu d'intensité des symptômes et qui ne tardent pas à revêtir un haut degré de gravité. Dans les circonstances contraires on pourra craindre une issue funeste. Nous répéterons avec les auteurs (en leur laissant toute la responsabilité d'assertions que nous n'avons pu vérifier d'après un nombre de faits suffisants) que les convulsions sont d'autant plus graves que l'enfant est plus âgé, plus nerveux, plus excitable; qu'elles le sont moins lorsque l'attaque est le résultat d'une cause mécanique, d'une plaie, d'une piqûre ou d'une affection morale vive; qu'elles le sont plus, au contraire, lorsqu'elles dépendent d'une indigestion, de l'impression du froid, etc.

D'après M Duclos, ce sont des conditions défavorables pour le pronostic : quand les convulsions sont internes continues terminales, tandis que ce sont des conditions favorables si elles sont externes intermittentes initiales. Il croit aussi que les convulsions sympathiques accompagnées d'un mouvement fébrile intense sont moins graves que celles qui se développent en dehors de l'état fébrile (1).

Ajoutons pour terminer qu'il ne faut pas croire trop précipitamment à la mort des enfants atteints de convulsions. On en a vu, en effet,

(1) Sur treize enfants atteints d'éclampsie grave primitive, et âgés de cinq mois à deux ans et demi, nous en avons vu guérir onze ; les deux qui succombèrent étaient un garçon et une fille, très vigoureux, âgés de onze mois et d'un an, qui eurent tous deux une crise très prolongée. Le garçon avait une sœur qui, à l'âge de trois ans, avait été atteinte d'attaques éclamptiques pendant trois jours.

revenir à la vie après avoir été abandonnés comme morts. (*Brachet* 1re édit., p. 53.)

Les *convulsions sympathiques* nous paraissent fort graves, non pas que l'accès se termine toujours par la mort, mais parce que l'affection principale paraît emprunter à l'éclampsie un cachet de gravité plus grand. Il faut d'ailleurs, dans cette variété de convulsions, faire la part de la maladie dans le cours de laquelle survient l'attaque. Il est fort difficile en cas pareil de poser des règles générales ; nous renvoyons pour les détails du pronostic à chacune des maladies qui peuvent être compliquées de convulsions (voyez *Pneumonie*, *Coqueluche*, *Vers intestinaux*, etc.). Du reste, les considérations que nous avons présentées tout à l'heure au sujet des convulsions essentielles, doivent trouver ici leur application, et dans l'espèce la gravité de l'éclampsie sera en rapport avec son intensité. Ajoutons aussi que les convulsions sont bien plus immédiatement mortelles lorsqu'elles surviennent dans le cours d'une maladie établie depuis un certain temps, et qui a affaibli l'organisme que lorsqu'elles se développent en même temps que les premiers symptômes. Ainsi, les convulsions au début de la pneumonie impriment, il est vrai, un cachet de gravité plus grand à l'affection principale, mais elles n'empêchent pas la phlegmasie de suivre son cours habituel ; tandis que celles qui surviennent à une époque avancée se terminent presque toujours immédiatement par la mort. Ce que nous disons de la pneumonie peut s'appliquer aussi à d'autres affections. La cause de ce fait général nous paraît évidemment être le résultat de la faiblesse, de l'état anémique dans lequel se trouvent les enfants à une période avancée des maladies. Cette explication est d'ailleurs d'accord avec les faits fournis par la pratique ; ainsi bon nombre de médecins ont rapporté des exemples de convulsions qui avaient succédé à une déperdition sanguine trop abondante. (Voyez *Causes*.)

Le pronostic des *convulsions symptomatiques* est entièrement subordonné à la nature de la maladie dans le cours de laquelle elles sont survenues ; elles ne se terminent pas toujours par la mort, surtout lorsqu'elles marquent le début de l'affection cérébrale. Lorsqu'au contraire elles surviennent dans son cours, elles présagent presque toujours une terminaison funeste dans un temps qui n'est pas très éloigné. (Voy. *Méningite*, *Tubercules*, etc.)

Art. V. — Causes.

Age. — Les convulsions primitives et les sympathiques se développent presque toujours avant l'âge de sept ans. L'éclampsie primitive est surtout fréquente dans la première et la seconde année, et très rare plus tard. La fréquence des convulsions sympathiques, suivant l'âge, est, jusqu'à un certain point, subordonnée à celle des maladies dans le cours desquelles elles se développent ; mais on retrouve encore l'influence puissante du jeune âge. Ainsi, bien que les fièvres éruptives et la coqueluche soient rares dans la première enfance, c'est surtout à cette époque qu'elles sont compliquées d'éclampsie (1). Les convulsions symptomatiques, bien que plus fréquentes à la même période de la vie, ne sont pas rares cependant entre six et quinze ans.

Sexe. — Suivant les auteurs, les filles seraient plus sujettes aux convulsions que les garçons (2).

Constitution. — Les auteurs affirment que les enfants sujets aux convulsions offrent, en général, une prédominance marquée du système nerveux. « L'enfant, dit Baumes (*loc. cit.*, p. 44), a une peau » fine et blanche, des muscles grêles ; ses yeux ont quelque chose de » hagard, pour être trop vifs ; pendant le jour il tressaille de peur » pour la plus légère cause ; il dort peu, et son sommeil n'est ni long » ni profond ; troublé quelquefois par des cris subits ou des terreurs » paniques, son visage subit des altérations très fréquentes, étant » tantôt pâle, tantôt rouge et animé, et souvent un côté étant pâle, » tandis que l'autre est coloré d'un rouge très vif. »

Le tempérament de nos jeunes malades ne nous a rien offert de bien caractéristique. La plupart étaient blonds, à chairs un peu flasques, en général peu forts ; ils ne nous ont pas paru plus irritables ou plus excitables que les autres enfants de leur âge. Nous n'avons pas remarqué non plus que le volume de leur tête fût exagéré.

Saisons. — Nous avons observé des convulsions primitives ou sympathiques dans toutes les saisons ; mais nos chiffres sont trop bornés pour que nous puissions établir quelque règle à cet égard.

Hérédité. — Il est généralement admis que les enfants sujets aux convulsions appartiennent à des familles où les maladies nerveuses dominent. Il y a du vrai dans cette remarque, quoiqu'il ne faille pas la prendre dans un sens absolu. Nous avons vu en ville deux petites filles nées d'une mère hystérique au plus haut degré, être l'une et l'autre, et à peu près au même âge, atteintes d'une violente attaque d'éclampsie. Nous avons dans notre première édition cité des exemples de pères épileptiques qui ont donné naissance à des enfants éclamptiques. M. Bouchut a cité l'exemple fort curieux d'une famille composée de dix personnes qui eurent toutes des convulsions dans leur enfance. Une d'elles se maria à son tour, et elle a dix enfants qui, à l'exception d'un seul, eurent tous des convulsions.

(1) M. Bouchut, sur 41 observations de convulsions chez les enfants à la mamelle en a observé 27 essentielles et 14 symptomatiques. Parmi les 27 essentielles 15 étaient primitives, et 12 sympathiques.

(2) Les faits d'éclampsie primitive que nous avons observés en ville confirment cette remarque. A l'hôpital, au contraire, les convulsions sympathiques et symptomatiques ont été plus fréquentes chez les garçons.

Causes occasionnelles. — En parcourant les livres des auteurs qui ont écrit sur les convulsions, et surtout en consultant les observations particulières qu'ils ont insérées à la fin de leurs ouvrages, on peut s'assurer que les causes occasionnelles sont très nombreuses. Mais au-dessus d'elles il faut toujours admettre la prédisposition, car il est infiniment fréquent de voir quelques-unes de ces causes agir sans produire de convulsions, tandis que la relation de cause à effet est beaucoup plus rare. Au nombre des causes occasionnelles, nous citerons en première ligne les émotions morales. Ainsi une jeune fille âgée de cinq ans est corrigée devant ses compagnes ; elle est si outrée que sa colère se change bientôt en une crise de convulsions (Brachet, *loc. cit.*, p. 124). La peur, une douleur violente, une température trop élevée, l'exposition à un soleil ardent la tête découverte, l'impression subite du froid, ont suffi quelquefois pour produire des convulsions. M. Brachet raconte (p. 192) qu'une petite fille âgée de trois ans, étant sortie par un froid très rigoureux, était dehors depuis huit ou dix minutes, lorsqu'elle éprouva un resserrement spasmodique qui gênait sa respiration et menaçait de la suffoquer, et fut suivi d'une attaque convulsive. Nous ne finirions pas si nous voulions rapporter tous les exemple cités par les auteurs, et qui rentrent sous les chefs que nous venons de désigner tout à l'heure. Disons en terminant qu'il paraît bien prouvé que dans certains cas les convulsions ne reconnaissent pas d'autres causes que l'imitation. Ce fait n'a rien de bien étonnant, puisque nous verrons la chorée avoir la même origine. On a cité des exemples d'éclampsie chez des nourrissons dans le cas où le lait était vicié par une mauvaise hygiène ou par des causes morales. Les différentes causes que nous venons de passer en revue sont celles que l'on peut le plus ordinairement assigner aux convulsions essentielles, lorsque toutefois elles reconnaissent une cause appréciable.

Quant aux convulsions sympathiques, comme il n'est peut-être pas une des maladies de l'enfance qu'elles ne puissent compliquer, nous ne pouvons faire leur énumération complète ; nous nous contenterons de rappeler que cette forme de convulsions, qui est fort rare passé l'âge de sept ans, complique principalement dans la première enfance la coqueluche, la pneumonie, le travail de la dentition ; puis à un âge un peu plus avancé, la pneumonie.

Nous avons trouvé dans les auteurs et nous avons vu des exemples de convulsions sympathiques survenues au début de la rougeole, ou dans des cas de disparition brusque de cette maladie (Brachet, *loc. cit.*, p. 182-296). Sydenham a insisté sur celles qui précèdent la variole. Un simple accès de fièvre peut quelquefois les produire (*ibid.*, p. 140-142), une indigestion (*ibid.*, p. 236-238), un purgatif trop violent (*ibid.*, p. 251), des vers accumulés dans le canal intestinal (*ibid.*, p. 257 en sont quelquefois la cause occasionnelle. L'un de nous (M. Barthez) en a observé un exemple remarquable.

Mais, nous le répétons, il faudrait parcourir tout le cadre nosologique, si l'on voulait faire l'énumération complète de toutes les maladies dans le cours desquelles il peut se développer des convulsions. Contentons-nous de rappeler en terminant que l'on a vu des cas où un abcès (Brachet, *loc. cit.*, p. 221), des calculs rénaux (*ibid.*, p. 181), une piqûre (*ibid.*, p. 211), un empoisonnement par la ciguë (*ibid.*, p. 245), une hémorrhagie trop abondante (*ibid.*, p. 277), la masturbation (*ibid.*, p. 285), ont été la cause occasionnelle du développement de convulsions. Plusieurs pathologistes ont vu cette névrose succéder à des hémorrhagies ou à d'abondantes déperditions séreuses. Dans ces cas, les symptômes nerveux sont bien évidemment le résultat de l'anémie. Plusieurs de nos malades atteints de convulsions sympathiques étaient profondément débilités par des maladies antérieures, et il est probable que l'anémie était le point de départ de la convulsion.

Quelques auteurs ont prétendu que l'éclampsie était toujours liée à une congestion de l'encéphale ou de la moelle épinière. Nous répéterons ici ce que nous avons dit ailleurs (voy. *Congestion cérébrale*, t. I, p. 142), savoir : que le plus souvent il est impossible de décider si l'hypérémie a précédé ou suivi l'attaque convulsive, ou si elle a coïncidé avec elle. Chez quelques malades, nous n'avons trouvé aucune trace de congestion ; en outre, comme nous l'avons dit tout à l'heure, l'éclampsie peut être liée à un état anémique de l'encéphale. Que conclure de ces faits disparates, si ce n'est que la congestion ne joue qu'un rôle secondaire dans les convulsions ?

Nous partageons sous ce rapport l'opinion des auteurs du *Compendium*, qui, après avoir rappelé que chez les sujets qui ont succombé à des accidents convulsifs on trouve le plus ordinairement des traces de congestion, se demandent si ces lésions sont cause ou effet, et se prononcent affirmativement pour la dernière opinion. Cependant nous ne voulons pas assurer qu'il en soit toujours ainsi, et nous concevons très bien qu'une brusque congestion produise une attaque convulsive ; de même que nous voyons ce phénomène résulter d'un épanchement de sang dans la grande cavité de l'arachnoïde, dans la pie-mère ou dans le cerveau. Mais nous maintenons que souvent les choses se passent d'une autre manière, et que par delà l'hypérémie il y a une lésion de l'innervation qui est la cause prochaine du phénomène. La solution du problème est loin d'être oiseuse. Les médecins n'ont en effet que trop de tendance à traiter constamment toutes les convulsions par les émissions sanguines, pratique quelquefois inutile, souvent funeste. Nous tâcherons dans l'article suivant de préciser les cas où la congestion primitive ou secondaire réclame une médication spéciale.

Art. VI. — Traitement.

§ I. *Indications.* — Le médecin, avant d'instituer le traitement, doit avoir égard aux conditions dans lesquelles l'enfant se trouve placé; rappelons les principales. Si la convulsion est primitive, il faut puiser les indications du traitement dans la cause de l'attaque, l'âge de l'enfant, la force de sa constitution, l'intensité de l'accès convulsif, les phénomènes généraux et locaux dont il s'accompagne, le temps depuis lequel il dure, et la répétition des attaques. Si la convulsion est sympathique, on aura aussi égard aux circonstances précédentes; mais en outre on devra tenir compte de la nature de la maladie première, et de la débilitation qu'elle entraîne à sa suite, et surtout de la période à laquelle apparaissent les accidents convulsifs.

Mais ce n'est pas tout: si l'éclampsie est évidemment le résultat, non pas tant d'une maladie que d'un accident ou d'un trouble physiologique; si, par exemple, elle dépend d'une piqûre, d'une indigestion, d'un purgatif administré d'une manière intempestive, d'une constipation opiniâtre, du travail de la dentition, il est évident qu'avant tout il faut éloigner la cause sous l'influence de laquelle la convulsion a été produite. Ainsi, pour suivre les exemples que nous venons de citer, nous voyons des vomissements abondants faire disparaître les convulsions chez un enfant dont l'estomac était chargé d'aliments indigestes. Donc, quand la convulsion reconnaît pour cause une indigestion, il faut provoquer le vomissement. Dans un autre cas, une épine profondément fixée dans la paume de la main détermine l'attaque, qui cesse quand on enlève le corps irritant, etc. Examinez donc avec soin, quand un enfant est atteint d'une attaque d'éclampsie, si l'accès ne dépend pas d'une cause déterminante appréciable externe. Ces conseils sont réellement trop vulgaires et trop simples pour que nous croyions nécessaire d'y insister davantage.

Le traitement, pendant les accès, doit différer, à certains égards, de celui que l'on emploie dans leur intervalle.

Tous les détails dans lesquels nous allons entrer ont rapport aux convulsions primitives ou sympathiques. Le traitement des convulsions symptomatiques consiste tout entier dans celui de la maladie première. Les médications que nous allons exposer seront, du reste, assez détaillées pour que le praticien puisse y trouver des données suffisantes dans le cas où il voudrait traiter la convulsion symptomatique elle-même.

§ II. *Examen des médications.*—1° *Antiphlogistiques.*—Les médecins qui ne voient dans les convulsions qu'une congestion cérébrale ou une méningo-encéphalite à son début, prescrivent les émissions sanguines dans toutes les formes de convulsions; nous nous sommes déjà élevés contre cette pratique. Nous pensons que l'on doit réserver les émissions sanguines pour certains cas bien déterminés : ainsi, 1° lorsque la convulsion est primitive, l'nfant robuste, les symptômes convulsifs portés à un haut degré, la face violette, le pouls petit, l'asphyxie ou le coma imminents; 2° lorsque la convulsion sympathique, offrant la même intensité, survient au début d'une affection inflammatoire; dans ce cas l'émission sanguine est d'autant mieux indiquée, que la maladie première réclame elle-même ce traitement ; 3° enfin, on doit les mettre en usage lorsque la convulsion sympathique se développe dans la convalescence d'une maladie aiguë chez des sujets peu débilités, ou dans le cours d'une névrose.

L'émission sanguine peut être générale ou locale. On est souvent obligé de renoncer à la phlébotomie, soit que les mouvements saccadés des extrémités supérieures rendent impossible l'ouverture de la veine, soit que l'on craigne de ne pouvoir arrêter le jet de la saignée, ou de le voir repartir trop facilement; enfin l'âge est souvent un obstacle à la phlébotomie. Les sangsues doivent être appliquées en nombre proportionné à la violence de l'attaque, à l'âge et à la force de l'enfant; de deux à six lorsqu'il a moins de cinq ans, de six à quinze à un âge plus avancé. Si l'on juge convenable de provoquer une déperdition sanguine un peu abondante, on pourra sans inconvénient les poser aux apophyses mastoïdes ou aux tempes. Dans le cas où l'on préférerait une émission sanguine peu considérable, elle devra être dérivative, et on appliquera les annélides à l'anus ou aux malléoles, comme l'a conseillé M. Chauffard, d'Avignon. On laissera saigner les piqûres pendant une heure à deux heures, suivant la gravité de l'attaque. L'application de compresses trempées dans l'eau froide et fréquemment renouvelées ne devra pas être négligée.

Les émissions sanguines s'opposeront à la congestion cérébrale d'une manière directe en enlevant une certaine quantité de sang. On a proposé, pour arriver au même but, la compression des carotides. M. Dezeimeris, dans plusieurs articles publiés dans l'*Expérience*, M, Trousseau, dans le *Journal des connaissances médico-chirurgicales*, ont particulièrement insisté sur cette méthode. Le fait rapporté par ce savant thérapeutiste établit d'une manière incontestable l'efficacité du moyen qu'il propose.

Il s'agit dans ce cas d'un jeune garçon de huit ans qui, dans le cours d'une anasarque suite de scarlatine, fut pris de quatre attaques de violentes convulsions dont rien ne put modérer l'intensité. La dernière attaque durait depuis deux heures, et la mort était imminente, lorsque M. Trousseau eut l'idée d'empêcher l'abord du sang au cerveau en comprimant l'artère carotide. Les convulsions étaient beaucoup plus prononcées à droite qu'à gauche. M. Trousseau comprima d'abord sans succès la carotide droite ; mais à peine avait-il depuis quinze secondes arrêté le cours du sang dans la carotide gauche, que les convulsions s'arrêtèrent subitement. On continua la compression pendant plusieurs heures, puis on l'interrompit pendant une minute pour la reprendre bientôt, l'interrompre de nouveau, et la cesser définitivement. La guérison fut complète. (*Journal des connaissances médico-chirurgicales*, oct. 1837, p. 133.)

M. Trousseau réserve l'emploi de la compression pour les convulsions qu'il appelle congestives et dans lesquelles les mouvements sont surtout pervertis d'un seul côté (1). La compression des carotides serait plus nuisible qu'utile dans les cas où les convulsions surviendraient chez des enfants anémiques.

Ajoutons quelques mots sur la compression de toute la tête chez les enfants dont les fontanelles ne sont pas ossifiées. Le docteur Grantham (*Bullet. de thérapeutique*, novembre 1837), partant de cette idée théorique que la non-ossification des fontanelles est une cause fréquente de convulsions, a proposé l'emploi de la compression du crâne au moyen d'une bande de calicot suffisamment serrée pour exercer une douce pression. Entre autres observations, l'auteur cite celle d'un enfant de quatorze mois sujet nuit et jour à de fréquentes convulsions et chez lequel les sangsues, les vésicatoires et le calomel avaient échoué; la pression uniforme et générale de la tête coupa court aux accidents convulsifs, qui ne se reproduisirent plus; l'enfant prit de la force et de l'embonpoint, les fontanelles s'ossifièrent. Ajoutons que l'auteur joint à la compression l'emploi de l'eau de chaux, dans le dessein de favoriser la consolidation des os. Nous avouons qu'*à priori* nous serions peu disposés à mettre cette méthode en usage.

2° *Dérivatifs*. — A côté des antiphlogistiques directs nous devons placer les révulsifs cutanés et intestinaux. Les premiers sont mis en usage par tous les médecins; on les applique d'ordinaire aux extrémités inférieures dans le but de faire affluer le sang en ces points, ou dans certains cas de produire une excitation momentanée. Ainsi on enveloppe les extrémités dans des linges chauds, dans des cataplasmes chauds vinaigrés ou sinapisés, on promène sur les extrémités inférieures des éponges trempées dans l'eau chaude. Si ces moyens sont inefficaces, on a recours aux sinapismes avec la farine de moutarde pure ou aux vésicatoires avec la pommade de Gondret. Plaçons ici une observation pratique qui n'est pas sans utilité, c'est qu'il est d'une indispensable nécessité de surveiller l'action de ces différents topiques, l'enfant atteint de convulsions dont la connaissance est perdue et la sensibilité émoussée ou annihilée, ne manifestant sa souffracce par aucun signe qui avertisse les personnes aux soins desquelles il est confié qu'il est temps d'enlever les applications rubéfiantes. Nous avons vu des résultats déplorables d'un pareil oubli, des brûlures profondes, des ulcérations atteignant jusqu'au tissu cellulaire, etc. Lorsque le praticien se propose seulement de faire affluer en abondance le sang vers les extrémités, il peut mettre en usage les ven-

(1) Voyez pour le procédé le chapitre de la *congestion cérébrale*.

touses du docteur Junod. Les dérivatifs sur la peau peuvent être employés avec avantage dans toutes les formes de convulsions graves ou légères avec ou sans symptômes de congestion. Le docteur Close (1) recommande l'emploi de l'essence de térébenthine appliquée le long de l'épine, de l'occiput au sacrum au moyen d'une bande de flanelle trempée dans ce liquide.

Les révulsifs sur le tube digestif ont été conseillés par plusieurs médecins. Nous sommes peu partisans de l'emploi des vomitifs, sauf dans une circonstance tout à fait exceptionnelle, savoir : lorsque l'accès convulsif est le résultat évident d'une indigestion. Dans ce cas, le médicament agit directement sur la cause de la maladie, et la fait disparaître. C'est le tartre émétique qui doit avoir la préférence ; on en donne, suivant l'âge, 3 à 10 centigrammes dissous dans une cuillerée de tisane. On trouve dans les auteurs de nombreux exemples de guérison à la suite de l'administration des vomitifs. MM. Guersant et Blache en on cité plusieurs. Dans les cas où la convulsion n'est pas le résultat d'une indigestion, les vomitifs sont plus nuisibles qu'utiles, en augmentant la congestion cérébrale.

Nous n'en dirons pas autant des purgatifs ; ces médicaments exercent une révulsion salutaire soit par l'excitaton qu'ils déterminent, soit par la sécrétion abondante qu'ils provoquent. Nous nous rappelons avoir vu un enfant atteint d'une violente attaque d'éclampsie qui durait depuis plusieurs heures et qui avait résisté aux émissions sanguines, à l'application de la glace, aux révulsifs cutanés, aux antispasmodiques, et dont la cessation coïncida avec d'abondantes évacuations alvines provoquées par un lavement fortement purgatif. Les évacuants peuvent être donnés par la bouche ou par l'anus. Dans le premier cas, il va sans dire qu'il faut employer des médicaments liquides qui produisent leur effet à très petites doses. Des pilules, des verres de solutions salines, seraient tout à fait inopportuns. Cependant, si la déglutition n'est pas trop difficile, on peut donner des prises de calomel et de poudre de racine de jalap, 15 centigrammes du premier pour 30 de la seconde.

Si ces poudres ne peuvent passer, on peut prescrire une goutte d'huile de croton ou bien de la teinture de coloquinte ; du reste ces derniers médicaments ne seraient employés que chez les enfants âgés de plus de six ans et dans les cas où la convulsion serait primitive. Dans les autres, on se bornera à administrer les lavements purgatifs avec le miel de mercuriale, la manne, le sulfate de soude, etc.

3° *Antispasmodiques*. — La plupart des médicaments que nous venons d'énumérer sont ceux que l'on met principalement en usage pendant l'accès convulsif. Ceux dont nous allons parler ont été plus particulièrement conseillés après la cessation des attaques ou dans

(1) *Medical Times*, juillet à septembre 1844, dans *Gaz. méd.*, 1845, p. 59.

leurs intervalles, si elles se répètent. Cependant on les a aussi employés dans le cours de l'attaque elle-même. Ces médicaments sont surtout applicables aux jeunes enfants dont les convulsions ne sont pas très violentes, et qui ont de la tendance à récidiver; chez ceux aussi dont la susceptibilité nerveuse est grande. Parmi les plus vantés, nous citerons en particulier l'oxyde de zinc. Le docteur Zangerl le donne à petites doses de 1 centigramme 1/2 à 3 centigrammes toutes les deux heures. M. Brachet l'unit à l'extrait de jusquiame noire, de manière à faire prendre dans les vingt-quatre heures au moins 10 centigrammes d'oxyde de zinc, et 20 centigrammes d'extrait de jusquiame : ce médecin ne dépasse jamais la dose de 50 centigrammes de l'un et l'autre médicaments réunis.

On a vanté en outre une foule d'agents thérapeutiques dont nous avons déjà parlé ou dont nous parlerons encore dans d'autres parties de cet ouvrage. Tels sont le sous-nitrate de bismuth, le castoréum, le succinate d'ammoniaque, l'éther ou son sirop, le musc, l'asa fœtida, la valériane, le camphre. Ces différents médicaments sont administrés, les uns par la bouche, les autres, tels que les trois derniers, par l'anus. On prescrira pour tisane les infusions de tilléul, de fleur d'oranger, de mélisse, de menthe, etc.

Un des meilleurs antispasmodiques est souvent un bain tiède un peu prolongé.

4° *Antipériodiques.* — Quelques médecins ont proposé le sulfate de quinine dans des cas où les accès convulsifs apparaissaient à des périodes rapprochées et offraient une sorte de périodicité. M. Duparcque cite l'observation intéressante d'un enfant de quinze mois dont le frère avait succombé à une maladie convulsive au même âge. Le sulfate de quinine en lavement (40 centigrammes) arrêta le troisième accès. On donna en tout trois lavements. (*Gaz. méd.*, 1842, p. 825.)

5° *Toniques excitants.* — On sera peut-être étonné de nous voir prôner l'emploi des toniques. Il nous paraît cependant évident qu'ils peuvent souvent rendre des services chez les enfants affaiblis par des maladies antérieures, et dont les convulsions sont probablement le résultat de l'anémie. Dans ce cas, on prescrira les préparations de quinquina et de fer, ou mieux encore quelques cuillerées de vin généreux. Le sous-carbonate de fer a été particulièrement vanté chez les très jeunes enfants, par le docteur Locock, dans des circonstances analogues à celles que nous venons de signaler.

Le traitement excitant est quelquefois réclamé par l'état d'anéantissement qui accompagne certaines attaques convulsives, surtout lorsqu'elles ont été très prolongées. Dans ces cas, il est nécessaire de réveiller la sensibilité par des frictions avec l'éther, le liniment ammoniacal, les alcoolats aromatiques, le baume de Fioraventi, etc. On fera inspirer des odeurs fortes, telles que le vinaigre, l'ammoniaque, l'éther. A l'intérieur, on donnera quelques gouttes d'une teinture excitante, de cannelle ou de gingembre, dans une cuillerée de sirop de fleurs d'oranger.

6° *Narcotiques.* — On ne saurait être trop prudent dans l'emploi des narcotiques. Il faut réserver ces médicaments pour les cas où le point de départ de l'attaque consiste dans une violente douleur résultant d'un coup, d'une piqûre, de la dilacération d'un nerf, ou bien dans ceux où les convulsions ne se dissipent qu'imparfaitement et sont suivies d'une insomnie fatigante. M. Brachet, en pareille circonstance, conseille la morphine ou ses préparations. C'est avec raison que ce médecin recommande de surveiller l'emploi de ce remède énergique, qui, dit-il, serait pire que le mal, si, au lieu du calme et d'un sommeil paisible, il allait déterminer le narcotisme et une congestion cérébrale.

Précautions générales. — Au moment où un enfant vient d'être pris d'une attaque convulsive, il faut se hâter de le débarrasser de ses vêtements, et d'enlever tous les liens qui peuvent gêner les mouvements ou favoriser la stase veineuse dans l'organe céphalique. L'enfant sera couché sur un plan incliné, la tête élevée; son lit ou son berceau sera garni de coussins de chaque côté, de façon qu'il ne risque pas de se blesser ou de tomber. Il est toujours prudent qu'une personne intelligente reste constamment auprès du petit malade pour lui donner les soins nécessaires. La chambre dans laquelle il sera placé devra être vaste, bien aérée; on aura grand soin que la température ne soit pas trop élevée. Le docteur Good assure avoir fait cesser des convulsions en exposant les enfants à l'air frais d'une fenêtre ouverte; mais il est vrai que dans ces cas il s'agissait de très jeunes sujets.

§ III. — *Résumé.* — *A.* Un enfant robuste, âgé de plus de cinq ans, est pris pour la première fois, au milieu d'un état de santé parfait, d'une violente attaque de convulsions dont aucune cause appréciable ne peut rendre compte. Le médecin est appelé au début. Il doit immédiatement comprimer la carotide du côté du corps opposé à celui où les convulsions sont les plus intenses. Si ce moyen échoue, il prescrira :

1° Une application de six à quinze sangsues derrière les apophyses mastoïdes; on laissera couler les piqûres pendant une ou deux heures, suivant la gravité de l'attaque.

2° On appliquera sur le front des compresses trempées dans de l'eau froide, que l'on renouvellera fréquemment.

3° Les pieds seront enveloppés dans des cataplasmes sinapisés que l'on promènera ensuite sur le gras des jambes et sur les cuisses.

4° Si la déglutition peut se faire, on donnera tous les quarts d'heure une cuillerée à café de tisane de fleurs d'oranger avec quatre ou cinq gouttes de teinture de castoréum.

5° On suivra les précautions générales indiquées ci-dessus.

Si la convulsion, loin de diminuer l'intensité, augmente, on administrera un lavement de 120 grammes, dans lequel on fera dissoudre 30 grammes de sulfate de soude, et l'on ajoutera 8 grammes de teinture de coloquinte.

Les évacuations abondantes ne sont pas suivies d'amélioration ; la face est de plus en plus congestionnée, la respiration irrégulière et l'asphyxie imminente, on appliquera aux extrémités les grandes ventouses du docteur Junod ; sinon l'on insistera sur les révulsifs cutanés qu'on appliquera sur une très grande surface à la fois.

Si, au milieu du plus violent paroxysme, la respiration se ralentit, si la sensibilité est complétement abolie, et que l'enfant tombe dans le collapsus, on supprimera tous les moyens précédents, et l'on tâchera de réveiller la sensibilité en faisant inspirer des odeurs fortes, telles que l'ammoniaque ou le vinaigre ; on donnera une cuillerée à café de succinate d'ammoniaque, et on appliquera à la partie interne des cuisses des vésicatoires avec la pommade de Gondret.

Si la crise se termine heureusement, on aura soin de laisser l'enfant dans le repos le plus parfait, à l'abri de la lumière et de tout excitant cérébral ; la diète absolue sera de rigueur. On prescrira toutes les deux heures une prise de 5 à 10 centigrammes d'oxyde de zinc. La connaissance étant entièrement revenue, et tout symptôme cérébral ayant disparu, on reprendra graduellement l'alimentation.

B. Un enfant âgé de quelques mois à trois ans, d'un tempérament nerveux et irritable, est pris sans cause, ou à la suite d'une perturbation morale, d'une première attaque d'éclampsie primitive ; les mouvements convulsifs sont peu violents ou partiels ; le médecin mettra en usage :

1° La compression des carotides comme dans le cas précédent ;

2° Si elle échoue, il donnera un bain tiède.

3° En même temps il fera prendre, si la déglutition est possible, une ou plusieurs prises des poudres d'oxyde de zinc et de jusquiame (10 centigrammes chaque) dans une cuillerée de tisane de tilleul.

4° Il prescrira enfin un lavement avec 2 ou 4 grammes d'asa fœtida suspendue dans un mucilage de gomme.

Si la convulsion changeait de caractère, et que de légère elle devînt grave, on aurait recours au traitement indiqué au titre *A*, en proportionnant son activité à l'âge de l'enfant et à sa force.

C. Un enfant d'un à cinq ans est atteint d'une violente attaque d'éclampsie au début ou peu après le début d'une phlegmasie primitive ; il faut :

1° Suivre le traitement antiphlogistique applicable à la maladie première, en évitant l'emploi des vomitifs ;

2° Prescrire des révulsifs aux extrémités et des compresses froides sur le front ;

3° Donner de 20 à 40 centigrammes de musc ou le lavement d'asa fœtida ci-dessus indiqué.

D. Si l'attaque convulsive marque le début d'une fièvre éruptive ou survient pendant le cours des prodromes :

1° On évitera l'emploi des émissions sanguines ;

2° On insistera sur les révulsifs cutanés promenés sur toute la surface du corps ; ou même on donnera un bain un peu chaud, en ayant soin d'entretenir des compresses froides sur le front.

3° On prescrira à l'intérieur de 30 à 60 centigrammes de poudre de James en plusieurs prises.

Si l'éclampsie survient dans le cours de la maladie confirmée, on agira suivant la cause présumée de l'accident. (Voyez *Scarlatine*, *Rougeole*, etc.)

E. L'éclampsie survient pendant le cours d'une névrose à une période peu avancée de la maladie ; l'enfant a une bonne constitution, il est peu débilité ; l'attaque est violente : mettez en usage le traitement prescrit au titre *A*. Si l'accès est moins grave, suivez les prescriptions du titre *B*.

F. L'attaque convulsive, quel que soit l'âge de l'enfant, dépend d'une cause pathologique appréciable. Prescrivez :

1° Si la convulsion reconnaît pour cause une indigestion ; un vomitif avec le tartre stibié ;

2° Si elle dépend de l'évolution dentaire ; l'incision cruciale de la gencive au niveau du point tuméfié ;

3° Si elle est liée à une constipation opiniâtre, un lavement purgatif ;

4° Si elle résulte d'une piqûre, enlevez le corps étranger resté dans les chairs, prescrivez des applications émollientes et narcotiques sur le point douloureux, et de très petites doses de préparations opiacées à l'intérieur.

5° Le froid en est-il la cause, les linges chauds, les cataplasmes, les fomentations, les bains tièdes sont spécialement indiqués.

6° Si c'est au contraire une trop grande chaleur ou un air vicié qui a produit l'accident, l'exposition au grand air devra être mise en usage.

La conduite que le médecin devra tenir ultérieurement sera en rapport avec quelqu'une des circonstances indiquées aux titres précédents.

G. L'enfant atteint de convulsions primitives ou sympathiques est affaibli, soit par des causes antihygiéniques, soit par une maladie longue ; il faut :

1° S'abstenir des émissions sanguines et des purgatifs ;

2° Prescrire des frictions excitantes avec l'eau-de-vie camphrée, l'eau de Cologne, l'éther, le baume de Fioraventi ;

3° Faire inspirer à plusieurs reprises des sels ammoniacaux ;

4° Faire prendre quelques gorgées de vin d'Espagne.

Si l'attaque cesse, on s'opposera à son retour en employant les préparations toniques, si elles ne sont pas contre-indiquées par les maladies antérieures. Ainsi, on prescrira le sirop de quinquina, un peu de vin de Bordeaux, ou le sous-carbonate de fer conseillé par le docteur Locock.

H. Enfin, il ne s'agit plus de guérir une attaque convulsive, mais de prévenir son retour chez un enfant qui y est prédisposé. Il faut dans ce cas :

1° Conseiller le séjour à la campagne dans un air pur, l'exercice, une alimentation peu excitante ;

2° De temps à autre placer un purgatif ;

3° Ordonner des bains de jambes chauds fréquemment répétés ;

4° Soumettre le jeune malade à une médication antispasmodique continuée pendant quelque temps, et insister surtout sur l'administration de l'oxyde de zinc, etc.

CHAPITRE II.

CONTRACTURE (CONVULSION EXTERNE TONIQUE) [1].

Art. I. — Historique.

C'est seulement dans ces dernières années que la maladie dont nous allons faire l'histoire a spécialement attiré l'attention des pathologistes. Il est probable toutefois qu'elle n'était point inconnue à la plupart des auteurs qui ont étudié les maladies de l'enfance ; mais elle était sans doute confondue avec l'éclampsie et faisait partie de ce cortége de symptômes auquel les gens du monde ont donné le nom de convulsions internes. Il n'est pas étonnant, du reste, que la contracture ait passé inaperçue ; car elle survient d'ordinaire dans le cours d'une affection plus grave qui seule attire l'attention de l'observateur, et de plus son siége et l'âge des sujets qu'elle atteint plus spécialement sont encore des motifs qui la font méconnaître.

C'est en France que la contracture a été décrite pour la première foir par Dance (qui signala son existence chez l'adulte), et par

(1) Nous avions pour ce chapitre de notre première édition analysé 23 observations dont 7 nous appartenaient, et dont les autres avaient été publiées par de la Berge, Constant et par M. Tonnelé. Depuis lors nous avons dans notre pratique particulière recueilli plusieurs faits intéressants que nous citerons successivement, et consulté les principaux travaux publiés dernièrement sur la contracture.

M. Tonnelé, qui la décrivit chez l'enfant sous le nom de *nouvelle maladie convulsive* (*Gazette médicale*, n° 1, janvier 1832). Il la regarda comme sympathique d'une affection d'un des viscères de la poitrine et de l'abdomen, et crut en trouver la cause prochaine dans une exagération de l'innervation, qui se traduit par une augmentation de la contractilité musculaire. Sans nous prononcer sur la justesse de cette théorie, nous reconnaîtrons que M. Tonnelé a le mérite d'avoir le premier attiré l'attention des praticiens sur la contracture des extrémités chez les enfants, d'en avoir donné une bonne description appuyée sur des observations particulières, et enfin d'avoir signalé l'absence de lésion du système nerveux dans cette maladie. Un mois plus tard, dans le même journal (février 1832, n° 8), Constant publia sur cette affection un article rédigé sous les inspirations de Guersant. Il confondit avec la contracture des extrémités toutes les contractures musculaires, et en particulier la contracture générale à forme tétanique, comme on peut s'en assurer en lisant sa première observation. Les nouveaux faits que nous avons recueillis nous font aujourd'hui partager l'opinion de Constant, et ranger dans la même catégorie toutes les contractures musculaires essentielles, tout en admettant qu'elles peuvent reconnaître des causes différentes, et suivre une marche qui n'est pas toujours la même.

M. Murdoch, dans le *Journal hebdomadaire* et dans sa thèse, a décrit avec soin les principaux phénomènes de cette curieuse affection, à laquelle il donne le nom de *rétraction musculaire spasmodique*. Il est tenté de la regarder, soit comme une lésion de l'innervation, soit comme un tétanos partiel, opinion qui se rapproche de celle émise par Dance.

De la Berge, après avoir résumé les travaux des auteurs qui l'avaient précédé, inséra dans le *Journal hebdomadaire* (tome II, pag. 161-246-289) un mémoire fort intéressant, suivi de quatre observations. On lui doit d'avoir le premier noté la tuméfaction œdémateuse qui siége quelquefois dans le voisinage des extrémités contracturées, et la rougeur de la peau qui les recouvre. Ses remarques sur le diagnostic différentiel sont intéressantes, et les observations qu'il a consignées dans son travail sont détaillées et bien recueillies.

De la Berge conclut en disant qu'il est porté à placer le siége de cette maladie dans les muscles fléchisseurs des doigts et des orteils, les extenseurs des membres pelviens et les fléchisseurs des membres thoraciques à la fois. Dans l'article *Convulsions* du *Compendium de médecine pratique*, il reproduit quelques-uns des faits indiqués plus au long dans son mémoire. Constant a aussi publié en 1837, dans la *Lancette*, quelques nouvelles observations qui n'ont rien ajouté aux résultats déjà connus.

Dans notre première édition nous avons résumé les travaux que nous venons d'énumérer, en y ajoutant les résultats de l'analyse de plusieurs observations recueillies par nous-mêmes à l'hôpital des Enfants. Depuis cette époque, la contracture a été étudiée par les docteurs Imbert-Gourbeyre, Delpech, L. Corvisart. Le docteur Delpech, qui lui a donné le nom de *spasme musculaire idiopathique*, a publié un grand nombre d'observations intéressantes; mais ces faits ayant été exclusivement recueillis sur des adultes n'ont pu nous servir à augmenter le nombre de ceux sur lesquels porte notre analyse.

Art. II. — Symptômes. — Marche.

Comme les convulsions, la contracture est primitive, sympathique ou symptomatique. Nous nous bornerons ici à étudier les deux premières espèces; on trouvera dans les différents chapitres destinés aux affections cérébrales des détails sur la troisième.

Il est très rare de voir la maladie survenir d'emblée chez des enfants auparavant bien portants. D'ordinaire c'est dans le cours d'une maladie qui existe depuis un certain temps que se développe la contracture, et, comme nous l'avons dit plus haut, c'est probablement à cause de cela que l'on méconnaît souvent son existence. Mais nous reviendrons plus tard sur ces différentes questions.

Les doigts sont fléchis sur la paume de la main dans l'articulation métacarpo-phalangienne, tandis que les articulations des phalanges entre elles restent dans l'extension. En même temps les doigts sont écartés les uns des autres, et le pouce porté en dedans est recouvert par les phalanges. Lorsque la maladie est légère, on a peu de peine à redresser les doigts; tandis que dans les cas où elle est plus intense, leur redressement devient très difficile et s'accompagne de vives douleurs. Les poignets sont aussi entraînés dans la flexion, et la concavité de la main en paraît souvent augmentée; quelquefois la flexion est telle que la main forme avec l'avant-bras un angle très aigu. Des doigts et des poignets la roideur peut s'étendre à l'articulation huméro-cubitale, mais ce cas est plus rare. Lorsque la contracture est intense, les muscles se dessinent sous la peau; ils ont alors acquis une rigidité toute particulière; leur consistance a été comparée à celle du marbre par MM. Tonnelé et Constant, mais ce sont là des cas exceptionnels. Rarement la maladie reste bornée aux extrémités supérieures par lesquelles elle débute d'ordinaire, mais bientôt elle gagne les extrémités inférieures. Les orteils sont tantôt fléchis, tantôt étendus; le pied est dans une extension forcée sur la jambe, sa pointe quelquefois tournée en dedans; et l'on observe les mêmes douleurs, les mêmes difficultés au redressement, la même tension des muscles que nous avons signalées au sujet des extrémités supérieures; très rarement la contraction s'étend aux muscles de la cuisse. Dans une observation rapportée par Constant, la rigidité était permanente dans les muscles des extrémités inférieures; la tension était plus marquée dans les adducteurs, et le malade tenait ses jambes croisées.

La contracture est quelquefois limitée aux muscles du flanc d'un seul côté, et elle produit une rétraction de la cuisse sur le bassin, qui simule dans certains cas une maladie de la hanche. L'erreur est d'autant plus facile à commettre que la contracture peut passer à l'état chronique et durer pendant plusieurs mois de suite. Il n'est pas de praticien qui n'ait rencontré des faits semblables. Pour notre part, nous en avons observé plusieurs. Béclard raconte qu'il fut consulté pour un enfant de sept à huit ans qui fut pris subitement de claudication : il y avait un raccourcissement du membre inférieur droit. Un chirurgien fort instruit fit appliquer des sangsues et des vésicatoires, croyant avoir affaire à une affection de l'articulation coxo-fémorale. Béclard reconnut un spasme tonique des muscles du flanc droit; il prescrivit un traitement convenable, et l'enfant guérit.

Est-il besoin de dire que la marche et la préhension des objets sont impossibles dans la contracture des quatre extrémités? La maladie peut dépasser les extrémités et gagner les muscles du tronc et même de la mâchoire. L'un de nous (M. Rilliet) en a observé un exemple remarquable sur un petit garçon de seize mois, qu'il vit en consultation avec le docteur d'Espine.

Cet enfant, convalescent, d'une trachéo-bronchite épidémique, était depuis deux jours atteint de constipation, lorsque tout à coup il fut pris d'une contracture qui débuta par les extrémités inférieures. La pointe des deux pieds était dirigée en bas et presque en arrière; les muscles de la jambe étaient assez fortement contractés; ceux des cuisses l'étaient à peine. En outre, tous les quarts d'heure, l'enfant était saisi d'accès d'opisthotonos avec renversement de la tête en arrière accompagné de trismus. Au moment du spasme, il poussait des cris aigus, indices d'une vive souffrance. Pendant dix heures, les accès conservèrent toute leur violence; la contracture gagna les mains; les pouces étaient étranglés par le médius et l'indicateur, et aucun effort ne pouvait les redresser. A partir de la dixième heure les accès s'éloignèrent; au bout de vingt-quatre heures ils étaient très rares. Quarante-huit heures après le début l'enfant paraissait guéri, cependant le troisième jour il y eut encore un ou deux accès légers; depuis lors la maladie a disparu pour ne plus se reproduire.

L'intensité du mal nous fit apporter une attention très sérieuse à l'examen de toutes les fonctions, et spécialement de celles du système nerveux; mais le résultat de cet examen fut négatif. L'enfant conservait toute sa connaissance, et la pression sur les apophyses épineuses ne dénotait aucun signe de souffrance.

Dans l'observation précédente, nous venons de voir la contracture intermittente du tronc unie à celle des extrémités. Nous possédons d'autres faits où la contracture a été limitée aux muscles de la nuque et du tronc, ou aux muscles du cou seulement.

Ainsi l'opisthotonos était porté au plus haut degré chez une jeune fille de douze ans, chétive et chlorotique, que l'un de nous (M. Rilliet) vit en consultation avec le docteur Jacquier. A la roideur permanente du tronc et au renversement de la tête en arrière, assez intense pour que l'occiput fût presque en contact avec la colonne vertébrale, se joignirent des contractions intermittentes tout à fait analogues à celles du tétanos; mais le trismus manquait. Les fonctions végétatives s'exécutaient comme à l'état normal, à l'exception de la circulation qui était très accélérée. La maladie dura un mois, et se termina par la guérison.

Chez un autre enfant que l'un de nous a vu aussi en consultation avec le docteur Jacquier, la maladie a offert des symptômes encore plus curieux : la contracture était limitée aux muscles du cou du côté gauche : c'était un véritable torticolis. La tête était fléchie sur l'épaule gauche; les muscles du côté malade étaient fortement contracturés; on ne pouvait redresser la tête, et les efforts que l'on cherchait à faire pour y parvenir occasionnaient les plus vives douleurs. L'examen le plus attentif de la colonne épinière, des fonctions cérébrales et des membres ne nous fit rien découvrir d'anormal. Jusqu'ici le fait du torticolis n'a rien de bien extraordinaire; mais ce qui rend l'observation intéressante, c'est la marche de la maladie. Lorsque nous vîmes l'enfant il avait quatre ans. Ses parents nous apprirent que sa maladie avait débuté à l'âge de deux ans. Déjà auparavant on avait remarqué qu'il était très nerveux, qu'il criait et pleurait sans cesse, et se roulait par terre sans cause appréciable. A l'âge de deux ans, il fut pris d'un état fébrile qui dura quarante-huit heures, puis apparut le torticolis qui se prolongea pendant deux ou trois jours. Depuis cette époque, et dans un intervalle de trois années, les accès se sont répétés très fréquemment. A une époque voisine du début, ils avaient lieu tous les quinze jours, toutes les trois semaines; mais, à mesure que la maladie a marché, à mesure aussi ils se sont éloignés. Au bout de deux ans ils avaient lieu seulement tous les trois mois. A l'âge de cinq ans ils ont disparu.

Les principaux phénomènes que nous avons passés en revue caractérisent la contracture des extrémités; il en est d'autres qui sont accessoires. Ainsi de la Berge a constaté chez deux malades l'infiltration du tissu cellulaire sous-cutané au pourtour des articulations, et la rougeur des téguments. La même remarque a été faite par M. Grisolle sur un enfant de neuf mois (1). M. Richard, de Nancy (2), a vu sur un enfant de quatre mois, atteint à la fois de paralysie de l'extrémité supérieure et de contracture des doigts, un léger engorgement occupant l'avant-bras; la place avait une nuance légèrement ardoisée. D'après M. Delpech, ce symptôme serait fréquent. « La tuméfaction, dit ce médecin, n'est pas toujours, comme l'avait indiqué de la Berge, située au pourtour des articulations. Nous l'avons observée sur la région dorsale de la main et sur les métacarpiens; elle s'accompagne de chaleur, de gonflement et répond aux points où existe la douleur. » Nous devons considérer ces phénomènes comme très rares, et probablement comme une coïncidence.

On a aussi noté de l'engourdissement et de la douleur dans les

(1) *Gaz. des hôpitaux*, 1847, p. 254.
(2) *Bulletin de thérapeutique.*

membres affectés, chez quelques enfants, à l'époque voisine de la puberté. De pareils symptômes sont tout à fait inappréciables chez les plus jeunes sujets. A cet âge on ne constate guère la douleur que par le dressement forcé des doigts.

L'intelligence des jeunes malades reste toujours nette : nous n'avons vu le délire mentionné dans aucune observation ; mais presque tous les enfants de deux, trois et cinq ans sont tristes, ils crient sans cesse. Chez un garçon de deux ans dont nous avons recueilli l'observation, les cris étaient très aigus, et se reproduisaient par intervalles sans causes appréciables (peut-être dépendaient-ils de la douleur). On avait beaucoup de peine à examiner l'enfant à cause de son agitation et de sa maussaderie ; en même temps le regard était remarquablement concentré. Comme, dans ces cas, la maladie était simple, il est bien évident que cet état cérébral était lié à la contracture. Dans d'autres circonstances, il est souvent difficile d'établir la relation des symptômes secondaires au symptôme principal, car presque toujours l'affection est compliquée (1).

Tous les auteurs reconnaissent que la contracture qui n'est pas symptomatique d'une affection cérébrale, n'est accompagnée d'aucun autre symptôme (convulsions, strabisme, etc.) : le fait, vrai dans sa généralité, n'existe cependant pas toujours. Ainsi, nous avons observé chez quelques malades (sept fois sur vingt-trois) des convulsions, du strabisme, un peu de diminution de la sensibilité, etc. De tous ces symptômes, les plus fréquents sont les convulsions : elles sont survenues trois ou quatre jours après l'apparition de la contracture, ou bien elles ont été terminales ; les accès se sont répétés chez quelques sujets, d'autres fois il n'y en a eu qu'un seul. Générales ou partielles, elles ne paraissent pas avoir eu une influence évidente sur la contracture, qui a persisté pendant et après l'attaque. Toutefois, nous avons vu chez une fille de deux ans la contracture disparaître pendant les convulsions, tandis que les doigts restaient fléchis. Les autres symptômes cérébraux que nous avons observés (très rarement du reste) étaient en général remarquables par leur peu de durée et leur irrégularité ; c'était un peu de tremblement dans les mains, de l'oscillation convulsive des paupières, un léger strabisme, de la dilatation et de la contraction des pupilles, quelques mouvements ascensionnels des globes oculaires qui étaient portés en dedans, un peu d'insensibilité dans les extrémités contractées. Ces symptômes existaient seuls ou réunis, ou bien ils alternaient chez le même malade.

Dans tous les cas (sauf un seul garçon de six ans), ces différents

(1) M. Delpech nous fait dire que nous attribuons à une affection cérébrale la tristesse, la maussaderie, les cris de l'enfant, tandis que nous avons eu soin, dans le fait que nous venons de rapporter, d'indiquer que ces symptômes étaient probablement l'expression de la douleur.

phénomènes cérébraux ont été notés chez de très jeunes enfants.

Tous les auteurs qui ont écrit sur le spasme de la glotte ont signalé la contracture comme précédant le spasme, lui succédant ou coïncidant avec lui. On a indiqué aussi la coïncidence de la contracture et de la paralysie.

Les fonctions organiques offrent-elles quelque désordre chez les enfants atteints de contractures des extrémités? La question serait facile à résoudre si la maladie survenait au milieu de la bonne santé; mais comme dans la grande majorité des cas elle se manifeste chez des sujets déjà malades, on comprend qu'il est fort difficile de faire la part des symptômes propres à la maladie convulsive, et de ceux qui ne sont que le résultat de la maladie préexistante. Ainsi, comme de la Berge l'a remarqué avec raison, il est de toute évidence que les vomissements, les douleurs de ventre, la diarrhée, la perte d'appétit, la toux et l'oppression notés chez plusieurs malades, n'ont aucun rapport avec la contracture des extrémités, et dépendent uniquement de l'entérite, du ramollissement de l'estomac, de la pneumonie, de la bronchite, ou de la pleurésie, qui d'ordinaire ont occasinné la mort. Nous sommes étonnés que de la Berge n'ait pas étendu cette remarque au mouvement fébrile. N'est-il pas bien naturel de rapporter la fièvre aux différentes maladies que nous venons d'énumérer, plutôt qu'à la contracture des extrémités?

Le mouvement fébrile a manqué dans les cas de contracture primimitive, et dans ceux de contracture secondaire, lorsque la maladie première avait disparu. Ainsi, chez des enfants de deux ans, nous avons vu le pouls ne battre que 72 à 80 pulsations. Bien que les observations que nous avons empruntées aux auteurs soient souvent très incomplètes sous ce rapport, le résultat de leur analyse ne s'éloigne cependant pas beaucoup de cette conclusion. La science réclame toutefois de nouveaux faits pour éclaircir ce point de symptomatologie. Chez nos malades le pouls n'était pas irrégulier : c'est là un caractère fort important, et sur lequel nous devons insister; il est précieux pour le diagnostic des affections cérébrales.

La contracture guérie, les membres reprennent d'ordinaire toute leur liberté. Il n'en est cependant pas toujours ainsi, et nous citerons dans le chapitre suivant un exemple fort remarquable de paralysie essentielle qui fut la conséquence d'une contracture douloureuse.

Marche. — Dans la grande majorité des cas, la contracture débute par les extrémités supérieures, auxquelles elle reste rarement bornée, puis elle s'étend aux extrémités inférieures. Elle suit donc sous ce rapport une marche tout à fait analogue à celle de la chorée. Une fois établie, la maladie persiste pendant un temps très variable, soit en augmentant d'intensité, soit en restant stationnaire; mais presque toujours on observe, au bout d'un certain temps, une remarquable intermittence : la maladie disparaît pour reparaître et disparaître encore de nouveau, sans aucune régularité, sans que ces changements amènent de modifications dans l'état général, et, le plus souvent, sans qu'ils dépendent d'une cause spéciale. Cependant, dans une des observations que nous avons sous les yeux, nous voyons la contracture reparaître sous l'influence d'une émotion morale. La durée des intermittences est très variable; ainsi, dans la première observation de M. Tonnelé, elle ne fut que de deux heures; d'autres fois l'intervalle qui sépare les accès est de un à plusieurs jours; mais il peut être bien plus court quand la maladie est intense, puisque nous les avons vus se répéter tous les quarts d'heure.

« Suivant M. Delpech, la maladie est composée d'une série d'accès de contraction musculaire douloureuse qui durent depuis quelques minutes jusqu'à plusieurs heures, et même plus d'un jour... La réunion des paroxysmes, séparés ou non par les intervalles de santé complète, constitue la durée totale de la maladie. Cette durée varie de cinq jours à plus de deux mois (1). »

Quelquefois on observe de véritables récidives, analogues à celles de la chorée : ainsi, Constant a rapporté l'observation d'un enfant de quatre ans qui avait eu une première attaque de contracture à l'âge d'un an, et chez lequel la maladie récidiva, à quatre ans, trois fois en trois mois. Nous rappelons ici le fait cité plus haut du torticolis intermittent qui récidiva plus de trente fois en trois ans.

Art. III. — Diagnostic.

Avec quelle maladie la contracture peut-elle être confondue?

En première ligne, nous devons placer la contracture symptomatique d'une affection de l'encéphale ou de la moelle. Chez les enfants, comme nous l'avons déjà vu et comme nous le verrons ailleurs, la contracture des extrémités survient dans le cours de plusieurs affections du cerveau, de la moelle épinière ou de leurs enveloppes. Nous ne pouvons faire ici l'énumération complète de tous les symptômes qui appartiennent à ces différentes maladies ; nous nous contenterons de présenter dans un tableau synoptique les caractères différentiels des deux espèces de contractures.

Contracture symptomatique.	*Contracture essentielle.*
Symptômes cérébraux, troubles fonctionnels spéciaux (convulsions, strabisme, dilatation des pupilles, etc.) précédant ou accompagnant la contracture.	Mêmes symptômes cérébraux, mais seulement dans des cas exceptionnels, accompagnant quelquefois, mais ne précédant presque jamais la contracture.
Fréquemment irrégularité du pouls.	Pas d'irrégularité du pouls.

(1) Delpech, *loc. cit.*, p. 49.

Ordinairement partielle et débutant le plus souvent dans les articulations huméro-cubitales et fémoro-tibiales, et dans une seule extrémité.	Binaire, débutant par les doigts et les orteils.
Presque toujours permanente.	Remarquablement intermittente.

De toutes les affections cérébrales, les tubercules cérébraux et les hémorrhagies méningées sont celles qui peuvent être le plus facilement confondues avec la contracture. Nous parlerons ailleurs des *tubercules cérébraux.* Disons ici quelques mots de l'*apoplexie arachnoïdienne.*

Lorsque la maladie se présente sous une forme semblable à celle signalée par le docteur Legendre, c'est-à-dire lorsqu'elle débute par de la fièvre, des accidents convulsifs légers vers les yeux, à la suite desquels reste du strabisme et se développe la contracture des pieds et des mains, ce dernier caractère lui donne une grande analogie avec la contracture primitive. En cas pareil, cette maladie ne nous paraît avoir d'autres caractères distinctifs que l'absence de fièvre et de convulsions au début.

Le *tétanos* traumatique, et celui qui est lié à une maladie organique de la moelle épinière et de ses membranes, est très différent de la contracture. Les causes de ces maladies peuvent servir à les distinguer, mais en outre leurs symptômes propres offrent aussi de grandes dissemblances. Comme de la Berge l'a observé avec raison, et comme Boyer l'avait signalé depuis longtemps, le tétanos débute presque toujours par de la roideur à la nuque, de la difficulté dans les mouvements des mâchoires, et de la gêne à la déglutition; puis la roideur s'étend au tronc, etc. Dans la contracture la roideur apparaît d'abord dans les extrémités ou dans les muscles du tronc, et ne gagne que consécutivement les parties supérieures. Cependant dans les cas où elle est devenue générale et a atteint son apogée, elle offre une très grande ressemblance avec le tétanos (voy. notre observation et celle de Constant), mais elle en diffère en ce que la mâchoire est le plus souvent libre ; ou bien, si elle est prise, on n'observe le trismus qu'au moment de l'accès ; ou bien enfin, si la contraction des masseters est permanente, elle est consécutive à celle des autres parties du système nerveux. Enfin est-il nécessaire de rappeler que la contracture des extrémités n'a aucun rapport avec celle qui reconnaît pour cause une altération de l'aponévrose palmaire, une cicatrice vicieuse, etc. ? Le diagnostic est en vérité trop facile pour que nous croyions devoir insister.

Nous n'en dirons pas autant du diagnostic différentiel de la rétraction musculaire de la cuisse et de la coxalgie. Fréquemment on se trompe. Le diagnostic est assez important et assez difficile pour que dans les cas douteux on cherche à s'éclairer en annihilant l'exquise sensibilité qui entretient la contracture, au moyen du chloroforme ou de l'éther. Si, sous l'influence des anesthésiques, on peut, quand l'enfant est endormi, faire exécuter au membre tous ses mouvements normaux, la question sera jugée dans le sens de la contracture; si, au contraire, le jeu de l'articulation reste empêché, on croira de préférence à une maladie de la hanche. A défaut de ce mode d'expérimentation, il faut pour le diagnostic accorder beaucoup d'importance à l'état de contraction du muscle, au siége et à l'intermittence des douleurs et à la cause de la maladie.

Art. IV. — Pronostic. — Complications.

Comme le remarque avec raison de la Berge, si on établissait le pronostic de la contracture d'après le nombre des malades qui ont succombé, on serait tenté de regarder cette maladie comme très grave ; mais en analysant les faits il est facile de s'assurer que la contracture *seule* n'a jamais été la cause de la mort. Tous les enfants qui ont succombé ont péri par suite de maladies antérieures ou concomitantes, et c'est à peine si l'on peut attribuer à la contracture une part même légère dans la terminaison funeste. Ce que nous avons dit des symptômes et de la marche de la maladie devait déjà faire prévoir ce résultat. Cependant si la contracture n'est pas mortelle par elle-même, le praticien ne doit pas porter constamment un pronostic favorable; il serait souvent démenti à son grand détriment par la mort subite du malade succombant à une attaque d'éclampsie. C'est donc la crainte des convulsions qui doit engager le praticien à être prudent dans son pronostic.

Art. V. — Causes.

Les causes prédisposantes de la contracture nous offriront quelques considérations qui ne sont pas dénuées d'intérêt.

Age. — La maladie est plus fréquente chez les plus jeunes enfants que chez les plus âgés; elle l'est surtout de un à trois ans (1).

Sexe. — Sur vingt-huit enfants il y avait vingt garçons et huit filles.

Hérédité. — On n'a presque jamais fait mention de la santé des parents dans les observations que nous avons analysées, en sorte qu'il nous est impossible de savoir si la contracture des extrémités peut

(1)

Age.	Nombre de sujets.	Age.	Nombre de sujets.
9 mois	1	7 ans	1
1 à 2 ans	13	12 ans	1
3 ans	5	13 ans	2
4 ans	1	14 ans	1
5 ans	1	15 ans	1
6 ans	1		—
		Total	28

être héréditaire: disons toutefois que M. Murdoch a vu deux enfants de la même famille atteints de contracture.

Constitution. — Le plus souvent on a noté que la constitution était chétive; mais il est vrai de dire que les jeunes enfants, à l'époque où ils ont été admis à l'hôpital, étaient atteints de différentes maladies, qui les avaient déjà débilités.

Saisons. — La contracture des extrémités se développerait-elle dans toutes les saisons, ou bien au contraire, serait-elle plus spéciale aux unes qu'aux autres? De la Berge a remarqué que dans la grande majorité des cas elles survenait dans les mois les plus froids; ainsi il n'a compté qu'un seul cas de contracture pendant les mois de mai, juin, juillet et août.

Maladies antérieures. — La contracture essentielle est beaucoup plus souvent sympathique que primitive.

Les *maladies* dans le cours desquelles elle se développe doivent-elles être considérées comme exerçant une grande influence? Cette influence étant prouvée, peut-on établir quelles sont celles auxquelles elle est plus spécialement départie? Nous pensons avec de la Berge que le plus souvent il n'y a qu'une simple coïncidence, ou, en d'autres termes, que le rapport direct de cause à effet nous échappe. Par conséquent, les maladies antérieures (pleurésie, pneumonie, bronchite, entérite, etc.) ne doivent pas être considérées comme causes *occasionnelles* de la contracture. Nous sommes très disposés à croire que la débilitation dans laquelle elles plongent les jeunes malades les prédispose aux accidents nerveux, dont la contracture est un des éléments. L'onanisme et les causes hygiéniques défavorables notées dans quelques observations confirment ce que nous venons de dire tout à l'heure. On a signalé la puberté, et surtout l'état général qui accompagne la menstruation, comme une cause prédisposante de la contracture. Nous voyons en effet, cet accident apparaître à l'époque où les règles se sont établies. Constant a rapporté deux faits de ce genre qu'il avait empruntés à M. Tonnelé. Existe-t-il d'autres causes que celles que nous venons d'énumérer? La contracture, comme les convulsions, peut-elle survenir à la suite d'une émotion morale, d'un coup, d'une chute, d'une indigestion, etc.? Les faits que nous avons analysés ne nous fournissent aucune indication à cet égard.

Nature. — Cette question de cause nous amène tout naturellement à dire quelques mots sur la nature de la maladie. Doit-elle être considérée comme une affection locale? Dépend-elle, au contraire, d'un trouble fonctionnel des centres nerveux? La première opinion est celle de de la Berge, de MM. Murdoch et Delpech. Voici en quels termes ce dernier médecin formule sa pensée : « La discussion des symptômes, aussi bien que l'anatomie pathologique, constatent la localisation sur les cordons nerveux de la cause des contractures, et indiquent de plus qu'elles se dirigent de la périphérie vers le centre. »

Sans dire avec M. Tonnelé qu'il y a exagération de l'innervation, et partant exagération de la contraction musculaire, nous croyons que la contracture des extrémités est une maladie de même nature que les convulsions des jeunes enfants. Notre opinion se fonde sur les considérations suivantes : Les contractures comme les convulsions sont fréquentes chez les jeunes sujets ; elles récidivent souvent ; elles surviennent principalement chez les enfants affaiblis, d'une constitution délicate ; elles se développent quelquefois chez ceux qui ont eu antérieurement des convulsions ; elles se compliquent dans quelque cas d'attaques d'éclampsie, et même de certains symptômes cérébraux qui indiquent un trouble général du système nerveux. Elles s'accompagnent de la convulsion interne (spasme de la glotte), affection éminemment nerveuse. Enfin, la contracture occupant successivement les quatre extrémités, ne peut, ce nous semble, reconnaître une cause purement locale. Du reste, de la Berge, après avoir admis que le siége de la maladie existait dans les muscles, s'exprime ainsi sur la place à assigner aux contractures dans le cadre nosologique : « Dépourvus que nous sommes de données positives, nous la placerions volontiers dans la catégorie des affections dont l'essence est si obscure, et que l'on distingue tour à tour sous le nom de rhumatisme, de névralgie, de névrose. » (*Loc. cit.*, p. 300.)

C'est à cette opinion que s'est rangé M. Delpech, qui conclut en ces termes son article sur la nature de la maladie :

« Les rétractions spasmodiques sont placées au point d'intersection et de contact qui rapproche les névralgies, le rhumatisme et les fièvres intermittentes. Par leur siége et par plusieurs autres caractères, elles touchent aux névralgies ; par leurs causes, leur coïncidence, leurs métastases, leur mobilité et leurs transformations, au rhumatisme ; par leur périodicité, leur type, certaines altérations organiques qu'elles font naître, et peut-être leur traitement, aux affections intermittentes. »

La plupart des auteurs modernes qui ont écrit sur la contracture, se sont rattachés à l'opinion que cette maladie est une névrose de nature rhumatismale. M. Sée n'établit aucun doute à cet égard ; et nous croyons utile de rapporter ici les conclusions de la thèse du docteur L. Corvisart, parce qu'elles résument un certain nombre des preuves que l'on peut donner à l'appui de cette opinion :

« 1° Nous venons de voir que la contracture, si réellement de la nature des névroses, pouvait présenter parfois les signes hématologiques de l'inflammation ;

» 2° Qu'elle naissait en hiver sous l'influence du froid ;

» 3° Qu'elle frappait symétriquement les organes ;

» 4° Que lorsqu'elle envahissait un petit nombre de muscles, comme ceux des mains et des poignets, on pouvait admettre à la rigueur que les muscles seuls étaient atteints ; mais que lorsque les membres et le corps en étaient frappés, on était porté à admettre sans démonstration rigoureuse que cette affection était une maladie générale, frappant plutôt le centre rachidien que les muscles isolément, c'est-à-dire qu'elle ressemble tantôt à une maladie locale, tantôt à une maladie générale;

» 5° Qu'elle revient par accès, composant des attaques sujettes à récidive;

» 6° Qu'elle ressemble beaucoup au tétanos.

» Eh bien, je ne vois de comparable à cela qu'une maladie :

» 1° Qui tantôt touche à la névrose, tantôt à l'inflammation, et en présente alors seulement les caractères hématologiques;

» 2° Qui naît en hiver surtout, et sous l'influence du froid;

» 3° Qui attaque très souvent symétriquement les parties qu'elle atteint;

» 4° Qui est si près de la maladie locale, qu'on la localise dans les muscles et les jointures; et qui cependant est si près de la maladie générale, qu'elle atteint et rend malade le cœur, les plèvres, les méninges;

» 5° Qui survient par accès formant des attaques sujettes à récidive;

» 6° Qui revêt quelquefois tellement la forme du tétanos qu'on l'appelle *tétanos rhumatismal.*

» *Le rhumatisme se rapproche donc beaucoup plus de la manière d'être de la contracture que de toute autre affection.* »

Rien ne nous répugne à admettre deux espèces de contractures, les unes franchement rhumatismales, les autres liées à une perturbation fonctionnelle du système nerveux. La première espèce serait fréquente chez l'adulte, la seconde chez l'enfant, et occuperait surtout les extrémités. Quant à l'assimilation que M. Delpech établit entre les contractures et la fièvre intermittente, elle nous paraît superflue, l'élément rhumatismal suffit amplement pour rendre compte des intermittences.

Art. VI. — Traitement.

§ I. *Indications.* — La méditation attentive des différents traitements mis en usage chez les enfants atteints de contracture des extrémités nous permet de poser quelques règles thérapeutiques.

Le praticien qui n'est pas familiarisé avec cette maladie croyant avoir affaire à une affection encéphalique ou rachidienne, serait peut-être tenté d'employer, pour la faire disparaître, les remèdes énergiques mis en usage contre ces différentes maladies, les émissions sanguines, le mercure, les révulsifs. Mais nous ne craignons pas de prédire qu'en cas pareil la maladie ne ferait que s'accroître et que le plus ordinairement cette médication ne pourrait avoir que des inconvénients. Ces remarques ne sont pas purement théoriques, elles sont le résultat de l'expérience.

Le traitement doit être différent suivant les circonstances dans lesquelles la maladie s'est développée. Ainsi, si la contracture est survenue chez un jeune enfant déjà atteint d'une autre maladie, il est évident qu'il faut s'attacher à combattre l'affection qui compromet la vie. Si la maladie antérieure est peu intense, ou si la contracture est primitive, c'est contre cette dernière que le traitement doit être institué.

§ II. *Examen des médications*. On prescrira aux jeunes malades une boisson antispasmodique, telle que la tisane de fleurs de tilleul ou de feuilles d'oranger. En même temps on leur fera prendre des bains tièdes. Le docteur Kennedy a rapporté une observation de disparition rapide d'une contracture douloureuse à la suite d'un bain tiède. Nous ne conseillons pas l'emploi des bains sulfureux qui réussissent bien dans la chorée, mais qui paraissent moins efficaces dans la contracture. On pourra joindre aux moyens précédents des frictions avec une flanelle ou une brosse, pour exciter les fonctions de la peau. Des onctions calmantes ou antispasmodiques ont été aussi mises en usage chez plusieurs malades; on s'est servi tour à tour de laudanum, d'éther, de teinture éthérée de digitale, d'huile camphrée, etc. Ces frictions doivent être pratiquées à plusieurs reprises dans la journée. Si les moyens dirigés contre la maladies principale agissent et que cette affection cède, on verra d'ordinaire la contracture se dissiper rapidement. Si toutefois il n'en était pas ainsi, il faudrait avoir recours à l'emploi de quelques préparations antispasmodiques à l'intérieur. Dans un cas de cette espèce, nous avons employé avec succès l'oxyde de zinc uni à la jusquiame, d'après la formule de M. Brachet. En même temps que l'on insistera sur la médication antispasmodique, il faudra (sauf contre-indication) soutenir les forces par un bon régime. C'est à ces moyens que deux des malades dont Constant a rapporté l'observation ont dû leur guérison.

Si la contracture est survenue dans le cours d'une bonne santé, le traitement que nous avons prescrit précédemment lui sera en tout applicable. Il est cependant une circonstance qui nécessiterait l'emploi d'une médication un peu plus active; ce serait celle où la contracture accompagnée de troubles fonctionnels, se serait manifestée chez une jeune fille à l'époque de la puberté, et dépendrait de la difficulté de la menstruation; il faudrait alors avoir recours aux moyens usités en pareil cas, et en particulier aux émissions sanguines locales.

L'intensité des symptômes, et en particulier la douleur, réclament aussi l'emploi d'une médication spéciale. C'est au moyen de l'opium, dont l'enfant prit environ 10 centigrammes en vingt-quatre heures, que nous avons réussi à faire rapidement disparaître ces spasmes si violents et si douloureux. Bien que le petit malade ne fût âgé que de seize mois, il a parfaitement supporté cette médication.

C'est à l'oxyde de zinc que nous avons eu recours chez le jeune garçon atteint de torticolis intermittent. A la suite d'un traitement très prolongé et à haute dose, la maladie a disparu.

La jeune fille de douze ans atteinte d'une contracture tétanique fut traitée par les émissions sanguines et par le sulfate de quinine à dose assez élevée. Cette médication ne nous ayant pas paru avoir modifié la maladie d'une manière avantageuse, nous prescrivîmes le sous-carbonate de fer, et la guérison eut lieu pendant l'administration de ce remède.

CHAPITRE III.

CONVULSION INTERNE (SPASME DE LA GLOTTE) (1).

La maladie dont nous entreprenons l'histoire est connue sous les noms d'*asthme de Kopp*, *asthme thymique*, *spasme de la glotte*, *laryngismus stridulus*, *phréno-glottisme*, *convulsions partielles*; *convulsion des muscles respiratoires*, *apnœa infantum*, *tetanus apnoicus infantum*, *apnœa periodica*, etc.

Le nom que nous lui donnons, après MM. Pidoux et Trousseau, et qui préjuge la question de nature, devrait nous engager à joindre sa description à celle de l'éclampsie. Nous serions d'autant plus autorisés à le faire que, depuis le travail de M. Valleix, on s'accorde assez généralement, en France, à considérer cettte maladie comme une convulsion partielle (2).

Un jour peut-être nous suivrons cette voie; mais aujourd'hui nous croyons encore devoir décrire cette convulsion comme une maladie distincte, et cela pour deux raisons. D'une part, cette affection, récemment décrite, a soulevé de nombreuses discussions qui lui sont spé-

(1) Ce chapitre a été composé d'après l'analyse de deux observations recueillies par nous à l'hôpital, de sept autres faits observés par l'un de nous (M. Barthez), de sept observations insérées dans la thèse de M. Hérard. Nous avons en outre consulté les meilleurs travaux publiés sur cette maladie, et en particulier l'excellente monographie du docteur Reid, et les notes instructives de son savant traducteur, le docteur Lorent, de Brême.

(2) Le nom de *convulsion interne* est, de tous ceux que nous venons d'énumérer, le mieux approprié à cette maladie, et nous le préférons parce que : 1° le spasme de la glotte est bien une convulsion; 2° cette convulsion siége dans les muscles de la respiration, et probablement dans le cœur aussi bien que dans une partie des muscles des voies digestives, c'est-à-dire dans un bon nombre des muscles de la vie organique; 3° c'est une dénomination parfaitement opposée à celle de convulsion externe, ou des muscles de la vie de relation; 4° enfin c'est une manière de préciser un terme vulgaire, mais encore vague et mal défini dans le monde aussi bien que parmi les médecins. Tous ces motifs que nous énumérons ici pour être compris, seront discutés plus tard. Pour la commodité de la rédaction, nous nous servirons indifféremment des termes de convulsion interne, spasme de la glotte, convulsion des muscles respirateurs.

ciales et qu'il eût été difficile d'exposer à propos des convulsions en général. D'autre part, la convulsion interne nous paraît être, comme l'externe, tantôt tonique, tantôt clonique ; et par conséquent elle appartient tout aussi bien au chapitre de la contracture qu'à celui de l'éclampsie. Mais cette opinion a besoin d'être prouvée, et il serait d'ailleurs impossible aujourd'hui de séparer la description en deux chapitres distincts.

Comme toutes les maladies convulsives, la convulsion interne est 1° primitive et idiopatique ; 2° secondaire et sympathique, c'est-à-dire que, dans la maladie qu'elle complique, on ne peut trouver aucune lésion organique apparente qui la produise directement ; 3° secondaire et symptomatique, c'est-à-dire qu'elle dépend d'une lésion matérielle, soit des centres nerveux, soit des organes que meuvent les muscles convulsés.

C'est presque exclusivement dans la première enfance que la convulsion interne est primitive ou sympathique, et constitue la maladie bien distincte que nous allons décrire. Dans la seconde enfance, au contraire, la convulsion interne n'est guère qu'un symptôme accessoire dont nous devrons dire à peine quelques mots.

Art. I. — Historique.

Depuis peu d'années seulement le spasme de la glotte a pris rang dans le cadre nosologique, et déjà le nombre des travaux qui le concernent est tellement considérable qu'il nous est impossible de les analyser et de les citer tous (1). Il y a même quelque difficulté à indiquer la marche de la science à propos d'une maladie souvent confondue avec d'autres, et dont le symptôme principal a été rapporté à des altérations organiques ou fonctionnelles très différentes, suivant les temps et suivant les pays où elle a été observée.

Pour donner une idée de la confusion qui a régné dans la science à cet égard, il suffit de rappeler que le spasme de la glotte, regardé par les uns comme une maladie purement convulsive, n'a pas été distingué par d'autres de la laryngite spasmodique, de la coqueluche et du croup ; qu'il a été rattaché par un bon nombre d'auteurs à l'hypertrophie du thymus, à la dégénérescence des ganglions bronchiques, à la persistance du trou de Botal, à une maladie de l'encéphale ou de la moelle épinière, à une compression des nerfs pneumogastriques, etc. C'est en Angleterre, et surtout en Allemagne, que le spasme de la glotte a été l'objet de nombreuses publications. La plu-

(1) Nous ne pouvons mieux faire pour suppléer à cette lacune que de renvoyer le lecteur à la thèse importante du docteur Hérard (janvier 1847), où l'on trouvera l'indication des travaux de plus de cent vingt-cinq auteurs, et à l'ouvrage du docteur Reid.

part des pathologistes anglais on admis la nature nerveuse de la maladie, tandis que les médecins allemands ont surtout insisté sur les causes anatomiques, et en particulier sur l'hypertrophie du thymus. Les médecins français ne sont venus que plus tard donner gain de cause à l'opinion des médecins anglais, en assignant à la maladie sa véritable place dans le cadre nosologique.

On peut reconnaître trois époques distinctes dans l'histoire de la convulsion interne. La première comprend tous les travaux qui ont précédé l'année 1830; alors la maladie n'était pas spécialisée et n'avait suscité aucune discussion importante. A partir de 1830, une seconde période commence, caractérisée surtout par les travaux de l'école allemande. La troisième période date de l'année 1845, époque à laquelle les auteurs français niant l'existence de l'asthme thymique, considèrent le spasme de la glotte comme une convulsion localisée dans les muscles de la respiration.

Première période. — Il est difficile d'établir si les anciens ont connu cette maladie, et nous pensons, avec le docteur Hérard, qu'au milieu de leurs descriptions vagues et confuses on a peine à trouver celle du spasme de la glotte. Il est d'ailleurs peu important de déterminer si Hippocrate et Galien, si Félix Plater, Hoffmann et Lieutaud ont eu quelques notions sur ce sujet, car les indications que l'on trouve dans leurs ouvrages sont plus que succinctes. Cependant l'observation de Félix Plater doit être indiquée, puisqu'il s'agit d'une enfant de cinq mois qui succomba évidemment à une attaque de spasme semblable à celle qui avait déjà fait périr un de ses frères. Faisant donc commencer cette première période à Hamilton (1), qui en 1813 a donné une description qui s'applique assez bien au spasme, nous trouvons que depuis cette époque jusqu'en 1830 les auteurs anglais, et surtout Hamilton, Clarke (2), Cheyne (3), sont ceux qui ont le mieux connu et le mieux décrit la convulsion du larynx. On la trouve aussi indiquée par Cox (4), Porter (5), Pretty (6), et North (7).

La plupart des médecins anglais regardent cette maladie comme convulsive. Que la convulsion soit essentielle ou dépende d'une maladie cérébrale, elle est, suivant eux, localisée dans le larynx. Quelques-uns lui donnent le nom d'espèce particulière de convulsion; mais plusieurs d'entre eux, et notamment le docteur North, confondent le spasme de la glotte avec la laryngite striduleuse. Ce même reproche

(1) *Hints for the treatment of the principal diseases of infants and children*, 1813.
(2) *Commentaries on some of the most important diseases of children*, 1815.
(3) *Essays on hydrocephalus or water in the brain*, 1819.
(4) *On a peculiar convulsion in children*, in *Lond. med. reposit.*, 1825.
(5) *Valuable observation on the surgical pathology of the larynx and trachea.*
(6) *London physical and medical Journal*, v. 14, p. 9.
(7) *Practical observations on the convulsions of infants.*

doit être adressé aux médecins français, tels que Cardien (1) et Capuron (2), bien qu'ils aient décrit la maladie sous le nom que l'on pourrait encore lui conserver aujourd'hui, d'*affection ou de contraction spasmodique du thorax et de la glotte.*

C'est à peine si avant 1830 les auteurs allemands, tels que Gœlis (3), Eck (4), Stiebel (5), Brodhag (6), Bock (7), etc., ont donné sur cette maladie, et surtout sur ses causes, quelques renseignements succincts; tandis que Eberhard (8) l'a très bien décrite sous le nom de *singularis infantum apnœa periodica.*

En résumé, dans cette période, les auteurs anglais presque seuls méritent d'être cités; la maladie, bien que confondue avec plusieurs autres espèces morbides, est cependant rangée parmi les convulsions, soit idiopathiques, soit symptomatiques; et la question d'une lésion locale agissant sur le larynx ou les nerfs laryngés, n'est pas encore soulevée. Quelques auteurs, cependant, avaient déjà parlé de l'hypertrophie du thymus et des glandes bronchiques. Ainsi Richa, en 1723 (*Constitutiones epidemicæ taurinenses*), Verdries en 1726 (*Dissert. de asthmate pueror.*), avaient indiqué que le thymus hypertrophié était une des causes principales de l'asthme des enfants.

P. Frank (9) avait aussi avancé que dans l'asthme des enfants on constatait souvent après la mort la tuméfaction du thymus et des

(1) *Traité des accouchements*, t. IV.

(2) *Traité des maladies des enfants*, p. 470.

(3) *Abhandlung über den Hydrocephalus acutus*, 1821.

(4) In *Rust's Magazine*, 1825.

(5) In *Rust's Magazine*, Bd. 21, 1826.

(6) *Hufeland's Journal*, mars 1825.

(7) *Asthma systematice tractatum*, Freiburg, 1826.

(8) Cette description du docteur Eberhard n'ayant encore été reproduite par personne, nous croyons devoir en donner un extrait. « Haud rarissimum est invenire neonatos, provectiorisque jamjam ætatis infantes qui, cæteroquin, sani, qualibet vice vel saltem sæpissime, cum clamore risu vel fletu fortius exspirant, in ipso clamandi, ridendi, vel flendi momento pulmonis corripiuntur spasmo, expirationem ultra modum producente novamque inspirationem per aliquot temporis momentum impediente, dum interea faciei oculorumque rubor, venarum colli tumescentia, oris deductio, anxia pectoris membrorumque commotio, violentaque cordis palpitatio, spiritus interruptionem aperte indicant : omnia illa symptomata utut celeriter invadunt, celeriter quoque, spasmo finito, evanescunt restituta respiratione, totusque istius morbi insultus haud ultra duo horæ minuta perdurat, donec infans celeriter ad pristinam sanitatem redire videtur.

» Constringuntur.... pulmones cum sibilo-gradatim exiliore, gradativam pulmonis ab aere depletionem perspicue auribus indicante... acceduntque subinde majores, minores artuum convulsiones, tetanus...» (*Relatio de singulari infantum apnœa periodica nonnunquam occurrente.* Ch.-W. Eberhard, *Dissertatio inauguralis*, Marburgi, 1817.)

(9) *Epitome*, VI, 2, p. 175.

glandes bronchiques. *In asthmate, ut nominant puerili, glandulas bronchiales præter sanitatis modum turgidas, maxime vero thymum insigniter tumefactum invenerunt anatomici.* Mais il nous paraît évident que ces auteurs en parlant de l'asthme des enfants, n'ont pas eu en vue la même maladie que les Anglais décrivaient sous le nom d'*espèce particulière de convulsion.*

La seconde période commence en 1838 avec les premières publications de Kopp (1). Ce médecin avança que l'hypertrophie et la dégénérescence du thymus peuvent être une cause d'accès d'asthme ; et ces idées, accueillies avec faveur, firent bientôt donner à la maladie le nom d'asthme thymique, ou d'asthme de Kopp. A partir de ce moment, les publications se multiplièrent en Allemagne et en Italie pour combattre ou pour soutenir les idées du médecin allemand. Nous citerons en premier lieu Caspari (2) et Pagenstecher (3) qui rapportèrent d'excellentes observations, déjà recueillies depuis longtemps, et qui furent livrées à la publicité dans le but de démontrer que l'hypothèse de Kopp était inadmissible. A cette époque aussi, parurent les travaux de Conradi (4), Schneider (5), Bruck (6), Pitschaft (7), Wunderlich (8), Brunn (9), Kornmaul (10), Hecker (11), etc.

En 1835, le docteur Hirsch (12), auquel nous empruntons l'énumération précédente, publia un mémoire important dans lequel il résume toute la discussion et adopte les idées de Kopp.

Voici, d'après M. Hirsch, les lésions que l'on constate à l'autopsie ; ce sont celles que l'on observe chez les sujets qui sont morts d'asphyxie, et en outre une augmentation du volume du thymus. Les poumons sont quelquefois refoulés en arrière ; d'autres fois le thymus est intimement uni au système veineux artériel et bronchique de la poitrine et du cou, qu'il enveloppe en entier. Son parenchyme est

(1) *Asthma thymicum in Denkwürdigkeiten in der ärztlichen Praxis*, 1830.

(2) Caspari, *Beschreibung des Asthma thymicum*, in den *Heidelberger klin. Annalen*, V. 7, 1831.

(3) Pagenstecher, *Ueber das Asthma dentientium, das sogenannte Asthma thymicum*, in den *Heidelb. klin. Annal.*, V, 7, 1831.

(4) Conradi, *Göttinger gelehrte Anzeigen*, 1832, n° 62.

(5) Schneider, *Medicinisches Conversationsblatt*, von Hohnbaum und Jahn, 1830, n° 46.

(6) Bruck, *ibid.*, 1832, n° 22.

(7) Pitschaft, *ibid.*, 1832, n° 28.

(8) Wunderlich, *Correspondenzblatt des Würtembergischen ärztlichen Vereins*, 1832, n° 7.

(9) Brunn, *Casper's Wochenschrift*, 1833, n° 49.

(10) Kornmaul, *Inaugural-Abhandlung über das Asthma thymicum*, Zweibrücken, 1834.

(11) Hecker, *Neue Annalen*, II.

(12) *Hufeland's Journal*, août 1835.

quelquefois parfaitement sain ; mais le plus ordinairement il est plus dur, plus charnu, plus rouge qu'à l'état normal, mais sans trace de tubercules ni de suppuration ; souvent il s'écoule à la section un liquide laiteux. Le poids de l'organe est considérablement accru : on l'a vu peser jusqu'à 45 grammes ; d'ordinaire il varie entre 24 et 28 grammes.

De nombreuses objections ont été adressées aux médecins qui partagent les opinions de Kopp sur la cause prochaine de la maladie. Ainsi l'on a prétendu que l'on avait observé un développement considérable du thymus sans asthme, et que, d'un autre côté, on avait observé l'asthme thymique sans hypertrophie du thymus. On a dit aussi qu'une maladie périodique ne pouvait pas être le résultat d'une lésion organique constante ; qu'en outre, l'augmentation de volume du thymus devait occasionner des accidents du côté du cœur plutôt que des accès d'asthme. On a tiré un autre argument de la marche de la maladie, des succès obtenus au moyen des médicaments antispasmodiques, et de la rapidité de la guérison. Enfin, l'on a prétendu que le développement du thymus, bien loin d'être la cause de la maladie, n'en était que l'effet. M. Hirsch s'est efforcé de réfuter ces différentes objections, dont quelques-unes cependant sont très justes, bien qu'il ne veuille pas en convenir : ainsi les cas de spasme de la glotte sans hypertrophie du thymus sont positifs et nombreux.

Parmi les auteurs qui prirent part à cette discussion et dont les noms doivent être cités, nous mentionnerons Fingerhut (1) ; — Kyll (2), qui assigne quatre causes à cette maladie : 1° l'inflammation du cerveau ; 2° celle de la portion supérieure de la moelle ; 3° l'altération des ganglions lympathiques du cou et de la poitrine ; 4° l'hypertrophie du thymus ; — Hachmann (3), qui nie l'influence des causes locales et croit que la maladie est de nature convulsive ; — Hauff (4), qui admet que le spasme de la glotte peut naître tantôt par une excitation centrale, tantôt par une excitation périphérique du nerf vague, le plus souvent consécutive à une pression ; — Holschutter (5) et Canstatt (6), qui reconnaissent aussi plusieurs causes au spasme de la glotte.

Pendant que cette discussion avait lieu en Allemagne, les Anglais, qui ne paraissent pas l'avoir tous connue, continuaient à regarder la maladie comme une convulsion qu'ils décrivaient sous le nom de spasme de la glotte ou de *laryngismus stridulus*. Il faut rappeller ici le

(1) Fingerhut, *Ueber Hypertrophie der Glandula Thymus*, in *Casper's Wochenschrift*, 1835.

(2) Kyll, in *Rust's Magazine*, 1837, Bd. 49.

(3) Hachmann, in *Hamb. Zeitschrift der ges. Med.*, Bd. 5, Heft 3.

(4) *Ueber das Asthma thymicum*, etc., 1836, dans Hérard, p. 93.

(5) Holschutter, *Schmidt's Encyclopædie* : Stimmritzenkrampf, 1842.

(6) Canstatt, *Specielle Pathologie* ; *Asthma laryngeum infantum*.

mémoire du docteur Marsh (1), qui publia une série d'observations sur cette affection. Il rapporte qu'elle avait été déjà décrite par plusieurs médecins ; mais il ne pratiqua lui-même aucune autopsie, et ne parla pas de l'état du thymus. D'après le docteur Marsh, le siége du mal serait dans le nerf pneumo-gastrique, et dans le cas où l'on observe des convulsions générales, la maladie s'étendrait au cerveau et à ses membranes. La description qu'il donne du spasme de la glotte (si nous en jugeons par les extraits de son travail dans l'ouvrage de MM. Evanson et Maunsell) se rapprocherait en grande partie de celle de Kopp. Après ce mémoire du docteur Marsh, on doit citer ceux de Joy (2), H. Ley (3), Keer (4), Griffin (5), Evanson et Maunsell (6). Bon nombre d'entre eux ont eu le tort de confondre la laryngite striduleuse avec le spasme de la glotte proprement dit. Cette erreur nous paraît en particulier avoir été commise par le docteur Joy, et par MM. Evanson et Maunsell, qui disent que la maladie décrite par Marsh sous le nom de spasme de la glotte paraît être identique avec l'asthme de Millar et avec celui de Kopp. Leur description est du reste empruntée presque en entier au premier auteur que nous venons de citer. La même erreur a été aussi commise par le docteur H. Ley, dont le travail mérite cependant une mention spéciale parce qu'il est le premier et presque le seul des auteurs anglais qui, niant la nature convulsive de la maladie, l'ait attribuée à une lésion locale. Pour lui, l'altération des ganglions bronchiques en est la cause la plus fréquente. Ces organes, en se développant, compriment non pas la trachée, mais les nerfs pneumo-gastriques et récurrents. De là résulte une paralysie des muscles dilatateurs de la glotte, et les constricteurs, ne trouvant plus d'antagonistes, ferment l'ouverture du larynx, d'où résulte l'accès de suffocation (Hérard, p. 89).

Le docteur Griffin, qui combat cette théorie, croit que la maladie est spasmodique et se termine souvent par des convulsions. En outre, il admet qu'elle se développe de préférence chez les scrofuleux.

En France, la maladie que nous décrivons n'a attiré l'attention des médecins que dans ces dernières années. La plupart, tels que MM. Delaberge et Monneret (7), Blache (8), Barrier (9), ont emprunté aux

(1) *Dublin hospital reports and communications*, vol. V, 1830-31.

(2) Joy, *Spasm of the glottis*, in *Cyclopedia*, 1853.

(3) H. Ley, *An Essay on the laryngismus stridulus*, etc., 1836.

(4) Keer, *Edinburgh Journal*, 1838.

(5) Griffin, *Inquiry as to whether laryngismus stridulus is a spasmodic or paralytic affection*, in *Dubl. Journ. of med. sc.*, 1838.

(6) Evanson and Maunsell, *A practical treatise of the manag. and diseases of children*, 1840, p. 337.

(7) *Compendium*, ASTHME THYMIQUE, t. I, p. 456.

(8) *Dictionnaire de médecine*, t. XVII, p. 584.

(9) Barrier, t. II.

auteurs anglais et allemands la plus grande partie de leurs descriptions. Constant avait déjà publié sous le nom de *névrose du larynx* (1) la première observation française de convulsion de la glotte ; nous en avons inséré une autre dans notre première édition.

Les médecins français, qui avaient peu observé cette maladie, mirent en doute la compression exercée par le thymus hypertrophié ou par d'autres organes, et inclinèrent presque tous à considérer l'asthme thymique comme une maladie convulsive.

Ainsi, M. Blache dit formellement que le spasme de la glotte, tantôt idiopathique, tantôt symptomatique, peut n'être qu'une convulsion locale liée à l'état convulsif général. M. Valleix (2) a, par des raisons très plausibles, mis en doute l'existence de l'hypertrophie du thymus, et a très sagement rattaché la maladie à l'éclampsie avec suffocation.

En résumé, dans cette période, les publications furent très nombreuses, les opinions dissemblables, les discussions très vives : le résultat général de tous ces travaux fut la négation de l'asthme thymique, et l'admission de la nature convulsive de la maladie. Mais à cette époque encore, le larynx est regardé comme le siége du mal, et en outre on nie l'hypertrophie du thymus plutôt qu'on ne prouve en réalité qu'elle n'est jamais la cause des phénomènes morbides. Ce n'est que dans la troisième période (1845-52), presque uniquement remplie par les travaux des pathologistes français, que l'absence des lésions organiques, la nature et le siége exact de la maladie sont parfaitement établis.

M. Trousseau (3), adoptant l'idée de M. Valleix, prouve que le spasme de la glotte n'est qu'une convulsion partielle. Le tableau qu'il trace de la convulsion générale, passant graduellement aux diverses espèces de convulsions partielles, est aussi exact que probant. Ce qui est réellement neuf dans son travail, c'est qu'il démontre que la convulsion ne siége pas seulement dans le larynx, mais qu'elle occupe tout l'appareil respiratoire. Il insiste aussi sur le défaut d'harmonie entre les contractions convulsives de tous les muscles de cet appareil.

Ce travail de M. Trousseau fut bientôt suivi de celui beaucoup plus important du docteur Hérard. Dans cette thèse, l'histoire du spasme de la glotte est tracée jusque dans ses moindres détails. Après une description générale de la maladie, l'auteur la divise en trois formes, suivant que le spasme occupe le larynx, le diaphragme, ou ces deux organes simultanément. Il parle, sans y insister suffisamment, de la convulsion des muscles expirateurs. A propos de l'anatomie pathologique, il démontre, par des recherches aussi patientes que sérieuses, l'absence de lésions anatomiques. Il étudie l'état du thymus, des

(1) *Bulletin de thérapeutique*, 1835.

(2) *Guide du médecin praticien*, 1re et 2e édit.

(3) *Journal de médecine*, 1845.

glandes cervicales, du cœur, du cerveau, de la moelle épinière, non seulement chez les enfants qui ont succombé au spasme de la glotte, mais aussi dans d'autres circonstances.

Voici les conclusions auxquelles ce médecin distingué est arrivé après l'examen du thymus chez 60 enfants :

1° Le thymus est un organe dont le volume et le poids sont excessivement variables chez les enfants en bonne santé.

2° La constitution de l'enfant, son état de maigreur et d'embonpoint, semblent être les principales conditions qui influencent ces variations.

3° Dans l'asthme soi-disant thymique, aussi bien que dans toutes les maladies du premier âge, le thymus a dû nécessairement être rencontré tantôt petit, tantôt volumineux, suivant que l'enfant était faible ou robuste; mais il n'entre pour rien dans ces affections (p. 39).

A propos du développement des ganglions bronchiques, M. Hérard affirme que la compression exercée par ces organes détermine d'autres symptômes que ceux du spasme de la glotte. On sait que dans plusieurs publications nous avons nous-mêmes exposé d'une manière détaillée tous ces phénomènes (1).

La persistance du trou de Botal ne donne pas davantage naissance à la maladie convulsive. En effet, cette ouverture persiste chez le plus grand nombre des nouveau-nés, et, une fois sur deux, à l'âge de deux à trois ans. En outre, la disposition des valvules s'oppose dans tous les cas au mélange du sang artériel et du sang veineux.

M. Hérard admet en théorie que le spasme de la glotte peut être la conséquence d'une affection cérébrale ou rachidienne ; mais il fait remarquer qu'aucun auteur n'en a donné la preuve fondée sur des observations directes. Maintenant que l'attention est attirée sur ce point, nous pensons qu'on verra plus souvent la convulsion des muscles respirateurs accompagner les convulsions symptomatiques générales.

Dans cette thèse, l'étude des causes, du diagnostic et de la nature de la maladie est faite avec tout autant de soin que les parties précédentes. Enfin on y trouve une longue analyse des principaux travaux qui ont paru sur le spasme de la glotte et plusieurs observations pleines d'intérêt. Les nombreux emprunts que nous ferons encore à cette thèse sont la meilleure preuve que nous puissions donner de la valeur que nous lui reconnaissons.

Nous devons rappeler ici d'une manière toute spéciale la thèse du docteur Duclos, que nous avons déjà analysée dans le chapitre de l'éclampsie. Ce médecin a décrit les convulsions internes et distingué, ainsi que nous le ferons bientôt, la contracture du diaphragme de sa convulsion clonique.

(1) *Mémoire sur la tuberculisation des ganglions bronchiques*, dans *Archives de médecine* et *Traité des maladies des enfants*, 1re édit., 3e vol.

En 1848, M. Ch. West inséra dans son ouvrage un long article sur le spasme de la glotte, décrit d'après 27 observations recueillies par lui. Il admet que la maladie consiste en un trouble du système nerveux, et principalement des nerfs respirateurs. Il reconnaît qu'elle est fréquemment accompagnée de dérangement des voies digestives, et notamment de constipation. La dentition est, à ses yeux, la cause la plus fréquente de la convulsion laryngée qui survient à la suite de toutes les perturbations de la santé qui accompagnent la sortie des dents. Enfin il admet l'existence de l'asthme thymique, et il en rapporte un exemple; mais il a soin de faire observer que dans ce cas les symptômes ne furent pas exactement ceux du spasme de la glotte.

Enfin nous devons mentionner comme la monographie, sans aucune comparaison, la plus importante celle publiée par le docteur Reid, sous le titre de « *On infantile laryngismus*, with observations on » artificial feeding, as a frequent cause of this complaint and others » convulsive diseases of infants. » Cet ouvrage a été traduit en allemand en 1850 par le docteur Lorent, de Brême, qui l'a enrichi de notes précieuses. Ce travail de l'auteur, joint à celui de son commentateur, est l'exposé le plus complet qui existe de l'état passé et présent de la science; mais l'auteur a eu l'avantage de pouvoir appuyer ses descriptions sur les faits observés dans sa grande pratique. En effet, il a recueilli 50 observations, dont 26 sont textuellement rapportées. Sur ces 50 malades il n'en a perdu que sept, résultat fort avantageux et tout à fait en faveur de la méthode de traitement, autant hygiénique que médicale, qu'il a mise en usage. Une analyse plus étendue nous ferait anticiper sur les nombreuses citations que nous ferons d'un ouvrage dont nous ne saurions trop recommander la lecture.

Si nous avons insisté sur l'historique de la maladie que nous allons décrire, c'est pour éviter plus tard des discussions devenues aujourd'hui inutiles. Il ressort en effet des travaux que nous avons cités que la maladie décrite sous le nom de *spasme de la glotte*, *asthme de Kopp*, *asthme thymique*, est une convulsion partielle limitée aux muscles respirateurs et tout à fait indépendante d'une lésion locale.

Il existe cependant une espèce d'asthme ou, si l'on préfère, des accès de suffocation dus à toute espèce de tumeur qui comprime soit la trachée, soit les nerfs pneumo-gastriques, ou seulement les nerfs récurrents; mais cette variété d'asthme a des symptômes tout à fait différents de ceux de la convulsion interne, et nous ne devons nous en occuper qu'au point de vue du diagnostic. Il peut arriver cependant, surtout chez les enfants nouveau-nés, que les deux ordres de symptômes, se rattachant chacun à des causes différentes, coïncident sur le même sujet (1).

(1) Au moment de livrer ces lignes à l'impression, nous prenons connaissance d'un mémoire du docteur A.-J. Hourmann (*Revue médico-chirurgicale*, janvier

Art. II. — Tableau des accès.

La maladie se déclare le plus souvent pendant la santé la plus parfaite, ou bien pendant le travail naturel de la dentition, quelquefois pendant le cours ou dans la convalescence de maladies aiguës ou chroniques diverses. Quel que soit l'état au début, l'enfant est pris subitement, et sans symptômes précurseurs, d'une attaque de suffocation convulsive, dont voici les caractères :

La respiration est suspendue, la figure se colore et s'injecte, la tête est renversée en arrière, la bouche est largement ouverte ; l'enfant s'agite et quelquefois porte les mains à son cou comme pour enlever l'obstacle qui s'oppose à la respiration ; puis, après quelques secondes de cette apnée, il fait une ou plusieurs inspirations courtes, sifflantes, aiguës, saccadées, subitement arrêtées et sans expirations intermédiaires, suivies bientôt d'une inspiration insonore ou gémisssante, ou quelquefois d'une expiration convulsive, bruyante et saccadée ; en même temps les membres se roidissent, le pouce se porte en dedans de la paume de la main, les doigts étant allongés ou fléchis sur le métacarpe. Plus rarement il survient des convulsions cloniques générales. Pendant cet accès, « la plupart des fonctions éprouvent un trouble passager (1). Le pouls s'accélère, devient petit, souvent à peine sensible ; les battements du cœur sont tumultueux, irréguliers ; la poitrine reste immobile, mais chaque inspiration lui communique un léger ébranlement ; et si l'on pratique l'auscultation, on n'entend plus l'expansion vésiculaire ; les veines du cou et du visage se gonflent ; la peau se couvre d'une sueur froide ; des évacuations involontaires ont lieu. » Le plus souvent l'intelligence est conservée, quelquefois elle est abolie.

Ces symptômes cessent un peu moins rapidement qu'ils n'ont paru ; les inspirations se font plus larges et plus longues ; les membres contracturés se relâchent peu à peu ; la tête et les yeux reprennent leur position ordinaire ; la coloration de la face redevient naturelle, et l'accès est terminé.

Cette attaque présente quelques variétés, suivant que l'apnée, l'inspiration sifflante, ou l'expiration convulsive, existent seules, alternent

1853) *sur quelques effets peu connus de l'engorgement des ganglions bronchiques.* Ce médecin, revenant à l'opinion du docteur Ley, croit que le spasme de la glotte est de *nature paralytique* et doit être attribué au gonflement des ganglions bronchiques agissant sur les nerfs récurrents. Toutes les remarques contenues dans ce travail sur les effets de la compression de ces nerfs sont très justes et confirment tout ce que nous venons de dire. Mais M. Hourmann nous paraît avoir confondu deux maladies très distinctes : les lésions des nerfs récurrents et les convulsions internes.

(1) Hérard, p. 12.

ou dominent, suivant que la face est colorée ou pâle, que la suffocation est plus ou moins intense ; mais en tous cas elle est courte et cesse après quelques secondes, et quelquefois après une ou deux minutes. Alors, si l'enfant est fort et si l'accès a été peu violent, le retour à l'état normal est rapide et complet ; si au contraire l'accès a été intense, ou si l'enfant est malade ou d'une faible constitution, il reste longtemps pâle, triste et somnolent.

Dans l'intervalle des accès il est tout à fait gai, ne présente aucun trouble de la respiration, et n'offre aucune différence avec un enfant bien portant. Kopp assure que pendant l'intermission on ne sent pas les battements du cœur, et que la langue reste pendante hors de la bouche, serrée entre les dents. Mais ce symptôme n'a pas été constaté par d'autres pathologistes qui l'ont recherché.

Art. III. — Analyse des symptômes.

Les symptômes sont de deux espèces : 1° ceux qui constituent l'accès ; 2° ceux qu'on observe dans leur intervalle.

1° *Symptômes constituants de l'accès.* — Pour se faire une idée bien nette de l'accès, il faut étudier séparément les phénomènes qui se passent pendant l'inspiration, pendant l'expiration et pendant la suspension des mouvements respiratoires.

L'inspiration est sifflante, aiguë, grêle et claire, analogue à la reprise de la coqueluche, ou au sifflement qui constitue le hoquet; on peut aisément produire soi-même ce phénomène en faisant une inspiration brusque, en même temps qu'on diminue l'orifice de la glotte par la contraction des muscles constricteurs. Rarement cette inspiration sifflante est prolongée et unique; presque toujours elle est brève, courte, brusquement arrêtée, et souvent elle se répète plusieurs fois de suite sans inspiration intermédiaire. Vers la fin de l'accès, elle devient habituellement plus longue, moins sifflante, puis elle finit par être tout à fait insonore. Cette inspiration est pour ainsi dire le symptôme pathognomonique de la maladie. Il suffit de l'avoir entendue une fois pour la reconnaître toujours. Elle est à peu près constante, et si elle manque à une certaine période de la maladie, on peut toujours la constater pendant une partie de son cours.

L'expiration est habituellement suspendue pendant la série des inspirations sifflantes, et revient à la fin de l'accès, d'abord courte et difficile, puis plus longue et naturelle. Alors elle se fait sans bruit, quelquefois elle est un peu bruyante et comme gémissante; chez un certain nombre de malades, elle est sonore, courte, saccadée, convulsive comme l'inspiration, et prend ce caractère, soit après la série des inspirations sifflantes, soit après chaque inspiration. Dans le premier cas, la série des convulsions expiratrices suit la série des convulsions inspiratrices ; dans le second, chaque inspiration sifflante est suivie d'une expiration correspondante. Ces phénomènes d'expiration morbide succèdent donc presque toujours aux phénomènes de l'inspiration ; mais dans des cas très rares ils constituent le symptôme initial, et la maladie débute par une série d'expirations convulsives.

La suspension des mouvements respiratoires est plus rare que les deux symptômes précédents. Cette apnée n'est jamais de longue durée, car sa persistance serait promptement suivie de la mort. Très rarement elle constitue à elle seule toute l'attaque; lorsqu'elle existe, elle en est presque toujours le phénomène initial. Quelquefois la respiration se suspend au milieu ou vers la fin de l'accès, qui semble alors se faire en deux temps.

Coloration de la face. — La figure est injectée, violette, cyanosée même. Cette couleur, qui s'accompagne quelquefois de la turgescence de la face, de la saillie des globes oculaires, du gonflement des veines du cou, débute avec l'accès, va croissant et diminue avec lui. Elle accompagne l'apnée et les séries un peu longues d'inspirations sifflantes et courtes. Elle nous a paru manquer plus habituellement lorsque les inspirations sifflantes sont coupées d'expirations intermédiaires, et surtout lorsque la convulsion domine au second temps de la respiration. Dans ces cas la face conserve sa couleur naturelle, ou même pâlit surtout au pourtour du nez et des lèvres.

Les autres symptômes de l'accès n'ont rien de plus remarquable que ce que nous avons dit dans l'article précédent. Ainsi la plupart des enfants renversent la tête en arrière et ouvrent largement la bouche, comme pour faire pénétrer dans leurs poumons un plus grand volume d'air. Un bon nombre sont agités, anxieux et portent sur leur figure l'expression d'une inexprimable angoisse ; d'autres ne donnent aucun signe d'inquiétude ou d'agitation, et paraissent à peine s'apercevoir de l'accès ; quelquefois celui-ci est assez intense pour que l'enfant semble perdre connaissance ; d'autres fois le petit malade a la conscience du mal qu'il éprouve.

Nous appelons l'attention des observateurs sur les symptômes que peuvent offrir les voies digestives et circulatoires : ces phénomènes, peu étudiés jusqu'à présent, indiquent toutefois la part que les organes internes prennent à la convulsion. Tels sont, d'autre part, la petitesse et l'accélération du pouls, le tumulte et l'irrégularité des battements du cœur, et, d'autre part, les évacuations involontaires. Il reste à rechercher s'il existe de la dysphagie et d'autres symptômes pharyngés.

Un des symptômes concomitants de l'accès, tellement habituel qu'on peut le regarder comme en faisant partie intégrante, est la contracture ; quelquefois elle précède le début de plusieurs jours ou de quelques heures, plus rarement elle succède à l'attaque ; le plus souvent elle se montre pendant la période croissante et diminue avec elle. Cette convulsion tonique est générale ou partielle, et alors bornée à l'une ou l'autre extrémité ou même à la face.

Beaucoup plus rarement la convulsion externe est clonique, épileptiforme, générale ou partielle. Elle ne paraît guère qu'à la fin de l'accès et lorsqu'il a été violent. D'ailleurs, que la convulsion soit clonique ou tonique, elle ne présente aucun caractère différent de ceux que nous avons indiqués dans les deux chapitres consacrés à l'éclampsie et à la contracture.

2° *Symptômes de l'intervalle des accès.* — Plusieurs enfants sont fatigués et abattus après l'attaque. Cet effet est d'autant plus marqué que la secousse a été plus violente et plus fréquemment répétée. D'autres fois l'accès est à peine terminé que le petit malade revient à lui et reprend son aspect habituel et ses jeux, sans qu'il persiste aucune trace du danger auquel il vient d'échapper. Le plus ordinairement en effet l'enfant respire largement, ne tousse pas, conserve son appétit et ses forces, ou, s'il présente quelques phénomènes morbides, ils doivent être attribués à des maladies concomitantes.

Cependant, lorsque les accès sont fréquents, intenses et rapprochés, lorsqu'ils ont lieu la nuit aussi bien que le jour, l'enfant ne tarde pas à maigrir, à pâlir, à perdre ses forces et son appétit.

3° *Symptômes précurseurs.* — Le docteur Reid (*loc. cit.*, p. 45) a particulièrement insisté sur le râle muqueux laryngé (voy. t. I, p. 487) qui, dit-il, précède assez souvent l'apparition de l'accès. Il lui est arrivé plusieurs fois, en se plaçant en observation auprès du lit d'un enfant sujet à des accès nocturnes de spasme de la glotte, de pouvoir annoncer l'apparition d'une attaque à l'audition du râle laryngé. D'autres médecins, en particulier Caspari, ont fait la même remarque. Le râle a paru si caractéristique à ce dernier auteur, qu'il donne le nom de catarrhale à la variété de spasme qui s'en accompagne. Mais on peut se demander s'il n'a point confondu la laryngite spasmodique avec le spasme, tandis que la même objection ne peut être faite à Reid. Ce médecin (*loc. cit.*, p. 53) a aussi mis au nombre des symptômes précurseurs et concomitants de la maladie le dérangement des voies digestives, spécialement caractérisé par des évacuations qui ont l'apparence de ciment et d'argile, et qui évidemment n'ont pas subi l'action du liquide biliaire. En outre, on observe tous les symptômes de l'indigestion, les rapports acides, les vents, etc. Landsberg a signalé aussi le caractère des évacuations alvines, qui sont dures, sèches, globuleuses.

Nous n'avons pas eu l'occasion de constater l'existence d'aucun de ces symptômes précurseurs.

Art. IV. — Durée, intensité, nombre, retour des accès. — Formes de la maladie.

Les accès sont en général très courts ; mais rien n'est plus variable que leur nombre, leur retour et leur intensité. Ainsi la convulsion est quelquefois si légère, qu'elle peut facilement passer inaperçue ; quelques inspirations sifflantes, qui n'empêchent pas l'enfant de se livrer à ses jeux et qui, cessant bientôt, ne s'accompagnent pas de dyspnée, n'alarment pas les parents ; et il faut en appeler à leurs souvenirs les plus précis pour qu'ils y reportent leur attention. D'autres fois, au contraire, la violence du spasme et l'intensité de la suffocation inspirent à ceux qui en sont les témoins un effroi qui n'est que trop justifié par la fréquence et la rapidité de la terminaison fatale. Les nuances d'intensité varient à l'infini entre ces deux extrêmes.

Il est des accès qui durent à peine quelques secondes ; les plus longs que nous ayons pu constater par nous-mêmes n'ont pas eu plus d'une demi-minute de durée. Quelques médecins ont vu l'accès persister pendant plusieurs minutes ; une fois les parents nous ont affirmé, comme un fait très certain, qu'un accès unique, terminé par la mort, avait duré deux heures ; mais la gravité des symptômes et l'effroi qu'ils causaient permettent de supposer qu'on a exagéré la longueur du temps, ou plutôt qu'on a confondu avec un seul accès une série d'attaques rapprochées.

Hugh Ley estime à deux ou trois minutes le temps pendant lequel la respiration peut être suspendue. Mais Reid fait observer avec raison que dans les accès ainsi prolongés, et en apparence continus, il pénètre à plusieurs reprises, et pendant une ou deux secondes, une certaine quantité d'air dans les poumons. Il a pu s'en assurer par lui-même (Reid, *loc. cit.*, p. 122).

Il est rare que la maladie consiste en un seul accès terminé par la guérison ou par la mort. Nous avons vu cependant la mort frapper d'une manière aussi rapide qu'inattendue un enfant robuste et bien portant (1).

Le plus souvent il y a plusieurs accès. Tantôt ils ne se montrent qu'à des intervalles éloignés : tantôt ils se répètent très fréquemment, jusqu'à quinze ou vingt fois et plus dans les vingt-quatre heures. On peut les constater la nuit aussi bien que le jour ; pendant le sommeil qu'ils interrompent, comme pendant la veille, ou au moment du réveil.

Quelle que soit l'irrégularité du nombre et du retour des accès, il

(1) P. D..., garçon âgé de six mois, fort et bien portant, n'ayant jamais fait de maladie, était élevé au sein. Il tetait avec beaucoup de force et avidité, tirait beaucoup de lait et souvent il avalait de travers ; il avait alors une petite quinte de toux qui cessait bientôt, après quoi il commençait à teter. Le 13 mars 1851, étant bien portant et affamé, il est mis au sein, tette avec vigueur, avale de travers, tousse deux ou trois fois, puis tout un coup fait quelques inspirations sifflantes, courtes, saccadées, et il succombe dans un intervalle de temps qui est évalué par les parents à quelques minutes. J'arrivai peu après pour trouver l'enfant mort. Je n'ai pas pu m'assurer s'il y avait eu des expirations convulsives ou seulement une suspension de la respiration avec coloration violacée de la face. (Observation recueillie par M. Barthez.)

est possible de reconnaître différents types qui permettent d'établir des variétés symptomatiques assez tranchées.

Dans une première on ne peut constater qu'un seul accès, qui reste unique ou se répète à des intervalles éloignés ; c'est une simple attaque de convulsion. Cette forme est certainement la plus rare : le fait que nous citions tout à l'heure en est un exemple.

Dans une seconde variété, il existe une crise composée de plusieurs accès convulsifs qui se répètent coup sur coup pendant plusieurs heures de suite, ou même pendant une journée, et cessent pour ne plus reparaître avant un temps éloigné ; ce sont plusieurs attaques de convulsions successives, mais qui forment une série isolée et accidentelle. Cette forme est encore très rare (1).

Le plus habituellement le retour des accès a lieu de manière à constituer une véritable maladie, qui a ses périodes d'augment, d'état et de déclin, mais qui dans la grande majorité des cas se termine par la mort dans la période d'augment. Dans cette forme l'enfant est pris d'accès d'abord rares et courts, séparés par l'intervalle d'une semaine ou de plusieurs jours ; leur brièveté, leur éloignement, leur petit nombre, n'effrayent pas les parents rassurés d'ailleurs par le peu d'influence que ces phénomènes légers ont sur la santé de leur enfant. Au bout d'un temps variable, quelques jours ou quelques semaines, les accès se rapprochent, ils ont lieu tous les jours, puis plusieurs fois par jour, et les enfants commencent à pâlir et à maigrir. Arrivée à ce point, la maladie peut prendre plusieurs aspects assez différents. Un accès plus violent que les autres emporte subitement le malade ; ou bien les attaques se répètent coup sur coup, et la mort survient rapidement ; ou bien encore, si l'enfant survit à ces crises rapprochées, il maigrit et dépérit promptement.

D'autres fois les accès augmentent graduellement de nombre, de fréquence et d'intensité, puis décroissent, s'éloignent et la maladie se termine par la guérison. Nous en citerons un exemple à la fin de ce chapitre. Dans tous les cas que nous avons sous les yeux, la maladie a eu une durée très variable, et ne s'est terminée par la mort ou par la guérison qu'après avoir persisté pendant quelques jours, pen-

(1) En voici un exemple :

O. E..., fille âgée de huit mois, est prise subitement, pendant le travail de la dentition, d'un accès de suffocation caractérisé par une série d'inspirations courtes, aiguës, sifflantes, avec coloration violacée de la face, perte de connaissance et contracture des membres. L'accès, qui cesse bientôt, se répète fréquemment dans la journée et à intervalles très courts ; on parvient cependant à faire vomir l'enfant, et à la fin du jour la crise cesse ; le retour à la santé fut complet. Ce bon état persista pendant cinq semaines ; alors, sans cause connue, l'enfant fut prise de nouveau d'un accès de suffocation en tout semblable aux précédents, et elle mourut un peu d'instants avant qu'on ait pu lui porter aucun secours. (Observation de M. Barthez.)

dant une ou deux semaines, et même pendant plus de deux mois.

Dans ces cas la maladie se compose d'une série d'attaques de convulsions, constituant à proprement parler une crise unique ; mais il peut se faire que ces crises si longues se répètent à intervalles plus ou moins éloignés, et aient ainsi, par leur nature et par leur marche, un rapport évident avec l'épilepsie. Nous transcrivons ici le seul fait de ce genre que nous possédions.

A..., garçon, né bien portant, n'a fait aucune maladie sérieuse jusqu'à l'âge de sept mois ; à ce moment pour la première fois, et sans cause connue, il fut pris de convulsions des muscles de la respiration. Les accès étaient constitués par un léger sifflement à l'inspiration, suivi de la suspension des mouvements respiratoires pendant quelques instants ; alors la figure devenait violette ; toutefois l'enfant ne perdait pas connaissance. Ces attaques, qui étaient très courtes, étaient en même temps très fréquentes, se répétaient quelquefois toutes les demi-heures, et avaient lieu la nuit et le jour. Cette crise si violente dura pendant deux mois environ, puis les accès furent suspendus pendant quelques jours. Alors une nouvelle crise eut lieu, suivie au bout de deux à trois mois de quelques jours de répit, et les choses continuèrent ainsi pendant dix-sept mois, sans autre différence que la complication de quelques convulsions générales.

Tous les moyens employés pour mettre un terme à cette cruelle maladie échouèrent ; et vers l'âge de deux ans, l'enfant fut pris de quelques symptômes plus graves qui indiquèrent le développement d'une méningite tuberculeuse à laquelle il succomba.

L'autopsie ne put être faite. Nous soupçonnâmes que ces convulsions si répétées étaient symptomatiques de tubercules cérébraux (1).

Les formes que nous venons d'indiquer ne diffèrent que par la répétition et la durée des accès et des crises ; mais elles ne présentent aucune dissemblance au point de vue de l'accès lui-même et de ses symptômes. Aussi, tout en regardant comme utile de les connaître nous ne pensons pas qu'il faille les prendre pour base d'une division fondamentale, d'autant plus que le même enfant peut présenter successivement l'une ou l'autre variété. La même objection peut être adressée aux espèces établies par le docteur Hérard, qui a cherché dans les différences des symptômes de l'accès la base de ses divisions.

Il distingue trois formes : 1° l'accès caractérisé uniquement par la suppression de la respiration ; 2° celui qui ne consiste qu'en une ou plusieurs inspirations convulsives ; 3° celui qui offre à la fois la suppression de la respiration et l'inspiration convulsive (2). On pourrait reconnaître une quatrième espèce dans laquelle l'expiration est convul-

(1) Observation recueillie par M. Barthez.

(2) M. Hérard donne à ces trois formes le nom de *spasme du diaphragme*, *spasme du larynx*, *spasme simultané du larynx et du diaphragme*. Nous verrons à l'article *Physiologie pathologique* que cette localisation est discutable.

sive, mais ces diverses formes sont si habituellement réunies, soit chez le même enfant, soit surtout dans le même accès, qu'il nous paraît superflu d'insister davantage sur ce point.

Art. V. — Complications. — Pronostic.

La convulsion interne est grave et se termine souvent par la mort. Si nous nous en rapportions même aux seules observations que nous avons sous les yeux, peu de maladies de l'enfance donneraient lieu à une mortalité plus effrayante. Nous avons un fait de guérison sur neuf, et M. Hérard en cite un aussi sur sept (1). Mais en prenant la masse des faits connus et dont nous avons trouvé le relevé dans une note du traducteur de Reid (*loc. cit.*, p. 122), nous voyons que sur 289 malades, 115 sont morts, ce qui donne environ une mortalité de 40 pour 100, résultat bien différent du nôtre. En outre M. Lorent fait observer que cette moyenne est peut-être encore au-dessus de la vérité, parce que les auteurs n'ont guère relaté que les cas graves, et ont passé sous le silence les cas légers ou insignifiants. En effet, il est *à priori* permis de supposer que la mort ne devait pas être aussi fréquente que l'indiquent nos observations. Lorsque l'accès est court et léger, lorsqu'il reste unique ou lorsqu'il ne se répète qu'à longs intervalles, il n'effraye pas les parents, qui en outre n'ont pas le temps de solliciter les secours de l'art. Alors si les accès ne se représentent plus, comme cela est si fréquent pour les convulsions externes, la maladie passe inaperçue, et surtout ignorée du médecin. Il est donc probable que cette convulsion est tout à la fois plus fréquente et moins grave que la statistique ne l'indique.

Quoi qu'il en soit, si nous en jugeons par des faits trop peu nombreux, et par les souvenirs incomplets de quelques parents, nous indiquerons comme caractères d'une maladie peu grave : 1° la brièveté des accès bornés à quelques inspirations sifflantes ; 2° le fait d'expirations, même convulsives, alternant avec chaque inspiration sifflante ; 3° la conservation de la couleur naturelle de la face, ou sa pâleur ; 4° l'éloignement des accès ; 5° le sexe féminin (2) ; 6° une bonne constitution ; 7° la forme primitive ; 8° une bonne hygiène alimentaire.

Mais ces circonstances favorables ne doivent pas inspirer une sécu-

(1) Nous ignorons si M. Hérard a compté comme un fait de guérison une observation dans laquelle les accès ont été suspendus par le développement d'une maladie fébrile intercurrente, qui a causé la mort peu de jours après ; ou bien une autre dans laquelle il s'agit d'un enfant qu'il a vu une seule fois à la consultation de l'hôpital. Il nous semble que dans aucun de ces deux cas il ne peut être question d'une guérison bien avérée.

(2) M. Lorent a noté dans ses relevés statistiques que la mortalité chez les garçons était de 45 pour 100, et chez les filles de 32 pour 100 seulement (*loc. cit.*, p. 122, note.)

rité trompeuse ; car si chaque accès est bénin, il peut être suivi tout à coup, sans que rien l'annonce, des symptômes les plus graves.

La mort arrive en effet dans des circonstances très différentes : tantôt elle a lieu par le fait de maladies concomitantes, qui ont plus ou moins de rapport avec le spasme de la glotte, et qui ont pu influer sur les accès pour les diminuer ou les aggraver. Lorsque la terminaison est due à la convulsion elle-même, elle survient, soit avec une grande rapidité, soit avec lenteur. Dans le premier cas un seul accès emporte le malade en quelques instants, et la mort est subite ; ou bien les accès se répètent tout à coup avec une effrayante rapidité, et la mort arrive en quelques heures. Lorsque les accès se succèdent à courts intervalles, l'enfant peut résister à chacun d'eux, mais il s'épuise dans cette lutte si souvent renouvelée, et il succombe à cet épuisement plutôt qu'il n'est emporté par la violence des accès.

Dans tous ces cas, les symptômes qui annoncent l'imminence du danger sont : la longueur et l'intensité des accès avec cyanose de la face et suffocation violente, et aussi la pâleur très grande avec petitesse excessive du pouls. On doit craindre une terminaison promptement funeste lorsqu'à des accès éloignés et peu graves succèdent tout à coup des accès graves et répétés à très courts intervalles, c'est-à-dire toutes les demi-heures, tous les trois quarts d'heure.

Il faut s'attendre à une terminaison fâcheuse, moins rapide peut-être, mais presque aussi certaine, lorsque l'enfant maigrit, dépérit, perd son appétit et ses forces sous l'influence d'accès plus ou moins rapprochés.

Art. VI. — Diagnostic.

Une fois que l'on a été témoin d'un accès de convulsion des muscles respirateurs, il n'est plus permis de le confondre avec aucune autre maladie. Les phénomènes convulsifs, leur siége spécial, leur généralisation dans la majorité des cas, ne peuvent laisser aucun doute. Tout au plus on peut craindre, comme le remarque M. Hérard, de laisser passer inaperçue une maladie mortelle dont les accès très rapides ne laissent aucune trace dans leur intervalle.

Aussi nous nous bornerons à quelques courtes considérations.

Le croup, la coqueluche et l'œdème de la glotte n'ont que des rapports très éloignés avec la convulsion des muscles respirateurs. Le caractère commun à ces quatre maladies est l'accès de suffocation. Mais quelles différences dans la durée de l'accès, dans les bruits produits à l'inspiration et à l'expiration, dans l'ensemble de l'attaque, en un mot, aussi bien que dans l'aspect général du malade !

En outre la continuité des symptômes, le timbre de l'inspiration sonore, l'absence de convulsions laryngées ou générales, la fièvre, la toux, sont autant de moyens de distinguer l'œdème du larynx de la convulsion du même organe.

De même le croup se caractérise par la toux rauque et spéciale, par le sifflement laryngé, par la continuité des symptômes avec exacerbation, par l'expectoration de fausses membranes et par l'existence du mouvement fébrile.

La longueur et la force de l'inspiration sifflante, la toux à secousses convulsives, les vomissements après la quinte, ne permettent pas de confondre la coqueluche avec l'inspiration brève et saccadée et avec l'apnée qui constituent seules l'accès du spasme.

Pour être vrai cependant, il faut reconnaître que les deux dernières maladies touchent par un point à la convulsion simple des voies respiratoires, c'est-à-dire qu'un véritable spasme se joint aux autres symptômes de ces maladies. Mais ce spasme local et symptomatique est un phénomène trop accessoire pour modifier l'opinion qu'on doit avoir sur la nature de ces affections, et trop peu saillant pour entraîner aucune erreur du diagnostic.

La laryngite spasmodique a beaucoup plus de rapport que les maladies précédentes avec la convulsion interne. Il n'y a là qu'un élément de plus, la congestion ou la phlegmasie catarrhale, mais toujours légère, de la muqueuse laryngée. Aussi le plus grand nombre des médecins ont-ils, jusque dans ces dernières années, confondu ces deux affections. Cependant il ne faut pas beaucoup de peine pour reconnaître que dans la laryngite, comme dans le croup, la convulsion est secondaire, accessoire et subordonnée à l'autre élément morbide; et que si le spasme est plus apparent dans la laryngite que dans le croup, cela tient seulement à l'appareil effrayant des symptômes de cette dernière maladie comparé au peu de violence des phénomènes de la premiére.

Aussi nous croyons que le tableau suivant suffira pour faire voir qu'il n'est pas plus permis de confondre en théorie la laryngite spasmodique et le spasme de la glotte, qu'il n'est possible de se méprendre au lit du malade.

Laryngite spasmodique.	*Spasme de la glotte.*
Extrêmement rare au-dessous de l'âge d'un an.	On l'observe presque exclusivement depuis la naissance jusqu'à l'âge d'un an à dix-huit mois.
Précédée de coryza et d'un léger mouvement fébrile.	Pas de coryza ni de mouvement fébrile.
Le premier accès survient la nuit; il n'y en a au maximum que cinq ou six pendant toute la maladie, et en général un ou deux seulement.	Le premier accès survient indifféremment la nuit ou le jour; on en peut observer jusqu'à vingt dans la même journée.
Les accès sont accompagnés et suivis de toux rauque, bruyante, d'enrouement, avec ou sans apnée. La respiration est insonore,	La toux n'existe pas; et l'accès ne consiste que dans une ou plusieurs inspirations sifflantes aiguës. L'inspiration est sonore et entendue à distance.

La durée des accès varie de quelques minutes à plusieurs heures.	La durée des accès est de quelques secondes à une minute.
Dans l'intervalle des accès, la santé peut être bonne; plus souvent, surtout au début, il reste de la toux et de la fièvre.	Dans l'intervalle des accès, surtout au début, la santé est parfaite. Apyrexie constante tant que la maladie est simple.
Lorsqu'il y a plusieurs accès, ils se montrent dans un intervalle de deux ou trois jours, au plus de huit ou dix. La maladie est donc aiguë.	Les accès se répètent à des intervalles très indéterminés; souvent après une semaine ou un mois au début; et plus tard coup sur coup. La maladie est chronique.
Les convulsions sont rares; on n'observe pas de contractures.	Contractures ou convulsions à peu près constantes avant, pendant ou après l'accès.
Maladie presque jamais mortelle.	Maladie souvent mortelle.

Il est peu d'autres maladies suffocantes de l'enfance que l'on puisse confondre avec le spasme de la glotte. Ainsi les accès d'asthme liés à la bronchite et à l'emphysème du poumon (voy. t. I, p. 600) se distinguent trop par leurs symptômes thoraciques et par l'expiration sibilante, pour qu'on puisse commettre une erreur de diagnostic.

Il existe une autre espèce d'asthme aigu très distinct du spasme de la glotte, et qui est dû à la compression de la trachée ou des nerfs pneumogastriques par des tumeurs de diverses natures (ganglions dégénérés et peut-être thymus hypertrophié). Nous avons déjà parlé (t. I, p. 485 et suiv.) de l'espèce d'asthme qui est le résultat probable de la compression, et nous aurons occasion de revenir sur ce sujet à propos de la tuberculisation des ganglions bronchiques. Mais nous pouvons dire dès à présent que la forme des accès de suffocation et leur longueur, que le stertor habituel de la respiration, que la toux bruyante et convulsive, que la persistance de plusieurs symptômes dans l'intervalle des accès, différencient complétement cet asthme par suite de tumeur des accès de suffocation du spasme de la glotte. Cependant il peut arriver, chez les enfants nouveau-nés, que les phénomènes de compression soient accompagnés de symptômes simulant ceux du spasme; on a dans ce cas une maladie complexe, et, quand on est prévenu, on peut rapporter les différents accidents chacun à leur véritable cause (1).

(1) Depuis que ces lignes sont écrites, l'un de nous (M. Barthez) a pu observer sur l'un de ses enfants la réunion des symptômes du spasme et de la compression. Ce fait, bien qu'heureusement terminé par la guérison, justifie d'une manière frappante l'opinion que nous venons d'émettre, et nous a paru assez instructif pour être inséré ici :

Observation. — L'enfant, du sexe masculin, est venu à terme, après un accouchement prompt et assez facile, sauf un temps d'arrêt au passage externe. Au moment de la naissance il avait une coloration générale un peu violette, assez peu intense pour qu'on n'ait pas jugé convenable de laisser saigner le cordon. Le cri était

On doit au docteur Hachmann d'avoir nettement établi les différences qui séparent la cyanose du spasme de la glotte, maladies plus faciles à confondre qu'on ne pourrait le croire au premier abord.

Cyanose.	*Spasme de la glotte.*
Maladie congénitale liée à une vice de conformation du cœur et des gros vaisseaux.	Maladie qui se développe en général avec la première dentition.
Les accès de suffocation ont une longue durée ; ils sont accompagnés de toux et de râle trachéal ou bronchique, et d'une coloration violette de la face.	L'accès est court et ne consiste que dans quelques inspirations sifflantes sans toux.
La maladie présente des *rémissions* seulement ; la dyspnée persiste dans l'intervalle des accès, les lèvres et les extrémités sont habituellement violettes et froides, le pouls est irrégulier.	Les intermissions sont complètes, et dans leur intervalle le petit malade n'offre rien de morbide.
Pendant la vie on constate les symptômes des altérations du cœur et des gros vaisseaux que l'on retrouve à l'autopsie.	Le cœur est à l'état normal.

(Lorent, *loc. cit.*, p. 116, note.)

Nous ne croyons pas nécessaire de faire avec Reid (*loc. cit.*, p. 113 et 114) un exposé détaillé des symptômes différentiels de l'hydro-

fort et prolongé, mais il avait un timbre grave et sonore tout particulier. Au bout de peu d'instants, comme on tenait l'enfant couché sur le dos, sa respiration parut s'embarrasser, sa figure devint violette ; il restait la bouche ouverte presque sans respirer. On enleva quelques mucosités qui obstruaient le pharynx, on releva l'enfant et sa respiration se rétablit.

Somme toute, lorsqu'on l'habilla il était d'une couleur rose foncé, avait le corps gras et ferme ; la figure était en proportion plus volumineuse que le reste du corps et bouffie. L'enfant était d'ailleurs tranquille, dormait bien, criait fort peu et avalait facilement de l'eau sucrée.

Dans la journée je crus m'apercevoir d'un peu de difficulté dans la respiration, qui devenait légèrement bruyante aux deux temps, avec coloration plus foncée de la figure toutes les fois que le décubitus était dorsal.

Les deux nuits suivantes et le jour intermédiaire ne présentèrent que peu de phénomènes différents. L'enfant était tranquille, dormait beaucoup, criait peu, prenait le sein assez facilement, et toutes ses fonctions s'exécutaient bien. Cependant sa figure et ses mains restaient très bouffies, et d'une coloration plus foncée que le tronc et les extrémités inférieures, qui étaient d'un rose clair et naturel. En outre, il survint, à de rares intervalles, une respiration sifflante et aiguë, mais longue et unique, l'expiration restant insonore ou quelquefois un peu bruyante. Ces phénomènes étaient tous plus tranchés lorsque l'enfant était étendu sur le dos.

Au commencement du troisième jour, ces légers symptômes s'accrurent et allèrent en s'aggravant pendant toute cette journée et la suivante. Alors l'enfant ne put plus teter ; dès qu'on le mettait au sein, il se retirait, jetait la tête en arrière, devenant

céphale (méningite tuberculeuse) et du spasme de la glotte, tant les deux maladies se ressemblent peu. C'est tout au plus si dans les cas

violet foncé et ouvrant la bouche très grande; puis il poussait des cris qui étaient immédiatement suivis d'inspirations sifflantes, aiguës, grêles, un peu moins longues qu'elles n'étaient les jours précédents, assez brusquement arrêtées et séparées par une expiration insonore ou légèrement stertoreuse; quelquefois les inspirations sifflantes se succédaient au nombre de deux ou trois sans expirations intermédiaires, et dans deux ou trois des crises les plus fortes l'œil gauche fut porté convulsivement en haut et en dehors Plusieurs fois, comme on insistait maladroitement pour le faire teter, il y eut quelques moments pendant lesquels la respiration était tout à fait suspendue. Alors l'enfant restait la bouche ouverte, la tête portée en arrière; le visage se gonflait et se colorait, puis venaient les cris suivis des inspirations sifflantes. D'autres phénomènes accompagnaient les précédents. Ainsi, soit pendant le sommeil, soit à la fin des crises de suffocation, que la face fût ou non violette, on entendait souvent un stertor sec, ronflant, à l'inspiration et à l'expiration, diminutif de celui qui existe dans les cas de compression de la trachée ou des grosses bronches. Il durait quelques minutes et se représentait fréquemment.

A partir de ce moment, et pendant quelques jours, il fut tout à fait impossible de donner à teter et même de laisser l'enfant couché sur le dos ou sur le côté. On devait le tenir presque assis, et il ne pouvait boire quelque cuillerées d'eau laiteuse que dans cette position : il était placé dans son lit sur un plan incliné presque vertical; mais il dormait fort peu et il fallait presque toujours le tenir dans les bras. Il supportait assez bien le décubitus ventral; c'était seulement dans cette position qu'il souffrait d'être couché horizontalement.

En outre il était impossible d'exercer aucune compression sur le ventre. Il fallut enlever la bande qui maintenait l'ombilic. A la moindre pression exercée sur l'abdomen, l'enfant s'agitait, poussait des cris et était pris d'une crise. Il fallait le changer sans l'incliner et presque sans le mouvoir. Toute cause de contrariété amenait immédiatement des cris suivis de suffocation.

Le quatrième jour de la naissance, je donne une cuillerée à café de sirop d'ipécacuanha, suivie après cinq quarts d'heure de vomissements glaireux assez abondants et d'une selle bien digérée. A la suite il y a un sommeil assez tranquille. Le soir je répète la prise de sirop, qui est suivie des mêmes effets. En outre j'administre 0,10 d'oxyde de zinc dans les vingt-quatre heures, et je fais des frictions sur le devant de la poitrine avec la pommade d'iodure de potassium additionnée d'extrait de belladone; enfin un bain de dix minutes est donné.

Dès le jour même je puis constater une amélioration légère dans tous les symptômes. Outre le sommeil tranquille, qui a lieu à deux reprises, les accès de suffocation sont moins longs et moins violents; dans leur intervalle il y a un hoquet fréquent. La figure est amincie par le bas, mais les paupières, le front et les mains sont toujours infiltrés et bleuâtres. L'auscultation et la percussion du cœur et de la poitrine ne donnent que des symptômes négatifs. Cependant il semble que la percussion indique une légère diminution de sonorité au-dessous de la fourchette sternale (*). Le cou n'est pas gonflé, le corps thyroïde n'est pas volumineux.

Jusqu'au septième jour les symptômes allèrent en diminuant; les crises étaient moins longues, moins fréquentes et moins intenses, et même le sixième et le

(*) Nous n'insistons pas sur ce symptôme, parce qu'il a été douteux, et parce que l'état normal sous ce rapport n'a encore été suffisamment décrit par aucun auteur.

où l'on est mal renseigné sur le début, et lorsque les convulsions deviennent fréquentes, on pourrait confondre le spasme de la glotte

septième jour il n'y en eut pas. La figure et les mains étaient dégonflées et ne conservaient plus que quelques sugillations violettes. Les fonctions s'exécutaient bien. L'enfant buvait au biberon avec assez d'avidité, mais il préférait la cuiller; il ne pouvait pas encore prendre le sein, parce qu'il était indispensable de le tenir constamment dans le décubitus vertical.

Le traitement (sauf le vomitif) avait été continué jusque-là ; mais le septième jour on le suspendit; et la nuit suivante les accidents se montrèrent de nouveau, moins intenses que dans l'origine, mais avec les mêmes caractères. La reprise du traitement (oxyde de zinc, pommade iodée et belladonée, bains) fut suivie d'une amélioration rapide, et le onzième jour les accès avaient de nouveau disparu.

A ce moment l'enfant dort presque constamment d'un sommeil tranquille; sa figure est rosée, naturelle, complétement débouffie. Lorsqu'il est éveillé, il promène ses yeux de côté et d'autre, bâille de temps en temps, ne jette pas un cri et paraît être tout à fait à son aise; il peut rester couché sans souffrir ni témoigner d'impatience. Depuis deux jours déjà il a pu prendre le sein, et il tette avec avidité; mais quelquefois il avale de travers, et alors il a une crise très atténuée et très courte. De temps à autre aussi il a un peu de hoquet, et à longs intervalles une inspiration sifflante et prolongée.

De nouveau on se relâche de la rigueur du traitement, en même temps que l'on diminue l'alimentation par le biberon pour donner le sein presque exclusivement. Un peu de constipation en est la suite; et le douzième jour les accidents se montrent de nouveau et plus intenses qu'à la rechute précédente. La bouffissure de la face reparaît avec coloration rouge terne plus foncée; le décubitus horizontal est de nouveau impossible; la respiration est courte et souvent stertoreuse; le hoquet et les accès d'inspirations sifflantes après les cris se font entendre assez fréquemment.

Une cuillerée à café d'huile d'amandes douces n'ayant pas amené de garde-robes douze heures après son administration, une seconde termina quatre ou cinq selles, après trente-six heures de constipation absolue. Depuis ce moment les accidents diminuent d'intensité et s'éloignent, puis, à des intervalles irréguliers, ils se montrent de nouveau et cèdent dès qu'on fait prendre un peu de sirop d'ipécacuanha. Pendant ce temps l'enfant se développe et se fortifie; son corps est gras et assez ferme; la peau est devenue très blanche, d'une manière égale sur toutes les parties du corps. A partir du vingt-cinquième jour après la naissance, il n'y eut plus de crises. Cependant assez souvent après les cris et au moment où l'enfant commence à teter, l'inspiration est sifflante, le sifflement est tantôt court et répété, tantôt prolongé et unique, mais nullement convulsif. Peu à peu ces symptômes eux-mêmes s'évanouissent, et au moment où nous écrivons ces lignes l'enfant, âgé de quatre mois, n'en présente plus de traces; il a même eu un catarrhe trachéo-bronchique qui a duré une douzaine de jours, qui a déterminé une pâleur anémique et de l'amaigrissement promptement disparus, mais sous l'influence duquel aucun des accidents primitifs ne s'est montré de nouveau.

Remarques. — Les symptômes qui nous frappent dans cette observation sont principalement : la bouffissure et la coloration violette bornées à la face et aux membres supérieurs; l'augmentation ou la disparition de ce dernier phénomène, suivant la position de l'enfant; le stertor à l'inspiration et à l'expiration; la sus-

avec les accidents cérébraux irréguliers qui se rattachent à la tuberculisation des méninges. Il nous suffit de mentionner le fait sans y insister davantage.

Disons enfin, pour terminer, qu'il n'est pas possible de séparer du

pension momentanée de la respiration ; l'inspiration sifflante; le hoquet ; la convulsion des yeux.

Plusieurs de ces symptômes prouvent l'existence d'une cause de compression située à la partie inférieure du cou et supérieure de la poitrine. Nous ajoutons que cette compression peut rendre compte de la plupart des phénomènes suivant l'organe sur lequel elle s'est exercée.

La bouffissure et la coloration violette exactement limitées à la face et aux membres supérieurs sont non-seulement une preuve irréfragable de l'existence d'une compression, mais aussi elles démontrent qu'elle était exercée sur la veine cave supérieure, au-dessus et en dehors du cœur.

La respiration stertoreuse, c'est-à-dire l'espèce de rhonchus grave perçu à l'inspiration et à l'expiration, démontre l'existence d'un obstacle direct opposé au passage de l'air dans la trachée ou dans les grosses bronches. Les cerceaux cartilagineux sont si peu résistants à cet âge, que l'on peut peut-être expliquer aussi par leur compression l'embarras de la respiration, et même sa suspension momentanée.

Ces symptômes peuvent, il est vrai, résulter de la présence des mucosités dans le tube aérien ; mais leur apparition exclusivement après les cris ou pendant le décubitus dorsal, lorsque la figure devenait violette, prouve qu'il faut les rattacher à la même cause que les autres phénomènes On sait d'ailleurs qu'un stertor analogue peut se faire entendre dans les cas où les ganglions bronchiques hypertrophiés compriment le tube aérien. On peut varier d'opinion sur la cause de ce bruit et l'attribuer à la compression exercée plutôt sur les nerfs que sur la trachée et les bronches; mais il est impossible de nier l'existence de la compression.

C'est aussi par la lésion des nerfs que l'on peut expliquer la sonorité du cri et son timbre spécial au moment de la naissance, aussi bien que le sifflement inspiratoire aigu, à peu près pareil à celui du spasme de la glotte, mais moins saccadé et moins convulsif. On peut croire avec les docteurs H. Ley et Hourmann que la compression des nerf récurrents a eu pour résultat la paralysie des muscles dilatateurs de la glotte plutôt que le spasme des muscles constricteurs. Il suffit en effet que les muscles dilatateurs cessent de se contracter pour que le courant de l'air inspiré rapproche les lèvres de la glotte et produise le sifflement.

Est-ce à dire cependant qu'il n'y ait eu là rien de spasmodique? Le hoquet qui prouve le spasme du diaphragme, la convulsion des yeux, l'apnée si commune dans la convulsion interne, et qui indique la contracture des muscles respirateurs, l'influence si évidente des antispasmodiques, sont sans doute des raisons de croire à l'existence de cette dernière affection. Cependant le hoquet est si fréquent en dehors de toute convulsion générale, que son existence n'implique pas celle d'une affection convulsive; la convulsion des yeux, très rare et bornée à un strabisme divergent et momentané, peut bien être expliquée par la congestion céphalique; et enfin l'apnée peut résulter de la même cause que l'inspiration sifflante, et non convulsive. Quoi qu'il en soit, si l'on veut voir dans ces symptômes quelque chose de spasmodique, il peut paraître rationnel d'éliminer toute idée d'affection convulsive générale, et d'admettre un spasme local, c'est-à-

spasme de la glotte cette suspension de la respiration accompagnée d'inspiration suffocante, qui survient quelquefois chez les enfants

dire déterminé par la même lésion organique qui a produit tous les autres symptômes.

En effet, si cette inspiration sifflante avait le même timbre que celle qui caractérise la convulsion du larynx et du diaphragme, elle en différait en ce qu'elle était moins prolongée, et en ce qu'elle n'avait pas ce caractère saccadé qui indique l'éclampsie du diaphragme.

En tout cas, ce sifflement spasmodique ou paralytique était le résultat d'une lésion locale. Cette lésion elle-même, quelle était-elle? L'intégrité des bruits respiratoires et cardiaques ne permet pas de supposer que l'altération siégeait dans le poumon et dans le cœur. D'ailleurs les limites si précises de la bouffissure et de la coloration violette mettent hors de cause l'organe central de la circulation. Nous ne pouvons donc pas croire à la persistance du trou de Botal, ni au mélange du sang artériel et veineux.

Une tumeur siégeant au bas du cou ou à la partie supérieure de la poitrine est la seule lésion à l'existence de laquelle il paraisse permis de penser, et cette tumeur ne peut guère être constituée que par l'hypertrophie du corps thyroïde, des ganglions bronchiques ou du thymus.

Le premier de ces organes n'était pas volumineux; il a suffi d'examiner le cou pour s'en assurer. L'hypertrophie aiguë des ganglions bronchiques rendait compte d'une bonne partie des phénomènes, qui sont en effet ceux que nous avons indiqués comme étant la conséquence de la phthisie bronchique. Mais rien ne prouve ni n'explique le développement anormal de ces ganglions, que nous n'avons jamais trouvés volumineux chez l'enfant nouveau-né. L'apparition immédiate des accidents graves sous l'influence de tout retard de la circulation supérieure, et leur disparition rapide dans les circonstances opposées indiquaient dans le volume de la tumeur un changement très rapide auquel ne se prêtent pas les ganglions lymphatiques. Aussi il est plus rationnel d'expliquer les symptômes par le gonflement d'un organe spongieux, comme le thymus, qui, sous l'influence d'une stase sanguine, peut augmenter ou diminuer rapidement de volume. On comprendra très bien l'effet que nous voulons indiquer ici, si l'on se rappelle le gonflement momentané du corps thyroïde produit par les cris et les efforts chez quelques personnes qui ont cet organe habituellement volumineux.

Presque tous les phénomènes peuvent être ainsi facilement compris. Le thymus trop volumineux, parcouru par des veines de gros calibre, susceptible de s'accroître et de diminuer rapidement, s'appuie sur la veine cave supérieure, sur la trachée et les grosses bronches et touche aux pneumogastriques. D'autre part, le décubitus horizontal et dorsal, les cris, la compression du ventre, la constipation même, ont pour effet de retarder le cours du sang dans la veine cave supérieure, de congestionner tous les organes dont les veines déversent le sang dans ce vaisseau principal. De là l'augmentation momentanée du volume du thymus qui, devenant lui-même un agent de compression de la veine, déterminait les symptômes effrayants que nous avons décrits.

Ainsi se trouvent parfaitement expliquées la nécessité du décubitus vertical, la possibilité du décubitus ventral, l'influence favorable des vomitifs, des purgatifs et des fondants.

Toute position qui permettait au sang de revenir facilement au cœur était celle que devait préférer l'enfant. Les évacuants facilitaient aussi le mouvement de la

colères. Alors la figure devient violette, les membres s'agitent ou se roidissent, quelquefois la scène se termine par une attaque d'éclampsie. Évidemment il existe là une contraction convulsive des muscles du larynx. C'est une forme bénigne, passagère et accidentelle de la maladie; et nous n'avons pas plus de raison de la séparer de la convulsion interne que nous n'en aurions de séparer des convulsions externes l'attaque d'éclampsie qui succède à certains accès de colère.

Art. VII. — Complications.

Nous ne regardons point comme des complications les convulsions des membres, compagnes fréquentes de l'accès : elles font partie constituante de la maladie.

Il n'est que peu d'accidents morbides qui soient la conséquence directe de l'attaque. La somnolence notée dans quelques observations est sans doute causée par la congestion cérébrale que détermine la répétition des accès. Nous avons déjà parlé de l'influence exercée sur la santé générale par l'hématose incomplète.

Pendant le temps que dure la maladie spasmodique, bien des complications qui lui sont étrangères peuvent se développer ; on a vu la rougeole, la pneumonie, l'entéro-colite, l'ophthalmie purulente, naître pendant son cours, et entraîner la terminaison fatale. Ces maladies ne présentent rien qui doive particulièrement attirer ici l'attention ; mais il n'est pas inutile de noter l'influence qu'elles ont sur le spasme.

Une fois nous avons vu les accès diminuer pendant le développement d'une pneumonie généralisée, et se suspendre la veille de la mort, en même temps qu'une laryngite ulcéreuse aiguë naissait à la suite des cris incessants que poussait le petit malade. De même chez un des enfants observés par M. Hérard les accès cessèrent complétement pendant le développement d'une rougeole compliquée de pneumonie.

Cette influence n'est cependant pas constante, et dans d'autres occasions la complication n'a produit aucun effet appréciable sur le spasme, ou même a paru l'aggraver.

circulation, et l'iodure de potassium activait la résolution naturelle de la glande. Les antispasmodiques ont aussi paru avoir une action utile, notamment lors de la première rechute où ils furent presque seuls employés ; et cette action est peut-être une des meilleures preuves que l'on puisse invoquer à l'appui de cette opinion qu'une partie des phénomènes était de nature convulsive.

Quoi qu'il en soit, ce fait nous semble indiquer que la maladie connue sous le nom d'*asthme thymique* n'est peut-être pas aussi chimérique que l'ont dit quelques pathologistes. Il faut seulement ne pas la confondre avec la convulsion interne qui s'en rapproche par quelques symptômes ; l'une appartient aux enfants naissants, l'autre se montre à l'âge où l'on observe toutes les espèces de convulsions.

Art. VIII. — Anatomie pathologique.

Après les détails dans lesquels nous sommes entrés dans l'article historique, nous croyons inutile d'insister sur les lésions matérielles des organes. Nous ne pourrions d'ailleurs que répéter ce qu'a dit sur ce sujet le docteur Hérard, dont les recherches anatomiques ont surabondamment prouvé le peu de fondement des assertions de Kopp et de tous les auteurs qui ont établi leur théorie du spasme de la glotte sur la compression mécanique des nerfs pneumogastriques ou du conduit aérien.

Nous nous contenterons de dire, après le docteur Hérard, que le plus souvent, et dans les cas simples, on ne constate aucune lésion appréciable, ou que si l'on rencontre quelques altérations, elles sont tout à fait secondaires et presque toutes le résultat de la maladie et non pas sa cause.

Parmi ces lésions, une des plus communes est sans doute l'emphysème pulmonaire, que M. Hérard n'a jamais vu manquer ; mais qui ne s'est pas rencontré dans l'une de nos autopsies.

Un autre fait important à noter est la présence d'une grande quantité de sang liquide, et noir dans le cœur, dans les grands vaisseaux et quelquefois aussi dans les poumons. Cette congestion de sang noir manque au contraire dans un certain nombre de cas, et le cœur contient alors quelques caillots, ou bien est presque vide.

Enfin il faut noter une infiltration séreuse plus ou moins abondante sous les méninges, et une congestion sanguine plus considérable qu'on n'a l'habitude de la trouver dans l'encéphale.

Art. IX. — Causes.

L'étude des causes est naturellement divisée en deux parties distinctes : 1° causes prédisposantes ou déterminantes de la maladie ; 2° causes des accès et de leur répétition.

A. Causes de la maladie. — *Age.* — La convulsion interne apparaît à peu près exclusivement dans la première enfance. Toutes nos observations ont trait à des enfants qui n'ont pas dépassé l'âge de deux ans. Le plus jeune, qui est mort âgé de quarante-six jours, avait eu des accès dès les premiers jours de sa vie ; le plus âgé, qui est mort à deux ans, les avait depuis l'âge de sept mois (1). Les sept malades observés par

(1) Age de neuf enfants au début de la maladie :

Quelques jours	1	14 mois	1
5 mois	1	15 mois	1
6 mois	1	18 mois	1
7 mois	3		

M. Hérard avaient plus de deux ans (1), deux d'entre eux même avaient trois et quatre ans, et M. Hérard a bien établi que la maladie s'était développée depuis l'entrée des enfants à l'hôpital. Mais ce sont là des exceptions, et l'on doit reconnaître avec l'immense majorité des pathologistes que la maladie se montre presque exclusivement chez des enfants âgés de trois semaines à dix-huit mois, mais surtout de quatre à dix mois (Reid). Ulrich est le *seul* des auteurs allemands qui ait cité l'observation d'un enfant de trois ans, et encore ce fait est-il sujet à contestation. (Lorent, *loc. cit.*, p. 31, note.) Porter en a publié un exemple incontestable sur un garçon de sept ans; tandis que d'un autre côté Marsh, Reid et nous-mêmes, avons vu la maladie commencer peu après la naissance.

Sexe. — Les garçons sont beaucoup plus que les filles sujets à cette maladie convulsive; tous les pathologistes sont d'accord à cet égard, et nos observations, jointes à celles du docteur Hérard, viennent tout à fait à l'appui de cette opinion (2); ce fait est d'autant plus remarquable que l'éclampsie ne suit pas la même loi. M. Hérard explique cette prédisposition du sexe masculin en faisant remarquer que les garçons sont plus que les filles sujets aux maladies du larynx. Nous ne nions pas absolument cette influence d'une prédisposition toute locale; mais en considérant que la convulsion interne est loin d'être exclusivement une maladie laryngée, nous préférons la rapprocher de la contracture, qui est plus commune chez les garçons que chez les filles. Dans l'enfance, en effet, la convulsion tonique paraît appartenir de préférence au sexe masculin et la clonique au sexe féminin.

Constitution. — Plusieurs de nos malades étaient d'une constitution délicate ; ils étaient petits, peu gras, nerveux, impressionnables, irritables, quelques-uns étaient rachitiques; plusieurs autres étaient robustes, avaient une forte constitution et un caractère doux et tranquille. La grande expérience du docteur Reid lui a démontré que les enfants nerveux, ceux que le moindre bruit réveille, et qui ne sont satisfaits que quand ils sont toujours en mouvement, étaient particulièrement sujets à cette maladie. (Reid, *loc. cit.*, p. 35.)

Hérédité. — Il ne peut s'agir ici de l'hérédité directe de la convulsion interne, la question doit être envisagée d'une manière plus générale, c'est-à-dire qu'il faut déterminer si les enfants atteints de

(1) Peut-être faut-il remarquer qu'à l'hôpital des Enfants les malades ne sont admis que s'ils ont deux ans. Or nous savons par expérience que pour jouir du bénéfice de l'hôpital, les parents trompent sur l'âge de leurs enfants ; en sorte que la majorité des plus jeunes a en réalité de un à deux ans. Il est donc possible que deux seulement des malades de M. Hérard aient dépassé l'âge moyen dans lequel on observe cette maladie.

(2) 12 garçons, 4 filles. Le docteur Lorent, sur 183 cas où le sexe a été noté, compte 125 garçons et 58 filles. (*Loc. cit.*, p. 122, note.)

cette convulsion partielle appartiennent à des familles dans lesquelles sont communes les maladies convulsives de toute espèce.

Les faits contenus dans la science permettent de supposer que la convulsion interne est une maladie héréditaire, et que cette cause prédisposante est une des plus puissantes et des plus communes. Mais il faut reconnaître qu'il est besoin d'observations nouvelles pour prouver le fait d'une manière péremptoire et pour établir son degré de fréquence.

Cependant une circonstance dont la vérité paraît aujourd'hui hors de doute, est l'existence de la convulsion interne chez plusieurs enfants d'une même famille (1). Le grand nombre des auteurs sont d'accord sur ce point, et le fait le plus anciennement connu, celui de Plater, en est la preuve. L'influence héréditaire eût été encore plus souvent constatée, si l'on eût tenu compte de tous les cas où les enfants d'une même famille étaient atteints d'autres maladies convulsives.

Une seconde preuve d'hérédité doit être cherchée dans la constitution, le tempérament et les maladies des parents. Or on a bien dit que quelques enfants étaient nés de mères délicates, phthisiques ou atteintes de maladies de l'utérus. Mais, ainsi que le remarque avec raison M. Hérard, ce sont là de pures hypothèses. Il eût fallu rechercher si les parents ont été sujets aux convulsions, à la chorée, à l'éclampsie; si ces maladies de l'utérus, sur lesquelles on insiste, ont déterminé chez la mère les formes diverses de l'hystérie. Les observations des auteurs sont encore muettes sur ce point; quant aux nôtres, elles sont trop peu nombreuses, et nous avons trop rarement pu avoir des détails suffisants pour que nous puissions donner une conclusion positive (2).

Saisons. — Climats. — Il est assez remarquable de voir que la maladie se développe de préférence dans l'hiver, et plus particulièrement dans le mois de mars. Excepté un enfant qui fut pris de son premier et unique accès au mois de septembre, un autre qui, né en septembre, mourut en octobre, et un troisième dont la maladie dura dix-sept mois, chez tous les autres la convulsion interne débuta et se termina en hi-

(1) Davies et Henrich ont vu quatre et Toogood cinq enfants de la même famille atteints par le spasme de la glotte. Une observation bien plus curieuse a été faite par Powell, qui, sur treize enfants nés des mêmes parents, n'en a vu qu'un seul échapper à la convulsion interne. (Reid, *loc. cit.*, p. 37.)

(2) Cinq fois seulement nous avons pu obtenir des renseignements exacts. Deux fois les frères ou sœurs des malades avaient eu des convulsions; deux autres fois les petits malades étaient fils uniques et premiers-nés; une fois les parents ou grands parents avaient des maladies convulsives (hystérie et épilepsie.)

Il est évident d'ailleurs que cette question ne sera tout à fait résolue que lorsqu'un nombre suffisant d'observations aura établi non-seulement le fait que nous regrettons de ne pouvoir préciser, mais encore la contre-épreuve, c'est-à-dire l'absence de toute maladie convulsive dans un certain nombre de familles dont un des membres est sujet au spasme de la glotte.

ver (1). Les résultats auxquels sont arrivés les auteurs, et en particulier M. Hérard, sont tout à fait conformes aux nôtres, et nous permettent d'expliquer avec lui pourquoi la maladie, si fréquente dans les pays du Nord, semble au contraire rare dans les contrées méridionales. Marshal-Hall, Burgess et Kerr ont spécialement insisté sur l'influence du froid. Voici en quels termes s'exprime Kerr : « Le laryngisme est une maladie de la saison froide, qui survient principalement de janvier à mars, et lorsque le vent vient du nord-est ou du nord-ouest. »

Dentitions. — Le travail de la dentition est certainement une des causes prédisposantes et même déterminantes les plus communes de la convulsion. La plupart des auteurs sont d'accord sur ce fait, qui pouvait être prévu d'après l'âge auquel survient la maladie, et d'après la fréquence des convulsions externes pendant l'évolution dentaire. Cependant il faut distinguer les cas dans lesquels la sortie difficile ou douloureuse d'une ou de plusieurs dents est la cause déterminante de la maladie, de ceux dans lesquels le travail général de la dentition met l'enfant dans un état de susceptibilité nerveuse qui le prédispose au spasme. Or c'est ici que les observations laissent peut-être encore quelque chose à désirer. Il est vrai que la plupart des auteurs, surtout les Anglais, ont insisté sur la coïncidence du spasme et de la sortie difficile des dents, et sur la disparition de la convulsion par l'incision des gencives. Ces faits, qui paraissent prouvés, démontrent que la dentition est une cause occasionnelle et déterminante de la maladie. Il n'en est cependant pas toujours ainsi : le docteur West remarque que le gonflement des gencives et la sortie prochaine des dents sont loin de coïncider toujours avec les accidents spasmodiques. Aussi croit-il que la convulsion est tout autant le résultat du travail d'accroissement général qui se fait à l'époque de la dentition, que la dentition laborieuse. Il rapproche le spasme des catarrhes, des congestions et des autres maladies qui se développent à la même époque, et qui reconnaissent la même cause générale. Nous ne sommes pas éloignés d'adopter cette opinion qui concorde tout à fait avec les idées que nous avons émises sur les diverses périodes du développement physiologique et pathologique. (Voy. t. I, p. 5, 10 et 707.)

Causes antihygiéniques. — Le docteur Reid (2) est de tous les auteurs celui qui a le plus insisté sur l'influence fâcheuse d'une mauvaise aération. Il a puisé ses arguments dans l'énorme disproportion du nombre des cas observés à la ville ou à la campagne; dans la disparition de la maladie par le changement d'air, et dans son retour quand l'enfant est de nouveau placé dans les conditions d'aération défavo-

(1)

Novembre	1	Mars	2
Décembre et janvier	1	Mars et avril	1
De janvier à mars	1		

(2) *Loc. cit.*, p. 85 et 92.

rable d'où on l'avait sorti. Le docteur Lorent fait observer que la nature de l'atmosphère de Londres, qui est habituellement nuageuse et chargée de fumée, peut bien, indépendamment des autres causes antihygiéniques si nombreuses dans cette grande capitale, expliquer pourquoi dans cette ville le spasme de la glotte a été plus souvent observé qu'ailleurs.

Nourriture. — Le docteur Reid attache une si grande importance à l'alimentation, qu'il a intitulé son livre : *Du laryngisme chez les enfants, avec des remarques sur l'allaitement artificiel, envisagé comme une des causes les plus fréquentes de cette maladie et des autres affections convulsives chez les enfants.* Les faits nombreux rapportés par ce médecin, et les citations multipliées qu'il a empruntées aux auteurs, ne peuvent laisser aucun doute sur l'influence défavorable du sevrage prématuré, d'une alimentation peu en rapport avec l'âge de l'enfant, d'un allaitement artificiel, etc. La guérison des malades par la suppression des causes est un des arguments les plus puissants que puisse à bon droit invoquer l'auteur en faveur de l'opinion qu'il cherche à faire prévaloir (1).

Maladies antérieures. — Chez presque tous les malades que nous avons vus, la convulsion interne s'est développée pendant le cours de la bonne santé ou pendant le travail de la dentition. Elle a été presque toujours primitive ou sympathique. Nos observations confirment donc celles du docteur Hérard, qui a nié avec beaucoup de raison que la maladie soit commune chez les scrofuleux, ainsi que l'ont avancé beaucoup de pathologistes allemands et anglais. Lorsque l'on compare l'âge auquel se développe la scrofule et celui auquel apparaît le spasme de la glotte, on ne comprend pas qu'on ait pu avoir l'idée d'établir entre ces deux affections une relation de cause à effet. Cette

(1) Les résultats négatifs de la pratique de l'un de nous (M. Rilliet) confirment entièrement les conclusions du médecin anglais. M. Rilliet peut dire sans exagération qu'à Genève il soigne seul, ou en consultation avec ses confrères, tous ou presque tous les enfants appartenant aux classes moyennes ou supérieures de la société qui sont atteints de maladies graves ou insolites. Eh bien ! depuis qu'il pratique la médecine dans sa ville natale, il n'a pas, chez des enfants placés dans les conditions sus-indiquées, observé un seul cas de spasme de la glotte. Les quelques exemples qui à sa connaissance ont été vus par ses confrères, l'ont été sur des enfants de la classe pauvre. La maladie est du reste fort rare à Genève, ville très avancée sous le rapport de l'hygiène, et où les parents éclairés, dociles aux conseils de l'homme de l'art, préfèrent, dans l'immense majorité des cas, l'allaitement par une bonne nourrice à cette alimentation artificielle, qui n'est que trop souvent suivie de mauvais résultats. Les faits de convulsion interne observés à Paris, viennent tout à fait en confirmation des résultats de la pratique de Genève ; car aucun des sept malades que l'un de nous (M. Barthez) a eu l'occasion de voir n'appartenait à la classe riche. Bien plus, tous, excepté deux, appartenaient à ces familles pauvres aux besoins desquelles subvient la charité publique ou privée.

erreur ne peut dépendre que d'une double confusion. Nous savons en effet que le spasme de la glotte n'a pas toujours été distingué de la laryngite spasmodique, si commune de deux à six ans. Et d'autre part il faut croire, avec M. Hérard, que bien des pathologistes allemands, en parlant sans les décrire de scrofules et d'habitus scrofuleux, ne les ont pas suffisamment distingués du rachitisme, qui coïncide évidemment assez fréquemment avec le spasme de la glotte, témoin le nom de *craniotabes* que lui a donné Elsaesser, parce qu'il avait observé les altérations du rachitisme dans la région occipitale chez des sujets qui succombaient au *tetanus apnoicus infantum*. Un critique s'est moqué avec raison de ce néologisme ; mais le fait de la coïncidence du rachitisme de la convulsion interne n'en reste pas moins bien établi. Nous trouvons dans la réunion des deux maladies sur le même individu une preuve nouvelle de l'influence des causes antihygiéniques, et en particulier d'une alimentation vicieuse qui, comme chacun le sait, est toute puissante pour produire le rachitisme.

Il faut de nouveaux faits pour établir quelles sont les maladies dont la convulsion des muscles respirateurs peut être le symptôme. Cette question doit être envisagée de deux manières : le spasme de la glotte, faisant partie de la famille des convulsions, peut être le symptôme d'une lésion cérébrale ; mais aussi, en raison de son siége, il peut être l'accompagnement d'une maladie des voies respiratoires. Ainsi dans le croup, dans la laryngite spasmodique, dans la coqueluche, on observe une véritable convulsion des muscles respirateurs. D'autre part, dans les altérations matérielles des centres nerveux (tubercules, phlegmasies, épanchemens sanguins) la convulsion peut-elle se localiser dans les muscles respirateurs, comme elle se localise dans ceux des membres ou de la face ? Gœlis l'affirme ; mais M. Marshal-Hall, et après lui M. Hérard, le nient formellement. Nous ne nous rappelons pas non plus avoir vu cette convulsion locale se joindre aux convulsions générales, si fréquentes dans les maladies que nous venons de citer. Cependant notre attention n'ayant pas été suffisamment portée sur ce point particulier, nous croyons que de nouvelles observations sont nécessaires. On pourrait expliquer la rareté de ce symptôme par le peu de fréquence des maladies organiques encéphalo-rachidiennes, à l'époque de la vie où le spasme de la glotte est surtout fréquent.

Le spasme de la glotte peut être secondaire et se développer pendant le cours de diverses maladies qui n'ont pas de rapport avec lui et qui n'en sont pas modifiées. Ainsi l'on cite des faits dans lesquels on voit la convulsion compliquer les fièvres éruptives, le catarrhe bronchique ou intestinal, la pneumonie, l'ophthalmie purulente, la tuberculisation.

B. Causes des accès. — Telles sont les causes prédisposantes ou déterminantes de la maladie ; il nous reste à connaître celles qui influent sur les accès eux-mêmes et sur leur retour. Une fois la maladie produite, les attaques se renouvellent avec la plus grande facilité et souvent sans cause apparente. Ainsi les accidents se montrent au milieu du sommeil le plus paisible, aussi bien que dans le moment où l'enfant est parfaitement tranquille, ou joue dans les bras de sa mère ou de sa nourrice.

Mais d'habitude la cause en apparence la plus légère leur donne naissance. Ainsi le docteur Reid a observé que le bruit le plus insignifiant, par exemple le frottement d'un objet sur une table, pouvait être la cause occasionnelle de l'accès. Le docteur Hérard a avec raison insisté sur l'influence de la déglutition. Il est, dit-il, des enfants chez lesquels l'effet suit si invariablement la cause, que l'on n'ose plus leur donner de boissons. Nos observations confirment celles de ce médecin, et nous devons ajouter que plusieurs fois nous avons vu le spasme se produire chez des enfants qui avaient l'habitude d'avaler de travers. Il semblerait qu'il existe chez eux une sorte de prédisposition à un défaut d'harmonie entre les mouvements musculaires, et qu'il y a dans leur organisation quelque chose d'imparfait qui les empêche de coordonner toujours la série si régulière des contractions des muscles qui servent à la déglutition et à la respiration. (Voy. *Nature de la maladie.*)

Aussi toutes les causes qui peuvent amener une contraction de quelques-uns de ces muscles doivent être rangées parmi celles du spasme de la glotte. Ainsi la colère, le rire, les pleurs, la contrariété, la toux, la frayeur, les émotions morales de toute sorte sont de ce nombre. Souvent nous avons produit tous les phénomènes du spasme en abaissant fortement la langue avec une spatule pour explorer l'arrière-gorge; et plus d'une fois nous avons été effrayés par cette expression de la face et cette apnée, qui sont très évidemment le résultat d'une contraction forcée des muscles respirateurs.

Art. X. — Nature de la maladie. — Physiologie pathologique. — Causes de la mort.

I. *Nature de la maladie.* — Après les détails dans lesquels nous sommes entrés jusqu'ici, il n'est pas nécessaire d'insister sur les preuves de la nature convulsive de la maladie. Il ne peut pas s'agir ici d'une compression exercée sur les nerfs laryngés, sur le pneumo-gastrique lui-même ou sur les conduits de la respiration. Les phénomènes sont de la même nature que les convulsions : ils constituent une convulsion partielle. Cette opinion des médecins anglais, nettement formulée en France par M. Valleix, a été démontrée d'une manière aussi lucide que péremptoire par M. Trousseau. En effet, que l'on mette en regard la convulsion générale et celle qui est bornée à un membre ou à la face; que l'on compare cette convulsion partielle avec celle plus localisée encore qui occupe une portion du visage, et qui s'accompagne en même temps d'une difficulté extrême à la déglutition, d'une respiration inégale, tantôt à peine perceptible, tantôt large et profonde, et l'on commencera à voir que le spasme envahit non-seulement les muscles qui servent aux fonctions de la vie de relation, mais aussi ceux qui font partie de la vie organique. On comprend alors quels phénomènes doit produire la convulsion du pharynx, du larynx et des muscles respirateurs. Ces phénomènes sont en réalité ceux que nous avons décrits dans ce chapitre.

Cette maladie est donc une convulsion partielle, et s'il fallait en donner quelques autres preuves, nous rappellerions avec la plupart des auteurs :

1° Qu'elle se montre à peu près exclusivement à l'époque de la vie où l'éclampsie est commune ;

2° Qu'elle se développe souvent chez des enfants qui ont déjà eu des convulsions, et qu'elle attaque plusieurs membres d'une même famille ;

3° Qu'elle accompagne les convulsions, ou s'en complique presque toujours, en sorte qu'il est exceptionnel de voir l'asthme de Kopp sans contracture ou sans éclampsie ;

4° Que la maladie revêt dans sa marche les mêmes caractères et le même type que la convulsion, c'est-à-dire qu'elle se montre par accès subits, rapides, uniques ou multipliés, séparés par des intervalles de santé parfaite ;

5° Que, comme la convulsion, elle apparaît tout à coup et sans symptômes laryngés antécédents, et enfin que, comme elle, elle peut tuer en quelques instants.

La maladie connue sous le nom d'*asthme thymique* ou de *spasme de la glotte*, est donc une convulsion partielle, ou, si l'on veut, elle fait partie de cette affection qu'on nomme *les convulsions*, et qui est caractérisée par la contraction tonique ou clonique des muscles de la vie de relation ou de la vie organique, ou des deux espèces en même temps (1).

(1) Nous ne comprenons pas la restriction suivante que M. Hérard a voulu mettre à cette idée, qu'il a d'ailleurs si bien mise en lumière : « Je n'ai pas » besoin de dire que tout en cherchant à démontrer l'analogie du spasme de » la glotte et de l'éclampsie, en tant qu'affections convulsives, je n'ai pas la pensée » de les réunir et de n'en faire qu'une seule maladie. Le spasme de la glotte peut » exister indépendamment de l'éclampsie, de même que toute éclampsie n'est pas » nécessairement accompagnée de spasme (p. 73). » Tout démontre, ce nous semble, qu'il s'agit là d'une seule affection localisée sur des organes différents. Faut-il séparer la convulsion des muscles de la face de la convulsion des muscles du pied, parce que l'une peut exister sans l'autre ; et ne sont-elles pas toutes les deux le symptôme d'une même maladie générale : l'éclampsie? Nous sommes tellement persuadés de la vérité de cette opinion, que si nous n'eussions pas cru nécessaire

Tout en admettant que la convulsion est partielle, nous ne voulons pas la comparer à la névralgie, et chercher dans la lésion d'un nerf en particulier la cause des contractions des muscles auxquels il se distribue : sur ce point nous sommes tout à fait de l'avis du docteur Hérard. Les convulsions procèdent du centre à la circonférence. Il suffit pour en être convaincu de se rappeler : 1° que le plus souvent cette convulsion partielle devient générale; 2° que les causes qui prédisposent à la maladie ou la déterminent, frappent presque toutes sur l'économie entière (hérédité, constitution, âge, dentition, saisons, mauvaise hygiène); 3° que beaucoup des causes des accès agissent aussi d'abord sur le centre nerveux (frayeur, contrariété, colère); 4° enfin si quelques causes des accès paraissent agir, comme la déglutition, d'une manière toute locale, on peut sans doute trouver dans ce fait la cause de la localisation du mouvement convulsif, mais non pas la preuve que le centre nerveux n'est pas le point de départ des mouvements spasmodiques.

II. *Physiologie pathologique.* — Maintenant il nous reste à déterminer le siége réel de cette convulsion, son espèce et le mécanisme des phénomènes morbides. La description des symptômes suffit pour démontrer que les muscles convulsés reçoivent pour la plupart les filets du nerf pneumo-gastrique. Ainsi les muscles du larynx sont convulsés, aussi bien que les muscles inspirateurs, et notamment le diaphragme, aussi bien que les muscles expirateurs. Nous ajoutons que le cœur n'est pas toujours étranger à cette convulsion interne, qui se prolonge peut-être jusqu'aux intestins. Les muscles que nous venons d'énumérer ne sont pas constamment tous convulsés; et les phénomènes varient suivant que l'éclampsie se localise sur les uns ou sur les autres; en sorte que les convulsions internes, comme les externes, peuvent être générales ou partielles.

Mais pour se rendre un compte exact des phénomènes, il faut avoir égard, non pas seulement au muscle convulsé, mais encore à l'espèce de la convulsion. Il existe deux formes de la convulsion externe : la tonique et la clonique. Or il nous paraît certain que le spasme interne revêt aussi ces deux formes (1). En effet, les secousses saccadées indiquent la clonicité de la convulsion ; quelques-uns des phénomènes prouvent que la contraction spasmodique a une certaine durée, et n'est pas toujours constituée par la succession si courte et

d'entrer dans quelques détails à propos de cette espèce particulière de convulsions, nous eussions, comme nous l'avons déjà dit, suivi le même plan que M. Valleix, c'est-à-dire que nous eussions donné une histoire de la convulsion en général, dans laquelle nous eussions intercalé, à propos des symptômes seulement, la description des diverses convulsions locales ou partielles. Le docteur Duclos a, dans sa thèse, suivi cette voie, qu'il a parcourue avec un véritable succès.

(1) Le docteur Duclos a reconnu et prouvé l'existence de ces deux espèces de convulsion interne.

si saccadée des secousses éclamptiques; telle est la suspension des mouvements respirateurs. Cette contracture d'ailleurs ne peut pas être aussi prolongée que celle des extrémités : la mort devant être la conséquence immédiate de la suspension des mouvements, ce qui a lieu en effet.

Nous dirions volontiers que la convulsion interne se rapproche plus de la contracture que de l'éclampsie; car elle se complique presque toujours de la première et rarement de la seconde ;

En outre, comme la contracture, et contrairement à l'éclampsie, elle est commune chez les garçons et rare chez les filles ;

Comme la contracture, elle se développe de préférence dans les mois les plus froids de l'année.

Enfin il nous paraît que M. Trousseau a tout à fait eu raison d'admettre un défaut d'harmonie entre les mouvements spasmodiques des divers muscles. En effet, la déglutition, comme l'inspiration et l'expiration, exige une série très régulière de contractions musculaires; et il suffit que cette marche soit intervertie par une cause quelconque, et en l'absence de tout spasme, pour qu'il se produise des phénomènes qui rappellent la convulsion partielle. Que le diaphragme s'abaisse pendant que le pharynx se contracte pour la déglutition des liquides, et ceux-ci pénétreront dans le larynx. De même, que le diaphragme s'abaisse pendant que les muscles constricteurs de la glotte se contractent, ou simplement sans que les muscles dilatateurs maintiennent cette ouverture béante, l'air pénétrera dans la poitrine en petite quantité et en sifflant, ou même pourra ne pas pénétrer. Il n'y a pas besoin de convulsion pour produire cet effet que nous pouvons tous déterminer à volonté.

Il résulte des considérations précédentes que la convulsion interne est un phénomène beaucoup plus complexe qu'on ne le croirait au premier abord, et qui est constitué : 1° par les secousses de l'éclampsie; 2° par la convulsion tonique ou contracture; 3° par le dérangement de la succession habituelle des contractions musculaires.

Est-il bien utile d'analyser sous tous ces points de vue tous les phénomènes dont nous avons parlé, et ne serait-il pas aussi long que fastidieux d'étudier chaque muscle au point de vue de l'effet qu'il produit lorsqu'il est convulsé ou contracturé, ou lorsque ses mouvements ne sont plus en harmonie avec ceux des autres muscles? Cette étude, curieuse au point de vue physiologique, n'est que d'un intérêt secondaire pour la théorie, et nul pour la pratique. Quelques lignes suffiront donc.

L'apnée, ou suspension des mouvements respiratoires, peut dépendre : 1° de la contracture des muscles constricteurs de la glotte qui ferment complétement l'orifice du larynx; 2° de la contracture du diaphragme et des muscles inspirateurs dont l'immobilité suffit pour arrêter toute introduction d'air dans la poitrine (1); 3° peut-être même

(1) M. Duclos localise la convulsion interne presque exclusivement dans le diaphragme; il admet avec doute et réserve la convulsion des muscles de la glotte. Il

la contracture des expirateurs peut-elle produire le même effet; 4° il est possible que l'apnée résulte quelquefois de ces trois causes réunies. Les deux premières nous semblent les plus communes.

L'inspiration sifflante résulte de la fermeture incomplète de la glotte qui, par défaut d'harmonie, se fait en même temps que la contraction des inspirateurs. Il est probable qu'une seule inspiration sifflante suivie d'apnée est due à la contracture, d'abord incomplète puis croissante de ces muscles (1); tandis que la série des inspirations courtes et sifflantes indique la convulsion clonique des mêmes muscles. Dans ce cas le diaphragme peut être seul convulsé (comme le fait remarquer M. Trousseau) ou contracturé; il se peut aussi que ses mouvements très naturels coïncident avec la fermeture incomplète de la glotte par des muscles contracturés ou convulsés (2).

L'expiration sonore et prolongée est sans doute déterminée par la contracture des muscles expirateurs jointe, par un défaut d'harmonie, à la fermeture des muscles de la glotte qui ne peuvent pas s'opposer à la sortie de l'air, mais qui la rendent bruyante. Lorsque l'expiration est inégale et saccadée, la convulsion est clonique dans les muscles expirateurs.

Ces détails, que l'on pourrait étendre beaucoup plus, suffisent pour démontrer que la théorie de chacun des mouvements convulsifs est très compliquée, et que les symptômes du spasme du larynx et du diaphragme ne sont pas aussi simples que les ont compris M. Hérard et M. Duclos.

Notre opinion à cet égard est confirmée par cette autre remarque que, dans certains cas, la convulsion atteint probablement le cœur aussi bien que les voies respiratoires. La convulsion clonique du cœur est en effet le seul moyen d'expliquer le tumulte et l'irrégularité de ses battements. C'est sans doute aussi à sa convulsion tonique ou contracture qu'il faut attribuer la petitesse excessive du pouls, la pâleur, et en un mot la syncope que nous avons vue déterminer la mort dans quelques circonstances.

Enfin il est probable que les deux extrémités du tube digestif participent souvent à la convulsion. L'influence de la déglutition sur la production des accès prouve que les contractions du pharynx ne sont

nous semble que les phénomènes convulsifs se produisent dans un nombre bien plus considérable de muscles.

(1) C'est ainsi que dans la contracture des extrémités on peut suivre l'adduction, d'abord incomplète et lente, puis forcée et stationnaire, du pouce vers la paume de la main.

(2) Il suffit, en effet, d'une inspiration très naturelle et longue, ou de la contraction graduellement établie du diaphragme, coïncidant avec le spasme clonique de la glotte, pour déterminer la série des inspirations sifflantes et saccadées, sans expiration intermédiaire. Le même résultat peut être produit par la convulsion saccadée du diaphragme, unie ou non à la contraction de la glotte. M. Trousseau a très bien établi ce dernier point, mais il a oublié le premier.

pas normales; d'autre part, les évacuations involontaires, signalées par tous les auteurs, semblent indiquer que le sphincter anal, et peut-être les intestins ne sont pas étrangers à la convulsion ou au défaut d'harmonie dans les contractions musculaires.

III. *Causes de la mort.* — Le détails dans lesquels nous venons d'entrer doivent faire présumer que les causes de la mort sont tout aussi variées que le siége et l'espèce des phénomènes convulsifs.

Il semble hors de doute que l'asphyxie détermine souvent la terminaison fatale.

La suffocation, la coloration violette de la face, la suspension du mouvement respiratoire, la quantité de sang noir et liquide que contiennent les poumons et le cœur le démontrent d'une manière péremptoire.

M. Duclos a parfaitement établi que l'asphyxie se produit de trois manières : « 1° Lorsque la convulsion occupe le diaphragme ou les muscles de la glotte et y détermine des mouvements trop multipliés et trop peu étendus pour permettre à la respiration de s'exécuter librement; 2° dès le début des convulsions internes lorsque la convulsion tonique se prolonge au delà d'un certain temps avant que des mouvements apparaissent dans les muscles respiratoires; lorsque la convulsion ayant longtemps duré, et la respiration étant restée difficile pendant ce même temps, les tissus se sont gorgés de sang noir : l'asphyxie continue alors, même quand la convulsion a déjà cessé; c'est un effet qui persiste après la cause. »

D'autres fois la très grande rapidité de la mort, la petitesse extrême du pouls, la pâleur de la face, l'absence d'une suffocation évidente, le peu de sang contenu dans l'organe central de la circulation, indiquent plutôt une syncope.

L'amaigrissement, la perte des forces, le dépérissement général démontrent l'influence que la répétition des accès exerce sur toute l'économie et prouvent que l'enfant succombe à la fatigue que lui causent ces secousses répétées autant qu'à l'altération du sang occasionnée par l'asphyxie lente et par l'hématose incomplète.

Enfin l'assoupissement qui succède à certaines attaques, la congestion sanguine de l'encéphale et la suffusion séreuse des méninges ne sont sans doute pas étrangers à la terminaison funeste.

Art. XI. — Traitement.

Bien que la maladie que nous venons de décrire ait été nouvellement introduite dans les cadres nosologiques, on n'a pas moins employé presque tous les agents de la matière médicale pour en obtenir la guérison. Les médecins ont d'ordinaire prôné tel ou tel médicament d'après l'idée qu'ils se sont faite de la nature de la maladie : ainsi ceux qui n'ont vu dans cette affection qu'un simple spasme de la glotte, ont conseillé surtout les antispasmodiques; ceux au contraire qui placent la cause des accidents dans l'hypertrophie du thymus, ont principalement insisté sur l'emploi des médicaments propres à favoriser l'absorption interstitielle, et la diminution du volume de la glande.

Aujourd'hui qu'il n'est plus permis d'admettre la compression comme la cause exclusive ou principale du spasme, nous pouvons nous abstenir de parler longuement des moyens propres à faire disparaître l'engorgement du thymus, qui le plus souvent n'existe pas ou ne joue aucun rôle. Cependant, il ne faut pas méconnaître que quelquefois le spasme coïncide avec la compression, s'il n'en est pas le résultat direct. Alors, tout en attaquant par les moyens appropriés l'élément spasmodique de la maladie, il ne faut pas cependant tout à fait négliger l'hypertrophie du thymus ou de la thyroïde, qui produit une gêne incontestable de la respiration.

§ I. *Indications.* — Lorsque des antécédents de famille, ou bien le développement antérieur de convulsions peuvent faire soupçonner qu'un enfant sera sujet au spasme de la glotte, il faut s'efforcer de prévenir le mal. Dans une maladie si souvent et si rapidement mortelle, la prophylaxie tient la première place.

Malheureusement on ne prévoit guère les accès futurs que lorsqu'un ou plusieurs accès ont déjà eu lieu; alors la prophylaxie des crises à venir se confond avec le traitement curatif de la maladie, en y joignant les indications fournies par les causes accidentelles de l'attaque.

La *nature convulsive* de la maladie fournit les principales indications thérapeutiques. Le traitement se rapproche donc de celui de l'éclampsie et de la contracture. Aussi n'est-il pas étonnant de voir la plupart des auteurs préconiser les antispasmodiques, les narcotiques et les calmants.

Cette médication, indiquée par la théorie, doit être secondée par d'autres moyens dont l'expérience a fait connaître l'utilité : tels sont les évacuants, quand le spasme coïncide avec un dérangement des voies digestives, les toniques quand l'état général les commande; et les résolutifs, quand la compression paraît exercer quelque influence.

Plusieurs indications doivent être tirées des *causes*, et en première ligne de la dentition laborieuse, et des conditions hygiéniques ou climatériques dans lesquelles l'enfant est placé.

Enfin les causes accidentelles si nombreuses sous l'influence desquelles paraissent les accès, nécessitent une foule de précautions hygiéniques et des soins minutieux auxquels il n'est pas toujours très facile de s'astreindre et qui sont loin d'avoir toujours l'effet favorable que l'on semble être en droit d'en attendre. Le fait est facile à concevoir, puisque les accès naissent souvent sans cause apparente.

§ II. — *Examen des médications.* — 1° *Antispasmodiques.* — Le plus employé de tous ces médicaments est certainement l'oxyde de zinc;

donné à la dose de 0,10 à 0,75 en plusieurs prises dans du sirop ou dans des confitures. On a aussi conseillé l'hydrocyanate de zinc (Pagenstecher) à la dose de 0,02, à 0,05 deux ou trois fois par jour. L'asa fœtida jouit d'une réputation égale à celle du zinc et il a réussi entre les mains de Caspari, Kyll, Hachmann, Ebers, Hirsch ; ce dernier médecin préfère cependant l'eau de laurier-cerise. Le musc a été recommandé par Reid lorsqu'il y a une complication de convulsions. Heer a réussi avec le nitrate d'argent dans trois cas désespérés. (1/12e de grain, trois fois par jour.)

Bien que ces divers remèdes soient rationnellement indiqués par la nature de la maladie, il n'est pas possible d'avoir en eux une confiance exclusive. La fréquence des cas mortels indique que ces moyens échouent trop souvent et qu'il est utile de leur en adjoindre d'autres. C'est en employant cette médecine complexe que nous avons pu réussir dans un cas que nous citerons à la fin de ce travail.

2° A côté des antispasmodiques se placent naturellement les *narcotiques* et toutes les substances qui agissent sur le système nerveux. Ainsi la belladone et la jusquiame ont été employées ; ces médicaments, qui rendent quelquefois de si grands services contre l'état nerveux, peuvent être essayés avec les précautions qu'exige l'âge des enfants. L'extrait de belladone serait essayé à la dose 0,005 et 0,01 à 0,05 ou même plus, graduellement suivant l'âge ; l'extrait de jusquiame à dose quadruple de la précédente.

Nous emploierions avec plus de répugnance les préparations d'opium, dont l'effet n'est pas toujours sans danger chez les très jeunes enfants. Cependant le résultat heureux obtenu par l'un de nous (M. Rilliet), dans un cas de méningite (t. Ier, p. 137), semble indiquer que ces accidents sont moins à redouter qu'on ne le pense communément, puisqu'on a pu les donner avec avantage même dans des cas où les centres nerveux étaient organiquement malades.

3° *Évacuants et révulsifs gastro-intestinaux.* — L'effet favorable de ces médicaments contre les convulsions, et l'utilité d'une diarrhée peu abondante au moment du travail de la dentition, indiquent l'emploi de ces moyens que justifient d'ailleurs les résultats de l'expérience. Aussi, avec beaucoup de praticiens, nous n'hésitons pas à donner dans l'intervalle des crises quelques doses de sirop et de poudre d'ipécacuanha, de manière à déterminer des vomissements, soit plusieurs de suite, soit par intervalles, suivant la fréquence des accès et l'état des voies digestives. Nous donnons aussi des prises de calomel, à dose réfractée, de manière à faire prendre chaque jour 0,05 à 0,20 du médicament.

4° *Bains.* — Les bains sont un des calmants les plus utiles dans la médecine du jeune âge, et nous croyons que, donnés dans l'intervalle des accès, ils exercent une influence très avantageuse. Il est plus difficile de les employer pendant l'accès. Cependant lorsque les crises se répètent coup sur coup et font prévoir une terminaison rapidement funeste, nous ne verrions que de l'avantage à maintenir l'enfant dans un bain pendant une heure de suite, en prenant d'ailleurs toutes les précautions nécessitées par le retour des accès.

5° *Incision des gencives.* — Les observations citées par plusieurs médecins empêchent d'élever aucun doute sur l'utilité réelle de ce moyen. Il ne faut pas cependant pratiquer cette petite opération sans une indication précise. Nous ne voyons pas, en effet, quel bien pourrait résulter de la scarification de gencives qui ne sont ni tuméfiées ni douloureuses, et qu'on ne peut pas accuser d'être la cause immédiate des accès. Les réflexions du docteur West à cet égard nous paraissent pleines de justesse, et nous bornerons l'emploi de ce moyen au cas où le gonflement et la douleur des gencives augmentent l'irritabilité des enfants et semblent être le point de départ de la convulsion.

6° *Émissions sanguines.* — Bien des auteurs les ont conseillées, et l'on a peine à comprendre que quelques-uns aient été jusqu'à faire appliquer des sangsues tous les quatre jours à des enfants en bas âge. Leur but était de diminuer le volume du thymus qui, d'après eux, était la cause de tous les accidents. Il n'est pas nécessaire de dire qu'en aucun cas, cette pratique meurtrière ne saurait être mise en usage. Plusieurs pathologistes, dont les idées sont moins exagérées, conseillent quelques émissions sanguines en se fondant sur la congestion cérébrale qui leur paraît être la cause ou l'accompagnement de certains accès. La coloration violette de la face pendant l'attaque, et l'assoupissement qui la suit quelquefois, justifient cette idée jusqu'à un certain point. En outre, le succès des applications de sangsues dans certaines attaques d'éclampsie en indique aussi l'emploi, plutôt comme moyen perturbateur que comme antiphlogistique. D'autre part il ne faut pas oublier que bon nombre d'enfants sont rachitiques, nerveux et irritables, et que les émissions sanguines augmentent plutôt qu'elles ne combattent l'état nerveux. Enfin la tendance à la syncope, sur laquelle nous avons insisté, est une puissante contre-indication.

Nous concluons de ces remarques que l'application des sangsues est un des points les plus délicats du traitement de la convulsion des muscles respirateurs, et nous en bornons l'emploi aux cas où l'enfant, âgé de plus de six mois, est fort et bien constitué ; où la congestion de la face est considérable et persiste après l'accès, en s'accompagnant de somnolence ; où le pouls est résistant et large ; aux cas enfin où il ne paraît exister aucune tendance à la syncope. Alors nous préférons à tout autre moyen l'application de deux à six sangsues derrière les oreilles. Le docteur West a cité un cas remarquable de guérison chez un enfant de deux ans et demi qui fut traité par l'application de huit sangsues aux tempes et auquel on pratiqua en outre une saignée du bras de 120 grammes.

7° *Toniques et reconstituants.* — Ces moyens nous semblent plus fréquemment indiqués que les précédents par la nature du mal aussi bien que par la constitution des enfants. Aussi nous croyons devoir les conseiller, bien qu'on les ait préconisés d'après l'idée fausse de la nature scrofuleuse de la maladie. C'est dans le but de fortifier la constitution que nous indiquons, après plusieurs pathologistes, l'usage de l'huile de foie de morue et du sirop de proto-iodure de fer, à la dose d'une cuillerée à thé à une cuillerée à bouche chaque jour.

8° *Altérants et résolutifs.* — Dans les cas où le spasme de la glotte coïncide avec une hypertrophie de la glande thyroïde ou du thymus, il peut être utile, comme nous l'avons dit, de faire disparaître par un traitement approprié cette cause, sinon provocatrice, du moins aggravante de la maladie. L'hydriodate de potasse et le sirop de noyer sont les préparations les plus avantageuses et les plus innocentes.

9° *Hygiène.* — C'est surtout au docteur Reid que l'on doit d'avoir mis en lumière l'influence fâcheuse d'une mauvaise hygiène alimentaire, et d'avoir indiqué le mode de vivre le plus convenable pour les jeunes enfants. Il a particulièrement insisté sur les inconvénients d'un sevrage prématuré ou d'un allaitement artificiel. Nous partageons entièrement sa manière de voir et nous sommes entrés ailleurs dans des détails assez étendus sur ce point de l'hygiène infantile pour qu'il nous suffise d'y renvoyer le lecteur (t. I, p. 721 et suiv.).

M. Reid (*loc. cit.*, p. 182) est aussi de tous les auteurs celui qui a le plus insisté sur les avantages du changement d'air. Les faits nombreux qu'il rapporte à la fin de son mémoire sont très encourageants, et nous n'hésiterions pas dans un cas de cette espèce, surtout pour un enfant habitant une grande ville ou un pays froid, à conseiller le séjour de la campagne ou même le changement de climat si le choix était possible.

Il sera utile aussi d'éviter toutes les causes accidentelles des accès, telles que la contrariété, la colère, la frayeur, le bruit, etc. Nous savons que le conseil est aisé à donner et difficile à suivre. Ce sont là de ces questions qui concernent encore plus l'éducation que la médecine. Combien avons-nous vu d'enfants qui sont devenus d'autant plus exigeants et plus colères qu'on cédait plus souvent à leurs volontés et qu'on s'efforçait de leur éviter toutes les causes de contrariété! Tandis que d'autres étaient d'autant plus calmes que leurs parents se rendaient moins les esclaves de leurs caprices. Aussi tout en recommandant d'écarter de l'enfant malade toutes les causes d'émotion ou de chagrin, nous conseillons aussi d'éviter la faiblesse qui résulte d'une tendresse exagérée ou d'une indulgence mal entendue.

Il est très important de donner les boissons avec un soin extrême; d'empêcher l'enfant de boire avec avidité et à grandes gorgées, surtout s'il a l'habitude d'avaler de travers. Autant que possible les boissons seront remplacées par des potages en purées épaisses, parce que les substances solides donnent plus de prise que les liquides au pharynx et désharmonisent moins les contractions musculaires. Nous recommandons de donner les potages sous forme de purée, parce que ceux qui contiennent des substances granuleuses en nature (semoule, pâtes, riz, etc.) sont quelquefois, pour les enfants bien portants, une cause de crise spasmodique ou de suffocation passagère.

10° *Traitement de l'accès.* — Le plus grand nombre des médications précédentes est applicable exclusivement à l'intervalle des accès; c'est à peine si l'on peut penser aux bains ou aux émissions sanguines, lorsque le spasme se répète coup sur coup. Mais on comprend que dans la majorité des cas la brièveté de l'accès s'oppose à tout traitement Aussi peut-on se borner à recommander aux parents de lever l'enfant au moment où il est pris de l'accès, afin qu'il puisse, en portant la tête en arrière, employer toutes ses forces respiratrices. On peut aussi projeter de l'eau froide sur le visage, tremper les pieds dans l'eau chaude, frictionner les membres avec le liniment ammoniacal; ou mieux encore employer l'urtication, la flagellation ou l'électricité. Rien de plus facile quand on est prévenu, que d'avoir sous la main les objets nécessaires.

On a aussi conseillé, comme le moyen le plus efficace de briser le spasme, l'inhalation de l'éther et du chloroforme. Cox et Smage ont, en effet, cité des cas de guérison instantanée par l'inspiration du chloroforme. « L'effet du remède, dit Cox, est vraiment magique, » les muscles sont relâchés, le spasme est rompu de manière que » l'enfant peut instantanément respirer avec une entière liberté. » (Lorent, *loc. cit.*, p. 136.) Nous croyons que dans les cas où les accès se répéteraient très fréquemment et iraient graduellement en augmentant de violence, on devrait essayer l'emploi des agents anesthésiques. *Melius anceps remedium quam nullum.*

Le docteur Reid (*loc. cit.*, p. 136) a discuté la question de l'opportunité de la trachéotomie; il conclut contre l'emploi de cette opération, en faisant observer qu'indépendamment d'une foule de contre-indications ou d'impossibilités qui se présentent tout naturellement à l'esprit, l'objection la plus forte est l'existence d'une maladie nerveuse générale, dont le spasme de la glotte n'est qu'un symptôme. Or, la trachéotomie guérirait-elle l'éclampsie? A en croire le docteur Marshall-Hall, le fait ne serait pas impossible, puisqu'il conseille très sérieusement cette opération comme traitement radical de l'épilepsie; mais nous croyons que cet habile médecin est seul de son avis, et nous préférons nous ranger à l'opinion du docteur Reid.

§ III. *Résumé. A.* — Un enfant prédisposé aux convulsions vient d'avoir un court accès de spasme. Le médecin arrive après l'accès, trouve l'enfant bien portant et revenu à son état normal; mais il remarque qu'il est petit et assez chétif; il doit prescrire:

1° Le changement d'air, s'il est possible;

2° L'usage chaque matin d'une cuillerée à thé d'huile de foie de morue, ou de sirop de proto-iodure de fer;

3° Trois fois par jour l'administration de 0,05 à 0,02 d'oxyde de zinc dans une cuillerée de sirop de gomme.

4° Le médecin insiste sur les soins hygiéniques que nous avons énumérés page 540, et prévient les parents de ce qu'ils doivent faire si l'accès se renouvelle (pages 540-541).

Le même traitement sera applicable, à l'exception du n° 2, si l'enfant est robuste et bien constitué.

B. L'accès est survenu pendant le travail de la dentition; la gencive est grosse, tendue et douloureuse; il faut :

1° Inciser la gencive;

2° Donner les prises d'oxyde de zinc;

3° Baigner l'enfant tous les jours pendant un quart d'heure;

4° Donner le sirop d'ipécacuanha jusqu'à ce qu'il y ait quelques vomissements ou des évacuations;

5° Prescrire la même hygiène que ci-dessus.

C. Malgré ces moyens les accès se représentent; ils sont plus fréquents et plus violents.

1° Augmentez les doses d'oxyde de zinc, et joignez-y l'extrait de belladone, 0,005 à 0,01 ;

2° Donnez le calomel dont vous alternez les prises d'heure en heure avec celles d'oxyde de zinc.

D. Les accès, qui ont été rares et éloignés, se rapprochent tout d'un coup; ils ont lieu toutes les heures; la figure est congestionnée; l'enfant est d'ailleurs fort :

1° Appliquez deux à quatre sangsues derrière les oreilles;

2° Si l'enfant ne peut pas les supporter, donnez un bain;

3° S'il y a tendance à la syncope, appliquez des sinapismes; faites sur les membres des frictions excitantes.

E. Les accès, sans être très fréquents, sont cependant assez fatigants et assez rapprochés pour que l'enfant maigrisse sous leur influence; on doit :

1° Employer toujours, en les variant, les antispasmodiques;

2° Insister surtout sur l'huile de foie de morue ou sur le sirop de proto-iodure de fer;

3° Donner une alimentation aussi substantielle que pourront les tolérer les voies digestives de l'enfant.

OBSERVATION (1). — *Garçon de dix-huit mois.* — *Dentition.* — *Convulsion interne avec contracture.* — *18 à 20 accès par jour.* — *Traitement par les antispasmodiques, les vomitifs et les bains.* — *Guérison après une durée de 8 à 9 semaines.*

T..., garçon âgé de dix-huit mois, sans antécédents héréditaires fâcheux,

(1) Recueillie par M. Barthez.

né chétif et faible, a été mal portant jusqu'à l'âge de six mois. Depuis il est resté petit et médiocrement développé ; sa dentition n'a commencé qu'à l'âge de treize mois.

On me l'amène six semaines après le début de la maladie actuelle, pendant le cours de la bonne santé. Cependant quinze jours avant il était devenu grognon, et paraissait souffrir des dents.

La maladie débuta pendant la nuit. Après deux heures de sommeil tranquille dans son berceau, l'enfant fut subitement réveillé par un accès d'une sorte de suffocation avec sifflement ; il resta complétement réveillé pendant deux à trois minutes, pris le sein et se rendormit. Le même accident se répéta ainsi trois fois dans la nuit et revint les nuit suivantes avec les mêmes caractères. Le troisième jour un accès eut lieu vers les trois heures de l'après-midi pendant que l'enfant, bien éveillé, était tenu dans les bras de sa mère, et sans cause apparente. Dès lors les accès revinrent tous les jours et toutes les nuits, douze à quatorze fois dans le jour, cinq à six fois dans la nuit. Ils se répétaient pour la moindre cause ; une contrariété, une colère, en étaient habituellement suivies. D'autres fois ils paraissaient venir spontanément.

Dans l'intervalle des crises l'enfant était gai, avait son apparence habituelle, jouissait d'un bon appétit, n'avait ni diarrhée, ni vomissement, ni rhume, sauf un léger coryza. Toutefois, au bout de quelque temps, il parut maigrir et pâlir.

Cependant les crises, sans augmenter de nombre, devinrent plus intenses et plus longues ; au vingtième jour il s'y joignit de la contracture de la main gauche seulement.

Lorsqu'on me l'amena, je vis un enfant petit, ayant les membres grêles et les chairs molles, mais bien conformé. Il n'avait que les quatres incisives médianes. Une grosse molaire semblait devoir sortir ; la gencive était à son niveau grosse, rouge, chaude, et lorsqu'on mettait le doigt sur elle, l'enfant le pressait avec plaisir.

Il était d'ailleurs vif et irritable ; dès qu'on ne suivait pas immédiatement ses caprices, il se mettait dans une violente colère, poussait des cris furieux ; déchirait avec ses ongles la figure de sa mère.

L'expression générale de la figure était vivante et gaie dans l'intervalle des moments de colère. L'examen détaillé auquel je me livrai me démontra l'intégrité de tous les organes et de toutes les fonctions.

Pendant que je l'examinais, il fut pris d'un accès subitement et sans que rien le fît prévoir.

L'enfant fit alors une série d'inspirations très courtes, très incomplètes, sifflantes, mais le son en était très faible et aigu ; elles n'étaient séparées par aucune expiration. En même temps le visage pâlit au pourtour des lèvres et du nez ; les joues restant un peu rouges, la tête se renversa en arrière ; les yeux étant légèrement convulsés en haut et très ouverts, la bouche étant béante ; le bras gauche s'étendit avec roideur, le pouce se portant en dedans de la paume de la main, les doigts étant droits au niveau des phalanges et fléchis sur le métacarpe. Cet état dura quelques secondes, puis il se fit des inspirations plus larges et plus longues, suivies d'une série d'expirations courtes et saccadées. Le bras contracturé se relâcha peu à peu, la tête et les yeux prirent leur position ordinaire. L'enfant revint à son état naturel avant qu'il se fût passé une minute entière à partir du commencement de l'accès.

Le traitement employé jusqu'alors avait été purement expectant. Je conseillai :

1° Des prises d'oxyde de zinc données à la dose de 10 à 30 centigrammes par jour;

2° Des frictions au-devant du cou avec la pommade suivante :

Axonge........................ }	aa 16 grammes.
Onguent gris.................... }	
Extrait de belladone................	1 gramme.

3° Tous les deux jours 15 grammes de sirop d'ipéca mêlés de 0,30 de poudre.

4° Deux bains tièdes par semaine.

Je revis l'enfant seulement huit jours plus tard. Pendant cet intervalle les accès n'avaient pas diminué de fréquence, mais ils étaient beaucoup plus courts et moins graves. Ainsi il n'y avait pas de renversement de la tête en arrière, la figure devenait à peine pâle; il n'y avait plus de contracture. L'accès que j'observai alors consistait en une suspension de la respiration coupée par quelques petites saccades inspiratoires presque insonores; le pourtour des lèvres pâlissait à peine; l'enfant relevait un peu la tête. Cet accès durait environ quelques secondes, et le petit malade ne semblait pas même en avoir conscience.

Le traitement avait été scrupuleusement suivi, et chaque prise de sirop avait produit des vomissements glaireux très abondants. A partir du huitième jour du traitement, les accès allèrent en diminuant de fréquence, et vers le 12 mars ils n'existaient plus du tout. La maladie avait duré en tout huit à neuf semaines.

Je revis l'enfant plus d'un mois après la guérison, et j'eus des renseignements sur sa santé pendant plusieurs mois de suite. Il n'avait eu aucun accès semblable aux précédents.

Remarques. — Ce fait confirme plusieurs des détails dans lesquels nous sommes entrés, en même temps qu'il est un des rares exemples de guérison du spasme; c'est à ce double titre que nous l'insérons ici. On ne peut méconnaître une convulsion des muscles respirateurs et une contracture des membres survenue pendant le travail de la dentition chez un enfant délicat, nerveux et irritable; dans ce cas la convulsion nous paraît avoir été clonique; elle occupait le larynx, les muscles inspirateurs et les muscles expirateurs.

L'inspiration sifflante, aiguë, grêle, prouvait le spasme des muscles de la glotte; le spasme clonique du diaphragme explique pourquoi les inspirations étaient si courtes, si brèves, si saccadées et si rapprochées.

On comprend du reste assez bien que la rapidité des mouvements spasmodiques de la glotte et du diaphragme s'opposait à la mise en jeu des muscles inspirateurs, en sorte que l'enfant n'avait réellement pas le temps de faire les mouvements d'expiration.

Heureusement pour lui que ce spasme ne durait pas longtemps; il cessait bientôt dans le larynx et dans le diaphragme, pour être remplacé par des inspirations plus longues. Alors c'était l'expiration qui se faisait par saccades brèves et rapides qui, à leur tour, mettaient obstacle aux mouvements inspiratoires. Or dans ce cas le spasme n'existait plus à la glotte car d'une part l'inspiration était libre, et d'autre part la constriction de la glotte ne peut pas s'opposer à la sortie de l'air inspiré. Le spasme n'existait pas non plus au diaphragme, qui est essentiellement inspirateur. Il ne pouvait donc avoir lieu que dans les muscles expirateurs, et notamment dans ceux de la paroi abdominale, qui sont les antagonistes réels du diaphragme.

L'heureuse terminaison de la maladie, et surtout l'amélioration rapide survenue sous l'influence du traitement, nous a dispensé d'inciser les gencives. Nous regrettons cependant que l'incision n'ait pas été pratiquée lors du premier examen. Toutefois ce fait montre que cette petite opération n'est pas indispensable à la guérison, et que les antispasmodiques unis aux évacuants et aux bains peuvent triompher du mal. Nous sommes au moins autorisés à le penser en voyant la maladie croître pendant six semaines, lorsqu'on n'opposait aucun remède à sa marche envahissante, et décroître peu de jours après la première administration des médicaments.

CHAPITRE IV.

PARALYSIE.

Art. I. — Historique.

L'introduction de cette maladie dans le cadre nosologique est d'une date assez récente. D'après M. West, Underwood serait le premier auteur qui aurait fait mention de cette forme de paralysie, dans laquelle le cerveau n'est pas matériellement malade. Depuis Underwood, M. Shaw, dans son ouvrage sur les difformités de la colonne épinière, a clairement indiqué la variété de paralysie essentielle qui débute instantanément ; suivant lui, la maladie se manifeste à l'époque du sevrage, et souvent elle est la conséquence d'une affection des premières voies. M. Schaw avait reconnu que la paralysie partielle entraîne une difformité consécutive de l'épine. Mais c'est aux docteurs Badham, Heine (de Cannstadt), Kennedy et West que l'on doit les travaux les plus complets.

Au docteur Badham revient le mérite d'avoir publié des observations pleines d'intérêt ; mais ce médecin s'est borné à citer des faits, tandis que le docteur Heine (de Cannstadt) a publié une monographie complète. Il n'y a pas un point de l'histoire de la paralysie, depuis les causes jusqu'au traitement, sur lequel cet habile médecin n'ait porté une investigation attentive. Il a surtout remarquablement bien décrit la seconde période dans laquelle la température de la partie paralysée s'abaisse et l'atrophie du membre commence. D'excellentes et nombreuses observations, des planches représentant l'état des malades avant et après le traitement, et la description de différents appareils orthopédiques complètent cette remarquable monographie. En analysant les faits publiés par le docteur Heine, nous avons pu nous convaincre que la plus grande partie étaient des exemples bien caractérisés de paralysie essentielle ; mais il en est d'autres où l'on peut soupçonner l'existence d'une maladie cérébrale *cum materia*. Cette remarque ne diminue en rien le mérite du travail du médecin de Cannstadt, et surtout l'exactitude de ses conclusions prises dans leur ensemble.

Une année après Heine, le docteur Kennedy, qui ne connaissait pas le travail de son devancier, a publié un premier mémoire fort intéressant ; il a particulièrement insisté sur la forme aiguë de la maladie, à laquelle il donne le nom de temporaire, et sur le diagnostic différentiel. Dans un second mémoire postérieur au premier de plusieurs années, il a sanctionné par de nouveaux faits l'exactitude des résultats auxquels l'avaient conduit ses précédentes recherches. Le docteur West est venu plus tard apporter sa part de matériaux, pour la description de la paralysie ; il a particulièrement insisté sur le mode du début, et a dressé un tableau analytique de vingt cas de paralysie, fort intéressant à consulter. Nous ne devons pas oublier dans cette énumération de mentionner les noms des docteurs Marshall-Hall qui dit quelques mots de la paralysie provenant de la dentition ; Colmer qui s'est occupé de la même maladie ; Cormack de(Belfast)(cité par le docteur West) auquel on doit la description de deux cas de paraplégie, Fliess (de Nausalz) qui a surtout insisté sur l'influence de l'irritation dentaire. Enfin le docteur Richard (de Nancy) a publié dans le *Bulletin de thérapeutique* deux observations fort intéressantes dont l'une nous est commune avec lui, car l'un de nous (M. Rilliet) a eu l'occasion de lui adresser une consultation écrite, au sujet de la jeune malade qui fait le sujet de sa première observation. En France nous sommes les premiers qui, en 1843, ayons attiré l'attention des médecins sur la paralysie essentielle, et appuyé notre description d'un exemple incontestable, puisqu'il avait pour lui la sanction anatomique. Depuis cette époque nous avons pu consulter les principaux travaux que nous venons d'énumérer, et nous avons recueilli nous-mêmes plusieurs observations nouvelles. C'est avec l'ensemble de ces faits que nous avons composée ce travail qui a déjà été publié par l'un de nous (M. Rilliet) dans la *Gazette médicale* 1851 (1).

(1) BIBLIOGRAPHIE.

Underwood, *Traité des maladies des enfants*. — Schaw, *Nature and treatment of the distorsions to which the spine and the bones of the chest are subject*. 1822. — Badham, *The London medical and surgical Journal*, 1835. Dans *Gaz. méd. de*

Art. II. — Définition, etc.

Nous donnons le nom de paralysie essentielle à une maladie caractérisée par la perte absolue ou restreinte du mouvement et quelquefois du sentiment, dans une ou plusieurs des parties du corps, sans que l'examen attentif de l'appareil de l'innervation révèle aucune lésion matérielle des centres nerveux ou de leurs ramifications.

Il ne sera pas question, dans ce chapitre, de la paralysie du nerf facial et de celle des organes des sens, de la mydriase, de l'amaurose, de la surdité nerveuse. Dans la grande majorité des cas, la paralysie du nerf facial est, chez les nouveau-nés, le résultat d'une cause externe; chez les enfants plus âgés, la conséquence de tumeurs glandulaires ou de la carie du rocher. Quant à la paralysie des organes des sens, nous renvoyons aux traités d'oculistique et aux monographies sur la surdité; nous nous occuperons exclusivement ici de la paralysie des membres.

L'existence de la paralysie, correspondant à la définition que nous avons donnée plus haut, est mise hors de doute par l'investigation nécropsique; mais si l'on se contentait, pour l'étudier, des observations où la preuve anatomique a pu être fournie, on serait réduit à une grande disette de faits. La paralysie essentielle est souvent incurable, mais elle n'entraîne jamais la mort par elle-même; il est donc bien rare de pouvoir rechercher ses causes organiques; d'ailleurs l'examen du système encéphalo-rachidien pratiqué à une époque très éloignée du début de la maladie, fournirait peut-être des renseignements erronés. Il serait possible, en effet, que la moelle épinière, les nerfs, et peut-être le cerveau lui-même participassent à l'état d'atrophie qui constitue la seconde période, et l'on aurait alors sous les yeux le résultat et non la cause de la maladie. Il faut donc des cas où la maladie soit récente; nous le répétons, les faits de cette espèce sont extrêmement rares, nous n'en connaissons que trois, dont deux ont été recueillis

Paris, 1835, p. 325; et dans l'ouvrage de Heine, p. 40. — Heine, *Beobachtungen über Lähmungszustände der unteren Extremitäten und deren Behandlung*. Stuttgart, 1840. — Kennedy, *Dublin medical Press*, 29 septembre 1841. — Rilliet et Barthez, *Traité clinique et pratique des maladies des enfants*, t. II, p. 335. — Kennedy, *Dublin quaterly journal of medicine*, février 1850. Traduit dans les *Archives de médecine* de juillet 1850. — West, *On some forms of paralysis incident to infancy and childhood. The London medical Gazette*, 1845, et dans son *Traité des maladies des enfants*, p. 135, 1848. — Richard (de Nancy), *Bulletin de thérapeutique*, février 1849, p. 120. — Fliess, *Ueber die durch Zahnreiz hervorgerufenen Muskel- und Gefühlslähmungen bei Kindern* (*Journal für Kinderkrankheiten*, juillet et août 1849, p. 39). — Rilliet, *Gaz. méd.*, 1851. De nouveaux faits, recueillis depuis la publication de ce mémoire, ont confirmé de point en point toutes les conclusions de notre premier travail.

par nous. Dans l'un de ces cas, il s'agissait d'une paralysie essentielle du bras ; dans l'autre, d'une paraplégie ; l'examen le plus attentif du cerveau, de la moelle et des nerfs ne nous révéla aucune lésion appréciable à nos sens dans l'état actuel de la science (voy. 1er édit., t. II, p. 336). Une troisième observation appartient au docteur Fliess : la paralysie occupait le bras, et ce médecin constata une simple congestion des méninges de la moelle au niveau du plexus brachial. La pulpe médullaire elle-même, le cerveau et les nerfs étaient parfaitement sains.

La preuve anatomique étant exceptionnelle, nous sommes, dans bien des cas, obligés d'admettre l'existence de la paralysie essentielle par exclusion. Pour une certaine catégorie de faits, la détermination de l'espèce n'est pas difficile ; dans cette classe rentrent tous les cas de paralysie primitive partielle, instantanée, permanente ou temporaire ; ces mots s'expliquent d'eux-mêmes. Mais le diagnostic devient plus délicat, quand il s'agit de paralysie secondaire, et surtout quand la perte du mouvement a été précédée, ce qui arrive très fréquemment, d'une ou de plusieurs attaques d'éclampsie. Dans ce cas, il faut faire la critique des observations, se diriger d'après la cause de la maladie, la marche et la nature des symptômes cérébraux précurseurs ou concomitants, et aussi d'après la marche de la paralysie elle-même. Ainsi, lorsqu'on ne peut logiquement admettre ni une méningite, ni une hémorrhagie méningée, ni une affection tuberculeuse du cerveau, ni enfin un mot aucune lésion organique du système encéphalo-rachidien, il est permis de conclure que la paralysie est essentielle. Ce sont les principes que nous avons suivis dans le dépouillement des nombreuses observations que nous avons analysées. S'il s'est glissé quelques erreurs dans notre appréciation, elles ne sont pas nombreuses et ne diminuent en rien l'exactitude de la description qui va suivre.

Art. III. — Symptômes précurseurs. — Mode de début. — Siége.

La maladie débute de différentes manières :

Tantôt la paralysie est instantanée ; dès le début, elle atteint son apogée ; rien n'a pu la faire prévoir, et souvent rien ne peut l'expliquer.

Tantôt elle est précédée d'accidents cérébraux convulsifs ou non convulsifs, ou d'un dérangement de la santé générale, en particulier des symptômes d'une dentition difficile ; mais, comme dans le cas précédent, la perte du mouvement est soudaine, et d'emblée elle atteint son maximum.

Tantôt enfin la maladie apparaît graduellement, lentement, à la manière des maladies chroniques, non instantanément, à la façon des affections aiguës ; ce mode de début est très rare.

Quand la paralysie est instantanée et primitive, elle est d'ordinaire partielle et atteint plus souvent le bras que l'une des extrémités inférieures, mais elle n'est presque jamais sous formes paraplégique ou hémiplégique. Un enfant se couche bien portant, et le lendemain on le trouve paralysé d'un bras; un autre reste longtemps assis sur un banc de pierre, et l'une des extrémités inférieures perd ses mouvements; un troisième passe la nuit en voiture, et le lendemain on s'aperçoit que la jambe n'exécute plus aucun mouvement, sans que l'on observe aucun autre dérangement dans la santé générale; la maladie est tout à fait locale et externe, et les grands viscères de l'économie ne sont nullement affectés. Le docteur Kennedy a donné à cette forme le nom de temporaire; nous verrons plus tard ce qu'il faut penser de l'exactitude de cette dénomination. Quand la paralysie est instantanée, mais précédée de symptômes non cérébraux ou cérébraux légers, elle est tantôt partielle, tantôt hémiplégique tantôt paraplégique. Quand elle est précédée de convulsions, elle est le plus souvent paraplégique; cependant elle peut aussi être hémiplégique. Quand le début est lent, la paralysie peut être hémiplégique, paraplégique ou partielle.

Symptômes précurseurs.— Quand le début est marqué par des symptômes cérébraux non convulsifs, c'est de la somnolence, du strabisme, de la dilatation de la pupille, de la pesanteur de tête, de la céphalalgie, que l'on observe le plus ordinairement. Ces symptômes précèdent d'un ou deux jours seulement la paralysie, et disparaissent rapidement.

Quand ce sont les convulsions qui sont le point de départ de la paralysie, elles se montrent, dans la grande majorité des cas, pendant le travail de la dentition et sous forme éclamptique, précédées ou non des symptômes de la dentition laborieuse. Le plus souvent les attaques sont violentes et répétées, mais elles ne s'accompagnent pas de signes qui indiquent une affection cérébrale. L'éclampsie guérie, la maladie est terminée, mais on s'aperçoit bientôt qu'une paralysie a été la conséquence de la convulsion.

On doit rapprocher du début par les convulsions le début par la contracture; M. Kennedy (1) en a rapporté un exemple remarquable.

Observation I. — Un enfant de trois ans et demi, parfaitement bien conformé, commença à boiter au mois de mars 1847. Ce fut d'abord peu de chose; on s'en aperçut un matin; dans la journée il boita davantage, et avant la fin du jour, le membre inférieur gauche était devenu si douloureux, que l'enfant, couché sur un sopha, poussait des plaintes continuelles; le membre inférieur était fortement fléchi sur le tronc, et tout contact déterminait une douleur vive dont le siége principal était le genou. L'enfant avait un peu de fièvre; la peau était un peu chaude, la langue chargée; il y avait de la constipation. Je lui prescrivis un bain chaud et un purgatif léger. A peine le petit malade eut-il été plongé dans le bain, qu'il s'endormit profondément; le sommeil dura toute

(1) *Archives*, juillet 1850, p. 313.

la nuit, de sorte que l'on remit l'administration du purgatif au lendemain matin, époque à laquelle les douleurs se montrèrent de nouveau. Un nouveau bain produisit du calme et du repos pendant la nuit, mais moins complet que le jour précédent.

» Le lendemain matin (troisième jour de la maladie) toute douleur paraissait avoir disparu. En revanche, le membre était paralysé ; l'enfant se laissait déplacer et mouvoir dans tous les sens sans se plaindre.

» Pendant deux jours, le petit malade resta étendu sur un sopha, sans qu'on remarquât le moindre mouvement dans le membre inférieur, mais le troisième jour, on parvint, en lui promettant des joujoux, à l'engager à mettre le pied à terre ; il réussit ; il marcha en boitant pendant un jour ou deux, et les accidents disparurent. Pendant toute leur durée, la langue était demeurée chargée, mais aussitôt les douleurs vives disparues, il y avait eu un peu d'appétit. »

La paralysie succède quelquefois à la chorée. Les docteurs Kennedy et Sée en ont cité des exemples.

Les symptômes non cérébraux qui précèdent la paralysie sont le plus souvent liés au travail de la dentition ; ce sont des cris, de l'excitation, de la fièvre, de la soif, une constipation opiniâtre, de la salivation.

D'autres fois, la perte des mouvements succède à une fièvre exanthématique, gastrique, rémittente ou typhoïde. Dans ces cas, c'est seulement dans la convalescence, au moment où l'on sort l'enfant de son lit que l'on s'aperçoit de la perte des mouvements.

Quand le début est lent et insensible, l'affection peut être congénitale, mais les parents ne s'en aperçoivent qu'à l'époque où l'enfant doit exécuter ses premiers pas.

Art. IV. — Symptômes et marche.

Quel qu'ait été le mode de début, la maladie une fois confirmée peut présenter deux périodes : l'une aiguë, l'autre chronique ; on peut appeler aussi l'une la *période de paralysie*, l'autre la *période d'atrophie*. La maladie, dans quelques cas heureux, ne dépasse pas la première période.

Au moment où le médecin est appelé pour examiner un enfant atteint de paralysie essentielle, il constate une série de symptômes qui varient suivant la partie qui a été atteinte. Dans la grande majorité des cas, quelle que soit la marche que la maladie doive suivre ultérieurement, au début ou à une époque rapprochée du début, la paralysie est complète ou à peu près complète. Les symptômes locaux varient suivant la partie qui est affectée.

Si c'est le bras qui est atteint, on le voit pendant le long du corps ; si on le soulève, il retombe de son propre poids ; « il en résulte un aspect particulier que rien ne peut rendre, mais qu'on n'oublie jamais une fois qu'on l'a vu, dit M. Kennedy. » L'immobilité de l'extrémité supérieure est quelquefois absolue, le membre ne répond à aucune excitation; d'autres fois la paralysie ne porte que sur les muscles qui font mouvoir le bras et l'avant-bras; le petit malade peut exécuter quelques mouvements avec les doigts, mais ils ne sont jamais si complets, si énergiques que dans le membre sain. Dans d'autres cas, au contraire, les doigts sont fléchis sur le pouce (Richard, de Nancy). Quand on offre à l'enfant des jouets ou des objets qui piquent sa curiosité, il les saisit rapidement avec l'extrémité saine, tandis que le bras malade reste complétement immobile, ou bien pour obéir à l'ordre qu'on lui donne de bouger le bras droit ou gauche, il saisit le bras malade avec la main saine et le porte sur l'objet qu'on lui présente ou qu'on lui dit de toucher.

Si une seule des extrémités inférieures est atteinte, tantôt la paralysie porte sur tout le membre, tantôt seulement sur la jambe ou sur le pied. Si l'enfant ne marche pas encore, il agite dans son berceau sa jambe saine, tandis que s'il commençait à se traîner autour de la chambre, il reste immobile; s'il marche, il se sert de la bonne jambe pour sauter à cloche-pied (Kennedy). Mais avant que cette habitude ait été prise, l'enfant ne peut se tenir debout sur sa bonne jambe; dès qu'il détache le pied du sol, l'extrémité malade fléchit et la chute est imminente, s'il n'est pas soutenu. Si la paralysie est incomplète, le petit malade traîne la jambe comme les adultes hémiplégiques. Quand on saisit avec la main la jambe et la cuisse, on lui fait exécuter tous es mouvements naturels au jeu de l'articulation sans résistance et sans douleur.

Quand on abandonne le membre à lui-même, il retombe; aucun mouvement volontaire ne peut lui être imprimé; si l'enfant est assis sur un siége élevé, la jambe pend dans un état de demi-flexion: il lui est impossible de la tendre et de la mettre en ligne droite avec la cuisse; le plus petit mouvement même dans le sens de l'extension lui est réfusé, malgré ses efforts pour le produire (Richard, de Nancy). Dans le cas où les deux membres inférieurs sont atteints, l'enfant reste immobile dans son lit; il ne peut ni se soutenir, ni faire un pas, à moins que la paralysie ne soit incomplète.

L'examen attentif des membres paralysés ne fait, dans la grande majorité des cas, reconnaître d'autres symptômes que ceux mentionnés plus haut. Les extrémités malades (sauf dans les cas où la paralysie a été précédée de contracture aiguë) ne sont le siége d'aucune douleur; la peau a sa température et le plus souvent sa couleur normales, M. Richard (de Nancy) a cependant noté sur un enfant de quatre mois, atteint d'une paralysie du bras, une contracture des doigts avec léger degré d'engorgement, accompagné d'une nuance ardoisée de la peau de l'avant-bras. La sensibilité est presque toujours conservée.

La paralysie est toute la maladie; les symptômes concomitants sont nuls ou insignifiants si le début a été instantané,

Si la perte du mouvement a succédé à des symptômes nerveux, convulsions, contractures, etc., ces symptômes ont disparu une fois que la maladie est établie, ou bien il reste encore de la dilatation de la pupille (Badham) ou de la contracture des doigts (Richard). Si la dentition laborieuse ou le dérangement des voies digestives sont la cause de la paralysie, on voit les symptômes propres à ces maladies, en particulier la constipation, persister pendant quelques jours (Kennedy et West). Il est bien important de noter que les viscères ne participent en rien à la maladie ; on n'observe ni rétention ni incontinence d'urine.

Marche.—La paralysie essentielle est loin de suivre toujours la même marche ; deux cas peuvent se présenter : ou bien elle disparaît complétement et rapidement, ou bien elle persiste avec ou sans amélioration. Quand la paralysie disparaît rapidement et complétement, on n'observe pas d'autres symptômes que ceux que nous avons décrits et qui constituent la *période de paralysie*. Mais quand elle dure pendant quelques semaines ou pendant quelques mois, alors même que le retour des mouvements commence à s'effectuer, il survient une seconde série de symptômes (*période d'atrophie*) qui a été surtout fort bien décrite par Heine. Ces symptômes sont : l'abaissement de la température, l'atrophie musculaire, le raccourcissement ou plutôt l'arrêt de la croissance des extrémités, des déformations de la colonne vertébrale et des membres.

La température des parties paralysées baisse peu après le début, et à mesure qu'on s'en éloigne, à mesure aussi le refroidissement devient plus considérable. Heine cite un cas où dans le jarret le thermomètre Réaumur ne marquait plus que quatorze degrés. Ce refroidissement a été noté dans les cas de paralysie d'une des extrémités inférieures et dans la paraplégie, mais nous ne le trouvons pas mentionné dans la plupart des observations de paralysie du membre supérieur publiées par les auteurs et dans celles que nous avons recueillies nous-mêmes. A mesure que le refroidissement fait des progrès, à mesure aussi on voit la peau changer de couleur : la teinte d'abord ardoisée devient ensuite d'un violet de plus en plus foncé. Comme pour le refroidissement, le changement dans la coloration ne s'observe qu'aux extrémités inférieures.

De nouvelles observations sur l'état de la circulation dans les membres refroidis et atrophiés sont nécessaires, mais il est évident que le calibre des vaisseaux participe à l'atrophie générale. Le docteur Heine a noté, dans un cas de paralysie du bras qui durait depuis trois ans, que l'on pouvait à peine sentir les battements du pouls radial ; nous avons fait la même remarque dans un cas pareil : les battements de l'artère brachiale avaient très peu d'amplitude. Nous avons aussi constaté sur une jeune fille dont la paralysie instantanée de toute l'extrémité inférieure droite datait de trois ans et demi, que les battements de l'artère fémorale étaient faibles et frémissants, tandis que du côté sain ils avaient l'amplitude et l'énergie normales. Sur un autre enfant atteint d'une paralysie de la jambe survenue insensiblement, nous avons noté que les battements de l'artère pédieuse étaient très peu appréciables, tandis que ceux du côté opposé étaient énergiques.

L'atrophie des membres porte sur tous leurs éléments constituants, y compris les os. C'est ce que la mensuration prouve d'une manière évidente; le diamètre et la longueur sont également diminués. L'atrophie est bien plus considérable dans l'enfance que dans l'âge adulte, parce qu'à la diminution du volume de la partie frappée de paralysie se joint l'arrêt de la croissance que le développement normal et progressif du côté opposé rend plus apparent encore. Voici un exemple remarquable du degré auquel l'atrophie peut parvenir; nous citons avec d'autant plus de confiance que nous avons été témoins du fait :

Observation II. — Sur une jeune fille, atteinte de paralysie instantanée de l'extrémité inférieure droite et pour laquelle nous avons été consulté à Genève, M. Richard (de Nancy), médecin ordinaire de l'enfant, a constaté, quatre ans après le début, à quel degré l'arrêt de développement avait rendu les membres inégaux. Voici les détails de cette mensuration :

	Membre droit.	Membre gauche.
1° Du grand trochanter à la malléole externe	49 cent.	54 cent. 5 mill.
2° De la rotule à la malléole	29	32
3° Longueur du pied, du talon au gros orteil	14 cent. 3 mill.	18

J'ajouterai que cinq mois auparavant, j'ai constaté moi-même, outre le raccourcissement, une notable diminution dans l'épaisseur du membre. A trois travers de doigt au-dessus de la rotule, 20 centimètres à gauche, 16 à droite. Au milieu de la cuisse, 29 centimètres à gauche et 22 à droite. La taille de l'enfant mesurait 116 centimètres.

La paralysie entraîne, soit dans les membres eux-mêmes, soit dans la colonne vertébrale des déformations qui, déjà signalées par Schaw, ont été spécialement étudiées par le docteur Heine. Quand c'est le bras qui est atteint, il résulte de la paralysie et de l'atrophie du deltoïde une déformation indiquée par les docteurs Heine, West et Richard. « Deux fois, dit le docteur West, j'ai vu le bras complétement disloqué; l'humérus pendait en dehors de la cavité glénoïde, et en mesurant depuis l'acromion jusqu'à l'extrémité des doigts, j'ai vu le membre allongé de trois quarts de pouce. » M. Richard, qui a observé un fait analogue, explique l'allongement apparent par le relâchement de l'articulation de l'épaule déjà signalé par Heine. « Le poids du membre, dit-il, a allongé le deltoïde et le ligament capsulaire. On trouve au-dessous de la saillie acromiale un espace libre; la tête humérale n'est plus au niveau de la cavité glénoïdale; cette tête est amoindrie et se tourne un peu en arrière, vers la fosse sous-épineuse. Le bras tout entier semble avoir subi un mouvement de rotation sur son axe perpendiculaire; mesurés au compas, le bras et l'avant-bras sont plus petits que du côté opposé. »

Nous avons nous-même observé un fait offrant beaucoup d'analogie avec le précédent, et comme c'était le premier de cette espèce qui se présentait à notre examen, nous fûmes tenté d'abord de croire à l'existence d'une luxation de l'épaule.

OBSERVATION III. — Un enfant de deux ans était atteint depuis l'âge d'un an d'une paralysie essentielle du bras gauche. Au début, la paralysie avait été complète et de toute l'extrémité : quatre mois plus tard la motilité s'était peu à peu améliorée ; au bout d'un an l'enfant pouvait facilement porter la main à son visage, prendre et retenir les objets qu'on lui présentait. Mais les mouvements étaient encore limités, et il ne se servait jamais spontanément de l'extrémité malade. Le membre était atrophié, les muscles étaient flasques, sans ressorts ; la température n'était pas abaissée. En examinant avec soin l'épaule, nous fûmes frappés de la saillie que faisait l'acromion ; au-dessous il y avait une dépression en coup de hache, comme dans la luxation en bas et en avant ; la partie postérieure de l'épaule était aplatie. Cette dépression différait de celle de la luxation, parce que celle-ci est beaucoup plus prononcée, ainsi que la saillie acromiale ; en outre, la ligne qui s'étend de l'acromion est verticale dans la luxation, tandis que chez notre malade elle était oblique de haut en bas, de dedans en dehors, à peu près comme à l'état normal. En appuyant d'une main de haut en bas sur l'acromion, et de l'autre en remontant le coude, la dépression anormale disparaissant ainsi que la saillie, l'épaule recouvrait sa rotondité, et ne différait plus de l'autre que par un volume moindre dû à l'atrophie musculaire. Les mouvements passifs de l'épaule étaient conservés dans toute leur intégrité, sans roideur, sans obstacle, sans douleur, ce qui n'a jamais lieu dans une luxation.

Deux ans plus tard, l'atrophie persistait, mais le relâchement articulaire était moins marqué ; le cercle des mouvements s'était étendu ; car l'enfant pouvait en levant son bras le faire arriver sur sa tête, tandis qu'autrefois il avait peine à atteindre son nez.

La déformation des extrémités inférieures indiquée par le docteur Heine consiste dans la flexion de la cuisse sur le bassin, et de la jambe sur la cuisse, dans l'incurvation du membre dans des pieds-bots de différentes formes; ces déformations sont la conséquence, les unes de la rétraction musculaire dans les muscles antagonistes de ceux qui ont été paralysés, les autres des efforts pour marcher que l'enfant fait prématurément. La colonne vertébrale participe elle-même à la déformation, et on observe une scoliose bien prononcée.

Les déformations sont d'autant plus considérables que la maladie dure depuis plus longtemps. Nous choisissons au hasard dans les observations de Heine un exemple dans lequel plusieurs de ces difformités sont réunies.

OBSERVATION IV. — Un enfant âgé de neuf mois est atteint d'une paraplégie, à la suite de trois crises d'éclampsie survenues dans l'intervalle d'une demi-heure, sans autres symptômes cérébraux. A l'âge de cinq ans, lorsqu'il fut conduit dans l'établissement du docteur Heine, il était dans l'état suivant : « La colonne vertébrale, dans sa partie inférieure dorsale, et supérieure lombaire, dévie à gauche ; la pression sur les vertèbres n'est pas douloureuse ; les extrémités inférieures sont atrophiées, surtout du genou au pied, elles sont dirigées en dehors, elles sont froides, ne peuvent être réchauffées et ne transpirent jamais ; leur teinte est violette. On observe une forte contraction dans les articulations de la hanche et du jarret et deux pieds bots, les tendons sont raccourcis et très tendus, résistant à tout essai pour les allonger ; les muscles du bassin sont imparfaitement développés et sans force ; la saillie des trochanters est à peine marquée ; les rotules sont très petites, les os longs très amincis. La paralysie n'est pas absolue ; le malade peut encore un peu plier les articulations de la hanche et du genou, et les redresser autant que les contractures le permettent ; il peut aussi faire les mouvements d'adduction et d'abduction et fléchir légèrement les orteils; les pieds ne sont pas capables du moindre mouvement volontaire ; l'enfant ne peut pas se tenir debout et marcher même avec des béquilles. Quand on le soutient au-dessous des épaules, il peut avancer l'extrémité inférieure gauche. »

Quoique la paralysie musculaire soit portée à un haut degré et ait entraîné toutes les conséquences que nous venons d'énumérer, la sensibilité persiste intacte. Le docteur Heine fait observer que les malades, même à une époque très éloignée du début, jouissent d'une santé générale satisfaisante, que les fonctions digestives et urinaires sont normales, et que l'intelligence et les organes des sens ne présentent aucun dérangement appréciable.

Art. V. — Durée.

La paralysie peut être tout à fait temporaire. Nous nous rappelons avoir vu un enfant qui, à la suite d'une attaque d'éclampsie, eut une paralysie du bras qui ne dura pas au delà de douze heures. Badham, Kennedy et West ont cité des observations de paralysie qui ont duré de sept à huit jours, et d'autres dans lesquelles la guérison avait été complète après six semaines, deux et trois mois, six et sept mois et même dix et onze mois. Lorsque la paralysie est permanente, ou bien elle reste incurable après avoir produit toutes les fâcheuses conséquences que nous avons énumérées, ou bien elle diminue et on voit apparaître soit spontanément, soit plus souvent encore sous l'influence du traitement, une amélioration bien marquée. Dans les cas de cette espèce, incurable ou améliorée, la paralysie dure pendant plusieurs années. Le docteur Heine a noté dans la plupart de ses observations que la paralysie diminuait plus ou moins, tandis que l'atrophie allait en augmentant, et ce n'était que beaucoup plus tard que l'atrophie elle-même s'arrêtait et que le développement reprenait une nouvelle activité. Cette remarque a été faite aussi par le docteur Richard et par nous.

Art. VI. — Pronostic.

La paralysie essentielle est une maladie qui ne compromet jamais la vie, mais comme elle peut guérir radicalement, tantôt très vite, tantôt plus lentement, ou bien rester permanente avec ou sans amélioration, il serait fort important de pouvoir préciser les circonstances qui permettent de porter un pronostic favorable ou défavorable.

D'après le docteur Kennedy, le mode de début serait le critère auquel on pourrait reconnaître si la paralysie doit être permanente ou momentanée. «Parmi les formes de paralysie des enfants, il en est une, dit-il, à laquelle on pourrait donner le nom de temporaire; on la rencontre ordinairement chez les enfants de cinq à neuf mois. Elle est remarquable par son invasion brusque, et, chose assez extraordinaire, c'est qu'elle arrive plus communément chez les enfants bien formés, bien nourris, que chez d'autres. On couche un enfant avec tous les dehors de la plus belle santé; lorsqu'il se réveille, on reconnaît qu'il a perdu la faculté de mouvoir ses membres. Généralement la paralysie ne porte que sur un seul membre, plus souvent sur le bras que sur la jambe. Je désigne, ajoute M. Kennedy, cette paralysie sous le nom de temporaire, puisque je suis encore à voir des cas dans lesquels cette paralysie se soit montrée permanente, ou même se soit prolongée au delà du neuvième jour.»

Nous ne saurions partager l'opinion du docteur Kennedy, et puisque ce médecin distingué a bien voulu lire notre première édition, il aura pu y trouver l'observation d'un enfant atteint de la forme de paralysie qu'il vient de décrire et dont la maladie persistait dans toute son intensité six semaines après le début. Le docteur Heine a cité un fait de la même espèce; le docteur Richard, deux, et l'un de nous (M. Rilliet) en a observé deux. Dans tous ces cas, la paralysie a duré de plusieurs mois à plusieurs années, et a été suivie de la période atrophique.

Nous concluons que si le mode de début instantané est, dans certains cas, d'un pronostic favorable, on ne peut pas cependant ériger ce fait en règle générale.

Les symptômes qui ont précédé ou accompagné le début doivent être pris en sérieuse considération pour le pronostic; mais là encore point de règle générale : des approximations seulement. Ainsi on peut espérer une guérison radicale et prompte quand la paralysie a succédé à la contracture essentielle, une guérison complète, mais beaucoup plus lente, quand la paralysie est liée à des symptômes choréiques, quand elle a succédé à une fièvre gastrique ou typhoïde. On doit craindre une paralysie grave et dont la guérison sera difficile à obtenir, quand la perte des mouvements a été précédée de convulsions. Le début lent, insensible, peut faire porter un pronostic analogue. L'époque de la vie à laquelle la paralysie se développe n'exerce pas une grande influence sur le pronostic. A l'exception de la paralysie congénitale, qui est le plus souvent incurable, on trouve également des cas de guérison et d'incurabilité, quel que soit l'âge au début.

La partie atteinte influe peu sur la terminaison; on voit guérir, s'améliorer ou persister des paralysies partielles, des hémiplégies et des paraplégies. Cependant tous les exemples de paralysie temporaire à nous connus sont des cas de paralysies partielles. Nous ne connaissons pas d'exemple de paraplégie temporaire.

La cause occasionnelle peut si rarement être démontrée qu'elle ne peut entrer en ligne de compte pour le pronostic. Il faut de nouvelles recherches pour établir si la paralysie qui succède à un refroidissement, à un coup, à une chute, est plus ou moins fâcheuse que celle qui débute instantanément et sans cause appréciable.

M. Kennedy regarde comme très grave celle qui résulte de la pression.

M. West attache une grande importance pour le pronostic, à l'époque à laquelle le traitement a été commencé. Ce médecin sur 18 malades en a guéri 6, amélioré 4; 8 restèrent incurables; 4 des 6 guéris reçurent des soins deux ou trois jours après le début; un cinquième au bout de trois semaines; tandis que les 8 incurables ne reçurent point de secours, ou ne furent traités qu'au bout de six mois. Voici, dit M. West, un argument sans réplique pour montrer l'extrême nécessité des soins immédiats. Nous sommes tout à fait de l'avis de l'habile médecin de Londres sur l'opportunité des soins immédiats; mais, nous l'avouons, dans l'espèce, nous croyons que le mode du début, le siége de la maladie, les symptômes précurseurs et concomitants sont des circonstances qui peuvent mieux que l'absence du traitement rendre compte de la curabilité ou de l'incurabilité de la paralysie.

Le temps est, en dernière analyse, l'élément le plus important du pronostic; si quinze jours se sont passés sans que la paralysie se soit modifiée, il est fort à craindre que la durée de la maladie ne soit longue, et que curable ou incurable, on ne voie se dérouler la série des symptômes qui caractérisent la période atrophique.

Art. VII. — Causes.

Age. — Les auteurs sont unanimes pour reconnaître que cette forme de paralysie est beaucoup plus fréquente dans le cours de la première et de la seconde année qu'à tout autre âge. Dans plus des deux tiers des cas environ, la paralysie a atteint des enfants âgés de six mois à deux ans. Avant six mois, les exemples sont fort rares, rares aussi après trois ans. Cependant les docteurs Kennedy, Heine et West ont observé la maladie sur des enfants âgés de cinq, six et même de sept à huit ans.

M. Kennedy est convaincu que la paralysie essentielle peut être aussi observée chez l'adulte. Nous avons vu sur une jeune fille de dix-huit ans un bel exemple de paraplégie complète qui a succédé à une fièvre typhoïde, et a fini par disparaître complétement après avoir duré plus de dix-huit mois. Cette prédilection de la paralysie essentielle pour l'âge où l'éclampsie et la contracture des extrémités sont les plus fréquentes, indique l'analogie de nature qui existe entre ces différentes maladies, analogie qui est encore démontrée par leur association; ainsi, comme nous avons eu occasion de le dire fréquemment, l'éclampsie, et quelquefois la contracture précèdent la paralysie essentielle.

Sexe.—La maladie ne paraît pas avoir de prédilection pour un sexe plutôt que pour l'autre.

Constitution. — D'après le docteur Kennedy, la paralysie à laquelle il donne le nom de *temporaire*, paraît plus commune chez les enfants bien formés et bien nourris que chez les autres. Le docteur Heine a mentionné que presque tous les sujets de ses observations avaient une bonne constitution, et ne présentaient aucun signe de scrofules, de dartres, ni de rachitisme; ils étaient bien conformés et droits et plusieurs avaient marché de très bonne heure. Les faits que nous avons recueillis sont trop peu nombreux pour que nous puissions en tirer des conclusions générales; mais la plupart des enfants que nous avons vus ne présentaient pas cet aspect florissant dont parle Kennedy : c'étaient, pour nous servir de l'expression populaire, des enfants qui avaient ou avaient eu des *humeurs* (eczéma, impétigo, catarrhe des bronches et du nez, ophthalmies), et qui, par là, appartenaient au tempérament lymphatique. D'après West, les enfants paralytiques sont, en général, d'une faible constitution.

Santé antérieure.—La paralysie est tantôt primitive, tantôt secondaire. Lorsqu'elle est secondaire, c'est dans le cours d'une dentition laborieuse qu'elle se développe le plus souvent, ou bien chez des enfants qui ont un dérangement des organes digestifs. Les docteurs Badham, Kennedy et West ont surtout insisté sur l'importance de cette dernière cause et le docteur Fliess sur celle de la dentition. Pour ce médecin la paralysie essentielle est presque toujours le résultat de l'irritation dentaire, et lui donne en conséquence le nom de paralysie dentaire. « La conséquence de l'irritation dentaire est probablement, dit-il, une forte congestion. Cette congestion peut s'étendre à la substance cérébrale et amener l'éclampsie. Chez d'autres enfants elle se localise sur les veines superficielles, de là elle s'étend aux veines intermusculaires et jusqu'aux veines vertébrales; en sorte que les racines des nerfs du plexus brachial se trouvent comprimées. » Rien ne prouve la justesse de cette hypothèse; l'autopsie dont nous avons cité le résumé, et sur laquelle l'auteur se base pour prouver la véracité de sa théorie, n'a pas plus de valeur; la congestion pourrait tout aussi bien être le résultat de la gêne de la circulation consécutive à la paralysie que la cause de cette paralysie elle-même. D'après M. Fliess, ce serait presque toujours la sortie difficile des molaires qui provoquerait la paralysie ou coïnciderait avec elle. Notre expérience concorde sur ce point avec celle de ce médecin; mais nous ne pouvons admettre avec lui que la paralysie soit plus fréquente sous l'influence de la seconde que de la première dentition. Nous sommes arrivés à un résultat complétement inverse.

On trouve dans les auteurs des exemples de paralysie survenue dans le cours de la scarlatine, des fièvres gastriques, rémittentes ou typhoïdes. Le rhumatisme joue peut-être un assez grand rôle; c'est l'opinion de plusieurs auteurs (1).

Causes occasionnelles. — Au nombre des causes occasionnelles, on a cité en première ligne le refroidissement. M. West à vu des enfants atteints d'une paralysie de la jambe pour être restés pendant longtemps sur un banc de pierre. Nous avons observé un exemple où, la prédisposition réservée, le froid paraît avoir eu une grande influence. A côté du refroidissement, il faut placé les coups, les chutes, les tiraillements, en un mot toutes les causes extérieures. Suivant M. Kennedy, il n'est pas impossible qu'un coup occasionne une vive douleur et consécutivement la paralysie, mais il n'a pas encore observé un cas de cette espèce; il n'en est pas de même de la pression; il croit que la paralysie est souvent le résultat de la mauvaise habitude que l'on a de coucher l'enfant sur le membre lui-même.

Art. VIII. — Diagnostic.

Il y a des cas de diagnostic faciles; ce sont ceux où la paralysie est partielle, instantanée, temporaire. Le mode du début, l'âge de l'enfant, la cause occasionnelle, la conservation de la santé générale, l'absence de tout symptôme cérébral, la localisation de la maladie, sa prompte disparition ne peuvent laisser de doutes.

Le diagnostic devient de plus en plus difficile, à mesure que la maladie perd de sa simplicité, et surtout quand elle se complique d'un appareil de symptômes qui peut faire redouter une affection cérébrale.

Si la paralysie reste partielle, si elle a éte instantanée, si les symptômes précurseurs sont de courte durée et de peu de valeur (léger strabisme, dilatation passagère de la pupille, contracture douloureuse, mais momentanée), le diagnostic ne sera guère plus difficile à établir que dans le cas précédent.

D'après M. West, la paralysie essentielle succéderait à une seule

(1) Il faudrait, comme pour la contracture, admettre deux espèces de paralysie essentielle, l'une franchement rhumatismale, l'autre liée à un trouble fonctionnel de l'appareil central de l'innervation. La seconde espèce est sans contredit beaucoup plus fréquente dans l'enfance que la première, comme le prouve l'énumération que nous avons faite de ses causes.

crise de convulsions, tandis que l'on doit redouter une affection grave du cerveau si les crises se répètent fréquemment. Il y a du vrai dans cette remarque, mais il existe cependant des cas de paralysie essentielle qui ont succédé à des crises éclamptiques répétées.

Le diagnostic devient plus délicat dans les cas où la paralysie précédée d'attaques d'éclampsie n'est plus partielle, mais sous forme paraplégique ou hémiplégique. Dans ce cas on pourra craindre une affection de l'encéphale et de la moelle épinière.

Les maladies du cerveau ou de ses enveloppes qui débutent par des convulsions sont, à l'époque de la vie où la paralysie essentielle est fréquente, la méningite franche, l'hydrocéphalie aiguë, les hémorrhagies méningées. La méningite franche et l'hydrocéphalie aiguë s'accompagnent de symptômes ataxiques et d'une altération des fonctions des organes des sens ou de l'intelligence, que l'on n'observe pas dans la paralysie qui succède à l'éclampsie ; ces maladies sont d'ailleurs, la première surtout, presque constamment mortelles. Les mêmes remarques s'appliquent aux hémorrhagies méningées qui sont suivies plus souvent de la contracture des doigts et des orteils que d'hémiplégie et de paraplégie. En outre, l'augmentation de volume de la tête et l'hydrocéphalie chronique, qui ne tardent pas chez les jeunes enfants à succéder à l'hémorrhagie, complètent le diagnostic. M. Ozanam ne partage pas cette opinion et attribue aux hémorrhagies méningées tous les cas de paralysie qui succèdent aux convulsions éclamptiques; mais il n'a pas publié un seul fait à l'appui de son opinion.

M. Duclos nous paraît bien plus près de la vérité en comparant à la paralysie hystérique celle qui succède à l'éclampsie. « On comprend, dit-il, par l'étude de ces paralysies et des convulsions alternantes et toutes deux transitoires, quelques-unes de ces paralysies brusques qui surviennent en l'absence de toute lésion organique appréciable ; ce n'est, à proprement parler, qu'une forme différente de névrose ou peut-être qu'un degré différent du même état (1). »

A une période plus avancée de l'enfance, les productions accidentelles du cerveau et en particulier les tubercules peuvent s'accompagner de convulsions et primitivement ou consécutivement de paralysie. Mais dans les cas de cette espèce, l'âge de l'enfant, le mode du début, l'ensemble des symptômes cérébraux (amaurose, céphalalgie intense, convulsions répétées, contracture), l'altération de la santé générale, l'inefficacité des remèdes, l'augmentation graduelle et progressive de la paralysie, sont des caractères suffisants pour établir le diagnostic.

Heine attribue la paralysie des enfants à une congestion du système nerveux central, et spécialement de la moelle épinière ; il assimile cette

(1) Duclos, thèse, 1847, p. 37.

maladie à l'hydrocéphale suraiguë, et pense qu'il se fait un épanchement rapide de sérosité pure ou de sérosité albumineuse dans le canal rachidien. Nous ne nions pas que l'hématorachis et l'hydrorachis aiguës ne produisent, dans certains cas, la paraplégie chez les enfants; car on en a publié des exemples; mais nous maintenons que la paraplégie, comme l'hémiplégie, comme la paralysie partielle, peut être essentielle lorsqu'elle succède à l'éclampsie. Si, en effet, comme le pense Heine, il y avait dans les cas de paraplégie un épanchement dans le canal rachidien, ce seraient d'autres symptômes que des convulsions ou de la paralysie du mouvement que l'on observerait. Ainsi il y aurait des douleurs au niveau des vertèbres, des symptômes tétaniques, la vessie et le rectum participeraient à la maladie, le sentiment serait aboli comme le mouvement; tous caractères qui différencient la paralysie essentielle des affections de la moelle épinière ou de ses membranes.

Dans les pages précédentes nous n'avons parlé que des erreurs de diagnostic provenant d'une fausse détermination de la cause de la paralysie; mais il est une autre maladie tout à fait étrangère au système nerveux et que la paralysie peut simuler au début. Les docteurs West et Kennedy ont fait observer que l'on pouvait confondre la paralysie de l'une des extrémités inférieures avec une affection commençante de la hanche. D'après Kennedy, dans ce dernier cas, la maladie procède d'une façon plus lente, elle est précédée d'un dérangement de la santé générale, les ganglions inguinaux sont augmentés de volume, la pression sur la tête de l'os est douloureuse. M. West insiste plus particulièrement sur la douleur extrême causée par un choc sur le talon qui refoule la tête dans la cavité cotyloïde, douleur qui manque entièrement dans la paralysie.

Nous ferons observer aussi que dans les cas de paralysie du bras qui durent depuis un certain temps, on serait quelquefois tenté de croire à une luxation de l'humérus. J'ai indiqué plus haut les caractères à l'aide desquels, indépendamment des commémoratifs, on peut reconnaître la nature de la maladie.

Enfin, le mode de début et la diminution de la paralysie et de l'atrophie sous l'influence d'un traitement bien dirigé, la possibilité d'exciter la contraction musculaire par l'électricité et la gymnastique, différencient la paralysie de l'atrophie musculaire progressive, décrite dans ces derniers temps par M. Aran; cette maladie paraît d'ailleurs spéciale à l'adulte.

Lorsque la paralysie débute insensiblement, qu'elle est incomplète et sous forme paraplégique, qu'elle remonte ou paraît remonter à une époque voisine de la naissance, il est souvent difficile de décider si l'on a affaire à une paralysie proprement dite, ou bien, qu'on nous passe l'expression, à une simple paresse du système musculaire. Il n'est pas de praticien auquel il ne soit arrivé d'être consulté pour des enfants qui, à l'âge de dix-huit mois, deux ans, deux ans et demi, trois ans même, ne marchent pas encore. Ces retardataires sont quelquefois des rachitiques ou des cyanosés. Les premiers ne marchent pas, à cause de la débilité ou de l'atrophie des muscles et du ramollissement des leviers osseux. Les seconds, parce que le système musculaire n'est pas stimulé par un sang suffisamment excitant; mais l'influx nerveux n'est pas suspendu comme chez les paralytiques proprement dits. La constatation des symptômes du rachitisme et de la cyanose suffit pour fixer le diagnostic; mais il est d'autres cas où il est plus difficile. Des enfants ne marchent pas à une époque où ils devraient depuis longtemps se mouvoir seuls, ou bien, après avoir marché pendant quelque temps, ils s'arrêtent de le faire sans qu'on puisse découvrir chez eux aucun autre symptôme: ce sont souvent de gros enfants qui sont arriérés pour l'intelligence comme pour le mouvement. La facilité avec laquelle ils meuvent leurs membres quand ils sont étendus sur un plan horizontal, l'absence d'atrophie et de refroidissement, la teinte naturelle de la peau sont des caractères qui permettent de distinguer ces paraplégies fausses des paraplégies vraies.

Art. IX. — Traitement.

Les auteurs ne sont pas d'accord sur le meilleur traitement à suivre. Le docteur Kennedy, considérant que la paralysie est le plus souvent le résultat d'un dérangement des voies digestives, conseille l'emploi des purgatifs, des altérants, et en particulier de l'*hydrargyrum cum creta*. Il recommande les bains tièdes quand la douleur accompagne ou précède la paralysie. Le docteur West est aussi partisan des purgatifs, mais il y joint les toniques, parce qu'il a remarqué que la plupart des enfants atteints de paralysie étaient débiles. C'est au fer qu'il donne la préférence.

Le docteur Fliess attribuant, comme nous l'avons dit, la cause de la maladie à une congestion des plexus nerveux, conseille l'application répétée des ventouses dans les régions correspondantes à ces plexus, et la scarification des gencives.

Les médecins dont nous venons de rappeler les noms ne se sont guère occupés que du traitement de la période paralytique. Le docteur Heine, placé sur un autre terrain (il dirige un grand établissement orthopédique), a posé les règles du traitement des deux périodes, mais plus spécialement de la période atrophique, les sujets qu'il a traités lui ayant été amenés à cette époque de la maladie où les membres sont refroidis, atrophiés, rétractés. Voici quelles sont, suivant lui, les indications les plus rationnelles :

1° Réveiller l'innervation, dont l'action est annihilée dans la moelle épinière, les nerfs qui en émanent et les membres paralysés;

2° Rendre aux membres déformés leur forme normale au moyen des procédés orthopédiques;

3° Fortifier toute la constitution.

Pour satisfaire à la première indication, le docteur Heine conseille l'emploi de la teinture de noix vomique à l'intérieur et à l'extérieur. Il prescrit la teinture de noix vomique unie à celle de camphre et de pyrèthre, à la dose de 12 gouttes deux fois par jour, dose que l'on peut doubler. On emploie ce traitement pendant quatre semaines. En même temps, il fait faire deux fois par jour des frictions sur les extrémités inférieures et sur la colonne épinière, avec un mélange de teinture de noix vomique et d'ammoniaque. Après un repos de quatorze jours, il administre le sulfate de strychnine à la dose de 1/16 de grain qu'il porte graduellement à 1/6. Le docteur Heine a remarqué, qu'indépendamment des effets physiologiques de la strychnine, ce médicament avait pour résultat d'augmenter la chaleur et la transpiration des extrémités paralysées. Mais son influence sur la paralysie elle-même est peu marquée. Il a trouvé le *rhus toxicodendrum* encore moins efficace que la strychnine. Il a essayé l'huile de foie de morue, mais sans autre résultat que celui de donner au malade une meilleure apparence. Le percarbure de soufre n'a pas mieux réussi. Il a employé en frictions et avec avantage le phosphore uni à l'huile animale éthérée, l'ammoniaque et la teinture de cantharides. Les bains, les douches, spécialement celles de vapeur dirigées sur la région sacrée, ont été fréquemment mis en usage avec succès.

L'emploi de l'électricité est resté infructueux. La section des tendons dans les cas de contracture, différents appareils d'extension, des machines fort ingénieuses pour faciliter le mouvement, d'autres destinées à exercer les membres malades, sont employés par M. Heine. Ce médecin fait observer, avec raison, que le traitement est long et que les parents et les malades doivent s'armer de patience. Il insiste beaucoup sur l'emploi continu de l'ensemble des moyens que nous venons d'indiquer.

L'exercice des membres malades est certainement un des meilleurs moyens de combattre la tendance à l'atrophie et de la diminuer quand elle existe. M. Richard (de Nancy) a spécialement insisté sur l'opportunité de la gymnastique dans les cas de cette espèce. Voici la description des appareils qu'il a mis en usage chez la jeune fille atteinte de paralysie des membres droits, dont nons avons rapporté plus haut une partie de l'observation.

« On fit construire pour l'enfant un char dont les roues étaient mises en mouvement par une double manivelle qu'elle poussait avec les pieds. Couchée sur le char, la jeune malade fixait ces deux pieds à des palettes disposées pour les recevoir, et par une pression facile, elle parcourait ainsi les longues allées d'un jardin. Plus tard, devenue plus forte et plus habile dans cet exercice, on lui prescrivit de n'employer que le pied droit à l'effort de cette locomotion. C'est ainsi que les contractions des muscles, le jeu des articulations se répétaient mille fois dans le membre malade sans qu'il eût à supporter le poids du corps et les inconvénients de la claudication. Le développement et la force s'en accrurent, comme le démontre le tableau des mesures que nous avons données.

» Nous avons essayé d'autres appareils gymnastiques à l'usage de la jeune malade ; un de ses jeux ordinaires consiste à se balancer sur l'extrémité d'une planche flexible et élastique. Elle pèse sur cette planche avec le pied qu'elle exerce, et s'abandonne à la réaction en se tenant à une corde pour éviter les chutes auxquelles elle serait exposée. Cependant voici l'âge où les soins de l'éducation vont partager un temps jusqu'alors entièrement consacré au traitement ; bien persuadé que nous n'arriverons à une guérison complète que par la persévérance et la suite dans les moyens indiqués, nous avons cherché à satisfaire à toutes les exigences en mêlant aux travaux de l'esprit l'action presque toujours présente de la gymnastique.

» Ainsi, pour apprendre la musique, la jeune malade a dû se servir d'un piano organisé ; il faut qu'avec le pied elle mette en mouvement une pédale, qui donne le souffle au jeu d'orgue de l'instrument. On a établi sous sa table de travail une meule formée d'un plateau de chêne et de plomb ; elle doit la faire tourner aussi avec une pédale ; la rotation une fois bien établie, elle la continue sans effort, il lui suffit d'ajouter par moments une légère impulsion au mouvement qui se ralentit. L'habitude a eu bientôt émoussé l'attention nécessaire à ce sujet, et le reste du temps, sans être distraite de son étude, elle s'abandonne passivement aux mouvements d'extension et de flexion qui s'effectuent dans les trois articulations du pied, de la jambe et de la hanche.

» Sous l'influence de ce traitement, l'atrophie a diminué, et le membre, qui était resté si longtemps arrêté dans son accroissement, a repris son avantage. En treize mois, le membre malade avait crû de 8 centimètres, et le membre sain de 5 centimètres 5 millimètres seulement. »

En résumé :

Dans la première période le traitement doit être dirigé en premier lieu d'après la cause présumée de la maladie. Si l'éruption dentaire se fait difficilement, il faut inciser les gencives ; si les voies digestives sont dérangées, donner les purgatifs légers et les altérants ; si la paralysie est précédée de contracture douloureuse, combiner les bains et les sudorifiques. Ainsi de suite.

Après avoir satisfait à ces indications, si la paralysie persiste, il est convenable de mettre en usage le traitement antiparalytique conseillé par M. Heine, sans oublier l'administration des toniques, que réclame l'état général des forces.

Enfin, une fois la période atrophique établie, l'indication la plus urgente est d'insister sur les exercices gymnastiques, tout en excitant et soutenant les forces par les nervins, les toniques et une exellente hygiène.

CHAPITRE V.

CHORÉE (1).

La chorée, ou danse de Saint-Guy, sans être spéciale à l'enfance est cependant beaucoup plus fréquente à cette période de la vie qu'à tout autre âge. « Tout est extraordinaire dans cette maladie, dit Bouteille, dans son avant-propos; son nom est ridicule, ses symptômes singuliers, son caractère équivoque, sa cause inconnue, et son traitement problématique. » Attribuée d'abord aux sortiléges et aux démons, rangée plus tard parmi les maladies simulées, puis regardée comme une convulsion ou une paralysie, la chorée a été définitivement classée par Pinel parmi les névroses, où elle est, ce nous semble, à sa véritable place.

Art. I. — Historique.

Nous serons brefs sur l'histoire de la chorée. Comme nous reproduisons dans le courant de cet article les opinions de la plupart des auteurs qui ont étudié cette maladie, nous ne croyons pas devoir insister sur leurs travaux; nous nous contenterons de rappeler que l'on a longtemps disputé pour savoir si les anciens auteurs avaient eu connaissance de la chorée. Les uns ont vu dans la maladie décrite par Galien sous le nom du *scélotyrbe* les symptômes de cette névrose; d'autres, au contraire, ont récusé cette interprétation du savant commentateur d'Hippocrate. Bouteille fait remonter à la fin du XVe siècle l'époque à laquelle la chorée a été mentionnée pour la première fois par Plater, Hortius et Sennert, et plus tard par Bairo, médecin de Charles II, duc de Savoie. Mais ce n'étaient là que de simples indications, que Sydenham, Cullen, Cheyne, Dowert et Mead, se chargèrent de compléter. De tous ces auteurs, Sydenham est sans contredit celui qui a présenté le plus fidèle tableau de la danse de Saint-Guy. Chose remarquable! les médecins qui à la même époque exerçaient en Italie, en Espagne et en France, restèrent muets sur cette maladie; et, comme le fait observer Bouteille, les Français connaissaient si peu cette affection, que Lieutaud, premier médecin de

(1) Nous avons analysé, pour la composition de ce chapitre, 19 observations; quelques-unes nous ont été communiquées par MM. Pict et Legendre.

Louis XV, alla même jusqu'à en nier l'existence. Bouteille est le premier qui, dans un traité *ex professo*, publié en France en 1810, ait donné une histoire complète de la maladie, appuyée d'un grand mombre de faits cliniques. Après avoir savamment critiqué les travaux de ses prédécesseurs, Bouteille entreprit de traiter l'histoire complète de la chorée. Il en distingue plusieurs espèces : l'une à laquelle il donne le nom de chorée essentielle, *chorea proto-pathica ;* l'autre de chorée secondaire, *chorea deutero-pathica ;* l'autre de chorée fausse, *chorea pseudo-pathica*. Dans la première espèce, la chorée débute d'emblée au milieu d'un état de santé parfaite; dans la seconde, elle se développe dans le cours d'une autre affection; dans la troisième variété, il classe les maladies qui simulent la chorée. Bouteille a eu le tort de ranger parmi les chorées secondaires des cas qui rentrent dans la première catégorie : ainsi il est évident qu'on ne peut pas donner le nom de chorée secondaire à cette affection quand elle a été seulement précédée de céphalalgie ou de quelques symptômes abdominaux. Néanmoins la division adoptée par cet auteur est convenable dans bon nombre de cas. Nous louerons sans réserve l'esprit éminemment pratique dont Bouteille a fait preuve. Auteur à l'âge de quatre-vingts ans, il montre une modestie dans ses opinions et un talent d'observation qui lui font grand honneur. Il a recueilli *lui-même* la plupart des faits dont il a enrichi son travail; et à une époque où l'on ne se piquait pas d'un grand respect pour l'observation, il a offert le louable exemple d'un médecin travaillant consciencieusement sur des matériaux qui lui appartenaient en propre. Il n'a pas voulu se donner le mérite de son livre sans avoir pris la peine de le faire. Depuis Bouteille, on a publié en Angleterre, en France et en Allemagne, un grand nombre d'observations particulières ou de travaux originaux sur la chorée. Parmi les auteurs anglais, nous citerons en particulier le travail du docteur Elliotson, reproduit dans la *Lancette française*, et celui de Copland, qui n'a pas été traduit. En France, le docteur Rufz a publié dans les *Archives de médecine* un excellent article sur les points principaux de l'histoire de la chorée. Comme dans toutes les productions de ce médecin distingué, on retrouve cette méthode consciencieuse et ce sévère esprit d'analyse qui le distinguent éminemment. M. Dufossé a publié une bonne thèse sur cette maladie; il a appuyé ses descriptions sur des observations assez nombreuses. On lui doit d'avoir précisé avec exactitude la part des contractions volontaires et involontaires dans les mouvements choréiques, et d'avoir ainsi facilité le diagnostic du début de la maladie. Constant a inséré dans la *Gazette médicale* et le *Bulletin de thérapeutique* des observations intéressantes sur le traitement. Les auteurs du *Compendium de médecine* ont donné un excellent résumé des opinions de leurs prédécesseurs. Ce travail est fait avec soin, et mérite d'être consulté.

En Allemagne, un grand nombre de médecins ont rapporté des

observations intéressantes sur la chorée, ou publié quelques monographies sur cette affection. Nous citerons en particulier Schæffer, qui, dans son ouvrage *sur les maladies des enfants*, a décrit la chorée sous le nom de *unwillkührliche Muskelbewegung* (1803); Berndt, qui a fait paraître un traité complet sur cette affection; Fleisch, qui, dans son *Traité des maladies des enfants* (1812), a consacré soixante-cinq pages à l'histoire de cette maladie. Ce travail peut être considéré comme une monographie complète, quoique l'auteur n'ait pas eu connaissance des recherches de Bouteille. Jos. Frank a publié, dans son *Traité de pathologie interne*, un chapitre plein d'érudition sur la chorée. Il a insisté plus qu'aucun autre auteur sur la variété infinie des mouvements choréiques. Ses vues sur le traitement sont très sages, Le docteur Hecker (de Berlin) a fait paraître un ouvrage très intéressant sur la chorée épidémique.

Depuis notre première édition, deux monographies importantes ont été publiées sur la chorée, l'une par M. Sée (1), l'autre par M. Botrel (2). Ces deux médecins ont soutenu la même thèse, savoir : l'identité de nature de la chorée et du rhumatisme. La coïncidence de ces deux affections avait déjà été mentionnée par plusieurs médecins, par Stoll, par Bouteille; et plus récemment par Bright et par nous-mêmes; mais c'est à M. Sée que revient l'honneur d'avoir prouvé non seulement que cette coïncidence est bien plus fréquente qu'on ne l'avait cru jusqu'alors, mais encore d'avoir établi une relation de cause à effet entre l'affection rhumatismale et la chorée. Nous étudierons cette question avec toute l'attention qu'elle mérite dans le présent chapitre; nous nous bornons pour le moment à recommander la lecture du travail de M. Sée qui se distingue par ses consciencieuses recherches, et par la lucidité avec laquelle il en a exposé les principaux résultats.

Art. II. — Tableau de la maladie. — Symptômes.

D'après quelques auteurs, et en particulier Copland, le symptôme principal serait précédé pendant plusieurs jours par de l'abattement ou par une grande susceptibilité nerveuse. Les enfants deviennent irascibles, colères, ou bien la disposition à l'irascibilité augmente si elle existait déjà; en outre, les fonctions organiques sont dérangées, l'appétit est capricieux, les digestions sont difficiles, les évacuations rares, le bas-ventre est un peu développé.

M. Sée a noté les mêmes symptômes, mais il n'a pas toujours distingué, ce nous semble, les signes de la prédisposition des phéno-

(1) *De la chorée*, etc., extrait du tome XV des *Mémoires de l'Académie nationale de médecine*.

(2) *De la chorée considérée comme affection rhumatismale*, thèse, 25 mai 1850.

mènes prodromiques; aussi tout en admettant avec lui que la chorée peut commencer d'une manière lente et graduelle, il nous est difficile de croire qu'il en soit ainsi dans l'immense majorité des cas. Chez nos malades de l'hôpital, la chorée n'ayant jamais débuté sous nos yeux, nous n'avons pu que difficilement nous assurer de l'existence de ces prodromes. Cependant le plus souvent les parents nous ont affirmé que la chorée avait débuté tout à coup par le désordre des mouvements. En outre, aucun des malades soumis à notre observation depuis cette époque ne nous a donné lieu de constater les phénomènes ci-dessus indiqués. Nous avons seulement noté une période d'incubation de huit jours environ entre la cause présumée de la maladie et son début.

Une seule fois nous avons vu la maladie précédée d'un dérangement des voies digestives. Une jeune fille atteinte de chorée à l'âge de cinq ans à la suite d'une frayeur, et chez laquelle la maladie avait récidivé à sept ans, en fut atteinte de nouveau à l'âge de onze ans. Punie pour une désobéissance, elle resta enfermée toute la journée dans sa chambre. Le lendemain, elle fut prise de vomissements et de diarrhée, qui persistèrent pendant huit jours; ce fut au bout de ce temps que survint la chorée. M. Sée a signalé aussi le début de la maladie par une attaque d'éclampsie, ou d'hystérie, ou par d'autres symptômes cérébraux : mais avait-il affaire dans ces cas à des chorées essentielles ou symptomatiques? c'est ce qu'il eût été important d'indiquer.

Quel qu'ait été le mode de début, le plus souvent on observe quelques mouvements insolites dans un des côtés du corps, le plus ordinairement à gauche, et presque toujours dans l'extrémité supérieure. Ce sont d'abord de légers trémoussements bornés quelquefois aux doigts, d'autres fois étendus à toute la longueur du bras, quelques grimaces passagères qui dérangent l'harmonie des traits; en même temps, ou le plus souvent au bout de plusieurs jours, la marche devient difficile, l'enfant traîne la jambe, ou bien il marche en fauchant, Le désordre des mouvements, primitivement borné à un des côté du corps, s'étend ensuite à l'autre au bout d'un temps variable; plus rarement la chorée est d'emblée générale. Plus tard, et par gradation insensible la maladie gagne les muscles de la langue, et alors la parole s'embarrasse. Tous ces symptômes sont d'abord légers, peu caractérisés, d'autres fois violents dès le début.

Lorsque la maladie est arrivée à sa pédiode d'état ou lorsqu'elle est primitivement très intense, les jeunes malades offrent l'aspect le plus bizarre. Les membres s'agitent d'une manière désordonnée, les doigt se fléchissent et s'étendent à plusieurs reprises, les bras se tournent subitement et sans motifs dans une forte pronation, ou bien exécutent à plusieurs reprises des mouvements de flexion et d'extension. Agités de mouvements saccadés, ils se portent involontairement et indistinctement dans les sens les plus divers. Les mains saisissent difficilement les objets qu'on leur présente et les laissent souvent échapper. Comme l'a dit Sydenham, « avant que le malade puisse porter à sa bouche un verre plein de liqueur, il fait mille gestes et mille contours : ne pouvant l'y porter en droite ligne parce que sa main est écartée par la convulsion, il le tourne de côté et d'autre jusqu'à ce que ses lèvres se trouvant à la portée du verre, il sable promptement la boisson, et l'avale tout d'un trait. »

Les extrémités inférieures sont agitées de mouvements analogues à ceux des extrémités supérieures, mais moins intenses ; la démarche est vacillante ; tantôt les enfants marchent comme les personnes qui, sentant fléchir une jambe, portent l'autre en avant et reportent vivement sur celle-ci le poids du corps ; d'autres fois la marche est irrégulière, en zigzag, par saccades, et fait à chaque instant craindre une chute. Souvent les enfants tombent, soit qu'ils rencontrent quelque obstacle sur le terrain, soit par le seul effet du désordre de la motilité. Nous en avons vu qui ne pouvaient rester debout quelques instants sans fléchir rapidement les genoux et sans tomber. Dans le lit, les mouvements des extrémités inférieures sont beaucoup plus marqués que dans la position verticale.

Les muscles de la face participent à l'agitation générale ; le visage grimace d'une manière étrange ; les commissures sont incessamment tirées en dehors ; il en est de même des globes oculaires ; le clignotement des paupières est fréquent, la langue sort aussi quelquefois spontanément et à plusieurs reprises de la cavité buccale : lorsqu'on prie l'enfant de la tirer, il la remue d'ordinaire en tous sens ; la mâchoire inférieure est aussi agitée de mouvements de latéralité ; il en résulte un très grand embarras de la parole ; les mots sont articulés lentement et avec difficulté, quelquefois même le malade ne peut prononcer que des monosyllabes ; d'autres fois la langue est empâtée comme celle d'un homme ivre ; la parole est difficile, saccadée, il y a un véritable bégaiement.

Les mouvements de la tête ne sont pas moins remarquables : tantôt l'extrémité céphalique s'incline d'une manière saccadée sur l'une ou l'autre épaule, tantôt elle penche en avant, tantôt en arrière ; c'est quelquefois un mouvement de rotation presque continuel semblable à celui que l'on observe chez certains oiseaux. Lorsque la chorée est très intense, tout le tronc participe à l'agitation musculaire ; les malades sont alors obligés de garder le lit, et il faut les maintenir avec une alèze pour les empêcher de se jeter par terre ; les mouvements sont si violents que la peau du dos et des membres est quelquefois écorchée. L'enfant s'agite à chaque instant, change constamment de position, ou bien il se roule sur lui-même comme un ver ; on en a vu (Rufz, *Archives*, 1834, tome IV, p. 239) se jeter à bas de leur lit, se rouler pour terre, la tête échevelée, les membres couverts de contusions, et se cacher dans les recoins d'un appartement.

Comme nous le disions en commençant, les désordres résident principalement dans les muscles de la vie de relation ; cependant certains symptômes semblent indiquer que l'appareil musculaire interne peut, jusqu'à un certain point, participer aux phénomènes morbides. Ainsi la rapidité de la déglutition tient sans doute au spasme du pharynx; le cri particulier signalé dans quelques observations, et que l'on a comparé au cri hystérique, doit probablement être attribué au spasme du larynx. Mais nous n'avons jamais observé de symptômes qui aient semblé indiquer que l'estomac, les intestins et la vessie participassent à l'affection générale.

Il ne faudrait pas croire que la chorée offre constamment la réunion des symptômes dont nous venons de présenter le tableau ; en adoucissant les teintes trop fortement accusées, on aura l'image de la chorée légère, partielle ou générale, qui, en définitive, se rencontre bien plus fréquemment dans la chorée générale grave.

Nous venons, dans les pages précédentes, de tracer le tableau de la maladie; nous devons maintenant insister sur quelques-uns des caractères du symptôme principal.

1° *Nature des mouvements.* — M. Dufossé a indiqué avec précision la nature des mouvements choréiques, dont les uns dépendent de la contraction morbide des muscles, et les autres de la combinaison de celle-ci avec les mouvements qui résultent de la contraction volontaire; en un mot, les mouvements choréiques sont en partie soumis, en partie soustraits à l'empire de la volonté; et, comme le disent avec justesse les auteurs du *Compendium*, c'est précisément parce que la volonté se fait obéir un instant qu'il survient un mélange de contractions normales et morbides qui donnent à tous les mouvements une grande irrégularité. C'est sans doute à ce mélange qu'il faut attribuer l'inégalité de la pression que les choréiques exercent sur les objets qu'ils tiennent dans leurs mains. Voici, du reste, comment s'exprime à ce sujet M. Dufossé, auquel on doit l'indication de ce caractère : « Assez souvent, au début » et presque constamment quand le désordre musculaire vient à perdre » de son intensité, le serrement que les doigts d'un choréique sont ca- » pables d'exercer offre un caractère qui n'a point été noté par les au- » teurs. J'ai maintes fois constaté que la pression qui en résulte n'est » nullement uniforme; elle ne peut être continuée pendant quelques » secondes sans qu'on y distingue nettement une série d'efforts » inégaux. »

2° *Côté affecté.* — Les auteurs affirment que la chorée affecte plus fréquemment le côté gauche, et que l'agitation y est toujours plus prononcée qu'à droite. Il est vrai, en effet, que le désordre des mouvements débute plus fréquemment à gauche, mais il n'est pas dit que la chorée, bornée à ce côté du corps, soit la plus fréquente de toutes. Il est évident, pour nous, que c'est la chorée double. Une seule fois la maladie était exactement limitée à un des côtés, dans les autres cas elle était générale ou tout au moins occupait à la fois plusieurs parties des deux côtés du corps.

La différence de nos résultats et de ceux auxquels est arrivé M. Rufz, qui, sur vingt-cinq cas, a vu neuf fois seulement la chorée générale, tient peut-être à ce que ce médecin n'a voulu parler que du début, tandis que nous envisageons l'affection dans son ensemble de son début à sa terminaison. Sur vingt malades, M. Dufossé n'a vu que six hémi-chorées droites ou gauches (cité dans *Compendium*, tome II, p. 288).

Nous n'avons pas observé d'exemple de chorée *croisée*, dans laquelle le bras d'un des côtés du corps et la jambe du côté opposé fussent agités de mouvements involontaires. Fleisch et Bouteille en ont rapporté un exemple emprunté à W.-Ch. Woeltge (*Observationum medicarum fasciculus*, Gœttingue, 1783). Tulpius a cité l'observation d'une jeune fille qui, tant qu'elle restait debout, n'offrait aucun désordre des mouvements, tandis que, dès qu'elle s'asseyait, ses pieds et son corps étaient violemment agités. De la Rive a rapporté une observation analogue, tandis que Thirmajerus a fait la remarque inverse. Aussi longtemps que son malade restait assis, il était délivré de tout mouvement convulsif, tandis que l'agitation se prononçait dès qu'il était debout (voyez Fleisch, tome IV, page 423-425). On doit, ce nous semble, considérer comme des chorées partielles certains cas de bégaiement survenus brusquement. M. Dumas (de Dammartin) a rapporté l'observation d'une jeune fille de treize ans qui devint bègue tout à coup, peut-être par imitation ; la maladie disparut au bout de douze jours (1).

3° *Modifications des mouvements. — Périodicité.* — D'ordinaire, dans l'état de veille, les mouvements sont toujours désordonnés, tantôt plus, tantôt moins, sans intermittence véritable. Bouteille, et après lui M. Rufz, ont vu chez un de leurs malades la chorée débuter à midi pour finir à dix heures du soir. Le premier des auteurs que nous venons de citer a consacré un article particulier à la chorée périodique. Pendant la nuit, les mouvements choréiques sont en général suspendus ; il en était ainsi chez la plupart des malades dont nous avons analysé l'histoire (seize fois sur dix-neuf), mais ces enfants avaient le sommeil léger, peu profond. Les mouvements choréiques ont persisté pendant la nuit, assez intenses chez trois malades ; on était obligé de les attacher dans leur lit. Lorsqu'on mettait les enfants dans le bain, les mouvements conservaient quelquefois toute leur violence, et le liquide jaillissait au loin.

4° *Parties progressivement envahies.* — Dans les cas où, d'après les renseignements, nous avons pu suivre la progression des mouvements choréiques, ils ont, d'ordinaire, débuté par le bras, pour s'étendre en-

(1) *Gazette médicale*, 1846, p. 269.

suite à la jambe, puis aux muscles de la face et de la langue; plus tard seulement la chorée devenait générale. Ce n'est pas là la marche indiquée par Sydenham et Bouteille, qui veulent que la maladie débute par une espèce de boitement ou plutôt de faiblesse d'une jambe que le malade traîne *fatuorum more.* Une seule fois (d'après le rapport des parents) le trouble de la motilité a débuté par les extrémités inférieures; au bout de peu de jours il était devenu général. Dans quelques cas rares la chorée a été générale d'emblée.

5° *Symptômes généraux.* — Notre expérience est d'accord avec celle de Bouteille et de M. Rufz; nous n'avons presque jamais observé de trouble fonctionnel des appareils de la vie organique dans la chorée simple.

L'intelligence de la plupart de nos malades était intacte; mais nous avons vu avec plusieurs auteurs que les choréiques étaient en général capricieux, colères, faciles à effrayer; la moindre contrariété les agite vivement; il suffit souvent de les regarder pour accroître le désordre des mouvements.

D'après M. Sée, on observerait assez souvent chez les choréiques des accès d'étouffement, des palpitations, un retentissement métallique des bruits du cœur, et quelquefois un souffle carotidien ou un souffle doux au premier temps. Ce dernier symptôme avait déjà été indiqué par le docteur Babington (1). Dans les cas de cette nature la chorée n'est plus simple, elle est compliquée de chloro-anémie ou d'une maladie organique du cœur. Cependant l'un de nous (M. Barthez) a constaté un bruit de souffle simple et doux de la carotide chez une jeune fille de treize ans, qui n'avait pas de maladie du cœur et ne présentait aucun autre caractère de la chlorose.

Lorsque la danse de Saint-Guy se prolonge pendant plusieurs années, elle s'accompagne quelquefois d'un état d'idiotisme; c'est du moins ce que M. Rufz a observé chez deux de ses malades. Du reste, comme on l'a fait remarquer avec raison, il ne faut pas prendre pour une aberration de l'intelligence cet embarras de la parole qui existe chez un grand nombre de choréiques; il n'est que le résultat du désordre des mouvements des muscles de la langue. Aucun de nos malades ne nous a présenté de douleurs frontales ou sincipitales, de douleurs dans les membres ou le long du rachis (2). M. Rufz a observé que l'agitation continuelle des choréiques ne les fatigue pas d'une manière sensible.

(1) *Guy's hospital reports*, octobre 1841.

(2) M. Dufossé dit avoir observé sur vingt malades, huit fois une céphalalgie légère, six fois des palpitations, deux fois une douleur augmentant par la pression sur les apophyses épineuses. (*Th. cit.*, p. 18.)

Art. III. — Marche. — Durée. — Récidives.

Marche. — Dans la grande majorité des cas, la chorée suit une marche aiguë : ainsi les mouvements, d'abord légers, deviennent de plus en plus intenses : au bout d'un temps variable, ils restent stationnaires ; puis, soit sous l'influence du traitement, soit d'après la marche naturelle de la maladie, ils diminuent progressivement d'intensité, et finissent enfin par disparaître.

Dans le cas où la chorée doit avoir une issue funeste, on voit les mouvements acquérir progressivement une violence excessive ; on a peine alors à contenir les jeunes malades, même en employant une force considérable. Ils brisent les liens dont on les entoure et se roulent en bas de leur lit ; en un mot, le désordre des mouvements est presque aussi grand que celui qu'on observe dans certaines attaques d'épilepsie. Puis subitement, la violence des contractions diminue pour faire place à des soubresauts de tendons, l'intelligence est abolie, les pupilles sont contractées, la mâchoire serrée, la respiration difficile, et la mort vient terminer la scène, nous ne saurions mieux faire, pour donner une idée de ce mode de terminaison, que de transcrire un fragment d'une observation que nous devons à l'obligeance de notre ami le docteur Legendre.

Une jeune fille de treize ans et demi était atteinte d'une chorée très intense survenue à la suite d'un rhumatisme articulaire. Les mouvements avaient toujours été en augmentant d'intensité. Le *neuvième jour*, l'intelligence est abolie ; les deux pupilles sont également contractées, mais la vision persiste ; les mouvements choréiques ont diminué de violence ; la face est agitée de temps en temps de contractions légères ; quelques mouvements rares, semblables à des soubresauts de tendons, ont lieu par instants dans les membres inférieurs ; puis les contractions de la face deviennent plus énergiques, et les pupilles se dilatent ; l'œil est fixe, le regard hébété, la vue abolie. L'enfant grince des dents avec beaucoup de force. La déglutition est difficile. La face est pâle, les narines pulvérulentes, les lèvres croûteuses ; leur bord libre est renversé en dehors ; la respiration est précipitée, à 48, les ailes du nez sont dilatées. Par instants la malade lance au loin des crachats mousseux incolores. La respiration est pure, les battements du cœur tumultueux, sans bruit anormal ; la peau est chaude, couverte de sueur. Une saignée de trois palettes est pratiquée : le sang coule bien ; mais la malade s'affaiblit peu à peu ; les mouvements choréiques persistent peu intenses, et la mort arrive à six heures du soir.

Dans une observation publiée par M. Rufz, et qui offre un exemple de chorée primitive, dont la terminaison a été funeste, les mouvements avaient aussi été d'une violence extrême. Le jour de la mort il survint du calme, la face pâlit, puis se colora ; les pupilles se dilatèrent ; les mouvements étaient apaisés : ce n'étaient plus que des soubresauts de tendons qui se manifestaient d'intervalles en intervalles; la respiration était anxieuse, le pouls insensible.

Quelle est, en cas pareils, la cause de la mort. A en juger par le fait que nous venons de rapporter, et par d'autres encore, nous sommes portés à croire que chez les choréiques, la mort survient par asphyxie. L'accélération de la respiration semble l'annoncer. La contraction incomplète et irrégulière des muscles thoraciques et du diaphragme, ou seulement des muscles constricteurs de la glotte, en serait la cause prochaine. La pâleur de la face, la petitesse ou l'insensibilité du pouls, pourraient aussi faire croire que la mort arrive quelquefois par syncope.

Durée. — D'après les faits que nous avons observés lorsque la maladie suit une marche aiguë et se termine par la guérison, elle dure le plus ordinairement de six semaines à deux mois et demi (1). Mais quand elle est légère, sa durée peut être beaucoup plus courte; elle est d'ailleurs grandement influencée par le traitement. Lorsque la maladie se termine par la mort, sa marche est en général beaucoup plus rapide. Ainsi, comme nous l'avons vu, la malade de M. Legendre a succombé au bout de neuf jours; celle de M. Rufz, au bout de vingt-sept jours, etc. Nous n'avons rencontré que deux exemples de chorée chronique (2) chez deux jeunes filles, l'une âgée de sept ans, l'autre de onze ans. Dans les deux cas la maladie était partielle; elle occupait seulement une des extrémités supérieures. La plus âgée de ces deux enfants était tuberculeuse; elle succomba aux progrès d'une phthisie abdominale intense. Les auteurs ont remarqué que la chorée chronique était en général partielle; elle s'accompagne quelquefois d'atrophie des membres. M. Rufz a vu les chairs devenir flasques et molles.

D'après Copland, lorsque la maladie se prolonge, les enfants maigrissent, se plaignent fréquemment d'étourdissements et de douleurs de tête; le pouls s'accélère, il y a de la constipation. Il est probable que ces symptômes dépendent d'une complication.

L'un de nous (M. Rilliet) a observé un exemple fort remarquable de chorée chronique probablement congénitale.

A l'âge d'un an on s'aperçut que les mouvements du bras droit étaient irréguliers. Quand l'enfant commença à marcher, il traînait la jambe comme les choréiques; quand il se mit à parler, même désordre dans la phonation, bégaiement, parole souvent incompréhensible accompagnée de grimaces. La maladie a été constamment en progressant; la chorée est devenue générale, mais toujours beaucoup plus prononcée à droite. Après une amélioration qui a per-

(1) D'après M. Rufz, la durée moyenne serait de trente et un jours; d'après M. Dufossé, de cinquante-sept jours. Ce dernier chiffre nous paraît plus près de la vérité.

(2) Ces deux faits ne sont pas entrés dans notre résumé, faute de détails suffisants.

mis à l'enfant de pouvoir faire une centaine de pas seul, il y a eu une rechute; la marche est maintenant impossible : les muscles sont fortement rétractés, la colonne s'incurve, les pieds bots tendent à se produire. Le système musculaire des extrémités inférieures, surtout à droite, se rétablit; la parole est toujours très embarrassée. L'intelligence est parfaite. L'enfant qui a maintenant seize ans, fait ses études comme un enfant de son âge; toutes les fonctions de la vie organique sont à l'état normal.

On doit sans doute aussi ranger parmi les chorées chroniques celles qui, récidivant à courts intervalles, se perpétuent ainsi pendant des années. L'un de nous (M. Barthez) a soigné pendant longtemps une malade atteinte d'une chorée de cette nature qui a résisté à tous les traitements.

Il s'agit dans ce cas d'une jeune fille qui, à l'âge de sept ans, à la suite d'une frayeur, fut prise de mouvements choréiques qui durèrent pendant quatre mois, et revinrent deux mois plus tard. Il en fut ainsi jusqu'à l'âge de quinze ans. Pendant ces huit années, cette jeune fille a toujours eu des alternatives de maladie et de guérison : elle n'a jamais été plus de quatre mois sans avoir des mouvements choréiques qui paraissaient et disparaissaient sans cause connue. A l'âge de quinze ans les règles parurent pour la première fois, et se succédèrent depuis très irrégulièrement ; mais elles n'eurent aucune influence sur les mouvements choréiques qui persistent encore aujourd'hui, malgré le nombre et la variété des médications mises en usage.

Récidives. — Le fait que nous venons de citer est une transition très naturelle entre les chorées chroniques et celles qui récidivent.

Les auteurs sont unanimes pour reconnaître la fréquence des récidives. Cette remarque, faite d'abord par Sydenham, a été répétée ensuite par tous ceux qui lui ont succédé. Notre observation en confirme la vérité. Sur dix-neuf malades, six fois la chorée a récidivé, une, deux et trois fois. M. Rufz a compté jusqu'à six récidives. Nous n'avons rien remarqué de régulier dans le retour des attaques choréiques ; cependant nous avons vu au moins une année séparer les deux attaques, d'autres fois l'intervalle a été beaucoup plus considérable : ainsi, une jeune fille eut sa première attaque à l'âge de sept ans et demi, la seconde six ans plus tard. Quelquefois la chorée a récidivé dans la même saison, d'autres fois dans une saison différente ; nous n'avons rien observé de régulier à cet égard.

On doit à M. Sée cette remarque intéressante, que les attaques de chorée sont d'autant plus courtes que les récidives sont plus multipliées.

Art. IV. — Complications.

Il est fort important de savoir si la marche de la chorée est modifiée par les maladies qui se développent pendant son cours, et de quelle nature est cette modification. M. Rufz affirme qu'elle ne subit aucun changement sous l'influence des maladies intercurrentes ; M. Blache a répété cette proposition ; nous sommes arrivés nous-mêmes à un résultat tout à fait opposé. Sur nos dix-neuf malades, neuf ont été atteints pendant le cours de leur chorée de complications plus ou moins graves, et huit fois la maladie intercurrente a eu une influence évidente sur la marche de la chorée. Nous allons donner un extrait succinct de plusieurs de ces faits, en regrettant que le défaut d'espace nous empêche de les rapporter en entier. Nous citons de préférence ceux qui nous ont été communiqués.

1° Un garçon de quatorze ans, atteint depuis deux mois environ d'une chorée médiocrement intense, mais générale, était traité sans succès par les bains frais depuis vingt-deux jours. Il n'était pas survenu le moindre changement dans son état. A partir du jour où se développent les prodromes d'une rougeole (fièvre, vomissements, éternuments), *les mouvements choréiques sont presque entièrement suspendus*. Au commencement du quatrième jour, l'éruption rubéolique paraît. Elle parcourt ses périodes sans complications ; le sixième, elle a presque entièrement disparu ; *les mouvements choréiques sont nuls*. Vingt jours plus tard, l'enfant quitte l'hôpital. Pendant toute cette période, *la chorée n'a pas reparu*. (Observation de M. Legendre.)

2° Un garçon de dix ans était depuis moins de trois semaines atteint de chorée générale intense ; la parole était très embarrassée. A l'hôpital, il fut traité par cinq bains frais sans succès, puis par deux bains sulfureux, qui furent suivis d'une légère amélioration de courte durée. Les mouvements choréiques reparurent ensuite avec une nouvelle intensité. La maladie durait depuis un mois lorsque les prodromes d'une scarlatine se développèrent. Dès ce jour, les *mouvements choréiques commencèrent à diminuer*. L'exanthème fut très léger, mais bien caractérisé. L'amélioration persista, et fut de plus en plus prononcée. Six jours plus tard l'enfant parlait beaucoup mieux et avec moins de lenteur ; dans son lit, et même levé, il remuait à peine ; il pouvait porter aisément les aliments à sa bouche, et marcher avec assez de facilité. L'amélioration se soutint, et la guérison était complète vingt jours après l'apparition de la fièvre éruptive. (Observation de M. Legendre.)

3° Une fille de neuf ans et demi est prise, trois semaines avant son entrée à l'hôpital, d'une chorée du bras et de la jambe gauches qui gagne le cou et le visage. Elle prend pendant quatre jours des bains frais de cinq minutes. Pas d'amélioration. Puis survient une variole, dont les prodromes sont accompagnés d'une agitation extrême, avec humeur chagrine, pleurs pour la moindre cause. L'éruption se fait ; elle est confluente, mais remarquable par la petitesse des pustules ; plusieurs sont pleines de sang. L'agitation persiste encore pendant quatre jours ; puis l'éruption une fois établie, la chorée diminue d'une manière sensible, et disparaît rapidement avec l'exanthème. (Observation de M. Piet.)

Il serait inutile de rapporter un plus grand nombre de faits, ceux que nous venons de citer suffisent ; mais, si nous voulions accumuler les observations, nous ne serions pas embarrassés pour en trouver, même dans le travail de l'auteur dont nous réfutons ici la doctrine.

Ainsi M. Rufz, après avoir dit (*loc. cit.*, page 228), « chose singulière, ces complications n'ont jamais exercé aucune influence sur la durée ni sur l'intensité de la chorée, » cite lui-même une observation dans laquelle une chorée très prononcée a disparu sous l'influence d'une rougeole compliquée de pneumonie (*loc. cit.*, page 236). Les complications, comme on a pu le voir d'après les faits que nous avons rapportés, agissent de deux manières différentes : tantôt, en effet, elles exaspèrent momentanément la maladie pour la faire disparaître ensuite; tantôt, au contraire, elles favorisent de prime-abord la diminution ou la cessation des mouvements choréiques. L'influence de la complication est d'autant plus marquée, que la chorée dure depuis plus longtemps. En outre, les mouvements choréiques ne diminuent pas toujours immédiatement après l'apparition de la complication, mais il faut quelquefois un certain temps pour que cet effet se produise. La modification générale de l'économie nécessaire pour la guérison réclame le bénéfice du temps. C'est probablement pour cela que lorsque la complication dure peu de temps et est très rapidement mortelle, on n'observe pas de modifications dans les mouvements. Ainsi M. Rufz, dans son mémoire, a rapporté l'histoire d'une jeune fille qui succomba à une péritonite par perforation au bout de cinq jours de maladie, et chez laquelle une chorée d'ailleurs récente ne subit aucun changement.

Il serait possible que les fièvres éruptives eussent le privilége d'exercer une influence favorable sur la chorée, effet qui serait refusé à des phlegmasies aiguës. Bien que la proportion des cas dans lesquels la complication a influé d'une manière évidente sur la marche et la durée de la maladie soit assez considérable, nous nous garderons bien d'ériger le fait en loi : nous serions peut-être démentis par l'expérience ultérieure. Mais, satisfaits d'avoir attiré sur ce sujet l'attention des observateurs, nous abandonnons la question à l'avenir qui prononcera.

Depuis que ces lignes ont été écrites, la question a été reprise par M. Sée, qui a confirmé la plupart des résultats auxquels nous sommes arrivés. Mais il ne nous semble pas exact de dire avec ce médecin que *toujours* la fièvre exaspère la chorée, et que le calme n'apparaît qu'à la cessation du mouvement fébrile. Les deux faits que nous avons cités tout à l'heure contredisent l'absolu de cette proposition.

Les maladies dont nous venons de parler doivent être considérées comme de simples coïncidences. Nous n'en dirons pas autant des convulsions, qui nous semblent liées d'une manière intime à la nature même de la maladie. Cette complication ne doit pas être fréquente; elle a été notée dans une seule de nos dix-neuf observations. Il s'agit dans ce cas d'un garçon qui, depuis trois jours, était atteint de chorée, lorsqu'il fut pris de mouvements convulsifs généraux accompagnés de grincements de dents, sans perte de connaissance. Nous avons indiqué plus haut que M. Sée avait noté une fois sur seize les attaques d'éclampsie au début.

Art. V. — Diagnostic.

Dans le cours de nos recherches sur les maladies des enfants, il ne s'est pas présenté à nous d'exemple de chorée sur le diagnostic de laquelle il pût exister du doute; mais nous n'ignorons pas que quelques médecins confondent cette maladie avec la paralysie. Cependant, si, dans certains cas, les bras, par exemple, pendent inertes sur les côtés du corps, et, soulevés, retombent de leur poids, cette inertie apparente n'est que momentanée. et il suffit d'examiner l'enfant pendant quelques instants pour s'assurer que cette extrémité en apparence paralysée ne tardera pas à être agitée de mouvements insolites.

Lorsque la maladie débute par les extrémités inférieures, et ce cas est très rare, on ne peut pas davantage confondre la chorée avec la paraplégie; l'agitation continuelle des membres, la conservation de la sensibilité, empêcheront bientôt toute erreur. Lorsque l'affection choréique est partielle, et qu'elle porte primitivement et exclusivement sur la langue, on serait peut-être tenté de prendre cet embarras de la parole pour l'indice d'une affection encéphalique, si l'extension de la maladie et l'absence d'autres symptômes cérébraux ne venaient pas bientôt rectifier le diagnostic.

D'après l'auteur des *Analecten* (8e cahier, p. 101), le diagnostic entre l'hystérie et la chorée ne serait rien moins que facile. Le globe hystérique ne suffit pas, en effet, pour différencier les deux affections; d'abord, parce qu'il n'est nullement pathognomonique de la première, et ensuite parce qu'il manque souvent. D'ailleurs, comme Copland l'a observé, à l'époque de la puberté la chorée est souvent compliquée d'hystérie. D'autres médecins vont même plus loin, puisqu'ils considèrent la chorée comme une espèce d'hystérie, à laquelle ils ont donné le nom d'*Hysteria muscularis*.

Les auteurs allemands, Wichmann, Thilenius, Gittermann *Analecten*, *loc. cit.*, p. 107), et le docteur Wicke, ont cherché à distinguer l'une de l'autre deux maladies ayant entre elles de grands rapports : l'une qui serait la chorée (*unwillkührliche Muskelbewegung*), telle que nous venons de la décrire, et l'autre, une affection à laquelle ils ont donné le nom de grande danse de Saint-Guy (*grosser Veitstanz*). Si nous avons bien saisi les différences qui séparent ces deux maladies et qui ont été longuement exposées par Wicke, la *grosser Veitstanz* différerait de la chorée ordinaire par l'intermittence de ses accès, et se rapprocherait de l'épilepsie par sa forme convulsive, et par l'absence de tout souvenir de ce qui s'est passé pendant l'attaque; elle s'accompagnerait aussi de catalepsie, d'affection spasmodique des organes internes, et d'aberration mentale. La volonté n'aurait aucune influence sur les mouvements, tandis qu'elle agit évidemment sur ceux de la chorée. C'est probablement à cette maladie que se rapportent quelques observations insérées par le docteur Dewar dans le *Journal de médecine et de chirurgie d'Edimbourg* (juillet 1839), et qui sont reproduites dans la collection de Mezler (9e cahier, p. 51). Il s'agit de cinq enfants de la même famille, qui successivement furent pris d'attaques fort singulières. Voici en abrégé la manière dont elles sont décrites par l'auteur qui en était témoin : L'enfant était assise auprès de la cheminée, lorsque sa tête fléchit sur sa poitrine ; elle parut sommeiller quelques instants. Cependant la respiration s'accéléra un peu, la face était altérée et colorée, l'œil hagard. Dans moins d'une minute, elle s'élança d'une extrémité à l'autre de l'appartement, sautant d'un bond sur les chaises, sur la commode, se précipitant ensuite sur le sol, cherchant à se tenir sur la tête, ou se roulant par terre sur elle-même ; quelques instants après, se relevant de nouveau pour courir avec une vitesse extrême dans l'appartement, tombant enfin par terre, restant quelques instants immobile, puis revenant à elle, regardant ceux qui l'entouraient, et demandant à sa sœur un jouet qu'elle avait laissé tomber avant l'accès, qui en tout dura vingt minutes.

Le premier de ces enfants fut pris spontanément, et sans causes connues ; mais chez les autres la maladie se développa évidemment par imitation. Quatre d'entre eux furents exempts de symptômes généraux ; un enfant de six ans, dont les attaques étaient très fréquentes, eut en outre de la fièvre et des douleurs de tête. M. Dewar traita les quatre premiers malades par la séquestration et la menace d'un baquet d'eau froide. L'enfant de six ans fut traité par les vésicatoires, les ventouses, le calomel, le jalap, les frictions stibiées et ammoniacales.

Après avoir lu ces curieuses observations, nous nous sommes rappelé qu'en 1837 un jeune garçon de quatorze ans, entré à l'hôpital pour y être traité de la teigne, avait été atteint d'attaques analogues à celle que nous venons de décrire. Subitement et sans cause, il était pris d'une excessive agitation ; il se jetait à bas de son lit, se roulait dans la salle ou se mettait à courir, et il fallait une force extraordinaire pour s'en rendre maître. Ces accès se répétèrent pendant cinq ou six jours, puis ils disparurent.

Il serait fort important d'avoir des signes certains qui permissent de distinguer la chorée essentielle de la chorée symptomatique d'une affection de la moelle épinière. Malheureusement nous n'avons pas observé entre ces deux espèces de chorée de différences qui nous permissent de les distinguer l'une de l'autre. Nous nous rappelons avoir entendu dire à M. Jadelot que la chorée *partielle chronique* dépendait souvent d'une affection organique de l'encéphale. Dans un des deux cas où nous avons trouvé un ramollissement peu considérable de la moelle épinière, la chorée avait revêtu cette forme. Constant a vu aussi une chorée oculaire reconnaître pour cause des tubercules cérébraux qui, plus tard, se révélèrent par d'autres symptômes.

Les auteurs ont encore énuméré au nombre des maladies que l'on peut confondre avec la chorée les convulsions, et le tremblement qui dépend de causes variées. Nous avons dit quelques mots du diagnostic différentiel de la première de ces maladies dans le chapitre précédent. Quant à la seconde, nous n'en avons pas observé d'exemple dans l'enfance.

Art. VI. — Pronostic.

Peut-on dire d'une manière absolue que la chorée est une affection toujours légère? Évidemment non. On comprendra sans peine que la chorée partielle ou générale, symptomatique d'une affection de la moelle épinière, est une maladie dont la gravité est proportionnée à celle de la cause qui lui a donné naissance. Mais en outre la chorée simple idiopathique n'est pas toujours sans danger. Nous rappellerons que M. Rufz a cité un exemple de mort à la suite d'une chorée simple et primitive. Nous avons nous-mêmes observé un fait analogue; nous en devons un autre à l'obligeance de M. Legendre. Dans ce dernier cas, il est vrai, il existait une légère péricardite (60 grammes de sérosité un peu roussâtre, avec trois ou quatre petits flocons albumineux); mais cette phlegmasie était trop peu considérable pour avoir pu concourir à la terminaison fatale, et la marche même de la maladie indiquait que le désordre profond du système nerveux était bien la cause de la mort.

Nous ajouterons que dans un autre fait qui nous a été communiqué par M. Legendre, la chorée, bien que compliquée d'autres affections graves, nous a paru, par son extrême intensité, avoir contribué à la terminaison fatale.

D'après Jos. Frank, la chorée négligée amène la manie, l'apoplexie, la paralysie, et surtout la consomption; mais dans des cas de cette nature, la chorée est-elle simple? Nous ne le pensons pas.

Art. VII. — Causes.

Age. — Les auteurs qui ont étudié la chorée à la fin du XVIIe siècle ou au commencement de celui-ci, ont regardé cette maladie comme le résultat d'une puberté difficile à s'établir. L'âge de dix à quinze ans étant, d'après Sydenham et Bouteille, l'époque de la vie à laquelle la chorée se manifeste d'ordinaire, ces médecins avaient cru pouvoir en inférer que la puberté n'était pas étrangère au développement de la maladie. Bouteille, bâtissant sur ces données une théorie complète, et prenant dans Buffon les symptômes qui annoncent l'apparition de la puberté, n'a vu dans la chorée qu'une exagération de cet état physiologique: on peut évidemment contester la justesse de la comparaison. Certes, c'est forcer l'analogie que de conclure à la filiation des deux phénomènes sur des symptômes aussi peu caractérisés que les douleurs dans les aines ou dans les membres, qui existent dans les deux cas, etc. D'ailleurs, M. Rufz a battu en brèche cette théorie, en prouvant que la chorée était aussi fréquente de six à dix ans que de dix à quinze.

Toutefois, pour élucider par la comparaison des âges cette importante question de l'influence de la puberté, il faudrait interroger les parents d'enfants ayant eu la chorée et arrivés à l'âge de vingt ans, par exemple, et s'informer à quelle époque est survenue la dernière attaque; car, si nous refusons à la puberté l'influence exclusive que lui ont attribuée Sydenham et Bouteille, nous ne voulons pas dire pour cela qu'elle n'en exerce aucune.

Les docteurs Simon et Constant ont observé la chorée sur des nourrissons de quatre, de six et de douze mois ; mais ce sont là des faits très rares; au-dessous de l'âge de six ans, la maladie est encore exceptionnelle (un cas sur dix-huit, Sée). Son maximum de fréquence est de six à onze ans, puis de onze à quinze. C'est à ce résultat que nous étions arrivés avec des chiffres peu nombreux. M. Sée l'a confirmé en opérant sur une beaucoup plus grande échelle. Quel est en dernière analyse le mode d'influence de l'âge ou, en d'autres termes, quelles sont les conditions physiologiques spéciales à l'enfance qui favorisent le développement de la chorée? En considérant, d'une part, que le maximum de fréquence de la maladie correspond précisément à l'époque de la seconde dentition et de la plus grande croissance ; et d'autre part que la chorée se manifeste consécutivement à un état de santé qui est tantôt la cause (maladie aiguë), tantôt le résultat (anémie) d'une croissance exagérée, nous ne pouvons nous empêcher d'établir entre ces conditions physiologiques et la danse de Saint-Guy un rapport de cause à effet qu'il nous semble difficile de méconnaître.

M. Sée fait trop bon marché des symptômes qui accompagnent une croissance exagérée, en disant : « Quand le rhumatisme se manifeste, le préjugé, plutôt que de l'appeler par son nom, préfère le mettre sur le compte de la croissance. » Nous pourrions retourner la proposition contre l'esprit de système qui méconnaît les symptômes de la croissance pour ne voir que ceux du rhumatisme.

Sexe. — Tous les observateurs ont reconnu que la chorée était plus fréquente chez les filles que chez les garçons; nous avons fait aussi la même remarque. La proportion serait de deux tiers contre un tiers d'après les docteurs Dufossé et Sée.

Constitution. — Le tempérament nerveux est regardé par la plupart des auteurs comme prédisposant éminemment à la chorée. La constitution de la plupart de nos jeunes malades de l'hôpital ne nous a offert aucun cachet spécial : bruns ou blonds, à chairs fermes, à peau en général fine et blanche, ils étaient, pour la plupart, d'une bonne constitution. Cependant nous avons vu la chorée survenir chez des enfants évidemment scrofuleux (deux fois à l'hôpital des Enfants et une fois depuis). Elliotson et M. Rufz n'ont pas vu non plus qu'un tempérament en particulier prédisposât à la maladie. Les choréiques observés par M. Dufossé avaient, en général, une constitution délicate, et étaient presque tous blonds ou châtains. D'après M. Sée, les enfants chétifs, nerveux, lymphatiques, à peau fine et perspirable, sont surtout exposés à la chorée.

S'il est vrai de voir la chorée survenir chez des individus dont les tempéraments sont différents, il n'en est pas moins positif que, dans bon nombre de cas, les enfants qui doivent devenir choréiques sont irritables, colères, capricieux, faciles à effrayer, dispositions antérieures à la maladie, mais souvent exagérées par elle.

Santé habituelle. — Plusieurs de nos jeunes malades avaient eu la rougeole ou la variole, mais la plupart jouissaient habituellement d'une bonne santé.

Hérédité. — Toutes les fois que nous avons interrogé les parents pour savoir qu'ils avaient eux-mêmes été atteints de chorée dans leur enfance, nous avons, sauf une seule exception, obtenu une réponse négative. MM. Coste, Young et Constant ont chacun observé un exemple de chorée héréditaire. Nous savons combien les questions d'hérédité sont délicates à résoudre : aussi nous ne nous prononcerons pas d'une manière trop affirmative à cet égard. Suivant le docteur Elliotson, l'hérédité serait une des causes prédisposantes les plus fréquentes de la chorée. D'après M. Sée, les parents des enfants choréiques sont assez souvent sujets aux névroses et aux rhumatismes. Les exemples qu'il donne de cette dernière cause héréditaire de chorée sont trop peu nombreux pour faire loi ; et nous ajoutons que depuis que notre attention est attirée sur ce sujet, nous avons constaté qu'un seul des enfants choréiques auxquels nous avons donné des soins doit naissance à des parents rhumatisants.

Saisons. — Climats. — Nous avons vu la danse de Saint-Guy débuter dans toutes les saisons, mais plus fréquemment en été. MM. Sée et Botrel soutiennent au contraire que la chorée est plus fréquente en automne et en hiver, et qu'elle est exaspérée par les temps froids et humides ; résultat opposé aux conclusions de M. Rufz et aux nôtres. Nous devons dire cependant à l'appui de l'opinion de ces médecins que la chorée, presque inconnue dans les climats très chauds, est au contraire fréquente dans les régions septentrionales.

Épidémies. — La chorée est-elle épidémique? A en croire Pline, Mézerai, Cullen et M. Hecker, cette affection aurait régné d'une manière épidémique. M. Rufz, et M. Blache, qui l'a copié, ont attribué à Hecker la faute d'avoir rapporté à la chorée les danses régulières des corybantes et des prêtres saliens, les danses de la Saint-Jean d'été, le *revival* des méthodistes. Le traducteur allemand de l'article de M. Rufz, dans les *Analecten über Kinderkrankheiten*, fait observer que M. Hecker a eu, au contraire, grand soin de distinguer ces danses excentriques de la véritable danse de Saint-Guy. Dans ces dernières années, on a observé une épidémie de chorée dans un village du Tyrol. Albers, cité par J. Frank, a mentionné aussi une épidémie qui attaqua les enfants d'une école, et ne cessa qu'après l'évacuation de la salle.

Causes morales.—La plupart des causes que nous venons de passer en revue doivent être regardées comme prédisposantes : les causes occasionnelles sont souvent faciles à déterminer. Celle qui, au dire de tous les auteurs, agit de la manière la plus incontestable, est la frayeur. Nous avons vu, soit à l'hôpital, soit en ville, plusieurs enfants chez lesquels la chorée ne reconnaissait pas une autre cause. On trouve dans les observations publiées dans les recueils périodiques bon nombre d'exemples analogues. M. Rufz en a cité aussi quelques-uns dans son mémoire, et Guersant plusieurs. M. Botrel nie d'une manière absolue l'influence de cette cause.

Nous n'avons jamais vu à l'hopital la chorée se développer par imitation ; mais les parents d'une de nos jeunes malades nous ont affirmé que la danse de Saint-Guy était survenue chez leur fille peu après qu'elle eut vu un enfant atteint de la même maladie. Le docteur Wicke affirme que cette affection se développa par imitation chez un grand nombre d'enfants dans un pensionnat d'Eisenach (*Analecten*, 8e cahier, p. 89).

Coups, chutes.—Une seule fois nous avons soupçonné que la chorée pouvait être le résultat d'une cause externe, c'est-à-dire d'un coup donné sur la tempe. Mais nous employons à dessein le mot soupçonner, parce que, six mois plus tard, il survint une faiblesse de l'extrémité supérieure du côté opposé à celui sur lequel le coup avait porté. Du reste, on trouve dans Bouteille des exemples de chorée suite de chute. Il ne peut rester de doute sur l'influence de la cause, puisque la maladie a, dans ces cas, succédé presque immédiatement à la violence extérieure. Mais l'on peut se demander si l'émotion déterminée par cette violence extérieure n'a pas été plus que celle-ci la cause de la névrose.

Maladies antérieures. — Les docteurs Sée et Botrel sont ceux des auteurs modernes qui ont le plus insisté sur les rapports de causalité qui unissent le rhumatisme à la chorée. D'après M. Sée, qui le premier a recherché et établi ces rapports, la moitié des chorées secondaires seraient des chorées rhumatismales. M. Botrel va plus loin encore en affirmant que « *la chorée doit être considérée comme une affection* » *rhumatismale, et trouve sa raison physiologique dans le rhumatisme* » *des centres nerveux* (1). »

(1) Ce médecin ayant trouvé qu'un *sixième* de ses malades n'avait jamais été atteint de rhumatisme, dit que ce n'est là qu'une exception, et qu'il faut savoir se défier des exceptions (*sic*). Singulière manière de philosopher !

Il y a, ce nous semble, deux questions très distinctes à élucider : 1° la coïncidence choréo-rhumatique; 2° la nature rhumatismale de la chorée.

I. Le fait de la coïncidence est incontestable; nous avions déjà cité des exemples dans notre première édition, et avant nous elle avait été mentionnée par plusieurs auteurs; mais le point important à établir est la fréquence de cette coïncidence, qui nous paraît avoir été exagérée par les docteurs Sée et Botrel. Nous ferons à ce sujet les remarques suivantes.

A. Lorsqu'on se rapelle à combien de maladies différentes M. Sée donne l'épithète de *rhumatismales* (voy. *Prélim.*, t. II, pag. 451), on est peu étonné qu'il ait conclu que la chorée est rhumatique une fois sur deux ; mais ce médecin nous paraît étendre trop loin le champ du rhumatisme en y faisant rentrer toutes les douleurs articulaires, les inflammations multiples et même uniques des membranes séreuses, et une foule d'accidents qui, dit-il, empruntent les caractères des névroses, ou simulent les phénomènes soit isolés, soit réunis des maladies de l'encéphale et de la moelle, ou de leurs enveloppes.

Il ne suffit pas, en effet, qu'un enfant choréique soit emporté par une pleurésie ou par une péritonite, pour que sa chorée mérite le nom de rhumatismale. Il faut d'abord démontrer que la phlegmasie séreuse était elle-même rhumatique. S'il y a du doute sur la nature de la phlegmasie aussi bien que sur celle de la névrose, la réunion des deux maladies sur le même individu ne saurait détruire cette incertitude. Il en est de même pour la contracture, pour les convulsions et pour la plupart des névroses.

Nous savons bien que l'on peut quelquefois établir la nature rhumatique des phlegmasies ou des névroses ; mais nous ne craignons pas d'être contredits si nous avançons que les caractères du principe rhumatismal sont assez peu définis pour que le doute persiste dans la majorité des cas particuliers. Aussi nous nous demandons si les observations que M. Sée a empruntées à un grand nombre d'auteurs, portaient avec elles la preuve que la maladie était bien rhumatismale.

B. La proportion chiffrée que M. Sée indique à propos de la coïncidence rhumatismo-choréique, étant le résultat du dépouillement des registres de l'hôpital des Enfants, n'a pour nous aucune valeur : et si ce médecin n'appuyait pas son opinion sur d'autres preuves, nous la repousserions sans plus d'examen.

C. Nous avons en effet plus de confiance dans les observations que M Sée a colligées lui-même, et cependant nous craignons qu'il n'ait été quelquefois entraîné par le désir légitime de faire prévaloir une opinion ingénieuse et qu'il n'ait trop facilement admis l'existence du rhumatisme. N'est-ce pas en effet une chose singulière que sur 10 cas de rhumatisme, recueillis par nous à l'hôpital des enfants, pas un seul n'ait été accompagné de chorée ; et qu'en ville, nous n'en ayons pas non plus observé un seul exemple, soit à Paris, soit à Genève. Nous insistons sur ce point parce qu'il y a là une double preuve. Aucun des rhumatisants que nous avons soignés depuis la publication du travail de M. Sée n'avait été, ou n'a été, depuis, choréique ; et un très petit nombre des chorées pour lesquelles on nous a consultés ont pu être rattachées au principe rhumatismal (1).

Toutes les remarques précédentes ne nous empêchent pas de reconnaître la coïncidence assez fréquente des maladies rhumatismales et de la chorée. D'après M. Sée, cette coïncidence a lieu suivant certaines règles ; ainsi la chorée apparaît d'ordinaire dès que les douleurs et l'intumescence permettent à l'articulation de recouvrer sa flexibilité, c'est-à-dire du troisième au sixième jour. Dans certains cas, chaque rechute serait précédée d'une attaque de rhumatisme ; dans d'autres cas, au contraire, le rhumatisme serait consécutif.

II. Quoi qu'il en soit de ces remarques sur la coïncidence choréo-rhumatique, il nous reste à rechercher si le fait de son existence suffit pour établir un rapport de nature entre ces maladies.

(1) L'un de nous (M. Rilliet), après avoir pris connaissance des recherches des docteurs Sée et Botrel, a fait à Genève une sorte d'enquête sur la loi de coïncidence du rhumatisme et de la chorée. Les circonstances l'ont favorisé, d'une part, parce que cette ville est une de celles où le rhumatisme est le plus fréquent, et d'autre part parce que dans un pays où tout le monde se connaît et où la plus affectueuse bienveillance règne entre les différents membres de la Faculté, il est facile d'obtenir sur l'étiologie des renseignements très fidèles et très détaillés. Il est résulté de cette enquête :

1° Qu'à Genève, comme nous le disions tout à l'heure, le rhumatisme est une maladie très fréquente ;

2° Que la chorée est excessivement rare. Ici M. Rilliet peut invoquer son expérience personnelle ; il exerce la médecine à Genève depuis l'année 1843, sa pratique spéciale est très étendue ; eh bien, il n'a vu que deux enfants atteints de chorée, tandis qu'il en a observé un bien plus grand nombre affectés de rhumatismes. Aucun de ces enfants rhumatisants n'a été atteint de chorée depuis qu'il leur a donné des soins, et auparavant ils n'avaient point eu la danse de Saint-Guy.

3° D'un autre côté, nous ajouterons, pour être fidèle à la vérité, qu'une des petites filles choréiques observées par M. Rilliet était née d'un père rhumatisant, et qu'elle avait eu quatre mois auparavant des douleurs musculaires générales très vives, qui avaient duré quatre jours. Il a eu aussi connaissance de deux dames atteintes de rhumatisme goutteux, et qui dans l'intervalle de leurs attaques ont eu la chorée ; et d'un monsieur mort fort âgé, et choréique depuis nombre d'années, qui était en même temps tellement tourmenté de rhumatisme qu'il avait passé plus de vingt saisons aux eaux d'Aix pour s'en délivrer.

Notre confrère le docteur Lombard nous a dit avoir vu une seule fois la chorée succéder au rhumatisme ; et cependant, dans une grande pratique qui date de plus de vingt années, il a vu un assez grand nombre d'enfants rhumatisants. Nos autres confrères n'ont pas non plus conservé le souvenir de la liaison étiologique de la danse de Saint-Guy et de l'affection rhumatismale.

De quelle manière le rhumatisme produit-il la chorée? Cette maladie est-elle une manifestation du principe rhumatismal, ou bien le rhumatisme articulaire agit-il comme cause occasionnelle?

Dès qu'il est admis que le rhumatisme est une affection de toute l'économie, inconnue dans sa nature, comme tous les états morbides généraux, mais manifeste par ses effets; dès qu'il est reconnu que ces effets sont variés, sous les rapports du siége et de l'espèce anatomique ou symptomatique, il ne saurait répugner d'admettre que la chorée peut être une de ces manifestations. S'il existe des contractures, des névralgies, des convulsions rhumatismales, il ne doit pas paraître impossible qu'il y ait des chorées de même nature. Mais si les chorées rhumatiques sont possibles, cela ne suffit pas pour prouver qu'elles existent.

Les preuves doivent être cherchées dans les rapports de coïncidence, de causalité, de symptômes ou d'altérations cadavériques, de traitement.

A. La fréquence de la coïncidence de la chorée et des maladies rhumatismales est jusqu'à présent la seule preuve réelle que l'on puisse invoquer. Mais déjà nous avons dit que cette coïncidence nous paraissait avoir été exagérée.

B. Au point de vue des causes, M. Sée fait observer que les enfants prédisposés au rhumatisme présentent les mêmes conditions de tempérament que ceux qui sont predisposés à la chorée; sans nier complétement ce rapport, nous pouvons affirmer qu'il manque dans bon nombre de circonstances. D'ailleurs, cette analogie de constitution peut expliquer la coïncidence simple aussi bien que l'identité de nature.

En dehors de l'influence constitutionnelle, on n'a nullement recherché si les causes qui donnent naissance au rhumatisme sont les mêmes que celles qui produisent la chorée. Là, est un point capital à déterminer; ainsi les causes morales qui déterminent si souvent la danse de Saint-Guy chez des enfants prédisposés n'ont aucune influence sur le développement du rhumatisme. De même, le refroidissement, le froid humide, cause fréquente du rhumatisme aigu ou chronique, ne donne pas naissance à la chorée. N'oublions pas de mentionner le rapport inverse qui existe entre la fréquence du rhumatisme et celle de la chorée suivant les sexes. La danse de Saint-Guy est plus fréquente chez les jeunes filles que chez les garçons; le contraire a lieu pour le rhumatisme, et ici il ne s'agit plus de chiffres insignifiants, mais d'une différence très notable. En outre, la chorée, si fréquente dans l'enfance, est rare chez l'adulte; et le contraire a lieu pour le rhumatisme articulaire. D'un autre côté, cette dernière maladie est très commune dans certains pays où la chorée est exceptionnelle.

Nous ne nous exagérons pas la portée de ces objections, parce que l'on peut croire que les manifestations du rhumatisme varient suivant les pays et suivant les âges, ainsi que cela arrive pour d'autres diathèses. Mais dans l'état actuel de la science et jusqu'à ce que la question ait été reprise dans son ensemble, ces objections ont une certaine valeur.

C. Les rapports symptomatiques et anatomiques qui existent entre la chorée et les autres névroses sont évidents; mais la nature rhumatismale de ces névroses est encore un point litigieux. Nous ne pouvons d'ailleurs établir aucun rapport de symptôme, de siége ou de lésion entre la chorée, le rhumatisme articulaire et les phlegmasies multiples des séreuses. Le seul caractère commun que l'on puisse noter est la possibilité des récidives de ces diverses maladies.

Ainsi, la chorée et le rhumatisme ne se rapprochent que très imparfaitement au point de vue pathologique.

D. Les différences thérapeutiques sont encore plus tranchées s'il est possible. Les antiphlogistiques, le sulfate de quinine conviennent au rhumatisme articulaire. Les toniques, les antispasmodiques, les excitants externes, la gymnastique, sont utiles dans la chorée.

Pour résumer cette discussion, nous dirons que la coïncidence choréo-rhumatique est la seule preuve apportée pour établir un rapport de nature entre ces deux maladies; que la fréquence de cette coïncidence nous paraît avoir été exagérée; que si nous ne répugnons pas à admettre que la chorée peut être une des manifestations du rhumatisme, nous attendons d'autres preuves avant d'adhérer entièment à cette opinion.

Enfin, tout en admettant l'existence des chorées rhumatismales, il ne faut pas oublier que cette maladie a fréquemment une autre nature, et que l'on trouve dans les auteurs des exemples incontestables de danse de Saint-Guy consécutive à des maladies chroniques ayant produit un état de débilitation de l'économie ou à des affections aiguës. Parmi les premières, nous citerons avec M. Sée lui-même, la chlorose, l'anémie, la tuberculisation; parmi les secondes, les affections vermineuses, la pneumonie, les fièvres éruptives, typhoïde, intermittente (1).

Causes anatomiques. — Doit-on reconnaître d'autres causes à la chorée, et rechercher dans une lésion matérielle du système nerveux le point de départ du désordre musculaire?

Dans l'immense majorité des cas, l'examen attentif du système encéphalo-rachidien ne fait voir aucune lésion chez les malades qui ont succombé à la chorée. A cet égard, les observations de MM. Blache, Rufz, Gerhard, Gendron, etc., concordent tout à fait avec celles que nous avons nous-mêmes recueillies, ou qui nous ont été communiquées par le docteur Legendre. Nous allons insérer deux de ces

(1) Voyez notre première édition, p. 313, et Sée, *loc. cit.*, p. 45.

faits, en ne consignant *in extenso* que les détails d'anatomie pathologique nécessaires.

Fille de treize ans et demi. — Morte au neuvième jour d'une chorée très intense.

Roideur cadavérique assez prononcée dans les coudes, les épaules et les membres inférieurs. La face postérieure du tronc offre un grand nombre d'érosions superficielles qui sont le résultat du frottement continuel qui avait lieu pendant la vie. En ces points, la surface du derme est rouge et un peu desséchée.

Encéphale. — Les vaisseaux de la dure-mère sont remplis de sang; la grande cavité de l'arachnoïde ne contient pas de liquide; la séreuse n'est pas poisseuse. L'arachnoïde et la pie-mère n'offrent pas d'injection anormale; ces membranes sont très minces, et se détachent partout avec facilité. Pas de granulations. La pulpe cérébrale n'offre aucune altération appréciable de consistance ou de couleur; les ventricules latéraux contiennent à peine un peu de sérosité. Le septum lucidum, la voûte à trois piliers, sont intacts; les tubercules quadrijumeaux n'offrent aucune injection; leur coupe est nette, leur tissu est ferme, résiste à un léger raclage; la protubérance annulaire, le cervelet et la moelle allongée sont parfaitement sains. Il en est de même de la moelle épinière, qui, coupée depuis le haut jusqu'en bas de petites rondelles transversales très minces, ne présente ni injection ni ramollissement. Le liquide encéphalo-rachidien est limpide, incolore et en petite quantité.

La seconde observation qui nous a été communiquée par M. Legendre étant en tout semblable à celle que nous venons de citer (sous le rapport anatomique), nous ne croyons pas nécessaire de la rapporter ici.

Dans un fait qui nous appartient, nous avons trouvé à l'autopsie une forte congestion du cerveau et de la moelle. Il s'agit d'un garçon de treize ans et demie qui succomba le trente-sixième jour d'une chorée essentielle, sans aucune complication.

A l'*autopsie*, il n'y a pas de roideur cadavérique; la putréfaction de la paroi abdominale est médiocrement avancée; on voit quelques vergetures à la partie postérieure.

Encéphale. — Les veines cérébrales sont gorgées d'une grande quantité de sang noir liquide; il en est de même des sinus, qui, en outre, contiennent quelques caillots gelée de groseilles. L'arachnoïde est lisse, polie, transparente; la substance cérébrale, d'une bonne consistance, offre un piqueté noir très abondant; les ventricules contiennent une petite quantité de sérosité limpide. La substance cérébelleuse est dans le même état que la substance cérébrale. Les veines rachidiennes contiennent une grande quantité de sang. Les membranes qui entourent la moelle, et la substance médullaire elle-même, n'offrent aucune altération, sauf toutefois la substance grise interne, qui présente une légère coloration rouge.

A côté de ces exemples, auxquels nous aurions pu en joindre bon nombre d'autres, nous devons citer les cas dans lesquels on a trouvé une lésion de la moelle ou du cerveau. Une fois nous avons rencontré chez un enfant atteint de chorée un ramollissement peu considérable de la moelle.

Les auteurs qui ont écrit sur la chorée ont signalé les lésions dont nous venons de parler, et d'autres que nous n'avons pas eu occasion d'observer. Ainsi, le docteur Prichard (*Archiv.*, 1825, tome VIII, page 273) ayant trouvé un épanchement assez abondant de sérosité, et une injection des vaisseaux méningés chez trois choréiques dont il avait pratiqué l'autopsie, on a conclu que les caractères anatomiques de cette maladie consistaient dans une inflammation des membranes médullaires. M. Serres a rencontré dans trois cas l'inflammation des tubercules quadrijumaux; M. Ménard et M. Hatin, l'hypertrophie de la substance corticale du cerveau; M. Guersant (d'après M. Rufz), une concrétion crétacée de cet organe; Georget et le docteur Headington, des tubercules du cerveau; M. Gendrin, un ramollissement des hémisphères. On peut conclure de ces différents faits qu'il existe deux espèces de chorée, l'une essentielle, simple névrose; tandis que l'autre dépend d'une altération du système encéphalo-rachidien. En un mot, il en est de la chorée comme des convulsions, qui sont tantôt idiopathiques, tantôt symptomatiques.

Art. VIII. — Traitement.

§ I. *Indications.* — Les auteurs qui, tels que Sydenham et Bouteille, ne voyaient dans la chorée qu'une *puberté difficile*, ont proposé, comme base du traitement, la médication la plus en harmonie avec les indications que réclame cet état anormal; c'était dans ce but que Sydenham prescrivait l'emploi des émissions sanguines, et que Bouteille, bien que moins prodigue de saignées, y avait aussi recours. Aujourd'hui que l'on ne peut plus reconnaître à la chorée la cause unique assignée par les auteurs que nous avons cités, on a beaucoup restreint l'emploi des émissions sanguines. La plupart des médicaments conseillés par les anciens ou par les modernes ne sont en dernière analyse que le résultat de l'empirisme. Cherchons à rattacher nos conseils thérapeutiques à la nature, à la marche de la maladie, et à ses principales variétés.

La chorée, de l'aveu des modernes, est une affection spasmodique: aussi son traitement réclame-t-il l'emploi des médicaments dits antispasmodiques. Mais, en outre, lorsque cette affection atteint des sujets dont la constitution n'est pas robuste, dont la peau est pâle et les membres peu musclés, lorsqu'elle s'accompagne de faiblesse générale, elle réclame l'emploi des toniques.

Si d'autres causes semblent lui donner naissance, si par exemple elle survient chez des sujets habituellement constipés, ou si elle est évidemment entretenue ou exaspérée par l'atonie du tube digestif, le traitement par les purgatifs sera indiqué.

En un mot, il ne faudra pas agir en aveugle et choisir au hasard un de ces médicaments qui réussissent toujours, à en croire ceux qui les ont prônés ; mais on n'instituera une médication qu'après avoir étudié avec soin la forme de la maladie qu'il s'agit de traiter, et après être remonté à ses causes prédisposantes ou occasionnelles par un examen détaillé et par une interrogation attentive.

Supposons donc ces indications clairement établies, et parcourons successivement les différentes médications qui rentrent sous les principaux chefs que nous venons de signaler.

§ II. *Examen des médications.* — 1° *Antispasmodiques.* — Ces médicaments ont joui d'une grande vogue dans le traitement de la chorée. Bouteille est le premier qui ait employé *la valériane ;* il lui accorde une grande confiance. Il rapporte successivement des observations de Murrey qui prouvent l'efficacité de cette plante Ainsi un jeune garçon affecté d'une chorée dont l'intensité était extrême, traité sans succès par une foule de moyens différents, dut sa guérison à l'emploi de la valériane en poudre, continuée pendant longtemps à doses considérables (30 grammes). Nous avons vu M. Jadelot prescrire à ses jeunes malades une tisane de tilleul et de feuilles d'oranger ; puis les mettre ensuite à l'usage de la valériane en poudre : la dose était proportionnée à l'âge des enfants et à l'intensité de la maladie.

On a aussi conseillé l'emploi de l'*asa fœtida* en pilules incorporées à des confitures. Il est presque impossible de donner ces médicaments en lavements, vu la difficulté de les administrer dans la chorée intense.

A ces deux médicaments, dont on est quelquefois obligé d'interrompre l'usage, parce que leur saveur désagréable et leur odeur repoussante dégoûtent vite les jeunes malades, nous joindrons l'*oxyde de zinc.* Bouteille raconte qu'un empirique se rendit fameux à Amsterdam par l'usage interne d'une poudre avec laquelle il guérissait toutes les maladies convulsives ; Gaubius reconnut que cette poudre était composée de fleurs de zinc, et depuis lors ce médicament prit rang dans la thérapeutique de la chorée, et tour à tour a été employé avec succès par Duncan, Fouquet, de La Roche, etc. Ces médecins donnaient ce médicament à la dose de 5 centigrammes, toutes les trois heures, pour un enfant de huit ans. Dans une observation particulière, nous voyons cette dose être portée à 1 gramme dans les vingt-quatre heures. Ce remède est tout à fait innocent, et nous ne savons pas quels sont les inconvénients sérieux qu'il présente au dire de tous les observateurs (Sée).

Les trois médicaments antispasmodiques dont nous venons de parler ne sont pas les seuls qui aient été employés dans la chorée ; on en a proposé plusieurs autres, tels que le camphre, le musc, l'huile animale de Dippel, les préparations de cuivre, le nitrate d'argent, etc.

La médication devant être continuée pendant longtemps, il faut recourir aux antispasmodiques, que l'on peut sans inconvénient mettre en usage pendant plusieurs semaines, et bannir du traitement de cette maladie ceux dont l'usage prolongé peut occasionner des accidents. Nous pensons donc qu'il est convenable, lorsqu'on a recours à la médication antispasmodique, de se borner à ceux que nous avons conseillés.

2° *Narcotiques.* — L'agitation extrême qui caractérise la chorée a dû de bonne heure donner aux praticiens l'idée de recourir à l'emploi des *calmants.* C'est à ce titre que l'on a vanté principalement la belladone, le *datura stramonium* et l'opium. Si en thèse générale la médication antispasmodique nous paraît réunir en sa faveur plus de chances de succès, il est certains cas cependant où l'on doit recourir à l'usage des médicaments narcotiques. Ainsi, lorsque les mouvements choréiques sont assez violents pour troubler le sommeil, et que les muscles du thorax, incessamment convulsés, gênent les fonctions de l'hématose il nous semble indispensable de recourir à l'emploi des médicaments narcotiques. Nous avons vu, dans les faits de cette espèce, le traitement ordinaire (bains sulfureux, affusions froides, antispasmodiques) rester complétement impuissant. Un des malades prit, il est vrai, pendant plusieurs jours, une potion diacodée ; mais la dose était trop peu considérable pour enrayer des symptômes aussi violents. Aussi nous n'hésitons pas, dans des cas aussi graves, à recommander l'emploi de l'opium et de la belladone à haute dose. N'oublions pas, en effet, que la chorée sous cette forme compromet la vie du malade, et qu'il faut à tout prix obtenir du calme.

3° *Tétaniques.* — Mais si, en cas pareil, nous conseillons les narcotiques, nous repoussons l'usage de la noix vomique et de la strychnine. Cette médication antirationnelle nous paraît avoir eu un résultat déplorable dans une des observations rapportées par M. Rufz ; et dans un autre fait qui appartient à M. Fouilhoux (1), ce médecin donna la strychnine à la dose de 0,006 à un enfant de treize ans, dont la maladie durait depuis plus de sept mois et demi. La troisième jour, il y eut une exacerbation considérable de la maladie, et le quatrième, dans la nuit, il eut des crises si violentes que l'on crut qu'il allait expirer. M. Sée est arrivé à la même conclusion que nous : « Rien, dit-il, ne justifie l'enthousiasme qu'a excité cette médication énergique qui expose à de si graves inconvénients sans modifier sensiblement l'incohérence des mouvements choréiques. »

4° *Toniques.* — Lorsque les indications dont nous avons parlé plus haut réclament le traitement tonique, il est plusieurs agents thérapeutiques qui peuvent rendre d'utiles services. En première ligne nous

(1) *Gazette médicale*, 1841, p. 696.

placerons le *fer*. Mead (Bouteille, *loc. cit.*, p. 52), considérant la chorée comme une affection paralytique, traitait exclusivement cette maladie par les lotions d'eau froide et les préparations martiales. Depuis lors, Cullen, et beaucoup plus récemment le docteur Elliotson, ont aussi recommandé l'usage du fer. Ce dernier médecin emploie le sous-carbonate ; d'après lui, ce médicament est utile lorsqu'on le prescrit dans les chorées récentes, à des malades jeunes, de constitution robuste. M. Baudelocque l'a aussi employé avec succès, à la dose de 75 centigrammes à 8 grammes en poudre ou en pilules. M. Elliotson a vu des malades auxquels il l'administrait acquérir un remarquable embonpoint. Nous avons vu, dans bon nombre de cas de chorée, le docteur Bouneau employer la limaille de fer unie au quinquina et à l'opium. Ce praticien nous a affirmé avoir souvent obtenu une guérison rapide par l'emploi de cette médication. Nous avons nous-mêmes été témoin de ces succès. M. Bouneau administre ces trois médicaments à petite dose et sous forme de poudre, d'après la formule suivante (en variant la dose suivant l'âge) :

℞	Limaille de fer................	10 centigrammes.
	Extrait d'opium	1 à 2 centigrammes.
	Extrait sec de quinquina	20 centigrammes.

Faites une poudre.

Il fait prendre à jeun, matin et soir, une de ces poudres. Au bout de huit à dix jours, on augmente progressivement la dose de fer et d'opium. Chez une jeune fille de neuf ans ce traitement eut un succès très évident, Au bout de seize jours les mouvements diminuèrent d'un manière très sensible, et la guérison fut rapidement complète. Du reste, il est quelquefois convenable de faire succéder la médication antispasmodique à la médication ferrugineuse. Ainsi nous avons sous les yeux l'observation d'une fille de douze ans qui fut traitée pendant un mois, sans succès, par le sous-carbonate de fer à la dose de 2 grammes, et chez laquelle l'oxyde de zinc administré à la dose de 60 centigrammes produisit une rapide amélioration, Mais l'appréciation de l'opportunité du changement de méthode appartient au tact médical, qui ne peut s'enseigner,

Médicaments existants. — Le docteur Reesse (1) conseille l'emploi de l'arsenic. Il administre la solution de Fowler à la dose de six à huit gouttes matin et soir chez les sujets de huit à dix ans. Il interrompt ce traitement s'il survient des nausées, des vomissements, du gonflement de la tête et de la face. Le docteur Guersant a vu réussir l'arséniate de soude à la dose de 1 à 2 milligrammes et demi par jour.

Le docteur Young conseille l'*actea racemosa :* chez une fille de douze

(1) *The New-York journal of medicine and surgery*, dans *Gaz. méd.*, 1840, p. 139.

ans dont la maladie allait constamment en s'aggravant, il prescrivit trois cuillerées à thé de poudre d'*actea racemosa* par jour, et au bout de trois semaines la malade était guérie. (Cette plante est de la famille des renonculacées; il y en a plusieurs espèces.)

Le docteur Kirkbride confirme l'expérience du docteur Young, L'*actea* détermine la liquidité des selles. Il la donne en poudre et en décoction. La dose de la décoction n'est pas indiquée.

Le docteur Chrestien emploie le liniment de Rosen :

℞	Alcool de genièvre................	125 grammes.
	Huile essentielle de girofle...........	5 grammes.
	Baume de muscade	5 grammes.

Deux frictions par jour avec une cuillerée à café de ce mélange. Le traitement est d'un mois et demi à deux mois. (*Bulletin de thérapeutique*, septembre 1841.)

Hydriodate de potasse. — M. Sée cite plusieurs auteurs qui ont employé ce remède avec succès, et, bien qu'il ne puisse pas sur ce point citer son expérience personnelle, il n'en est pas moins partisan de ce remède qui exerce une influence favorable sur le rhumatisme chronique.

Toniques externes. — C'est dans cette catégorie de remèdes que l'on peut ranger la gymnastique et les différentes espèces de bains conseillés dans le traitement de la chorée. M. Sée s'est particulièrement occupé de l'application de la gymnastique à la guérison de la chorée. A défaut d'expérience qui nous soit personnelle nous laisserons parler l'auteur (1).

« Pour commencer le traitement il importe de prescrire d'abord des mouvements simples et cadencés, et d'ouvrir en même temps le larynx au moyen du chant. Faire tenir l'enfant dans une position verticale, lui faire fléchir et étendre les genoux, frapper le sol, allonger ou plier le bras en harmonisant tous ces mouvements avec des chants réguliers : tels sont les premiers soins nécessaires pour replacer ces contractions sous la puissance de la volonté.

» Ce but sera d'autant plus rapidement atteint que l'attention du malade sera moins distraite, son intelligence moins altérée, son caractère moins capricieux; aussi devient-il souvent impossible d'en rien obtenir avant de s'en être rendu maître par la bienveillance et la douceur.

» Quand on est arrivé à ce point, on peut essayer la marche réglée au pas ralenti ou précipité, la course, le saut, la suspension par les bras, ou d'autres manœuvres plus compliquées, en les graduant selon les degrés de la maladie, en les surveillant soigneusement et les répétant tous les jours sans les prolonger au delà de quinze à vingt

(1) *Loc. cit.*, p. 114.

minutes, afin d'éviter la fatigue musculaire et les palpitations de cœur qui arrivent quelquefois à la suite des séances trop longues.

» A l'aide de ces précautions, et quelle que soit la gravité des accidents, on peut dès les premières leçons, et quelquefois dès la première ou au plus tard à la cinquième ou sixième, voir se déclarer dans la mobilité anormale un changement manifeste, et ordinairement tellement rapide, qu'après les huit premiers jours on est presque toujours à même de juger l'efficacité de cette médication. Quand, au bout de ce temps, le malade, ne peut se tenir debout, marcher en droite ligne, ni se suspendre par les bras, il y a lieu à craindre que ce moyen ne suffise pas pour amener la cure à bonne fin ; il est certain du moins qu'elle sera longue et difficile.

» En tous les cas, après les premières rectifications que subit l'action musculaire, il a ordinairement un temps d'arrêt, et il se passe quelquefois huit et même quinze jours sans qu'il se manifeste aucune modification en bien ; après quoi les mouvements reprennent leur calme, leur précision habituelle, les fonctions nutritives se rétablissent ; les enfants, qui étaient maigres, débilités, recouvrent leur appétit, leur faculté de digérer, leur teint naturel, leurs forces et surtout leur embonpoint.

» C'est là un des résultats les plus remarquables de cette médication, et une fois qu'il est produit, on ne tarde pas à voir revenir la gaieté, la bonne humeur, la mémoire, l'attention ; la mobilité de la physionomie semble seule échapper à l'action régulatrice du gymnase, et souvent il n'existe plus de traces de la chorée dans les membres que le visage en porte encore l'empreinte. Les souffles artériel et cardiaque sont les derniers phénomènes qui disparaissent ; mais, à moins de dépendre d'une altération de l'endocarde, ils cèdent encore plus facilement à cette médication, convenablement dirigée, qu'à tout autre moyen thérapeutique, et surtout qu'aux remèdes hyposthénisants qu'on est souvent tenté d'employer pour obvier aux troubles de la circulation.

» Sauf la coexistence d'un état inflammatoire ou organique du cœur, la gymnastique peut donc être prescrite dans la généralité des cas, et quelles que soient l'ancienneté, la nature ou la gravité de la maladie. Parmi les malades qui ont été soumis à ce traitement, quelques-uns étaient dans un état tel d'agitatiou, qu'on fut obligé de les porter au gymnase sur un brancard ; ils n'en retirèrent ni plus ni moins de bénéfices que ceux qui étaient placés dans d'autres conditions. Sur vingt-deux enfants, seize ont guéri d'une manière complète et rapide, car la durée du traitement ne fut que de vingt-neuf jours en moyenne. Chez deux autres, la cure, d'ailleurs fort avancée, fut interrompue par un état fébrile qui contribua pour sa part à hâter la guérison ; de sorte qu'en définitive on put compter 18 succès sur 22 cas...

» Ce qui établit en définitive la supériorité de cette méthode : 1° c'est qu'elle guérit constamment les chorées anciennes ou en récidive; 2° qu'elle abrége de beaucoup la durée de la maladie et opère bien plus rapidement que les autres médications. »

Les bains frais ou froids, les affusions froides, et les bains sulfureux font la base de la médication tonique externe. Les bains froids employés par Petit et par M. Jadelot ont été depuis mis en usage par Dupuytren. « Deux infirmiers vigoureux, dit M. Rufz, saisissent le » malade par les quatre membres, et le font passer six à huit fois » entre deux lames d'eau, à la température de 10 à 15°; ensuite ils » l'essuient et le transportent dans un lit assez chaud pour qu'une » transpiration abondante s'ensuive. Le bain est pris chaque jour, et dans » l'intervalle le malade est mis à l'usage d'une tisane de valériane. »

Dans quelques-unes des observations que nous avons sous les yeux, des enfants de neuf et dix ans ont pris sans succès des bains frais à la température ordinaire. Ces bains duraient de cinq à six minutes; ils étaient répétés tous les jours. Nous n'avons pas vu, du reste, employer les bains par immersion brusque, d'après la méthode de Dupuytren. L'âge des malades, la facilité avec laquelle la frayeur augmente les mouvements choréiques, ne sauraient nous encourager à conseiller la méthode des bains par surprise.

Les affusions froides sur la tête et le tronc, mises en usage chez deux de nos malades, sont restées tout à fait sans succès. Biett réussissait cependant souvent par l'emploi des bains d'ondée.

Baudelocque a commencé, il a y plusieurs années, à substituer les bains sulfureux aux bains froids; il en a obtenu les meilleurs effets. Les bains sont composés de 120 grammes de sulfure de potasse dissous dans une baignoire ordinaire : ils sont administrés tous les jours; leur durée est d'une demi-heure à une heure.

Plusieurs de nos malades (huit) ont été traités presque exclusivement par les bains sulfureux, qui chez cinq d'entre eux ont fait assez rapidement disparaître la chorée; mais dans aucun cas l'amélioration n'a été aussi prompte que le dit M. Rufz, qui a vu l'amendement des symptômes se dessiner après le second et le troisième bain. Chez les autres malades, ils ont complétement échoué, et même ils ont eu l'inconvénient d'exaspérer manifestement les mouvements choréiques. Il est vrai de dire que la chorée était très intense; mais ces insuccès ne doivent pas faire rejeter cette médication, dont l'emploi est facile et sans inconvénient. D'ailleurs quelle est la méthode qui n'échoue pas souvent? Nous serions trop heureux d'avoir des médicaments infaillibles.

D'après M. Sée, les bains sulfureux guérissent cinquante choréiques sur cinquante-sept dans un intervalle de vingt-deux jours; et l'insuccès du traitement serait le résultat de l'inobservance des règles relatives à la durée du bain et à sa composition.

Du reste, on peut joindre les médications internes et externes, en prescrivant à l'intérieur les préparations toniques que nous avons conseillées, et à l'extérieur les bains sulfureux. En outre, il faudra seconder ce traitement par une alimentation convenable.

Suivant M. Sée, cette association serait plus nuisible qu'utile. Les observations sur lesquelles il se fonde sont trop peu nombreuses pour nous faire changer d'opinion.

5° *Purgatifs.* — Nous disions, en commençant, que la médication purgative devait être réservée pour certaines indications spéciales. Il est cependant des praticiens qui purgent les choréiques, quels que soient l'âge, la constitution ou la force des sujets. Préconisée par Sydenham, Cheyne et Starck, cette méthode a été de nouveau mise en vogue par les docteurs Hamilton, Chapman, Copland et Bardsley. Les deux premiers emploient la médication purgative seule. Le docteur Hamilton débute par les purgatifs légers, puis il en emploie de plus énergiques, le calomel uni au jalap, l'aloès et la coloquinte. Le docteur Bardsley administre d'abord les purgatifs seuls ; puis, lorsque les mouvements choréiques ont diminué l'intensité, il a recours aux antispasmodiques, au camphre ou au musc à l'intérieur, et à une mixture d'asa fœtida et de laudanum en lavements. Il possible que la méthode purgative ait du succès en Angleterre, mais elle jouit de peu de crédit en France, et nous ne l'avons pas vue mettre en usage (sauf indications spéciales) par MM. Jadelot, Baudelocque et Bouneau.

6° Nous ne devons pas terminer cet article sans parler de quelques autres médications.

Plusieurs auteurs ont proposé l'emploi des *révulsifs* comme méthode unique de traitement. Ainsi, les docteurs Andrew, Strambio et Byrne ont vanté la pommade émétisée employée en frictions sur le cuir chevelu, le long de la colonne vertébrale, et même sur tout le corps. Le lecteur connaît nos opinions sur l'emploi de révulsifs cutanés chez les enfants ; il doit comprendre en conséquence que si nous citons cette médication, c'est pour la blâmer. Comment conseiller, en effet, dans une maladie où la peau s'excorie avec tant de facilité, et où le malade, sans cesse agité, heurte souvent toutes les parties de son corps contre les objets qui l'entourent, comment conseiller l'emploi d'une méthode qui, en couvrant de plaies la surface du corps, ajoute un tourment à d'autres tourments ?

Que dirons-nous des cautères que prescrivait le docteur Richerand? La chorée réclame-t-elle un traitement aussi énergique, et la matière médicale ne nous fournit-elle pas des agents plus sûrs et moins douloureux ? Il est un cas cependant que nous exceptons de cette proscription générale, c'est celui où la chorée est symptomatique d'une affection organique de l'encéphale ou de la moelle ; si l'on parvient à diagnostiquer la lésion des centres nerveux, les révulsifs énergiques peuvent être avantageux. Lorsque la chorée passe à l'état chronique, et que toutes les médications que nous avons énumérées ont successivement échoué, on doit recourir à l'emploi de l'électricité. On trouve, dans l'ouvrage de Bouteille, l'indication de la plupart des auteurs qui, jusqu'à lui, ont mis ce moyen en usage avec plus ou moins de succès (*loc. cit.*, p. 51). Il est hors de doute pour nous (après lecture d'observations particulières) que l'électricité a guéri des chorées qui avaient résisté à tous les moyens dirigés contre elles. M. Meyranx (*Archives*, tome IX, page 73) a cité entre autres l'observation d'une chorée qui durait depuis six ans, et qui fut guérie par six séances de galvano-puncture. Le docteur Addison a particulièrement insisté sur l'emploi de cette méthode (*Expérience*, 15 novembre 1837).

Le docteur Bird (1) a cité plusieurs observations d'enfants traités par l'électricité; mais il ne nous a pas semblé (bien que la guérison ait été obtenu) que la durée de la maladie ait été notablement abrégée; dans plusieurs cas il y a eu récidive.

Hygiène.—D'après Joseph Frank, le malade atteint de chorée aura un lit étendu sur le sol, très dur et environné de tous côtés d'oreillers, afin que les mouvements soient libres et sans dangers. On lui ôtera toute espèce de ligature, particulièrement autour du cou.

La nature de l'alimentation variera suivant l'état de l'enfant au début de la maladie. S'il est robuste et sanguin, il sera convenable de supprimer tous les aliments excitants; s'il est, au contraire, débile et affaibli, on secondera le traitemont tonique par un régime approprié, viandes noires, vin, etc. D'après Frank la nourriture devra être prise à heures fixes et en petite quantité à la fois.

Dans le but de prévenir les récidives, on devra conseiller le séjour à la campagne, les exercices gymnastiques, la natation, les bains frais, un régime habituellement tonique suivant le besoin.

Boerhaave guérit jadis par la menace du fer rouge plusieurs jeunes filles atteintes de chorées contractées par imitation. Le docteur Wolfring a eu le même succès sur un enfant de huit ans. La maladie disparut le jour même de la menace.

§ III. *Résumé*—*A*. Un enfant de sept ans, jouissant habituellement d'une bonne santé, est atteint depuis peu de jours d'une chorée de médiocre intensité. La maladie n'offre aucune complication; toutes les fonctions s'exécutent à l'état normal. Prescrivez :

1° La gymnastique.

2° Un bain sulfureux tous les jours,

3° Une alimentation composée de légumes, et de viandes blanches ; on supprimera le vin, le café et tous les excitants. On prendra du reste les précautions hygiéniques ci-dessus indiquées.

Le traitement sera continué pendant quinze jours et plus ; s'il ne survient pas d'amendemeut, on introduira les modifications suivantes :

(1) *Loc. cit.*, p. 111.

1° La tisane sera composée d'une infusion de valériane édulcorée.

℞ Racine de valériane .... 16 grammes.

Faites infuser pendant une demi-heure dans l'eau bouillante ; ajoutez à la colature de 500 grammes, 60 grammes de sirop de fleurs d'oranger ou d'écorce d'orange.

L'enfant prendra par jour une petite tasse de cette tisane tous les matins.

2° On donnera chaque jour trois à six prises d'une poudre composée de 28 centigrammes d'oxyde de zinc uni à 60 centigrammes de sucre.

Si au bout d'un mois et plus l'amélioratioa ne se prononçait pas, et si l'enfant maigrissait, on pourrait substituer au traitement que nous venons de conseiller la médication suivante,

B. Un enfant peu fort, à la peau fine, aux membres grêles, est atteint depuis plusieurs jours d'une chorée intense. Prescrivez :

1° Pour tisane, une infusion de *chenopodium ambrosioides* (4 grammes en infusion dans 500 grammes d'eau) édulcorée avec du sirop de fleurs d'oranger ; on bien une tisane de houblon, de petite centaurée, de gentiane, de quassia.

2° De une à trois des poudres de fer, de quinquina et d'opium, dont la formule a été donnée ci-dessus (page 592).

3° Un bain sulfureux tous les jours.

4° Le régime consistera dans des bouillons, de la viande noire, un peu de vin pur, si l'amélioration tarde à se dessiner, on remplacera les poudres par du sous-carbonate de fer aux doses indiquées plus haut (page 592).

C. Un enfant de dix ans est atteint d'une chorée d'une intensité extrême ; il n'a de repos ni jour ni nuit, la maladie existe depuis quelque temps, elle est grave et a résisté aux traitements précédents. Prescrivez :

1° Pour tisane, l'infusion de valériane indiquée ci-dessus.

2° Trois pilules d'extrait d'opium et de belladone d'après la formule suivante :

℞ Extrait d'opium	aa	20 centigrammes.
Extrait de belladone		
Thridace		30 centigrammes.
Poudre de guimauve		q. s.

Faites 14 pilules.

On augmentera progressivement le nombre de pilules en surveillant leurs effets.

3° Tous les quatre ou cinq jours on donnera un purgatif avec le calomel et le jalap.

4° Un bain tiède tous les trois jours.

5° Régime sévère.

SIXIÈME CLASSE.

MALADIES GÉNÉRALES AIGUES SPÉCIFIQUES.

PRÉLIMINAIRES.

Pour les maladies qui peuvent rentrer dans cette classe, nous nous proposons d'étudier seulement les *Oreillons*, la *Coqueluche*, la *Fièvre typhoïde*, la *Variole*, la *Vaccine*, la *Scarlatine* et la *Roügeole*. Le siége de ces maladies est dans tout l'organisme ; ce sont de véritables empoisonnements, d'où résultent une altération du sang et une série de phénomènes qui ne sauraient être rattachés à la lésion d'un organe en particulier. Ainsi les symptômes généraux sont les premiers qu'on observe, et c'est consécutivement qu'apparaît la lésion locale ; ou bien encore celle-ci est très souvent en désaccord avec l'intensité des symptômes fébriles et nerveux, quelquefois même elle manque, et aucune lésion organique ne vient rendre compte de la terminaison fatale. D'autre part, l'état général, loin d'être toujours identique, offre des variétés si grandes, qu'on a de tout temps établi dans la même maladie des formes symptomatiques très différentes les unes des autres. A ces preuves de l'existence d'une modification primitive de toute l'économie, on doit joindre celles que fournissent la multitude des complications qui se développent pendant le cours de ces affections. Ces complications qui sont spéciales à chacune d'elles, viennent ainsi témoigner de l'influence générale qui leur donne naissance.

Leurs causes sont spécifiques et inconnues dans leur nature ; elles se propagent plus ou moins évidemment par contagion ou au moins par infection, ce qui nécessite une prophylaxie toute spéciale. Il ne faut pas oublier que leur développement éteint presque toujours chez celui qui a subi leur atteinte la possibilité de les contracter de nouveau. Ajoutons, pour terminer, que ces affections se rapprochent encore par la parité de leurs exigences thérapeutiques, et que jusqu'à présent le meilleur traitement qui leur est applicable dans leur état de simplicité est l'expectation.

Ces propositions, dont l'exactitude sera suffisamment démontrée dans les chapitres qui vont suivre, nous justifieront sans doute d'avoir rangé les maladies aiguës spécifiques dans une classe spéciale. Il est vrai qu'elles n'ont pas toutes tous les caractères que nous venons d'énumérer. Tels sont la fièvre typhoïde, la coqueluche, les oreillons. Mais nous n'avons pas besoin de répéter tout ce qui a été dit au sujet de la fièvre typhoïde par MM. Bretonneau, Chomel et Littré, pour qu'on soit convaincu qu'elle se rapproche bien plus des fièvres éruptives que des phlegmasies franches. Quant à la coqueluche, nous ferons voir, après l'avoir décrite, que, loin d'être une névrose simple, elle a les plus grands rapports de nature avec les fièvres; nous démontrerons aussi que ce même rapport existe pour les oreillons. Mais avant de décrire ces affections, nous devons passer rapidement en revue les caractères communs que nous venons d'énumérer.

A. Nous avons parlé plus haut d'une modification particulière du sang. Cette altération est différente de celle qui accompagne la phlegmasie franche des organes. Dans ce dernier cas, en effet, le sang se dépose facilement en un caillot ferme et solide qui, lorsqu'il est tiré de la veine, se recouvre d'une couenne dite inflammatoire, dont les caractères ont été bien déterminés : après la mort, le sang ne congestionne pas la totalité des organes, et les caillots trouvés dans le système circulatoire, sont nombreux, fermes, souvent décolorés et fibrineux. Dans la plupart des maladies que nous allons décrire, il est loin d'en être de même ; le sang tiré de la veine forme un caillot noir, mou, diffluent même, qui n'est pas revêtu de la couenne inflammatoire. Après la mort, les organes sont abondamment congestionnés par un sang fluide ; le cœur et les grosses artères ne contiennent pas de caillots, ou bien ceux-ci sont peu nombreux et mous ; ailleurs encore le sang a une teinte toute particulière semblable à celle de la lie de vin.

Les travaux des hématologistes modernes ont démontré que cette altération du sang consistait en une diminution de la quantité normale de la fibrine. Disons tout de suite que ces faits observés chez l'adulte n'ont pas encore été recherchés dans l'enfance, non plus que dans quelques-unes des maladies aiguës spécifiques. D'ailleurs la diminution de la fibrine, commune à plusieurs autres affections et identique dans la plupart de celles que nous allons décrire, n'a pu être constatée qu'après le debut des premiers symptômes.

B. L'altération de la peau, lorsqu'elle existe, est exanthémateuse ou pustuleuse, et siége dans le réseau vasculaire, dans le réseau lymphatique ou dans les follicules. Elle débute par la figure pour s'étendre de là soit sur toute la surface du corps, soit spécialement sur les membres, puis elle reste stationnaire pendant un temps plus ou moins long pour disparaître ensuite. Elle suit donc une marche régulière et présente une période de croissance, une période d'état et une période de déclin, qui s'accomplissent en un temps donné. Dans la fièvre typhoïde, l'éruption est différente, beaucoup plus partielle et moins abondante ; elle est souvent limitée à l'abdomen, mais on peut la retrouver aussi sur d'autres points de l'enveloppe tégumentaire. Ces différences entre les éruptions des quatre pyrexies prouvent seulement que, dans la fièvre typhoïde, l'exanthème constitue un phénomène beaucoup moins important que dans les fièvres éruptives proprement dites. Toutefois il ne faut pas croire que la divergence soit toujours aussi prononcée ; la maladie de la peau, dans les fièvres éruptives, est loin de suivre toujours une marche régulière, et nous verrons qu'elle doit être divisée en deux formes: l'une, normale, qui a les caractères ci-dessus indiqués; l'autre, anormale, dans laquelle l'éruption présente des variétés nombreuses dans sa couleur, son intensité, son siége et sa durée. Plusieurs de ces éruptions partielles et passagères établissent ainsi la transition entre les formes normales et l'exanthème si incomplet et si partiel de la fièvre typhoïde.

Nous aurons à chercher plus tard les causes de ces irrégularités, et nous verrons qu'elles dépendent de l'état antérieur des malades, des complications survenues dans les premiers jours de la fièvre éruptive, ou d'autres causes encore difficilement appréciables.

Dans des cas plus remarquables encore, l'éruption cutanée ne se fait pas, et cependant l'existance de la pyrexie ne peut pas être niée, preuve irréfragable en faveur de cette assertion que ce n'est pas dans l'altération de la peau que consiste la maladie ; cette lésion en est, il est vrai, un des symptômes les plus constants et quelquefois les plus graves, mais non pas un symptôme nécessaire. On ne sera donc pas étonné de voir qu'elle manque plus souvent dans la fièvre typhoïde que dans les trois autres pyrexies. Si l'on n'observe pas en général d'exanthème dans la coqueluche et dans les oreillons, on retrouve cependant quelque chose du génie éruptif dans la coïncidence ou la succession des épidémies de coqueluche et de rougeole, d'ourles et de roséoles.

C. Dans les fièvres éruptives la phlegmasie des membranes muqueuses est érythémateuse, pseudo-membraneuse ou ulcéreuse ; elle siége sur toute leur surface ou seulement dans un certain ordre de follicules; quelquefois visible, elle se borne au pharynx, d'autres fois elle descend sur le larynx, les bronches, ou remonte dans les fosses nasales. Ailleurs, plus cachée encore, elle se borne à certaines parties du tube intestinal; très rarement elle envahit la totalité de la surface de toutes les membranes muqueuses.

Dans la fièvre typhoïde, l'inflammation de l'intestin est plus intense et plus fixe que celle des membranes muqueuses ne l'est dans les fièvres éruptives, et cette remarque nous explique pourquoi l'exanthème est moins abondant. On peut, en effet, résumer les différences anatomiques qui séparent les fièvres éruptives de la fièvre typhoïde en disant que dans les premières, la phlegmasie cutanée domine la phlegmasie muqueuse, tandis que, dans la seconde, l'inverse a lieu.

Différente à certains égards des pyrexies proprement dites, la coqueluche n'a aucun rapport avec les phlegmasies, mais elle se rapproche beaucoup plus des névroses; aussi dans son état de simplicité est-elle remarquable par l'absence de toute phlegmasie, et même de toute lésion d'organe. De même, les oreillons, tout en se reliant aux autres maladies générales aiguës spécifiques par des caractère fondamentaux, ont plus de rapport avec les fluxions qu'avec les phlegmasies ou les névroses.

D. Si l'inflammation des deux membranes tégumentaires est un caractère important des pyrexies, les symptômes généraux sont plus constants, on peut même dire qu'ils sont le phénomène nécessaire

Ils consistent surtout dans un appareil fébrile plus ou moins intense qui débute quelques jours avant l'inflammation cutanée ou muqueuse. Il est rare que la fièvre elle-même se développe après d'autres symptômes ; cependant elle est quelquefois précédée d'inappétence, de fatigue et de céphalalgie.

Dans les fièvres éruptives il est aisé de constater que l'appareil fébrile précède la phlegmasie locale. Mais, lorsque celle-ci prédomine sur les muqueuses comme dans la fièvre typhoïde, il est plus difficile d'établir la priorité des phénomènes généraux. En effet, ne pouvant ici juger les choses avec les yeux, on est obligé de rechercher à quelle époque apparaissent les symptômes locaux d'une inflammation intestinale, tels que le dévoiement, la douleur abdominale, le ballonnement du ventre, le gargouillement; si tous ces symptômes sont réunis, nous ne conservons aucun doute sur l'existence de la phlegmasie intestinale. Mais d'un autre côté si la dothiénentérie s'annonce, comme les autres fièvres continues, par un appareil fébrile, par de la céphalalgie, par des vomissements, de la constipation ou par des selles normales, nous ne pouvons nier l'existence des prodromes.

Dans un certain nombre de cas de fièvres éruptives, et surtout dans la fièvre typhoïde, les symptômes généraux et locaux débutent ensemble; mais on ne voit pas le mouvement fébrile être postérieur à l'apparition des accidents locaux, en sorte qu'on a toute raison de conclure que l'éruption cutanée ou muqueuse n'est jamais le point de départ des phénomènes généraux. Tout au plus peut-on dire qu'ils peuvent se développer simultanément.

En résumé, les symptômes fébriles sont constants, et le plus habituellement ils se montrent comme prodromes de la phlegmasie locale : ils l'accompagnent en outre dans son développement ; puis ils diminuent d'intensité avec elle, et cessent souvent avant sa disparition complète.

En outre, le retentissement morbide se fait sentir dans toute l'économie. Les signes de souffrance que donnent les organes pulmonaires et abdominaux dépendent le plus souvent de l'éruption qui se développe sur les muqueuses; mais il n'en est plus de même des symptômes fournis par l'habitude extérieure du corps et par le système nerveux.

Les premiers sont le plus souvent sous l'influence de l'état général et varient avec lui. De là l'adynamie dans quelques formes, l'aspect inflammatoire dans plusieurs autres.

Les seconds devront être dans chacune des quatre apyrexies le sujet d'une étude spéciale ; ils sont en effet nombreux, variés et graves. Ici le délire est plus ou moins intense et continu, et présente toutes les nuances possibles, depuis une simple loquacité jusqu'à l'agitation la plus violente ; ailleurs on constate du mâchonnement, de la carpologie ou des convulsions. Les troubles de l'intelligence sont les plus nombreux et les plus tranchés, tandis que les altérations de la locomotion sont d'ordinaire rares et peu intenses. Les symptômes cérébraux sont quelquefois assez graves pour dominer toute la maladie ; et si en même temps les phénomènes locaux sont peu prononcés, on peut méconnaître complétement la nature du mal. Nous insisterons sur les cas de ce genre pour en faire un diagnostic raisonné.

L'étude de ces symptômes montre que très fréquemment ils ne sont pas proportionnels à l'étendue ou à l'intensité de l'inflammation muqueuse ou cutanée ; ici ils sont très graves pour une lésion peu intense ; ailleurs très légers pour une lésion grave ; et ce fait n'est pas une des moindres preuves à l'appui de l'opinion qu'il ne faut pas chercher seulement dans la phlegmasie locale le point de départ des accidents généraux.

De là, comme nous l'avons déjà dit, l'établissement de diverses formes : ainsi on reconnaît des fièvres continues, bénignes, malignes, adynamiques, ataxiques, etc. Il est utile de connaître ces dénominations qui ont l'avantage de peindre la maladie ; cependant nous n'avons pas cru devoir les conserver, parce que nous avons vu ces formes se succéder les unes aux autres sur le même malade, en sorte qu'une fièvre typhoïde adynamique ou simple un jour, était le lendemain ataxique ; qu'une scarlatine angineuse devenait ensuite ataxique ; qu'une variole hémorrhagique ou noire était en même temps adynamique, etc. D'ailleurs un principe multiple présidait à ces divisions : ainsi telle forme était établie d'après l'ensemble des phénomènes qu'on peut attribuer à l'affection générale, telle autre d'après la prédominance de quelques symptômes locaux, telle autre d'après le développement d'une complication.

Pour les fièvres éruptives nous avons cherché à établir nos formes sur une base unique ; et ne pouvant connaître exactement les effets que nous devons attribuer à l'altération du sang, nous avons préféré nous guider d'après le phénomène le plus visible. Nous avons admis : 1° des formes normales, dans lesquelles l'éruption suit une marche régulière ; 2° des formes anormales dans lesquelles la marche de l'éruption est incomplète ou intervertie, et nous avons reporté à l'étude des complications toutes les différences que déterminent ces affections intercurrentes dans l'apparence générale des malades. Nous n'avons pas dû oublier de rechercher quelle modification entraîne l'état de santé antérieur, et d'indiquer les différences qui séparent la fièvre éruptive primitive de celle qui est secondaire. Ces divisions ne sont pas applicables à la coqueluche et aux oreillons, qui ne se manifestent par aucune éruption, ni à la fièvre typhoïde, dont l'exanthème peut manquer sans qu'il en résulte un changement appréciable dans la marche de la maladie. Aussi pour cette dernière affection nous avons cru devoir adopter des distinctions fondées seulement d'après sa gravité apparente : de là les formes légères, graves et très graves.

E. Le diagnostic des fièvres éruptives est en général assez facile. L'exanthème qu'on a sous les yeux suffit pour l'établir. Aussi la difficulté existe-t-elle seulement pendant la période des prodromes, qui peut appartenir à plusieurs affections, et notamment aux maladies encéphaliques. Les fièvres éruptives sont en général très faciles à distinguer les unes des autres, et les caractères que nous leur avons attribués suffiront le plus souvent pour établir le diagnostic.

F. Nous avons déjà dit quelques mots des complications. Elles constituent en effet une des parties les plus importantes de l'histoire des maladies aiguës spécifiques, et ont dû attirer spécialement notre attention : elles sont nombreuses et doivent être divisées en trois groupes. Les premières dépendent de l'espèce de la lésion organique ou fonctionnelle dont sont atteintes la peau ou les muqueuses. Ce sont les inflammations aiguës et certaines hydropisies qui résultent de la perturbation apportée dans les fonctions de la peau, et probablement des membranes séreuses.

La seconde espèce comprend les maladies que nous présumons dépendre de la lésion du sang : telles sont les hémorrhagies, les gangrènes, beaucoup plus rarement la tuberculisation.

A la troisième espèce appartiennent les maladies intercurrentes, qui ne peuvent pas être regardées comme dépendantes des maladies spécifiques; mais qui, se développant sous une autre influence, viennent les compliquer et aggraver le pronostic. Là se rangent certaines phlegmasies, quelques hydropisies, et surtout les fièvres éruptives elles-mêmes. Il est curieux, en effet, de voir ces maladies se compliquer entre elles, et le même enfant présenter simultanément une scarlatine, une rougeole ou une variole. Dans les cas de ce genre, il faut distinguer avec soin les fièvres éruptives qui se succèdent les unes aux autres, de celles qui existent à la même époque. Dans le premier cas, elles peuvent parcourir régulièrement leurs périodes; dans le second, elles s'influencent mutuellement, et deviennent d'habitude irrégulières. Mais si les fièvres éruptives se compliquent fréquemment les unes les autres, il n'en est plus de même quand il s'agit de l'affection typhoïde. Il est extrêmement rare, en effet, de voir cette maladie se développer à la suite d'un exanthème, qui à son tour ne survient presque jamais pendant la période fébrile de la dothiénentérie.

Dans l'étude des complications, nous pourrons juger quelle est l'influence réciproque des affections spécifiques, et des maladies qui naissent pendant leur cours; nous verrons dans les chapitres suivants que ces maladies secondaires ont le plus souvent un cachet spécial. Il n'est pas inutile non plus de rechercher quelle influence exercent les maladies générales aiguës spécifiques sur les affections pendant le cours desquelles elles se développent. Or, cette action est presque constante, c'est-à-dire qu'elles aggravent les maladies qui rentrent dans le cadre de leurs complications habituelles, tandis qu'elles peuvent arrêter dans leur marche celles qui leur sont étrangères.

G. D'après tous les détails qui précèdent, on peut prévoir que la plupart des maladies qui vont nous occuper peuvent devenir graves. Mais il est très important de distinguer quelles sont les causes de la terminaison fatale, et quels sont les symptômes qui peuvent la faire prévoir. Or il n'est pas très fréquent que la fièvre continue tue par elle-même ; lorsqu'il en est ainsi, la mort arrive de préférence quand les symptômes cérébraux dominent avec une grande intensité ; en un mot, la forme ataxique est toujours grave, et souvent mortelle.

Mais les cas de ce genre sont les plus rares, et dans la grande majorité, ce sont les complications qui entraînent la mort.

Nous aurons soin, dans les chapitres suivants, d'indiquer les symptômes qui peuvent faire prévoir qu'à une époque plus avancée la maladie sera mortelle.

On doit encore tenir compte, pour porter le pronostic, de l'état de santé antérieur, de la saison, de l'épidémie régnante, et de l'âge des malades.

H. Les causes des maladies aiguës spécifiques sont peu nombreuses ; mais il en est plusieurs qui méritent un sérieux examen, et nous pourrons faire ressortir de cette étude des considérations intéressantes pour la prophylaxie. Ces maladies sont épidémiques et ordinairement contagieuses ; en outre elles présentent souvent des caractères différents, suivant les saisons et les années. Nous aurons donc à étudier l'influence des saisons, des épidémies et de la contagion.

Disons tout de suite que, sous ce dernier rapport, les fièvres éruptives diffèrent de la dothiénentérie. Cette différence nous a surtout frappés à l'hôpital des Enfants. Ainsi, à peine un malade affecté de variole, de rougeole ou de scarlatine, était-il apporté dans les salles, qu'on voyait plusieurs autres enfants en être atteints : il n'en était plus de même pour la fièvre typhoïde, qui nous est toujours venue du dehors, et qui ne s'est jamais propagée à l'hôpital. Ce fait nous suffit pour être convaincus que si la fièvre typhoïde est contagieuse, c'est certainement par un tout autre mode que les fièvres éruptives. Cette question sera du reste reprise en temps et lieu (voy. *Fièvre typhoïde*) (1).

(1) Il résulte des dispositons intérieures de l'hôpital dans lequel nous avons fait nos études, que si une maladie contagieuse était apportée de la ville dans les salles destinées aux affections aiguës, elle avait toute facilité de s'y répandre. En outre, les rapports continuels qui existaient entre ces salles et celles destinées aux affec-

Il est assez difficile de décider dans quel ordre on doit ranger les maladies aiguës spécifiques sous le rapport de leur faculté de se trans-

tions de la peau et aux ophthalmies y facilitaient le développement de la maladie contagieuse.

Au contraire, les bâtiments où se trouvaient les maladies chroniques, plus isolés que les autres, étaient aussi plus à l'abri de la contagion, mais dans une certaine proportion et suivant leur degré d'isolement. Ainsi la contagion pénétrait encore dans les salles où étaient soignés les teigneux, les teigneuses et les rachitiques qui, par un escalier commun, se trouvaient avoir des rapports quelquefois assez rapprochés, soit avec des convalescents de maladies contagieuses, soit avec d'autres enfants des mêmes salles.

Au contraire, les fièvres éruptives se développaient très rarement chez les scrofuleux, et surtout chez les galeux. Ceux-ci, en effet, étaient plus isolés de tous, parce que les médecins et les internes les visitaient plus rarement, ne les touchaient pas et restaient peu de temps auprès d'eux.

Les galeux ne donnaient pas leur maladie, et ne prenaient pas d'autres affections contagieuses, parce leur isolement était presque parfait : et ainsi la gale, maladie repoussante, mais bénigne, les mettait à l'abri d'affections beaucoup plus graves.

Comment ne verrions-nous pas, dans cette remarque, l'indication la plus formelle et la plus précise pour isoler complétement les enfants atteints de maladies contagieuses?

On trouvera, dans les chapitres suivants, la preuve des assertions que nous émettons ici. Nous verrons la variole, la rougeole, la scarlatine, se répandre dans les salles et y faire des victimes d'autant plus nombreuses qu'elles atteignaient des enfants déjà malades. Désireux de ne laisser aucun doute sur ce point, nous avons toujours eu soin d'indiquer combien d'enfants avaient été atteints de fièvres éruptives dans les salles de l'hôpital, et en outre nous avons dit comment ces maladies se sont succédé et se sont propagées. On pourra constater qu'il a été très rare de les voir se développer d'emblée dans les salles et à une époque où aucun enfant n'en était attaqué, au contraire, presque constamment un ou plusieurs enfants atteints de fièvre éruptive, et amenés du dehors, ont formé le commencement d'une série de malades qui n'a cessé de s'accroître qu'à l'époque où tous les enfants susceptibles de prendre la contagion ont été infectés.

Cent soixante et onze enfants ont contracté à l'hôpital soit l'une ou l'autre des fièvres éruptives, soit successivement plusieurs. Sur ce nombre, les uns sont morts, les autres ont guéri, et en cherchant la proportion de la mortalité nous arrivons au résultat suivant.

Ces enfants étaient placés dans des conditions différentes : les uns étaient atteints d'une maladie grave, ou même presque nécessairement mortelle, lorsqu'ils ont pris l'une des fièvres éruptives; la mort a pu être accélérée par cette nouvelle maladie, mais elle ne saurait lui être attribuée en entier. D'autres enfants avaient une affection plus ou moins légère, et qui d'habitude ne tue pas, même à l'hôpital; ou bien encore ils étaient convalescents d'une affection grave. D'autres, au contraire, étaient en réalité très bien portants. La mortalité dans les cas de ce genre, doit donc être attribuée uniquement à la fièvre éruptive contractée dans les salles. Or, sur ces 171 malades, il en est 67 qui ont succombé sous cette seule influence. Ce nombre considérable, absolument parlant, le devient bien plus encore si l'on pense qu'il est seulement le résultat d'observations prises pendant trente-deux

mettre par contagion. Si nous nous en rapportions à nos seules observations, la scarlatine serait un peu plus contagieuse que la variole, qui le serait elle-même beaucoup plus que la rougeole; tandis qu'au contraire cette dernière maladie serait un peu plus fréquente que la variole, qui, elle-même, le serait beaucoup plus que la scarlatine. La coqueluche et les oreillons seraient des maladies très contagieuses, et la fièvre typhoïde le serait moins (1).

Nous dirons peu de chose ici sur les saisons et les épidémies comme cause des maladies générales aiguës spécifiques. Nous parlerons un peu plus longuement de ce sujet dans chacun des chapitres suivants. Il est quelquefois difficile de retrouver dans l'histoire la série de toutes les épidémies générales ou saisonnières qui ont régné en Europe. Le diagnostic de plusieurs de ces maladies était loin, en effet, d'être établi sur des bases suffisamment certaines. Il faut même, dans bien des cas, et notamment pour la fièvre typhoïde, s'en rapporter à de simples conjectures. Toutefois il est certain que toutes les maladies que nous allons décrire peuvent régner épidémiquement; et cette circonstance justifie le rapprochement qu'on établit entre elles. Il n'est pas moins remarquable de voir qu'elles sont plus fréquentes dans certaines saisons que dans d'autres. Dans nos climats, c'est surtout pendant le printemps et pendant l'automne qu'on les observe. La fièvre typhoïde est toutefois notablement moins fréquente pendant la première de ces deux saisons que pendant la dernière, qui est aussi marquée par des cas plus rares et plus souvent mortels (2).

mois; ce qui donne à peu près une proportion de 25 par année dans un seul service, et de 50 pour les deux services réunis des maladies aiguës. Or, si les fièvres éruptives sont tous les ans aussi fréquentes et aussi graves que nous les avons vues pendant trois années de suite, tous les ans aussi un pareil nombre à peu près d'enfants doit succomber victime de la contagion.

(1) Il ne faut pas confondre, en effet, la fréquence des fièvres éruptives avec leur faculté de se transmettre par contagion. Ainsi nous possédons 167 observations de rougeole, dont 60 seulement, c'est-à-dire un peu plus du tiers, ont été contractées à l'hôpital. Nous possédons 153 observation d'éruptions varioliques, dont 80, c'est-à-dire un peu plus de la moitié, ont été contractées dans les salles; enfin nous avons seulement 87 faits de scarlatine, dont 53, c'est-à-dire beaucoup plus de la moitié, se sont développés par contagion. Nous croyons, du reste, qu'il ne faut pas trop attacher de valeur à ces résultats, soit à cause du petit nombre de faits, soit parce qu'ils sont uniquement l'exposé de ce qui se passe à l'hôpital des Enfants de Paris. En ville, et dans les pays où l'on pratique largement la vaccination, nous pouvons établir les proportions de fréquence des maladies générales aiguës de la manière suivante : rougeole, la plus fréquente de toutes, coqueluche, scarlatine, fièvre typhoïde, variole.

(2) Nous venons de voir la triste influence exercée par la contagion à l'hôpital des Enfants; nous avons peu de chose à ajouter ici sur les épidémies et les saisons. Cependant nous devons faire observer que chaque époque de nos études a été marquée par une série plus ou moins nombreuse de ces maladies, à laquelle nous avons

Dans l'étude des causes, nous aurons encore à rechercher l'influence des maladies antérieures, de l'âge et du sexe sur la production des fièvres continues et surtout sur leurs formes. Nous verrons que ces affections sont le plus souvent primitives, contrairement à la plupart de celles décrites dans les classes précédentes. Nous verrons aussi que certaines maladies ont une sorte de répugnance à se compliquer de quelques-unes d'entre elles; que presque toutes ont pour résultat de rendre les fièvres éruptives irrégulières et anormales; et enfin que les formes primitives et les formes normales sont rares chez les plus jeunes enfants.

I. Nous étudierons dans les chapitres qui vont suivre la prophylaxie des différentes maladies aiguës spécifiques, et spécialement la vaccine comme préservatif de la variole. Mais nous pouvons déjà conclure qu'il faut insister sur l'isolement des malades. Ce n'est pas, du reste, ici le lieu de dire quelle disposition nous semble la plus convenable pour la construction d'un hôpital d'enfants; si toutefois on juge qu'il soit bon de réunir dans les mêmes salles un grand nombre de jeunes malades.

Il est d'autant plus important de prévenir le développement des maladies aiguës spécifiques, que la thérapeutique a peu de prise sur elles.

quelquefois donné le nom d'épidémie. Nous sommes loin cependant de comparer ces réunions d'un certain nombre de fièvres continues un peu plus nombreuses dans une saison que dans l'autre à ces vastes épidémies qui déciment les populations. Nous avons seulement voulu exprimer par ce mot que les formes, la gravité ou les complications de certaines séries de fièvres continues nous ont offert des caractères spéciaux : d'où il résultait à chaque époque un groupe différent de celui des autres saisons.

Ainsi, en janvier et en février 1837, peu avant ou pendant l'épidémie de grippe, les fièvres éruptives ont été rares, sauf la variole, et la gravité de cette dernière a été remarquable; on devait l'attribuer, du reste, plutôt à la fièvre éruptive elle-même qu'à des complications qui furent peu fréquentes. A la fin de la même année les varioles dominèrent, tandis que les rougeoles et les scarlatines étaient seulement sporadiques. Les fièvres éruptives, épidémiques ou sporadiques de ces époques furent graves, plutôt par leurs complications que par elles-mêmes. Le *purpura hæmorrhagica* fut une des plus fréquentes.

A la fin de 1838, et au commencement de 1839, les fièvres éruptives furent très rares; la fièvre typhoïde, au contraire, très fréquente, fut réellement épidémique.

A la fin de 1839, nous observâmes une épidémie de variole pendant le cours de laquelle il se développa une épidémie de rougeole et de scarlatine : ces trois maladies marchèrent à peu près simultanément, et eurent pour caractère spécial une remarquable bénignité.

En 1840, les trois fièvres éruptives régnèrent aussi conjointement; mais la rougeole domina : la fièvre typhoïde se présenta fréquemment aussi, et toutes ces affections furent en général beaucoup plus graves que dans l'année précédente.

On nous pardonnera les détails dans lesquels nous venons d'entrer, parce que, bien que spéciaux à l'hôpital des Enfants, ils sont de quelque utilité pour la prophylaxie des fièvres continues.

Le traitement curatif ne doit pas être perturbateur : toute médication qui a pour but de faire disparaître ou d'augmenter l'éruption qui suit une marche normale nous paraît nuisible. La méthode expectante, et les soins hygiéniques, pour prévenir, autant que possible, les maladies consécutives, constituent la meilleure médication. Cependant quelques formes graves nécessitent un traitement spécial, et les complications, une fois déclarées, doivent être attaquées avec toute l'énergie que peut permettre l'état des jeunes malades.

CHAPITRE PREMIER.

OREILLONS [1].

Art. I. — Tableau de la maladie.

La plupart des auteurs disent que les oreillons s'annoncent par des prodromes légers : tels sont du malaise, de la courbature, de la fièvre. Nous les avons, au contraire, constatés très rarement, soit dans l'épidémie de Genève, soit dans les cas sporadiques observés à Paris. Quand ils existent, ils précèdent les syptômes locaux de douze, vingt-quatre ou trente-six heures au plus. Ils consistent dans un malaise général, accompagné de fièvre, avec ou sans vomissements.

Dans la grande majorité des cas, les symptômes locaux marquent le début, s'accompagnant d'ordinaire, de suite ou après quelques heures, de symptômes généraux sur lesquels nous reviendrons plus tard. La première sensation éprouvée par les malades est une douleur plus ou moins vive dans les régions parotidienne ou maxillaire ou dans leurs environs, accompagnée d'une tuméfaction qui s'étend bientôt derrière la branche de la mâchoire, et gagne souvent aussi les régions voisines. La tumeur donne au toucher une sensation de rénitence un peu élastique ou molle et pâteuse, sans que le doigt laisse d'impression.

Elle est d'abord aplatie ; plus tard elle proémine davantage, devient saillante, bombée. Le point le plus culminant existe en général dans la portion des régions parotidienne et mastoïdienne qui correspond

(1) Ce chapitre est extrait en grande partie d'un mémoire sur une épidémie d'oreillons qui a régné à Genève pendant les années 1848 et 1849, que l'un de nous (M. Rilliet) a publié dans la *Gazette médicale* (année 1850). Plusieurs faits sporadiques observés à Paris par M. Barthez n'ont fait que confirmer les détails contenus dans ce mémoire.

au lobule de l'oreille. Le plus souvent la peau conserve sa coloration ordinaire. Plusieurs fois cependant nous l'avons vue (principalement dans la région mastoïdienne) d'un rose assez vif, disparaissant rapidement sous la pression pour se reproduire ensuite. Un de nos confrères (le docteur Pélissier) nous a dit avoir observé au niveau de l'oreillon un véritable érysipèle sur un enfant de deux ans. La tumeur va en général en augmentant pendant trois, quatre ou six jours; puis, après une courte période stationnaire, elle diminue rapidement, et a entièrement ou presque entièrement disparu dans un intervalle compris en général entre le sixième et le dixième jour, quelquefois plus tôt, rarement plus tard. Nous avons vu, dans plusieurs cas où la résolution de la tumeur parotidienne était complète, la glande sous-maxillaire conserver pendant assez longtemps encore de l'augmentation de volume ou de l'induration.

Les dimensions de l'oreillon présentent d'assez grandes différences. Sous ce rapport, on peut admettre trois degrés. Dans la forme la plus légère, la tumeur est peu développée, peu rénitente : c'est une légère boursouflure molle qui déforme à peine les traits. A un second degré. elle est plus saillante, plus bombée, se rapproche, pour la forme et pour la tension, d'une véritable fluxion; mais elle reste encore circonscrite aux régions sus-indiquées. Dans un troisième degré, la tuméfaction est beaucoup plus considérable; elle s'étend au delà des régions parotidienne et sous-maxillaire, gagne les côtés du cou, et atteint même la partie supérieure de la poitrine. Dans ces cas, ce n'est plus une simple rénitence, mais un véritable œdème qui occupe le cou et la partie supérieure de la poitrine. Quand la maladie est parvenue à ce degré, les traits sont complétement déformés, le bas du visage est énormément élargi, ainsi que le cou, qui prend la forme d'un bronchocèle uniforme et volumineux. Nous avons vu cette tuméfaction portée au point que la tumeur, partant des régions parotidiennes, s'étendait presque jusqu'à l'extrémité externe de la clavicule, donnait à la tête et au cou une apparence piriforme, et rendait les malades à la fois grotesques et méconnaisables.

Ces différents degrés ne sont pas également fréquents; celui que nous venons de décrire en dernier lieu est le plus rare. Les cas très légers ne sont pas non plus nombreux ; les plus ordinaires sont les cas moyens.

La douleur offre comme la tumeur de grandes différences dans son intensité et dans son siége. Il nous a semblé qu'il existait un certain nombre de points plus spécialement douloureux, surtout à la pression : l'un au niveau de l'articulation temporo-maxillaire; l'autre en arrière de la mâchoire, sous l'apophyse mastoïde; le troisième en regard de la glande sous-maxillaire. Canstatt parle de douleurs au cou et aux omoplates, qu'il explique par les rapports existant entre la parotide et le deuxième nerf cervical; nous ne les avons pas observées. La douleur est d'ordinaire beaucoup moins vive chez l'enfant que chez l'adulte.

La douleur est spontanée, mais elle est exaspérée par la pression et par tous les mouvements de la mâchoire. Ces mouvements, et surtout ceux qu'entraînent la mastication et la phonation, sont souvent très difficiles; les mâchoires, quelquefois serrées comme dans le tétanos, laissent à peine, après de grands efforts, passer la pointe de la langue.

Dans aucun cas nous n'avons observé de salivation. La même remarque a été faite par nos confrères, tandis que plusieurs auteurs ont constaté l'accroissement et d'autres fois la diminution de la sécrétion salivaire. M. le docteur Lombard a fait quelques recherches sur la nature de la salive, et n'a noté aucune altération de ce liquide.

D'après la nature de l'oreillon et son évidente analogie avec les fièvres éruptives, nous avons pensé qu'il existait peut-être un exanthème à la face interne de la cavité buccale, qui se propageait de là dans l'intérieur des conduits salivaires. Pour nous en assurer, nous avons examiné avec beaucoup de soin, chez plusieurs sujets, l'intérieur de la bouche, soit au moment de l'apparition de la maladie, soit avant son invasion. Cet examen, ainsi que celui de la gorge (qui n'a pu être pratiqué convenablement qu'au début), ne nous a fourni que des renseignements négatifs; cependant on a vu les amygdales participer à cette affection, et le gonflement être assez considérable pour rendre la déglutition difficile et la suffocation imminente (1).

Le plus souvent l'oreillon est double, mais rarement d'emblée. D'ordinaire la maladie débute d'un côté, plus souvent à gauche qu'à droite, remarque faite par Heyfelder et Canstatt ; puis, au bout de douze, vingt-quatre, quarante-huit heures, quelquefois même trois ou quatre jours, elle passe du côté opposé. Presque toujours une des parotides est plus tuméfiée que l'autre. D'après les faits que nous avons observés, la proportion de l'oreillon unilatéral à l'oreillon double est comme un est à dix, et la proportion des oreillons successifs aux oreillons doubles d'emblée comme trois est à un.

Les symptômes généraux consistent dans de la fièvre, qui ne dure guère que de vingt-quatre à quarant-huit heures; elle ne se prolonge au delà que dans des cas très intenses. Plusieurs enfants ont des vomissements assez répétés du premier au second jour; d'autres ont des épistaxis. Chez les adultes, un sentiment de lassitude générale, de fatigue, d'énervation, accompagne les oreillons ou leur succède; nous avons vu plusieurs malades qui, au bout de quinze jours à trois semaines, n'avaient pas encore repris leur santé habituelle, et étaient étonnés qu'une maladie aussi légère eût pu produire un si grand abattement. Chez les enfants, la guérison est toujours plus prompte et plus complète. La plupart continuent à sortir, tandis que les adultes

(1) *Dictionnaire des sciences médicales*, t. XXXVIII, 131.

sont obligés à beaucoup plus de ménagements. L'un de nous cependant a vu, à Genève, chez un jeune garçon de dix ans, les oreillons être suivis d'un état chlorotique qui a persisté pendant trois semaines à un mois, et ne s'est dissipé que sous l'influence des préparations ferrugineuses ; il était caractérisé par un léger bruit de souffle au premier temps, se prolongeant dans les carotides, par la pâleur du visage et par la faiblesse.

La durée totale de la maladie a été le plus ordinairement de huit à dix jours, puis de six à sept, puis de sept à huit. Dans les cas très légers, elle n'a pas dépassé quatre ou cinq jours. L'oreillon a offert différents degrés d'intensité, comme nous l'avons indiqué plus haut ; quelquefois la maladie a avorté. Ainsi, au plus fort de l'épidémie observée à Genève, et dans des familles dont plusieurs membres étaient atteints, il arrivait qu'un ou deux enfants étaient pris de fièvre, de malaise et d'un très léger gonflement de la glande sous-maxillaire, sans aucune déformation apparente du visage. Au bout de trois ou quatre jours, tout était dissipé. Canstatt, après plusieurs autres pathologistes, tout en admettant que la maladie peut se résoudre sans crises, signale comme phénomène habituel, à l'époque de la résolution, l'apparition d'une transpiration abondante qui, limitée d'abord à la tumeur, à laquelle elle donne un toucher gras et visqueux, devient ensuite générale, et il indique comme des symptômes plus rares les urines sédimenteuses, la diarrhée, les vomissements bilieux. La résolution nous a toujours paru se faire sans crise.

On trouve, dans les auteurs, des exemples de terminaison par suppuration. Dionis, entre autres, rapporte que, durant un été, ces tumeurs furent très fréquentes chez les demoiselles de Saint-Cyr, et se terminèrent presque toutes par un petit abcès (1).

Nous n'avons observé aucun cas de cette espèce, mais nous avons vu, chez un enfant de huit ans, une adénite scrofuleuse succéder rapidement aux oreillons et atteindre un haut degré d'intensité.

Art. II. — Siége. — Nature. — Causes.

La bénignité des oreillons et leur terminaison constamment favorable s'opposent à ce que l'on puisse déterminer le siége exact de la maladie, aussi bien que l'espèce de lésion qui la caractérise. On a placé le siége du mal tour à tour dans les vaisseaux et les ganglions lymphatiques, dans le tissu cellulaire et dans la peau qui avoisine les parotides, dans les glandes salivaires elles-mêmes. Il nous paraît probable que toutes ces parties peuvent être affectées, soit isolément, soit simultanément. Cependant la mollesse de l'engorgement, son extension

(1) Dionis, *Cours d'opérations chirurgicales*, dans *Dictionnaire des sciences médicales*, t. XXXVIII, p. 132.

bien au delà du siége des glandes et des ganglions, semblent prouver que le tissu cellulaire est toujours et principalement atteint; toutefois la persistance pendant quelques jours, au niveau de la parotide ou de la glande sous-maxillaire, d'un noyau dur que nous avons même vu se décomposer en plusieurs autres noyaux plus petits au fur et à mesure de la résolution, semble prouver que les glandes salivaires et les ganglions lymphatiques ne sont pas étrangers à la maladie.

La marche rapide de la lésion locale, sa terminaison en peu de jours, le gonflement et la chaleur qui la caractérisent, indiquent que cette lésion est constituée par une fluxion sanguine. La mollesse de la tumeur, son extension rapide, le peu de douleur qui l'accompagne, la conservation de la couleur de la peau, semblent prouver que cette fluxion a pour résultat un épanchement séreux; mais aussi le cas où la peau devient érysipélateuse et ceux où des abcès finissent la maladie, prouvent que la fluxion se termine quelquefois par une phlegmasie. Il nous paraît donc rationnel d'admettre que les oreillons sont localement constitués par une fluxion sanguine terminée par un œdème aigu ou par une phlegmasie, qui occupe principalement le tissu cellulaire des glandes salivaires et quelquefois les glandes elles-mêmes.

Reste maintenant à déterminer la nature des oreillons.

Les auteurs ne sont pas d'accord sur la place qu'il faut leur assigner dans le cadre nosologique. Les uns les considèrent comme une maladie locale, tandis que d'autres les rapprochent des fièvres. D'après les faits soumis à notre observation, nous sommes portés à adopter la seconde opinion et à répondre par l'affirmative à cette question que Joseph Pratolongo adressait à Borsieri : « Croyez-vous qu'on puisse mettre cette maladie au rang des éruptives? » Nos lecteurs partageront notre avis, quand ils se seront assurés que les conditions étiologiques des fièvres et celles des oreillons sont identiques.

Les oreillons n'atteignent que très rarement les enfants dans le cours des deux premières années. (En interrogeant sur ce point la plupart de nos collègues, ils ont été unanimes dans leurs réponses : aucun d'eux n'a observé d'oreillon au-dessous de l'âge d'un an.) De trois à cinq ans, la maladie n'est pas fréquente. Son maximum est de cinq à quinze ans, et à peu près également de cinq à dix ans, et de dix à quinze.

Les deux sexes nous ont paru y être également exposés, bien que les auteurs affirment que la maladie soit plus fréquente chez les garçons.

La question de la contagion des oreillons et celle de l'absence de récidive ont été résolues d'une manière différente par les auteurs. Les faits que nous avons observés sont tout à fait à l'appui de notre opinion sur la nature de la maladie. Dans un grand nombre des cas où l'on a pu s'assurer de son origine, elle a été évidemment contagieuse; entre plusieurs exemples, nous citerons celui-ci : Une jeune fille habitait une campagne dans les environs de laquelle il n'y avait point eu de cas épidémique; elle-même n'avait été en rapport avec aucun enfant atteint d'oreillon. Elle passe une journée avec une de ses parentes, qui, depuis six jours, avait la maladie régnante ; huit jours après elle tombe malade elle-même et communique les oreillons à son frère quinze jours plus tard. Ce jeune garçon n'avait pas quitté la campagne et n'avait pu prendre la maladie que de sa sœur.

La période d'incubation est aussi difficile à déterminer pour l'oreillon que pour les fièvres éruptives.

Pour résoudre cette question, il faut des cas bien déterminés où l'isolement des malades ait été assez complet pour qu'il ne puisse pas y avoir de doute sur le mode de contagion. En suivant cette règle, nous sommes arrivés aux conclusions suivantes : la durée de la période d'incubation a été en général de vingt à vingt-deux jours, puis de quatorze à dix-huit; cependant nous avons cité tout à l'heure un cas où l'incubation n'a pas dépassé huit jours; c'est même le plus probant de tous ceux que nous avons observés.

M. Lombard a constaté qu'il était assez fréquent de voir dans la même famille deux enfants atteints presque simultanément; puis la période d'incubation avait pour les autres la durée sus-indiquée. Dans les faits que nous avons observés nous-mêmes, il y a presque toujours eu succession et non simultanéité de début dans la maladie des divers membres d'une même famille.

Nous avons constaté d'une manière positive la non-récidive de l'oreillon. Ainsi, nous avons vu un père et ses enfants contracter la maladie à laquelle la mère échappait parce qu'elle l'avait eue autrefois à Paris; nous avons fait la même remarque sur un enfant de huit ans qui avait pris les ourles en voyageant, il y a deux ans, et qui dans l'épidémie de Genève est le seul de sa famille qui ait été préservé, etc. Enfin, par l'observation indirecte, nous avons pu nous assurer que les individus qui avaient eu les oreillons, n'en avaient jamais été atteints auparavant.

Une autre condition étiologique commune aux oreillons et aux fièvres éruptives, c'est l'épidémie. Les auteurs en ont décrit un grand nombre; celle que l'un de nous, M. Rillet, a observée à Genève, a été la plus considérable dont on ait, mémoire d'homme, été témoin dans cette ville; elle a frappé un nombre d'individus d'autant plus grand que les intervalles qui ont séparé ses atteintes étaient plus étendus.

La saison ne paraît pas exercer une grande influence : nous avons vu les oreillons régner pendant toute l'année, et être également nombreux dans les mois froids et dans les mois chauds.

En résumé, une maladie qui est tantôt sporadique, tantôt épidémique, qui est contagieuse, dont on est préservé une fois qu'on en a été atteint, qui est sujette à des métastases, qui se développe de préférence à l'âge où les maladies éruptives sont fréquentes ; une telle maladie, disons-nous, ne saurait être considérée comme étant simplement locale : c'est une affection qui a sa spécificité et qui doit être rangée parmi les maladies générales.

Art. III. — Complications. — Pronostic.

Les auteurs ont énuméré un grand nombre de complications que nous n'avons pas eu l'occasion d'observer, bien que nous ayons vu un nombre très considérable d'oreillons. Ainsi Hamilton a mentionné le délire et les convulsions ; d'autres, des inflammations de divers organes, et en particulier l'otite et la pneumonie. Pratolongo a vu succéder à un oreillon une anarsaque analogue à celle de la scarlatine.

Les complications les plus ordinaires chez l'adulte sont les métastases sur les testicules, sur l'utérus et ses annexes, sur les glandes mammaires. Au dire de tous les auteurs, conforme à notre expérience personnelle, ces accidents son inconnus dans l'enfance.

L'oreillon nous a toujours paru exempt de gravité, mais il est évident que le pronostic deviendrait beaucoup plus sérieux si des symptômes nerveux, thoraciques ou abdominaux venaient à se manifester.

Art. IV. — Traitement.

Le traitement de l'oreillon, dégagé de toute complication, est très simple.

Le repos au lit, l'usage des boissons diaphorétiques, les frictions sur la tumeur avec les huiles d'olive, de camomille, de morphine, ou le baume tranquille en font tout les frais.

Nous n'avons jamais vu l'opportunité de l'emploi des émissions sanguines, mais nous avons souvent eu recours aux pédiluves chauds et sinapisés comme révulsifs. — Hufeland et le docteur Heyfelder ont beaucoup vanté l'usage des vomitifs ; nous les avons administrés avec avantage dans tous les cas où il survint des symptômes d'embarras gastrique ; il en a été de même des purgatifs légers dans la convalescence.

Dans les cas assez nombreux où il reste de la faiblesse, de la lassitude, du malaise, les infusions de camomille, de quinquina, le vin de Malaga sont indiqués. Nous avons prescrit le fer à quelques enfants qui offraient des signes de chlorose, et nous nous en sommes bien trouvés.

CHAPITRE II.

COQUELUCHE (1).

Art. I. — Historique.

Si nous voulions ici tracer l'historique complet de la coqueluche et parler de tous les auteurs qui ont étudié cette maladie, nous serions entraînés dans des développements beaucoup trop considérables. Nous nous contenterons donc de jeter un coup d'œil rapide sur la marche de la science, en insistant particulièrement sur la relation des différentes épidémies qui se sont montrées en Europe à plusieurs reprises (2).

Les auteurs ont longtemps disputé pour savoir si la coqueluche avait ou non été connue des anciens. Les uns ont prétendu qu'Hippocrate lui-même en avait parlé, et que les médecins arabes, et en particulier Avicenne, l'avaient décrite sous le nom de *toux violente des enfants*, Ce médecin rapporte en effet que cette toux faisait cracher le sang, et donnait une teinte bleue au visage.

Il n'est pas bien certain qu'on ait observé des épidémies de coqueluche avant le XVIe siècle. D'après Ozanam (tome I, p. 95), les épidémies décrites dans la Chronique des frères Mineurs, et celles que Buono Segni observa à Florence en 1423, Pasquier en 1810 et Valesco en 1841, appartiennent au catarrhe épidémique, dont on trouve de nombreuses descriptions à partir du XIIIe siècle. Selon Kurt Sprengel, Mézerai est le premier auteur qui ait fait mention de la coqueluche, en 1414 : « Un estrange rhume qu'on nomme la coqueluche tourmenta » toutes sortes de personnes durant les mois de février et de mars, et » leur rendit la voix si enrouée, que le barreau, les chaires et les col- » léges en furent muets. Ce mal causa la mort à presque tous les vieil- » lards qui en furent atteints. » La maladie dont parle Mézerai n'était

(1) Nous nous étions servis, pour composer ce chapitre de notre première édition, de l'analyse de 29 observations. Depuis lors nous avons vu un nombre considérable d'enfants atteints de coqueluche, et spécialement dans deux épidémies qui ont régné à Genève en 1847 et en 1850. C'est au moyen de ces faits nouveaux et des travaux publiés depuis notre première édition que nous avons fait de nombreuses additions à ce chapitre.

(2) Nous avons consulté, pour la rédaction de cet article, les travaux de Joseph Frank, Fleisch, Ozanam, et l'article *Coqueluche* du *Compendium de médecine pratique*. Ceux de nos lecteurs qui voudraient approfondir le sujet trouveront dans l'ouvrage de Frank, dans le traité de Marcus, dans l'article *Coqueluche* du *Dictionnaire de médecine*, dans celui de Copland, l'énumération de la plupart des auteurs qui ont écrit sur cette affection.

certainement pas la coqueluche telle que nous la connaissons. Nous ne retrouvons pas, en effet, dans cette description succincte, les symptômes de cette maladie ; en outre, l'âge des sujets qu'elle atteignait suffit pour faire voir qu'il ne peut pas en être question dans le passage que nous venons de citer : aussi Ozanam range-t-il avec raison cette épidémie dans le groupe des catarrhes épidémiques (grippe), à côté de celle décrite par Buono Segni, Valesco et Pasquier. Il va plus loin encore, en affirmant que jusqu'au XVIIIe siècle on a confondu la coqueluche avec les autres affections catarrhales. D'après les auteurs du *Compendium*, on trouve dans la description de l'épidémie dont Valleriola a laissé la relation (1557) plusieurs des caractères de la coqueluche. Nous ne pouvons partager cette opinion, et nous nous rangeons à celle de M. Blache, qui pense, avec Ozanam, que cette épidémie était simplement catarrhale.

Ce que nous venons de dire ne peut s'appliquer à l'épidémie décrite par Baillou en 1578. Elle se développa à Paris vers la fin de l'été, qui avait été sec et brûlant. Elle attaquait principalement les *enfants*. On lui donna le nom de *quinte*, parce qu'elle était caractérisée par des accès ou paroxysmes de toux qui revenaient toutes les cinq heures. Cette toux, que nul auteur n'avait encore décrite, était si violente, que les malades rendaient du sang par le nez et par la bouche, et ils vomissaient souvent. (Ozanam, *loc. cit.*, p. 103.) D'après M. Blache, Willis serait le premier (1682) qui, sous la dénomination de *tussis puerorum convulsiva, suffocativa*, paraîtrait avoir désigné la coqueluche. Cependant cet auteur a écrit longtemps après Baillou. Schenck a donné une notice sur une épidémie semblable à celle décrite par Baillou, et qui régna à Paris en 1695. Depuis lors, le plus grand nombre des épidémies dont nous avons parcouru la relation dans l'ouvrage d'Ozanam ont presque toutes rapport à la grippe ; elles attaquaient principalement les adultes et les vieillards. Celles relatées par Sydenham et Huxham doivent être rangées dans cette catégorie. Depuis l'année 1724 jusqu'à nos jours, les épidémies de coqueluche ont été fréquentes ; elles sont loin d'avoir toutes offert la même physionomie : tantôt elles étaient apyrétiques ; tantôt la fièvre était vive, continue ou intermittente. Dans l'épidémie observée par Dehaen à Vienne en 1746, et parfaitement bien décrite par ce médecin, les épistaxis étaient fréquentes : la maladie durait de vingt à trente jours. On ne peut méconnaître non plus une coqueluche dans la relation que Sauvages a laissée de la maladie qui sévit à Paris en 1751 et 1760, et dans celle qui régna en Mecklenbourg en 1757 : cette dernière fut remarquable par la fréquence des nausées, des vomissements et de la fièvre. Celle de Copenhague, en 1767, fut compliquée de fièvre tierce, et d'attaques convulsives chez les enfants à l'époque de la dentition, quand la toux survenait dans le sommeil, elle menaçait de suffocation. Les rechutes furent fréquentes.

La même année, le fléau épidémique se développa à Londres.

La maladie était accompagnée de fièvre quotidienne rémittente.

En 1769, une épidémie des plus graves régna en Suède; d'après Rosen, qui l'a décrite, la coqueluche débutait souvent par de la fièvre, et s'accompagnait d'abondantes épistaxis ; l'émaciation, l'anasarque générale, les crachements de sang, en étaient la conséquence : la mortalité fut grande. Quatre épidémies de coqueluche se succédèrent à Erlang dans un intervalle de quatorze années. Celle qui survint dans l'année 1780 se compliqua d'anasarque et d'ascite, et parut se terminer souvent par une phthisie pulmonaire, autant du moins qu'on peut en juger par l'énumération incomplète des caractères anatomiques. L'épidémie dont le docteur Lando a donné la description survint à Gênes dans le printemps et l'été de 1806; elle attaquait principalement les enfants de cinq à sept ans; la période catarrhale manquait le plus souvent, et la maladie débutait par de l'enrouement et des éternuments; elle était fréquemment compliquée de pneumonie et de rougeole. La coqueluche régna à Dillingen en janvier et février 1811 ; les paroxysmes avaient lieu avant midi, et étaient accompagnés de mouvements convulsifs, et surtout de délire chez les plus jeunes sujets. Au printemps de 1815, une épidémie parut à Milan ; elle était compliquée de fièvre double tierce. Dans les accès les plus forts de la fièvre, la toux et les paroxysmes de la coqueluche cessaient pour reprendre ensuite.

Indépendamment des auteurs que nous venons de citer, un grand nombre de médecins ont publié des mémoires ou des monographies sur la coqueluche; d'autres ont plus ou moins longuement traité de cette affection dans des ouvrages sur les maladies des enfants ou dans des traités généraux de pathologie. Parmi les premiers, nous citerons Alberti, Brendel, de Basseville, Forbes, Butter, Danz, Paldam, Penada, Marcus, Watt, et plus récemment MM. Guibert, Desruelles, Blaud de Beaucaire, Blache, Hamilton (1). En outre, une foule d'auteurs dont nous donnerons les noms dans l'article *Traitement* se sont plus particulièrement occupés de la thérapeutique de la coqueluche. Parmi les seconds, on trouve la plupart des médecins qui ont écrit sur les maladies de l'enfance depuis le commencement du siècle dernier, tels que

(1) Alberti, *De tussi infantum epidemica.* Halle 1728. — Brendel, *Progr. de tuss. convuls.* Gœttingue, 1747. — De Basseville, *Thesis in hæc verba : Ergo puero clang. vulgo coqueluche emesis.* Paris, 1752. — Forbes, *Diss. de tussi convulsiv.* Edimb., 1755. — Butter, *Treatise on the king-cough.* — Danz, *Versuch einer allgemeinen Geschichte des Keuchhustens.* Marb., 1791. — Paldam, *Der Stickhusten.* Halle, 1805. — Penada, *Memoria*, etc. Vérone, 1815. — Marcus, *Der Keuchhusten*, etc., 1816. — Watt, *Treatise on the history*, etc, *of chincough.* London, 1813. — Guibert, *Recherches*, etc., *sur le croup et la coqueluche*, 1824. — Desruelles, *Traité de la coqueluche*, 1827. — Blaud (de Beaucaire), *Revue médicale*, 1831. — Blache, *Archiv.*, tome III, 1833. — Hamilton Roe, *A treatise on the nature and treatment of hooping cough.* London, 1838.

Girtanner, Rosen, Underwood, Chambon, et tous les traités généraux qui ont paru dans le XIXe siècle en Allemagne, en Angleterre et en France, tels que ceux de Fleisch, Wendt, Henke, Jœrg, Meissner, Jos. Frank, Evanson et Maunsell, Capuron, etc.

Art. II. — Symptômes. — Marche. — Durée.

La coqueluche est caractérisée par une toux convulsive qui revient par accès à des intervalles indéterminés. Cette toux consiste en une série d'expirations très courtes, suivie d'une inspiration longue, sifflante, sonore; elle s'accompagne d'une congestion considérable de la face, et se termine souvent par le rejet de mucosités filantes.

La coqueluche est apyrétique, contagieuse, sporadique ou épidémique, et n'attaque qu'une seule fois les mêmes individus.

Les auteurs ont décrit trois périodes dans cette maladie. La première, dite période des prodromes, ne consiste que dans un simple catarrhe; la seconde est caractérisée par la toux quinteuse; la troisième par la diminution, la cessation ou la modification des quintes. Cette division, comme toutes celles de la pathologie, n'est pas à l'abri de tout reproche. Ainsi il y a des cas incontestables de coqueluche, dans lesquelles la toux par quintes débute d'emblée. D'autres fois, la bronchite simple à laquelle succède la toux convulsive dure depuis si longtemps qu'il est impossible de la considérer comme le prodrome de cette maladie. Il y a d'autres cas (et ceux-là sont loin d'être rares) où il est impossible de dire quand la deuxième période finit et quand la troisième commence ; car les quintes, après avoir cessé ou s'être transformées en une toux simplement catarrhale, reprennent quelquefois leur intensité première.

Malgré ces défauts inhérents à toutes les divisions scolastiques, nous conserverons celle-ci, qui permet de grouper convenablement les phénomènes morbides.

La première période est caractérisée par une toux sèche, quelquefois assez rapprochée, souvent beaucoup plus fréquente la nuit que le jour. Dans quelques cas, le début est marqué par une attaque de laryngite striduleuse chez les enfants prédisposés au faux croup. M. Trousseau a vu la toux des prodromes se répéter avec une extrême fréquence, 40 et 50 fois par minute, et durer pendant plusieurs jours avec cette incroyable opiniâtreté. Les conjonctives sont un peu injectées, les yeux larmoyants, les paupières cernées ; le facies exprime l'abattement, la tristesse ; il y a de fréquents éternuments, de l'enrouement, du coryza, des alternatives de frisson et de chaleur passagère. Le sommeil est agité, les enfants sont capricieux. Quelquefois il y a un léger mouvement fébrile qui se reproduit avec le type tierce ou quotidien.

On voit, en résumé, que cette première période n'a souvent rien qui la distingue d'une simple trachéo-bronchite primitive ou symtomatique, et aussi qu'il est fort difficile, pour ne pas dire impossible, de diagnostiquer la coqueluche au début. Cependant, si les symptômes que nous venons d'énumérer se manifestent chez un enfant placé dans des circonstances capables de produire cette maladie (contagion, épidémie), on pourra *soupçonner* sa nature. Ce soupçon se transformera en certitude par l'apparition des quintes.

Les auteurs nè sont nullement d'accord sur la durée de la première période. D'après les uns, elle serait de quatre à dix jours ; d'après d'autres, beaucoup plus longue. Ainsi le docteur Lombard, dans l'épidémie qui a régné à Genève en 1838, l'a vue durer d'un mois à six semaines, et le docteur Berger, dans l'épidémie de Berlin en 1804, de huit à quinze jours.

Nous avons eu souvent beaucoup de difficulté pour établir la longueur de cette période de la coqueluche sporadique ; cependant nous avons pu nous assurer, d'une part, que les quintes peuvent débuter d'emblée, et d'autre part, que la période catarrhale peut se prolonger pendant plus d'un mois ; mais en resumé, la durée la plus ordinaire est de 8 à 15 jours, et surtout de 15 jours. Ces résultats de notre observation ne s'éloignent pas de ceux qui sont indiqués par le docteur West. D'après l'analyse de 55 cas observés par lui, ce médecin établit que la durée moyenne de la période catarrhale est de 12 jours 7 dixièmes; le minimum ayant été de 2 jours et le maximum de 35.

Chez les très jeunes sujets, la première période a une durée plus courte que chez les plus âgés (1).

Le passage de la première à la seconde période est rarement brusque. Ainsi le premier jour où la toux est quinteuse, elle n'a pas encore revêtu tous ses caractères de quinte parfaite, ou, en d'autres termes, il y a souvent une période intermédiaire où la toux est fréquente, brève, rapprochée et répétée huit ou dix fois de suite, sans que le sifflement apparaisse et sans que le vomissement l'accompagne (2).

(1) Dans une épidémie observée par M. Trousseau chez de jeunes enfants de la naissance à un an, la première période a été fort courte, puisque sur quinze enfants elle a manqué deux fois, et que sur les treize autres dix fois elle n'a duré que d'un à sept jours. Ce résultat, en désaccord avec la majorité des faits connus, dépend probablement de l'âge des sujets.

(2) M. West a étudié ces variétés du début de la coqueluche. « Ainsi, dit-il, 18 fois sur 55 cas, la période catarrhale durait depuis 8,3 jours lorsque la toux prit distinctement le caractère quinteux (*paroxysmal*), mais le sifflement (*hoop*) ne se fit pas entendre avant le quinzième jour. Dans quatre cas, après que la période catarrhale eut duré 11,5 jours, la toux devint quinteuse, mais le sifflement ne se présenta dans aucune des périodes de la maladie. Une fois la toux fut distinctement quinteuse dès le début, mais il n'y eut pas de sifflement

La toux convulsive de la seconde période offre de grandes différences dans son intensité, dans l'intervalle qui sépare les quintes et dans les symptômes secondaires qui en sont le résultat immédiat. La quinte survient quelquefois brusquement; d'autres fois elle est précédée de chatouillement dans la gorge, de douleurs au niveau du sternum, symptômes qu'il est le plus souvent impossible de constater surtout chez les plus jeunes enfants. Nous n'en dirons pas autant des phénomènes suivants, qui sont à la fois plus communs et plus faciles à reconnaître.

Les enfants, d'abord calmes et tranquilles, se laissent explorer avec facilité; puis tout à coup et sans cause, ils se refusent à l'examen, ils deviennent maussades, irritables ou anxieux; l'œil est brillant, le facies exprime l'inquiétude; l'enfant s'agite, change fréquemment de position; le pouls et la respiration s'accélèrent; quequefois on entend un léger stertor. Les prodromes de la quinte sont le plus souvent très courts; d'autres fois ils durent quelques minutes. M. Lombard a vu des nausées très fatigantes précéder de plusieurs minutes l'apparition de la toux convulsive. Après ces prodromes, la quinte éclate dans toute son intensité. Si l'enfant est couché, il se met brusquement sur son séant; s'il est debout, il fait d'ordinaire quelques pas pour saisir les corps solides le plus à sa portée et pour s'en faire un point d'appui. Bientôt il est pris d'une toux sèche, précipitée, caractérisée par une série d'expirations saccadées; puis, au bout d'un temps variable, il fait une inspiration profonde, sonore, sifflante, bruyante, et suivie le plus ordinairement de l'expectoration de mucosités filantes, quelquefois même de véritables vomissements. En même temps apparaissent d'autres phénomènes : la face devient violette et bouffie, les yeux sont larmoyants, le regard exprime cette anxiété profonde qui accompagne la gêne de la respiration. Le premier sifflemeut qui succède aux expirations saccadées termine rarement la quinte; la toux reparaît le plus souvent avec une nouvelle violence, puis elle est suivie d'un nouveau sifflement, et ainsi de suite à plusieurs reprises. Les quintes sont alors très longues et très intenses ; la congestion de la face, l'anxiété et la jactitation sont toujours en raison directe de l'intensité et de la longueur de la quinte.

Chez quelques enfants, la quinte se compose d'une seule toux expiratrice immédiatement suivie d'une inspiration sifflante à laquelle succède une seconde toux suivie elle-même d'un long sifflement, et ainsi de suite pendant toute la quinte. Nous avons pu compter jusqu'à 15 et 20 reprises dans une quinte qui ne durait guère plus d'une demi-minute à trois quarts de minute. Nous avons remarqué que, lorsque

pendant tout le cours de la maladie. Dans six cas la toux fut quinteuse dès le commencement et pendant 9,3 jours; alors le sifflement se fit entendre. Dans trois cas un sifflement distinct accompagna la toux dès le début.

les quintes étaient très violentes et à leur apogée, un sifflement inspiratoire retentissant succédait quelquefois à la toux. Chez les plus jeunes enfants, dans le cours de la première année par exemple, le sifflement est beaucoup moins sonore, moins éclatant et prolongé que chez les plus âgés. Mais les phénomènes asphyxiques sont plus apparents et plus menaçants, et d'autant plus graves qu'on les observe sur un malade plus jeune.

Il est d'autres phénomènes indiqués par les auteurs comme étant le résultat de quintes très violentes, et que nous n'avons pas constatés, bien que parmi les cas de coqueluche que nous avons observés, il y en eût plusieurs très intenses. Telles sont les hémorrhagies par la bouche, les oreilles ou le poumon, les ecchymoses sous-conjonctivales, les évacuations involontaires, les éternuments sans fin (J. Frank), etc.

Indépendamment de leur intensité, les quintes de coqueluche présentent quelquefois différentes modifications dans leur forme. Ainsi nous les avons vues brisées ou coupées en deux, en sorte qu'une quinte complète était formée de deux demi-quintes séparées par un intervalle très court pendant lequel la respiration était naturelle.

Pendant quelque temps encore après la terminaison de la quinte, les yeux restent larmoyants, le visage est fatigué, la peau un peu chaude et la respiration accélérée; puis, si la coqueluche est simple, tout rentre dans l'état normal.

Il est fort important, pour le diagnostic des complications qui font toute la gravité de la coqueluche, de connaître exactement la durée de ces symptômes, dont la persistance ou l'accroissement est souvent l'indice d'une maladie grave. Ces complications ont pour la plupart leur siége dans les poumons; et comme la bronchite et la pneumonie se reconnaissent à l'accélération du pouls et de la respiration, et aux signes fournis par l'auscultation, il est de toute nécessité d'explorer chaque jour, avec soin, les jeunes malades *dans l'intervalle des quintes.*

En effet, si l'on applique l'oreille sur la poitrine au moment de la quinte, indépendamment des difficultés matérielles que l'on éprouve par suite de la résistance de l'enfant, on ne perçoit aucun bruit respiratoire, et l'on ne peut tirer parti que du retentissement morbide de la toux. Si l'on ausculte au moment où se produit l'inspiration sifflante qui succède aux expirations saccadées, on n'entend pas non plus le murmure respiratoire, l'air ne pénétrant pas au delà des grosses divisions bronchiques. Il est donc de toute nécessité d'ausculter l'enfant à une époque un peu éloignée de la quinte; il est aussi indispensable de compter le pouls et la respiration à une époque également éloignée du début et de la fin de l'accès, car nous avons presque toujours observé un peu avant la quinte une accélération du pouls et de la respiration qui persistait pendant quelque temps après sa terminaison.

Rien de plus variable que le nombre et la durée des quintes; il est impossible d'établir à cet égard quelques règles générales. Dans les cas soumis à notre observation, elles étaient courtes, et duraient un quart, trois quarts de minute, ou même deux minutes. Cependant on a cité des observations où la quinte avait duré un quart d'heure; mais dans ces cas l'accès était composé de plusieurs quintes successives.

Leur nombre varie considérablement; tantôt, en effet, il y en a une vingtaine dans les vingt-quatre heures, d'autres fois moins; d'autres fois beaucoup plus, quarante-huit et même soixante-douze; mais ce dernier cas est exceptionnel. Rien de régulier non plus dans ce nombre, envisagé aux diverses époques de la maladie. Cependant on peut dire que dans les deux ou trois premières semaines les quintes vont progressivement en augmentant jusqu'à une époque que nous avons vue correspondre le plus ordinairement du vingt-neuvième au trente-huitième jour de la maladie. Arrivées à ce maximum, elles restent stationnaires pendant un nombre de jours variable, puis elles décroissent d'une manière assez rapide.

On observe souvent que les quintes gagnent en intensité ce qu'elles perdent en fréquence. Le fait est frappant quand il survient une diminution rapide d'un jour à l'autre; à des accès légers, mais nombreux, succèdent alors des accès plus rares, mais d'une violence extrême.

Les auteurs ne sont pas d'accord sur le moment de la journée pendant lequel on observe les quintes les plus nombreuses. Dans les cas où nous avons pu avoir des renseignements à cet égard, elles ont été en général plus fréquentes dans la soirée et dans la nuit; d'autres fois leur retour n'a rien offert de constant. M. Lombard a observé qu'elles étaient plus nombreuses la nuit; il a remarqué aussi que chez quelques enfants leur répartition était différente suivant l'époque de la maladie, Ainsi pendant la période où les quintes étaient les plus violentes, elles étaient plus nombreuses la nuit; c'était au contraire pendant le jour qu'elles avaient lieu de préférence, lorsque leur intensité commençait à décroître. La durée totale de la période des quintes a varié entre 15 et 65 jours; le plus ordinairement elle a duré 30 et 40. M. Trousseau, chez les jeunes sujets soumis à ses observations, a vu la période des quintes, beaucoup plus courte : de *trois?* à vingt jours.

Les quintes surviennent souvent spontanément; d'autres fois elles sont déterminées par les contrariétés et par un simple changement de position. Il nous est fréquemment arrivé de les provoquer lorsque nous faisions asseoir les jeunes malades pour les ausculter. Les auteurs, et en particulier Henke, ont signalé aussi la déglutition trop rapide, le froid, un exercice violent, des odeurs fortes, la fumée, et enfin la vue d'un enfant atteint de coqueluche, comme autant de causes susceptibles de faire reparaître l'accès. Il n'est pas indifférent de connaître ces détails : on peut en tirer un parti utile pour le traitement.

Nous l'avons dit en commençant, il est difficile d'assigner une époque précise au début de la troisième période, quelques auteurs la faisant dater du moment où les quintes diminuent d'une manière sensible, d'autres seulement de celui où la toux a perdu son caractère convulsif. Dans cette période, la toux prend un timbre catarrhal, et si l'on entend encore des quintes, elles se répètent de loin en loin, elles ont perdu leur forme convulsive et ne sont plus accompagnées de sifflement. La toux est assez fréquente, grasse, suivie chez quelques enfants d'une expectoration muqueuse jaunâtre.

Quelquefois on voit reparaître les quintes sous l'influence de causes variables Nous avons vu des enfants conserver pendant bon nombre de mois cette facilité de reprendre de temps à autre une ou deux quintes; presque toujours alors elles étaient provoquées par une vive contrariété, ou par une course un peu rapide. Nous parlons de mois. nous pourrions parler d'années, car il n'est pas de praticien qui n'ait vu des enfants conserver pendant plusieurs années une disposition toute particulière à la toux convulsive, après une coqueluche *très violente;* c'est souvent à l'époque correspondante à celle où la maladie avait toute son intensité que l'on voit reparaître les quintes.

La durée de la troisième période offre de grandes différences : lorsque la coqueluche est simple, elle est courte (*dix à quinze jours*) ; dans les cas où elle se prolonge pendant plusieurs semaines ou pendant plusieurs mois, ce n'est plus à la coqueluche que l'on a affaire, mais bien à une complication, à une véritable maladie (dilatation chronique des bronches, affection tuberculeuse, etc.). Nous reviendrons sur ce sujet en parlant des complications.

Lorsque la coqueluche est simple, la santé se soutient bonne; quelquefois, de temps à autre, on observe des accès de fièvre éphémère ; mais dans la grande majorité des cas la maladie reste apyrétique pendant tout son cours. L'appétit est d'ordinaire conservé, les digestions sont normales ; mais il arrive quelquefois que les enfants supportent difficilement la nourriture, l'estomac entrant en convulsion et rejetant les aliments dès qu'ils sont en contact avec la membrane muqueuse.

Du moment que la fièvre s'établit d'une manière continue, on doit s'attendre au développement d'une complication. D'après les détails précédents, on peut voir combien est variable la durée totale de la coqueluche simple, puisqu'elle accomplit ses trois périodes dans l'espace d'un à trois mois et même davantage.

Formes. — La coqueluche peut être primitive ou secondaire; mais il ne nous a pas paru que la santé antérieure établisse pour cette affection des différences aussi tranchées que pour les maladies décrites dans les classes précédentes. Les auteurs ont établi différentes espèces de coqueluche, suivant qu'elle est sporadique ou épidémique, simple ou compliquée. Joseph Frank distingue la coqueluche compliquée en inflammatoire gastrique et spasmodique. Son traitement est basé sur ces divisions.

Récidives. — Tous les auteurs sont d'accord pour reconnaître que la coqueluche ne se développe qu'une seule fois chez la même personne. Ce caractère nous paraît même plus constant dans cette maladie que dans les pyrexies; car nous n'avons pas vu un seul exemple de récidive de la coqueluche, tandis que nous en avons observé un certain nombre de rougeole, de variole et de fièvre typhoïde. Cependant le docteur West a rapporté un fait de cette nature observé chez une jeune fille qui, ayant eu la coqueluche à l'âge de trois ans, en eut une nouvelle atteinte à l'âge de sept ans pendant le cours d'une épidémie (1).

Art. III. — Complications.

Les auteurs ont passé en revue tout le cadre nosologique, en parlant des complications. A les en croire, depuis la bronchite jusqu'à l'idiotisme, il n'y a pas une maladie qui ne puisse reconnaître la coqueluche pour cause, ou tout au moins qui ne vienne la compliquer. Le lecteur comprendra que cette énumération serait aussi fastidieuse qu'inutile, et qu'il vaut mieux préciser l'époque d'apparition, dire quelques mots de la forme, de la marche des complications et de leur pronsotic, que de se contenter de nommer l'une après l'autre une foule de maladies qui n'ont aucun rapport direct avec l'affection principale.

Pour mettre de l'ordre dans ce sujet, nous anticiperons sur les pages suivantes, dans lesquelles nous discuterons la nature de la maladie, et nous diviserons les maladies intercurrentes en quatre groupes : *A*, complications liées à l'élément nerveux de la coquelulice; *B*, complications analogues à celles des pyrexies ; *C*, complications liées aux phénomènes locaux de la maladie ; *D*, complications indépendantes de la coqueluche et qui doivent être regardées comme de simples coïncidences.

Dans le premier groupe, nous rangeons les convulsions internes et externes, les nausées et vomissements ; dans le second, la bronchite, la pneumonie, les hydropisies, la tuberculisation ; dans le troisième, l'emphysème et certaines hémorrhagies ; dans le quatrième, la pleurésie, le ramollissement de l'estomac, l'entérite, la méningite, le croup, les fièvres éruptives ou intermittentes, etc.

A. Complications liées à l'élément nerveux de la maladie.—1° *Convulsions internes.* — Les auteurs qui ont écrit sur le spasme de la glotte ont dit que la maladie pouvait se développer à la suite ou dans

(1) West, *Lectures*, etc., p. 273.

le cours d'une coqueluche. Le docteur William Hughes a cité l'observation (intitulée *Asthme thymique*) d'un enfant de neuf mois atteint d'une coqueluche, et qui éprouvait souvent des accès subits et alarmants de suffocation. La maladie marchait vers l'amélioration, la toux avait beaucoup diminué, lorsqu'une nouvelle attaque de suffocation survint, et tua le petit malade en quelques minutes. A l'autopsie, on trouva le thymus hypertrophié. (*The continental and British medical Review*, dans *Journ. des connaiss. méd.-chir.*)

Il n'est pas besoin de dire que dans ce cas, aussi bien que dans tous les autres analogues, il ne s'agit pas de l'hypertrohie du thymus, mais bien de convulsions internes. Le sifflement de la coqueluche qui prouve la contraction des muscles constricteurs du larynx, est tellement analogue au sifflement que détermine le spasme de ces muscles, que l'on comprend parfaitement la complication des convulsions internes et de la coqueluche.

2° *Convulsions externes.* — Dans plusieurs épidémies, et particulièrement dans celles qui régnèrent à Copenhague en 1775 et à Dillingen en 1811, les enfants, à l'époque de la dentition, furent fréquemment atteints d'éclampsie. Cette complication n'est pas très rare, elle appartient à la première enfance; mais elle ne se développe pas exclusivement pendant le travail de la dentition (1); les enfants de trois, quatre et cinq ans en étant assez fréquemment atteints. Elle survient dans le cours des coqueluches simples ou compliquées, mais en général lorsque la toux convulsive est très intense et que la période des quintes est établie depuis assez longtemps (de dix-huit à trente-cinq jours). Le plus souvent les convulsions sont générales et violentes, mais quelquefois elles sont d'abord légères, et ne prennent toute leur intensité qu'au bout de quelques heures. Tantôt elles surviennent dans l'intervalle des quintes, tantôt elles succèdent à la toux. Tschallener, cité par Meissner, a observé sur une jeune fille de douze ans des convulsions qui revenaient chaque jour au même moment et duraient pendant plusieurs heures. Au moment de l'attaque, les quintes changent de caractère, quelquefois même elles sont entièrement suspendues (Ozanam). Voici ce que nous observâmes sur une de nos malades :

Une jeune fille âgée de quatre ans était arrivée au vingt et unième jour de la seconde période d'une coqueluche très intense; elle avait depuis quelques jours beaucoup d'irascibilité et de tendance à l'assoupissement, lorsque tout à coup, et sans cause connue, elle fut prise de convulsions générales qui durèrent cinq minutes. A la fin de l'accès, elle rendit une grande quantité de

(1) Presque tous les cas que nous avons recueillis ou consultés concernaient des enfants âgés de un à cinq ans, parmi lesquels plusieurs étaient âgés de quatre, quatre et demi et cinq ans (Abercrombie, Papavoine, Rilliet et Barthez-Rilliet). Une seule malade avait six ans.

salive; quelques minutes après la cessation des convulsions, la sensibilité était abolie aux extrémités, les pupilles dilatées, mais encore contractiles; le côté gauche était dans un état de résolution presque complet; elle remuait le côté droit et la jambe, mais non par secousses saccadées. Trois quarts d'heure après le premier accès, il en survint un second qui dura sans interruption jusqu'au moment de la mort, qui eut lieu quatre heures après le début des premiers accidents. Pendant tout le cours de cette seconde attaque, les pupilles étaient dilatées, non contractiles, les globes oculaires tournés en haut, les avant-bras dans un mouvement presque constant. Peu avant la mort, l'agitation des bras avait cessé; la peau était rouge, moite, chaude, les lèvres un peu violacées; le pouls, petit, battait 144. Les quintes imparfaites, sans sifflement, avec rejet incomplet de crachats aérés, salivaires, qui ne pouvaient dépasser les lèvres, se répétaient tous les quarts d'heure.

Les attaques convulsives sont quelquefois précédées, pendant quelques jours, d'exaltation nerveuse, d'irascibilité, d'assoupissement, ou bien de fièvre et de céphalalgie (Abercrombie). Le coma succède d'ordinaire aux convulsions; cependant la connaissance peut revenir au bout d'un certain temps.

Joseph Frank assure que les convulsions qui surviennent sous l'influence de l'accès apaisent la maladie, tandis que, dans tout autre instant, elles avancent la mort. Nous ne saurions partager cette opinion. Les convulsions sont un symptôme fort grave dans la coqueluche simple et *à fortiori* dans la coqueluche compliquée. Presque tous les enfants succombent à cette complication, d'ordinaire dans les vingt-quatre heures qui suivent la première attaque; cependant la vie peut se prolonger encore pendant deux et même trois jours (1).

L'un de nous (M. Rilliet) a observé, sur un enfant d'un an, la suspension pendant un mois d'attaques convulsives qui duraient depuis cinq mois. Dès que la coqueluche disparut, les attaques se reproduisirent. M. Blache (2) a observé un fait analogue sur un enfant de huit ans, mais l'observation ne porte pas que l'éclampsie ait reparu après la cessation des quintes.

D'après nos observations, jointes à celles de Papavoine et d'Abercrombie on constate le caractère de la congestion cérébrale à l'autopsie des sujets qui succombent aux convulsions dans le cours de la coqueluche.

(1) A l'hôpital des Enfants nous avons vu succomber quatre enfants sur cinq. En ville, l'un de nous (M. Rilliet) a été assez heureux pour voir guérir une jeune fille de cinq ans qui, pendant trois jours de suite, eut plusieurs violentes attaques d'éclampsie; et une autre de six ans, qui n'en eut que deux au début d'une coqueluche précédée d'une pleurésie, tandis que trois enfants âgés de moins d'un an; l'un atteint d'une coqueluche simple, et les deux autres d'une coqueluche compliquée de bronchite, étaient emportés per les convulsions. Abercrombie et M. Papavoine n'ont cité que des cas suivis de mort; M. Ozanam un cas de mort et un de guérison.

(2) Ozanam, *Archives de médecine*, juin 1850, p. 165.

3° *Nausées, vomissements*, etc. — Les inflammations proprement dites des voies digestives sont classées au nombre des complications de notre troisième groupe. Nous n'en dirons pas autant de certains troubles physiologiques de l'appareil gastro-intestinal. Ainsi M. Lombard, comme nous l'avons dit, a signalé les *nausées* comme une complication très pénible de la coqueluche dans l'épidémie qui a régné à Genève en 1838. Il les a vues précéder l'accès et durer une heure entière chez une fille de sept ans, en sorte que le seul instant qu'elle eut de bien-être était celui qui suivait immédiatement la quinte.

Les vomissements ne succèdent pas à toutes les quintes. Il arrive quelquefois que les enfants ne rejettent après leur repas que quelques mucosités, et ce n'est qu'au bout de quelques heures et après plusieurs quintes qui rendent la nourriture à peu près telle qu'ils l'ont prise ; ce fait prouve que dans certaines coqueluches le phénomène de la digestion est suspendu, et explique pourquoi presque toutes les précautions que l'on prend pour nourrir convenablement les enfants échouent contre cette fâcheuse disposition.

M. Blache a signalé un gonflement considérable du ventre accompagné de météorisme qui survient pendant la quinte et cesse avec elle. Nous n'avons pas eu occasion de rencontrer cette complication. La tuméfaction de l'abdomen accompagnée de constipation a été signalée dans le cours de l'épidémie de Dillingen.

B. Complications analogues à celles des pyrexies. — 1° *Bronchite et broncho-pneumonie.* — La coqueluche est avec la rougeole la maladie de l'enfance qui prédispose le plus aux complications bronchiques et broncho-pulmonaires. On peut observer toutes les variétés que nous avons décrites ailleurs, depuis la trachéo-bronchite légère, jusqu'à la broncho-pneumonie grave, et même la pneumonie lobaire ; cette dernière est très rare. La fréquence proportionnelle des autres espèces anatomiques et symptomatiques varie considérablement suivant les années, les épidémies régnantes, et l'époque de la maladie. Ainsi, à l'hôpital des Enfants, nous n'avons pas observé la forme suffocante qui est si fréquente à la suite de la rougeole, tandis qu'à Genève, l'un de nous en a vu un grand nombre d'exemples dans les épidémies de 1847, 1850 et 1851. En établissant cette comparaison, nous ne voulons pas dire que cette complication n'est pas commune à Paris ; car, l'un de nous, M. Barthez, en a observé aussi plusieurs exemples.

En général, ces complications apparaissent lorsque la période des quintes est déjà établie depuis plusieurs semaines. Cette règle est cependant loin d'être absolue, car l'un de nous (M. Rilliet) a vu cette loi de développement complétement modifiée dans l'épidémie de coqueluche qui succéda à celle de rougeole en 1847. Sur un grand nombre d'enfants, la broncho-pneumonie se manifesta pendant la première semaine de la période quinteuse. Il est très rare de voir la complication se montrer pendant les prodromes. Dans les cas de cette espèce, le diagnostic est d'une grande difficulté, car le catarrhe bronchique et pulmonaire retarde l'apparition des quintes, et en outre, il modifie leur caractère : en sorte que le diagnostic doit plutôt être établi d'après les commémoratifs, que d'après les symptômes eux-mêmes.

Dans les cas de cette espèce, on voit quelquefois l'affection catarrhale, qui a débuté pendant les prodromes de la coqueluche, persévérer pendant toute sa durée. Alors, outre les symptômes stéthoscopiques qui, avec la dyspnée et la fièvre, caractérisent la complication, on constate que la toux présente deux caractères très différents. Ainsi, entre les quintes de la coqueluche, l'enfant a de la toux grasse plus ou moins fréquente, quelquefois quinteuse, mais sans aucun sifflement, ni rejet de mucosités. Ces alternatives de la toux convulsive et de la toux catarrhale persistent pendant tout le temps qu'existe la complication.

Il est beaucoup moins rare d'observer des complications dans la troisième période. Dans ces cas le diagnostic est souvent aussi d'une grande difficulté; la broncho-pneumonie simule à s'y méprendre la phthisie pulmonaire; c'est alors que l'on trouve la réunion de toutes les lésions que nous avons décrites ailleurs et en particulier la dilatation des bronches, la pneumonie vésiculaire, les vacuoles, les abcès pulmonaires.

La durée de ces complications est très variable. En général, la maladie est d'autant plus courte que les enfants sont plus jeunes (nous en avons vu succomber après quatre à cinq jours). Mais ordinairement elle se prolonge pendant dix à quinze jours et souvent bien davantage. La maladie est aussi d'autant plus grave que les enfants sont moins âgés.

Il est bien rare de pouvoir sauver un enfant quand il a moins de deux ans. La terminaison funeste est encore hâtée par l'apparition d'accidents éclamptiques. Quelquefois les enfants meurent subitement suffoqués par une quinte. De trois à cinq ans, le pronostic est un peu moins défavorable; cependant la maladie est encore très sérieuse; elle l'est d'autant plus que la coqueluche a été précédée de rougeole, observation déjà faite par Fleisch et dont nous avons pu confirmer l'exactitude. Si un enfant de la famille a déjà succombé à cette complication, il y a lieu de craindre la même terminaison pour un autre qui est atteint de la même maladie. Les formes suffocantes aiguës exposent l'enfant à une mort rapide. Les formes chroniques et cachectiques minent lentement sa constitution et se terminent le plus souvent fatalement, au bout de plusieurs semaines ou même de plusieurs mois. Cependant, quelque graves qu'elles soient en apparence, quelque ressemblance qu'elles aient avec la tuberculisation, il ne faut jamais, dans les cas de cette espèce, perdre toute espérance. Nous avons vu en ville de vrais miracles produits par le changement d'air, dans des cas où tout semblait indiquer que la maladie était au-dessus des ressources de l'art.

2° *Hydropisies.* — Sauf la bouffissure de la face, nous n'avons pas observé d'hydropisies. D'après les auteurs, cependant, la coqueluche serait quelquefois compliquée d'hydrocéphale et d'anasarque.

Hydrencéphale. — Joseph Frank dit que cette affection peut se développer dans le cours d'une coqueluche ; mais il ne rapporte aucun fait à l'appui de son opinion. Plus récemment le docteur Lombard a affirmé avoir observé quelques exemples d'hydrocéphalie aiguë, suite de coqueluche. Nous citons les propres paroles de ce médecin : « Pendant l'épidémie de 1833, je vis succomber un enfant de dix-huit mois qui, après de violents accès de coqueluche, présenta tous les symptômes de l'hydrocéphale. La seule différence que j'aie pu remarquer entre l'hydrocéphale spontanée et celle qui succède à la coqueluche, c'est que dans le dernier cas on n'observa jamais de constipation, et qu'au contraire les selles furent fréquentes et liquides. J'ai fait cette remarque dans deux cas qui ont eu une terminaison fatale, et chez un troisième qui a guéri, quoique atteint de fièvre intense avec assoupissement, et avec quelques symptômes céphaliques. » L'auteur assimile cette variété d'hydrocéphale aux hydrothorax qui surviennent quelquefois dans le cours de l'anasarque suite de coqueluche.

Nous regrettons que le médecin distingué que nous venons de citer n'ait pas décrit d'une manière plus complète les symptômes présentés par les sujets dont il rapporte succinctement l'observation, et nous croyons qu'il a eu affaire à des cas d'éclampsie compliquant une affection catarrhale de l'intestin.

Anasarque. — On a mis l'anasarque au nombre des complications de la coqueluche. Rosen l'a observée dans les épidémies qui ont régné en Suède. D'après Joseph Frank, cette complication serait grave. Le docteur Lombard assure que l'anasarque est une complication assez fréquente de la coqueluche. « Dans presque tous les cas, dit-il, on en rencontre un léger degré au visage, aux paupières, et quelquefois aux mains (1); mais dans les cas plus graves l'œdème s'étend à tout le corps, et entraîne la mort par les progrès de l'ascite et de l'hydrothorax. Un de nos collègues a rencontré trois cas de ce genre pendant l'épidémie que nous traversons maintenant (1838). Un enfant était âgé d'un an ; les autres avaient deux ou trois ans : tous ont succombé après avoir présenté les symptômes caractéristiques de l'anasarque qui suit la scarlatine, mais sans que cette complication existât chez aucun d'eux. » Il est à regretter que l'auteur n'ait pas

(1) Nous avons cru remarquer une contradiction entre ce que M. Lombard dit ici de l'anasarque, et ce qu'il dit ailleurs de la bouffissure du visage, qui d'après lui est *rare*.

rapporté en détail ces faits intéressants ; il eût été surtout important de faire mention de l'état des urines.

L'un de nous a observé en 1850, sur un enfant de cinq ans arrivé au cinquième mois d'une coqueluche compliquée de bronchite, une anasarque générale, avec ascite et hypertrophie du foie ; les urines n'étaient pas albumineuses ; mais l'enfant était très probablement tuberculeux.

3° *Tuberculisation.* — La tuberculisation est loin d'être rare à la suite de la coqueluche ; c'est d'ordinaire dans sa troisième période qu'elle se développe. Dans la grande majorité des cas, elle est concentrée dans les poumons ou dans les ganglions bronchiques, ou tout au moins elle prédomine dans ces deux organes. Les observations qui nous appartiennent, et un grand nombre d'autres que nous avons consultées, le prouvent d'une manière positive ; nous ne voulons pas dire cependant que la tuberculisation, une fois établie, ne puisse pas se généraliser, mais nous maintenons que le fait est rare. En outre une seule fois nous avons vu la tuberculisation revêtir une forme aiguë : dans ce cas même la coqueluche était secondaire ; il est possible que les maladies antécédentes aient exercé une certaine influence sur le développement des tubercules. La tuberculisation suite de coqueluche est donc toute locale, puisqu'elle est en rapport avec le siége même de la maladie. On trouvera peut-être l'explication de ce fait en considérant que la coqueluche est apyrétique, tandis que les affections à la suite desquelles on observe la tuberculisation générale sont accompagnées d'un mouvement fébrile qui rend compte de la généralisation de la maladie. Un de nos malades a succombé à une méningite tuberculeuse survenue dans la troisième période d'une coqueluche. L'un de nous a observé à Genève un autre fait analogue : ce sont les deux seuls cas où nous ayons vu la tuberculisation être aiguë.

Mais nous anticiperions sur un sujet qui sera traité ailleurs en détail (voyez *Tubercules*), en nous étendant davantage sur ce point.

C. Complications liées aux phénomènes locaux. — Les autres complications n'ont, comme nous l'avons dit, aucun rapport avec la maladie principale : aussi ne croyons-nous pas nécessaire de les décrire longuement.

1° *Emphysème.* — Plusieurs auteurs ont mis l'emphysème au nombre des maladies qui compliquent la coqueluche ; nous ne pouvons être de leur avis. Nous avons remarqué, au contraire, que toutes les fois que les enfants ont succombé à une coqueluche *qui n'était compliquée d'aucune inflammation bronchique ou pulmonaire*, l'emphysème était nul, et même qu'il en était ainsi dans quelques cas où la maladie était compliquée d'inflammation thoracique.

Il n'est pas difficile, ce nous semble, d'expliquer la rareté de l'emphysème dans la coqueluche en étudiant le mécanisme des quintes. Chacune consiste, en effet, dans une série d'expirations suivies d'une seule inspiration longue et sifflante. Ainsi, d'une part, la série d'expirations vide pour ainsi dire le poumon de l'air qu'il contenait, et par conséquent agit en sens inverse de la cause qui donne mécaniquement naissance à l'emphysème; d'autre part, l'inspiration longue et sifflante qui succède aux expirations, s'opére sous l'influence d'une constriction du larynx, de la trachée et des bronches, qui ne permet pas à l'air de dépasser les principales ramifications bronchiques. L'expulsion de l'air et l'abord incomplet de ce fluide dans les cellules pendant la quinte, sont, en résumé, les deux phénomènes qui rendent compte de l'absence de l'emphysème. La théorie confirme donc les résultats de l'observation. Nous disions tout à l'heure que dans quelques cas de coqueluche *compliquée*, nous avions noté de l'emphysème; mais il n'a jamais été aussi considérable que dans ceux où la bronchite et la pneumonie existaient sans coqueluche, et d'autre part, il est facile d'expliquer son apparition par la dyspnée continue qui accompagne presque toujours les maladies aiguës des brônches ou du poumon. Il résulte de ceci que la coqueluche, non-seulement ne produit pas l'emphysème, mais tend à diminuer l'intensité de cette lésion dans les maladies qui la produisent fréquemment.

Nous avons vu précédemment que la dilatation des conduits bronchiques était fréquente, tandis que l'emphysème est très rare Le fait n'a rien de surprenant, et il n'est nullement nécessaire de recourir à diverses hypothèses, telles qu'une organisation primitive des bronches, ou un effet physique des violents efforts auxquels les malades se livrent pendant les quintes prolongées, pour expliquer cette dilatation. La première supposition n'a pour elle aucun fait qui l'appuie, et la seconde a l'inconvénient d'être antirationnelle. Comment veut-on, en effet, que les petites bronches se dilatent sous l'influence des efforts inspiratoires, puisque presque tous les phénomènes de la quinte se passent dans l'expiration et que l'inspiration sifflante n'amène guère la colonne d'air au delà des grosses bronches? Les catarrhes et la phlegmasie sont les seules causes de la dilatation bronchique. Nous avons assez insisté sur ce sujet dans une autre partie de cet ouvrage pour qu'il ne soit pas nécessaire d'entrer ici dans de plus longs développements.

2° *Hémorrhagies.* — L'épistaxis a été, dans quelques-unes des épidémies dont nous avons parcouru la relation, une complication fréquente de la coqueluche: et nous avons eu plusieurs fois l'occasion de l'observer. Cette hémorrhagie, qui est un résultat purement mécanique de la toux convulsive, succède en général aux accès. Nous avons cité ailleurs, d'après Latour, l'observation d'un enfant atteint d'une épistaxis qui se répétait à chaque quinte. D'après Frank, cette complication serait peu à craindre quand elle succéderait aux quintes, tandis qu'elle serait grave lorsqu'elle se manifesterait dans leur intervalle.

Le fait suivant tendrait à prouver que l'opinion de Frank ne doit pas être prise dans un sens absolu.

L'un de nous (M. Rilliet) a vu une jeune fille de six ans atteinte depuis l'âge de quatre ans d'une endocardite avec rétrécissement de l'orifice aortique (bruit de souffle intense au premier temps se prolongeant dans l'aorte), sur le point de succomber à de violentes épistaxis. C'est au quinzième jour de la période quinteuse de la coqueluche qu'apparurent les épistaxis abondantes ; elles succédaient à presque toutes les quintes. Le dix-septième jour l'hémorrhagie put être évaluée à un kilogramme environ ; le pouls était à 140 large et mou ; la face d'une pâleur mortelle, le regard éteint; le bruit de souffle avait énormément augmenté. Le dix-neuvième jour les épistaxis furent arrêtées et ne se reproduisirent plus ; mais ce jour-là l'enfant était dans le dernier degré de faiblesse, et se sentait mourante. Cette énorme déperdition sanguine ne diminua pas immédiatement le nombre des quintes, mais elle modifia leurs caractères ; l'enfant était dans un tel état de faiblesse, que la quinte ne se composait plus que d'une série d'inspirations sifflantes entrecoupées par une petite toux expiratrice. Le lendemain du jour où les épistaxis disparurent, les quintes diminuèrent rapidement de nombre, elle tombèrent de quatorze à huit. Les jours suivants la diminution persista, et le vingt-quatrième jour il n'y en avait plus que sept, qui ne consistaient que dans quelques successions de toux sans sifflement. Le vingt-huitième jour amélioriation notable de l'état général, appétit, pouls 88. L'enfant a guéri ; mais à la sortie de l'hôpital le bruit de souffle était encore très intense.

Frank a mis aussi l'hémoptysie au nombre des complications. Nous n'en avons pas observé d'exemples dans les faits que nous avons analysés et consultés.

M. Barrier a cité l'observation d'un enfant qui mourut subitement à la suite d'une quinte assez intense. A l'autopsie, il constata un épanchement de sang dans la grande cavité de l'arachnoïde du côté droit.

D. Complications indépendantes de la coqueluche. — 1° *Pleurésie.* — Les lésions des plèvres sont bien plus rares que celles du poumon. L'inflammation que nous avons constatée dans un petit nombre de cas était liée à la pneumonie. Pendant la vie, une seule fois elle s'est révélée par des symptômes spéciaux le vingt-troisième jour.

2° *Laryngite.* —Nous n'avons pas vu le croup compliquer la coqueluche. M. Blache (*Archives*, tom. III, pag. 345) dit avoir rencontré quelquefois cette complication ; il cite dans son mémoire l'observation d'une jeune fille tuberculeuse qui succomba en vingt-quatre heures à cette maladie. Dans un fait rapporté par M. Finaz, les quintes de coqueluche ne furent modifiées en aucune manière par le développement du croup, mais elles favorisèrent le rejet des fausses membranes. (*Revue médicale*, tom. II, 1828.)

3° *Phlegmasies et ramollissement de l'estomac et des intestins.* — Les altérations des voies digestives sont tout à fait secondaires et en dehors de la sphère d'influence que peut exercer la coqueluche. Elles surviennent à une époque avancée de la maladie, souvent peu de jours avant la mort, coïncident avec d'autres complications, et ne présentent dans leur nature et leurs symptômes rien qui les différencie des inflammations secondaires, que nous avons décrites ailleurs. Remarquons seulement que la diarrhée n'a pas toujours été en rapport avec l'étendue des lésions.

4° *Fièvres éruptives.* — Un grand nombre d'auteurs anciens ont noté la réunion ou la succession des épidémies de coqueluche ou de rougeole. Dans ces derniers temps, cette question a été de nouveau étudiée par les docteurs Faber et Volz. Le premier (1) a signalé la coïncidence des deux maladies dans le bailliage de Schorndorf en 1833 ; il semble admettre entre les deux affections une sorte d'antagonisme. L'enfant qui était atteint de rougeole ne contractait pas, dit-il, la coqueluche, et *vice versâ*, résultat complétement inverse de celui auquel nous sommes arrivés. Le docteur Volz, au contraire, ayant observé une épidémie de coqueluche qui succéda à la rougeole, non-seulement nie l'antagonisme, mais admet, avec J. Frank et d'autres auteurs, l'identité de nature des deux maladies. Il appuie sa manière de voir sur la succession des deux affections, et surtout sur la nature des lésions anatomiques intestinales, qui, dit-il, sont semblables dans les deux maladies (2).

L'un de nous a observé à Genève, en 1847, une épidémie de coqueluche qui a été bien caractérisée à l'époque où celle de la rougeole avait atteint son apogée ; mais elle a continué à augmenter lorsque l'exanthème morbilleux épidémique diminuait d'intensité.

En étudiant les rapports de la coqueluche rubéolique avec l'exanthème, nous sommes arrivés aux conclusions suivantes :

1° Dans la grande majorité des cas, la toux convulsive a succédé à l'éruption.

2° Dans des cas beaucoup plus rares, elle a précédé l'exanthème d'une ou plusieurs semaines ; plus rarement encore elle s'est déclarée en même temps que les prodromes.

3° D'autres fois c'est après un rétablissement complet et une disparition absolue de la toux rubéolique pendant un ou même deux mois, que s'est développée la coqueluche. Dans ces cas, les deux principes contagieux ayant agi à une assez grande distance pour que leur influence réciproque ait été nulle, nous assimilons ces coqueluches à la forme idiopathique.

Lorsque la coqueluche a succédé à la rougeole, presque toujours les

(1) *Gaz. méd.*, t. II, p. 745.

(2) Robert Volz. *Ueber Keuchhusten und Masern*, *Haser's Archiv.* 1844, Bd. V, (Extrait dans le *Journal de Canstatt.*)

jeunes malades dont l'éruption avait été normale continuaient de tousser. La toux, tantôt sèche, tantôt grasse, était de plus en plus fréquente, surtout la nuit ; puis survenaient de véritables quintes bien caractérisées, le plus souvent accompagnées de sifflement, de vomissements, du rejet de mucosités filantes, de congestion du visage, de suffocation ; en un mot des symptômes les plus tranchés de la véritable coqueluche. Si dans les premiers temps il pouvait y avoir quelque incertitude sur la nature de la toux, qu'on aurait pu prendre pour la toux quinteuse qui accompagne quelquefois la bronchite rubéolique, le doute n'a plus été permis une fois qu'indépendamment des symptômes que nous venons d'indiquer, l'épidémie s'est généralisée, et que les cas de coqueluche idiopathique n'ont différé en rien de ceux qui étaient secondaires à la rougeole.

En général, c'est de quinze jours à un mois après la fièvre éruptive qu'est survenue la période des quintes; et comme le catarrhe précurseur de la coqueluche a environ cette durée, il est probable que les deux *contagium* ont agi sur le même sujet à une époque assez rapprochée.

La coqueluche suite de rougeole, d'après l'observation de plusieurs de nos confrères, n'a pas eu la violence et la persistance qui sont l'apanage ordinaire de cette maladie ; mais cette bénignité n'a été ni constante ni spéciale à la forme secondaire. Chez la plupart des sujets atteints de coqueluche idiopathique dans le commencement de l'épidémie, la toux convulsive n'a pas été très longue et très intense, tandis que plus tard elle a été aussi tenace et aussi rebelle qu'à l'ordinaire.

Un fait remarquable est la tendance qu'a eue la coqueluche rubéolique à se compliquer de bronchite capillaire et de pneumonie généralisée à une époque très rapprochée de son début. Le plus souvent, quand les complications pulmonaires se développent dans le cours de la coqueluche, c'est à une époque avancée de la seconde période, ou même dans le cours de la troisième. Dans l'épidémie dont nous parlons, chez bon nombre d'enfants, il n'en a point été ainsi: dans quelques cas, ce fut le jour même du début de la période quinteuse que se manifesta l'invasion de la bronchite capillaire et de la pneumonie; d'autres fois ce fut au bout de cinq à huit jours seulement. Cependant nous avons observé aussi des exemples de pneumonie consécutive à une période plus éloignée du début des quintes; mais ils ont été beaucoup plus rares.

Chez les enfants atteints de phlegmasies pulmonaires secondaires à la coqueluche rubéolique, la forme suffocante, avec râle humide très abondant, a en général prédominé.

La réunion de la coqueluche et de la rougeole a donc exercé une influence réelle sur la forme des affections pulmonaires, puisque les phlegmasies thoraciques qui se manifestent après la disparition complète de l'éruption sont en général des pneumonies lobaires unilatérales, et que, d'un autre côté, les complications de la coqueluche seule ne sont pas fréquemment des bronchites ou des pneumonies généralisées à forme suffocante.

5° *Fièvres intermittentes.* — Nous n'avons pas eu occasion d'observer cette complication. Nous avons vu souvent le mouvement fébrile prodromique de celui qui accompagnait les inflammations thoraciques, revêtir la forme intermittente ou rémittente; mais c'était l'élément catarrhal qui donnait à la fièvre cette allure spéciale. Il paraît que dans les épidémies du siècle dernier, cette complication était loin d'être rare. La fièvre était tantôt quotidienne, tantôt tierce, tantôt double-tierce.

E. Influence des maladies intercurrentes sur la marche de la coqueluche et sur ses principaux symptômes. — D'après M. Trousseau, un état fébrile intercurrent diminue toujours, suspend quelquefois complétement et guérit la coqueluche. Cette proposition nous paraît trop générale; la complication ne change pas toujours le nombre des quintes, mais elle diminue leur intensité et surtout elle modifie leur caractère. Ainsi après l'invasion d'une broncho-pneumonie intense, d'un accès fébrile violent, d'une rougeole, d'une épistaxis, chaque quinte perd de sa violence, et le sifflement ne se fait plus entendre qu'incomplétement, ou même il disparait entièrement. De toutes les complications, ce sont les inflammations broncho-pulmonaires qui exercent l'influence la plus puissante. En cas pareil, nous avons vu les quintes brisées séparées par deux ou trois intervalles souvent assez longs. L'asphyxie dont l'enfant était menacé l'obligeait de suspendre sa toux pour reprendre sa respiration. Lorsque la phlegmasie empirait, le timbre de la toux, complétement modifié, ne rappelait que d'une manière confuse celui de la coqueluche; lorsque, au contraire, l'inflammation s'améliorait, le nombre des quintes augmentait, et elles reprenaient leur caractère normal.

Un bon nombre de faits de coqueluche compliquée ont passé sous nos yeux depuis la première édition de cet ouvrage; mais, excepté dans un seul cas observé par l'un de nous (M. Barthez), nous n'avons jamais été assez heureux pour constater un fait de guérison immédiate et soutenue sous l'influence d'une affection intercurrente. La complication a quelquefois emporté le malade, mais elle n'a pas emporté la coqueluche. Cette opinion est tout à fait celle du docteur West, qui a noté que, dans les cas où une broncho-pneumonie complique la coqueluche, les caractères pathognomoniques de cette dernière maladie peuvent bien diminuer, mais l'état de l'enfant s'aggrave et se termine souvent par une mort quelquefois très prompte (1).

On peut tirer un utile parti des considérations que nous venons de

(1) *Loc. cit.*, p. 262-264.

présenter pour diagnostiquer l'imminence d'une complication, et, jusqu'à un certain point pour pronostiquer sa gravité. Si, chez un enfant, qui est dans la période ascendante ou dans la période d'état de la coqueluche, on voit tout d'un coup, non pas le nombre des accès décroître brusquement, ce qui arrive très fréquemment avec ou sans cause, mais les quintes changer de caractère, le sifflement disparaître, la toux être étouffée, on doit redouter l'invasion d'une complication.

L'influence des maladies intercurrentes sur les symptômes les plus apparents de la coqueluche est analogue à l'action qu'elles exercent sur les fièvres éruptives, c'est-à-dire qu'elles rendent la coqueluche anormale, comme elles rendent anormale l'éruption de la rougeole, de la variole et de la scarlatine.

Art. IV. — Diagnostic.

Dans la période des prodromes, l'étiologie est plus utile que la symptomatologie pour établir le diagnostic. En effet, le catharrhe précurseur diffère peu du catarrhe ordinaire, sauf les cas où la toux a un caractère spasmodique. L'épidémie et la contagion, l'absence d'une coqueluche antérieure seront plus importants à connaître qu'il ne sera utile de constater les symptômes d'une trachéo-bronchite qui ne diffère pas de celle qui est primitive.

Une fois la période des quintes établie, il ne faut pas croire que le diagnostic soit toujours facile. Sans doute dans la majorité des cas, la réunion et la succession des symptômes que nous avons décrits ne laissent guère de doute dans l'esprit du praticien ; mais il ne faut pas qu'il ignore que la toux simplement quinteuse avec congestion violacée de la face ne suffit pas pour caractériser la coqueluche ; car on l'observe, 1° dans certains cas de trachéo-bronchite, le soir, surtout chez les très jeunes enfants ; 2° dans la bronchite suffocante ; 3° à la période de résolution de certaines pneumonies, quand les râles redeviennent très rapidement humides et abondants ; 4° dans la tuberculisation des ganglions bronchiques, et même dans certaines tuberculisations pulmonaires.

En thèse générale, on peut dire que les caractères de la toux quinteuse de ces diverses maladies diffèrent assez notablement de ceux de la coqueluche. On observe bien des quintes plus ou moins rapprochées accompagnées de congestion de la face, de larmoiement, d'oppression, mais elles ne sont suivies ni de vomissements, ni de cette reprise sifflante si caractéristique. Les caractères de la quinte suffisent donc dans la grande majorité des cas pour fixer le diagnostic, indépendamment des commémoratifs et des symptômes concomitants. Cependant, nous devons le dire par expérience, le médecin est souvent très embarrassé pour distinguer certains cas de toux quinteuse d'avec la coqueluche elle-même, soit dans le cours d'une épidémie, soit même dans les cas sporadiques, surtout lorqu'il ne peut pas être témoin des quintes, et qu'il est obligé de s'en rapporter à la description donnée par des parents qui ne connaissent pas la maladie. C'est alors plus d'après l'étiologie, la marche de la maladie et sa durée que d'après ses symptômes propres que le diagnostic doit être porté. Ainsi, dans une même famille, un enfant est atteint d'une coqueluche parfaitement caractérisée avec sifflement et vomissement; un second a une toux spasmodique sans sifflement, mais accompagnée de vomissements, tandis qu'un troisième a une toux simplement quinteuse. La maladie est dans les trois cas d'une durée à peu près égale, et s'est développée sous l'influence contagieuse et épidémique ; évidemment elle est identique, lors même que ses symptômes diffèrent à quelques égards. C'est surtout chez les jeunes enfants que la confusion est facile, parce que c'est à cet âge que la coqueluche est seulement caractérisée par les quintes de toux.

Le diagnostic différentiel de la coqueluche et de la bronchite suffocante avec quintes étant important à bien connaître, nous le résumons dans les tableaux synoptiques suivants :

Coqueluche.	*Bronchite aiguë avec quintes.*
Période catarrhale précédant les quintes dans l'immense majorité des cas.	Début souvent brusque par des quintes.
Les quintes, plus ou moins intenses, sont accompagnées de sifflement, d'expectoration filante, et presque toujours de vomissements.	Les quintes sont en général plus courtes, moins intenses; le sifflement manque complétement ou est très rare et intermittent; peu ou pas d'expectoration ; pas de vomissements.
Maladie, *à l'état simple*, en général apyrétique; pas d'accélération de la respiration dans l'intervalle des quintes; respiration pure.	Maladie accompagnée *dès le début* d'une fièvre très intense et d'une accélération de la respiration qui va progressivement en augmentant; râle sibilant et muqueux, puis sous-crépitant.
Les quintes persistent plus ou moins fréquentes, conservant les mêmes caractères; puis elles décroissent ; la toux devient simplement catarrhale, et l'enfant entre en convalescence, s'il ne survient pas de complications.	La petitesse du pouls et la dyspnée extrême, la pâleur de la face, apparaissent, persistent ou augmentent, et la maladie se termine presque toujours par la mort dans un espace de temps variable, souvent assez court.
Pas de récidives.	Récidives possibles.

Lorsque la coqueluche et la bronchite avec quintes se prolongent, les deux maladies, dans leurs dernières périodes, offrent une ressemblance très remarquable. Toutes deux s'accompagnent d'amaigrissement, d'habitus phthisique, de fièvre hectique. Les quintes de la coqueluche ne sont plus, à cette époque, accompagnées de sifflement et ressemblent tout à fait à celles de la bronchite. Mais de ce qu'à cette période les deux maladies semblent se confondre, il n'en est pas moins vrai qu'elles sont très distinctes à leur début, et que cette distinction est d'une haute importance à établir, puisque le traitement de la bronchite par quintes est complétement différent de celui de la coqueluche, et que la première de ces maladies offre un haut degré de gravité, tandis que la seconde est beaucoup moins fâcheuse.

Un mot encore. Il est d'autres cas de diagnostic très embarrassants, ce sont ceux où une complication broncho-pulmonaire grave prend naissance pendant la période prodromique de la coqueluche, se prolonge pendant la période des quintes, et les modifie de telle façon que l'on croit avoir affaire à une bronchite suffocante avec quintes, tandis qu'il s'agit d'une coqueluche dont la quinte est modifiée par la bronchite. Dans les cas de cette espèce, l'étiologie et les antécédents (récidive) peuvent seuls éclairer le diagnostic. On trouvera peut-être ces questions oiseuses et ces distinctions subtiles; mais elles ont une grande importance au point de vue du pronostic, la broncho-pneumonie suffocante, simplement catarrhale, étant certainement beaucoup moins grave que celle qui est née sous l'influence de la coqueluche et est entretenue par elle.

Il est une autre maladie qui s'accompagne aussi de toux par quintes, et qu'il est encore plus difficile de distinguer de la coqueluche que la bronchite aiguë : nous voulons parler de la tuberculisation des ganglions bronchiques. On comprend ici combien la distinction est importante et délicate : importante, puisqu'il s'agit de distinguer une maladie susceptible de guérison d'une affection presque nécessairement mortelle; délicate, puisque la coqueluche étant quelquefois suivie de phthisie pulmonaire, il est très difficile de distinguer l'effet de la cause. Mais, dira-t-on, les symptômes généraux de l'affection tuberculeuse, ou mieux encore les signes stéthoscopiques ne serviront-ils pas à établir nettement la différence? Sans doute, si la maladie a déjà acquis un certain degré de développement ; mais si elle est presque exclusivement concentrée dans les ganglions, les symptômes locaux et généraux seront dans certains cas très difficiles à constater. Voici cependant, en tenant compte de toutes ces circonstances, les caractères auxquels on distinguera les deux maladies.

Coqueluche.	*Tuberculisation des ganglions bronchiques*
Souvent épidémique, attaquant plusieurs enfants à la fois, transmissible par contagion.	Tout à fait isolée, non contagieuse.
Trois périodes distinctes, dont la seconde seule est avec quintes.	Pas de périodes distinctes.

Quintes avec sifflement et expectoration filante et vomissements.	Quintes très courtes le plus souvent, sans sifflement et sans expectoration filante ni vomissements.
Respiration pure dans l'intervalle des quintes.	Signes physiques de la tuberculisation ganglionnaire (voy. *Tubercules*); mais dans certains cas, absence de ces signes.
Dans l'intervalle des quintes, respiration et pouls naturel quand la maladie est simple.	Accès d'asthme dans certains cas, alternant avec les quintes : mouvement fébrile continu avec acerbation le soir ; sueurs ; amaigrissement progressif, etc.
Voix naturelle.	Quelquefois timbre de la voix voilé.
Marche le plus souvent aiguë.	Marche chronique.

Pour compléter le diagnostic, il faudra s'enquérir avec soin de l'âge de l'enfant, des causes sous l'influence desquelles sa maladie est survenue; rechercher si par sa constitution, son hérédité, on ne peut pas présumer l'existence d'une tuberculisation ; s'informer si avant le début de la toux par quintes il n'avait pas déjà pâli et maigri ; s'il n'était pas sujet à tousser, etc.

Lorsque la coqueluche se prolonge, et que les quintes, après avoir diminué d'intensité, deviennent plus rares et ne s'accompagnent plus de sifflement, ou lorsque la toux est simplement catarrhale, dans la troisième période en un mot, la coqueluche, ou plutôt la bronchite qui entretient ces symptômes secondaires, peut aisément être confondue avec une tuberculisation pulmonaire ou ganglionnaire. Le diagnostic est d'autant plus difficile que c'est précisément à cette époque que la phthisie succède dans certains cas à la coqueluche, L'amaigrissement, la fièvre hectique, la pâleur de la peau, la faiblesse, les sueurs, tout le cortége des symptômes généraux est le même; l'auscultation seule peut fournir quelque lumière. Mais ici encore le diagnostic ne peut souvent pas être établi d'une manière exacte, la dilatation des bronches qui entretient le mouvement fébrile et donne au jeune malade l'apparence d'un tuberculeux, simulant quelquefois à s'y méprendre la phthisie pulmonaire ou ganglionnaire. La marche ultérieure de la maladie est souvent le seul critérium auquel on puisse reconnaître la nature de la complication. Si l'enfant reprend de l'embonpoint, s'il recouvre la gaieté, si les forces reviennent, si la peau se colore, si les sueurs et la fièvre cessent, il est très probable que la coqueluche n'est pas compliquée de tubercules. Si au contraire la fièvre persiste, si la maigreur augmente, si l'appétit se perd, s'il survient une diarrhée abondante, et que chaque jour la maladie fasse des progrès vers une terminaison funeste, il n'est alors que trop certain que la tuberculisation existe et fait chaque jour des progrès.

Art. V. — Nature de la maladie. — Siége. — Physiologie pathologique.

Aucune lésion constante ne caractérise la coqueluche ; on ne peut pas plus voir dans cette maladie une simple bronchite, comme le veulent Marcus et M. Desruelles, qu'une inflammation des nerfs pneumogastriques, comme le pensent Kilian et Breschet. Il est évident que l'élément nerveux joue un grand rôle ; mais tout en admettant ce fait incontestable, nous ne pouvons nous empêcher de croire qu'il y a autre chose dans cette maladie qu'une simple lésion de l'innervation. Singulière névrose, en effet, disions-nous autrefois, que celle qui est susceptible de se transmettre par contagion, de régner épidémiquement et de n'attaquer qu'une fois en sa vie un même individu ! La coqueluche nous semble participer à la fois des caractères des fièvres éruptives et de ceux des maladies convulsives. Comme les fièvres éruptives, elle est contagieuse, épidémique ; elle atteint spécialement les enfants, n'est pas sujette à récidiver, est précédée d'une période d'incubation et d'une période de prodromes ; en outre elle a une période d'augment et est terminée par une période de déclin. « La coqueluche, » dit J. Frank, « offre cela de commun avec les affections » exanthémateuses, de parcourir sa marche en entier ; et vous pourrez » faire mourir votre malade avant le terme de la maladie dont il » s'agit, mais bien certainement le guérir, jamais. »

Comme les maladies convulsives et les simples névroses, elle est caractérisée par une intermittence bien manifeste des principaux symptômes, par leur forme spéciale, par l'absence de mouvement fébrile et d'altérations anatomiques. La coqueluche est ainsi une maladie *sans analogue ;* et si on voulait lui assigner une place dans le cadre nosologique d'après ses affinités, il faudrait la placer entre les névroses et les fièvres continues.

Plusieurs médecins avaient déjà songé à rapprocher la coqueluche de la rougeole et des fièvres continues ; Frank d'abord, puis plus récemment Neumann, Rokitanski et Volz ont soutenu cette opinion. Ce dernier médecin a surtout insisté sur l'analogie qui existe entre les lésions anatomiques de la rougeole et de la coqueluche, pour établir cette parenté nosologique. Dans ces deux maladies, il dit avoir observé des lésions identiques du tube digestif, savoir le développement anormal des follicules intestinaux isolés ou en plaques. Ce rapprochement n'a rien de bien concluant, car on sait que sur un grand nombre des maladies de l'enfance, les follicules intestinaux sont anormalement développés ; et, d'autre part, nous n'avons pas observé que, dans la coqueluche, cette lésion fût plus fréquente et mieux caractérisée que dans toute autre affection. Mais en laissant de côté cette preuve qui n'en est pas une, les nouveaux faits qui ont passé sous nos yeux n'ont fait que nous confirmer dans l'opinion que la coqueluche a une grande analogie avec les pyrexies, et en particulier la rougeole, à laquelle elle succède quelquefois. Enfin nous avons trouvé dans l'influence que les complications exercent sur la coqueluche, comme sur les fièvres éruptives, une nouvelle preuve de la parenté de ces maladies.

En résumé, la coqueluche tient aux maladies aiguës spécifiques : parce qu'elle est contagieuse, parce qu'elle est souvent épidémique, parce qu'elle n'est pas sujette à récidive, parce qu'elle a une marche à peu près déterminée qu'on ne peut pas modifier ; elle se rapproche en particulier de la rougeole, parce qu'elle lui succède quelquefois ; parce que, comme cette pyrexie, elle se montre souvent après les épidémies catarrhales, se complique comme elle de broncho-pneumonie et comme elle aussi se termine quelquefois par tuberculisation.

Ce sont tous ces motifs qui nous ont engagés à sortir la coqueluche du groupe des névroses.

Quoi qu'il en soit de cette discussion, cherchons maintenant à expliquer les principaux phénomènes qui caractérisent, accompagnent et suivent les accès de toux convulsive.

La plupart de ces phénomènes s'expliquent d'une manière toute naturelle par les lésions de fonctions du nerf pneumogastrique. Ainsi, comme M. Blaud, de Beaucaire (*Rev. méd.*, 1831, t. I, p. 333), l'a fait remarquer, les vomissements seraient le résultat de l'excitation qui se propage des rameaux pulmonaires à ceux qui vont tapisser la membrane muqueuse de l'estomac. Le long sifflement qui succède aux expirations courtes et saccadées dépendrait de la contraction spasmodique de la glotte, sous l'influence du nerf récurrent. Le sifflement caractéristique est, en effet, analogue à celui que l'on observe dans le spasme de la glotte. Le système nerveux, affecté dans la coqueluche, détermine les quintes et le sifflement ; mais la quinte elle-même entraîne d'autres phénomènes secondaires : le poumon est vidé d'air par des expirations successives, par conséquent l'hématose est suspendue. Le sang veineux refoulé du centre à la périphérie congestionne les tissus capillaires : de là, la bouffissure de la face, sa teinte violacée si caractéristique, les épistaxis, les ecchymoses conjonctivales, etc. Mais en outre le sang veineux, qui s'accumule dans les vaisseaux du système encéphalo-rachidien, ne fournit plus une excitation suffisante au système nerveux, et très probablement le comprime par son accumulation ; il en résulte de la céphalalgie, de l'assoupissement, et peut-être les convulsions qui quelquefois compliquent la maladie et surviennent principalement, comme nous l'avons dit, dans les cas où les quintes sont les plus violentes. Il y a donc ici action et réaction : action primitive du système nerveux, et réaction du système sanguin sur l'encéphale.

Lorsque les enfants meurent suffoqués pendant une quinte, la lésion de la respiration serait, d'après M. Blaud, la cause première de la mort, dont la cause prochaine consisterait dans la lésion de fonction du système nerveux cérébro-spinal produite par le sang veineux qui l'engorge.

Les phénomènes secondaires que l'on observe dans les quintes les plus fortes, l'émission des urines et des matières fécales, dépendent sans nul doute de la contraction spasmodique des réservoirs qui les contiennent, aussi bien que de la contraction combinée du diaphragme et des muscles abdominaux.

La physiologie pathologique vient donc en aide au raisonnement et à l'analogie pour démontrer d'une manière victorieuse que la plupart des symptômes de la coqueluche sont sous la dépendance du système nerveux. Les auteurs qui partagent cette opinion ne sont pas d'accord sur la paire nerveuse primitivement affectée. Nous ne les suivrons pas dans le vaste champ de l'hypothèse : nous nous contenterons de rappeler, avec les auteurs du *Compendium*, que Hufeland en place le siége dans le nerf diaphragmatique et la paire vague ; Wendt, dans les branches du nerf intercostal, du nerf vague et du récurrent : Webster, dans l'encéphale, etc. Il nous semble, d'après les faits exposés plus haut, que le nerf pneumo-gastrique est très probablement affecté dans la coqueluche.

Rappelons, en terminant nos remarques théoriques, que, selon Hufeland, il y a irritation nerveuse par le fait d'un principe contagieux répandu dans l'atmosphère, tandis que d'après M. Blaud (de Beaucaire), l'irritation nerveuse est le résultat d'une sécrétion morbide de la membrane muqueuse bronchique, sécrétion spécifique sans analogue. Dans cette théorie, le système nerveux serait affecté d'une manière secondaire, et en définitive le point de départ de la maladie serait dans la lésion de sécrétion des bronches. Nous ne nous portons pas garants de la justesse de cette hypothèse.

Art. VI. — Pronostic.

La coqueluche simple est en général une maladie légère. Il paraît, en comparant la gravité des diverses épidémies, que celles qui ont eu lieu à des époques rapprochées de la nôtre ont été moins fâcheuses que celles observées dans les deux derniers siècles. Toute la gravité des cas de coqueluche que nous avons vus a résidé dans les complications. Cependant lorsque les quintes sont extrêmement intenses, leur violence seule peut occasionner la mort (1) que l'on a vue quelquefois survenir alors très rapidement.

La plupart des auteurs ont reconnu que l'âge exerçait une funeste

(1) On trouve dans les ouvrages de médecine plusieurs exemples de cette fatale terminaison (Laucisi, Blaud (de Beaucaire), Levrat-Perroton, Rilliet, dans *L'épidémie de Genève*, 1851, etc.

influence sur la mortalité de la coqueluche ; mais ce fait tient très probablement à ce que les complications qui surviennent à cette époque de la vie sont toujours plus fâcheuses. D'après Joseph Frank, lorsque la coqueluche se manifeste en hiver, elle est toujours plus grave et de plus longue durée que lorsqu'elle survient dans d'autres saisons. Il faut aussi tenir grand compte pour le pronostic de la nature de l'épidémie régnante, si la maladie est épidémique ; et de la marche des cas isolés que l'on observe d'ordinaire en certain nombre quand elle est sporadique.

Du reste, on comprend qu'il est impossible de porter un pronostic certain dans la première période ; à cette époque, la maladie est pour ainsi dire encore à naître. Plus tard et dans la seconde période, il deviendra plus facile d'asseoir son pronostic ; cependant il ne faut pas oublier que c'est surtout à cette époque que surviennent les complications. Souvent les maladies intercurrentes débutent brusquement sans causes connues et lorsque rien ne pouvait faire soupçonner leur apparition. Nous donnons donc aux praticiens le conseil d'introduire la forme dubitative dans leur pronostic. Lorsque la seconde période a disparu, le malade n'est cependant pas à l'abri des accidents ; quelques-unes des complications auxquelles il avait échappé surviennent alors ; d'autres peuvent apparaître, et rendre la convalescence très longue ou conduire le malade au tombeau.

Nous croyons en avoir assez dit ailleurs pour mettre le praticien à même de juger et de se prononcer en toute connaissance de cause, et nous renvoyons aux chapitres *catarrhes broncho-pulmonaires* pour tous les symptômes particuliers dépendant de ces différentes maladies, et annonçant un danger plus ou moins prochain.

Art. VII. — Causes.

Age. La coqueluche peut se développer à toutes les périodes de l'enfance. Nous l'avons observée sur un nouveau-né dont la mère était depuis un mois avant ses couches, atteinte de la même maladie. Les quintes très violentes, très inquiétantes, apparurent le jour même de la naissance. Jusqu'à l'âge de six mois la maladie est rare ; elle est plus fréquente de six mois à un an. Son maximum est dans une très forte proportion de un à cinq ans. De cinq à sept ans, on observe encore quelques exemples, mais ils vont en diminuant à mesure qu'on s'approche de la puberté.

Sexe. Les filles sont un peu plus sujettes que les garçons à contracter la coqueluche.

Constitution. Il est évident pour nous (d'après l'étude des faits recueillis en ville) que la coqueluche atteint plus spécialement les enfants délicats et grêles ; mais assez rarement les lymphatiques exubérants qui sont plus sujets au simple catarrhe. Il est rare de voir la coqueluche sur un bel enfant sanguin.

Épidémies. — La coqueluche est, comme les fièvres éruptives, une maladie essentiellement épidémique. Elle peut régner dans toutes les saisons et dans tous les climats, mais on l'observe surtout au printemps, et notre observation concorde sur ce point avec celles des épidémiographes.

Contagion. — Nous partageons entièrement l'opinion de Joseph Frank, et nous répéterons avec lui: « A notre époque personne, assurément, ne révoque plus en doute la nature contagieuse de la coqueluche. Cette affection, en effet, se propage d'un malade à l'autre, souvent même par le médecin, d'une habitation à la demeure voisine, d'un hameau à un autre, et cela d'une manière tellement évidente que la route suivie par le principe contagieux peut fort bien être démontrée de la manière la plus précise. » D'autres auteurs estimables ont rapporté des exemples incontestables de contagion. Nous citerons entre autres MM. Blache, Rostan et Dugès (Blache, art. *Coqueluche*, *Dict. de méd.*, t. IX). Le docteur Lombard, dans l'épidémie qui a régné à Genève en 1838, a pu suivre le développement de la maladie importée d'une ville voisine dans la ville de Genève; il a observé en outre des exemples positifs de contagion. Nous avons fait les mêmes remarques à Genève, dans les épidémies de 1847, 1850 et 1851 et à Paris en 1853.

Mais il nous semble que le docteur Lombard va trop loin en disant que la contagion peut être considérée comme la cause principale et peut-être unique de la coqueluche. Frank nous semble plus près de la vérité lorsqu'il affirme que la propagation de la maladie réclame en outre une constitution particulière de l'atmosphère, et nous ajouterons un tempérament spécial. La transmission de la coqueluche d'un enfant à un autre soulève une question à laquelle il est difficile de répondre. La maladie dure quelquefois longtemps, et les parents fatigués du long isolement auquel est condamné leur enfant, nous ont souvent demandé à quelle époque la coqueluche cessait d'être contagieuse. Dans l'absence de données précises qui nous permettent de satisfaire à cette demande, nous avons toujours conseillé aux parents d'attendre la disparition complète non-seulement des quintes, mais même de toute espèce de toux. Ce conseil est aussi celui que donne le docteur West.

Récidives. — La plupart des auteurs affirment que la coqueluche ne peut survenir qu'une seule fois chez le même individu ; cependant Ozanam assure avoir vu un enfant qui a eu deux fois la coqueluche à deux ans de distance de la manière la plus caractérisée.

Cette question de la récidive n'est pas toujours facile à résoudre, certaines maladies ayant une grande analogie avec la coqueluche ; de même que l'on peut prendre une roséole pour une rougeole, et conclure à la récidive de l'exanthème, de même, aussi on peut prendre une bronchite à répétition pour une coqueluche, et tirer de ce fait la même conclusion erronée. La facilité des erreurs de diagnostic nous rend très difficiles quand il s'agit d'admettre une infraction à une règle très générale.

Nous venons de passer rapidement en revue la plupart des causes de la coqueluche, qui toutes, sauf la contagion et l'épidémie, se réduisent à des causes prédisposantes. On a affirmé cependant que la maladie pouvait se développer par imitation. Koreff (*Clinique des hôpitaux*, tome II, p. 67) a rapporté l'observation d'un enfant dont la maladie ne fut pas précédée d'une période catarrhale ; les quintes disparaissent lorsqu'on l'éloignait de son frère atteint de la même maladie, et reparaissaient lorsqu'il était de nouveau mis en rapport avec lui.

Avant de terminer ce court article d'étiologie, nous devons traiter ici une question importante. La coqueluche, comme un grand nombre des maladies des enfants, peut-elle être secondaire, et dans ce cas jusqu'à quel point doit-on considérer la maladie antécédente comme cause de la coqueluche? Prenons un exemple : un enfant est atteint de rougeole : l'éruption parcourt régulièrement ses périodes, mais la toux se prolonge, et plus tard elle revêt le caractère de la coqueluche. Y a-t-il ici simple coïncidence? Les deux causes de contagion ont-elles agi simultanément, l'une pour produire la rougeole, l'autre la coqueluche? Cette dernière maladie n'est-elle qu'une simple complication de la première, ou bien enfin l'inflammation rubéolique des bronches peut-elle être la cause de la coqueluche? Nous préférons ne voir dans les cas de cette espèce qu'une simple coïncidence, et nous en avons indiqué plus haut les motifs ; mais cette coïncidence est en partie due à l'identité de nature des deux maladies. Il est d'autres cas où la distinction est beaucoup plus délicate : ce sont ceux où la maladie débute d'emblée par une toux quinteuse accompagnée d'un appareil fébril intense et de tous les signes d'une bronchite aiguë grave. Ces cas, qui ne sont pas très rares (nous en avons recueilli quatre exemples bien constatés), diffèrent à trop d'égards de la coqueluche pour pouvoir être regardés, ainsi que l'ont fait quelques auteurs, comme des coqueluches symptomatiques. Nous ne voyons là que des bronchites dont la toux, il est vrai, présente quelque analogie avec celle de la coqueluche, mais qui en diffèrent à plusieurs égards. Nous renvoyons, pour de plus amples détails, à l'article *Diagnostic*.

Enfin doit-on regarder comme des exemples de coqueluche symptomatique les cas où la toux par quintes survient dans le cours d'une affection tuberculeuse? Sans anticiper sur un sujet qui sera traité ailleurs en détail, nous rappellerons cependant qu'il est une forme particulière de tuberculisation (la phthisie ganglionnaire) qui s'accompagne de quintes de toux qui ont de grands rapports avec la coqueluche, mais qui s'en distinguent cependant à certains caractères, et qui en diffèrent aussi par l'ensemble des autres symptômes. Car la toux par quintes seule ne suffit pas pour caractériser la coqueluche, pas plus que le dévoiement seul ne caractérise la fièvre typhoïde. Mais la nature de la maladie sera établie par les conditions qui lui ont donné naissance et par les symptômes généraux qui l'accompagnent. Il résulte de cette discussion que, si la coqueluche peut être secondaire, elle ne saurait être symptomatique ou, en d'autres termes, que nous refusons le nom de coqueluche à plusieurs maladies qui n'offrent de rapport avec elle qu'une certaine analogie dans les caractères de la toux, et qui en diffèrent complétement par leur marche, leurs causes et leurs symptômes.

Art. VIII. — Traitement.

§ I. *Indications.* — Les principales indications, dans le traitement de la coqueluche, doivent être tirées :

1° De la nature de la maladie et de ses éléments morbides ;

2° De la période à laquelle elle est parvenue ;

3° De son état de simplicité ou de complication, de bénignité ou de gravité ;

4° De sa forme sporadique ou épidémique ;

5° De l'âge et de la force de l'enfant.

Avant d'énumérer les médication aptes à remplir chacune des indications précédentes, nous devons avertir le praticien qu'il trouvera dans la coqueluche une affection souvent assez longue et rebelle au traitement le mieux dirigé. Il ne doit guère s'attendre à voir la maladie *jugulée* par son traitement. En effet la coqueluche suit, en général, son cours naturel, quelle que soit la médication employée, et les différences qu'on observe dans sa durée paraissent être la conséquence, moins du traitement mis en usage, que de l'intensité variable du mal suivant les cas particuliers. Combien de fois n'avons-nous pas vu la coqueluche entièrement abandonnée à elle-même, guérir plus rapidement que par les remèdes les plus vantés : combien de fois aussi n'avons-nous pas vu les mêmes médications être suivies d'effets très différents, dans des circonstances, en apparence, analogues ! Aussi ne sommes-nous pas étonnés de voir si souvent les parents et les médecins laisser la coqueluche suivre sa marche naturelle, complétant ainsi l'analogie de cette affection avec les fièvres éruptives qui, simples, sont soumises aux prescriptions hygiéniques seules.

Si l'absence d'un remède spécifique et la marche immodifiable de la coqueluche nous expliquent la préférence de certains praticiens pour la médecine expectante, la longueur du mal, la fatigue qu'il cause aux enfants, l'impatience des parents, la facilité des complications jointes au peu de succès des divers essais de traitement, nous expliquent la multitude des remèdes qui ont été dirigés contre cette maladie. Mais, tout en faisant l'énumération, nous répéterons au praticien que le but qu'il doit s'efforcer de remplir est, non pas tant d'abréger la durée totale de la coqueluche que de diminuer son intensité et de prévenir ses complications. Ménager les agents thérapeutiques, ne pas débuter par les plus actifs; faire succéder habilement certains remèdes à d'autres ; songer à l'avenir en évitant l'emploi des médications débilitantes, sont des conseils dont on ne saurait trop proclamer l'utilité.

§ II. *Examen des médications.* — *Traitement préservatif.* — Le meilleur traitement serait sans doute celui qui s'opposerait au développement de la maladie ; mais jusqu'ici l'on ne connaît d'autre préservatif de la coqueluche que l'éloignement du foyer épidémique ou contagieux. La vaccination conseillée par quelques médecins, et l'emploi des chlorures comme désinfectants, peuvent, à des titres très divers, être rangés parmi les préservatifs ; mais l'expérience n'a pas encore prononcé sur leur efficacité. Peut-être la belladone, dont la vertu préservatrice paraît évidente dans la scarlatine, pourrait-elle être employée pour prévenir l'invasion de la coqueluche. Cette idée théorique réclame l'appui des faits.

Traitement de la première période. — Lorsque la coqueluche est précédée d'une période catarrhale, le traitement est celui que nous avons conseillé au sujet de la bronchite simple, bénigne ; l'emploi des boissons émollientes, des loochs, l'application de quelques ventouses sèches, etc.

Traitement de la période convulsive. — La coqueluche n'étant pas une inflammation, nous proscrivons l'emploi des émissions sanguines comme base unique de traitement, et nous pensons avec la plupart des praticiens qu'on ne peut ni la prévenir ni l'arrêter par des applications de sangsues ou par des saignées, quelque répétées qu'elles soient. Le docteur Legrand (*Clinique*, *Annales de méd.*, t. II, p. 325) emploie les émissions sanguines dérivatives, combinées avec les émétiques et les narcotiques. Il rapporte deux observations terminées par la guérison au bout d'un mois. Ces faits n'ont rien d'extraordinaire ; d'ailleurs il est bien difficile de faire la part de l'influence des émissions sanguines dans un traitement aussi compliqué.

Lorsque la coqueluche est de moyenne intensité, il faut, comme nous l'avons dit, commencer par les médicaments les moins débilitants, et que l'on peut sans inconvénient continuer pendant plusieurs jours et même pendant plusieurs semaines. Parmi eux, il en est six qui réunissent les conditions dont nous venons de parler. Tous peuvent être administrés pendant longtemps ; ils ne sont nullement débilitants, ne favorisent pas le développement des complications, et enfin ils comptent autant *de succès* que la plupart de ceux qu'on a vantés. Ces médicaments appartiennent à des classes très différentes ; ce sont le soufre, le sous-carbonate de fer, l'oxyde de zinc, le gui de chêne, le café, le sirop d'ortie et la cochenille.

Soufre. — Horst (*Journal d'Hufeland*, 1813) a conseillé l'emploi des fleurs de soufre comme spécifique. Il administrait ce médicament dès le début et pendant toute la durée de la maladie, tandis que Schneider, Kopp, Randhan et Riecken le conseillent de préférence dans une période avancée. On donne le soufre aux enfants de deux à quatre ans à la dose de 15 centigrammes deux ou trois fois par jour; et aux plus âgés à la dose de 75 centigrammes et plus dans le même temps. On peut successivement et progressivement augmenter la dose. Le médicament est donné en poupre avec du lait ou du sirop, ou en émulsion. Voici la formule employée habituellement par Kopp; elle doit être modifiée en quantité suivant l'âge du malade :

Fleurs de soufre......................	40 à 90 centigrammes.
Sucre de lait	1 gramme.
Poudre de racine d'iris flor.............	15 centigrammes.

Mêlez. Faites 10 poudres égales.

Toutes les deux heures, donner une de ces poudres dans du lait.

Lorsque les mucosités sont abondantes et qu'il est nécessaire d'en débarrasser les poumons, Kopp joint à la formule précédente une très petite dose d'ipécacuanha, de 3 à 7 centigrammes. Lorsque la forme convulsive prédomine, il ajoute 5 centigrammes de musc.

L'insipidité de la poudre de soufre fait que les enfants la prennent avec une grande facilité. Aux doses où nous l'avons prescrit, le soufre n'est nullement purgatif; dans le cas où, par le fait d'une idiosyncrasie, il occasionnerait des évacuations alvines, on devrait suspendre son emploi pendant un ou deux jours. Nous avons vu plusieurs fois ce médicament réussir entre les mains de M. Jadelot, qui l'emploie dans la coqueluche et dans les bronchites sans fièvre.

Le *sous-carbonate de fer* a été introduit dans la thérapeutique de la coqueluche par le docteur Steyman (*Gaz. méd.*, n° 2, 1838) ; il a été de nouveau expérimenté par le docteur Lombard (de Genève) (*Biblioth. univers. de Genève*, juillet 1838). Les faits cités par ce dernier médecin doivent engager les praticiens à faire usage de ce médicament, qui, indépendamment de son action évidente sur la durée et l'intensité de la maladie, a en outre l'avantage de pouvoir être administré sans occasionner aucun effet fâcheux ni sur l'estomac ni sur les intestins. « Bien au contraire, dit M. Lombard, il m'a » semblé que les malades traités de cette manière conservaient mieux » leurs forces ou les regagnaient plus vite que par toute autre mé- » thode de traitement. » Le docteur Chisholme (*Gaz. méd.*, p. 108, 1833) se loue aussi de l'emploi du sous-carbonate de fer; tous les enfants auxquels il l'a administré ont éprouvé une diminution dans la fréquence des accès. L'un de nous (M. Rilliet) a administré ce remède à plusieurs enfants qui l'ont très bien supporté; une seule fois il a paru abréger notablement la durée de la coqueluche et diminuer son intensité. Le sous-carbonate de fer doit être administré à la dose de 90 centigrammes à 1 gramme 1/2 dans les vingt-quatre heures. On le prescrit dans un looch ou dans un julep que l'on administre par cuillerées toutes les deux heures. Ce médicament est surtout applicable aux cas où l'enfant est naturellement délicat, et à ceux où la maladie a débilité le jeune malade par sa durée et par son intensité. On peut substituer au sous-carbonate de fer la plupart des autres préparations ferrugineuses. L'un de nous (M. Barthez) a administré avec quelque avantage le sirop de tartrate de fer.

L'*oxyde de zinc* a été employé seul ou associé à d'autres médicaments par un grand nombre de médecins. On le donne à la dose de 5 centigrammes toutes les trois heures pour les enfants de un à trois ans, et à la dose de 10 à 15 centigrammes dans le même espace de temps pour les plus âgés. Ce médicament, qui n'a ni goût ni odeur, est très facilement pris par les jeunes malades ; on peut le mêler aux boissons ordinaires, à la bouillie, au chocolat (Fraenkel, *praktiche Heilmittellehre*). On l'administre aussi en poudre d'après les formules suivantes, la dose devant varier suivant l'âge :

℞	Fleurs de zinc.................... ...	30 centigrammes.
	Poudre d'yeux d'écrevisses............	2 grammes.
	Sucre blanc..............	6 grammes.

Faites 12 poudres égales, dont on donne une toutes les deux heures.

Voici une autre formule de Wendt dans laquelle le musc est associé à l'oxyde de zinc :

℞	Musc............................ }	aa 10 centigrammes.
	Fleurs de zinc..................... }	
	Sucre blanc	60 centigrammes.

Faites une poudre. On donne toutes les deux heures une de ces poudres pour un enfant de deux ans.

La médication peut, sans inconvénient, être continuée pendant longtemps; il faut avoir soin cependant, en augmentant progressivement la dose, de ne pas dépasser certaines limites; car, comme l'a observé Fraenkel, l'oxyde de zinc produit alors des vomissements, ou, comme M. Guersant l'a vu, du dévoiement.

Le *gui de chêne* a été recommandé par Willis, Baglivi, Frank, et récemment par MM. Blache et Guersant (*Dict. de méd.*, tom. IX, p. 90). Ces deux praticiens l'ont prescrit à la dose de 60 à 75 centigrammes quatre ou cinq fois par jour.

Le *sirop d'ortie* est un remède de bonne femme que nous avons souvent administré dans la coqueluche sans inconvénient, mais sans grand succès.

Cochenille. — Le docteur Wachlt a conseillé l'emploi de la cochenille sous la forme suivante :

℞ Cochenille	50	centigrammes.
Bitartrate de potasse	50	centigrammes.
Sucre	15	grammes.
Eau bouillante	100	grammes.

Prenez trois fois par jour une forte cuillerée à café.

Le docteur Zimmermann recommande assez fortement la cochenille. « Je puis assurer, dit-il, qu'elle a parfaitement réussi dans des » cas qui avaient résisté à l'opium, à l'acétate de plomb, etc. » Les docteurs Bennewitz et Dieudonné ont obtenu le même succès. M. River a signalé des cas de strangurie et d'hématurie, quand la dose du remède était porté à 90 centigrammes. C'est cependant à cette dose que M. Dieudonné a administré le médicament. L'un de nous, M. Rilliet, a prescrit la cochenille à un assez grand nombre d'enfants dans l'épidémie de Genève de 1851. Le médicament a toujours été bien supporté et n'a jamais produit d'accidents; il était administré à la dose de 50 centigrammes, à prendre dans les vingt-quatre heures, d'après une formule analogue à celle de Wachlt. Sous l'influence de cette médication, la coqueluche nous a paru plus légère et plus courte. Sur un enfant atteint d'une coqueluche des plus violentes, et au dixième jour de la période convulsive, l'effet avantageux du remède fut des plus évidents et des plus prompts. Nous donnons la cochenille pendant huit, dix et même quinze jours de suite.

Café. — Le docteur J. Guyot a vanté le café comme le remède le plus efficace. Voici en quels termes il s'exprime (1) : « Le café à l'eau, » chaud et bien sucré, guérit dans l'espace de deux à quatre jours au » plus les coqueluches les mieux caractérisées et les plus opiniâtres. » M, Guyot administre le café après chaque repas, composé de viandes hachées, à la dose d'une cuillerée à café à une cuillerée à soupe, suivant l'âge.

Nous avons très fréquemment employé le café, et nous n'avons jamais par ce moyen, pas plus que par aucun autre, jugulé la coqueluche; mais si l'éloge que M. Guyot prodigue à ce médicament est évidemment très exagéré, il est incontestable que le café rend de précieux services, en diminuant ou même en supprimant complétement les vomissements, et par conséquent en permettant aux enfants de supporter l'alimentation.

(1) *Revue médico-chirurgicale*, mai 1849.

Le docteur Levrat-Perroton (1) a conseillé l'emploi de l'alcali volatil à la dose de 6 à 8 gouttes dans une potion de 154 grammes, d'après la formule suivante :

Eau de laitue	125	grammes.
Eau de fleurs d'oranger	8	
Sirop de pivoine	30	
Sirop de belladone	3	
Ammoniaque	6	gouttes.

Vomitifs. — Si les médicaments dont nous venons de parler n'ont produit aucun résultat, et que les quintes augmentent de fréquence et d'intensité, il faut, après avoir insisté sur leur emploi pendant plusieurs jours, et même pendant deux ou trois semaines, les remplacer par d'autres que nous allons passer en revue. Mais nous devons dire ici qu'il est souvent utile d'interposer de temps en temps à la médication *continue* l'administration d'un ou de plusieurs vomitifs. Les secousses imprimées à l'estomac exercent quelquefois une influence heureuse sur les quintes en diminuant leur fréquence et leur intensité. D'ailleurs les vomitifs ont l'avantage de faciliter l'expectoration, d'empêcher l'accumulation des liquides dans les bronches, et de prévenir ainsi les accidents qui en résultent. En outre, en débarrassant l'estomac des matières muqueuses qui le remplissent, ils nettoient la surface d'absorption, et favorisent l'action des médicaments mis en contact avec elle. Quelques auteurs ont prescrit les vomitifs non plus comme une médication temporaire et auxiliaire, si nous pouvons ainsi dire, mais comme le remède principal et souverain de la coqueluche. Cullen et Laënnec en faisaient la base de leur thérapeutique. Ce dernier conseillait de provoquer des vomissements tous les jours ou tous les deux jours pendant une ou deux semaines. L'un de nous, M. Barthez, a vu, chez un enfant âgé de dix mois, vigoureux et bien portant, les quintes diminuer très rapidement de fréquence et d'intensité sous l'influence de l'ipécacuancha répété, chaque deux jours, à dose vomitive. Cependant cette méthode exclusive nous paraît trop débilitante, et si nous conseillons le vomitif, c'est seulement d'une manière temporaire et d'après les motifs sus-indiqués.

Si les médicaments mis en usage n'ont pas produit de résultat, ou bien, si, d'emblée, les quintes sont très violentes et très répétées, il faut recourir à un autre traitement. Trois ordres de médicaments se présentent; ce sont : les narcotiques, les antispasmodiques et les dérivatifs.

Parmi les *narcotiques*, celui qui jouit de la plus haute réputation dans le traitement de la coqueluche est la *belladone*. Vantée d'abord par Schæffer (Fraenkel, *loc. cit.*, p. 474), elle a été prônée ensuite par la plupart des médecins de l'Allemagne qui en ont fait un re-

(1) *Journal de médecine de Lyon*, juillet 1848, dans *Revue médico-chirurgicale*, septembre 1848, p. 151.

mède souverain, un vrai spécifique. Cependant, de l'aveu de J. Frank, ce médicament est loin d'être toujours suivi de succès, et en outre on n'a pas tardé à reconnaître que son emploi inconsidéré ou trop longtemps continué pouvait avoir des conséquences fâcheuses.

Wendt et Gœlis, en particulier, ont vu la belladone donnée à haute dose occasionner des accidents cérébraux graves. Aussi, contrairement à l'opinion de Schæffer et des docteurs Jackson, Guersant, Blache, etc., Gœlis et Wendt conseillent d'éviter de donner la belladone à des doses susceptibles de produire la sécheresse du gosier et les troubles de la vue. On ne doit pas l'administrer non plus aux enfants pléthoriques et dans les cas où la coqueluche est accompagnée de fièvre. On prescrit la belladone en poudre, en extrait, en solution.

La poudre se donne à la dose de 2 à 5 centigrammes suivant l'âge. D'après Lenhossek, cité par Fraenkel, cette dose doit être divisée en six ou huit parties administrées dans les vingt-quatre heures. En infusion, on prescrit 60 centigrammes de feuilles pour 90 ou 120 grammes de liquide dont on donne deux fois par jour depuis une cuillerée à dessert jusqu'à une cuillerée à bouche. D'après Wendt, l'extrait doit être administré à des doses beaucoup moins considérables, puisqu'il le prescrit d'après la formule suivante :

℞ Extrait de belladone..................	5 centigrammes.
Eau distillée	32 grammes.

Il prescrit de donner 20 gouttes de cette solution quatre fois par jour à un enfant de deux à quatre ans.

Gœlis et MM. Trousseau et Pidoux associent l'opium à la belladone; voici la formule de Gœlis :

℞ Racine de belladone	5 centigrammes.
Opium	25 milligrammes.
Sucre blanc	4 grammes.

Faites 8 poudres égales.

MM. Trousseau et Pidoux emploient le sirop suivant :

℞ Extrait de belladone..................	20 centigrammes.
Sirop d'opium	aa 30 grammes.
Sirop de fleurs d'oranger...........	

Une à huit cuillerées à café de ce mélange dans les vingt-quatre heures, suivant l'âge.

On a aussi employé la belladone à l'extérieur. Le docteur Pieper (*Harless Rheinische Jahrbücher*, *Bd.* 10, 1825), d'après l'idée théorique que le système nerveux ganglionnaire est le siége de la coqueluche, conseille de frictionner l'épigastre avec l'extrait de belladone dissous dans la salive, en commençant, pour les enfants de six mois, par la dose de 7 centigrammes que l'on augmente progressivement. L'effet de ce traitement est tellement prompt, dit ce praticien, que l'on voit immédiatement céder à son emploi la dureté du ventre contracté spasmodiquement, les évacuations alvines suspendues reprennent leur cours, les quintes s'éloignent, le sommeil revient, etc. Il nous semble qu'on pourrait avantageusement remplacer la solution d'extrait de belladone dans la salive par l'extrait de cette plante incorporé à l'axonge; on placerait la pommade dans les aisselles.

℞	Extrait de belladone	60 centigrammes.
	Axonge..............................	30 grammes.

Mêlez.

On emploierait chaque jour de 6 à 12 grammes de cette pommade.

Nous ne terminerons pas ce que nous avions à dire sur la belladone, sans rappeler, avec Fraenkel, que ce remède, comme tous les narcotiques, n'agit souvent qu'au bout d'un certain nombre de jours; et que si, n'apercevant aucun effet physiologique ou thérapeutique, on continue l'emploi des mêmes doses, il en résulte souvent une intoxication. Fraenkel donne donc le sage conseil de suspendre de temps en temps la médication; si les accidents cérébraux sont imminents, il recommande l'emploi d'un vomitif, quelques doses d'éther, et un sinapisme sur le creux de l'estomac. L'intoxication fait-elle des progrès, il faut recourir aux acides minéraux et principalement au vinaigre administré à l'intérieur ou en lavement. Quand le délire est très aigu, il faut appliquer des sangsues et des compresses froides sur le front.

Nous nous sommes étendus un peu longuement sur le mode d'administration, les indications et contre-indications de la belladone, parce que de tous les narcotiques employés dans la coqueluche elle est sans contredit celui qui mérite le plus de confiance.

Nous allons passer plus rapidement en revue les autres préparations qui peuvent jusqu'à un certain point remplacer la belladone, en suivant l'ouvrage de Fraenkel que nous avons déjà eu occasion de citer.

L'*opium* a été vanté d'une manière spéciale par Henke; mais il conseille de l'employer à très petites doses souvent répétées, et proportionnées à l'âge et à l'excitabilité de l'enfant. Fraenkel remarque avec raison qu'il faut réserver l'emploi de l'opium pour certains cas spéciaux : ainsi, lorsque la toux est tellement intense qu'il en résulte une grande agitation, lorsque les nuits sont sans sommeil, l'opium peut être très utile, Henke emploie la formule suivante :

℞	Eau de fenouil	30 grammes.
	Teinture d'opium......................	6 à 7 gouttes.
	Sirop de cannelle	24 grammes.

Toutes les heures une cuillerée à thé pour un enfant de un à trois ans.

L'*extrait de laitue vireuse* a été vanté par Gumprecht, Hufeland, Osann, Krukenberg, etc. Ces auteurs ont reconnu que si ce médicament n'abrégeait pas la durée de la maladie, il en diminuait tout au moins l'intensité, et rendait les quintes moins graves. Krukenberg donne aux enfants de un à trois ans 3 centigrammes, quatre fois par jour. Il ne dépasse pas cette dose, qui est plus considérable pour les enfants plus âgés. Mayer a proposé d'associer l'oxyde de zinc à la laitue vireuse.

Parmi les autres narcotiques moins efficaces et moins généralement employés que ceux que nous venons d'énumérer, nous citerons l'*extrait de ciguë*, qui, suivant quelques auteurs, a l'inconvénient de supprimer l'expectoration (Fraenkel); la digitale, dont, d'après Wendt, on doit réserver l'emploi pour les cas où il existe un mouvement fébrile, où la peau est chaude et sèche, l'urine rare et rouge. Nous ne saurions conseiller l'*acide hydrocyanique*, si facile à altérer, et dont l'usage exige tant de précautions. Nous partageons complétement à cet égard l'opinion de M. Blache (*loc. cit.*, p. 37). Cependant le docteur West se loue beaucoup des bons effets de ce médicament lorsque la toux est très quinteuse et les accès fréquents. Il l'administre mélangé à un peu d'eau sucrée et commence par la dose d'une demi-goutte toutes les six heures pour un enfant de neuf mois. L'eau de *laurier-cerise* pourrait être employée avec moins d'inconvénients et tout autant d'avantages. Les docteurs Krimer et Brosserio ont conseillé de faire inspirer des vapeurs d'eau de laurier-cerise. Ils projetaient goutte à goutte 4 grammes de ce médicament sur un corps faiblement rougi par la chaleur; ils faisaient inspirer ces vapeurs pendant cinq, dix, quinze minutes; on répétait ces inspirations cinq ou six fois par jour. Au bout de huit jours la guérison était très avancée (Fraenkel). Rappelons enfin que la *douce-amère* (1), la *pulsatille* (2), la *jusquiame*, ont aussi trouvé une place dans le traitement de la coqueluche.

Les mêmes précautions dont nous avons parlé à propos de la belladone doivent être suivies quand on administre les médicaments narcotiques : il faut en suspendre souvent l'usage pour le reprendre ensuite, et l'interrompre de nouveau dès que l'on peut craindre l'apparition d'accidents cérébraux.

Les *antispasmodiques* ont joui d'une grande faveur dans le traitement de la coqueluche ; on a tour à tour vanté l'oxyde de zinc dont nous avons déjà parlé, la valériane, le musc, l'asa fœtida, etc.

Le *musc*, particulièrement prôné par Joseph Frank, a été prescrit dans les cas où la diathèse inflammatoire était nulle, et où les symptômes nerveux prédominaient. Hufeland conseille de faire précéder

(1) *Journal d'Hufeland*, *Nouv. Bibl. méd.*, t. III, p. 297.

(2) *Journal d'Hufeland*, dans *Nouv. Bibl. méd.*, 1827, t. IV, p. 285.

son emploi par celui des vomitifs : il le donne à des doses très élevées, tandis que Joseph Frank en prescrit une quantité bien moins considérable, d'après la formule suivante :

℞ Musc		10 centigrammes.
Mucilage de gomme et sirop de roses.	aa	8 grammes.
Eau de roses		30 grammes.

A prendre une cuillerée à café toutes les deux heures, après avoir préalablement agité la fiole (pour un enfant de deux ans).

Ce remède a de nouveau été expérimenté avec succès, par le docteur Lefèvre (de Saint-Pétersbourg), à la dose de 5 centigrammes trois à quatre fois par jour.

L'*asa fœtida* a été conseillée par Kopp. Ce médecin a constaté que ce médicament réussissait mieux lorsque la maladie avait atteint son apogée, ou tout au moins avait duré un certain temps. Il recommande en conséquence de prescrire d'abord les fleurs de soufre à petites doses souvent répétées ; puis, quand la maladie a atteint le quatorzième jour, il emploie l'asa fœtida. Il reconnait en outre à ce médicament l'avantage de n'occasionner aucun accident, mais au contraire d'augmenter l'appétit et de calmer les douleurs de ventre lorsqu'elles existent. Kopp administre l'asa fœtida en potion ou en émulsion d'après les formules suivantes :

℞ Asa fœtida........................	6 grammes.
Mucilage de gomme arabique..........	q. s.

Faites 30 pilules.

Trois fois par jour, deux de ces pilules que l'on fait prendre dans une marmelade (pour un enfant de quatre ans). Ce mode d'administration nous paraît préférable à la formule suivante où l'asa fœtida forme une émulsion :

℞ Asa fœtida........................	8 grammes.
Mucilage de gomme arabique....... } Sirop d'althæa .... }	aa 32 grammes.

Toutes les deux heures une cuillerée à café (pour un enfant de quatre ans).

Le docteur Samel a proposé l'administration de l'asa fœtida en lavement. Il prescrit soir et matin un lavement contenant de 60 à 120 centigrammes d'asa fœtida.

Le docteur Maire (du Havre) dit avoir obtenu d'excellents effets des lavements d'asa fœtida donnés trois fois par jour à la dose de 9 décigrammes à 1 gramme et 8 décigrammes.

Le docteur Berenguier a fait la même remarque. Il emploie l'asa fœtida pendant la période convulsive; et dès qu'elle a diminué, il administre le sirop de sulfure de potasse (1).

Le *nitrate d'argent* a été recommandé par le docteur Berger à la dose d'un seizième à un douzième de grain, trois ou quatre fois par jour (2).

Plus récemment, le docteur Watson (3) a conseillé l'emploi de la cautérisation pharyngo-laryngée avec une solution de nitrate d'argent de 75 centigrammes à 2 grammes 40 centigrammes pour 30 gr. d'eau distillée. M. Watson se sert d'une éponge solidement fixée à une baleine recourbée; la tête du malade étant fixée par un aide et la langue préalablement abaissée, il porte l'éponge jusqu'à l'ouverture de la glotte; il résulte de cette petite opération une sensation de suffocation très légère et temporaire que l'enfant a bientôt oubliée.

Le camphre, le castoréum, la gomme ammoniaque, l'huile animale de Dippel, ont aussi trouvé des prôneurs. Mais ces substances (sauf toutefois la gomme ammoniaque) sont trop actives pour faire la base d'une médication que l'on doit continuer pendant longtemps.

Les *révulsifs* ont été mis en usage dans la coqueluche, comme méthode principale de traitement, par plusieurs médecins; mais si nous en parlons ici, c'est uniquement pour les combattre. Quels que soient les succès qu'Autenrieth (*Gaz. méd. chir. de Salz.*, tome I, 1808, dans *Bibl. méd.*, 1809, page 276), Nolde (*Journal d'Hufeland*, octobre 1811, dans *Bibl. méd.*, 1813, tome XXX), Horst (*Journal d'Hufeland*, février 1813), etc., disent avoir obtenu des frictions avec la pommade stibiée, nous ne saurions les conseiller. Ce mode de traitement, dans les cas où nous l'avons vu mettre en usage, n'a jamais été suivi de succès; mais il a eu en d'autres mains des inconvénients bien plus graves. Le docteur Klesch (*Journal d'Hufeland*, 1809) fit le premier observer que la pommade stibiée causait des douleurs violentes et des ulcérations étendues; d'autres praticiens ont constaté les mêmes accidents, qui, dans certains cas, ont été assez graves pour occasionner la mort. Le docteur Piet nous a communiqué une observation qui est bien faite pour dégoûter à jamais de l'emploi d'une pareille méthode. En voici l'extrait :

Il s'agit d'une fille de six ans, atteinte de coqueluche compliquée de bronchite assez grave, et qui fut traitée par les frictions avec la pommade émétisée, contenant un tiers de tartre émétique pour deux tiers d'axonge. Les frictions furent pratiquées sur le cuir chevelu, au-devant du sternum et à l'épigastre : elles provoquèrent l'éruption de quelques pustules sur la tête, et une seule au

(1) *Journal de médecine et chirurgie pratiques*, 1844, p. 268 et 295.

(2) *Journal für Kinderkrankheiten*, cité dans *Journal de médecine*, 1845, p. 190.

(3) *Monthly journal*, décembre 1849, cité dans *Revue médico-chirurgicale*, 1850, p. 76.

niveau de l'appendice xiphoïde : celle-ci s'ulcéra rapidement. Les jours suivants, les frictions furent continuées : on les interrompit au bout de douze jours. La formation des pustules s'était accompagnée de vives douleurs. L'ulcération du sternum, huit jours après sa formation, avait le diamètre d'une pièce de 50 centimes, et la profondeur d'un fort cautère. En d'autres points du corps, d'autres pustules s'étaient aussi terminées par ulcération. Il n'y avait pas de modification dans les quintes de la coqueluche. Les jours suivants, l'ulcération au niveau de l'appendice devint plus profonde; les cartilages des fausses côtes se séparèrent les uns des autres et du sternum; leurs extrémités formaient des pointes saillantes au fond de la plaie, qui fournissait une abondante suppuration grisâtre. Les lésions s'étendirent encore les jours suivants, et la malade succomba deux mois et demi après le premier emploi de la pommade stibiée. A ce moment, l'ulcération avait l'étendue de la paume de la main d'un adulte; son fond était gangrené.

On doit comprendre qu'en proscrivant l'emploi de la pommade stibiée, nous repoussons aussi d'une manière générale du traitement de la coqueluche *simple* l'emploi des révulsifs cutanés énergiques, tels que les vésicatoires placés sur la tête, la nuque ou la poitrine, et à bien plus forte raison les cautères et les moxas, que quelques auteurs n'ont pas craint de prescrire.

Les révulsifs légers, conseillés par plusieurs praticiens, tels que les cataplasmes sinapisés, les sinapismes, les bains de pieds très chauds prolongés, n'ont guère d'utilité que contre certaines complications ; nous y reviendrons plus tard.

Le docteur Robert Little (*Gaz. méd.*, 1834, pag. 515), et depuis M. Blache, ont employé dans la coqueluche des frictions avec l'huile essentielle de térébenthine. Il ne paraît pas que cette médication ait eu beaucoup de succès entre les mains du médecin français: M. Blache reproche d'ailleurs à la térébenthine d'exhaler une odeur vive, pénétrante, souvent fort incommode (*Dict. méd.*, t. IX, p. 42).

Nous ne voulons pas terminer cet article sans dire quelques mots d'un traitement qui compte évidemment des succès, et qui peut être employé dans la coqueluche lorsque les médications rationnelles ou empiriques que nous avons conseillées ont échoué. Cet méthode est la vaccination. Les auteurs anglais en particulier ont cité des observations qui ne permettent pas de douter de son efficacité. Il est vrai qu'en France on n'a pas obtenu les mêmes résultats ; mais les expérimentations ne sont pas encore assez nombreuses pour que la question soit jugée d'une manière définitive. Une seule fois nous avons eu occasion de vacciner un enfant âgé de quatre mois, pendant les prodromes de la coqueluche, nous n'avons obtenu aucun amendement.

Hygiène. — Il est d'usage populaire de conseiller le régime sec dans la coqueluche, c'est-à-dire l'emploi des viandes rôties et hachées, de la cervelle, des ris de veau, de la gelée de viande, de quelques légumes fondants, du chocolat cru, et de supprimer les soupes, les bouillons, le lait et les farineux. Cette alimentation est en effet la plus convenable, les repas doivent être multipliés et peu copieux. On doit choisir pour donner la nourriture le moment où la quinte vient de se terminer.

Tant que la coqueluche reste simple, on doit faire sortir tous les jours les jeunes malades.

M. Roche, partant de ce principe que la coqueluche était produite et entretenue par un miasme contagieux sécrété par la membrane muqueuse bronchique, a donné le conseil de transporter fréquemment les petits malades d'un lieu à un autre, de changer souvent leurs vêtements, d'aérer largement leur demeure, et de faire des fumigations chlorurées dans la chambre qu'ils avaient d'abord occupée avant de les y ramener. L'enfant doit être chaudement vêtu et porter de la flanelle sur la peau.

Traitement des complications. — S'il survient des complications (et nous avons cherché plus haut à préciser l'époque de leur apparition, leur durée et leur gravité), il faut, quelle que soit leur nature, suspendre le traitement général de la coqueluche pour mettre en usage celui qui convient à chacune des maladies que nous avons énumérées. Entrer dans tous les détails de ce traitement, serait nous exposer à de nombreuses répétitions; nous renvoyons aux chapitres où nous avons traité des convulsions, de la pneumonie et de la pleurésie secondaire, de la tuberculisation pulmonaire, etc. S'il est fort important pour le pronostic de distinguer les véritables causes du marasme qui succède souvent à la coqueluche, il l'est moins relativement à la thérapeutique; car le traitement est tout à fait semblable à celui que nous conseillerons dans notre chapitre sur la tuberculisation ; nous y renvoyons le lecteur. Ajoutons cependant que, indépendamment de la médication tonique, et concurremment avec elle, il faut, dans cette troisième période, toutes les fois que faire se peut, conseiller le changement d'air. Les praticiens sont unanimes à cet égard; tous reconnaissent l'heureuse influence du déplacement. Le docteur Lombard, qui en est grand partisan, rapporte que des enfants qu'il avait envoyés de la ville à la campagne, eurent une augmentation très notable de la toux le lendemain du jour où le changement de lieu s'était effectué, et que dès lors les accès changèrent complétement de nature en devenant plus courts et plus légers.

A Genève, on fait le déplacement de la ville à la montagne du voisinage, et l'on s'en trouve fort bien. Plusieurs auteurs, J. Frank en particulier, ont conseillé de transporter les jeunes malades au bord de la mer. Le docteur Verhaeghe d'Ostende (1), a recommandé le séjour

(1) *Journal de médecine de Bruxelles*, dans *Revue médico-chirurgicale*, t. IV, p. 98, août 1848.

au bord de la mer, et l'usage des bains de mer, non plus comme le proposait Buchan, à la fin de la troisième période, mais dès le début de la toux convulsive. Les faits qu'il rapporte témoignent de l'utilité de cette méthode, qui ne paraît avoir aucun inconvénient.

Le traitement de la coqueluche est fort délicat quand la maladie est épidémique. La névrose s'accompagne alors d'accidents insolites dont la nature, d'abord mal déterminée, nécessite certains tâtonnements, et ce n'est qu'au bout de quelque temps que l'on acquiert les connaissances pratiques nécessaires. Nous rappellerons ici que la plupart des épidémies décrites par les auteurs ont offert, tantôt l'une, tantôt l'autre, des complications que nous avons énumérées. C'est donc surtout le traitement des complications que réclame la coqueluche épidémique, et c'est là très probablement la cause des succès de certaines médications que nous avons proscrites d'une manière générale du traitement de la coqueluche simple. Ainsi les auteurs qui n'ont vu que des épidémies de coqueluches compliquées de fièvre intermittente ont préconisé le quinquina ; ceux qui n'ont rencontré que des coqueluches accompagnées de fièvre par suite du développement des maladies inflammatoires ont prôné les émissions sanguines, etc. Le génie épidémique indique donc certaines modifications dans la thérapeutique. Ainsi, s'il est évident que les accidents cérébraux surviennent fréquemment et avec facilité, il faudra bannir tous les narcotiques du traitement ; si au contraire ce sont les accidents inflammatoires qui prédominent, il faudra insister sur le traitement antiphlogistique modéré, et prévenir ainsi la complication, si faire se peut.

Traitement de la quinte. — Jusqu'ici le traitement que nous avons prescrit est celui que l'on emploie pendant la période des quintes, qui constitue réellement la coqueluche. Nous avons à dessein, et pour mettre de l'ordre dans notre sujet, laissé de côté les accidents inhérents à la quinte ou qui, en dépendant d'une manière immédiate, réclament aussi les secours de l'art.

Lorsque les quintes sont très intenses, et surtout lorsque la coqueluche atteint un enfant très jeune, le praticien doit toujours recommander aux parents de veiller attentivement à ce que le jeune malade ne soit pas abandonné à lui-même. Il faut, au moment où l'accès survient, mettre l'enfant sur son séant, lui fournir un point d'appui solide et lui soutenir la tête avec la main. On rendra ainsi les efforts de toux moins pénibles. Il ne faudra pas négliger d'extraire les mucosités qui s'amassent dans le fond de la gorge. On arrivera au même but en faisant prendre à l'enfant, si c'est possible, quelques gorgées de boissons tièdes ou froides. Laënnec pense que l'on abrége ainsi très sensiblement l'intensité et la durée de la quinte, et que le mouvement de la déglutition favorise les inspirations et en produit de plus profondes. On a conseillé, pour faire cesser la quinte quand elle est très intense, l'application de compresses froides sur le sternum. Le docteur de la Vallée (*Jour. méd., chir. et pharm.*, 1768, t. XXVIII, p. 336) rapporte l'observation d'une jeune fille de huit ans, dont les accès avaient lieu principalement la nuit; ils étaient d'une très grande intensité. Pour les faire cesser, l'auteur eut l'idée d'appliquer une compresse trempée dans l'eau froide sur la partie inférieure du sternum. La quinte cessa, et l'enfant dormit jusqu'au matin. Ce moyen pourrait être essayé dans les cas où la prolongation des accès deviendrait inquiétante. Le docteur Hannay emploie l'eau froide dans la coqueluche comme antispasmodique dans la première période, et comme tonique dans la dernière. — *Procédé.* — Après s'être enveloppé la main d'une serviette, il la plonge dans l'eau très froide contenant un peu de vinaigre, d'alcool ou d'eau de Cologne, puis il la porte rapidement sur la poitrine, qu'il lave sur tous les points et qu'il sèche immédiatement avec une serviette bien chaude. Cette opération est répétée de deux à quatre fois par jour. Si dans l'intervalle des quintes il reste de la congestion de la face, un peu de tendance à l'assoupissement, il faut prescrire de légers révulsifs sur les extrémités inférieures, des bains de pieds chauds trois ou quatre fois par jour, et si l'enfant est au lit, on promènera des sinapismes et des cataplasmes chauds sur les extrémités inférieures. C'est en pareil cas que de légers purgatifs, en diminuant la congestion qui se fait vers la tête, peuvent être utiles. Si les enfants sont très irritables, et présentent tous les signes d'une grande excitabilité nerveuse, on prescrira quelques bains tièdes, recommandés en cas pareil par Guersant et M. Guibert.

§ III. *Résumé.* — *A.* Un enfant, après avoir été en rapport avec d'autres enfants atteints de coqueluche, est pris de toux, de larmoiement, d'éternuments. Mettez en usage la médication indiquée à propos de la trachéo-bronchite, t. I, p. 488.

B. La période convulsive est déclarée ; les quintes sont médiocrement fréquentes et intenses ; il n'y a pas de fièvre dans leur intervalle ; l'enfant est lymphatique ; prescrivez :

1° Pour tisane, une infusion de mauve sucrée ; la tisane sera prise tiède et à petites gorgées ;

2° Un looch blanc de 120 grammes, contenant de 90 centigrammes à 1 gramme 80 centigrammes de sous-carbonate de fer, ou la potion de cochenille, donnés par cuillerées, de façon que la dose totale soit consommée dans les vingt-quatre heures.

3° Les soins d'hygiène détaillés ci-dessus. A la fin de chacun de ses repas l'enfant prendra une cuillerée à café, à crème ou à soupe, suivant l'âge, d'infusion chaude et bien sucrée de bon café.

On continuera ce traitement pendant cinq à six jours, puis l'on prescrira l'ipécacuanha à dose vomitive, et l'on supprimera le sous-carbonate de fer ou la cochenille pour les reprendre le lendemain. Si ces médicaments n'étaient pas bien supportés, on les remplacerait par la poudre de soufre dont nous avons donné plus haut la formule.

Si les nausées sont très fatigantes au début des quintes, ou si dans leur intervalle il existe des vomissements, on substituera au soufre, à la cochenille ou au fer le sous-nitrate de bismuth, dont on continuera l'usage pendant plusieurs jours ; ou bien encore on donnera de petites quantités d'eau de Seltz coupées avec du lait sucré.

C. Le traitement que nous venons de conseiller n'est pas suivi de succès ; les quintes se prolongent, ou bien elles augmentent évidemment d'intensité et de fréquence ; la période convulsive dure depuis trois semaines environ, elle est à son maximum d'intensité ; la violence des quintes laisse peu de tranquillité à l'enfant ; la nuit se passe souvent sans sommeil ; il n'y a pas de signes de congestion cérébrale ni d'affection pulmonaire ; on pourra prescrire :

1° De deux à six cuillerées, dans les vingt-quatre heures, du mélange d'opium et de belladone de M. Trousseau, dont nous avons donné plus haut la formule ; ou bien de quatre à huit des poudres de Gœlis (p. 653). Si quelque contre-indication s'opposait à l'administration de ces narcotiques à l'intérieur, on les remplacerait par les frictions de belladone, conseillées par Pieper, ou par la pommade dont nous avons donné la prescription.

2° On continuera cette médication en augmentant graduellement les doses, en ayant soin de ne pas les porter au point de déterminer des accidents de narcotisme. On agira ainsi jusqu'à ce que les quintes s'amendent ; puis on diminuera la quantité du médicament pour le suspendre bientôt tout à fait.

3° Si des accidents se manifestent, on suspendra immédiatement les narcotiques. On appliquera des compresses froides sur le front ; on prescrira à l'intérieur de la limonade citrique fortement acidulée, et un lavement avec une à quatre cuillerées à café de vinaigre suivant l'âge, et l'on augmentera la dose du café.

4° La violence des quintes nécessite la présence presque continuelle auprès de l'enfant d'une personne intelligente chargée de le mettre sur son séant et de lui extraire les mucosités qui remplissent l'arrière-gorge.

5° On diminuera un peu la quantité de l'alimentation, et surtout on aura soin de donner sous un petit volume des aliments facilement assimilables.

D. La maladie est arrivée au milieu de la seconde période. Jusqu'alors elle était apyrétique, et les quintes fortes ou faibles avaient leurs caractères normaux. On remarque bientôt que leur timbre se modifie, elles sont comme étouffées ; la face est colorée, la peau chaude, le pouls est accéléré ; une complication est imminente. Il faut :

1° Suspendre la médication générale que l'on dirigeait contre la coqueluche.

2° Mettre l'enfant à la diète, ou diminuer notablement la quantité de l'alimentation.

3° Traiter la maladie secondaire d'après les indications que nous avons données aux divers chapitres de cet ouvrage, mais en ayant égard à l'âge de l'enfant, à sa constitution, à l'état de débilitation dans lequel l'a plongé la maladie première. Si la coqueluche est épidémique, il faut varier les méthodes suivant la constitution médicale régnante : l'expérience seule peut fournir les règles à suivre à cet égard.

E. La période convulsive a disparu ; la maladie a été longue et lorsque le médecin est appelé, il trouve le petit malade maigre, pâle, abattu ; la peau est sèche ; il n'y a pas de fièvre, et l'auscultation ne fait percevoir aucune altération du bruit respiratoire. Il doit prescrire :

1° Le changement d'air.

2° Deux bains aromatiques ou sulfureux par semaine,

3° Un régime analeptique : bon bouillon, viandes noires, vin de Bordeaux ; infusion de glands torréfiés, ou chocolat ferrugineux pour le déjeuner.

F. L'état général est évidemment lié à une maladie des bronches et du poumon, et le praticien diagnostique une bronchite chronique ou une phthisie pulmonaire.

Il doit mettre en usage le traitement indiqué au titre précédent ; mais en outre employer celui que nous avons conseillé ailleurs contre les deux maladies dont nous venons de parler.

CHAPITRE III.

FIÈVRE TYPHOÏDE [1].

La fièvre typhoïde est fréquente dans l'enfance ; cependant elle n'a attiré d'une manière spéciale l'attention des observateurs que dans ces dernières années. Différente de toutes les maladies du jeune âge, elle est primitive dans l'immense majorité des cas. Nous nous sommes cependant déjà demandé s'il n'existerait pas une dothiénentérie secondaire. Nous reviendrons bientôt sur cette question.

Les détails dans lesquels nous allons entrer feront voir les rapproche-

(1) Nous avons analysé, pour la composition de ce chapitre, 111 observations toutes recueillies par nous à l'hôpital des Enfants. Parmi ces faits, 4 nous ont servi seulement à titre de notes ou de renseignements pour l'étude de certains points d'anatomie pathologique, pour celle des formes de la maladie, des complications, etc. ; les autres ont été assez complets pour pouvoir être décomposés dans la plupart de leurs éléments. Nous avons, pour cette seconde édition, contrôlé, au moyen de faits nombreux recueillis soit à Paris, soit à Genève, l'exactitude de nos premiers résultats.

ments et les différences qu'on peut établir entre l'affection typhoïde des enfants et celle des adultes.

Art. I. — Anatomie pathologique.

Les lésions anatomiques des plaques de Peyer, chez les enfants qui succombent à la fièvre typhoïde, présentent des particularités dignes d'intérêt. Les faits que nous avons recueillis étant assez nombreux pour nous permettre de donner une description générale, nous allons, dans un premier paragraphe, décrire la tuméfaction, l'ulcération et la cicatrisation des follicules agminés ou isolés; dans un deuxième paragraphe, nous étudierons la phlemasie des glandes mésentériques; dans un troisième, les lésions de la rate. Nous terminerons en disant quelques mots des altérations des autres organes.

§ 1. *Lésions des plaques de Peyer.* — A. *Plaques non ulcérées.* — Lorsque les enfants succombent à une époque rapprochée du début (septième, huitième, neuvième jour), les plaques de Payer, nombreuses, longues ou allongées, d'autant plus longues, plus larges et plus tuméfiées qu'elles sont situées plus près de la valvule, sont visibles dans la plus grande partie de l'intestin grêle. Les supérieures présentent encore le piqueté gris ou les aréoles et les dépressions qui existent à l'état normal; plus loin, ces dépressions diminuent de profondeur, les aréoles s'effacent, les bords qui les circonscrivaient se boursouflent et se joignent; la plaque est alors lisse à sa surface, comme tomenteuse, ou parcourue en sens divers par des lignes saillantes inégales, ou hérissée çà et là de gros mamelons. Elle fait une saillie de plusieurs millimètres au-dessus de la membrane muqueuse environnante, et quand sa surface est unie, elle offre un aspect tout à fait analogue à celui des plaques d'urticaire. D'autres fois le boursouflement est assez considérable pour que les plis intermédiaires aux aréoles s'étalent en largeur; la plaque malade ressemble alors à certaines parties de l'intestin grêle, dont les valvules conniventes sont très rapprochées et imbriquées. Lorsque les plaques ainsi tuméfiées occupent tout le calibre de l'intestin, ce conduit paraît quelquefois rétréci. Elles ont une couleur rose pâle, ou gris rosé plutôt que rouge, ou bien la rougeur est partielle; elle occupe seulement la partie inférieure de la plaque; quelquefois on voit un piqueté jaune, et en pressant les follicules agminés, on en fait suinter une matière jaune, molle, liquide, purulente. Si l'on pratique une coupe sur ces plaques, on peut s'assurer que la membrane muqueuse et l'appareil folliculaire qui lui adhère intimement sont ramollis, le tissu cellulaire sous-muqueux n'offre aucune altération; il est blanc, sans épaississement ni ramollissement. Une fine injection vasculaire parcourt la partie molle et boursouflée de la plaque. Autour des follicules agminés sont disséminés un nombre considérable de follicules isolés, les uns rouges, les autres pâles ; ils contiennent un liquide jaune, ou une matière blanche très liquide que l'on exprime par la pression ; ils sont très mous, et sont ainsi parcourus par des vaisseaux injectés. L'éruption des follicules isolés se retrouve aussi dans le gros intestin ; elle y présente les mêmes caractères que dans l'intestin grêle.

A une époque plus avancée, du quinzième au vingt et unième jour, le boursouflement des plaques est beaucoup moins considérable, leur surface est encore plus généralement unie; les plis valvulaires ont en grande partie disparu, les mamelons tendent à s'effacer. La membrane muqueuse est plus injectée : la plaque est d'ordinaire rouge et très molle, le tissu sous-muqueux reste le plus ordinairement lisse, poli, sans injection ni épaississement.

Plus tard, du vingt-quatrième au trente-sixième jour, l'inflammation disparaît, soit partiellement, soit en totalité; on ne retrouve plus alors que des plaques longues de quelques centimètres, à peine tuméfiées, les unes piquetées de points noirs, les autres à bords aréolaires peu saillants; elles ne sont nullement ramollies, et le tissu sous-muqueux est parfaitement sain. Avant d'aller plus loin, insistons sur les différences qu'établit cette description entre les lésions des plaques chez l'enfant et chez l'adulte (1).

1° Un fait qui nous frappe tout d'abord, c'est que dans tous les cas que nous avons observés, et en particulier dans ceux où la mort a eu lieu à une époque très rapprochée du début, la forme des plaques était celle décrite par M. Louis sous le nom de plaques molles; or, c'est le contraire de ce qu'on observe chez l'adulte en pareille circonstance, ainsi que le prouvent les deux citations suivantes. M. Louis, dans sa description des plaques (t. I, p. 206), s'exprime ainsi : « Un fait digne d'attention, c'est que les plaques dures avaient lieu, proportion gardée, beaucoup plus fréquemment chez les sujets morts du huitième au quinzième jour de l'affection que chez ceux qui avaient succombé après cette époque. » MM. Chomel et Genest vont encore plus loin, car ils donnent à entendre que la forme des plaques dures

(1) La description que nous venons de donner résulte de l'analyse de 12 observations. Les malades qui en font le sujet avaient succombé à différentes époques de la fièvre typhoïde.

Nombre de sujets.		Époque de la mort.	Nombre de sujets.		Époque de la mort.
1	le	7e jour.	1	le	20e jour.
1	—	8e	1	—	21e
1	—	9e	1	—	24e
1	—	15e	1	—	27e
2	—	17e	1	—	36e
1	—	19e			

Un de ces faits nous a été communiqué par notre confrère et ami le docteur Barth, professeur agrégé à la Faculté de médecine de Paris.

est caractéristique de la première période. Du moins c'est ce qui résulte clairement de leur description (p. 57 et suivantes). On nous reprochera peut-être de tirer des conclusions d'un nombre de faits trop restreint ; mais nous répondrons qu'ils sont aussi nombreux que ceux de MM. Chomel et Louis, puisque ces savants observateurs n'ont examiné l'état des plaques, à une époque très rapprochée du début, que sur trois sujets : M. Chomel, sur un malade qui avait succombé au septième jour, et sur deux qui étaient morts au huitième ; M. Louis, sur trois qui avaient succombé le huitième jour.

Cette prédominance de la forme des plaques molles est-elle l'effet du hasard ? Serait-elle, au contraire, due à la structure spéciale des plaques chez les enfants, aux fonctions physiologiques que remplit cet appareil sécrétoire, ou bien au mode spécial d'irritation qui, dans le jeune âge, produit la tuméfaction et l'engorgement des follicules intestinaux ? C'est ce qu'il serait difficile de déterminer. Une circonstance qui tendrait à nous faire croire que la fréquence des plaques molles chez les enfants n'est pas purement accidentelle, c'est que c'est aussi cette forme, que nous avons observée, soit dans les cas où les plaques n'étaient pas encore ulcérées, soit dans ceux où il existait de nombreuses ulcérations. Nous devons dire cependant que deux fois nous avons trouvé au fond d'une ulcération quelques débris de matière jaunâtre ; dans un autre cas unique à notre connaissance, parmi tous ceux que nous avons recueillis et toux ceux que nous avons consultés, nous avons vu la plupart des plaques de Peyer transformées en véritables eschares, qui nous ont paru différer à certains égards des plaques dures ou gaufrées décrites par MM. Louis et Chomel. Cettte lésion remarquable sera décrite ailleurs (voyez page 669).

2° Un second fait digne de remarque, c'est la rareté des altérations du tissu sous-muqueux. En effet, nous avons trouvé que presque toujours ce tissu était sain, *non injecté*, *non ramolli*. D'après M. Louis, au contraire, ces lésions étaient constantes chez l'adulte. Voici les propres expressions de ce savant pathologiste : « Si les plaques altérées offraient entre elles de notables différences relativement au mode de lésion du tissu cellulaire, elles se rapprochaient en ce que la lésion de ce tissu avait lieu dans tous les cas où les plaques étaient altérées, quelle que fût leur altération. »

En opposition avec une autorité aussi imposante que celle de M. Louis, que devons-nous croire? Devons-nous penser que la différence de nos descriptions tient aux différences de structure que présentent les plaques chez l'enfant, ou bien, au contraire, à ce que nous avons mal vu et mal décrit les lésions des follicules agminés? Pour nous disculper de ce reproche, nous dirons que nous avons toujours apporté la plus grande attention dans l'investigation des plaques malades. Après avoir pratiqué une incision qui traversait l'épaisseur des parois intestinales, nous examinions la surface de cette coupe, et l'état sous lequel se présentaient les trois tuniques ; puis, en grattant une autre partie de la plaque, nous détachions la membrane muqueuse intimement adhérente à l'appareil folliculaire; restait le tissu sous-muqueux que nous incisions de nouveau. Il serait difficile, avec ces précautions, que son altération nous eût échappé; ce qui le prouve, c'est que, dans les cas où il était malade, nous avons eu grand soin de l'indiquer. Du reste, nous ne trouvons rien d'étonnant à ce que le tissu sous-muqueux ne présente pas d'altération dans les cas où la lésion des plaques est récente. En effet, dans quelle portion de la plaque siége la maladie? est-ce dans la base sur laquelle elle repose, ou bien dans l'appareil folliculaire et dans la muqueuse qui la constituent? Evidemment c'est dans ces derniers tissus ; c'est à l'inflammation des follicules, à la modification de leur sécrétion, qu'est due l'altération des plaques. Si par tissu sous-muqueux on entend l'appareil folliculaire qu'il est presque impossible de séparer de la muqueuse, nous admettrons volontiers que le tissu *sous-muqueux* était lésé dans les cas que nous avons observés ; mais si, avec tous les anatomistes, on réserve le nom de *tissu sous-muqueux* à cette membrane particulière qui sépare la muqueuse de la musculaire, nous serons forcés, appuyés sur nos descriptions, de dire que le plus souvent il n'est pas malade.

3° Faisons observer enfin que l'époque à laquelle les plaques s'ulcèrent paraît être plus tardive chez l'enfant que chez l'adulte. C'est là un fait sur lequel nous avons déjà attiré l'attention du public médical, soit dans la thèse publiée par l'un de nous, où l'on trouve des observations d'enfants morts au quinzième, dix-neuvième et vingt et unième jour de la fièvre typhoïde sans que les plaques fussent ulcérées, soit dans plusieurs articles insérés dans les *Archives de médecine* et dans le *Journal des connaissances médico-chirurgicales*. La justesse de cette remarque a été confirmée par de nouveaux faits recueillis à Genève.

Non-seulement les ulcérations se forment en général avec plus de lenteur, mais il est en outre incontestable pour nous que dans certains cas les plaques elliptiques de Peyer ne s'ulcèrent à aucune période de l'affection typhoïde. L'inflammation se termine alors par résolution, la plaque se décolore s'affaisse, et revient à l'état normal. Tout nous prouve la possibilité de la résolution de l'inflammation folliculaire : 1° chez l'enfant, l'inflammation des plaques est peu profonde et occupe rarement le tissu sous-muqueux; 2° elle ne s'accompagne pas de la production de cette substance jaune qui, agissant comme corps étranger, doit nécessairement être éliminée et laisser après elle une ulcération; 3° dans les cas mêmes où les plaques sont ulcérées elles ne le sont guère, comme nous le verrons tout à l'heure, que dans un point limité de leur étendue, tandis que le reste est revenu à l'état normal; 4° le nombre des ulcérations est hors de proportion avec celui des plaques malades; chez les sujets qui succombent à une époque rapprochée du début, on trouve vingt et trente plaques enflammées, tandis qu'à une période plus avancée on ne retrouve plus que deux ou trois plaques avec quelques petites ulcérations. N'est-il pas évident que l'appareil folliculaire placé au voisinage des ulcérations a été primitivement enflammé, et que la phlegmasie a disparu?

Nous insistons sur la possibilité de la résolution de la phlegmasie des plaques, parce qu'elle rend compte des cas où on les a trouvées à l'état normal chez des enfants qui avaient évidemment succombé à une fièvre typhoïde; elle rend compte aussi des faits dans lesquels des sujets étant morts à une période éloignée du début, on n'a retrouvé ni ulcération ni cicatrice; elle explique enfin la rareté de certains accidents, plus fréquents chez l'adulte (la perforation). Cette interprétation des faits nous paraît plus logique que celle que nous étions tentés d'admettre autrefois, en expliquant l'absence de cicatrices chez un sujet qui avait succombé quatre mois après le début, par régénération complète de la membrane muqueuse, qui n'avait laissé aucune trace de son altération (*Thèse*, page 30). Indiquons enfin ici que l'absence d'ulcérations intestinales chez bon nombre d'enfants qui succombent à une fièvre typhoïde, comparée à l'absence de lésions analogues dans les autres organes est un fait bien digne d'intérêt (voyez p. 672).

B. Les *ulcérations* (1) siégent toujours sur les plaques de Peyer. Une seule fois nous en avons observé dans le gros intestin; et l'on trouve dans les *Bulletins de la Société anatomique* (1837) l'observation d'un enfant chez lequel les ulcérations existaient en grande majorité dans le gros intestin. Nous n'en avons jamais trouvé que dans les 125 derniers centimètres de l'intestin grêle, et le plus souvent à 50 ou 25 centimètres de la valvule iléo-cæcale. Dans la grande majorité des cas, les ulcérations sont rares, une, deux, quatre, six; nous n'en avons jamais rencontré plus de douze ou quinze, et dans ces cas exceptionnels plusieurs siégeaient sur la même plaque. D'autant plus nombreuses qu'elles se rapprochent davantage de la valvule iléo-cæcale, elles ont une petite dimension, et ne dépassent guère celle d'une lentille. Une seule fois nous les avons vues atteindre la dimension d'une pièce de 20 centimes : elles sont, en général, parfaitement

(1) Nous avons observé des ulcérations chez 16 enfants morts à différentes époques de la fièvre typhoïde.

Nombre de sujets.		Époque de la mort.	Nombre de sujets.		Époque de la mort.
1	le	14e jour.	2	le	28e jour.
2	—	18e	1	—	30e
4	—	20e	1	—	37e
1	—	23e	1	—	52e
1	—	26e	2	—	45e-60e

arrondies et comme taillées par un emporte-pièce ; leurs bords étant rouges, mous, un peu décollés, médiocrement saillants ; leur fond est constitué le plus ordinairement par le tissu sous-muqueux, rouge, épaissi (très rarement ce tissu est sain) ; d'autres fois par la tunique musculeuse dont les fibres se dessinent en rouge dans le fond de l'ulcération. Beaucoup plus rarement les trois tuniques de l'intestin sont détruites. Une seule fois nous avons vu le péritoine traversé par une perforation (1).

Dans ce cas, sur une plaque située à 20 centimètres de la valvule, existait une perforation qui, du côté de la membrane muqueuse, avait 5 millimètres de large sur 4 de haut, et du côté du péritoine 3 millimètres en tous sens, en sorte qu'elle était beaucoup plus large en dedans qu'en dehors. Ses bords n'étaient pas plus gonflés que le reste de la plaque ; ils étaient colorés en jaune par les matières fécales, et circonscrits en outre par un petit liseré rouge qui ne se retrouvait pas sur les autres plaques ; ils étaient mous, taillés en dédolant. Le reste de la plaque formait une saillie de 1 à 2 millimètres ; elle avait une couleur d'un blanc grisâtre ; les creux aréolaires étaient en grande partie effacés par la saillie et l'élargissement des cloisons ; de sorte que la plaque offrait une surface presque unie, traversée par des lignes sinueuses peu apparentes ; elle était très molle, et se déchirait par le plus simple grattage.

Deux fois seulement nous avons trouvé quelques fragments de matière jaune friable ; dans un troisième cas, auquel nous avons fait allusion précédemment, les lésions des plaques nous ont paru se rapprocher d'une véritable gangrène.

Il s'agit d'une fille de sept ans qui succomba presque subitement au dix-huitième jour d'une fièvre typhoïde bénigne. A l'autopsie, nous trouvâmes l'intestin dans l'état suivant : jusqu'à 60 centimètres de la valvule, l'intestin est à l'état normal, sauf une infiltration gazeuse très prononcée. On aperçoit quelques plaques grises de la couleur de la muqueuse, et nullement saillantes, non ramollies, et finement aréolaires. A deux pieds de la valvule, on voit une plaque arrondie du volume d'une pièce de 25 centimes, saillante de 1 à 2 millimètres, assez lisse, présentant à son centre une petite masse dont la partie superficielle est teinte en jaune, de la même couleur que les matières fécales ; elle est assez adhérente, et laisse, lorsqu'elle est arrachée, une petite surface irrégulière, raboteuse. Le reste de la plaque est mou ; le tissu sous-muqueux est d'un rouge vif, épaissi, mais encore assez consistant, et se détachant facilement de la membrane musculaire, qui est à l'état normal. A mesure qu'on s'approche de la valvule, le nombre des plaques augmente ; elles deviennent plus longues, plus saillantes ; elles sont toutes rouges et molles ; les unes présentent des escarres plus étendues que celles que nous avons décrites ; les autres sont seulement enflammées ; dans toutes, le tissu sous-muqueux est rouge, épaissi et mou. 7 centimètres au-dessus de la vulvule, on voit une plaque qui

(1) L'un de nous a recueilli à Genève une autre observation de perforation intestinale sur un enfant de douze ans ; elle existait à un demi-pied de la valvule.

a 4 centimètres de long, 2 et 1/2 de large. Son centre est occupé par une escarre jaune qui a 2 centimètres 6 millimètres de long, et 1 centimètre 6 millimètres de large. Cette escarre, d'un jaune d'ocre, comme chagrinée, un peu aréolaire, commence à se détacher par une petite portion de sa circonférence en haut et en bas; ailleurs elle est encore adhérente, et se continue insensiblement avec le reste du tissu de la plaque. Lorsqu'on la détache, on voit qu'elle a une épaisseur d'environ 1 millimètre; elle est blanche au-dessous de la couche jaune, qui est toute superficielle. Dans les points détachés, la muqueuse est taillée à pic, irrégulière. Lorsqu'on enlève la totalité de l'escarre, on voit qu'à son centre elle a une épaisseur de 5 millimètres; elle est d'une couleur rosée à la coupe, et tient aux tissus sous-jacents par de très petits filaments. On aperçoit alors qu'elle recouvrait une cavité de l'étendue d'un petit haricot, remplie d'une sanie rougeâtre. Le fond de cette cavité est formé par le tissu musculaire, dont on reconnaît parfaitement les fibres circulaires, mais qui est rouge et un peu ramolli; aux environs de cette plaque principale, on en voit plusieurs autres, beaucoup plus petites et parfaitement analogues. Autour de quelques-unes existe un petit épanchement sous-muqueux; la face supérieure de la valvule est criblée d'une multitude de ces petites plaques, dont quelques-unes ont perdu leur escarre, tandis que d'autres ne sont pas entamées, mais couvertes d'une escarre blanche. Toutes ces plaques sont portées sur un tissu sous-muqueux, rouge, épaissi, plus ou moins résistant. La coupe, pratiquée sur les plaques encore entières, ne fait apercevoir aucune interposition de tissu jaune entre la muqueuse et le tissu sous-muqueux; mais toutes sans exception sont très molles. La membrane muqueuse qui les entoure est injectée en quelques points sans autre altération.

Il nous a semblé qu'il existait un rapport assez exact entre le nombre et l'étendue des ulcérations et l'âge des malades: plus ils sont jeunes, plus les ulcérations sont petites et rares.

Elles ne présentent pas exactement le même aspect, suivant l'époque à laquelle les malades ont succombé. A mesure qu'on s'éloigne du début, à mesure aussi l'on voit leurs bords s'affaisser, se détuméfier, se décolorer; bientôt ils affleurent le fond par un des points de leur circonférence, tandis qu'ils sont encore décollés dans les autres points de leur pourtour; mais le bord, dans toute son étendue, adhère au fond de l'ulcération, au niveau de laquelle on voit des fibrilles tomenteuses, sortes de bourgeons charnus, les uns pâles, les autres d'un rouge vif; puis les fibrilles rouges se décolorent; il est alors presque impossible de distinguer les bords du fond; enfin une véritable cicatrice remplace l'ulcération.

C. Les *cicatrices* sont en général lisses, polies, glabres, circulaires ou allongées; quelquefois entourées d'un cercle noir. Elles tranchent par leur teinte d'un blanc mat sur le reste de la plaque qui est piquetée de gris; d'autres fois elles ont elles-mêmes une teinte grise. En regardant par transparence, l'intestin paraît plus mince au niveau de la cicatrice. Par la coupe on s'assure qu'une lame diaphane a remplacé le tissu de la plaque; le tissu sous-muqueux est partout incolore, sans épaississement ni ramollissement. La forme de cicatrices lisses est celle que nous avons le plus ordinairement observée. Une seule fois, nous avons rencontré sur le même sujet des cicatrices lisses, et d'autres qui étaient froncées, comme si l'on avait pincé la muqueuse au niveau du point où avait existé l'ulcération. C'est à partir du vingt-sixième jour que nous avons noté un commencement de cicatrisation ; nous l'avons vue complète chez des enfants qui avaient succombé le trentième, trente-deuxième, et cinquante et unième jour. Du reste, comme toutes les plaques ne s'ulcèrent pas en même temps, on peut observer sur le même sujet des ulcérations assez profondes, d'autres qui tendent à se cicatriser, d'autres entièrement guéries. Nous avons retrouvé des cicatrices très appréciables chez un enfant qui succomba à une pleuro-pneumonie trois mois après le début d'une fièvre typhoïde bénigne ; il avait eu une variole dans l'intervalle des deux affections.

§ II. *Ganglions mésentériques.* — Les altérations des ganglions mésentériques ont, dans la fièvre typhoïde de l'enfance, une importance d'autant plus grande, que des lésions des plaques de Peyer, ressemblant beaucoup à celles que nous venons de décrire, se rencontrent dans une forme particulière d'entérite (voy. *Catarrhes et phlegmasies des intestins*, t. I, p. 687) ; mais dans ce cas les ganglions mésentériques sont sains. L'inflammation ganglionnaire accompagne celle des plaques ; et lorsque celle-ci se termine par résolution, les ganglions reprennent leur volume ordinaire. Chez tous les malades dont les plaques sont enflammées, les ganglions mésentériques forment les masses volumineuses. Isolés, ils varient du volume d'un haricot à celui d'un œuf de pigeon, et même d'un petit œuf de poule ; par leur réunion, ils forment des masses beaucoup plus considérables ; les plus malades avoisinent la valvule ; ils sont rouges ou gris rougeâtre ; leur kyste est très injecté, et le péritoine qui les recouvre participe quelquefois à cette coloration. A la coupe ils sont mous, rouges, pénétrables au doigt, rarement diffluents. Une seule fois nous avons trouvé, à un pied du cæcum, un ganglion du volume d'une grosse noisette ; d'une couleur jaunâtre, fluctuant au toucher ; il en sortit par la section un liquide épais, crémeux, et quand il fut entièrement vidé, il resta un kyste à parois minces, dont le fond était tapissé par une petite couche de matière noirâtre, assez brillante, friable, due probablement aux débris du ganglion combiné avec un peu de sang coagulé ; dans les replis de ce kyste existaient quelques petits fragments crétacés, et dans deux ou trois ganglions voisins quelques points de matière tuberculeuse. Quoique la matière crétacée trouvée dans les parois du kyste jette du doute sur la nature de l'altération de ganglion, nous sommes portés à croire que cette lésion était inflammatoire, et que nous avons observé un véritable abcès : seulement il s'est formé dans un ganglion qui contenait une petite quantité de matière tuberculeuse.

Les ganglions mésentériques de deux enfants chez lesquels l'inflammation des plaques de Peyer avait, suivant nous, passé à la résolution, étaient du volume d'une lentille à celui d'une amande mondée, quelques-uns rouges et violacés, d'autres très pâles. Les plus volumineux, placés au voisinage de la valvule, étaient flasques et gorgés de sérosité. L'inflammation des ganglions mésentériques est encore très marquée chez les sujets dont l'autopsie révèle des ulcérations intestinales; la rougeur et le ramollissement sont les caractères qui persistent le plus longtemps, la tuméfaction cède plus rapidement; il n'y a aucun rapport évident entre l'étendue de l'inflammation et le nombre des ulcérations. Nous avons trouvé des ganglions petits, gris ou rosés, de bonne consistance chez deux enfants qui avaient succombé, l'un au trente et unième jour, l'autre au cinquante-deuxième, et qui avaient encore des ulcérations assez étendues. Les ganglions étaient sains chez ceux dont les plaques étaient cicatrisées. Constant a rapporté, dans la *Gazette médicale* (1836, page 101), l'observation d'un enfant qui succomba au trente et unième jour, d'une fièvre typhoïde, et dont les ganglions mésentériques étaient durs et violacés.

§ III. *Lésions de la rate.* — Les lésions de la rate ne sont pas constantes. Cependant, pour suivre l'opinion généralement adoptée, nous les rapprocherons de celles des plaques et des ganglions mésentériques. Chez trois malades qui avaient succombé les vingtième et vingt et unième jours, la rate, sous le rapport du volume, de la couleur et de la consistance, était parfaitement saine; et comme, d'autre part, pendant la vie, nous n'avions pas constaté la tuméfaction de cet organe, il est évident que cette lésion a manqué. Dans d'autres cas, mais à une époque plus avancée, nous avons aussi constaté l'intégrité du tissu de la rate. L'altération de cet organe, quand elle existe, porte principalement sur l'augmentation de son volume et sur le ramollissement de son tissu. Une seule fois, la rate était petite et molle.

M. Taupin a constaté des lésions que nous n'avons pas eu occasion d'observer. Ainsi, il a vu la rate ressembler à un caillot volumineux ou contenir des foyers apoplectiques.

§ IV. *Lésions des autres organes.* — Les lésions des plaques et des follicules réunies à celles des ganglions appartiennent en propre à la fièvre typhoïde, et sont à cette maladie ce que l'éruption cutanée est à la variole. Mais il arrive fréquemment, dans les cas surtout où la maladie a été grave et prolongée, que l'on constate d'autres altérations qui doivent être regardées comme des complications plus ou moins fréquentes, mais qui ne font pas partie du groupe de lésions qui caractérisent anatomiquement la maladie.

Nous devons en excepter cependant les ulcérations que l'on observe en différents points des membranes muqueuses et l'état du sang.

On sait que chez les adultes les ulcérations muqueuses sont loin d'être rares; il n'en est pas de même chez l'enfant; ainsi, nous n'en avons jamais observé dans le pharynx ni dans l'œsophage; il n'en est pas fait mention non plus dans les faits publiés dans les journaux de médecine. M. Taupin a vu une seule fois une ulcération à la base de l'épiglotte; mais comme il ne mentionne pas si l'enfant dont il parle n'avait pas succombé à une fièvre éruptive, nous ne pouvons tenir compte de ce fait. Un seul de nos malades nous a présenté quelques ulcérations dans l'estomac; au nombre de trois, elles avaient une ligne de diamètre; leurs bords étaient rouges, elles intéressaient toute l'épaisseur de la membrane muqueuse, et l'on apercevait en outre quelques érosions sur les faces antérieure et postérieure de ce viscère. Un autre enfant avait une ulcération à l'angle rentrant des cordes vocales. Disons enfin que nous n'avons jamais vu les ulcérations superficielles du cerveau observées par M. Piédagnel; M. Taupin a fait les mêmes remarques. Si l'on compare la rareté des ulcérations en dehors du tube digestif avec leur peu de fréquence et leur petit nombre dans cet organe, on pourra se convaincre que, dans l'enfance, la fièvre typhoïde a beaucoup moins de tendance qu'à une époque plus avancée de la vie à déterminer des ulcérations.

Il est fort difficile d'indiquer quel est l'état du sang chez les enfants qui succombent à la fièvre typhoïde, puisque la plupart d'entre eux présentent quelques lésions inflammatoires des intestins ou des poumons qui, d'après les idées généralement reçues, doivent modifier l'état du liquide nourricier. En examinant le sang contenu dans le cœur ou les gros vaisseaux des enfants qui avaient succombé sans complication inflammatoire grave, nous avons trouvé qu'il était presque toujours très liquide; lorsqu'il existait des caillots, ils étaient volumineux, noirâtres et mous.

Cependant cette règle n'est pas constante : ainsi nous avons trouvé chez un garçon de six ans (qui avait succombé le quinzième jour d'une fièvre typhoïde ataxique sans complication) des caillots jaunâtres dans l'oreillette gauche, gélatineux dans le ventricule droit, et allant en se bifurquant dans l'artère pulmonaire. Dans les cas où il y a eu des complications inflammatoires intenses, nous avons toujours observé une prédominance bien notable des caillots noirs et mous, ou du sang liquide et vineux mêlé à des caillots jaunâtres et fibrineux. Souvent, avec ou sans complication inflammatoire, nous avons trouvé que la membrane interne des artères, ainsi que les valvules du cœur, avaient une teinte d'un rouge vineux qui ne disparaissait qu'en partie par le lavage.

Les altérations des autres organes seront étudiées à l'article *Complication*. Nous nous contenterons de dire ici :

1° Que la pie-mère est assez vivement injectée chez les sujets qui succombent du septième au vingt et unième jour. Le tissu sous-arachnoïdien est souvent aussi le siége d'une infiltration assez abondante. Il n'est pas très rare d'observer une augmentation de fermeté de la substance cérébrale ; les ventricules ne contiennent presque jamais une notable quantité de sérosité.

2° Deux fois seulement le cœur avait un degré de mollesse assez considérable sans que la putréfaction cadavérique fût avancée.

3° Le foie est souvent augmenté de volume, tantôt pâle, tantôt rouge, à la fois pâle et mou chez quelques sujets morts à une époque peu avancée. Les caractères de la bile n'offrent rien de constant.

4° Les reins sont fortement congestionnés chez plusieurs enfants.

Nous allons terminer cet article en résumant brièvement les principaux faits qu'il contient :

1° On retrouve chez l'enfant les lésions des plaques de Peyer, des follicules isolés, des ganglions mésentériques tels qu'on les observe chez l'adulte ; mais les ulcérations sont d'ordinaire plus petites, moins nombreuses, moins profondes.

2° La forme de l'altération des plaques que l'on observe dans l'immense majorité des cas est celle décrite sous le nom de plaques molles.

3° L'ulcération n'est pas la suite nécessaire de leur phlegmasie, qui peut se terminer par résolution.

4° L'ulcération, quand elle existe, se forme plus tardivement que chez l'adulte.

5° La cicatrisation s'opère aussi avec rapidité : nous l'avons vue complète le trentième jour ; au troisième mois on retrouve encore des cicatrices très manifestes (1).

6° Les ulcérations des membranes muqueuses sont fort rares.

7° Les altérations de la rate sont loin d'être constantes.

8° Le sang est le plus souvent liquide ou en caillots noirâtres, mous ; les vaisseaux sont souvent colorés en rouge vineux.

Art. II. — Symptômes.

Les symptômes de la fièvre typhoïde chez l'enfant comme chez l'adulte consistent dans un trouble plus ou moins prononcé de tous les appareils de la vie organique et de la vie de relation. Les systèmes nerveux, digestif, circulatoire, respiratoire, donnent des signes de souffrance. Les symptômes fournis par l'appareil digestif doivent, en premier lieu, attirer notre attention par leur nombre, leur importance et leur durée.

§ I. *Fonctions digestives.* — 1° *Evacuations alvines.* — Parmi ces symptômes, la diarrhée tient le premier rang. Il ne faut pas croire toutefois que son existence soit constante au début : à cette époque, nous avons plusieurs fois constaté (un quart des cas) de la constipation ; rarement les évacuations restent naturelles les trois ou quatre pre-

(1) Nous avons déjà expliqué ce résultat en apparence contradictoire avec la cinquième proposition de la thèse citée, page 39.

miers jours. Quel que soit au début l'état des voies digestives, la diarrhée spontanée ou provoquée finit toujours par s'établir à une époque plus ou moins avancée, du deuxième au douzième jour. Une fois établie, elle persiste pendant toute la maladie, et varie beaucoup d'abondance.

Chez les enfants qui guérissent, le plus souvent les selles sont volontaires; pourvu qu'ils ne soient pas très jeunes, ils demandent le bassin, et même, dans des cas assez graves, nous avons observé que malgré leur grande faiblesse ils cherchaient à sortir de leur lit pour satisfaire à leurs besoins. Nous n'avons jamais vu les selles être involontaires dès le premier jour; ce n'est guère qu'à partir du quatrième ou cinquième, et le plus ordinairement à une époque bien plus éloignée, qu'elles le deviennent.

2° Les *vomissements* existent chez la moitié des malades environ. Ils se montrent en général au début, du premier au huitième jour, mais d'ordinaire le premier, deuxième et troisième; en général ils sont peu nombreux. Nous les avons cependant vus se répéter avec une grande fréquence, et avec la spontanéité des vomissements de la méningite, chez un garçon de quatre ans et demi qui succomba le neuvième jour. Les vomissements ont lieu surtout chez les sujets constipés au début : il est important de tenir compte de cette coïncidence qui dans certains cas peut jeter du doute sur le diagnostic. C'est d'ordinaire dans les cas graves qu'on les observe.

Ce symptôme a été très inquiétant chez quelques malades que nous avons vus en ville. Nous citerons en particulier un jeune garçon de quatre ans qui, au huitième jour, fut pris de vomissements continus accompagnés de selles involontaires, d'une altération profonde des traits, et d'une telle prostration que nous craignîmes de le perdre. Chez un autre garçon de neuf ans, atteint d'une fièvre typhoïde ataxo-adynamique des plus graves, les vomissements ont été très fréquents pendant près de dix-huit jours; ils se reproduisirent avec la plus grande facilité, et nous firent redouter de ne pouvoir alimenter à temps notre jeune malade.

3° Les *douleurs abdominales* accompagnent en général la diarrhée, et quand le dévoiement a lieu au début, elles apparaissent d'ordinaire à cette époque; cependant cette règle n'est pas invariable, et nous avons observé des douleurs de ventre, soit avec de la constipation, soit dans des cas où les évacuations alvines étaient naturelles. Il n'est pas toujours facile de constater leur existence chez les enfants : quand ils sont très jeunes, ils ne s'en plaignent pas spontanément, et l'on ne peut guère les reconnaître par la pression de l'abdomen, car ils poussent des cris aigus, quelle que soit la partie du corps que l'on touche. Dans la grande majorité des cas ces douleurs sont fugaces, et durent quatre ou cinq jours au plus. D'ordinaire peu vives, nous les avons vues dans quelques cas rares être très intenses, entre autres chez un enfant de onze ans qui mourut le vingt et unième jour; dans ce cas la fièvre typhoïde était compliquée d'une entérite très grave. Nous reviendrons ailleurs sur la douleur abdominale en parlant des complications. Bien rarement nous avons pu constater le point de l'abdomen par lequel débute la douleur lorsqu'elle existe les premiers jours, les renseignements des parents ne pouvant nous éclairer à cet égard. Lorsque nous les avons notées nous-mêmes, tantôt elles étaient générales, tantôt bornées à l'épigastre ou à l'omblic, mais le plus souvent à la fosse iliaque droite.

L'intensité de la douleur, dans quelques cas, est extrême et donne de sérieuses appréhensions sur l'invasion d'une péritonite. Nous citerons en particulier le fait suivant :

Nous donnions, en ville, des soins à un jeune garçon de onze ans atteint d'une fièvre typhoïde de moyenne intensité; la maladie marchait régulièrement, lorsque tout à coup surviennent d'atroces douleurs de ventre occupant plus spécialement l'épigastre; les selles sont supprimées, le visage est profondément altéré, mais il n'y a ni hoquets, ni vomissements, ni ballonnement exagéré du ventre. Pendant trente-six heures ces coliques se font sentir aussi vives, mais avec des intermittences; au moment de la crise on ne peut maintenir l'enfant dans son lit, il échappe aux mains des personnes qui cherchent à le contenir et se roule par terre. La tête reste libre; toute la souffrance est concentrée dans l'abdomen. Après avoir épuisé les applications calmantes, nous eûmes, malgré notre répugnance pour ce genre de moyen, recours aux sangsues, qui enlevèrent la douleur.

4° *Forme de l'abdomen.* — Après l'apparition de la diarrhée et des douleurs abdominales, et à une époque variable, la configuration extérieure et la forme de l'abdomen se modifient par suite du météorisme; mais ce symptôme est loin d'être constant. Assez souvent, en effet, le ventre reste souple. Dans des cas beaucoup plus rares, et lorsque la maladie a offert un haut degré de gravité, nous avons vu les parois abdominales se rétracter, se durcir, cependant même dans des cas de cette espèce, le ventre ne prend pas cette forme de bateau que l'on observe dans les affections cérébrales. Ce n'est guère qu'à partir du sixième au quatorzième jour qu'on commence à constater le ballonnement du ventre : rarement il persiste pendant toute la maladie; mais le plus souvent, au bout de cinq à huit jours, il a disparu. Dans quelques cas graves, lorsque le ballonnement existait depuis plusieurs jours, nous avons observé un amincissement des parois abdominales qui permettait d'apercevoir les circonvolutions intestinales bien dessinées sous la peau du ventre, presque transparente. Dans aucun cas nous n'avons observé le météorisme poussé au point de gêner l'action du diaphragme, et de s'opposer à l'accomplissement de la respiration.

5° Le *gargouillement abdominal* est un phénomène fugace et que nous sommes loin d'avoir toujours observé (moitié des cas); c'est presque toujours dans la fosse iliaque droite que nous l'avons constaté à des époques très variables de la maladie.

6° *Etat de la rate.* — Nous avons vu dans l'article précédent que la tuméfaction de la rate n'est pas constante; on ne sera donc pas étonné que dans bon nombre de cas nous n'ayons pu constater le développement morbide de cet organe. Nos résultats diffèrent entièrement sous ce rapport de ceux de M. Taupin, qui, sur cent vingt et un malades, dit avoir observé cent neuf fois une tuméfaction considérable de la rate; et dans dix autres cas une tuméfaction moyenne. Déjà, dans la thèse que l'un de nous a publiée, la tuméfaction de la rate n'avait été constatée que dix-huit fois sur soixante et un malades. Les nouvelles observations que nous avons analysées depuis lors ont confirmé le résultat que nous avions obtenu. Ainsi, à l'hôpital des Enfants sur quarante-quatre autres malades chez lesquels nous avons tenu un compte exact de l'état de la rate par la *percussion*, et le palper de l'hypochondre gauche, dix fois seulement nous avons senti cet organe déborder les côtes de deux pouces, au plus; huit fois l'hypochondre gauche était mat dans une plus grande étendue qu'à l'état normal. Dans vingt-six cas, enfin, à aucune époque nous n'avons constaté de tuméfaction ni de matité. La tuméfaction de la rate ne se montre guère que du septième au vingtième jour. Dans un cas tout à fait exceptionnel, elle faisait déjà saillie le troisième jour; et une fois au contraire nous constatâmes la tuméfaction de cet organe à une époque beaucoup plus avancée, le trente-deuxième et le quarantième jour. Dans ce dernier cas, il s'agit d'un enfant atteint de fièvre typhoïde, dont la maladie récidiva. En général, la saillie de la rate est peu considérable; nous ne l'avons guère constatée plus de cinq à dix jours de suite, et souvent moins longtemps encore. Nos observations de la ville confirment tous ces résultats.

7° *Langue. — Dents. — Gencives. — Haleine.* — L'état de la langue est très variable, suivant les différentes périodes : quelquefois de couleur naturelle, mais le plus souvent d'un rouge assez vif, ou couverte d'un enduit jaunâtre, épais, elle reste humide pendant tout le temps de la maladie, surtout lorsque celle-ci est légère ou de courte durée, et même dans un petit nombre de cas où elle est grave. La sécheresse, quand elle existe, ne se montre jamais avant le septième jour, souvent à partir de cette époque ou plus tard; alors la langue est sèche à la pointe, ou collante, rarement recouverte d'une croûte brunâtre, plus ou moins épaisse. Dans des cas tout à fait exceptionnels, chez les enfants, on voit la langue grillée, brune, noire, ou fendillée; il est rare aussi de voir les dents couvertes de croûtes épaisses ou fuligineuses. Les gencives, comme dans toutes les maladies aiguës, sont plus ou moins boursouflées; souvent couvertes de petites plaques molles, pseudo-membraneuses, rarement ulcérées superficiellement. La langue et les dents se dépouillent de leur enduit ou reprennent leur humidité normale au bout d'un temps variable, du quinzième au vingtième jour, rarement plus tard (trentième). C'est principalement dans les cas où les dents, la langue et les lèvres sont fuligineuses, que l'on note la fétidité de l'haleine; et elle est d'autant plus prononcée que ces caractères sont plus tranchés : elle a une odeur *sui generis* toute spéciale. Les lèvres sont presque toujours sèches ou légèrement croûteuses. Une seule fois nous avons constaté à la partie postérieure de la lèvre inférieure une pseudomembraneuse jaune, épaisse, adhérente, formée de plusieurs couches; elle ne disparut qu'au bout de quelques jours.

8° *Appétit. — Soif.* — L'appétit est d'ordinaire perdu dès le début, et en même temps la soif augmente d'intensité; cependant sa vivacité n'est jamais comparable à celle que nous avons observée dans certains cas de pneumonie. La perte de l'appétit et la soif durent tout le temps de la maladie; cependant, dans certains cas, l'appétit se fait sentir assez vif de cinq à quinze jours avant la guérison définitive.

9° *Urines.* — Nous n'avons jamais observé de rétention d'urine, tandis que chez plusieurs de nos malades leur excrétion était involontaire.

§ II. *Système nerveux.* — 1° *Habitude extérieure, facies.* — Lorsqu'on approche d'un enfant atteint d'une fièvre typhoïde, on le voit en général couché sur le dos, rarement incliné sur le côté; il se remue, change fréquemment de position; il est inquiet dans son lit, surtout à une époque voisine du début; car plus tard si la maladie est grave, il reste immobile, à moins qu'il ne soit pris d'un délire agité. L'expression générale de la physionomie n'offre rien de constant les premiers jours : lorsque la fièvre est assez intense, la face est en général colorée, animée; le facies, comme au début de toutes les maladies aiguës, exprime ou l'inquiétude ou l'abattement. Si la maladie est grave, le facies est anxieux, agité, l'œil inquiet; plus tard, les yeux sont cernés, les narines sèches ou pulvérulentes, les lèvres sèches; la face, peu colorée, exprime l'abattement dans les cas légers, la stupeur dans les cas graves. A une époque encore plus avancée, cette stupeur disparaît pour faire place à cette expression de contentement, à cet air de gaieté, avant-coureur certain du rétablissement de la santé.

Le facies est peut-être de tous les symptômes celui auquel le praticien doit, au point de vue du pronostic, attacher le plus d'importance. Le premier sourire, ou même la première nuance de sourire que l'on voit poindre au milieu de symptômes encore très alarmants, a une grande valeur. Mais pour que ce symptôme donne ce qu'il promet, l'espoir de guérison, il faut qu'il soit spontané et non provoqué, gracieux et non sardonique, habituel et non accidentel. Si le premier sourire marque le début de la convalescence, le sourire franc, et surtout le rire, sont le signe que le malade a échappé à tout danger; on dirait même que c'est parce qu'il en a la conscience que son visage exprime ce sentiment de joie reconnaissante, que l'on ne retrouve aussi expressif dans la convalescence d'aucune autre maladie aiguë.

2° *L'état des forces* peut souvent être mesuré par celui du facies : ainsi quand le visage exprime un profond abattement, on peut être à peu près sûr que les forces sont très déprimées. Du reste, il n'est pas toujours facile de constater la perte des forces, et surtout d'estimer son degré. Cependant le plus souvent elles sont plus ou moins déprimées au début ; en général les enfants sont alités dans le cours de la première semaine, bien rarement ils viennent à pied à l'hôpital. La dépression des forces augmente avec la maladie, et dure pendant tout son cours ; puis à l'époque de la convalescence on voit les jeunes malades reprendre peu à peu leurs forces, quelquefois même subitement ; alors on est fort étonné de les trouver sur leur séant, tandis que la veille ils paraissaient dans une prostration assez grande.

3° *Céphalalgie*, *étourdissements*, etc. — Les symptômes que nous venons de passer en revue sont tous faciles à reconnaître chez l'enfant. Il est loin d'en être de même pour les différents désordres fonctionnels du cerveau, dont il est, dans bon nombre de cas, impossible de constater l'existence. M. Taupin a cherché à vaincre ces difficultés en signalant certains caractères du facies et de l'habitude extérieure au moyen desquels on peut reconnaître la céphalalgie, les étourdissements, les tintements d'oreille, etc., chez les jeunes enfants. Nous craignons que le désir légitime d'éclaircir un sujet obscur n'ait entraîné trop loin M. Taupin, et qu'il n'ait admis l'existence de ces symptômes d'après une apparence trompeuse. C'est en vain que nous avons cherché, depuis que nous avons eu connaissance de son travail, à reconnaître la céphalalgie en secouant légèrement la tête des jeunes malades, ou en les voyant froncer les sourcils ou clore à demi les paupières. Dans vingt maladies différentes, on voit les enfants grimacer quand on leur secoue la tête ; dans vingt maladies différentes, on les voit clore à demi les paupières ou froncer les sourcils sans qu'il soit possible d'invoquer la céphalalgie comme cause de ces phénomènes. Tenons-nous-en donc aux faits que chacun peut constater, et laissant de côté les subtilités du diagnostic, reconnaissons que, dans bon nombre de cas, la céphalalgie est impossible à apprécier. Lorsqu'elle existe, elle a lieu d'ordinaire au début ; sa durée est en général courte : elle disparaît du septième au dixième jour ; dans un cas exceptionnel, nous l'avons vue durer pendant dix-sept jours. Elle n'a jamais offert une grande intensité, particularité importante pour le diagnostic des affections cérébrales. Disons cependant que M. Taupin l'a notée très intense dans quatre cas. Lorsque nous avons pu préciser son siége, elle occupait d'ordinaire la région frontale.

Nous avons rarement observé des étourdissements. En général, les enfants les plus jeunes sont hors d'état d'exprimer leurs sensations ;

les plus âgés même ne comprennent souvent pas la question qu'on leur adresse. Dans le peu de cas où nous avons pu, d'une manière certaine, reconnaître l'existence des étourdissements, ils se sont manifestés très rarement le premier jour (peut-être faute de renseignements); c'est du huitième au douzième que nous les avons observés d'ordinaire.

4° *Délire. — Agitation.* — Ce que nous avons dit sur la difficulté de constater la céphalalgie est applicable au trouble des fonctions cérébrales.

Chez les jeunes enfants, le véritable délire, consistant dans la perversion des facultés intellectuelles, est remplacé par d'autres signes qui dénotent le trouble des fonctions cérébrales. Ces symptômes sont l'anxiété, l'agitation, les cris aigus sans cause, etc.

Dans les cas où la maladie est très légère, les accidents du côté de l'encéphale manquent entièrement; du moins tant que les malades ont été soumis à notre observation, nous n'avons constaté ni délire, ni somnolence exagérée, ni cris aigus, et les parents nous ont affirmé que ces symptômes n'avaient pas existé. Dans les cas, et c'est en résumé la forte majorité, où nous avons observé des symptômes cérébraux, ils ont été variables et se sont montrés à différentes époques de la maladie.

Le *délire* existe très rarement dans le début; il se manifeste en général du septième au quinzième jour. Il a lieu plus souvent la nuit que le jour; il est d'ordinaire précédé d'agitation ou de rêvasseries la nuit. Sa durée est très variable; nous l'avons rarement vu dépasser quinze jours. Chez un enfant de huit ans qui avait été traité par les émissions sanguines, il dura très longtemps au delà du vingt-cinquième jour; il disparut seulement à l'époque où l'on commença à nourrir le jeune malade. Le délire n'a été très intense que dans les cas graves; bien rarement on a eu besoin d'employer la camisole.

M. Taupin a décrit de la manière suivante les différentes formes que peut revêtir le délire : « Tantôt, dit-il (*loc. cit.*, p. 180), les enfants sont immobiles et rêvassent, demandent à manger, et constamment les mêmes aliments, appellent leurs parents, parlent de leurs occupations habituelles, de leur profession, de leur éducation; d'autres fois ils exécutent des mouvements violents, et si l'on ne prend pas la précaution de les garrotter la nuit, ils se lèvent, courent, jouent ou se couchent avec leurs camarades endormis. D'autres errent sans but dans les salles; on en voit qui, dans leur délire, marchent à grands pas, résistent à des personnes robustes; et qui, l'exacerbation une fois cessée, ne pourraient boire seuls ou se tenir assis sur leur lit. Le lendemain ils ne se souviennent nullement de ce qu'ils ont fait la nuit; au moment du délire, ils ne répondent pas aux questions qu'on leur adresse, et continuent à part eux-mêmes la conversation sans suite qu'ils ont commencée. D'autres ont un subdélirium tranquille; on les voit couchés sur le dos, sans mouvement; ils parlent à voix basse et continuellement; si l'on vient à les interrompre, ils regardent autour d'eux d'un air étonné, et après quelques moments d'hésitation, ils finissent par répondre. »

5° *Somnolence.* — Souvent le délire est remplacé par de la somnolence, puis il reparaît pour disparaître de nouveau. Ce symptôme, pas plus que le délire, n'est un phénomène commun au début de la maladie. Il alterne ou coïncide avec le délire, succède à l'agitation, et rarement se montre à une époque avancée sans avoir été précédé d'autres symptômes nerveux. On peut en général tirer les enfants de leur somnolence en les excitant un peu fortement; alors ils poussent des cris ou des grognements sourds, et retombent ensuite dans leur assoupissement. Rarement nous avons observé un coma aussi prononcé que celui de l'adulte. Lorsque la somnolence est très marquée, la voix est très embarrassée.

Il est une remarque que nous avons souvent eu l'occasion de faire et qui est spécialement applicable au sujet que nous traitons ici, c'est que, pour bien faire estimer la valeur qu'il faut accorder aux symptômes nerveux au point de vue du diagnostic et du pronostic, il est nécessaire de connaître à fond les habitudes, le caractère et même l'éducation du malade que l'on examine. Un enfant capricieux, irritable, mal élevé, réagit quelquefois nerveusement d'une manière beaucoup plus inquiétante en apparence qu'en réalité; et si l'on ne tient pas compte de ces circonstances, on peut commettre une grande erreur de diagnostic ou de pronostic. Nous nous sommes trop souvent laissé prendre à cette apparence trompeuse pour que nous ne mettions pas nos jeunes confrères en garde contre l'écueil sur lequel nous avons nous-même échoué.

6° *Troubles de la motilité.* — La céphalalgie, le délire et la somnolence sont de tous les symptômes nerveux les plus fréquents; ceux qui sont liés à une perturbation des fonctions du système musculaire sont bien plus rares. On les observe presque exclusivement dans les cas graves: ce sont la carpologie, les soubresauts de tendons, la contracture des extrémités, la roideur du tronc et les convulsions. Ici encore les résultats de notre expérience sont tout à fait différents de ceux auxquels est arrivé M. Taupin (1). Nous n'avons noté la carpologie que 7 fois sur 107 malades, et toujours dans des cas graves; nous en dirons autant des soubresauts de tendons que nous n'avons constatés que 4 fois sur 107 malades. Faisons observer ici que

(1) M. Taupin a évidemment commis une erreur en disant : *Dans presque tous les cas on remarque la carpologie.* Il est vrai qu'il donne ce nom à la carpologie proprement dite, aux soubresauts de tendons et à la roideur. Mais, pour ne parler que des soubresauts de tendons, nous voyons que ce médecin les a notés 79 fois sur 121 malades, tandis qu'à l'hôpital nous ne les avons notés que 4 fois sur 107, et en ville presque jamais.

46 nouveaux faits ont été analysés depuis le travail de M. Taupin, et que la proportion des soubresauts de tendons a peu différé des résultats que nous avions obtenus précédemment. Ces deux symptômes ont été en général observés chez des enfants qui ont succombé du cinquième au quatorzième jour à partir du début. Nous n'avons pas observé de contracture des extrémités ; la roideur du tronc est un symptôme rare, mais de la plus haute gravité; nous l'avons noté 5 fois sur 107 malades, et dans tous les cas les enfants ont succombé ; ce symptôme est survenu à une époque assez voisine de la terminaison fatale. Les convulsions sont encore plus rares que la roideur du tronc ; deux fois nous les avons observées comme phénomène ultime ; dans ces deux cas elles ont entraîné la mort. Dans un autre cas elles se sont montrées le septième jour ; l'enfant a guéri. En ville, deux enfants ont été atteints de convulsions, et tous deux ont succombé.

L'un était une petite fille âgée de quatorze mois qui, au vingt-troisième jour d'un fièvre typhoïde grave, mais non ataxique, fut prise d'une attaque d'éclampsie. Cette crise nerveuse, survenue à une époque où la maladie paraissait céder, fut précédée d'irritabilité, d'agitation, de suppression des selles et des urines. Les attaques éclamptiques se répétèrent fréquemment et furent suivies d'assoupissement, de strabisme, de contracture et plus tard de résolution générale. Cet état cérébral dura trois jours, et se termina par la mort. (A l'autopsie nous constatâmes un épanchement séro-sanguinolent arachnoïdien et sus-arachnoïdien.)

L'autre enfant était âgé de dix ans ; au onzième jour d'une fièvre typhoïde qui paraissait bénigne, il survient tout à coup du délire, puis du coma, puis des convulsions, d'abord limitées à la face et bientôt générales, suivies plus tard de tremblement des membres, d'une légère distension de la commissure labiale droite, de rétraction du ventre et de constipation. Les convulsions se renouvellent le jour de la mort, qui a lieu le dix-septième jour.

A l'autopsie, congestion générale légère.

Nous signalerons ici un cas de chorée que nous avons observé à la suite d'une affection typhoïde grave ataxique. On trouve un fait analogue inséré dans le *Journal de Vandermonde* (1759, t. X, p. 129) : il s'agit d'une fille de huit ans atteinte, dit l'auteur, d'une fièvre continue putride ; le douzième jour, il survint des accidents choréiques, la parole et la vue se perdirent ; au bout de huit jours ces phénomènes avaient disparu.

7° *Douleurs, névralgies.* — Plusieurs enfants se plaignent de douleurs, qui peuvent induire en erreur par leur siége, par leur intensité ou par l'époque de la maladie à laquelle elles se développent. C'est pendant les prodromes de la fièvre, ou pendant les quatre ou cinq premiers jours de la maladie confirmée, que nous avons constaté ce symptôme. Sa durée a rarement dépassé le premier septénaire. Chez les uns, c'était un point de côté simulant la névralgie intercostale ou la douleur de la pleurésie. Chez le plus grand nombre, la douleur occupait les côtés et la partie postérieure du col, comme dans la névralgie cervicale ou torticolis. Passagère et peu intense dans la plupart des cas, cette douleur a été quelquefois assez vive pour attirer l'attention à l'exclusion de tout autre symptôme. Il en fut ainsi, entre autres cas, chez un garçon de quatre ans, dont la maladie débuta comme un catarrhe pharyngo-bronchique. La douleur se développa le troisième jour, elle fut très violente surtout dans les moments d'exacerbation de la fièvre ; alors l'enfant jetait des cris perçants, conservait la tête droite et immobile, ne voulait à aucun prix qu'on lui fît exécuter le moindre mouvement : cette douleur persista ainsi pendant presque tout le cours de la maladie, c'est-à-dire pendant une quinzaine de jours. Elle attira tellement l'attention, pendant les huit premiers jours, que le diagnostic ne put être fixé qu'au début du second septénaire, en raison de l'apparition des taches lenticulaires et de la persistance de la diarrhée. Elle se dissipa insensiblement et disparut sans laisser aucune trace de son existence.

§ III. *Organes des sens.* — Les lésions des fonctions des organes des sens sont rares ou difficiles à constater. Nous n'avons rien à dire du goût et de l'odorat. L'ouïe, au contraire, offre plusieurs symptômes : les *bourdonnements d'oreilles*, que l'on constate bien rarement d'une manière certaine ; la *surdité*, qui est un peu plus fréquente : elle survient, en général, du neuvième au vingt-sixième jour ; le plus souvent elle coïncide avec une otite, d'autres fois elle en est indépendante. La diminution de la sensibilité cutanée est un phénomène extrêmement rare et qui appartient aux formes les plus graves. Les troubles de la vue sont, comme les étourdissements, très difficiles à reconnaître. Rarement nous avons vu de la dilatation des pupilles ; plus rarement encore, et toujours dans des cas graves, de la contraction : ce symptôme s'est présenté soit à une époque voisine de la mort, soit, quand la terminaison a été heureuse, à une époque assez avancée de la maladie.

Éruptions cutanées. — Taches. — Sudamina. — La fièvre typhoïde se rapproche des affections éruptives par la tendance que présente la peau à se couvrir partiellement de certaines éruptions, et par les congestions sanguines qui se font sur quelques muqueuses. Chacun sait l'importance que présentent pour le diagnostic les *taches* et les *sudamina.* L'éruption des taches rosées, lenticulaires, présente chez l'enfant des caractères analogues à ceux qu'elle offre chez l'adulte : ce sont des papules arrondies, aplaties, disparaissant par la pression. On les observe principalement sur l'abdomen, la poitrine et la partie supérieure des cuisses. Dans des cas exceptionnels, et sur lesquels nous reviendrons ailleurs, nous en avons constaté sur d'autres points du corps.

Très rarement nous avons vu l'éruption commencer le quatrième jour ; d'ordinaire elle se manifeste du sixième au dixième ou douzième jour : chez deux enfants elle a reparu dans le cours d'une récidive du quarante-cinquième au cinquante-neuvième jour à partir du début de la première maladie. Lorsque la fièvre typhoïde a suivi sa marche ordinaire, et lorsqu'il n'y a pas eu de recrudescence, l'époque la plus tardive de l'apparition des taches a été le vingt-neuvième jour. La durée de l'éruption, quelquefois très courte (deux, trois, quatre jours), est en général de sept et huit jours, rarement plus. Dans la très grande majorité des cas, le nombre des taches est peu considérable, de une à six à la fois. Ce résultat, auquel nous étions déjà arrivés en 1840, est inverse de celui obtenu par M. Taupin, mais conforme aux recherches de MM. Rüfz et Stœber, dont les travaux sont postérieurs aux nôtres. Rarement il y a de dix à vingt taches; dans des cas tout à fait exceptionnels, l'éruption est tellement abondante qu'elle couvre toute la surface du corps et simule une fièvre éruptive. Nous avions déjà rapporté, dans la thèse citée, un fait de cette espèce. Dans ce cas, on voyait, sur toute la partie antérieure du tronc, une éruption de taches rosées, pâles, à peine saillantes, confluentes en quelques points, le plus souvent isolées; nous en avons publié un exemple analogue dans le *Journal des connaissances médico-chirurgicales*. M. Taupin en a observé trois semblables. Les taches rosées, lenticulaires, ne sont pas constantes dans l'affection typhoïde. Nous l'avions déjà dit, et les faits nouveaux que nous avons recueillis, en modifiant un peu le chiffre de fréquence (trois quarts au lieu de deux tiers des malades), ne nous ont pas moins prouvé que l'éruption manquait assez souvent. En outre, les taches existent dans d'autres affections qui ne sont pas des fièvres typhoïdes : ainsi nous en avons vu chez deux malades qui ont succombé à des entérites graves; chez d'autres atteints de gastrite légère; dans tous ces cas, il est vrai qu'elles ont été peu abondantes et de courte durée. Nous avons recherché si l'abondance de l'éruption était en rapport avec l'intensité de la maladie, et nous sommes arrivés à cette conclusion, qu'en général, dans les cas très graves, les taches étaient peu nombreuses, et même qu'elles manquaient assez souvent, tandis que dans les cas légers ou de moyenne gravité, l'éruption était à la fois plus constante et plus abondante. Mais ce sont là des résultats qui, vrais en général, offrent cependant plusieurs exceptions.

Les *sudamina* apparaissent d'ordinaire un peu plus tard que les taches, deux fois seulement nous les avons observés le cinquième jour, une fois le sixième et le septième; dans tous les autres cas, du huitième au vingtième, rarement passé cette époque. A l'inverse des taches, les sudamina sont très nombreux, et en général d'autant plus que l'époque de leur apparition est plus tardive; leur durée n'est pas longue; dans quelques cas cependant nous avons vu des éruptions successives et abondantes se montrer pendant vingt jours de suite. D'ordinaire les sudamina siégent sur les côtés du cou; lorsqu'ils sont abondants et confluents, ils occupent la peau du ventre. Nous verrons à l'article *Traitement* que la médication n'est pas étrangère à leur production.

L'*épistaxis*, indice de congestion sanguine sur la membrane pituitaire, est un phénomène qui n'est pas rare (dans le cinquième des cas); mais, chose remarquable, elle n'existe presque jamais le premier jour. Dans deux faits tout à fait exceptionnels, nous l'avons vue durer une fois du premier au sixième jour; une autre fois du premier au neuvième. En général, elle survient du dixième au vingt-troisième jour; quelquefois il n'y a qu'une épistaxis; d'autres fois deux, trois et quatre. L'hémorrhagie nasale est peu intense; nous ne l'avons jamais vue portée au point de constituer un accident de quelque gravité. Une seule fois elle fut abondante et se répéta les dixième, douzième, quatorzième et vingt-deuxième jours de la maladie.

§ IV. *Système circulatoire.*—Nous avons pu en ville étudier, mieux que nous ne l'avions fait à l'hôpital, les caractères de la fièvre à une époque voisine du début, et nous avons constaté que presque toujours pendant les trois ou cinq premiers jours, et souvent pendant tout le premier septénaire, la fièvre était manifestement rémittente. Il n'y a pas un moment de la journée où l'on ne trouve le pouls plus fréquent qu'à l'état normal, la chaleur un peu plus élevée dans les plis du cou ou à la paume des mains; mais à certaines époques du jour tous ces phénomènes prennent un grand degré de vivacité, le visage se colore, le pouls s'élève, le peau s'échauffe; puis une nouvelle rémission est suivie d'une exacerbation nouvelle. La recrudescence fébrile est surtout marquée au milieu du jour et le soir. Nous l'avons cependant constatée aussi dans la matinée. Les exacerbations ont quelquefois seulement une heure de durée; ordinairement elles persistent pendant plusieurs heures. Dans l'intervalle des redoublements, l'enfant est encore assez bien pour aller et venir, et s'il ne joue plus avec sa vivacité habituelle, il s'occupe encore des objets qui l'entourent. A partir du troisième au septième jour, la fièvre devient continue, mais cependant en conservant toujours de la tendance à l'exacerbation. La chaleur de la peau est en général très vive et sèche, surtout dans les cas graves: la fréquence du pouls varie suivant l'âge et suivant la gravité de la maladie. Nous avons compté de 100 à 140 pulsations chez les enfants les plus âgés, et de 160 à 180 chez les plus jeunes. Plus la fièvre est continue et intense à une époque rapprochée du début, plus on doit redouter une maladie grave. Jusqu'ici nous n'avons rien dit du frisson: c'est qu'en effet nous ne l'avons presque jamais constaté; nos résultats de la ville sont tout à fait concordants avec ceux de l'hôpital, et contraires à l'opinion de M. Taupin, qui a noté des frissons violents dans plus de la moitié des cas au début et pendant plusieurs jours de suite. La fièvre persiste pendant toute la durée de la maladie.

Nous n'avons rien observé d'absolument régulier relativement à l'époque précise à laquelle cesse le mouvement fébrile. Cependant en ville, les chiffres quinze et vingt et un sont ceux qui se rencontrent assez souvent dans nos notes. Notre confrère le docteur Dufrêne a observé, dans le cours d'une épidémie, que sur vingt-deux enfants, le mouvement fébrile avait cessé huit fois le quatorzième jour, et huit fois du vingtième au vingt-deuxième.

A une époque plus ou moins avancée, et surtout dans les cas les plus graves, le pouls devient petit, filant, difficile à compter, irrégulier, ou bien mou et dépressible. Il est rare de constater simultanément du ralentissement et de l'irrégularité du pouls, qui est quelquefois, comme dans la méningite, remarquablement vibrant ; mais dans certaines fièvres ataxiques, le fait peut arriver. Pour notre part, nous l'avons noté quelquefois en ville ; et si d'autres indices (diarrhée, langue et lèvres sèches, chaleur vive) ne nous avaient pas fait persister dans notre diagnostic, ce symptôme était assez caractérisé pour nous faire craindre de nous être trompés sur la véritable nature de la maladie.

La sécheresse de la peau est très apparente pendant les deux premiers septénaires, et quelquefois pendant tout le cours de la maladie. Mais à partir du douzième au quinzième jour ou plus tard, on peut observer des sueurs. Dans les cas où elles ont été très abondantes, elles nous ont paru être le résultat de la médication (sulfate de quinine). D'autres fois, au contraire, suivant la forme de la maladie ou suivant les épidémies régnantes, nous avons pu constater de la moiteur ou des sueurs pendant la première semaine.

Système respiratoire. — 1° *Respiration.* — La respiration est plus ou moins accélérée, selon que la bronchite est plus ou moins intense. Mais deux points sont importants à connaître. Le premier, c'est que la dyspnée est quelquefois très considérable dans des cas graves à une époque assez rapprochée du début, alors même que les organes respiratoires donnent peu de signes de souffrance. Ce phénomène est du même ordre que celui que nous signalerons dans la rougeole ataxique. En second lieu, la respiration est quelquefois inégale, suspirieuse (1), et précisément dans les cas où l'on observe d'autres symptômes trompeurs, tels que le ralentissement du pouls, les soupirs, les bâillements, les changements de coloration du visage, les cris aigus sans cause. Nous le répétons, c'est là un fait exceptionnel, mais il est bon d'en être prévenu, car nous avons vu commettre et nous avons commis nous-mêmes des erreurs de diagnostic dans lesquelles nous ne retomberons plus, depuis que nous connaissons cette cause de méprise.

2° *Toux.—Auscultation.*—Au début, la toux manque et la respiration est pure ; dans des cas rares (2), il en est ainsi pendant toute la maladie ; mais le plus souvent, à partir du cinquième jour, rarement

(1) M. Taupin l'a notée telle sur le onzième de ses malades.

(2) A l'hôpital des Enfants cette proportion a été d'un septième ; en ville l'absence de trachéo-bronchite a été plus fréquente encore.

plus tôt, quelquefois plus tard, du dixième au quinzième jour (Taupin), la toux apparaît suivie, au bout de quelques jours, des signes de la bronchite sibilante. Cette bronchite, accompagnement presque nécessaire de la fièvre typhoïde, est un symptôme précieux pour le diagnostic ; quand elle dépasse certaines limites, elle devient une complication fort dangereuse. Nous en parlerons plus tard.

Art. III. — Tableau de la maladie. — Formes. — Marche. — Durée, etc.

Pour la commodité de la description, et surtout en vue du traitement, nous distinguerons trois variétés de fièvre typhoïde, d'après la gravité plus ou moins grande de la maladie : la fièvre typhoïde légère, grave et très grave. Ces divisions sont pour le savant purement arbitraires, mais elles ont l'avantage de grouper les faits qui offrent de l'analogie.

Mode de début (1).—Quelle que soit la marche de la fièvre typhoïde légère, grave ou très grave, on peut presque toujours reconnaître deux phases de début : l'une dite de prodromes, l'autre de début proprement dit.

Il est bien rare que, dans la fièvre typhoïde, le passage de la santé à la maladie se fasse brusquement, et même dans les cas où en apparence la dothiénentérie semble survenir d'emblée, une investigation attentive des circonstances qui ont précédé l'invasion fait presque toujours reconnaître un dérangement plus ou moins marqué de la santé générale. Ainsi le jeune enfant est moins en train qu'à l'ordinaire. Il a quelquefois dans la journée une tendance inaccoutumée au sommeil, ses paupières sont cernées ; son facies est fatigué, ses parents le trouvent affaibli et changé de visage et de caractère ; l'appétit diminue ; les selles sont plutôt rares ; les nuits ne sont pas paisibles comme jadis, le petit malade se retourne souvent dans son lit ; la chaleur de sa peau, surtout dans la paume de la main, est par moments un peu plus élevée qu'elle ne devrait l'être. L'enfant demande souvent à boire. A la fin de cette période, il a déjà maigri, quoiqu'on ne le regarde pas encore comme positivement malade.

Forme légère.—Après une durée variable de ces symptômes (ordinairement après trois à huit jours, mais rarement plus), survient la fièvre rémittente qui marque le début proprement dit ; elle s'accompagne d'une céphalalgie peu intense, d'anorexie, de soif, de douleurs abdominales peu vives avec de la diarrhée ou de la constipation ; les vomissements manquent. Le plus souvent, pendant les premiers jours, l'enfant n'est pas alité. La langue est humide, couverte d'un enduit blanchâtre peu épais ; l'abdomen est assez souple. Le facies est abattu, les forces sont déprimées, les yeux légèrement cernés, les narines

(1) C'est en ville que nous avons pu étudier de près cette question.

sèches ; les nuits sont assez bonnes, ou bien on observe une légère agitation. Pendant cinq à six jours ces symptômes persistent sans changement, quelquefois cependant l'agitation de la nuit est plus prononcée et accompagnée d'un délire fugace ; l'abdomen est plus développé, l'enduit de la langue plus épais, le dévoiement plus abondant, le pouls plus accéléré. Puis, à partir du sixième au huitième jour, la céphalalgie cesse, et l'on voit apparaître quelques taches rosées, lenticulaires, sur l'abdomen et à la partie interne des cuisses, et des sudamina sur les côtés du cou ou sur le ventre. La langue est un peu moins humide ; les gencives sont un peu gonflées, recouvertes de petites plaques blanches : l'abdomen est saillant et sonore, on sent du gargouillement dans la fosse iliaque. La toux apparaît, ou, si elle existait déjà, elle augmente, et assez souvent on entend à la partie postérieure de la poitrine un râle sibilant assez abondant. Un peu plus tard on sent quelquefois la rate déborder les côtes, ou bien l'hypochondre gauche est peu sonore. Ces symptômes restent stationnaires pendant quelques jours, puis disparaissent successivement : la langue redevient humide, elle est dépouillée de son enduit ; le ventre reprend sa souplesse, le dévoiement s'arrête ; la fièvre diminue, l'agitation disparaît ; la toux cesse ; on n'aperçoit plus de taches lenticulaires, mais l'abdomen est encore couvert de sudamina ; le facies n'exprime plus l'abattement, le regard reprend sa vivacité, les forces reviennent, et le malade entre en convalescence. La maladie ne dure guère en moyenne plus de quinze à vingt et un jours, très rarement moins.

Sous cette forme, la maladie se termine, dans l'immense majorité des cas, par le retour à la santé.

La *fièvre typhoïde grave* débute quelquefois comme la dothiénentérie légère, et ce n'est qu'au bout de six à sept jours que la gravité des symptômes se dessine ; cependant elle s'annonce quelquefois, dès le début, par leur violence plus grande.

Le mouvement fébrile et la céphalalgie sont intenses, la constipation fréquente ainsi que les vomissements. Le dévoiement succède bientôt à la constipation, surtout chez les plus jeunes enfants, dont les selles sont involontaires. La soif est vive, l'anorexie complète ; la langue se couvre d'un enduit épais, souvent elle est sèche et rouge à la pointe. L'abdomen est douloureux à l'ombilic ou dans la fosse iliaque ; on perçoit du gargouillement ; le facies exprime l'abattement et l'ennui, les forces sont très déprimées ; puis le délire se prononce. L'enfant est agité, surtout la nuit ; dans la journée il est dans la somnolence. On constate rarement des bourdonnements d'oreilles et des étourdissements. L'éruption lenticulaire est médiocrement abondante, les sudamina sont nombreux, la toux est intense, et les râles sibilants et sous-crépitants sont très étendus ; quelquefois il survient des épistaxis. L'abdomen augmente de volume ; il est développé, sonore, distendu par les gaz; on voit quelquefois ses parois s'amincir et devenir comme transparentes. Tantôt c'est le mouvement fébrile avec de graves exaspérations vespérines qui dominent toute la maladie. D'autres fois c'est la forme abdominale qui l'emporte; alors la langue est sèche, la diarrhée abondante, le ventre très ballonné; les vomissements reparaissent de temps en temps accompagnés d'un grand affaissement; ou bien encore ce sont les accidents thoraciques qui sont les plus apparents : la toux redouble de fréquence, la respiration est accélérée, les bronches sont encombrées de mucosités, le visage est violacé par moments, la peau est souvent couverte de sueurs liées soit à l'état catarrhal, soit à la gêne de la respiration. Puis, après une durée variable, ces phénomènes morbides diminuent progressivement et les malades entrent en convalescence; ou bien les symptômes se maintiennent à peu près au même degré, et l'on voit apparaître une complication tantôt bénigne, telle qu'une otite, tantôt fort grave, telle qu'une pneumonie, une pleurésie, une perforation intestinale, etc., qui enlève le jeune malade. Cettte fièvre typhoïde dure rarement moins de vingt-cinq jours, et se prolonge quelquefois jusqu'au trente-cinquième.

La *fièvre typhoïde très grove*, ne débute presque jamais avec l'apparence d'une fièvre typhoïde bénigne (1). Quelquefois elle commence comme la forme précédente; dans d'autres cas, dès l'origine, l'intensité des symptômes peut faire pressentir la gravité de la maladie. Ainsi, la fièvre est très vive, la peau brûlante, la céphalalgie intense, la faiblesse grande, les vomissements assez habituels; souvent il y a de la constipation : le facies exprime de l'abattement. Au bout de peu de jours, il survient un délire des plus intenses, une extrême agitation suivie bientôt d'un profond abattement que remplacent de nouvelles exacerbations de délire et d'agitation. La tête est alors renversée en arrière; les yeux sont tantôt fermés, tantôt demi-ouverts, quelquefois convulsés en haut; les pupilles, tantôt dilatées, tantôt contractées; les lèvres sont agitées de mouvements, de tremblotements; la face rougit et pâlit tour à tour; le facies change à chaque instant d'expression : tantôt il exprime à un haut degré l'égarement, tantôt l'enfant paraît sommeiller, ses yeux sont fermés; quelques instants après, il sort de cette léthargie pour pousser des cris aigus, prolongés, plaintifs; à chaque instant il change de décubitus, qui est tantôt dorsal, tantôt latéral; les cris augmentent, la respiration est inégale, suspirieuse, le pouls quelquefois irrégulier. La constipation est remplacée par la diarrhée, d'abondantes évacuations remplissent les couches du jeune malade; les urines sont rendues involontairement, la prostration finit par dominer, l'insensibilité est complète, le tronc a la roideur

(1) Cependant en ville nous avons vu un garçon de dix ans passer d'un état en apparence peu alarmant à une fièvre ataxique de la plus haute gravité à laquelle il succomba le dix-septième jour.

d'une barre de fer, l'intelligence est abolie, la face couverte d'une sueur froide, et la mort survient au bout de sept à neuf jours. Mais la maladie peut se prolonger bien plus longtemps; le délire persiste alors très aigu, alternant avec de l'assoupissement, les pupilles sont dilatées; on observe quelquefois des soubresauts de tendons ou de la carpologie. La langue est couverte d'un enduit épais, fuligineux; les dents sont encroûtées, les lèvres rouges, excoriées, noirâtres, les narines pulvérulentes, la face étirée, le pouls petit et filant; les selles sont toujours involontaires, l'abdomen distendu outre mesure, ou bien au contraire rétracté. Des eschares se développent au niveau du sacrum ou du grand trochanter; et la mort arrive du quinzième au trentième jour.

D'autres fois la maladie se termine par la guérison; les symptômes diminuent progressivement et successivement, la langue se dépouille, l'abdomen reprend sa souplesse, les évacuations redeviennent naturelles, les plaies fournissent une bonne suppuration, et, après bien des alternatives d'amélioration et d'aggravation, le malade entre en convalescence. A l'hôpital nous avons vu la maladie durer jusqu'au quatre-vingtième jour, mais en général elle se termine du trente-cinquième au cinquantième. En ville nous avons vu des enfants être déjà hors de danger, à partir du quinzième ou du dix-huitième jour, et entrer en convalescence le vingtième ou le vingt-cinquième.

Les trois formes que nous venons d'établir ne sont pas également fréquentes. A l'hôpital comme en ville, mais surtout en ville, les formes légères sont les plus communes, et les formes très graves les plus rares.

En comparant les lésions aux symptômes, nous avons pu nous assurer que dans presque tous les cas où nous n'avons pas trouvé d'ulcérations, la forme était très grave, et il en était ainsi même lorsque la mort était arrivée du quinzième au trente-sixième jour.

La division que nous avons adoptée pour l'établissement des formes nous paraît la plus pratique. Si nous voulions maintenant envisager les faits sous un autre point de vue et grouper nos observations d'après la prédominance de certains symptômes, nous pourrions établir les rapprochements suivants :

A la forme légère correspondraient en général les variétés dites	muqueuse. bilieuse.
A la forme grave —	inflammatoire. bilieuse. pectorale. abdominale.
A la forme très grave —	cérébrale. nerveuse. maligne. ataxique. adynamique. ataxo-adynamique.

La *convalescence* dans la fièvre typhoïde légère est, en général, courte; dans la forme grave, elle est plus longue. Les malades conservent de la faiblesse, ils maigrissent considérablement, leur peau est pâle, sèche, desquamante. Dans la forme très grave, lorsque la maladie se prolonge, la convalescence est encore plus longue et l'amaigrissement plus prononcé.

M. Taupin a observé que les enfants perdaient presque constamment leurs cheveux à cette époque de la maladie. C'est souvent dans la convalescence que l'on voit apparaître plusieurs des complications auxquelles nous consacrerons un article particulier. Nous n'avons jamais observé de phénomènes critiques à la suite de l'affection typhoïde. M. Taupin met au nombre des crises les furoncles, les anthrax, les abcès phlegmoneux et l'otorrhée; il donne à cette complication le nom de crise par excellence.

Récidives. — La dothiénentérie est une maladie essentiellement continue, et, sauf quelques alternatives d'amélioration ou d'aggravation, elle suit ses périodes accoutumées. Nous avons cependant observé chez trois enfants une récidive survenue après une guérison complète. Des trois malades dont il s'agit, deux étaient âgés de onze ans et un de treize ans. Chez d'eux d'entre eux la maladie s'était montrée sous forme bénigne; le troisième avait été assez gravement atteint. Aucune cause ne put expliquer la réapparition des symptômes typhoïdes; la convalescence avait été franche, et nous avions gardé les jeunes malades plusieurs jours dans les salles depuis leur guérison. Les symptômes, lors de la récidive, furent assez analogues, par leur marche et leur l'intensité, à ceux de la première maladie. L'éruption typhoïde en particulier fut très abondante, et même chez l'un d'eux elle l'a été beaucoup plus à l'époque de la récidive que lors de la première invasion. Chez ce même enfant, on sentit la rate déborder les côtes, tandis qu'il n'en avait pas été de même la première fois. Nous avons eu grand soin de nous assurer qu'aucune complication ne pouvait rendre compte des symptômes observés. On peut se demander quel a été l'état du canal intestinal à l'époque de la recrudescence: y a-t-il eu nouvelle inflammation des plaques de Peyer et des ganglions mésentériques? Cela est probable, puisque nous avons pu, chez un de nos malades, constater la lésion de la rate qui accompagne d'ordinaire les deux autres. Mais heureusement la preuve anatomique a manqué (1).

Fièvre typhoïde anomale et secondaire. — Toutes les observations que nous avons analysées pour la composition de ce chapitre sont des exemples de fièvre typhoïde primitive. Il semble donc que la dothiénentérie, à l'exclusion de toutes les autres maladies de l'enfance, sur-

(1) Voyez les observations que nous avons publiées dans le *Journal des connaissances médico-chirurgicales*, mai, 1841, p. 198-199.

vient toujours chez des sujets parfaitement bien portants. Nous nous sommes demandé cependant (tom. I, p. 688-787) s'il n'existait pas des fièvres typhoïdes bâtardes, irrégulières, anomales, représentant les formes analogues des fièvres éruptives et se rapprochant de l'affection typhoïde bien caractérisée, tantôt par leurs symptômes, tantôt par leurs caractères anatomiques. Ces idées nous avaient été suggérées d'un côté par l'étude de certaines entérites dont les symptômes offrent de grands rapports avec ceux de la dothiénentérie et par la confusion possible des deux affections chez les très jeunes sujets; de l'autre par la fréquence de l'inflammation des plaques, l'existence de véritables ulcérations des follicules agminés chez des enfants dont la maladie n'avait offert dans sa marche aucune ressemblance avec l'affection typhoïde. Ne pourrait-on pas aussi rapprocher des fièvres typhoïdes anomales, ces cas assez nombreux où l'on voit des enfants subir l'influence de l'épidémie sans cependant offrir tous les symptômes de la dothiénentérie, et rester ainsi, pendant huit ou dix jours, dans un état mixte entre la santé et la maladie?

Il nous est impossible de donner actuellement une solution définitive à ces questions; nous nous contentons d'attirer sur elles l'attention des pathologistes. Nous allons en terminant rapporter l'abrégé d'une odservation qu'on pourrait peut-être considérer comme un exemple de fièvre typhoïde secondaire. Ce fait pouvant offrir du doute n'est pas rentré dans notre analyse.

Un garçon de cinq ans fut atteint successivement et dans l'espace d'un mois d'une scarlatine, puis d'une rougeole. Ces deux maladies furent suivies d'un amaigrissement considérable et d'une profonde débilitation. Quinze jours environ après la disparition de la rougeole, le dévoiement et la toux qui avaient existé pendant le cours de l'exanthème reparurent; la soif était vive et l'appétit perdu; l'enfant était grognon; il ne présentait pas de symptômes cérébraux. Cinq jours avant la mort; une gangrène de la bouche se développa. Deux jours plus tard, il fut soumis à notre observation. Nous constatâmes alors l'existence de la gangrène; en outre, la fièvre était vive, le pouls à 144; le facies exprimait la souffrance; les forces étaient très déprimées et la maigreur extrême; de nombreux sudamina couvraient le cou; on n'apercevait pas de taches lenticulaires. L'abdomen était assez volumineux, tendu, sonore généralement, mais peu douloureux partout; l'appétit nul, la soif très vive, le dévoiement verdâtre, abondant. Sauf l'affaissement, il n'y avait pas de symptômes cérébraux. A l'auscultation, on entendait du râle sous-crépitant des deux côtés en arrière.

Les deux jours suivants, il ne survint pas de modification dans les symptômes abdominaux; l'état général était de plus en plus détérioré, et la gangrène plus étendue.

A l'autopsie, nous constatâmes : 1° une broncho-pneumonie lobulaire partielle; 2° deux tubercules dans les ganglions bronchiques; 3° une légère néphrite; 4° en outre, les intestins, les ganglions mésentériques et la rate offraient les altérations suivantes :

L'*intestin grêle* contenait des matières liquides jaunâtres peu abondantes; la consistance de sa muqueuse était bonne. On apercevait quinze ou seize plaques rouges, saillantes de 1/2 millimètre, à aréoles petites, à cause du gonflement des lignes aréolaires, qui étaient très molles. Le tissu sous-muqueux était sain. Les deux dernières plaques avaient le volume d'une pièce de 2 francs; elles étaient mamelonnées, formées de monticules inégaux, dont quelques-uns avaient de 2 à 3 millimètres de saillie; leur couleur était d'un gris rougeâtre. On apercevait en outre quatre ulcérations, dont deux sur les plaques que nous venons de décrire, et deux autres à 10 ou 15 centimètres de la valvule; elles étaient petites, arrondies, à bords minces, non décollés, à fond sous-muqueux, à peine injecté; leur forme était régulière, leur diamètre de 2 à 5 millimètres.

Le *gros intestin* avait une couleur gris rosé; la consistance de sa muqueuse était nulle partout, son épaisseur était un peu augmentée. Les follicules étaient assez nombreux et entamés par une dizaine de petites ulcérations arrondies, mais un peu irrégulières.

Les *ganglions mésentériques* avaient le volume d'une lentille à celui d'un gros haricot : il y en avait cinq ou six de ce dernier volume, principalement près de la valvule; ils étaient rouges, assez mous, infiltrés.

La *rate*, assez volumineuse, molle et d'une couleur rouge clair, avait 10 centimètres de haut, 7 de large et 2 d'épaisseur.

Nous trouvons dans cette autopsie les caractères anatomiques de la dothiénentérie, puisque la triple lésion de l'appareil folliculaire de l'intestin, des ganglions mésentériques et de la rate coexistait chez ce même enfant. Si nous voulions établir l'âge des lésions d'après leur apparence, nous leur donnerions environ de vingt à vingt-cinq jours d'existence. Or, la rougeole avait débuté le 26 mai; c'était environ à partir du 11 juin qu'étaient survenus le dévoiement et les symptômes énumérés plus haut, et la mort avait eu lieu le 1ᵉʳ juillet. Ainsi, en comparant l'époque à laquelle se sont développés les symptômes abdominaux avec l'âge présumé des altérations, nous trouvons une coïncidence qui nous permet d'établir le rapport de cause à effet entre la lésion et le symptôme. Cette fièvre typhoïde serait bien secondaire, car la santé n'avait pas été entièrement rétablie; l'enfant était resté profondément débilité, amaigri, à la suite des deux fièvres éruptives. Si le fait que nous venons de citer laisse quelque doute dans l'esprit du lecteur sur l'existence d'une fièvre typhoïde secondaire, il n'en sera pas de même de l'observation suivante, publiée par M. Maréchal dans le *Journal hebdomadaire* (tome II, page 116, 1829). En voici le résumé très succinct.

Il s'agit dans ce cas d'une fille de dix ans qui fut prise tout à coup de vomissements et de diarrhée; le lendemain il survint une éruption de rougeole dont les diverses périodes furent parcourues en huit jours. Les symptômes de l'appareil gastro-intestinal, qui avaient cessé pendant le cours de l'exanthème, reparurent quelques jours après accompagnés de stupeur, de céphalalgie, de douleurs vagues dans le ventre. A l'hôpital, on constata les symptômes d'une fièvre typhoïde ataxo-adynamique des mieux caractérisées. Cinq semaines après le début des premiers accidents, l'enfant succomba, et à l'autopsie on trouva les lésions pathognomoniques d'une fièvre typhoïde; les ulcérations de l'intestin grêle étaient même plus considérables qu'on ne les observe d'ordinaire chez les enfants.

Art. IV. — Diagnostic.

La plupart des auteurs qui ont écrit sur la fièvre typhoïde de l'adulte ont en général passé trop légèrement sur un article aussi important que celui du diagnostic différentiel. Ils se sont contentés d'énumérer rapidement quelques-unes des maladies qui présentent de l'analogie avec la dothiénentérie; mais ils n'ont pas assez insisté sur les difficultés du diagnostic dans un grand nombre de cas; et surtout lorsque la maladie est dans sa première période. Chez l'enfant il est encore moins aisé que chez l'adulte de distinguer la fièvre typhoïde de beaucoup de maladies qui ont une grande ressemblance avec elle. Aussi, nous croyons devoir insister sur un article aussi important,

Cependant nous nous abstenons de comparer la fièvre typhoïde avec des maladies plus ou moins bien déterminées, que quelques praticiens confondent avec cette pyrexie; tandis que d'autres veulent qu'on les en sépare complétement. Telles sont la fièvre éphémère prolongée, la fièvre synoque, et certaines fièvres rémittentes incomplétement étudiées. Nous nous abstenons de faire cette comparaison, parce que ces maladies, que nous n'avons pas décrites dans cet ouvrage, soulèvent des questions de nosologie et de doctrine que nous ne voulons pas aborder encore.

Pour atteindre le but que nous nous proposons, et pour rester toujours dans les limites de la vérité, nous allons, dans l'article qui va suivre, non pas énumérer les affections qui pourraient être prises pour la fièvre typhoïde, mais insister sur les maladies que nous avons nous-mêmes confondues avec elle. La question doit être traitée dans le passé pour l'avenir.

Pour rendre la distinction plus facile, nous établirons le diagnostic suivant les formes.

Formes de la fièvre typhoïde.	*Maladies avec lesquelles on peut la confondre.*
Légère	Embarras gastrique. Catarrhe intestinal.
Grave	Méningite tuberculeuse. Entérite secondaire à la scarlatine et à la rougeole. Pneumonie et broncho-pneumonie.
Très grave	Entérite typhoïde. Méningite inflammatoire. Tuberculisation générale aiguë.

En outre, les fièvres éruptives à leur début et surtout la variole, peuvent être confondues avec les trois formes de la fièvre typhoïde. Nous nous bornerons ici à présenter le diagnostic de la dothiénentérie et des maladies que nous avons déjà décrites, renvoyant, pour les autres détails, aux chapitres sur la variole, la méningite tuberculeuse, la tuberculisation aiguë générale, etc.

Embarras gastrique. — Nous avons indiqué ailleurs quelques-unes des différences qui séparent cette affection de la dothiénentérie légère, et nous avons fait voir qu'elles consistent bien plus dans la durée que dans les phénomènes propres aux deux maladies. Nous dirons ici que les symptômes auxquels il faut attacher le plus de valeur pour reconnaître la dothiénentérie sont : 1° la perte des forces un peu notable, bien qu'il soit souvent difficile d'en estimer le degré ; 2° l'agitation ou le délire nocturne léger ; 3° le dévoiement abondant accompagné de gargouillement dans la fosse iliaque ; 4° la saillie de la rate ; 5° les taches et les sudamina nombreux ; 6° le mouvement fébrile plus intense que dans l'embarras gastrique, et persistant au delà du neuvième jour ; 7° l'existence du râle sibilant.

Phlegmasies et catarrhes intestinaux. — La réunion de la plupart des symptômes que nous venons d'énumérer, sauf le dévoiement, qui est commun aux deux maladies, permettra de distinguer la fièvre typhoïde légère des maladies catarrhales aiguës primitives des intestins. Il faut aussi tenir compte de l'absence de la céphalalgie dans l'entérite. Nous devons dire cependant que chez deux jeunes enfants la fièvre typhoïde s'est montrée sous forme subaiguë et a été tout à fait semblable à l'entérite. Le mouvement fébrile était peu intense, l'abdomen n'était ni tendu ni ballonné, il n'y avait ni taches ni sudamina, la diarrhée était abondante ; les symptômes nerveux manquaient entièrement. Dans un des cas nous fûmes complétement abusés, et à tel point, que, croyant avoir affaire à une entérite qui tendait à passer à l'état chronique, nous administrâmes les astringents à l'intérieur. Si le catarrhe aigu peut, chez les très jeunes enfants, être facilement confondu avec la dothiénentérie, la confusion est bien facile encore quand la phlegmasie intestinale revêt la forme typhoïde.

L'*entérite typhoïde* offre, en effet, la plus grande ressemblance avec la fièvre typhoïde très grave. Nous avons déjà (t. I, p. 786) cherché à poser les bases du diagnostic ; nous devons ici faire voir combien l'erreur est facile, en comparant deux observations d'entérite typhoïde primitive à deux cas de fièvre typhoïde. Notre tableau est fait d'après le modèle de celui que M. Louis a imprimé dans sa réponse à Broussais.

TABLEAU

DE DEUX CAS D'ENTÉRITE AIGUE QUI SE SONT TERMINÉS PAR LA MORT.	DE DEUX CAS DE FIÈVRE TYPHOÏDE QUI SE SONT TERMINÉS PAR LA MORT.
Age.	*Age.*
Trois ans ; cinq ans et demi.	Quatre ans et demi ; cinq ans.

DEUX CAS D'ENTÉRITE.

Sexe.

Deux garçons.

Causes.

L'un, à Paris depuis six mois, santé toujours bonne, constitution forte, blond. L'autre : arrivée à Paris ignorée; plusieurs affections abdominales.

Mode d'invasion.

Dans un cas, début brusque, céphalalgie, épistaxis, fièvre, constipation ; dans l'autre, perte d'appétit, dévoiement, fièvre le soir.

Diarrhée.

Dans un cas, diarrhée au début; dans l'autre, au sixième jour. Dans les deux cas, elle dure jusqu'à la mort. Toujours involontaire, pas très abondante dans un cas, abondante dans l'autre.

Douleurs de ventre.

Dans les deux cas, dès le début, on les constate à l'hôpital; générales dans un cas, bornées à la fosse iliaque dans l'autre.

Météorisme.

Dans un cas, abdomen ballonné du troisième au huitième jour, flasque ensuite. Dans l'autre, abdomen tendu le septième; très ballonné du huitième au dixième.

État de la rate.

On ne sent pas la rate.

Vomissements.

Pas de vomissements.

Appétit.

Nul dès le début dans les deux cas.

Langue.

Langue sèche et rouge le sixième jour, noirâtre, fendillée le septième. Lèvres

DEUX CAS DE FIÈVRE TYPHOÏDE.

Sexe.

Deux garçons.

Causes.

L'un à Paris depuis trois ans; arrivée de l'autre à Paris ignorée. Bonne santé antérieure; constitution très forte; bruns.

Mode d'invasion.

Début brusque, assoupissement, céphalalgie, fièvre, vomissements, douleurs dans les jambes, diarrhée.

Diarrhée.

Chez l'un dès le début, chez l'autre à dater du troisième jour, et dans les deux cas jusqu'à la mort. Presque toujours involontaire : trois ou quatre selles par jour.

Douleurs de ventre.

On ne peut s'en assurer.

Météorisme.

Ballonnement à partir du troisième jour jusqu'à la mort, avec alternatives de souplesse. Ballonnement du troisième jour à la mort.

État de la rate.

Saillie de la rate dans les deux cas jusqu'à la mort. Dans un des cas, on sent la rate le troisième jour; dans l'autre le huitième.

Vomissements.

L'un le premier, le deuxième et le troisième jour; l'autre point.

Appétit.

Nul dès le début dans les deux cas.

Langue.

Chez l'un, la langue commence à se sécher le sixième jour; elle est rouge et

DEUX CAS D'ENTÉRITE.	DEUX CAS DE FIÈVRE TYPHOÏDE.
croûteuses dans un cas, dans l'autre peu humides. Le neuvième jour, langue rouge à la pointe, jaune à la base; reste telle pendant toute la maladie, avec alternatives d'humidité et de sécheresse.	râpeuse ; chez l'autre, elle se sèche le neuvième.
Céphalalgie.	*Céphalalgie.*
Notée dans un cas au début, pas notée dans l'autre.	Dans les deux cas au début.
Somnolence.	*Somnolence.*
Pas de somnolence.	Dans un cas, un peu d'assoupissement dès le début.
Délire, cris.	*Délire, cris.*
Délire, cris, agitation extrême chez l'un, dans la nuit du quatrième au cinquième jour; elle persiste pendant toute la maladie. Chez l'autre, agitation extrême, cris dans la nuit du treizième au quatorzième; ne reconnut pas sa mère le quatorzième. Les jours suivants, l'agitation est remplacée par des plaintes continuelles.	Cris très aigus, délire, agitation, à partir du cinquième jour jusqu'à la mort, chez tous les deux.
Yeux, oreilles, nez.	*Yeux, oreilles, nez.*
Dans un cas, *épistaxis* au début; dilatation des pupilles les deux derniers jours. Chez l'autre, nez sec et croûteux, yeux caves entourés d'un cercle noir, à partir du treizième jour.	Rien de spécial, sauf que l'un des malades présenta, le troisième jour, une contraction et une dilatation alternatives des pupilles, avec convulsion des globes oculaires.
Taches lenticulaires.	*Taches lenticulaires.*
Dans les deux cas, il y eut des taches : chez l'un le neuvième et le onzième, sur la cuisse droite ; chez l'autre, deux taches autour de l'ombilic, mal dessinées, le neuvième.	Chez l'un, pas de taches; chez l'autre, taches le dixième et le onzième jour.
Sudamina.	*Sudamina.*
Dans un cas, sudamina nombreux le neuvième jour; nouvelle éruption le dix-septième, et le dix-huitième très abondante. Dans l'autre, pas de sudamina.	Pas de sudamina.
Frissons, chaleur.	*Frissons, chaleur.*
Ignorés. Dans les deux cas la peau fut chaude.	Ignorés. Dans un cas, peau médiocrement chaude pendant tout le temps; dans l'autre, peau très chaude jusqu'à la mort.

DEUX CAS D'ENTÉRITE.	DEUX CAS DE FIÈVRE TYPHOÏDE.
Sueurs.	*Sueurs.*
Pas de sueurs.	Pas de sueurs.
Pouls.	*Pouls.*
Chez l'un, petit, faible, de 120 à 132 ; chez l'autre, de 140 à 160.	Chez l'un, de 112 à 152 ; chez l'autre, de 120 à 144.
Fonctions respiratoires.	*Fonctions respiratoires.*
Toux dès le début dans un cas ; précède de quinze jours le début dans l'autre. Râle sous-crépitant dans les deux cas.	Toux dès le début, assez fréquente, dure jusqu'à la mort. Râles sibilant et sous-crépitant.
Durée.	*Durée.*
Douze et dix-huit jours.	Neuf et vingt-trois jours.
Forme.	*Forme.*
Ataxique.	Ataxique.
Terminaison.	*Terminaison.*
Mort.	Mort.
Altérations anatomiques.	*Altérations anatomiques.*
Inflammation très intense des deux derniers pieds de l'intestin grêle et de tout le gros intestin dans un cas (rougeur, aspect chagriné, épaississement, ramollissement de la membrane muqueuse). Dans l'autre, inflammation dans une étendue de six pouces au-dessus de la valvule (rougeur, épaississement, ramollissement) ; inflammation disséminée dans le gros intestin.	Tuméfaction, rougeur, ramollissement des plaques dans un cas. Plaques ulcérées dans l'autre.
Plaques de Peyer aréolaires dans un cas, non apparentes dans l'autre.	
Ganglions mésentériques sains.	Gonflement, rougeur, ramollissement des ganglions mésentériques.
Hépatisation avec gangrène du poumon dans un cas, pneumonie lobulaire dans l'autre (1).	Pneumonie lobulaire dans les deux cas.

Il résulte donc de notre comparaison que, dans certains cas, il est impossible de distinguer la fièvre typhoïde de l'entérite ; conclusion bien différente de celle à laquelle M. Louis est arrivé pour l'adulte, puisqu'en terminant son parallèle, ce savant pathologiste s'exprimait ainsi : « Certes les deux ordres de malades dont je viens d'analyser l'histoire n'ont pas été atteints de la même affection ; car, pour ne parler que des symptômes, leur différence consiste *bien moins dans leur intensité que dans leur nombre*, *qui est considérable chez les uns et très borné chez les autres.* »

(1) Ces deux faits ont été publiés dans le *Journal des connaissances médico-chirurgicales*.

En comparant les variétés d'entérite avec les diverses formes de la fièvre typhoïde, on est amené à cette conclusion (déjà formulée ailleurs), que dans bon nombre de cas, chez les plus jeunes enfants, ces deux maladies, sur lesquelles on a tant discuté, et que l'on a tant cherché à séparer l'une de l'autre, se rapprochent et se confondent. Ces considérations ne sont pas oiseuses, et doivent, ce nous semble, exercer une certaine influence sur la thérapeutique. Du moment où l'on sera convaincu que, chez les enfants de deux à cinq ans, la fièvre typhoïde et l'entérite se ressemblent par la plupart de leurs caractères symptomatologiques, on évitera l'emploi de toute méthode qui, dirigée contre la dothiénentérie, pourrait, en s'adressant à faux, ajouter un nouveau stimulus à une maladie inflammatoire, et déterminer ultérieurement l'apparition d'accidents graves.

Lorsque l'entérite à forme typhoïde est secondaire, le diagnostic est plus facile, puisqu'on a pour s'éclairer l'existence antérieure d'une fièvre éruptive. Cependant, dans les cas où l'on est sans renseignements sur les antécédents, on peut fort bien commettre une erreur de diagnostic. C'est alors que l'examen de la peau sera d'une grande utilité. On pourra trouver, en effet, des traces de desquamation, indices d'une éruption qui a disparu, et ce seul caractère assurera son diagnostic. Cependant ce symptôme n'est pas infaillible; dans plusieurs cas, nous avons observé une desquamation générale chez des sujets atteints de fièvre typhoïde; mais il est vrai que ce soulèvement de l'épiderme n'existait pas au visage, et se montrait à une époque très avancée de la maladie.

Pneumonie et *broncho-pneumonie.* — Dans notre chapitre de la *Pneumonie*, nous avons indiqué que les formes bilieuse et typhoïde étaient très rares. Cependant, lorsque le praticien rencontre des cas de cette espèce, il peut confondre la phlegmasie pulmonaire avec une dothiénentérie grave ou très grave, car la pneumonie typhoïde revêt la forme ataxique ou adynamique. L'auscultation d'ordinaire lèvera tous les doutes. Cependant, lorsqu'on n'a pas assisté au début de la maladie, le diagnostic est quelquefois embarrassant. Il peut arriver, en effet, que l'on ait affaire à un enfant atteint d'affection typhoïde compliquée de pneumonie, et que l'on ignore l'époque du développement de la complication. On est alors en doute pour savoir si l'on a sous les yeux une pneumonie typhoïde, ou une dothiénentérie compliquée de pneumonie. La solution du problème n'est pas très difficile; il suffit, en effet, d'attendre l'époque de la résolution de la phlegmasie du poumon, qui survient du septième au huitième jour, pour voir peu à peu se dissiper tous les symptômes morbides. Si cependant l'inflammation, au lieu de se résoudre, augmentait d'étendue à partir du septième jour, les taches, les sudamina, qui, dans la fièvre typhoïde, apparaissent à cette époque, fixeraient le diagnostic.

La broncho-pneumonie catarrhale peut être confondue avec la forme de la fièvre typhoïde dite pectorale. La distinction n'est pas facile quand l'examen est pratiqué à une époque éloignée du début, et c'est surtout par les commémoratifs que le diagnostic sera éclairé; la fièvre typhoïde étant presque toujours primitive, et la broncho-pneumonie secondaire; l'épidémie, la saison, et parmi les symptômes les taches, l'état de la langue et du ventre seront aussi utilement mis à contribution.

Nous ne voulons pas terminer cet article sans rectifier un passage de la thèse publiée par l'un de nous. En effet, p. 70, il était dit, en faisant allusion à une observation de gangrène du poumon, insérée par Constant dans la *Gazette médicale* (p. 551, 1834): « Dans d'autres cas, l'erreur est encore plus aisée; car ce n'est plus à un mouvement fébrile continu dont on cherche l'explication qu'on a affaire, c'est à la majeure partie des symptômes de l'affection typhoïde, et à l'autopsie, au lieu de rencontrer des ulcérations intestinales, comme on s'y attendait, on trouve une gangrène du poumon. » Depuis que ce passage a été imprimé, nous avons recueilli quelques observations d'enfants qui avaient succombé à la fièvre typhoïde, sans que l'autopsie nous ait révélé aucune altération des plaques. Or le fait de Constant est un cas de cette espèce, et c'est pour cela qu'à une époque où nous ignorions qu'il existât des fièvres typhoïdes sans altération des follicules agminés, nous avions regardé la gangrène comme la maladie unique. Cependant, en lisant l'observation avec beaucoup d'attention, nous avons pu nous assurer que dans ce cas il y avait eu bien réellement une fièvre typhoïde, et que ce n'était qu'à une époque déjà avancée qu'elle avait été compliquée de gangrène du poumon. Nous ne croyons donc pas qu'il y ait lieu à tracer un diagnostic différentiel entre la gangrène pulmonaire et la dothiénentérie.

Art. V. — Complications.

La fièvre typhoïde parcourt quelquefois toutes ses périodes sans qu'aucun accident vienne entraver sa marche. Dans d'autres cas, différentes complications se surajoutant à la maladie principale, changent sa physionomie, aggravent son pronostic, et entraînent quelquefois les malades au tombeau, lorsque tout faisait espérer une terminaison heureuse. Ces complications peuvent être divisées en trois groupes principaux :

1° Celles qui sont le résultat de la marche des lésions qui appartiennent en propre à la dothiénentérie;

2° Celles qui dépendent du génie catarrho-inflammatoire de la maladie ou qui sont liées à sa spécificité;

3° Enfin celles qui, tout à fait étrangères à l'affection typhoïde elle-même, ne doivent être regardées que comme de simples coïncidences. Nous ne nous dissimulons pas toutefois que cette division est un peu arbitraire, et que certaines maladies que nous rangeons dans la troisième catégorie pourraient, dans quelques cas, être rattachées à la seconde.

A. La *péritonite*, suite de perforation de l'intestin ou de la vésicule, est la seule complication de la première espèce.

La perforation intestinale est un phénomène rare ; nous ne l'avons observée qu'une seule fois (1). M. Taupin ne l'a constatée que chez deux de ses malades. Il en cite deux autres exemples empruntés à MM. Barrier et Husson fils. Dans le cas que nous avons observé, la mort fut subite et causée par une attaque de convulsions. La maladie s'était présentée sous une forme assez grave. Dans les faits que nous empruntons à M. Taupin, la perforation survient dans trois cas où les malades entraient en convalescence à la suite d'une maladie grave, et dans un autre cas, où l'affection était légère. M. Taupin a noté les symptômes suivants (*loc. cit.*, p. 246) : « Les malades ont été pris tout à coup de douleurs atroces, d'abord limitées au flanc droit, qui bientôt se sont propagées à tout l'abdomen ; ils ont poussé des cris aigus, leur face est devenue grippée, couverte de sueur froide ; dans un cas, j'ai pu noter l'odeur particulière (odeur de souris). Dans un cas, les selles se sont supprimées ; tous deux ont vomi abondamment des matières porracées ; le pouls était petit, très fréquent, irrégulier ; la peau froide et poisseuse ; le ventre horriblement douloureux au toucher ; la respiration embarrassée ; ils sont morts en moins de trente-six heures. »

Nous rangerons au nombre des complications qui sont le résultat des lésions propres à la fièvre typhoïde un exemple de perforation de la vésicule, suite probable d'ulcération. Il en résulta une péritonite circonscrite dont nous avons décrit ailleurs les caractères anatomiques (voyez t. II, p. 5).

Il s'agissait dans ce cas d'une fille de douze ans, atteinte d'une fièvre typhoïde ataxo-adynamique très grave accompagnée de douleurs abdominales, de dévoiement, puis de constipation ; seize jours après le début une tumeur se développa au côté droit du ventre. Nous ne vîmes la malade que le vingt-deuxième jour ; nous constatâmes l'existence d'une tumeur mal limitée dans l'hypochondre droit, qui était tendu et rénitent ; l'abdomen était généralement douloureux. Cette tumeur disparut peu à peu ; mais le délire persista, et l'enfant succomba le cinquante-deuxième jour.

B. Les complications de la seconde espèce peuvent être, comme nous l'avons dit, rattachées, les unes (les phlegmasies) au génie in-

(1) L'un de nous en a recueilli un second exemple à Genève sur un enfant de douze ans.

flammatoire, les autres (les hémorrhagies et la gangrène) à la spécificité de la maladie ou à l'altération du sang.

I. — Parmi les premières, nous arrêterons d'abord notre attention sur la bronchite, la pneumonie, l'entérite et l'otite, les autres inflammations étant fort rares et devant être regardées comme de simples coïncidences.

Bronchite et broncho-pneumonie. — La bronchite fait partie essentielle de la fièvre typhoïde, et elle ne constitue une complication que dans les cas où par son intensité elle domine la maladie. On observe alors les différents symptômes que nous avons décrits ailleurs et les formes connues sous le nom de bronchite générale et de broncho-pneumonie aiguë ou subaiguë (voy, t. I). Cette complication ne survient guère que dans les cas où la maladie est déjà, par elle-même, grave ou très grave. Elle se montre d'ordinaire à une époque avancée, du vingtième au quarantième jour; elle augmente la fièvre et détermine souvent une altération profonde des traits. On peut observer la broncho-pneumonie à tous les âges, mais elle est plus fréquente chez les enfants les plus jeunes. Elle est fort dangereuse et il est bien peu de malades qui échappent à ses atteintes, quand à l'irritation bronchique, se joignent des altérations congestives ou inflammatoires un peu étendues du parenchyme pulmonaire lui-même, et surtout quand la complication se développe sur des sujets profondément débilités.

Pneumonie lobaire. — On a nié l'existence de la pneumonie lobaire dans la fièvre typhoïde ; nous en avons cependant observé des exemples incontestables. Elle survient aussi d'ordinaire à une époque avancée de la maladie et dans les cas où elle est grave ou très grave ; cependant nous l'avons vue à l'hôpital une fois le huitième jour, et en ville une autre fois le dixième. Elle est certainement moins fâcheuse que la broncho-pneumonie généralisée (1).

Gastro-entéro-colite et ramollissement de la membrane muqueuse, catarrhe gastro-intestinal. — Les altérations de l'estomac sont rares chez les enfants, et ne diffèrent pas, en général, de celles que l'on constate à la suite d'un grand nombre de maladies de nature très différente. Celle de toutes les lésions que l'on observe le plus fréquemment est le ramollissement avec amincissement ou même destruction de la membrane muqueuse du grand cul-de-sac de l'estomac. Nous avons aussi noté en d'autres points de l'organe de la rougeur simple avec pointillé; une seule fois, comme nous l'avons dit ailleurs, nous avons trouvé des ulcérations.

L'entérite, complication tout à fait secondaire chez l'adulte, paraît, à l'âge qui nous occupe, jouer un rôle plus important : tandis que,

(1) A l'hôpital sur cinq cas de pneumonie lobaire nous constatons trois guérisons et deux morts, tandis que sur dix-sept enfants atteints de broncho-pneumonie un seul a guéri.

chez l'adulte, on n'observe l'inflammation de l'intestin qu'à une époque éloignée du début, on peut, chez l'enfant, rencontrer l'entérite lorsque la mort est survenue dans la première période de la maladie. Ainsi nous en avons constaté les caractères anatomiques au septième et au neuvième jour.

Les lésions du gros intestin sont encore plus fréquentes que celles de l'intestin grêle ; elles sont d'autant plus générales et plus intenses que la maladie a duré plus longtemps et a atteint des sujets plus jeunes.

En réunissant les différentes lésions de la muqueuse gastro-intestinale, nous voyons qu'en résumé cette membrane n'était parfaitement saine que chez le cinquième des enfants qui ont succombé, et en séparant les lésions de l'estomac de celles des intestins, que ces derniers organes étaient enflammés ou ramollis chez 17 malades sur 27.

Il est très difficile de reconnaître ces complications pendant la vie. Nous n'avons pas observé que les vomissements aient été plus fréquents chez les sujets qui avaient eu des lésions de l'estomac que chez ceux qui n'en avaient pas présenté. L'entérite est encore plus difficile à distinguer, puisque les symptômes principaux, la diarrhée, le développement du ventre, la douleur, sont les mêmes dans les deux affections. On pourra toutefois soupçonner l'existence d'une entéro-colite, chez les plus jeunes sujets, quand on verra le dévoiement augmenter d'intensité et persister pendant très longtemps, et, chez les plus âgés, quand il existera des douleurs abdominales vives.

Cette complication peut atteindre les enfants quel que soit leur âge ; mais elle est incontestablement plus fréquente chez les plus jeunes, puisque, sur huit malades de deux à quatre ans, nous en comptons six qui avaient une entéro-colite ou un ramollissement considérable des intestins. La médication nous paraît évidemment contribuer à sa production : nous l'avons prouvé dans une autre partie de cet ouvrage (voyez ci-après *Traitement de la fièvre typhoïde*, et tome I, page 745). Cette lésion rend évidemment le pronostic plus fâcheux. Chez quelques-uns des plus jeunes sujets, elle a exercé une influence funeste, et c'est probablement à elle qu'il faut attribuer la mort de ces enfants dont la fièvre typhoïde paraissait devoir se terminer heureusement.

Otite. — L'inflammation du conduit auriculaire est une complication fréquente : tantôt elle est sèche et ne consiste que dans des douleurs assez vives ; tantôt, au contraire, elle s'accompagne d'un écoulement abondant fétide. L'otite survient d'ordinaire à une époque avancée de la maladie ; nous ne l'avons jamais observée avant le dix-neuvième jour, sauf dans un seul cas où elle a été sèche, et s'est montrée le dixième. L'écoulement débute le plus ordinairement par l'oreille gauche ; quelquefois il se fait par les deux oreilles, mais successivement. Sa durée est variable, de dix à quinze ou vingt jours.

C'est principalement dans les années 1837, 1838 et 1839 que nous avons observé ce catarrhe à l'hôpital des Enfants, nous ne l'avons pas vu une seule fois du 1er avril au 31 septembre 1842, et pas une fois non plus en ville, soit à Paris soit à Genève. Cependant nous avons vu quelques cas de surdité incomplète et passagère.

L'otite s'est développée à peu près également dans les cas légers ou graves; un seul des sujets a succombé. Cette complication est, comme on le voit, plutôt d'un favorable augure, et n'entraîne après elle aucun danger. M. Taupin était déjà arrivé au même résultat. A l'hôpital l'otite a été observée dix fois sur 107 enfants.

Parotide — Une autre complication qui n'est pas très rare chez l'adulte, l'est beaucoup plus chez l'enfant : nous voulons parler des parotides. Nous ne les avons observées que dans un seul cas, le dix-septième jour, chez un garçon de neuf ans qui mourut le vingtième.

II. — Les différentes complications que nous venons de passer en revue peuvent être rattachées au génie catarrhal ou inflammatoire de la maladie ; les gangrènes et les hémorrhagies dépendent de sa spécificité.

Les *gangrènes* sont assez rares chez l'enfant à la suite de la fièvre typhoïde, tandisqu'elles sont fréquentes dans le cours des fièvres éruptives : ainsi, nous n'avons jamais vu la gangrène de la bouche compliquer une dothiénentérie (1). M. Legendre nous a dit en avoir observé un exemple ; M. Tourdes a noté que sur 98 cas de gangrène de la bouche, sept avaient succédé à la fièvre typhoïde. M. Boudet a consigné dans les *Bulletins de la Société anatomique* (1840, page 398) une note sur un cas de gangrène du pharynx qu'il observa au dix-septième jour d'une fièvre typhoïde chez une petite fille de six ans, qui succomba le vingt-troisième. M. Taupin a cité un exemple de gangrène du poumon dans la période de décroissance de la maladie. La dyspnée, l'affaissement général, l'odeur fétide de l'haleine, avaient fait reconnaître cette complication pendant la vie (*loc. cit.*, page 246). L'observation de Constant est du même genre (voy. p. 383). La gangrène de la peau est certainement plus rare chez l'enfant que chez l'adulte. Nos résultats et ceux de M. Taupin concordent entièrement à cet égard ; nous n'avons observé que 6 fois sur 107 des eschares au sacrum ; elles se sont montrées du dix-septième au cinquantième jour chez des enfants qui ont succombé. Dans un cas, il y avait à la fesse une ulcération profonde taillée à pic à fond jaunâtre. M. Taupin et M. Stœber ont vu des enfants succomber à la suppuration qui succéda à la chute des eschares.

(1) Nous n'avons pas, en effet, fait rentrer parmi nos observations de fièvre typhoïde celle de l'enfant atteint de dothiénentérie secondaire *présumée* dont nous avons rapporté l'observation page 379.

M. le docteur Dufresne nous a communiqué quelques notes fort intéressantes sur trois cas de gangrène qu'il a observés dans le cours d'une épidémie qui se développa dans un établissement de jeunes filles au voisinage de Genève. Sur vingt-deux jeunes filles dont la fièvre typhoïde fut plus ou moins grave, trois furent atteintes de gangrène, proportion bien supérieure à celle que nous avons notée, soit à Paris, soit à Genève; à l'hôpital, ou dans notre pratique particulière. L'une de ces enfants, âgée de trois ans, eut au dix-huitième jour une gangrène de la bouche, qui entraîna la mort au bout de six jours. En même temps que la gangrène parurent des pétéchies nombreuses sur toute la surface du corps. Il y eut aussi une épistaxis à cette période ultime et des selles sanguinolentes. Une autre jeune fille, âgée de trois ans, eut une gangrène très étendue de la vulve (les grandes lèvres tombèrent), accompagnée de pétéchies et de selles sanguinolentes. La maladie dura quarante jours; l'enfant guérit. Enfin une fille de huit ans, aux environs du dix-huitième jour, présenta deux plaques gangréneuses, l'une au poignet droit, l'autre à la partie antérieure de la cuisse du même côté, l'élimination dura dix jours; la guérison fut complète. Il n'y eut pas d'hémorrhagie.

Hémorrhagies. — Nos observations (anciennes et nouvelles) jointes à celles de M. Taupin, démontrent que les hémorrhagies, à l'exception de l'épistaxis, sont très rares.

Nous ne possédons pas un seul exemple d'hémorrhagie intestinale. M. Taupin n'en a vu qu'un seul exemple sur un garçon de quatorze ans atteint de fièvre typhoïde grave; la mort en fut la conséquence; mais, comme on l'observe chez l'adulte, elle arriva quelques jours après que le sang eut cessé de couler.

Le génie épidémique peut modifier cette règle très générale, comme le prouvent les faits qui nous ont été communiqués par le docteur Dufresne. En effet, outre les deux cas d'hémorrhagie coïncidant avec une gangrène que nous venons de citer, ce médecin a vu deux autres enfants avoir des selles sanguinolentes. Ils guérirent tous deux.

Quelquefois l'autopsie révèle cet état hémorrhagique que l'on n'avait pas soupçonné pendant la vie. Ainsi, à l'hôpital, deux de nos malades nous ont offert des traces d'apoplexie pulmonaire, lobulaire et lobulaire généralisée. Dans un cas, le poumon n'offrait que cette lésion; dans l'autre une caverne hémorrhagique était entourée de pneumonie; mais la lésion pulmonaire s'était développée dans le cours d'une varioloïde qui avait succédé à la fièvre typhoïde (voyez p. 289).

C. Au nombre des complications purement accidentelles, nous rangerons quelques phlegmasies, l'anasarque, les fièvres éruptives, les tubercules.

1° *Inflammations.* — *Pleurésie.* — Cette phlegmasie est une complication rare; nous ne l'avons observée que trois fois. (Nous faisons abstraction de quelques cas où une pleurésie *légère* coïncidant avec une pneumonie, était évidemment dans la dépendance de cette dernière inflammation.) Une fois, chez un enfant de quinze ans, mort au vingtième jour de la maladie, une inflammation pleurale avait masqué l'affection typhoïde et absorbé toute notre attention. Nous avions constaté la disparition de l'épanchement; le malade se levait et se promenait dans les salles, lorsque tout à coup il fut pris d'un mouvement fébrile très intense, accompagné d'une éruption d'innombrables sudamina; vingt-quatre heures plus tard la mort survint. Dans l'autre cas, un épanchement pleurétique se développa le trente-septième jour et dura vingt jours; le malade guérit. Enfin chez un dernier enfant, une pleurésie prit naissance le trente-troisième jour, se compliqua ensuite d'une pneumonie, et le malade succomba le cinquante-deuxième à une rougeole terminale.

Angine. — Laryngite. — Quatre enfants ont été atteints d'angine pseudo-membraneuse pendant l'année 1840, et à une époque où une épidémie de diphthérite commençait à sévir dans les salles. Trois fois la maladie était peu étendue; les fausses membranes étaient petites, disséminées sur la luette ou dans quelques points du pharynx. Dans un dernier cas les fausses membranes étaient plus abondantes, autant du moins que nous avons pu en juger pendant la vie; l'autopsie ne fut pas pratiquée. Un des quatre malades était en outre atteint d'un coryza des plus graves; et celui dont nous n'avons pas pratiqué l'autopsie, d'une laryngite. Dans ces quatre cas la dothiénentérie était grave ou très grave.

L'angine a paru à une époque avancée, du quinzième au vingt-deuxième jour. Trois de nos malades ont succombé, un a guéri. Dans le cas où l'angine a été considérable et unie à une laryngite, elle a très probablement influé sur la terminaison fatale; dans les autres, elle ne nous paraît pas avoir beaucoup aggravé le pronostic. Un enfant succomba en effet à une perforation intestinale; et dans l'autre cas, le coryza fut en grande partie la cause de la mort.

Un cinquième malade fut atteint d'une angine érythémateuse assez intense; il avait en même temps une laryngite pseudo-membraneuse; chez les deux enfants atteints de laryngite, la complication s'est développée à peu près à la même époque que l'angine.

A ces deux faits nous devons ajouter celui d'un garçon de huit ans et demi qui, au trente-deuxième jour d'une fièvre typhoïde, fut atteint d'une aphonie complète qui dura dix jours, et fut accompagnée de douleurs au niveau du larynx. Nous n'observâmes chez ce sujet aucune lésion de l'arrière-gorge; mais quatre jours après l'apparition de l'aphonie, il se développa une plaque pseudo-membraneuse à la partie postérieure de la lèvre inférieure. Nous sommes convaincus aujourd'hui que nous avons eu affaire à une laryngite pseudo-membraneuse secondaire. (Voyez thèse citée, p. 47.)

Enfin chez une jeune fille de quatorze ans qui succomba le vingtième jour, nous avons vu la trachée rouge dans toute son étendue; elle avait en plusieurs points perdu de son poli et de sa consistance. On apercevait un grand nombre de grains jaunâtres adhérant assez fortement à la membrane muqueuse, et logés dans de petites excavations qui en occupaient toute l'épaisseur. Cette lésion n'avait donné lieu à aucun symptôme.

Néphrite. — Trois fois nous avons constaté après la mort les caractères anatomiques d'une néphrite albumineuse qui ne s'était révélée pendant la vie par aucune hydropisie, les urines n'avaient pas été examinées.

Ramollissement de la moelle. — Une seule fois nous avons constaté un ramollissement de la moelle chez un enfant qui avait succombé à une chorée survenue dans la convalescence d'une dothiénentérie.

M. Taupin a vu, dans des cas graves, des *furoncles*, des *anthrax*, des *abcès phlegmoneux*, compliquer la dothiénentérie; il a observé que ces phlegmasies étaient fâcheuses lorsqu'elles se développaient à la période d'augment ou d'état de la maladie. Deux de nos malades seulement nous ont offert des abcès, l'un au cuir chevelu, l'autre derrière l'oreille; le premier succomba, le second guérit.

2° L'*anasarque* n'est pas très rare; nous l'avons observée chez neuf malades. M. Stœber a publié l'observation d'un garçon de huit ans chez lequel il survint un œdème des parties génitales, et plus tard une ascite.

Générale ou partielle, l'infiltration du tissu cellulaire est un accident qui survient d'ordinaire dans la convalescence, et doit alors être considéré comme le résultat de l'état anémique dans lequel se trouvent les jeunes malades. Dans les cas de cette espèce, on l'observe à une période avancée, du vingtième au cinquante-sixième jour. Deux fois cependant, nous l'avons vue survenir à une époque rapprochée du début (le cinquième jour); dans ces deux cas l'infiltration fut générale, intense, et dura huit à dix jours; les urines n'étaient pas coagulables. Après la disparition de l'infiltration, les symptômes de la fièvre typhoïde ont persisté, et la maladie a suivi son cours ordinaire: ces deux enfants ont guéri. Il en a été de même de tous ceux chez lesquels l'anasarque est survenue dans la convalescence. Dans une observation qui nous a été empruntée par M. Taupin, nous avons vu un œdème considérable du membre inférieur gauche coïncider avec une diminution de l'intensité des battements artériels et des douleurs assez vives dans le membre. Y eut-il dans ce cas une inflammation de l'artère?

3° *Fièvres éruptives.* — Nous avons observé trois exemples de variole anomale grave, dont deux hémorrhagiques, chez des enfants en convalescence. Nous possédons un seul exemple de rougeole survenue à une période avancée d'une affection typhoïde compliquée de pleuro-pneumonie, M. Taupin a vu quatre fois la rougeole et dix fois la scarlatine; presque toujours ces éruptions se sont montrées dans la convalescence. Les rougeoles compliquées de pneumonie se sont terminées par la mort; il n'en a pas été ainsi de la scarlatine, dont l'éruption a toujours été discrète (*loc. cit.*, p. 245).

4° *Tubercules.* — D'après M. Taupin, la tuberculisation succède quelquefois à la fièvre typhoïde. A l'hôpital nous n'avons observé aucun fait de ce genre. D'ailleurs, en voyant d'une part que cette maladie ne survient jamais chez les enfants gravement tuberculeux, d'autre part que la phthisie qui marche rapidement simule quelquefois à s'y méprendre la dothiénentérie, nous sommes fortement tentés de croire que dans les faits rapportés par M. Taupin, il s'agissait d'une tuberculisation dont le début avait simulé la fièvre typhoïde. Si cette affection exerce une influence sur la tuberculisation, nous serions plutôt portés à croire qu'elle agit d'une manière analogue à la variole et à la scarlatine, c'est-à-dire qu'elle fait passer les tubercules à l'état crétacé. Sur 28 enfants qui ont succombé à l'affection typhoïde, 11 nous ont présenté quelques tubercules. Toujours ces produits accidentels étaient en très petites proportions : on trouvait quelques granulations dans les poumons, quelques tubercules dans les ganglions. Une seule fois nous avons vu les ganglions mésentériques former une masse volumineuse entièrement crétacée. Le malade avait, dans la convalescence de sa dothiénentérie, succombé à une variole hémorrhagique. Sur les 11 enfants dont nous parlons, 4 nous ont offert des tubercules crétacés.

Les nouveaux faits que nous avons recueillis confirment ces résultats. Parmi tous les enfants que nous avons soignés en ville, deux seulement, observés à Paris, ont été atteints de tuberculisation aiguë à la suite de la dothiénentérie. Plus d'une fois cependant en voyant le mouvement fébrile se prolonger, l'amaigrissement augmenter, le facies se détériorer, la toux se répéter par quintes fatigantes, en même temps que l'auscultation nous révélait tous les signes de ces bronchites générales subaiguës qui, chez l'enfant, sont si souvent le précurseur ou l'accompagnement de la tuberculisation, nous avons craint une tuberculisation pulmonaire ou générale. La marche de la maladie, la disparition graduelle des symptômes et le rétablissement complet de la santé sont presque toujours venus démentir nos fâcheuses prévisions. Nous pourrions citer bien des observations; une seule suffira.

L'un de nous (M. Rilliet) fut appelé à voir en consultation un jeune garçon de cinq ans et demi atteint d'une fièvre typhoïde qui, au dixième jour, se compliqua d'une pneumonie lobaire droite, puis une bronchite capillaire double suffocante, puis, au vingt-deuxième jour, d'un épanchement pleurétique qui alla graduellement en augmentant, de manière à remplir tout le côté droit de la poitrine. Peu à peu l'enfant arriva au dernier degré de marasme, et tous les symptômes locaux et généraux parurent se réunir pour nous persuader qu'une tuberculisation avait succédé à la fièvre typhoïde. Appuyé sur notre conviction de l'incompatibilité des deux maladies, nous répétions toujours à notre confrère : « Rassurez-vous, cet enfant ne devient pas tuberculeux. » Un jour cependant notre foi, toute robuste qu'elle était, fut sur le point de faiblir. L'enfant portait depuis six semaines un épanchement pleurétique qui allait toujours en augmentant, il offrait tous les symptômes de la fièvre hectique, lorsque tout à coup le poumon se perfora, et du pus fut rejeté par la bouche à la suite des efforts de la toux et du vomissement. Ce pneumo-thorax survenu sans cause et au milieu d'un état général aussi alarmant nous inspira de sérieuses inquiétudes; cependant nous ne perdîmes pas tout espoir, et nous eûmes raison, car à partir de ce moment les symptômes diminuèrent graduellement, et deux mois et demi après le début de la pleurésie, l'enfant était entièrement guéri. Sept années se sont écoulées depuis lors, et aucun symptôme de tuberculisation ne s'est manifesté.

5° *Résumé.* — Les complications de la fièvre typhoïde peuvent se développer à des périodes très différentes de cette pyrexie, mais en général elles surviennent à une époque un peu avancée. Il existe, sous ce rapport, de grandes différences entre les phlegmasies, les hémorrhagies, les hydropisies, les gangrènes et les fièvres éruptives. Ainsi, tandis que les premières de ces affections peuvent se développer pendant la période d'augment ou d'état de la dothiénentérie, les fièvres éruptives seules ne surviennent que pendant la convalescence, à l'époque où le mouvement fébrile a considérablement diminué ou entièrement disparu. Il semble donc qu'il existe entre l'affection typhoïde et les fièvres éruptives une répulsion d'autant plus remarquable que ces maladies se rapprochent d'ailleurs par un grand nombre de caractères. Du reste, l'expérience le prouve, cette répulsion n'est que momentanée, et n'a malheureusement pas une influence durable puisque les fièvres éruptives peuvent apparaître du moment où l'affection typhoïde leur a cédé la place.

La succession sur le même enfant de la variole et de la fièvre typhoïde, jointe à bien d'autres faits qui démontrent que ces deux pyrexies peuvent atteindre le même individu à plusieurs années de distance, démontre la fausseté de l'opinion des médecins qui soutiennent que ces deux maladies sont supplémentaires. Sans méconnaître la parenté nosologique de la dothiénentérie ou de la variole, nous ne pouvons cependant admettre que la première ne soit qu'une modification de la seconde, et que la vaccine ait eu pour résultat de refouler dans l'économie le germe variolique, et de le faire mûrir, dans l'âge adulte, sous forme de fièvre typhoïde qui ne serait ainsi qu'une variole interne.

Art. VI. — Pronostic.

Les distinctions que nous avons admises entre les différentes formes de la fièvre typhoïde nous seront fort utiles pour établir notre pronostic. Il est peut-être oiseux de répéter que la première espèce se termine dans l'immense majorité des cas par le retour à la santé. Cependant nous croyons devoir appuyer sur ce résultat, qui n'est pas en tout conforme à ce que l'on observe à une période plus avancée de la vie. Chacun le sait, la fièvre typhoïde de l'adulte, bien que bénigne en apparence, se termine quelquefois subitement par la mort, et cet accident est causé par une perforation intestinale. Chez l'enfant, cette complication, d'ailleurs très rare, n'a guère lieu que dans les cas graves. Ainsi, en réunissant les faits rassemblés par M. Taupin à celui que nous avons recueilli, nous voyons que sur 5 malades, une seule fois la perforation est survenue dans un cas léger ; ce dernier fait appartient à M. Barrier. A l'hôpital un seul de nos 47 malades a succombé à des complications tout à fait indépendantes de la maladie première. Dans la convalescence, il fut pris d'une varioloïde qui se compliqua d'accidents thoraciques. En ville, tous nos malades ont guéri.

La fièvre typhoïde grave est plus dangereuse ; cependant le plus ordinairement elle se termine par la guérison quand la maladie suit sa marche ordinaire et quand il ne survient pas de complications. Toutefois, comme nous l'avons déjà vu, cette forme, en facilitant l'apparition de certaines maladies, rend toujours le pronostic grave. En étudiant un à un tous les faits qui rentrent dans cette catégorie, nous voyons en dernière analyse que presque tous les malades ont succombé à des complications : les plus jeunes à des entérites graves, à une perforation intestinale, à une éclampsie ; les plus âgés à des pneumonies, des pleurésies ou des pleuro-pneumonies, ou des fièvres éruptives contractées dans la convalescence. Il est hors de doute que plusieurs de ces maladies ont été favorisées dans leur développement par des conditions au milieu desquelles les malades se trouvaient placés (1). Une seule fois l'intensité de la lésion de l'intestin paraît avoir été la cause principale de la terminaison fatale. Il s'agit d'une jeune fille de sept ans qui succomba le dix-huitième jour d'une fièvre typhoïde, qui tenait le milieu entre les cas graves et légers, et chez laquelle nous ne constatâmes que les lésions de l'affection typhoïde, qui étaient, dans ce cas exceptionnel, très intenses (voy. page 669).

La fièvre typhoïde très grave offre constamment un très grand danger ; ici encore la mort est souvent hâtée par le développement d'une complication ; mais la maladie seule, dégagée de toute lésion intercurrente, peut avoir une issue funeste. Dans ces cas, la terminaison fatale est le plus souvent le résultat d'une perturbation profonde du système nerveux. La fièvre typhoïde très grave est en effet presque toujours ataxique ou ataxo-adynamique, et la plupart des malades chez lesquels l'ataxie prédomine succombent. Il est impossible d'at-

(1) A l'hôpital, sur 41 malades 15 sont morts.

tribuer la mort dans les cas de cette espèce à l'étendue des lésions intestinales, puisqu'elles ont quelquefois entièrement disparu, bien que les symptômes de l'ataxie la plus grave aient été observés jusque dans les derniers jours (1).

En résumé, à l'hôpital, nous avons perdu le quart de nos malades, et en ville à peine un dixième. Mais si nous éliminons du nombre des morts ceux qui, guéris de la fièvre typhoïde, ont péri victimes de complications purement accidentelles à l'époque de la convalescence, nous aurons, pour nos malades de l'hôpital, un chiffre de mortalité bien moins élevé (2).

Nous ne croyons pas nécessaire d'entrer dans de plus longs développements sur le danger des différentes espèces de complications. Nous en avons déjà parlé dans un autre article. Pour préciser davantage les règles qui doivent diriger le praticien dans son pronostic, nous allons successivement reprendre les différents symptômes sous le rapport de leur gravité.

Les symptômes fournis par les fonctions digestives ne peuvent guère nous servir à établir notre pronostic. La diarrhée est aussi abondante chez les sujets qui guérissent que chez ceux qui succombent. Cependant une diarrhée de long cours est d'un mauvais augure chez les jeunes enfants de deux à trois ans ; elle les épuise et tend à amener la mort par adynamie. Les selles involontaires se rencontrent moins souvent chez les enfants qui guérissent que chez ceux qui succombent ; cependant nous avons déjà dit que leur valeur pronostique était moins grande que chez l'adulte. Le ballonnement considérable de l'abdomen est un signe très grave ; mais une rétraction permanente du ventre, accompagnée d'un appareil fébrile intense, présente une gravité plus grande encore ; les taches, les sudamina, le gargouillement, la saillie de la rate ne nous ont jamais paru pouvoir utilement servir au pronostic. Les vomissements sont plus fréquents chez les sujets qui succombent. L'état de la langue est très variable, quelle que soit la terminaison ; elle est en général encroûtée, fuligineuse, sèche, dans les cas graves. Une langue qui reste humide pendant tout le cours de la maladie est d'ordinaire d'un pronostic favorable ; cependant il n'en est pas toujours ainsi, et, dans des cas très rares où la maladie s'est terminée par la mort, la langue fut constamment humide.

(1) A l'hôpital, sur 23 malades 13 ont succombé.

(2) A l'hôpital, sur 111 malades 29 sont morts. Ce chiffre de 29 au lieu de 27, indiqué au tome I, page 745, dépend de ce que nous avons fait abstraction d'une observation dans laquelle les lésions intestinales n'étaient pas liées à la fièvre typhoïde elle-même, mais aux complications survenues pendant son cours. En outre, chez un enfant mort de fièvre typhoïde ataxique, l'autopsie n'ayant pas été pratiquée par nous, il n'en a pas été tenu compte.

Les symptômes nerveux seront d'une plus grande utilité pour le pronostic. Un délire persistant et intense est un signe fort grave; la somnolence présente moins de gravité, mais l'abolition de la sensibilité et de l'intelligence est très fâcheuse; nous l'avons observée la veille de la mort chez celui de nos malades qui succomba le septième jour. La carphologie est un symptôme très grave; elle a eu lieu chez six enfants qui ont succombé et chez un qui a guéri. La roideur du tronc n'a été mentionnée que dans des cas suivis de mort. Le renversement de la tête en arrière est un symptôme très fâcheux, mais moins que les convulsions, qui presque toujours sont terminales. Les soubresauts de tendons sont d'un pronostic moins défavorable; ils se sont montrés très intenses chez un sujet qui a guéri. L'état des pupilles ne peut être que d'une médiocre utilité; leur dilatation ou leur contraction, bien que spéciale aux cas graves, s'est montrée dans la même proportion chez des sujets dont la maladie s'est terminée par la mort ou par le retour à la santé. L'écoulement d'oreilles n'est pas un signe fâcheux; une seule fois il s'est montré chez un enfant qui a succombé.

Les escarres au sacrum, un peu étendues, ne se montrent guère que dans les cas funestes.

L'intensité du mouvement fébrile présente moins de gravité que certains états particuliers du pouls, tels que son irrégularité et sa petitesse; un pouls petit, filant, est d'ordinaire de mauvais augure.

Après avoir cherché à déterminer la valeur pronostique des différents symptômes, nous devrions maintenant examiner l'influence des saisons, des différentes années, de la constitution médicale régnante, sur la gravité de la maladie. Il nous serait impossible de résoudre ces questions seulement avec les faits que nous avons recueillis; mais, en rapprochant nos observations des documents que nous fournissent les journaux de médecine, nous pouvons dire que la gravité de la maladie varie considérablement suivant les années, et que par conséquent il faut toujours avoir soin, avant de porter son pronostic, d'examiner quelle a été l'influence de la constitution médicale sur les cas récemment observés.

Les complications se développant avec d'autant plus de facilité que les sujets sont plus jeunes, on doit toujours considérer la maladie comme très fâcheuse chez les enfants âgés de moins de cinq ans. Les filles nous paraissent moins exposées que les garçons à la forme très grave (1).

(1) Sur 23 fièvres typhoïdes très graves, nous comptons 19 garçons et 4 filles, la proportion du nombre total des filles aux garçons, dans les autres formes, étant comme 27 : 61.

Art. VII. — Causes.

Presque toutes les causes sont prédisposantes. En première ligne nous signalerons l'influence de l'âge.

La fièvre typhoïde est surtout fréquente de neuf à quatorze ans, moins fréquente de quatre à huit ans ; rare enfin dans les premières années de la vie (1) et d'autant plus qu'on s'approche davantage de la naissance. Les différentes observations publiées dans les journaux de médecine ont toutes, sauf une seule (enfant de quatre ans), été recueillies chez des sujets de huit à quatorze ans. Dans notre première édition nous regardions comme exceptionnel le chiffre de M. Taupin, qui, sur 121 malades, a observé dix fois la fièvre typhoïde chez des enfants de quatre ans. Depuis lors nous avons vu cette maladie atteindre, dans une assez forte proportion, des enfants de cet âge (un sixième environ).

Il est positif, d'après les faits que nous avons publiés ailleurs, que la dothiénentérie peut se montrer à l'âge de deux ans (voy. *Archives*, 1840). Existe-t-il dans la science des exemples de fièvre typhoïde chez des enfants âgés de moins de deux ans? Nous citerons, dans notre historique, deux observations de très jeunes enfants (vingt-quatre jours et treize mois), que Billard regarde comme deux exemples d'entérite folliculeuse (fièvre typhoïde) ; malheureusement, dans ces faits, ce médecin n'a pas noté l'état des ganglions mésentériques, et l'altération des plaques est décrite très incomplétement.

A ces deux observations, nous pouvons en joindre d'autres que nous fournit l'ouvrage du docteur Abercrombie. Dans ces cas, il s'agit d'enfants de six et sept mois : la lésion des plaques et des ganglions est clairement indiquée. « Les intestins, dit l'auteur, étaient sains à l'extérieur, sauf quelques taches superficielles ; à la surface interne de l'intestin grêle, il y avait, en plusieurs points, des taches limitées, couvertes de petites ulcérations. Ces taches étaient blanchâtres ou cendrées, d'une apparence de rayon de miel ; elles étaient légèrement élevées au-dessus du niveau des parties environnantes, celles de l'intérieur de l'intestin correspondaient à celles de l'extérieur : les ganglions mésentériques étaient tuméfiés, les autres viscères sains. »

(1)

Age.	Nombre.	Age.	Nombre.
2 ans	3	9 ans	13
3	2	10	10
4	4	11	14
5	5	12	13
6	9	13	13
7	2	14	13
8	7	15	3

L'un de nous, M. Rilliet, a vu, à Genève, quatre enfants âgés, deux de sept mois, un de dix mois, un de treize mois, atteints d'une fièvre typhoïde des mieux caractérisées. Dans trois cas la maladie s'était développée sous l'influence de la contagion. Deux enfants guérirent, les deux autres moururent, et les lésions caractéristiques de la dothiénentérie furent constatées.

Enfin, M. Charceley a publié, dans le *Journal de Tours*, des observations de fièvre typhoïde observées chez des nouveau-nés.

Sexe. — L'influence du sexe est évidente : les garçons sont beaucoup plus sujets que les filles à l'affection typhoïde (1).

Constitution. — Nous venons de voir que si la fièvre typhoïde pouvait se développer dans toutes les périodes de l'enfance, elle atteignait principalement les enfants dans la force de l'âge (qu'on nous passe l'expression); elle attaque aussi de préférence les jeunes sujets de bonne constitution, bien développés, qui ont les chairs fermes, la peau brune, les cheveux châtains, les yeux bruns ou noirs. Sévit-elle chez des enfants blonds, ils n'ont pas d'ordinaire les attributs du tempérament lymphatique, les joues molles, la peau blanche et transparente, les cils longs; au contraire, ils sont d'ordinaire assez robustes (2).

Maladies antérieures. — Il est fort rare de voir l'affection typhoïde survenir chez des enfants débilités par des maladies antérieures : et tandis que, dans nos salles, il nous arrivait constamment de voir une éruption succéder à une autre éruption, une phlegmasie à une autre phlegmasie, nous n'avons jamais vu la fièvre typhoïde se développer dans de pareilles conditions, sauf peut-être le cas cité p. 692. En ville la maladie a aussi toujours été primitive.

Causes hygiéniques. — On a attribué une grande influence aux causes antihygiéniques pour la production de la fièvre typhoïde. Ainsi, une mauvaise nourriture, une habitation humide, sale, mal aérée, des vêtements insuffisants, la négligence dans les soins de propreté, contribuent, dit-on, à lui donner naissance. Nous ne sommes pas disposés à accorder une grande influence à ces causes; car la plupart des jeunes malades amenés à l'hôpital appartenant aux classes pauvres de

(1) Sur nos 111 malades de l'hôpital, nous avons 80 garçons et 91 filles; proportion presque entièrement semblable à celle obtenue par M. Taupin, qui sur 121 enfants a vu la maladie 86 fois chez les garçons et 35 fois chez les filles. En ville nous avons fait les mêmes remarques, plus des trois quarts de nos malades étaient des garçons. Quand la fièvre typhoïde sévit épidémiquement, elle peut, suivant la localité qu'elle envahit, atteindre exclusivement les garçons ou les filles. Ainsi, tandis que notre confrère Dufresne observait, en 1846, la fièvre typhoïde, dans un pensionnat de jeunes filles, sur les deux tiers des pensionnaires; l'un de nous, M. Rilliet la voyait en 1847 exclusivement sur des garçons dans une école de la campagne.

(2) Les trois quarts de nos malades étaient bruns, plus ou moins forts, les autres blonds.

la société, se trouvent à peu près tous dans les mêmes conditions ; et d'ailleurs, ne voit-on pas la fièvre typhoïde se développer en ville chez des sujets placés dans les circonstances les plus favorables ? La seule influence incontestable qu'exercent les causes antihygiéniques, est une influence aggravante ; en effet, les cas d'hôpitaux sont toujours plus fâcheux que ceux de la ville, et ceux-ci le sont en général d'autant moins, qu'on les observe sur des enfants appartenant à des parents plus aisés.

L'acclimatement joue, chez l'adulte, un grand rôle dans la production de la fièvre typhoïde ; en est-il de même chez l'enfant ? Voici quelques chiffres qui peuvent éclairer la question. Nous avons pu noter, d'une manière exacte, l'époque de l'arrivée à Paris de quatre-vingt-un de nos malades de l'hopital des Enfants ; vingt d'entre eux étaient à Paris depuis moins de six mois ; dix-neuf depuis six mois à un an ; dix-neuf depuis un an à deux ans ; dix-neuf depuis plus de deux ans ; quatre ont été apportés à l'hôpital des communes qui avoisinent Paris. En résumé, l'acclimatement peut avoir exercé quelque influence chez vingt malades sur quatre-vingt-un.

M. Taupin, avec des chiffres un peu différents, est arrivé au même résultat. Il a observé, en outre, que vingt enfants placés dans la catégorie de ceux récemment arrivés à Paris, avaient éprouvé, dans les premiers temps de leur séjour, une influence très notable des nouvelles conditions dans lesquelles ils se trouvaient placés ; elle s'était manifestée chez douze par une augmentation momentanée mais considérable de l'appétit, chez huit par des épistaxis, de la diarrhée, de l'amaigrissement.

Saisons. — Épidémies — Les nouveaux faits que nous avons recueillis concordent avec les conclusions auxquelles sont arrivés MM. les docteurs Marc d'Espine et Lombard, savoir, que l'automne est, de toutes les saisons, celle qui prédispose le plus à la fièvre typhoïde. Les trois épidémies qui ont spécialement atteint les enfants, dans le canton de Genève, ont toutes eu lieu en automne. Après l'automne vient l'hiver ; le printemps et l'été sont à Genève les saisons où l'on observe le minimum de fréquence. A Paris, en 1841, nous avons vu un assez grand nombre de fièvres typhoïdes, dans la division des garçons de l'hôpital des Enfants, du mois d'avril au mois de septembre. Depuis cette époque, l'un de nous, M. Barthez, a pu voir à Paris un certain nombre de fièvres typhoïdes, soit en automne, soit au printemps. Mais celles observées dans la dernière saison ont été en général moins nombreuses et plus légères.

Quelquefois la fièvre typhoïde sévit exclusivement dans de petites localités chez les enfants, tandis qu'elle épargne presque complétement les adultes. L'un de nous (M. Rilliet) a observé, à la fin de 1840, dans un village situé à deux lieues de Genève, une épidémie de fièvre typhoïde qui atteignit exclusivement des enfants ; elle dura trois à quatre mois environ. La maladie était bénigne, tous les enfants guérirent ; tandis que dans un village voisin de celui-là, les adultes étaient décimés par une dothiénentérie ataxo-adynamique.

M. Taupin a recherché si les affections morales tristes, la nostalgie, la dentition, les vers intestinaux, l'onanisme, une profession fatigante, peuvent être regardés comme des causes prédisposantes de l'affection typhoïde ; il est arrivé à des résultats négatifs. Nos faits, bien que moins nombreux et moins détaillés sous ce rapport, sont entièrement conformes à ceux de M. Taupin.

En résumé, les causes prédisposantes se réduisent à une influence bien évidente de l'âge, du sexe, du tempérament. de l'acclimatement et de la constitution épidémique ; à une influence plus douteuse des circonstances hygiéniques, à une action nulle de la plupart des autres causes admises par les auteurs.

L'affection typhoïde peut-elle, chez l'enfant, se développer à la suite d'une cause occasionnelle appréciable ? Si dans quelques cas rares nous avons vu les parents de nos jeunes malades rapporter la maladie de leurs enfants à une peur, à un brusque refroidissement ; si M. Taupin a vu une fièvre typhoïde coïncider avec la guérison d'un phlegmon ou la suspension d'un écoulement purulent provenant des glandes du cou, nous ne devons voir dans ces faits qu'une coïncidence et non un rapport de cause à effet.

Contagion. — Mais il est une autre cause *directe* qui doit attirer notre attention. La fièvre typhoïde est-elle contagieuse ? Les faits que nous avons recueillis ne nous permettent pas d'élucider toutes les parties de cette importante question. Dans quatre cas observés à l'hôpital nous avons vu la dothiénentérie se développer chez de jeunes sujets, dont les frères ou les sœurs étaient actuellement ou depuis peu atteints de fièvre typhoïde. Quatre fois seulement nous avons vu la fièvre typhoïde se développer à l'hôpital, et jamais dans les salles où étaient soignés les enfants atteints de cette maladie. Que l'on compare ce résultat avec celui auquel nous sommes arrivés en étudiant les fièvres éruptives, et l'on verra quelle immense différence existe entre la dothiénentérie et ces maladies sous le rapport de la contagion. Nous savons cependant que l'on a cité des cas très positifs de transmission de fièvre typhoïde d'un enfant à un autre, et nous avons vu nous-mêmes quelques faits qui nous ont paru tout à fait probants (1) : aussi

(1) Parmi un grand nombre de faits nous citerons les suivants : L'un de nous, M. Barthez, a vu à Paris un enfant de huit ans atteint de fièvre typhoïde grave, et soigné par sa mère avec un dévouement qui allait jusqu'à ce point que, pour satisfaire aux exigences de son enfant, elle resta dans la même chambre et dans le *même lit* pendant toute sa maladie. A peine l'enfant fut-il convalescent, que la mère tomba malade de la même affection et y succomba. Dans un autre cas, la transmission de la maladie de l'enfant à sa mère qui ne le quittait pas, fut tout aussi évidente, sans être aussi funeste. Les trois plus jeunes enfants auxquels l'un

sans prétendre nier l'influence de cette cause, nous nous bornons à affirmer qu'elle est moins évidente et moins fréquente que dans beaucoup d'autres maladies.

Art. VIII. — Traitement.

§ I. *Indications.* — S'il est une maladie dont la thérapeutique réclame du jugement et de la prudence, et dans laquelle il faille tour à tour savoir temporiser ou agir à propos, c'est sans contredit la fièvre typhoïde. Maladie trompeuse dans sa marche et dans son issue, elle déjoue souvent tous les efforts, et se prête plus difficilement que toute autre à des règles thérapeutiques positives.

Ici, plus encore que pour d'autres affections, nous nous garderons

de nous, M. Rilliet, a donné des soins, ont contracté la maladie par contagion, et le fait est d'autant plus frappant que la maladie est plus rare dans la première année de la vie.

La question de la contagion de la fièvre typhoïde est si importante à résoudre que nous croyons devoir insérer encore un exemple qui prouve combien il est difficile d'apprécier les faits à leur juste valeur. Il s'agit d'un cas de dothiénentérie observé pendant l'épidémie qui a sévi dernièrement à Paris (1852-53). L'un de nous, M. Barthez, fut appelé en consultation, à Neuilly-sur-Marne, par le docteur E. Dubois pour voir une petite fille de six ans, atteinte d'une fièvre typhoïde très grave. Le village avait échappé à l'épidémie régnante, lorsque deux enfants qui avaient contracté la fièvre, dans une pension de Paris, furent apportés malades chez leurs parents. La jeune sœur de l'un d'eux fut prise de dothiénentérie au moment où son frère aîné entrait en convalescence, aucun autre habitant ne fut atteint de la maladie. Voici les détails que le docteur E. Dubois a bien voulu nous donner à ce sujet : « La petite fille n'a couché dans la chambre de son frère que lorsqu'elle est tombée malade elle-émme. Jusque-là elle avait couché dans un salon contigu à la chambre du malade ; mais elle n'y montait que pour se coucher. Tous les jours, pendant plusieurs heures, on ouvrait la fenêtre du salon, et deux ou trois fois, pendant quelques instants, les fenêtres de la chambre à coucher. Tous les deux ou trois jours on roulait le lit du garçon dans le salon, et pendant ce temps on laissait ouvertes les deux fenêtres de la chambre à coucher. Dès que l'enfant était reporté dans sa chambre, on ouvrait les deux fenêtres du salon jusqu'au soir..... En même temps que je soignais cette petite malade, je fus appelé dans une commune voisine (où l'épidémie n'a pas existé), auprès d'un jeune enfant de huit ans qui arrivait de Paris atteint de la fièvre typhoïde. La mère n'a qu'une seule chambre à coucher au premier étage. Très souvent dans la journée les deux autres enfants montaient auprès de leur frère malade. Ils couchaient dans sa chambre, ainsi que la mère et une domestique, âgée de dix-huit à vingt ans. J'avais toutes les peines du monde à faire ouvrir les fenêtres de temps en temps, et je prescrivais en vain tous les soins hygiéniques si minutieusement observés à Neuilly. Il était impossible de se trouver dans des conditions plus défavorables, et cependant personne n'a été atteint. » En terminant cette note, le docteur E. Dubois fait remarqer (et nous le pensons comme lui) que ce dernier fait négatif n'est pas une raison pour que l'on repousse toute idée de contagion dans le premier exemple.

bien de proposer une médication unique, invariable, applicable partout et toujours, aux cas légers et aux cas graves ; nous risquerions d'entraîner le praticien sur un chemin trompeur. Tant que l'on ne connaîtra pas la nature intime de l'affection typhoïde, et que l'expérience n'aura pas découvert l'antidote du poison miasmatique qui l'engendre, nous ne pensons pas qu'il soit possible de prôner une méthode à l'exclusion de toute autre. Pour cette maladie, comme pour les fièvres éruptives, on est obligé de s'en tenir à des appréciations de détail, plus ou moins délicates, et qui nécessitent d'un jour à l'autre quelques modifications dans la méthode. Ces courtes remarques font pressentir combien il est difficile de formuler des indications précises. Tâchons cependant de poser quelques préceptes.

Avant de choisir une méthode de traitement, il est d'une haute importance de déterminer la forme de la maladie, le simple bon sens indiquant que la méthode curative applicable à l'une ne saurait pas toujours convenir à l'autre. Il ne faut pas oublier :

1° Que la forme légère se termine presque constamment par le retour à la santé ;

2° Que le danger de la forme grave, et quelquefois de celle qui est très grave, dépend le plus souvent des complications qui surviennent pendant son cours ;

3° Que la plupart de ces complications se développant sous l'influence de la faiblesse, il faut éviter en conséquence, et surtout à l'époque où d'ordinaire les complications prennent naissance, toute médication qui aurait pour effet d'accroître la débilitation ;

4° Que l'opportunité de certaines méthodes varie beaucoup aussi suivant la période à laquelle la maladie est parvenue ;

5° Qu'enfin, dans l'impossibilité de l'enrayer, il faut tâcher de calmer les symptômes pénibles.

§ II. *Examen des médications.* — Sous quatre titres différents nous étudierons ici. *A.* le traitement préservatif; *B.* les médications curatives mises en usage contre la maladie elle-même ; *C.* le traitement des complications ; *D.* celui conseillé par les auteurs anglais ou allemands qui ont étudié la fièvre typhoïde.

A. Traitement préservatif. — Nous avons vu, dans l'article *Causes*, que l'acclimatement influe certainement sur la production de la fièvre typhoïde : aussi est-il convenable, lorsqu'un enfant se trouve récemment placé dans des circonstances nouvelles pour lui, de veiller à ce qu'il reçoive les soins hygiéniques nécessaires ; sa nourriture doit être de facile digestion, son logement sain et bien aéré, ses vêtements propres. Chaque jour il doit prendre de l'exercice, et fréquemment des bains. S'il appartient aux classes pauvres de la société, et qu'on doive lui imposer un travail assidu, il faut que sa profession ne soit pas fatigante ; pendant les premiers mois, le nombre des heures qu'il passera au travail sera peu considérable.

Lorsque la maladie règne épidémiquement, le meilleur traitement que l'on puisse conseiller est le changement de lieu. Enfin il est toujours prudent d'éloigner les enfants atteints de fièvre typhoïde de ceux avec lesquels ils peuvent avoir des rapports. Cette précaution simple et facile ne doit pas être négligée.

B. Médications curatives. — Nous ne pouvons pas ici passer en revue toutes les médications qui ont été prônées dans le traitement de la fièvre typhoïde; nous nous proposons seulement d'étudier celles mises en usage chez les malades soumis à notre observation, en y joignant les résultats auxquels est arrivé M. Taupin, qui a travaillé sur le même terrain que nous. Nous y ajouterons quelques remarques utiles faites par le docteur Stœber, qui a spécialement étudié la fièvre typhoïde dans l'enfance.

1° *Médication purgative.* — Le traitement de la fièvre typhoïde par les purgatifs a été, dans ces dernières années, et depuis les travaux de M. de la Roque, l'objet d'une étude toute spéciale. Un grand nombre de malades ayant été soumis, sous nos yeux, à l'emploi de cette méthode, nous avons dû rechercher quelle avait été son influence. Nous avons fait cette étude en toute conscience, sans idée préconçue. Nous avons repris un à un chaque cas particulier, et cherché à nous former une conviction en examinant le mode d'action des purgatifs, d'abord sur chacun des symptômes, puis sur la maladie envisagée dans son ensemble. Mais avant de dire quel a été le résultat de cet examen, indiquons en quoi consistait la méthode, et chez quels malades elle a été mise en usage. Les purgatifs administrés étaient de l'eau de Sedlitz (deux ou trois verres selon l'âge des sujets); de l'eau magnésienne à la même dose; ou de l'huile de ricin, à la dose de 30 à 60 grammes, dans la potion suivante :

℞ Eau de guimauve....................	120 grammes.
Huile d'amandes douces..............	15 grammes.
Huile de ricin	30 grammes.
Sirop simple.........................	30 grammes.

Dans deux cas où la maladie était très grave et la constipation opiniâtre, on a prescrit 2 gouttes d'huile de croton.

Les purgatifs étaient administrés à partir du moment où les enfants entraient à l'hôpital, c'est-à-dire du quatrième au huitième jour environ. Lorsque la maladie était légère, on ne les a guère donnés que pendant deux, trois à quatre jours au plus. Dans les cas graves, on en a continué l'emploi pendant la plus grande partie de la maladie chez les enfants qui ont succombé; chez ceux qui ont guéri on a, en général, discontinué leur usage du dix-huitième au vingt-cinquième jour; rarement on les a employés au delà de cette période. Les purgatifs étaient donnés tous les jours, ou le plus souvent tous les deux jours. 47 malades ont été traités exclusivement par cette méthode. Dans

15 cas, l'affection était très légère, et s'est terminée par le retour à la santé; dans les autres cas, la maladie était grave ou très grave.

Nous n'avons pas observé que les purgatifs aient exercé une influence bien évidente sur la fièvre, sur l'état des fonctions digestives et sur les symptômes nerveux. Il ne nous a pas semblé non plus que dans les cas heureux la maladie ait été notablement abrégée par l'emploi de cette médication. Quant à son influence réelle sur la terminaison, nous rappellerons ici la remarque faite ailleurs (t. I, p. 745) que sur 27 autopsies de fièvre typhoïde, nous avons dix-sept fois constaté une lésion des intestins en dehors des plaques, et que parmi ces 17 malades, 9 avaient été traités par les purgatifs, tandis que sur les 10 autres, qui n'étaient pas atteints d'entérite, 3 seulement avaient été soumis à cette médication. Ce fait nous semble prouver d'une manière évidente que des purgatifs répétés, surtout chez les trois jeunes enfants, sont plus nuisibles qu'utiles. Nous nous sommes efforcés de démontrer ailleurs avec quelle facilité l'entérite se développait dans le jeune âge, et combien elle était plus grave que chez l'adulte : aussi nous ne pouvons pas nous montrer partisans d'une méthode qui semble faciliter son apparition. Ces résultats, applicables seulement aux enfants, n'infirment en rien ceux auxquels sont arrivés les médecins qui emploient cette méthode chez l'adulte.

M. Taupin, qui a recueilli des faits dans les mêmes circonstances que nous, n'est pas arrivé aux mêmes conclusions : « Les purgatifs, dit-il (*loc. cit.*, 1840, p. 15), ont presque toujours *semblé* modifier avantageusement, et de bonne heure les accidents cérébraux et abdominaux, humecter la langue, amener une convalescence prompte; » mais il a soin d'ajouter : « On n'a pas vu les purgatifs juguler l'affection en quelques jours. » D'ailleurs, pour établir la supériorité du traitement purgatif sur les autres méthodes, M. Taupin compare l'action des évacuants à celle des émissions sanguines, qui sont en général défavorables chez les enfants, tandis que le parallèle devrait être établi entre la méthode purgative et l'expectation. Nous avons vu tout à l'heure que le traitement par les purgatifs paraissait avoir une influence évidente sur la production des lésions intestinales. Il nous paraît positif aussi que cette méthode n'empêche pas le développement des autres complications. Ainsi nous avons vu des enfants traités exclusivement par les purgatifs succomber à une pneumonie grave, développée dans le cours de la maladie ou dans la convalescence. Ce résultat n'a rien d'étonnant quand on songe que le traitement par les purgatifs est une cause de débilitation. Or, il est bien prouvé que l'affaiblissement provoque les complications. Nous résumerons donc notre opinion personnelle sur le traitement continu par les purgatifs, en disant (1) :

(1) Dans la thèse publiée par l'un de nous, aucune conclusion sur la valeur du

1° Qu'il n'a pas une influence évidente sur chacun des symptômes pris un à un, ni sur la durée et la terminaison de la maladie envisagée dans son ensemble ;

2° Qu'il peut provoquer l'inflammation de l'intestin ;

3° Qu'il n'empêche pas le développement des complications, et que peut-être il les favorise.

En conséquence nous ne saurions conseiller la médication purgative *continue* comme unique méthode de traitement.

Nous avons souligné le mot *continu* dans notre dernière proposition, parce que nous ne voulons pas proscrire l'emploi des purgatifs administrés de temps à autre dans certains cas spéciaux. Ainsi nous ne voyons que de l'avantage à prescrire un éméto-cathartique au début lorsque la maladie, quelle que soit sa forme, s'accompagne de constipation, d'amertume à la bouche, et débute par des vomissements bilieux. En outre, si dans le cours de la maladie la constipation s'établit, il sera utile d'insister pendant un, deux ou trois jours sur l'emploi des cathartiques doux. Mais nous proscrivons d'une manière absolue les purgatifs énergiques, tels que l'huile de croton, qui a été la cause évidente de l'entérite la plus considérable que nous ayons constatée chez les sujets qui ont succombé.

2° *Médication antiphlogistique.* — Le traitement exclusif de la fièvre typhoïde par les émissions sanguines compte chez l'adulte quelques partisans, à la tête desquels se place le professeur Bouillaud. Aucun des auteurs qui ont écrit sur la dothiénentérie des enfants, en Angleterre, en Allemagne et en France, n'a conseillé d'une manière générale l'emploi de cette méthode ; cependant plusieurs praticiens la recommandent dans des cas bien déterminés. MM. Evanson et Maunsell la trouvent utile dans les cas où les douleurs abdominales sont vives ; ils font appliquer les sangsues sur l'abdomen. Wendt les prescrit lorsque les symptômes cérébraux sont intenses, et il conseille de les placer derrière les oreilles. Les faits que nous avons recueillis ne sont pas en assez grand nombre pour résoudre la question ; ce sont donc des matériaux à nos successeurs que nous allons fournir. Quinze de nos malades ont été traités par les émissions sanguines seules ; dans tous les cas la maladie était grave ou très grave ; cette médication a presque toujours été employée à une époque assez rapprochée du début; mais on a souvent répété les émissions sanguines à plusieurs reprises, jusqu'au douzième ou treizième jour : ainsi nous voyons un enfant de six ans chez lequel on applique trente-quatre sangsues sur l'abdomen, chez un autre vingt-cinq, etc. A part des cas exceptionnels, où les émissions sanguines ont diminué l'intensité du mouve-

traitement par les purgatifs n'avait été donnée. Nous n'avions pas alors établi la proportion des entérites, suite du traitement par les purgatifs, qui nous semble surtout contre-indiquer l'emploi de cette méthode chez les enfants.

ment fébrile, nous n'avons jamais observé qu'elles aient eu aucune influence heureuse sur les symptômes; au contraire, il nous a semblé que si elles étaient abondantes, les accidents nerveux étaient évidemment exaspérés. Le délire devenait plus violent, l'abattement qui lui succédait plus marqué, et enfin la mort arrivait plus rapidement; ainsi, des malades saignés assez abondamment sont morts le neuvième, quatorzième, quinzième et dix-neuvième jour. En outre, chez les enfants dont la maladie s'est terminée par le retour à la santé, la convalescence a été longue. Nous nous rappellerons toujours avoir vu un garçon de huit ans et demi qui, traité par d'abondantes émissions sanguines, tomba dans un état complet d'anémie, qui persista pendant plus de cinquante jours; en outre, une pneumonie se développa dans la convalescence, et ce ne fut qu'au bout d'un temps très long que l'enfant recouvra la santé. Nous citerons aussi l'observation d'un autre sujet chez lequel, à une période avancée de la maladie, on pratiqua deux émissions sanguines, et qui, deux jours après, fut pris d'une pleuro-pneumonie qui entraîna la mort.

M. Taupin est arrivé exactement aux mêmes conclusions : ainsi il a pu remarquer que jamais les émissions sanguines n'avaient une influence heureuse, soit immédiatement, soit à distance, sur l'intensité de la fièvre et du délire, sur la diarrhée, les douleurs de tête et de ventre, sur l'état de la langue, sur l'engouement de la poitrine. « Elles nous ont semblé, ajoute-t-il, affaiblir beaucoup les malades, rendre leur affection plus longue; elle exposaient en outre les enfants à contracter des maladies auxquelles leur faiblesse ne leur permettait pas de résister. On a observé plus d'eschares à la suite de ce traitement. » (*Loc. cit.*, p. 15.)

Le traitement par les émissions sanguines a été mis en usage exclusivement chez des enfants gravement atteints; aussi nous ne voudrions pas tirer une conséquence générale de la mortalité que nous avons observée, et qui a été de huit sur quinze.

Nous conclurons avec réserve des faits qui précèdent :

1° Que les émissions sanguines n'ont aucune influence heureuse sur chacun des symptômes de la maladie et sur sa marche;

2° Qu'au contraire, si on les répète, elles aggravent les symptômes nerveux et semblent hâter la terminaison fatale;

3° Qu'elles ont en outre l'inconvénient, en débilitant profondément les jeunes malades, de favoriser l'apparition des complications;

4° Que leur influence défavorable est d'autant plus prononcée qu'on les emploie à une période plus éloignée du début;

5° Qu'en conséquence on doit en proscrire l'usage comme méthode exclusive de traitement, mais les réserver pour des cas bien déterminés.

Nous pensons, avec le docteur Taupin, que les émissions sanguines modérées sont applicables lorsque l'enfant est robuste, et malade depuis peu de jours. On peut aussi les mettre en usage lorsque les douleurs abdominales sont très intenses et ne sont pas calmées par les moyens que l'on emploie d'ordinaire pour les faire disparaître, mais seulement lorsque la maladie n'a pas dépassé le dixième jour environ (1). Dans ce cas, on posera les sangsues sur l'abdomen ou à l'anus ; s'il s'agit d'une fièvre ataxique, on les appliquera aux apophyses mastoïdes. Leur nombre ne dépassera pas quatre ou six pour les enfants âgés de moins de cinq ans ; on en posera six à quinze chez les plus âgés. On surveillera avec soin l'écoulement sanguin, dont la durée ne devra pas dépasser une heure.

3° *Médication altérante* (mercuriaux). — Plusieurs médecins emploient le mercure comme un traitement spécifique de la fièvre typhoïde. MM. Lombard et Fauconnet (de Genève) ont conseillé le calomel, et M. Serres le sulfure de mercure. Nous ne saurions être partisans de cette médication. Dans une maladie où le chiffre de la fibrine est abaissé, et qui peut plus que toute autre se compliquer d'hémorrhagie et de gangrène, l'emploi d'un remède qui exagère cette tendance fâcheuse de l'économie nous semble *à priori* contre-indiqué. L'expérience confirme les prévisions de la théorie. Le mercure a plus d'une fois été, soit dans nos mains, soit dans celles de nos confrères, l'occasion d'accidents trop graves pour que nous n'ayons pas dû renoncer entièrement à en faire usage. Notre réprobation s'adresse à la médication hydrargyrique, en tant que médication principale, et non à l'emploi modéré et temporaire du calomel à titre de purgatif.

4° *Médication tonique*. — Ce traitement a joui, dans certaines formes de fièvre typhoïde, d'une grande faveur. Quelques-uns de nos malades, atteints d'une dothiénentérie dans laquelle l'adynamie avait prédominé ou chez lesquels elle avait persisté dans la convalescence, ont été à une période variable, mais en général avancée de la maladie, mis à l'usage de la médication tonique : ainsi ils prenaient une ou deux cuillerées à bouche de vin de quinquina ou deux ou quatre de sirop. Dans d'autres cas, c'était l'extrait de quinquina uni à la limaille de fer d'après la formule indiquée (tome II, p. 334) que l'on mettait en usage. Ces différents moyens, ayant été employés à titre d'adjuvants, n'ont jamais constitué une méthode unique de traitement.

Chez quelques malades, la médication par le *sulfate de quinine* a été mise en usage comme méthode principale. Nous avons détaillé ailleurs (voyez *Archives de médecine*, 1841) l'influence du médicament sur la marche de la maladie et sur ses principaux symptômes. Nous nous contenterons de résumer ici les conclusions que nous avions pu tirer des faits peu nombreux que nous avions analysés. Deux mots d'abord

(1) Nous avons obtenu un excellent effet d'une application de sangsues dans un cas où la violence de la douleur nous avait fait redouter une péritonite.

sur le mode d'administration du médicament et sur les circonstances dans lesquelles il a été mis en usage. Six malades furent traités par le sulfate de quinine; chez quatre, la maladie était grave, chez deux très grave, mais non foudroyante. Le traitement fut commencé cinq fois du huitième au douzième jour de la maladie, une fois le vingt et unième seulement. Trois fois cette méthode fut la seule mise en usage ; trois autres fois on la fit précéder par l'emploi des émissions sanguines seules ou unies aux purgatifs. Le médicament était donné en poudre mélangée à du sucre; la dose était de 50 centigrammes pour les enfants les plus âgés; le plus jeune n'en prit que 3 décigrammes. Cette dose totale était fractionnée en plusieurs paquets que l'on donnait à plusieurs reprises dans la journée. Le traitement fut continué pendant sept jours au moins et quinze jours au plus. Voici quels ont été les effets produits par le sulfate de quinine.

1° Le pouls a baissé d'une manière notable, et, en outre, il a perdu de son développement, et est devenu irrégulier. Cette diminution dans le nombre des pulsations a persisté tant qu'il n'est pas survenu de complications.

2° La chaleur animale a diminué ou disparu en même temps que le pouls se ralentissait.

3° Chez quelques malades, le sulfate de quinine a provoqué des éruptions de sudamina, et des sueurs très abondantes à une époque où elles ne surviennent pas d'ordinaire dans la fièvre typhoïde.

4° Dans quelques cas, il est survenu une desquamation abondante analogue au soulèvement de l'épiderme par la sérosité des vésicatoires.

5° Comme effet négatif, nous avons vu que le sulfate de quinine n'a pas exaspéré les symptômes abdominaux et les lésions anatomiques qui caractérisent l'affection typhoïde, et qu'en particulier il n'a pas déterminé d'entérite.

Des six malades dont nous parlons, trois ont guéri, trois ont succombé. Ce résultat, en apparence défavorable, doit être interprété. En effet, dans les trois cas où la maladie a eu une issue funeste, la mort a été causée par des complications tout à fait étrangères à la fièvre typhoïde. Un enfant a succombé à une bronchite pseudomembraneuse, l'autre à un coryza et à une angine de même nature; un dernier, qui était convalescent, à une variole hémorrhagique. A l'époque où nous recueillîmes les deux premières observations, la diphthérite commençait à régner épidémiquement dans nos salles.

En ville nous avons souvent employé le sulfate de quinine combiné avec la médication purgative légère, et ce traitement nous a paru très favorable. Nous avons vérifié l'exactitude des conclusions énoncées ci-dessus. Le ralentissement du pouls et la conservation de l'humidité de la langue sont en particulier très remarquables. Nous n'avons pas observé de cas où le médicament n'ait pas été toléré comme nous l'avons vu à l'hôpital des Enfants. Voici notre méthode. Au début nous donnons un ou deux verres d'eau de magnésie ou de Sedlitz, le lendemain nous administrons le sulfate de quinine; quelquefois par la méthode endermique, le plus souvent par la bouche, à la dose de 30 à 60 centigrammes, avec une ou deux gouttes d'acide sulfurique dans une potion de 120 grammes. Nous choisissons le moment de la rémission fébrile, pour donner le remède qui est pris en quatre ou six fois dans les vingt-quatre heures. Au bout de deux à quatre jours nous donnons de nouveau un léger laxatif; nous interrompons la quinine pour la reprendre le lendemain, et, sauf contre-indication, nous continuons ainsi jusqu'à la cessation de la fièvre. La principale contre-indication est une bronchite très intense.

5° *Médication antispasmodique et narcotique.*—En ville, nous avons souvent prescrit avec succès le musc dans des cas où l'ataxie prédominait, et nous en avons obtenu d'excellents effets. Ce médicament est de tous les antispasmodiques celui qui nous a paru exercer l'influence la plus heureuse sur le système nerveux, et il a, en outre, l'avantage d'agir d'une manière favorable sur les complications broncho-pulmonaires qui sont fréquentes dans la forme ataxique. Nous donnons le musc à haute dose de 60 centigrammes à 1 gramme dans les vingt-quatre heures. Nous avons aussi employé l'opium à petites doses fréquemment répétées, dans les cas surtout où le délire était très intense et se prolongeait pendant la convalescence. Nous croyons que ce médicament, dont l'administration demande beaucoup de prudence, peut, dans certains cas, être d'une grande utilité.

6° *Médication révulsive.*—Les révulsifs sur le système cutané n'ont dans aucun cas été employés comme méthode unique de traitement. Chez presque tous les malades on a appliqué des cataplasmes vinaigrés chauds, des sinapismes ou des cataplasmes sinapisés. Dans les cas graves, et lorsque l'ataxie ou l'adynamie prédominait, on appliqua des vésicatoires aux extrémités. Nous n'avons pas observé que leur emploi ait été suivi d'ulcérations étendues; mais ils ne nous ont jamais paru avoir diminué en rien l'intensité des symptômes cérébraux. Un de nos malades, chez lequel on les avait prodigués, éprouva, pendant quelques jours, des douleurs excessives en urinant, qui tenaient probablement à une légère inflammation de la vessie. M. Taupin dit avoir vu réussir les vésicatoires appliqués à la nuque et aux extrémités inférieures quand les malades étaient plongés dans une prostration profonde; l'excitation qu'ils ont déterminée a diminué les accidents et facilité la convalescence. Ce médecin blâme l'emploi des vésicants dans les cas où l'ataxie prédomine (*loc. cit.*, 1840, p. 17).

7° *Médication tempérante.* — La crème de tartre à petite dose, la teinture d'aconit, les bains légèrement tièdes, et quelquefois les lavages froids sont des remèdes fort utiles et dont nous faisons grand usage.

Nous employons surtout l'aconit et les bains ou les lotions dans les cas où la peau est sèche, brûlante et le pouls fréquent, dans la forme inflammatoire en un mot.

8° *Médication expectante et hygiénique.* — D'accord avec M. Stœber, nous croyons « que chez l'enfant, plus encore que chez l'adulte, la méthode expectante est celle qui est le plus souvent indiquée. » Aussi nous contentons-nous souvent de prescrire des boissons émollientes ou nitrées, et de faire donner des lavements rafraîchissants, et tous les deux ou trois jours des bains émollients ; nous faisons appliquer en outre de larges cataplasmes sur l'abdomen, et des cataplasmes sinapisés ou des sinapismes aux extrémités inférieures. Si la bronchite est assez intense, nous prescrivons des juleps additionnés de 0,1 à 0,2 de kermès. Lorsqu'il y a de l'agitation, nous donnons quelques petites doses de sirop diacode.

Il va sans dire que la diète doit être à peu près absolue dans toutes les formes de fièvre typhoïde, tant que le mouvement fébrile persiste. A partir du moment où il diminue, on peut commencer à donner du lait coupé d'eau, ou du bouillon de poulet, plus tard enfin des aliments solides. La question de la nourriture est de toutes la plus importante et la plus délicate ; rien n'est plus difficile que de saisir le moment le plus opportun pour commencer l'alimentation. Si l'on attend trop longtemps, on risque de perdre le moment favorable ; si l'on commence trop tôt, on court les chances d'une indigestion ; or il n'est pas de maladie où l'indigestion soit plus funeste que dans la fièvre typhoïde ; trop d'exemples sont là pour l'attester. La susceptibilité de l'estomac persiste pendant la convalescence, et il faut bien se garder, même à cette période, de laisser libre carrière à l'appétit souvent désordonné du jeune malade.

La chambre dans laquelle il sera placé doit être vaste et suffisamment aérée ; il sera modérément couvert, on aura soin d'entretenir la plus grande propreté sur sa personne, et de veiller à ce qu'il ne conserve pas toujours la même position.

Les soins hygiéniques sont tellement importants que toutes les fois que nous le pouvons, nous consacrons à notre petit malade deux chambres maintenues à la même température, et nous ne laissons pas l'enfant plus de vingt-quatre heures dans la même pièce. Si nous ne pouvons disposer que d'une chambre, nous y faisons placer deux lits dont on renouvelle les linges tous les jours ou tous les deux jours. Dès que l'enfant est alité, nous prescrivons qu'on lui coupe les cheveux, et nous prenons un soin tout particulier de sa bouche en faisant promener chaque jour, et à plusieurs reprises sur les dents et les gencives, une brosse douce ou une éponge trempée dans de l'eau aromatisée avec l'alcoolat de Botot. La propreté de la bouche est d'autant plus nécessaire, que les dents s'altèrent souvent à la suite de la fièvre typhoïde.

C. Traitement des complications. — Nous ne pouvons pas ici entrer dans de longs détails sur le traitement des complications ; il a été exposé ailleurs en parlant des affections secondaires : nous nous contenterons en conséquence de présenter quelques courtes remarques.

1° La *perforation intestinale* doit, comme chez l'adulte, être traitée par l'opium à haute dose. Nous ne saurions conseiller de suivre l'avis du docteur Taupin, qui veut qu'en pareil cas on mette en usage les purgatifs énergiques.

2° Le polygala en infusion est le remède qui nous a paru le plus avantageux dans la *bronchite* typhoïde.

3° La pneumonie ne devra pas être traitée de la même manière dans toutes les périodes de la maladie. Mais, quelle que soit l'époque de son apparition, nous proscrivons d'une manière presque absolue l'emploi des émissions sanguines qui nous ont paru avoir des effets fâcheux. Nous ne donnons l'émétique qu'avec beaucoup de réserve, et nous préférons l'acétate de plomb opiacé, si l'éréthisme nerveux est très marqué, ou bien les poudres de James, seules ou unies à la teinture d'aconit, si la chaleur et la sécheresse de la peau et la plénitude du pouls, nous indiquent un état inflammatoire intense.

Si la pneumonie survient à une période avancée, lorsque la faiblesse est considérable, nous prescrivons la potion formulée (t. I, p. 507), en même temps que nous continuons la médication générale tonique, sans nous préoccuper de l'élément inflammatoire.

4° L'*entérite* ne méritera un traitement spécial que dans les cas où elle surviendrait chez de jeunes sujets, passerait à l'état subaigu, et entraînerait une débilitation considérable. Dans ces cas il faudrait mettre en usage le traitement indiqué (tome I, page 765).

5° *Gangrène.* Au traitement indiqué (t. II, page 445) pour les eschares de la peau, nous joindrons ici celui conseillé par M. Taupin. Ce médecin dit s'être bien trouvé de l'application d'un mélange d'eau-de-vie et de blancs d'œufs battus ensemble. Il conseille aussi de saupoudrer les plaies avec du sulfate de quinine, ou d'appliquer de la baudruche sur les parties de la peau dénudées.

Nous employons chez l'adulte, et nous ne verrions que de l'avantage à en faire autant chez l'enfant, le collodion comme préservatif des eschares du sacrum. Nous faisons appliquer deux fois par jour une couche de cet enduit qui, s'il ne met pas la peau à l'abri des inconvénients causés par une pression prolongée, la protége efficacement contre les causes d'irritation locale (selles et urines involontaires, etc.).

Nous n'avons rien à dire de spécial sur le traitement de l'otite, de la pleurésie, des angines et des laryngites, etc., qui n'ait été suffisamment exposé ailleurs.

Nous nous contenterons de remarquer en terminant que l'anasarque réclame, comme la pneumonie, une médication différente, suivant l'époque à laquelle elle survient. Si elle débute avec les premiers symptômes, et que la fièvre soit intense, on insistera sur les émissions sanguines et sur l'usage du nitrate de potasse. Si au contraire l'hydropisie survient plus tard, en emploiera le traitement indiqué (t. II, p. 232).

D. Traitements des auteurs. — Au début, Wendt prescrit les boissons délayantes. De plus, il administre d'heure en heure quelques cuillerées de la potion suivante :

℞	Tartrate de potasse	8 grammes.
	Nitrate de potasse	2 grammes.
	Solve dans une décoction d'orge	120 grammes.
	Adde sirop de mûres	30 grammes.

Si la fièvre est forte et que le sang se porte à la tête, il fait poser les sangsues derrière les oreilles. S'il n'y a pas d'amélioration et que la congestion céphalique persiste, il couvre le front de compresses trempées dans l'eau froide. Les signes d'entérite sont-ils très marqués, il pose des sangsues sur l'abdomen et applique des cataplasmes. Si les douleurs abdominales deviennent plus intenses, il emploie le calomel à la dose de 2 centigrammes toutes les deux ou trois heures. Lorsque la diathèse inflammatoire est enrayée, il administre la potion ou la poudre suivante :

℞ Racine de réglisse .... 8 grammes.

Infusion chaude pendant une demi-heure.

On ajoute à la colature de .... 120 grammes.

Sel ammoniac .... 1 à 2 grammes.

Sirop d'althæa .... 30 grammes.

A prendre par cuillerées.

Ou bien :

℞	Ipéca	15 centigrammes.
	Poudre d'yeux d'écrevisse	6 grammes.
	Sucre blanc	8 grammes.

Divisez en douze paquets égaux ; toutes les trois heures un paquet. Si la fièvre diminue et que le temps de la crise approche, on continue les cataplasmes émollients, et en même temps on frictionne l'abdomen avec l'onguent suivant :

℞ Pommade rose.
Liniment volatil.

Lorsqu'il reste de la tension à la région hypogastrique et que l'abdomen est paresseux, Wendt prescrit :

℞	Eau de menthe	90 grammes.
	Teinture rhub. aq. } Ou liqueur acét pot. }	30 grammes.
	Sucre blanc	15 grammes.

Deux fois par jour une cuillerée à soupe.

MM. Evanson et Maunsell, dans leur traitement de l'iléitis, indiquent successivement comme utiles les émissions sanguines, les cataplasmes, les bains, les fomentations, les vésicatoires, les sinapismes, les purgatifs, les sels de mercure et d'opium, etc. On ne trouve pas dans cet article le cachet pratique que présente celui de Wendt. MM. Evanson et Maunsell ne spécifient pas les cas dans lesquels telle méthode convient plutôt que telle autre; ils ne suivent pas la maladie pas à pas comme le fait le médecin allemand. Lorsque nous analyserons l'ouvrage des deux pathologistes anglais, nous dirons qu'ils ont décrit la fièvre typhoïde sous le nom d'*iléitis* et sous celui de *fièvre rémittente*. Le traitement qu'ils appliquent à la fièvre rémittente est mieux exposé et plus détaillé que celui de l'iléitis.

« Au début de la maladie, disent-ils, un vomitif est utile; de même il faut employer un purgatif si les intestins sont surchargés. Contre les sécrétions altérées on administrera avec avantage les préparations mercurielles unies, suivant les circonstances, à un laxatif ou à un sudorifique. Nous avons le plus souvent recours à la poudre de jalap simple ou composée. L'addition de l'ipéca peut être très utile. Si la chaleur est forte, la soif vive, l'inquiétude grande, un ou deux grains de poudre de James, seuls ou unis au calomel, sont très avantageux pour diminuer la fièvre. Les symptômes fébriles augmentant d'intensité, il faut appliquer des sangsues. On doit aussi recourir aux émissions sanguines dans les cas d'entérite; mais il faut se garder de prendre une sensibilité extrême du ventre pour un signe d'inflammation. D'ordinaire, après l'émission sanguine, les symptômes diminuent, et les purgatifs légers ont un succès qu'ils n'avaient pas auparavant. Les boissons froides, une chambre bien aérée, un lit peu couvert, sont essentiels à la guérison. Le nitrate de potasse nous a souvent été utile. Si les intestins ne sont pas très irrités, les boissons froides avec la crème de tartre conviennent; la diurèse en est augmentée, la soif satisfaite et le ventre tenu libre. Dans un état plus avancé, si la faiblesse est grande, les acides minéraux doivent être employés de préférence au quinquina, qui cependant devient quelquefois nécessaire. Dans les cas où l'irritation est vive et la diarrhée abondante, on aura recours à la poudre de Dower, à des cataplasmes et à des bains tièdes. »

Citons, pour terminer, le traitement de Meissner :

« Dans l'entérite folliculeuse, dit cet auteur, il faut employer les sangsues et les préparations chlorurées. Ces dernières sont encore plus convenables que le calomel, et possèdent ses avantages sans présenter ses inconvénients. Les bains tièdes sont très utiles; ils valent mieux que tous les autres médicaments, et font rapidement cesser l'agitation et les douleurs. Les purgatifs conviennent dans les cas où il y a une constipation opiniâtre et où l'on soupçonne l'existence des vers; hors ces cas ils sont le plus souvent nuisibles. Quand les douleurs abdominales sont très intenses, Holscher conseille l'administration du calomel uni à l'extrait de semence de jusquiame à petites doses. Il conseille aussi d'exercer une dérivation puissante sur la peau au moyen de la pommade stibiée ou de l'onguent de Kopp.

Résumé. — *A*. Un enfant âgé de plus de six ans est atteint d'une fièvre typhoïde bénigne; le mouvement fébrile est médiocre, l'agitation presque nulle, le dévoiement modéré. Le médecin appelé au début doit prescrire :

1° Pour tisane de la limonade ou du sirop de framboises ;

2° Toutes les heures ou toutes les deux heures, une cuillerée d'une potion de 120 grammes contenant 1 gramme de teinture d'aconit;

3° De larges cataplasmes de farine de lin sur le ventre ;

4° La diète absolue;

5° L'enfant sera couché dans une chambre suffisamment aérée dont la température sera modérée; en outre, on aura égard à toutes les règles d'hygiène exposées plus haut (p. 726). On continuera le même traitement s'il ne survient pas de changements. Si les douleurs abdominales augmentent d'intensité, on préparera le cataplasme avec une décoction d'une ou deux têtes de pavot, ou bien on fera des onctions avec l'huile de camomille opiacée chaude. Survient-il de l'agitation, on appliquera des topiques chauds aux extrémités. On pourra suspendre l'usage de la potion au bout de six à huit jours. Sous l'influence de cette médication simple, le malade arrivera promptement à convalescence. Dès que la fièvre aura cessé, ou même à partir du moment où elle aura diminué, on pourra prescrire du lait coupé ou du bouillon de poulet; si la tisane était acide, on la remplacerait alors par de l'eau sucrée; le mouvement fébrile étant complétement suspendu, on donnera du lait pur, puis du bouillon de bœuf, puis graduellement on augmentera l'alimentation. Deux ou trois bains gélatineux seront utiles à cette période.

B. Un enfant au-dessous de l'âge de cinq ans est atteint d'une fièvre typhoïde dont le début à été bénin ; mais la maladie est arrivée à son vingt et unième jour ou au delà, et la convalescence ne se dessine pas. La diarrhée se prolonge, elle est abondante ; les forces se dépriment, l'amaigrissement augmente, la réaction est peu marquée. Le médecin doit soupçonner une complication d'entérite subaiguë et mettre en usage le traitement indiqué tome I, page 765, *D*.

C. La fièvre typhoïde a débuté comme une affection légère; on a prescrit le traitement indiqué au titre *A*. Mais, à partir du sixième au neuvième jour, les symptômes ont augmenté de gravité, la diarrhée est abondante, la fièvre intense ; il y a de l'assoupissement dans le jour et du délire la nuit. Il faut prescrire :

1° Pour tisane, une infusion de tilleul et de feuilles d'oranger ;

2° Des compresses trempées dans l'eau froide : on les appliquera sur le front en ayant soin de les renouveler fréquemment ;

3° De larges cataplasmes vinaigrés chauds aux extrémités inférieures pour le soir ;

4° Dans le jour, un bain tiède d'une demi-heure.

Si les douleurs abdominales sont très vives, on pourra donner quelques prises de calomel et de jusquiame, à la dose de 2 centigrammes de chaque, trois ou quatre fois par jour. Les jours suivants on emploiera le même traitement, seulement les bains seront donnés trois fois par semaine ; si le délire augmente, on continuera l'application des compresses froides ; on devra en pareil cas couper les cheveux très courts ou même raser la tête. La diète sera d'abord absolue ; si la maladie diminue, on reviendra ensuite peu à peu à l'alimentation comme il est indiqué ci-dessus. Si à l'époque où survient la convalescence l'enfant était débilité, il faudrait se hâter de remplacer le traitement ci-dessus indiqué par une médication légèrement tonique ; on prescrirait alors :

1° Une infusion de camomille édulcorée avec du sirop d'écorces d'orange ; une petite tasse chaque matin ;

2° Deux à quatre cuillerées de sirop de quinquina ;

3° Un bain gélatineux tous les deux jours ;

4° Deux ou trois tasses de bon bouillon.

D. La dothiénentérie est grave ; elle débute par une fièvre assez intense, des vomissements et de la constipation ; il faut prescrire :

1° Un vomitif avec 30 à 80 centigrammes d'ipécacuanha suivant l'âge ;

2° Des cataplasmes sur l'abdomen ;

3° La diète absolue.

Si le vomitif n'a pas déterminé d'évacuations alvines, on prescrira un à trois verres d'eau de magnésie et de Sedlitz.

Ce léger purgatif sera continué tous les deux jours jusqu'à ce que la diarrhée soit établie et que les douleurs aient diminué.

E. La fièvre typhoïde a revêtu la forme ataxique, le délire est violent, la maladie existe depuis cinq ou six jours ; prescrivez :

1° Une application, sur la tête préalablement rasée, de compresses trempées dans l'eau sédative ;

2° Des lavages froids ;

3° La diète absolue ;

4° Le sulfate de quinine aux doses et d'après les règles exposées, p. 724.

Si le médicament ne provoque aucun vomissement, si la diarrhée reste la même, si le pouls baisse d'une manière sensible et que la chaleur diminue, on continuera l'emploi du sulfate de quinine sans augmenter sensiblement les doses. S'il survient des sueurs abondantes, ou un refroidissement général de la peau, on suspendra l'emploi du médicament, et l'on fera des frictions avec des alcoolats excitants, du baume de Fioraventi, de l'éther. Si, au bout de quatre ou cinq jours, le pouls reprend sa fréquence première, il est plus prudent d'interrompre l'emploi du médicament, car il est à craindre que la recrudescence du mouvement fébrile ne soit le résultat d'une complication. Si la peau est ardente et sèche, si le pouls est fréquent et plein, si la face est vivement colorée, on pourra joindre aux moyens précédents, les lavages à l'eau froide; si la fièvre est moins forte, des bains tièdes. Si la bronchite prédomine et que la toux soit fatigante, on évitera l'emploi de cette méthode, et l'on joindra à la médication principale l'usage du polygala.

F. Si le délire persiste avec la même intensité, et que l'ataxie domine toujours, on remplacera la quinine par une potion de 90 grammes contenant 50 centigrammes à 1 gramme de musc, à prendre par cuillerées toutes les deux heures.

G. La fièvre typhoïde est très grave, ataxo-adynamique, le malade a franchi les premières périodes, l'adynamie commence à prédominer sur l'ataxie; on prescrira :

1° Une infusion de 8 à 16 grammes de quinquina faite à froid à laquelle on ajoutera 2 grammes d'esprit de sel ammoniac anisé;

2° Des frictions sur les extrémités supérieures et inférieures avec un alcoolat excitant;

3° Deux à quatre cuillerées à soupe de vin de Malaga;

4° Une demi-tasse de bouillon, de temps en temps, si la diarrhée a diminué.

S'il ne survient pas d'amélioration, on appliquera un vésicatoire à une jambe pendant cinq à six heures.

Art. IX. — Historique.

Après avoir exposé le résultat de nos recherches sur la *fièvre typhoïde des enfants*, il est nécessaire de jeter un coup d'œil sur l'état actuel de la science, et de rechercher si les auteurs anciens et modernes ont dirigé leur attention sur une maladie aussi importante. Depuis Hippocrate jusqu'au commencement du XIXe siècle, un grand nombre d'auteurs, parmi lesquels nous citerons Celse, Arétée, Galien, Cœlius Aurelianus, Alexandre de Tralles, Ætius, Hollerus, Jacob Fontanus, Bonetus, Tulpius, Fantonus, Morgagni (1), ont décrit les ulcérations des voies digestives, qu'ils regardent comme la cause d'une foule de maladies différentes : ils ont aussi donné dans leurs ouvrages, et sous des noms très divers, de sommaires indications sur la fièvre typhoïde; mais dans toutes ces descriptions nous ne trouvons rien qui soit spécial au jeune âge. Rœderer et Wagler, dans leur traité *De morbo mucoso*, ne font pas mention de l'existence de la maladie chez les enfants (2). MM. Petit

(1) Lesser, pag. 1 à 22. *Die Entzündung und Verschwärung des Schleimhaut des Verdauungskanales.*

(2) Cependant on trouve dans les observations particulières quelques faits relatifs à des enfants.

et Serres, qui les premiers décrivirent la fièvre typhoïde sous le nom de *fièvre entéro-mésentérique*, la regardèrent comme spéciale à l'âge adulte, et signalèrent même cette époque de la vie comme une cause prédisposante efficace de son développement ; et depuis lors cette maladie si souvent et si savamment décrite sous les noms de *gastro-entérite*, *dothiénentérie*, *entérite folliculeuse*, *fièvre typhoïde*, n'a été étudiée que chez l'adulte. Il suffit, pour s'en convaincre, de lire les quelques lignes dans lesquelles l'auteur de la dernière monographie publiée en France sur la fièvre typhoïde, M. le professeur Chomel, parle de l'existence de cette maladie chez l'enfant : « Nous ne craignons pas de nous tromper, dit le célèbre professeur de l'Hôtel-Dieu, en avançant qu'à partir de quinze ans, le nombre des enfants atteints de fièvre typhoïde va continuellement en diminuant jusqu'à l'âge de dix ans, au-dessous duquel il paraît que les enfants ne sont que très rarement atteints de cette affection. » C'est à dessein que nous avons cité ces paroles, parce qu'elles indiquent d'une manière positive combien peu, même en 1834, on connaissait ce qui est relatif à la pathologie du jeune âge.

Il ne faudrait pas croire, toutefois, que la maladie dont nous nous occupons ait passé inaperçue, et que les nombreux auteurs qui ont spécialement étudié les maladies des premières années de la vie aient complétement négligé son histoire. Nous allons voir, en effet, que, dès l'année 1820, elle a été signalée à l'attention des pathologistes, et que depuis lors elle a été décrite à plusieurs reprises et sous des noms divers par les médecins les plus distingués de l'Angleterre et de l'Allemagne.

En 1820, le docteur Abercrombie publia, dans le *Journal de médecine et de chirurgie* d'Edimbourg, une monographie assez étendue sur les maladies du canal intestinal. Il consacra un paragraphe particulier à l'inflammation aiguë de la membrane muqueuse chez les enfants ; mais il confondit, sous cette dénomination, toutes les espèces de phlegmasies simples et spécifiques. Cependant on retrouve dans la description de la forme la plus grave de la maladie plusieurs des symptômes de la fièvre typhoïde. « Dans quelques cas, dit l'auteur, la fièvre s'allume, la langue est sèche et croûteuse, la soif vive ; dans d'autres cas, on observe un épuisement soudain, rapide et inattendu des forces vitales, dont la fréquence des évacuations ne peut rendre compte ; puis survient le coma accompagné de l'enfoncement et de l'état languissant des yeux, etc. A l'autopsie, dans différents points de la muqueuse intestinale, particulièrement dans l'iléon, on observe des traces irrégulières d'inflammation, un peu élevées au-dessus des parties environnantes, et souvent couvertes de petites vésicules ou de petits ulcères. »

Certes, cette description est bien incomplète, et des observateurs scrupuleux pourraient contester que l'auteur ait eu en vue la fièvre typhoïde des enfants, si l'on ne trouvait à la fin de son mémoire quelques observations assez détaillées pour ne laisser aucun doute sur la nature de l'affection qu'il a voulu décrire. Quelques-unes sont même beaucoup plus claires et plus complètes que la description générale de la maladie. Nous allons citer textuellement l'une des plus remarquables : il s'agit d'une jeune fille de trois ans qui succomba, au bout de trois semaines, d'une maladie caractérisée par les vomissements, de la diarrhée, une soif vive, une fièvre intense, et des symptômes cérébraux dans les derniers jours. A l'autopsie, on trouva l'intestin dans l'état suivant : « l'iléon, depuis la valvule de Bauhin jusqu'au jéjunum, est très injecté; la membrane muqueuse est couverte de nombreuses plaques enflammées, irrégulières, saillantes au-dessus des parties saines, d'apparence fongueuse, couvertes de petites ulcérations. Quelques-unes de ces plaques avaient l'étendue d'un shilling, d'autres étaient plus petites; elles étaient généralement à un pouce ou deux de distance l'une de l'autre, et dans leur intervalle, la membrane muqueuse était saine, les glandes mésentériques étaient très tuméfiées et injectées. »

Quoique cette description soit loin de valoir celles de MM. Louis et Chomel, personne, toutefois, ne pourra contester dans ce cas l'existence d'une fièvre typhoïde, caractérisée anatomiquement par des ulcérations sur des plaques saillantes, par du gonflement et de l'injection des ganglions mésentériques.

Deux années plus tard, Wendt, dans son *Traité sur les maladies des enfants* (1), décrivit, sous le nom de *febris mesaraica*, une maladie qui présente quelque analogie avec la fièvre typhoïde. Voici le résumé de sa description.

« Après quelques courts prodromes qui consistent dans de l'abattement et de l'anorexie, les enfants sont pris de frissons suivis de chaleur, de nausées; la soif augmente, la partie supérieure de l'abdomen est développée, tendue; la langue, couverte d'un enduit au centre, est rouge aux bords; les selles sont pénibles, peu abondantes. La fièvre a le type rémittent, les exacerbations ont lieu le soir; la peau est alors brûlante, il y a du délire. La fièvre marche jusqu'au onzième, dix-septième et vingt et unième jour : alors elle se juge par des selles abondantes, spontanées, et par un dépôt dans les urines. Dans les cas malheureux, il se joint aux autres symptômes de l'assoupissement, de la céphalalgie et du délire continu, des crampes, des taches de mauvaise couleur, un dévoiement colliquatif. La langue est couverte d'un enduit noirâtre, les yeux perdent de leur éclat, la respiration exhale une odeur cadavérique, et le malade meurt avec tous les signes de la fièvre putride maligne. A l'ouverture du cadavre, on trouve des traces de gangrène et un amas de mucus visqueux grisâtre ou jaunâtre sur la

(1) *Die Kinderkrankheiten systematisch dargestellt*, von Johann Wendt.

muqueuse de l'intestin grêle. Les ganglions mésentériques sont volumineux, entourés d'un cercle rouge inflammatoire, et remplis de mucus grisâtre. En outre, on trouve partout des traces de destruction des solides et de décomposition des liquides. »

L'exposé des symptômes de la maladie décrite par Wendt est assez détaillé pour que nous ne puissions méconnaître ceux de l'affection typhoïde, et parmi les altérations anatomiques, très incomplétement décrites il est vrai, la lésion des ganglions mésentériques est cependant assez clairement indiquée pour ne pas nous laisser de doute sur l'espèce de maladie qu'il a voulu décrire. Ce travail de Wendt sur la fièvre mésaraïque a été reproduit plus tard textuellement dans les collections de Riecke et de Mezler.

Le docteur Toel (1) a décrit, sous le nom de *mésentérite des enfants scrofuleux*, une maladie *aiguë* qu'il affirme être très différente de la fièvre mésaraïque de Wendt, mais dont les caractères nous paraissent identiques avec ceux de la fièvre typhoïde légère. Du reste, l'auteur n'a pas appuyé sa description symptomatique par l'étude des lésions cadavériques.

Billard, dans son *Traité des maladies des enfants nouveau-nés* (1828), a fait observer que l'inflammation de l'appareil folliculaire de l'intestin ne donnait lieu aux symptômes de la fièvre putride maligne que chez les enfants déjà un peu avancés en âge, tandis que chez les plus jeunes elle se montrait avec les caractères propres à l'entérite simple. Il cite à l'appui de son opinion deux observations, l'une d'une fille de vingt-quatre jours, dont la maladie dura près d'un mois ; l'autre d'un enfant de treize mois, qui mourut au bout d'une vingtaine de jours environ.

Le traité de Henke, dont la dernière édition a été publiée en 1837, contient une description succincte des phlegmasies abdominales chez les enfants. C'est à peine si l'on peut trouver dans la maladie décrite sous le nom d'*inflammation de la membrane muqueuse intestinale* quelques-uns des symptômes de la fièvre typhoïde ; l'absence de tous détails anatomiques nous laisse dans l'incertitude sur la nature de la maladie dont l'auteur a voulu parler.

MM. Evanson et Maunsell (2) ont décrit la fièvre typhoïde en deux endroits de leur ouvrage, sous les noms d'*iléitis* et de *fièvre rémittente*. Pour eux, l'iléitis comprend toutes les inflammations simples ou spécifiques de l'intestin ; ils reconnaissent, toutefois, qu'une des variétés les plus importantes est celle décrite sous le nom d'*entérite folliculeuse ;* ils ajoutent que cette forme est fréquente chez les enfants. Cette assertion n'est, du reste, appuyée d'aucune preuve : d'après eux, l'ulcération est une suite nécessaire de l'inflammation folliculeuse ; elle

(1) Mezler, *Dritt. Bd.*, p. 153. Extrait de *Horn's Archiv*, nov. 1824.

(2) *Practical treatise on the management and diseases of children*, 1836.

peut même se terminer par une perforation des parois intestinales, etc. La description des symptômes est plus détaillée que celle d'Abercrombie, mais elle s'en rapproche en ce sens que les auteurs n'établissent de distinction dans les symptômes que d'après la gravité de la maladie, et non d'après sa spécificité. Le diagnostic différentiel est traité avec assez de soin, et c'est avec raison que MM. Evanson et Maunsell insistent sur les accidents du côté du système nerveux, qui souvent, disent-ils, ont été regardés, par des observateurs inexpérimentés, comme l'indice d'une affection cérébrale, tandis qu'ils sont seulement sympathiques de l'inflammation de l'intestin. Quant à la description de la fièvre rémittente, elle se rapproche beaucoup de celle de Wendt : « En classant la fièvre rémittente des enfants parmi les affections des voies digestives, disent les auteurs, nous faisons déjà connaître notre opinion sur son origine et sa nature ; car, quelles que soient les variétés que présente cette maladie, nous sommes convaincus qu'elle est purement consécutive aux lésions des organes digestifs, etc. »

Nous nous abstiendrons d'exposer d'une manière détaillée les caractères qui constituent la fièvre rémittente de MM. Evanson, et Maunsell, pour éviter d'inutiles répétitions.

Le traité le plus récent publié en Allemagne sur les maladies des enfants, celui de Meissner (1), qui a paru à Leipzig en 1838, contient une description de la fièvre typhoïde des enfants beaucoup plus complète que toutes celles que nous avons citées jusqu'ici.

Nous allons rapporter les propres paroles du médecin de Leipzig : « L'inflammation folliculeuse des intestins est une inflammation locale qui atteint spécialement les plaques de Peyer et les follicules isolés, et consécutivement les ganglions mésentériques. Cette affection est le plus ordinairement précédée de prodromes qui consistent dans du malaise, de l'anorexie, du dégoût, une certaine inquiétude; puis surviennent de la fièvre, une soif vive, des douleurs de tête et de la diarrhée. Pendant toute la maladie, la faiblesse est grande, le visage est altéré, les pommettes sont colorées, les réponses difficiles ; on dirait que les malades sont obligés de rassembler toutes leurs forces pour comprendre la question la plus insignifiante. Les organes des sens sont obtus; il y a des étourdissements et des douleurs de tête chez les plus âgés. A mesure que la maladie suit son cours, les yeux s'enfoncent dans les orbites, le nez s'effile, les narines et les lèvres deviennent noires et sèches ; la peau a une chaleur aride ; le pouls est le plus souvent petit, rétréci ; la langue est sèche, rouge aux bords et à la pointe, quelquefois aussi humide et sale, couverte d'un enduit blanc ou caséeux ; l'haleine est fétide ; l'urine, rare, plus ou moins foncée, dépose abon-

(1) *Die Kinderkrankheiten nach den neuesten Ansichten und Erfahrungen*, etc., von Friedrich Ludwig Meissner.

damment; la région du cæcum et du côlon ascendant est douloureuse. A ces symptômes se joignent bientôt de la diarrhée, du météorisme et du gargouillement. Les caractères anatomiques de la maladie consistent dans le gonflement et l'ulcération des glandes de Peyer, la rougeur, l'hypertrophie et le ramollissement des ganglions mésentériques. »

On sera peut-être étonné que nous n'ayons guère fait mention jusqu'ici que des travaux des auteurs anglais ou allemands; mais les ouvrages que nous avons cités, quelque incomplets qu'ils soient, sont les seuls dans lesquels on puisse trouver une description de la fièvre typhoïde des enfants. Comme nous le disions en commençant, les auteurs français n'ont étudié que la fièvre typhoïde de l'adulte, et c'est à peine si cette maladie a trouvé place dans les traités rares et incomplets publiés dans ces dernières années, en France, sur les maladies des enfants. Pouvons-nous, en effet, donner le nom de description à ce que dit le docteur Eusèbe de Salles du typhus ou fièvre maligne des enfants? « Les symptômes qui annoncent cette maladie à son début, dit le traducteur d'Underwood, sont plus souvent de la fatigue et de l'abattement qu'un véritable frisson. Très souvent il y a des anxiétés précordiales, auxquelles succèdent de la chaleur, des douleurs de tête, avec une soif très forte et de l'insomnie. Le second jour, il y a une rémission très manifeste, d'abord bien régulière, et qui sans l'être autant dans la suite, reparaît à certains jours pendant toute la durée de la maladie : celle-ci se prolonge jusqu'à la troisième ou quatrième semaine ; après ce temps, le petit malade entre d'ordinaire en convalescence, si on l'a bien soigné. »

M. Guibert (1) a décrit en 1828, sous le nom de *fièvre muqueuse des enfants*, une maladie qui offre quelque analogie avec la fièvre typhoïde ; mais il a eu le tort de confondre sous cette dénomination plusieurs affections différentes. On voit, en effet, en consultant les observations particulières annexées à son mémoire, qu'il a réuni dans un même cadre la fièvre typhoïde et les entérites catarrhales aiguë et chronique.

Le docteur Hatin a publié dans la *Revue médicale*, 1836, une courte notice sur une épidémie de fièvre typhoïde qui attaquait spécialement les jeunes enfants.

Dès l'année 1831, un assez grand nombre d'observations de fièvre typhoïde ont été publiées dans la *Clinique des hôpitaux*, et plus tard dans la *Gazette médicale* et la *Lancette française*. Ces derniers faits sont en général détaillés, recueillis avec soin, et suivis de réflexions intéressantes; la plupart ont été rédigés par Constant (2).

(1) *Journal général des hôpitaux*, 1re année, 1828, p. 341-345.

(2) *Gazette médicale*, 1831, p. 332, deux observations. — 1833, p. 414, fièvre typhoïde. — *Ibid.*, p. 765, fièvre typhoïde avec scarlatine. — 1844, p. 311, fièvre

En résumé, aucune monographie complète sur l'affection typhoïde des enfants n'avait été publiée, à notre connaissance, avant le mois de septembre 1839. A cette époque, l'un de nous (M. Rilliet) déposa au secrétariat de l'administration générale des hôpitaux, pour le concours de la médaille d'or des internes, un mémoire détaillé sur la dothiénentérie des enfants. Cette monographie était suivie de tableaux synoptiques contenant l'analyse de 61 observations. Ce travail couronné par le jury, a été imprimé textuellement dans une thèse soutenue à la Faculté de médecine le 3 janvier 1840 (1).

Au mois de novembre 1839, un de nos collègues à l'hôpital des Enfants, le docteur Taupin, fit paraître dans le *Journal des connaissances médico-chirurgicales* un mémoire intitulé *Recherches cliniques sur la fièvre typhoïde observée dans l'enfance.* Ce travail fut publié en trois parties dans les n^{os} de novembre, décembre 1839 et janvier 1840.

Nous avons à dessein précisé les dates, non point pour réclamer la priorité de nos recherches sur celles de M. Taupin, auxquelles nous rendons toute la justice qu'elles méritent, mais pour prouver que ces deux monographies, publiées à la même époque, sont entièrement indépendantes l'une de l'autre. Nous avons eu à plusieurs reprises occasion de citer l'excellent travail de M. Taupin; et si en plusieurs points nos opinions diffèrent des siennes, nous nous faisons un plaisir de reconnaître qu'il a traité son sujet avec un soin digne d'éloges.

Outre le thèse que nous venons de citer, nous avons publié dans les *Archives générales de médecine* (1840) un mémoire appuyé d'observations particulières, dans lequel nous avons démontré que l'on peut observer la maladie au-dessous de l'âge de quatre ans. L'année suivante (1841), nous en avons publié un second sur l'action thérapeutique du sulfate de quinine. Enfin nous avons inséré dans le *Journal des connaissances médico-chirurgicales* des observations d'entérite simulant la fièvre typhoïde, et des cas de fièvre typhoïde sans altération appréciable des plaques de Peyer.

Les faits nouveaux que nous avons étudié ont, sauf quelques modifications peu importantes, confirmé de point en point tous les résultats exposés dans la thèse de l'un de nous, dont ce chapitre

typhoïde ataxo-adynamique. — *Ibid.*, p. 551, fièvre typhoïde compliquée de gangrène du poumon. — *Ibid.*, p. 695, fièvre bilieuse et typhoïde traitée par les évacuants. — 1836, p. 101, fièvre typhoïde.

Lancette, 1833, p. 177, deux observations. — 1834, p. 234, une observation. — *Ibid.*, p. 617, deux observations. — 1835, p. 190, une observation. — *Ibid.*, p. 301, fièvre typhoïde adynamique. — *Ibid.*, p. 367, fièvre typhoïde adynamique. — *Ibid.*, p. 510, une observation. — 1836, p. 86, deux observations. — 1842, p. 25. — *Ibid.*, p. 44. — 1843, p. 181, 273.

(1) *De la fièvre typhoïde chez les enfants.* Thèse de la Faculté, 3 janvier 1840, par F. Rilliet, de Genève.

doit être considéré comme une nouvelle édition, revue et augmentée.

Depuis le commencement de l'année 1840 jusqu'aujourd'hui quelques observations particulières, des analyses critiques, des extraits de la thèse de M. Rilliet et du mémoire de M. Taupin, ont paru dans les journaux périodiques. Nous citerons en particulier quelques observations de M. Rufz insérées dans les *Archives de médecine* (1840), un travail de M. Audigane publié dans la *Gazette médicale* (1841), et tout récemment une note de M. Stœber, agrégé à la Faculté de médecine de Strasbourg. Enfin nous mentionnerons un article de M. Roger, qui a analysé dans les *Archives de médecine* (1) le travail de M. Taupin et la thèse de M. Rilliet, et a ajouté quelques réflexions suggérées par l'examen des faits qu'il avait observés à l'hôpital des enfants malades. M. Louis, dans la seconde édition de son *Traité de la fièvre typhoïde*, a bien voulu reproduire presque en entier les principaux chapitres de la thèse citée. Nous saisissons cette occasion pour le remercier de la bienveillance avec laquelle il a bien voulu accueillir nos recherches.

Depuis notre première édition aucun travail de quelque valeur n'a été publié sur la fièvre typhoïde des enfants; mais nous avons été victime d'un plagiat quelque peu éhonté. Un médecin, dont nous voulons bien taire le nom, a traduit en entier la thèse publiée par l'un de nous, et l'a publiée sous son nom dans le journal *für Kinderkrankheiten*, 1846, 1847. La *Gazette médicale de Paris*, dans son ignorance de ce plagiat, a analysé très en détail le travail de ce prétendu auteur original (1847, p. 439, 851, 1030).

(1) Avril et mai 1841.

FIN DU TOME DEUXIÈME.

TABLE DES MATIÈRES

CONTENUES DANS LE TOME DEUXIÈME.

PREMIÈRE CLASSE.

CATARRHES, PHLEGMASIES, ETC.

DEUXIÈME CLASSE.

HYDROPISIES.

TROISIÈME CLASSE.

HÉMORRHAGIES.

QUATRIÈME CLASSE.

GANGRÈNES.

CINQUIÈME CLASSE.

NÉVROSES.

SIXIÈME CLASSE.

MALADIES GÉNÉRALES AIGUES SPÉCIFIQUES.

FIN DE LA TABLE DU TOME DEUXIÈME.

www.ingramcontent.com/pod-product-compliance
Ingram Content Group UK Ltd.
Pitfield, Milton Keynes, MK11 3LW, UK
UKHW020126220726
13923UKWH00001B/11